Springer-Lehrbuch

Das Erste – kompakt

Herausgeber
Jesko Priewe
Daniel Tümmers

Konzept
PD. Dr. Dr. Oliver Friedrich
Jesko Priewe
Daniel Tümmers

Weitere Titel dieser Reihe:

Ernst/Krantz/Witt, Chemie Physik Biologie – GK1
978-3-540-36485-6

Krantz, Biochemie – GK1
978-3-540-36470-2

Schön, Medizinische Psychologie und Soziologie – GK1
978-3-540-36361-3

Witt, Anatomie – GK1
978-3-540-36367-5

Priewe/Tümmers (Hrsg.),
Das Erste
Kompendium Vorklinik
978-3-540-32877-3

Oliver Friedrich

Physiologie – GK 1

Mit 153 Abbildungen und 103 Tabellen

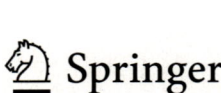
Springer

PD. Dr. Dr. Oliver Friedrich
Universität Heidelberg
Institut für Physiologie und Pathophysiologie
Im Neuenheimer Feld 326
69120 Heidelberg

Reihenherausgeber:
Jesko Priewe
Daniel Tümmers
medicu(r)s GbRmbH
Hauptstraße 580
53347 Alfter
info@medicurs.de

ISBN-13 978-3-540-36479-5 Springer Medizin Verlag Heidelberg
Bibliografische Information der Deutschen Nationalbibliothek
Die Deutsche Nationalbibliothek verzeichnet diese Publikation in der Deutschen Nationalbibliografie;
detaillierte bibliografische Daten sind im Internet über http://dnb.d-nb.de abrufbar.

Dieses Werk ist urheberrechtlich geschützt. Die dadurch begründeten Rechte, insbesondere die der Übersetzung, des Nachdrucks, des Vortrags, der Entnahme von Abbildungen und Tabellen, der Funksendung, der Mikroverfilmung oder der Vervielfältigung auf anderen Wegen und der Speicherung in Datenverarbeitungsanlagen, bleiben, auch bei nur auszugsweiser Verwertung, vorbehalten. Eine Vervielfältigung dieses Werkes oder von Teilen dieses Werkes ist auch im Einzelfall nur in den Grenzen der gesetzlichen Bestimmungen des Urheberrechtsgesetzes der Bundesrepublik Deutschland vom 9. September 1965 in der jeweils geltenden Fassung zulässig. Sie ist grundsätzlich vergütungspflichtig. Zuwiderhandlungen unterliegen den Strafbestimmungen des Urheberrechtsgesetzes.

Springer Medizin Verlag
springer.de
© Springer Medizin Verlag Heidelberg 2007

Produkthaftung: Für Angaben über Dosierungsanweisungen und Applikationsformen kann vom Verlag keine Gewähr übernommen werden. Derartige Angaben müssen vom jeweiligen Anwender im Einzelfall anhand anderer Literaturstellen auf ihre Richtigkeit überprüft werden.

Die Wiedergabe von Gebrauchsnamen, Warenbezeichnungen usw. in diesem Werk berechtigt auch ohne besondere Kennzeichnung nicht zu der Annahme, dass solche Namen im Sinne der Warenzeichen- und Markenschutzgesetzgebung als frei zu betrachten wären und daher von jedermann benutzt werden dürfen.

Planung: Renate Scheddin, Kathrin Nühse, Heidelberg
Projektmanagement: Sigrid Janke, Heidelberg
Lektorat: Dr. med. Susanne Meinrenken, Freiburg
Zeichnungen: Oliver Friedrich, Heidelberg; Alexander Dospil, Greifenberg;
Fotosatz-Service Köhler GmbH, Würzburg
Layout und Umschlaggestaltung: deblik Berlin
Satz: Fotosatz-Service Köhler GmbH, Würzburg
SPIN 11796695

Gedruckt auf säurefreiem Papier   15/2117 – 5 4 3 2 1 0

Vorwort

DIE Klippe im Medizinstudium ist und bleibt das Physikum, oder wie es nunmehr seit kurzer Zeit genannt wird, das erste Staatsexamen.

Wir widmen uns seit mittlerweile knapp fünf Jahren der professionellen Bewältigung dieser Hürde, indem wir medicu(r)s – ein Repetitorium für Medizinstudenten – gegründet und seit dieser Zeit schon zahlreiche Studenten erfolgreich durch die Vorbereitung und die anschließende Prüfung geleitet haben.

Im Jahr 2004 kam der Springer-Verlag mit der Bitte auf uns zu, Fachbücher zur Prüfungsvorbereitung auf das neue erste Staatsexamen zu erarbeiten. Wir haben unsere Zusage an die Bedingung geknüpft, dass die Bücher sowohl enge klinische Bezüge enthalten müssen, als auch durch eine sinnvoll dosierte Didaktik geprägt sein sollen. Beide Aspekte haben in diesem Buch ihre Umsetzung auf besondere Weise gefunden: Zum einen stellen unsere Klinikboxen schon erste klinische Bezüge her, die durch die abschließenden klinischen Fallbeispiele am jeweiligen Kapitelende komplettiert werden. Zum anderen bieten die Mindmaps einen strukturierten Überblick über den Inhalt der jeweiligen Kapitel und die Merke-Boxen, sowie Prüfungsfallstricke geben eine Gewichtung vor, worauf Sie in der Vorbereitung besonders achten sollten.

Dieses Buch ist streng nach dem aktuellen GK1 gegliedert, um Ihnen, liebe Leser, den Weg zu ebnen, sich strukturiert vorzubereiten, ohne einen thematischen Aspekt zu übersehen oder zu vernachlässigen.

Wir möchten uns in diesem Zusammenhang bei unserem Autor Herrn PD Dr. Dr. Friedrich für die gute und vertrauensvolle Zusammenarbeit bedanken.

Des Weiteren möchten wir uns beim Springer-Verlag bedanken, der letztlich das Erscheinen des Buches ermöglicht hat. Hier danken wir insbesondere Frau Kathrin Nühse für die stets gute und konstruktive Zusammenarbeit und Frau Sigrid Janke für das professionelle Projektmanagement.

Zum Schluss danken wir unseren Ehefrauen Nadine und Petra für ihren Rückhalt, ihre Geduld und häufige Rücksichtnahme.

Unser großer Wunsch ist es, dass Ihnen, liebe Leser, dieses Buch bei der Bewältigung Ihrer Prüfung hilft und Sie sich im Nachhinein gerne an die »Zeit des Lernens und Leidens« zurückerinnern.

Bonn, Juli 2006
Daniel Tümmers und Jesko Priewe

Physio?logisch!
Physiologie legt die Grundlagen für Ihren späteren Beruf als Arzt in allen Bereichen der Medizin. Dennoch ist es schwierig, in der Vorklinik schon alle Zusammenhänge zu durchdringen. Häufig geht systemübergreifendes Verständnis der Organ-Interaktionen durch zunehmendes Detailwissen und Examens-Druck verloren. Das kann ich auch aus eigener Erfahrung sagen: »Physiologie habe ich erst richtig sehr viel später verstanden«.

Als ich 2004 bei Medicu(r)s einstieg, haben mir Daniel Tümmers und Jesko Priewe die Idee zu einem Springer-Kompendium unterbreitet. Gut zwei Jahre und etliche PC-Abende später nun das Ergebnis: Mein Versuch, die gesamte Physiologie prüfungsrelevant-kompakt darzustellen. Mir war wichtig, Lernrezepte und Prüfungsfallstricke zu zeigen, die Logik der Inhalte zu entwickeln, Interaktionen der Organsysteme hervorzuheben und durch klinische Bezüge abzurunden. Ich habe dabei noch einmal viel über Physiologie gelernt, nicht zuletzt durch Entwurf und Zeichnen aller Abbildungen. Ich würde mich freuen, wenn das Buch Ihnen nicht nur bei der Prüfungsvorbereitung hilft, sondern auch der Funke der Begeisterung überspringt, den das Fach auf mich ausübt.

Ich danke meinen Lehrern, Prof. R.H.A. Fink und Prof. H. Seller. Sie lehrten mich Wissenschaftlichkeit und Faszination der Physiologie, welche mir nun selbst im Unterricht wichtige Anliegen geworden sind. Den Herausgebern danke ich für gute und organisierte Zusammenarbeit.

Danken und entschuldigen möchte ich mich bei Dir, liebe Kirsten. Letzteres für die vielen Wochenenden »vor dem Rechner«, ersteres für Dein Verständnis und Deine Unterstützung.

Der Unterricht von Studenten ist ein großes Privileg für uns Hochschullehrer und unser wichtigstes Standbein. Keiner wird mit einem Diplom geboren…

Physio?logisch!

Heidelberg, August 2006
Oliver Friedrich

Die Herausgeber

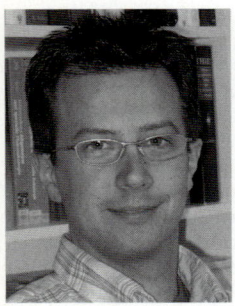

Jesko Priewe
geboren 1974 in Bonn-Bad Godesberg, verheiratet. Studium der Humanmedizin an der Ruhr-Universität-Bochum und der Rheinischen Friedrich-Wilhelms-Universität Bonn, Studium der Gesundheitsökonomie, Akademie Prof. Dr. Braunschweig, Köln. 2003 Gründung der Firma medicu(r)s GbRmbH. Geschäftsführer der medicu(r)s GbRmbH von 2003 bis heute. Seit 2006 Tätigkeit in der Klinik für Innere Medizin am Marienhospital Euskirchen. Herausgeber des Bandwerkes »Das Erste – kompakt« mit den Einzelwerken: »Chemie, Physik, Biologie«; »Biochemie«; »Medizinische Psychologie und Soziologie«; »Anatomie«; »Physiologie«. Herausgeber des Kompendiums »Das Erste – kompakt · Kompendium Vorklinik« im Springer-Verlag Heidelberg.

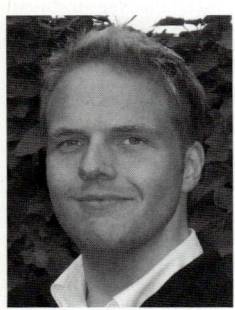

Daniel Tümmers
geboren 1976 in Hamm, verheiratet. Studium der Humanmedizin an der Universität Bochum von 1998 bis 2002. Studium der Biologie, Germanistik und Pädagogik an der Universität Essen von 2002 bis 2006. 2003 Gründung der Firma medicu(r)s GbRmbH. Geschäftsführer der medicu(r)s GbRmbH von 2003 bis heute. 2006 Staatsarbeit zum Thema: »Das Arzt-Patienten-Gespräch«. Herausgeber des Bandwerkes »Das Erste – kompakt« mit den Einzelwerken: »Chemie, Physik, Biologie«; »Biochemie«; »Medizinische Psychologie und Soziologie«; »Anatomie«; »Physiologie«. Herausgeber des Kompendiums »Das Erste – kompakt · Kompendium Vorklinik« im Springer-Verlag Heidelberg.

Der Autor

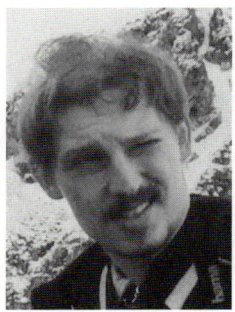

Oliver Friedrich
geboren 1969 in Mannheim. 1991–2000 Studium der Humanmedizin und der Physik an der Ruprecht-Karls-Universität in Heidelberg. Promotion Dr.med. (2000) und Dr.rer.nat. (2002). AiP in Neurologie und Assistenzzeit in Physiologie und Parasitologie (2000–2003). Seit 2003 Wissenschaftlicher Assistent (C1) am Institut für Physiologie & Pathophysiologie in der AG Medizinische Biophysik in Heidelberg. 2004 Facharztkennung für Physiologie. 2006 Habilitation für das Fach Physiologie und Biophysik. Seit 2004 Dozent bei medicu(r)s.

Spielt in seiner Freizeit Schlagzeug in einer Nu-Rock-Band. Mag Mäuse.
Zu finden unter www.medbiophysics.uni-hd.de

Physiologie: Das neue Lehrbuch

Mind Map: grafische Übersicht der wichtigsten Kapitelinhalte, kombiniert mit einer Zusammenfassung

Leitsystem: schnelle Orientierung über alle Kapitel und den Anhang

Kapitel 20 · Integrative Leistungen des Zentralnervensystems

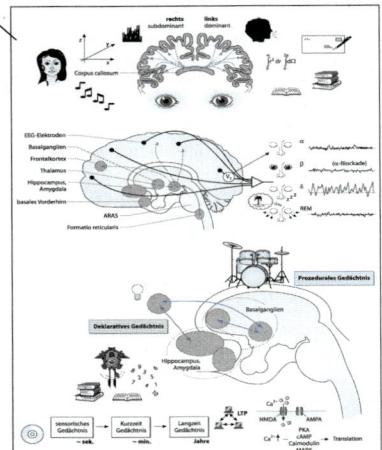

20 Integrative Leistungen des Zentralnervensystems

Mind Map

Der Neocortex: Neben den primär-motorischen und sensorischen Cortices bilden die Assoziationscortices den größten Anteil des Neocortex; sie verknüpfen und integrieren die peripheren Signale.

Gedächtnisleistungen: Der präfrontale Cortex steuert selektive Aufmerksamkeit und bewusstes Handlungsverhalten. Das limbische System steuert affektive Tönung und ist wichtig für das deklarative Wissensgedächtnis (Hippokampus). Für die Konsolidierung von Gedächtnisinhalten ist Langzeitpotenzierung notwendig. Das prozedurale Fertigkeitengedächtnis benötigt die Basalganglien.

Hemisphären: Die parieto-temporo-okzipitalen Cortices zeigen eine ausgeprägte Hemisphärenasymmetrie mit einer dominanten (meist links: Vorzug für Sprachmotorik und -verständnis, logisches Denken) und einer subdominanten Hemisphäre (bevorzugt räumliche Orientierung, visuell-akustisches Erkennen, analog-gestalthaftes Gedächtnis). Beide Hemisphären kommunizieren über Kommissurenfasern, v. a. über das Corpus callosum. Durchtrennung führt zu typischen »Split brain«-Krankheitsbildern.

Das EEG: Die corticale Struktur ist im Jugendalter noch plastisch, Hemisphärenwechsel sind möglich. Die corticale Aktivität lässt sich mit dem EEG in Form von Feldpotenzialen ableiten. Beim Augenöffnen desynchronisieren die Wellen und der β-Rhythmus tritt auf.

Schlaf: Im Tiefschlaf sinkt die Aktivität des aufsteigenden retikulären Aktivierungssystems an den Thalamus stark reduziert und die Thalamusneurone verfallen in langsam oszillierende δ-Wellen. Im REM-Schlaf wird vermehrt geträumt. Neben einer Skelettmuskelatonie besteht ein EEG vergleichbar dem Wachzustand sowie schnelle Augenbewegungen (paradoxer Schlaf).

Speichelproduktion

In den **Azinuszellen** wird **plasmaisotoner Primärspeichel** (~290 mosmol/l NaCl) durch sekundär-aktiven Transport sezerniert (■ Abb. 7.1b): auf der Blutseite wird Cl^- über einen Na/K/2Cl-Symporter in die Azinuszelle aufgenommen und verlässt diese wieder auf luminaler Seite über einen (Ca^{2+}-abhängigen) Cl^--Kanal (transepithelialer Transport!). Hierdurch wird das transepitheliale Potenzial (TEP) lumennegativ und Na^+ diffundiert parazellulär nach. Wasser folgt aus osmotischen Gründen. K^+ rezirkuliert basolateral über einen K^+-Kanal.

Der Primärspeichel wird nun **flussratenabhängig** im Gangepithel der **Ausführungsgänge** modifiziert: Na^+ und Cl^- werden **resorbiert** (Na^+: aldosteronabhängig!→ENaC-Kanäle), K^+ und HCO_3^- in **geringerem** Maße sezerniert (■ Abb. 7.1b ■ Tab. 7.10).

Speichelregulation

Die **Speichelproduktion** wird sowohl durch **Sympathikus** (muzinöse Sekretion↑, Ca^{2+}-Wirkung) und **Parasympathikus** (Vasodilatation der Drüse über M_3-Cholinozeptor, seröses Sekret↑, VIP) stimuliert. Ferner wirken Bradykinin, Kallikrein, Substanz P vasodilatierend und speichelfördernd. In der **kephalen Phase** (Anblick, Geruch von Speisen) und durch Kontakt von Nahrung und Mundschleimhaut wird die Speichelsekretion reflektorisch gesteigert.

Schlüsselbegriffe: sind fett bzw. kursiv hervorgehoben

1.2 Stofftransport

1.2.1 Stofftransport in und von Gasen und Flüssigkeiten

Diffusion

Diffusion ist der einfachste passive Transport (energetisch »bergab«) von ungeladenen Teilchen (**nicht-ionische Diffusion**) in Gasen oder Flüssigkeiten vom Ort höherer zu niedrigerer Stoffkonzentration (Triebkraft ist die Konzentrationsdifferenz $[\Delta c]_X$ des Stoffs X).

Die Nettobewegung wird durch die **Brownsche Molekularbewegung** angetrieben, d. h. am Ort hoher Konzentration stoßen sich die Teilchen häufig gegenseitig. Die zeitliche Transportrate (Stoffmenge pro Zeit) $J_{diff,X}$ wird durch das **Ficksche Diffusionsgesetz** beschrieben (■ Abb. 1.1a):

$$J_{diff,X} = dm/dt = D_X \cdot A/d \cdot [\Delta c]_X \qquad (Gl. 1.1)$$

mit $J_{diff,X}$ in (mol/s), D_X: Diffusionskonstante (cm^2/s), A: Austauschfläche (cm^2), d: Diffusionsstrecke (cm), $[\Delta c]_X$: Konzentrationsdifferenz für X zwischen 2 Punkten im Raum (mol/cm^3). Man fasst gern D_X/d zur **Permeabilität P_X** zusammen:

Gleichungen, Formeln, Gesetze und Theoreme

1.2.4 Stofftransport über Zellverbände

Stoff- und Informationstransport über Zellverbände findet statt über
- **chemische Synapsen** (ZNS, peripheres Nervensystem, ▶ Kap. 12),
- **elektrische Synapsen (Gap Junctions)** und
- entlang polarisierter Epithelverbände als gerichteter Transport **transzellulär** durch die Zellen oder **parazellulär** zwischen den Zellen (■ Abb. 1.2.a–d).

Die Membran aller Epithelzellen ist unterschiedlich bestückt mit Kanälen und Transportern, welche auf deren Funktion abgestimmt sind.

Aufzählungen: Lerninhalte übersichtlich präsentiert

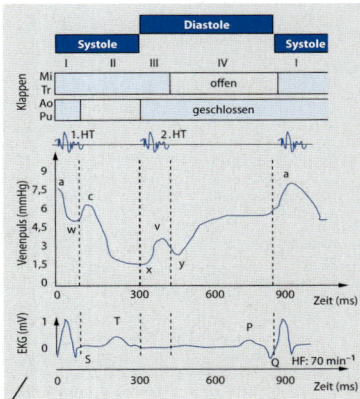

■ Abb. 3.5. Klappenöffnung, Herztöne und Venendruckpuls (V. jugularis) in Relation zu mechanischem Herzzyklus und EKG. Erklärung im Text

Zahlreiche Abbildungen: veranschaulichen komplizierte und komplexe Sachverhalte

Verweis auf Abbildungen und Tabellen: deutlich herausgestellt und leicht zu finden

Inhaltliche Struktur: klare Gliederung durch alle Kapitel

Navigation: Seitenzahl und Kapitelnummer für die schnelle Orientierung

Kapitel 2 · Blut

23 **2**

Tab. 2.1. Wichtige Parameter und Eigenschaften der Erythrozyten

Parameter	Normwerte
Erythrozytenzahl	Mann: ~ 5,5 Mio/μl_{Blut}, Frau: ~4,5 Mio/μl_{Blut}
Hämatokrit HK	Mann: 40–55%, Frau: 37–45%; Neugeb. 50–70%, >12. Lebenswoche: 30–40%
Hämoglobin Hb_{ges}	Mann: 140–180 g/l_{Blut}, Frau: 120–160 g/l_{Blut}
Blutsenkungsgeschwindigkeit (BSG)	1 h: Mann: 3–8 mm, Frau: 6–10 mm; 2 h: Mann: 5–18 mm, Frau: 5–17 mm
Erythrozytenindizes	MCV (fl) = HK/Ery→80–100 fl MCH (pg) = Hb/Ery→27–34 pg MCHC (g/l_{Ery}) = Hb/HK→320–360g/l

MCV = mittleres Erythrozytenvolumen; MCH = mittlere Hämoglobinmasse pro Ery; MCHC = mittlere Hämoglobinkonzentration im Ery

Tabelle: klare Übersicht der wichtigsten Fakten

2.1 Blut

Blut ist ein Organ mit flüssiger Extrazellulärmatrix (Hauptbestandteil: Wasser). Das normale Blutvolumen beträgt ca. $1/12$ des Körpergewichts (~5 l bei 70 kg, Normovolämie). Es besteht aus korpuskulären (Blutzellen) und nichtkorpuskulären Anteilen (Plasma). Es hat folgende Funktionen:
- Transport (alles),
- Kommunikation (Hormone),
- Abwehr (Immunität) und
- Schutz (Gerinnung).

KLINIK

Hypovolämie: erniedrigtes Blutvolumen (z. B. durch Blutung, Durst, Schwitzen, Diuretika). Hypovolämie kann zu Schock führen, da das Herzzeitvolumen (HZV) abnimmt; Schockprophylaxe erfolgt z. B. durch Autotransfusion: Beine hochlegen→ Mobilisation peripherer Blutvolumina nach zentral fördert Herzfüllung und erhöht HZV (▶ Kap. 3).
Hypervolämie: erhöhtes Blutvolumen (z. B. infolge Über-Infusion, Herzinsuffizienz, Aktivierung des Renin-Angiotensin-Aldosteron-Systems (RAAS), Wirkung des Antidiuretischen Hormons (ADH)).

Das **Blutvolumen (BV)** lässt sich über die **Indikator-Verdünnungsmethode** bestimmen: Intravasal-verbleibende Indikatormenge M (z. B. radioaktives Albumin) wird gespritzt und im steady-state die Konzentration c gemessen. Es gilt: BV=M/c.

Klinik-Box: klinisch relevantes Wissen für die Praxis

Prüfungsfallstricke

Zur Bestimmung des Blutvolumens ist das Verteilungsmuster des Indikators zu beachten: Albumin verteilt sich im Plasmavolumen (PV). Daher ergibt sich das Blutvolumen (BV) aus BV = PV/(1−HK) mit dem Hämatokrit (HK).

Prüfungsfallstricke: hilft erfolgreich durch die Prüfung

Sauerstoffbindungskurve

Die kooperative Beladung von Hämoglobin mit O_2 spiegelt sich im sigmoidalen Verlauf der O_2-Bindungskurve wider (◘ Abb. 2.1b). Die O_2-Bindung wird bei gleichem pO_2 noch durch folgende Faktoren beeinflusst:
- Partialdruck von CO_2,
- pH,
- Temperatur T
- und 2,3-Bisphosphoglycerat Konzentration.

Merke

Rechtsverschiebung (Anstieg von pCO_2, H^+-Konzentration, T und 2,3-BPG) bewirkt Affinitäts**abnahme**.
Linksverschiebung (Abnahme von pCO_2, H^+Konzentration, T und 2,3-BPG) Affinitäts**zunahme**.
Man folge einer »Rechtskurve«: ↑→ bei den angegebenen Parametern gleichsinnige Wirkung (Achtung: $[H^+]↑=pH↓$).

Merke: das Wichtigste auf den Punkt gebracht

Fallbeispiel

Ein 28-jähriger Bauarbeiter sucht den Hausarzt wegen seit Wochen bestehender **Schlappheit**, Müdigkeit, Schweißneigung, Appetitlosigkeit und **Atemnot bei Belastung** vor. Der kräftig und muskulös gebaute Mann gibt an, er habe vor einigen Wochen eine »**Grippe**« gehabt, sei ein paar Tage zu Hause gewesen, anschließend wieder zur Arbeit gegangen und seinem Sport nachgegangen (Kraftsport). Jedoch sei er nach der »Erkältung« nicht mehr so fit wie vorher gewesen, er habe sich zu allen körperlichen Tätigkeiten zwingen müssen, zumal er häufig **Herzrasen** hätte. Als am Tag zuvor er nach einem Schläfchen den linken Arm eine halbe Stunde **nicht bewegen** konnte und **Taubheitsgefühl** hatte, bekam er es mit der Angst zu tun.

Im EKG zeigt sich eine leichte Niedervoltage sowie Tachyarrhythmia absoluta bei **Vorhofflimmern** (VHF). Im Röntgenthorax zeigt sich eine massive Verbreiterung der linken Herzhälfte. Sein Blutdruck ist hypoton (RR_{syst} **erniedrigt**), diastolisch erhöht. Bei der Auskultation hört man feinblasige basale **Rasselgeräusche**. Im Herz-Echo zeigt sich ein Rückfluss in den linken Vorhof während der Systole. Periphere Ödeme sind nicht ausgeprägt.

Bei bestehender **Linksherzinsuffizienz**, Mitralinsuffizienz mit Vorhofflimmern und einer eingeschränkten linksventrikulären Pumpfunktion wird der Patient antikoaguliert (Thrombenbildung bei Vorhofflimmern), erhält Betablocker, AT_1-Antagonisten, Diuretika und Digitalispräparate. Nun stabilisiert sich der Patient in der Folge und konvertiert wieder in einen **Sinusrhythmus**. Unter begleitender Rehabilitationsmaßnahme bildet sich die wahrscheinlich **post-infektiöse dilatative Kardiomyopathie** innerhalb von einigen Monaten weitgehend zurück. Dem Patienten wird eine Umschulungsmaßnahme zu einer leichteren körperlichen Arbeit empfohlen, um weitere Schädigungen des Herzmuskels zu vermeiden.

Fallbeispiel: Gelerntes Wissen praktisch anwenden und umsetzen

Inhaltsverzeichnis

1	**Allgemeine Physiologie und Zellphysiologie, Zellerregung**	2
1.1	Stoffmenge und Konzentration	4
1.2	Stofftransport	4
1.2.1	Stofftransport in und von Gasen und Flüssigkeiten	4
1.2.2	Stofftransport durch Membranen	5
1.2.3	Stofftransport intrazellulär	8
1.2.4	Stofftransport über Zellverbände	9
1.3	Osmose	12
1.4	Zellorganisation und -beweglichkeit	13
1.5	Elektrische Phänomene an Zellen	14
1.5.1	Grundphänomene und -funktionen	14
1.5.2	Funktion erregbarer Zellen	15
2	**Blut und Immunsystem**	20
2.1	Blut	22
2.2	Erythrozyten	22
2.3	Blutplasma	27
2.3.1	Transportfunktion	27
2.3.2	Niedermolekulare Bestandteile	27
2.3.3	Plasmaproteine	27
2.4	Hämostase und Fibrinolyse	28
2.4.1	Thrombozyten	28
2.4.2	Hämostase	29
2.4.3	Fibrinolyse	34
2.5	Abwehrsystem und zelluläre Identität (Immunologie)	34
2.5.1	Leukozyten	34
2.5.2	Entzündungsreaktionen	36
2.5.3	Unspezifische und spezifische Abwehr	36
2.5.4	Blutgruppen	42
3	**Herz**	44
3.1	Elektrophysiologie des Herzens	46
3.1.1	Spezielle Elektrophysiologie des Myokards	46
3.1.2	Erregungsbildungs- und -leitungssystem	47
3.1.3	Elektromechanische Kopplung	51
3.1.4	Elektrokardiographie (EKG)	52
3.2	Mechanik des Herzens	54
3.2.1	Grundlagen der Muskelkontraktion	54
3.2.2	Herzklappen	57
3.3	Ernährung des Herzens	64
3.3.1	Koronardurchblutung	64
3.3.2	Energieumsatz	65
3.4	Steuerung der Herztätigkeit	66
3.4.1	Frank-Starling-Mechanismus	66
3.4.2	Herznerven	66
3.4.3	Funktionsabhängige Anpassung	66
4	**Blutkreislauf**	70
4.1	Allgemeine Grundlagen	72
4.1.1	Physikalische Gesetzmäßigkeiten	72
4.1.2	Funktionelle Abschnitte	74
4.1.3	Druck	75
4.1.4	Strömung	75
4.1.5	Strömungswiderstand	76
4.1.6	Blutvolumen	78
4.1.7	Stoffaustausch, kapilläre Filtration und Resorption	80
4.2	Hochdrucksystem	81
4.2.1	Arterieller Blutdruck	81
4.2.2	Blutdruckregulation	83
4.3	Niederdrucksystem	84
4.4	Organdurchblutung	86
4.4.1	Grundmechanismen	86
4.4.2	Lunge	86
4.4.3	Gehirn	87
4.4.4	Niere	87
4.4.5	Haut	87
4.4.6	Herz	87
4.4.7	Skelettmuskel	87
4.4.8	Splanchnikusgebiet	87
4.5	Fetaler und plazentarer Kreislauf	88
5	**Atmung**	90
5.1	Morphologische Grundlagen	92
5.2	Nichtrespiratorische Lungenfunktion	93
5.3	Physikalische Grundlagen	93
5.4	Atemmechanik	94
5.4.1	Lungenvolumina und Statik des Atemapparats	94
5.4.2	Dynamik des Atemapparats	99
5.5	Lungenperfusion	103
5.6	Gasaustausch in der Lunge	104
5.6.1	O_2-Aufnahme, CO_2-Abgabe	104
5.6.2	Ventilation	106
5.6.3	Diffusion	107
5.6.4	Verteilung	107
5.7	Atemgastransport im Blut	107
5.7.1	O_2	107
5.7.2	CO_2	107
5.7.3	Wechselwirkung zwischen O_2- und CO_2-Bindung	109
5.8	Atmungsregulation	110
5.8.1	Atemzentren, Atemreize	110

5.8.2	Formen normaler und veränderter Atmung 111		8	Energie- und Wärmehaushalt 152	
5.9	Atmung unter ungewöhnlichen Bedingungen 112		8.1	Energiehaushalt 154	
5.10	Säure-Basen-Gleichgewicht und Pufferung 113		8.1.1	Grundlagen 154	
5.10.1	Pufferung und H⁺-Ionen 113		8.1.2	Energiequellen 154	
5.10.2	Pufferung und CO₂-Austausch 113		8.1.3	Energieumsatz 154	
5.10.3	Säure-Basen-Haushalt 114		8.2	Wärmehaushalt und Temperaturregulation 154	
5.10.4	Störungen des Säure-Basen-Gleichgewichts 117		8.2.1	Körpertemperatur 154	
			8.2.2	Wärmebildung 155	
6	Arbeits- und Leistungsphysiologie .. 120		8.2.3	Wärmeabgabe und -aufnahme 156	
6.1	Allgemeine Grundlagen 122		8.2.4	Temperaturregulation 158	
6.1.1	Muskelarbeit 122		8.2.5	Akklimatisation 158	
6.1.2	Kurzzeitbelastung und Ausdauerleistung 123				
6.2	Organbeteiligung 124		9	Wasser- und Elektrolythaushalt, Nierenfunktion 160	
6.2.1	Blut 124		9.1	Wasser- und Elektrolythaushalt 162	
6.2.2	Lunge 126		9.1.1	Allgemeine Grundlagen 162	
6.2.3	Kreislaufsystem 127		9.1.2	Flüssigkeitsräume 162	
6.2.4	Skelettmuskulatur 127		9.1.3	Wasser 163	
6.2.5	ZNS 127		9.1.4	Natrium 165	
6.3	Erfassung von Leistung und Leistungsbeurteilung 127		9.1.5	Kalium 166	
			9.1.6	Calcium 166	
6.3.1	Spiroergometrie 127		9.1.7	Phosphat 168	
6.3.2	Training 128		9.1.8	Magnesium 168	
6.3.3	Ermüdung und Erholung 129		9.1.9	Säure-Basen-Haushalt 169	
			9.2	Niere 169	
7	Ernährung, Verdauungstrakt, Leber 130		9.2.1	Bau und Funktion 169	
7.1	Ernährung 132		9.2.2	Durchblutung 170	
7.1.1	Nahrungsmittel 132		9.2.3	Filtration 172	
7.1.2	Inadäquate Ernährung 132		9.2.4	Transport an renalen Epithelien 175	
7.1.3	Regulation der Nahrungsaufnahme 134		9.2.5	Resorption, Sekretion 175	
7.2	Organisation und Integrative Steuerung der Magendarmfunktion 134		9.2.6	Harnkonzentrierung 185	
			9.2.7	Globale Nierenfunktion und Regulation 185	
7.3	Motorik des Magendarmtrakts 136		9.2.8	Stoffwechsel und Hormonbildung 186	
7.3.1	Grundlagen 136		9.2.9	Ableitende Harnwege 186	
7.3.2	Kauen und Schlucken 137				
7.3.3	Magen 138		10	Hormonale Regulation 188	
7.3.4	Erbrechen 139		10.1	Grundlagen und Allgemeines 190	
7.3.5	Dünn- und Dickdarm, Defäkation 139		10.1.1	Funktionelle Struktur des Hormonsystems 190	
7.4	Sekretion 140				
7.4.1	Grundlagen 140		10.1.2	Hormoneigenschaften 192	
7.4.2	Mund, Rachen, Ösophagus 140		10.1.3	Signalkette 192	
7.4.3	Magen 141		10.1.4	Neuroendokrine Signalübertragung .. 193	
7.4.4	Pankreas 144		10.2	Wasser- und Elektrolythaushalt 193	
7.4.5	Leber und Galle 145		10.3	Energiehaushalt und Wachstum 193	
7.4.6	Dünn- und Dickdarmsekrete; Stuhl, Darmflora 148		11	Sexualentwicklung und Reproduktionsphysiologie 204	
7.5	Aufschluss der Nahrung 148		11.1	Geschlechtsfestlegung und Pubertät ... 206	
7.6	Absorption 148		11.2	Weibliche Sexualhormone 207	
			11.3	Menstruationszyklus 207	
			11.4	Androgene 209	
			11.5	Gameten 210	

11.6	Kohabitation und Befruchtung	210
11.7	Schwangerschaft	211
11.8	Fetus	212
11.9	Geburt	212
11.10	Laktation	212
11.11	Alter	213
12	**Funktionsprinzipien des Nervensystems**	**214**
12.1	Ionenkanäle	216
12.2	Ruhemembranpotenzial	216
12.3	Signalübertragung in Zellen	216
12.3.1	Passive elektrische Eigenschaften	216
12.3.2	Aktionspotenzial	217
12.3.3	Fortleitung des Aktionspotenzials	217
12.3.4	Intrazellulärer Transport und Neuroglia	219
12.4	Signalübertragung zwischen Zellen	221
12.4.1	Prinzipien synaptischer Übertragung	221
12.4.2	Transmitterfreisetzung	221
12.4.3	Transmitter	222
12.4.4	Übertragung an der motorischen Endplatte	224
12.4.5	Ligandengesteuerte Übertragung an zentralen Synapsen	225
12.4.6	Second messenger gesteuerte Übertragung an chemischen Synapsen	227
12.4.7	Wirkmechanismen verschiedener Transmitter	227
12.4.8	Synaptische Plastizität	228
12.5	Signalverarbeitung im Nervensystem	230
12.5.1	Elementarmechanismen	230
12.5.2	Verarbeitung in Neuronenpopulationen	231
12.6	Funktionsprinzipien sensorischer Systeme	232
12.6.1	Allgemeine Aspekte	232
12.6.2	Rezeptorpotenzial und	
12.6.3	Transformation der Reize	232
13	**Muskulatur**	**234**
13.1	Allgemeine Muskelphysiologie	236
13.1.1	Myofilamente	236
13.1.2	Sarkolemm	240
13.1.3	Sarkoplasmatisches Retikulum (SR)	240
13.1.4	Sarkoplasma	240
13.1.5	Energieumwandlung	241
13.2	Quergestreifte und glatte Muskulatur	241
13.2.1	Allgemeine Grundlagen	241
13.2.2	Skelettmuskel	244
13.2.3	Herzmuskel	245
13.2.4	Glatter Muskel	245

14	**Vegetatives (autonomes) Nervensystem**	**248**
14.1	Morphologische Grundlagen, Entwicklung und funktionelle Komponenten des VNS	250
14.1.1	Funktionelle anatomische Organisation des VNS	250
14.2	Zelluläre und molekulare Mechanismen der Signaltransduktion im VNS	254
14.2.1	Synaptische Übertragung	254
14.2.2	Informationsübertragung von postganglionären Axonen auf Zielorgane	255
14.2.3	Synthese und Abbau der cholinergen und adrenergen Überträgerstoffe	256
14.3	Funktionelle Organisation des VNS	259
14.3.1	Vegetative Steuerung	259
14.3.2	Vegetative Reflexe	261
14.3.3	Supraspinale pontine Kontrolle des VNS	264
14.3.4	Hypothalamische und limbische Steuerung des VNS	265
15	**Motorik**	**268**
15.1	Programmierung der Willkürmotorik	270
15.2	Motorische Repräsentation auf dem Cortex	270
15.2.1	Primärer Motorischer Cortex (Area 4)	270
15.2.2	Prä- und supplementärmotorischer Cortex	272
15.2.3	Motorischer Assoziationscortex	272
15.3	Efferente Projektion der motorischen Cortices	273
15.3.1	Prinzipielle Verschaltungsmuster	273
15.3.2	Projektion in subcorticale Gebiete	273
15.4	Neuronale Systeme des Rückenmarks	275
15.4.1	Neuronentypen und ihre Lage	275
15.4.2	Reflexsysteme des Rückenmarks	276
15.4.3	Reflexsystem der Muskelspindelafferenzen	278
15.4.4	Reflexsystem der Golgi-Sehnenorgane	281
15.4.5	Reflexsystem der Beugereflexe	281
15.5	Motorische Funktionen des Hirnstamms	283
15.5.1	Augenmotorik	283
15.5.2	Bewegungs- und Lagesinn	284
15.5.3	Vestibulariskerne und motorische Funktionen	284
15.5.4	Andere motorische Funktionen des Hirnstamms	285
15.6	Basalganglien	285
15.6.1	Verschaltung/Informationsfluss	285
15.6.2	Verarbeitungsprinzipien	286
15.6.3	Störungen der Motorik	287
15.7	Cerebellum	288
15.7.1	Verschaltung/Informationsfluss	288

15.7.2	Verarbeitungsprinzipien	289		17.1.8	Augenmotorik	320
15.7.3	Störungen der Motorik	289		17.2	Signalverarbeitung in der Retina	320
15.8	Integrale motorische Funktionen des Zentralnervensystems	290		17.2.1	Aufbau der Retina	320
				17.2.2	Transduktionsprozess	321
15.8.1	Laufen und Gehen	290		17.2.3	Neuronale Verarbeitungsprozesse	323
15.8.2	Stehen und Gleichgewicht	290		17.2.4	Retinale Mechanismen des Farbensehens	324
15.8.3	Ergreifen eines Gegenstandes	290				
15.8.4	Motorisches Lernen	291		17.3	Zentrale Repräsentation des visuellen Systems	325
15.8.5	Sprache	291				
15.9	Störungen der Motorik	291		17.3.1	Gesichtsfeld	325
15.9.1	Muskeltonus	291		17.3.2	Verlauf der Sehbahn	325
15.9.2	Spastik	292		17.4	Informationsverarbeitung in der Sehbahn	326
15.9.3	Tremor	292				
15.9.4	Querschnittsverletzung des Rückenmarks	292		17.4.1	Verschaltung der Sehbahn	326
				17.4.2	Retina	327
				17.4.3	Corpus geniculatum laterale (CGL)	327
16	**Somatoviszerale Sensorik**	294		17.4.4	Visuelle Cortices (V_1, V_2)	327
16.1	Funktionelle und morphologische Grundlagen	296		17.4.5	Tiefenwahrnehmung, räumliches Sehen	328
16.1.1	Einteilung, Modalitäten und Qualitäten	296		**18**	**Auditorisches System**	332
16.1.2	Rezeptive Strukturen	297		18.1	Physiologische Akustik	334
16.1.3	Afferente und zentrale Strukturen	298		18.1.1	Grundbegriffe	334
16.2	Tastsinn	302		18.1.2	Testverfahren	334
16.2.1	Qualitäten	302		18.2	Gehörgang und Mittelohr	337
16.2.2	Eigenschaften der Sensoren	302		18.3	Innenohr	337
16.2.3	Funktionelle Organisation	302		18.3.1	Auditives System	337
16.2.4	Besonderheiten des Tastsinns der Hand	303		18.3.2	Vestibuläres System	340
16.3	Temperatursinn	303		18.4	Zentrale Hörbahn und corticale Repräsentation	340
16.3.1	Warm-/Kaltsensoren	303				
16.3.2	Funktionelle Organisation	303		18.5	Sprachbildung und Sprachverständnis	340
16.4	Tiefensensibilität	304		18.5.1	Stimmbildung	340
16.5	Viszerale Sensorik	304		18.5.2	Sprachverständnis	341
16.5.1	Periphere und zentrale Sensoren	304				
16.5.2	Viszerale Sensibilität	304		**19**	**Chemische Sinne**	342
16.5.3	Reflexe	304		19.1	Grundlagen der chemischen Sinne	344
16.6	Nozizeption	305		19.1.1	Einteilung, morphologische Grundlagen und sensorische Funktionen	344
16.6.1	Nozizeptorerregung	305				
16.6.2	Nervenläsionen	307		19.1.2	Schutzreflexe, viszerale und sekretorische Reflexe	344
16.6.3	Spinale Organisation der Nozizeption	308				
16.6.4	Supraspinale Organisation der Nozizeption	308		19.2	Geschmack	344
				19.2.1	Geschmacksqualitäten und Psychophysiologie des Geschmacks	344
16.6.5	Endogene Schmerzhemmung und zentrale Analgetika-Therapie	309				
				19.2.2	Sensoren	344
				19.2.3	Zentrale Projektionen	346
17	**Visuelles System**	312		19.3	Geruchssinn und trigeminaler chemischer Sinn	346
17.1	Dioptrischer Apparat	314				
17.1.1	Physikalische Grundlagen	314		19.3.1	Sinnesmodalitäten, Qualitäten und Psychophysiologie des Geruchs	346
17.1.2	Auge als optisches System	314				
17.1.3	Abbildungsfehler	315		19.3.2	Transduktionsprozesse	346
17.1.4	Akkomodation	315		19.3.3	Bahnen und zentral-nervöse Verarbeitung	346
17.1.5	Pupille	318				
17.1.6	Augeninnendruck	320		19.3.4	Assoziationsregionen für den Geruchssinn	347
17.1.7	Tränen	320				

20	**Integrative Leistungen des Zentralnervensystems** 348		20.2	Integrative Funktionen durch corticale und subcorticale Interaktionen 355	
20.1	Allgemeine Physiologie und funktionelle Anatomie der Großhirnrinde 350		20.2.1	Zirkadiane Periodik 355	
20.1.1	Organisation der Großhirnrinde 350		20.2.2	Bewusstsein 355	
20.1.2	Corticale Felder 350		20.2.3	Plastizität, Gedächtnis und Lernen 356	
20.1.3	Corticale Asymmetrie, Händigkeit und Sprachfunktionen 350		20.2.4	Triebverhalten, Motivation und Emotion 359	
20.1.4	Elektrophysiologische Analyse der Hirnrindenaktivität 353				

Sachverzeichnis 361

Physiologie

1. **Allgemeine Physiologie und Zellphysiologie, Zellerregung** – 2
2. **Blut und Immunsystem** – 20
3. **Herz** – 44
4. **Blutkreislauf** – 70
5. **Atmung** – 90
6. **Arbeits- und Leistungsphysiologie** – 120
7. **Ernährung, Verdauungstrakt, Leber** – 130
8. **Energie- und Wärmehaushalt** – 152
9. **Wasser- und Elektrolythaushalt, Nierenfunktion** – 160
10. **Hormonale Regulation** – 188
11. **Sexualentwicklung und Reproduktionsphysiologie** – 204
12. **Funktionsprinzipien des Nervensystems** – 214
13. **Muskulatur** – 234
14. **Vegetatives (autonomes) Nervensystem** – 248
15. **Motorik** – 268
16. **Somatoviszerale Sensorik** – 294
17. **Visuelles System** – 312
18. **Auditorisches System** – 332
19. **Chemische Sinne** – 342
20. **Integrative Leistungen des Zentralnervensystems** – 348

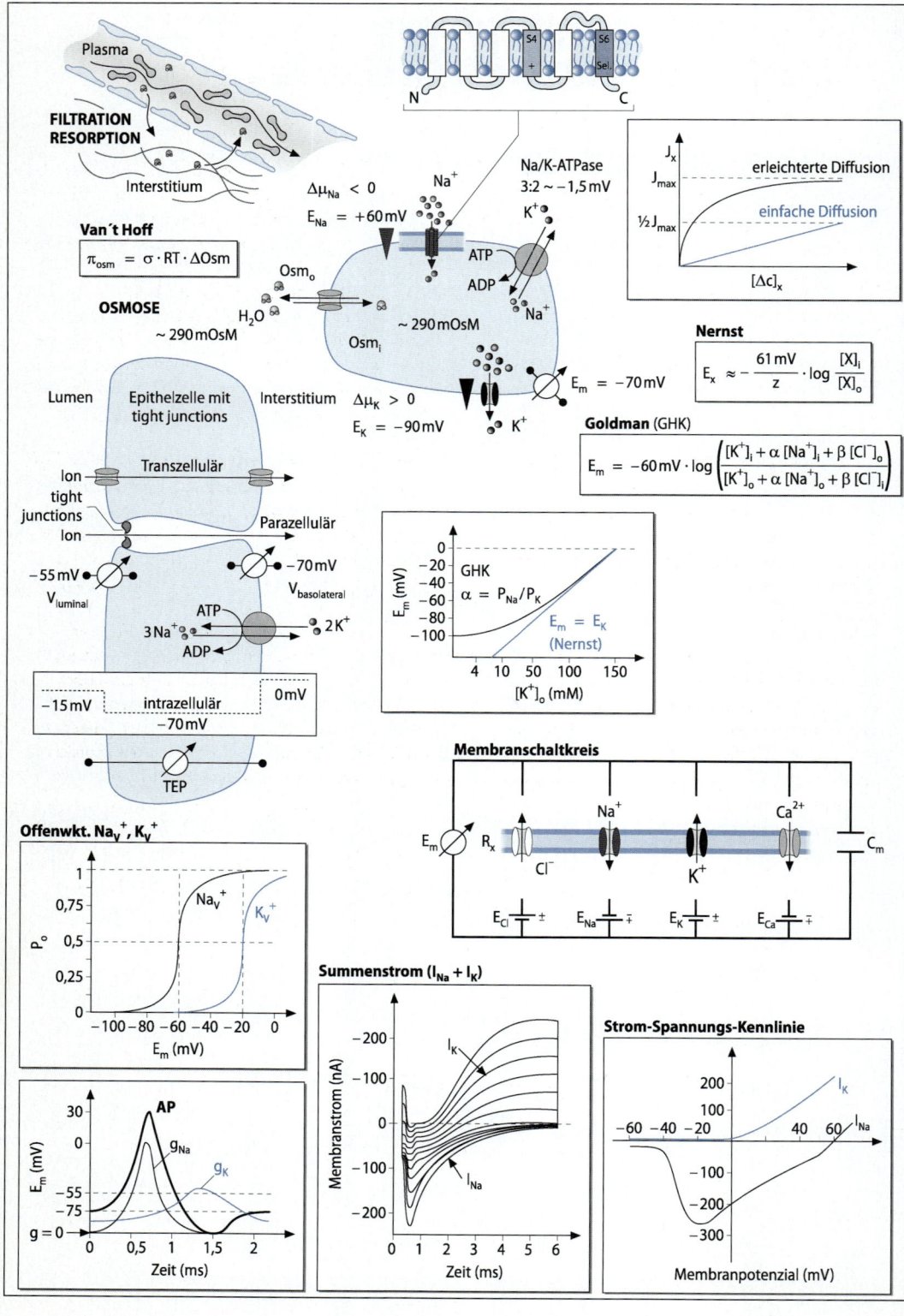

1 Allgemeine Physiologie und Zellphysiologie, Zellerregung

Mind Map

Diffusion, Osmose und Membranen: Stoffe verteilen sich in Gasen und Flüssigkeiten durch einfache Diffusion. An semipermeablen Zellmembranen diffundieren durch den Bilayer der Membran frei nur lipophile Substanzen, hydrophile und Ionen benötigen Kanäle oder Carrier. Aquaporine sind offene Poren, z. B. für Wasser, und Transportweg für Osmose vom Ort niederer Osmolarität (zu viel Wasser) zum Ort hoher Osmolarität (zu wenig Wasser).

Diffusionspotenzial: Triebkraft für Ionenfluss durch Kanäle ist der elektrochemische Gradient. Unter Ruhebedingungen ist die Membran hauptsächlich für K^+-Ionen permeabel. Aufgrund der intra-/extrazellulären Ionenverteilungen errechnet sich für jedes Ion ein Diffusionspotenzial nach der Nernst-Gleichung. Dies beträgt für K^+ ca. $-95mV$.

Ruhemembranpotenzial: Das Ruhemembranpotenzial E_m ist meist positiver bei ca. $-70mV$ aufgrund der relativen Ruhepermeabilitäten für Na^+ und Cl^-. Es lässt sich mit der Goldmann-Gleichung berechnen. Depolarisiert die Membran bis zu einem Schwellenpotenzial von ca. $-55mV$, öffnen in erregbaren Zellen schlagartig Na^+-Kanäle und ein Aktionspotenzial wird ausgelöst. Verzögert öffnen K^+-Kanäle, welche die Repolarisation einleiten.

Aktiver und passiver Transport: Transporter schleusen Stoffe entweder passiv (erleichterte Diffusion) entlang oder aktiv gegen den elektrochemischen Gradienten durch die Membran. Die Na/K-ATPase transportiert elektrogen primär-aktiv 3 Na^+ aus der Zelle und 2 K^+ hinein. Sie trägt ca. $-1{,}5$ mV zum Ruhemembranpotenzial bei und erhält den Na^+-Gradienten aufrecht. Dieser kann durch andere Transporter ausgenutzt werden, um Stoffe sekundär-aktiv gegen deren Gradienten »bergauf« über die Membran zu transportieren.

Epithelien: Epithelien sind polarisiert mit basolateraler und apikaler Membran und erlauben durch asymmetrischen Einbau von Kanälen und Transportern gerichteten transzellulären Stofftransport. Dabei kann durch aufgebaute transepitheliale Potenziale auch parazellulär durch die Tight junctions transportiert werden.

Wassertransport: Durch Wassertransport werden gelöste Teilchen mitgerissen (solvent drag). Osmose ist der wesentliche Mechanismus des Wassertransports an Zellmembranen – Filtration und Resorption der Mechanismus an Kapillaren. Für Osmose ist der osmotische Druck treibende Kraft, für letztere der hydrostatische Druck und der kolloidosmotische Druck.

Tab. 1.1. Wichtige allgemeine Stoffparameter der Zellphysiologie

Parameter	Definition	Eigenschaften
Konzentration: Massenkonzentration Mengenkonzentration	$[c] = M/V$; V: Volumen. M kann sein: Stoffmasse: $[c] \rightarrow (g/l)$ Dichte Stoffmenge: $[c] \rightarrow (mol/l)$ Molarität	Molalität: Stoffmenge→Atome, Ionen, Moleküle (mol) pro kg Lösungsmittel (mol/kg). 1 mol Stoff hat die gleiche Teilchenzahl (Avogadrozahl).
Ionenstärke	$\Gamma = \frac{1}{2} \sum_j M_j \cdot z_j^2$; M_j: Stoffmenge (mol) von Ion j; z_j: Valenz	Für die Ionenstärke sind alle Anionen und Kationen zu berücksichtigen. Fast alle biochemischen Reaktionen sind von ihr abhängig.
PH	$pH = -\log[H^+]$, $[H^+]$: Protonenkonzentration (besser: Aktivität)	Physiologisch ~7,2–7,5. Schon nanomolare Konzentrationen ändern den pH.
Fraktion f_X	$f_X = n_X/N$, n_X: Anzahl der Teilchen Stoff X; N: Gesamtteilchenzahl	Die Fraktion entspricht dem prozentualem Anteil eines Stoffs in einem Gemisch, z. B. Luft→ f_{O_2}~0,21, f_{N_2}~0,79
Partialdruck p_X	$P_X = f_X \times P_B$, P_B: Gesamtdruck (meist Barometerdruck für Gase)	Der Partialdruck gilt nur für Gasgemische, deren Komponenten nicht miteinander reagieren. Einheit: kPa, mmHg
Löslichkeitskoeffizient α	$[X]_{gelöst} = \alpha \times P_X$; Henry-Gesetz für physikalische Gaslöslichkeit	z. B. O_2 in H_2O: α~0,21 mlO_2/(l_{H_2O} kPa)~0,009 mMO_2/ (l_{H_2O} kPa); α(CO_2)~20×α(O_2) bei ~37°C

1.1 Stoffmenge und Konzentration
(GK Physik ▶ Kap. 2.5.)

◘ Tabelle 1.1 gibt einen Überblick über physiologisch wichtige Grundeinheiten. Fraktion, Masse und Ionenstärke sind temperaturunabhängig.

1.2 Stofftransport

1.2.1 Stofftransport in und von Gasen und Flüssigkeiten

Diffusion

Diffusion ist der einfachste passive Transport (energetisch »bergab«) von ungeladenen Teilchen (**nichtionische Diffusion**) in Gasen oder Flüssigkeiten vom Ort höherer zu niedrigerer Stoffkonzentration (Triebkraft ist die Konzentrationsdifferenz $[\Delta c]_X$ des Stoffs X).

Die Nettobewegung wird durch die **Brownsche Molekularbewegung** angetrieben, d. h. am Ort hoher Konzentration stoßen sich die Teilchen häufig gegenseitig. Die zeitliche Transportrate (Stoffmenge pro Zeit) $J_{diff,X}$ wird durch das **Ficksche Diffusionsgesetz** beschrieben (◘ Abb. 1.1a):

$$J_{diff,X} = dm/dt = D_X \cdot A/d \cdot [\Delta c]_X \quad \text{(Gl. 1.1)}$$

mit $J_{diff,X}$ in (mol/s), D_X: Diffusionskonstante (cm²/s), A: Austauschfläche (cm²), d: Diffusionsstrecke (cm), $[\Delta c]_X$: Konzentrationsdifferenz für X zwischen 2 Punkten im Raum (mol/cm³). Man fasst gern D_X/d zur **Permeabilität P_X** zusammen:

$$J_{diff,X} = dm/dt = P_X \cdot A \cdot [\Delta c]_X \quad \text{(Gl. 1.2)}$$

> **Merke**
>
> Die **Permeabilität P_X** hat die Dimension einer Geschwindigkeit (cm/s). Angewandt auf Diffusion durch eine Zellmembran gibt sie an, **wie schnell** eine Substanz X durch die Membran diffundiert, d. h. wie gut lipidlöslich sie ist:
> - lipophile Substanzen (gut permeabel) diffundieren schnell (z. B. O_2, CO_2, NO, Alkohol→ potenziell zelltoxisch),
> - hydrophile Substanzen (schlecht permeabel) langsam (z. B. Wasser, Ionen→Kanäle nötig, s. u.).
>
> Das Ficksche Gesetz beschreibt die Transportkinetik: **wie schnell?**

1.2 · Stofftransport

Tab. 1.2. Chemisches, elektrisches und elektrochemisches Potenzial eines Stoffs X der Konzentrationen [X]$_{i/o}$ innen (i) und außerhalb (o) der Membran

Chemisches Potenzial	Elektrisches Potenzial	Elektrochemisches Potenzial
$RT \cdot \ln\dfrac{[X]_i}{[X]_o}$	$z_X F (\Phi_i - \Phi_o) = z_X F \cdot E_m$	$\Delta\mu_X = RT \cdot \ln\dfrac{[X]_i}{[X]_o} + z_X F \cdot E_m$

R: Gaskonstante, T: Temperatur, F: Faraday-Konstante, z_X: Ladung von X, E_m: Membranpotenzial (besser: Membranspannung = Potenzialdifferenz). (Statt der Konzentrationen müsste es korrekter eigentlich »Aktivitäten« heißen, das ist aber bei verdünnten Lösungen fast dasselbe).

Für die Diffusion eines Gases X in Lösung ist dessen **Löslichkeit** α und **Partialdruck** ΔP_X maßgeblich (Tab. 1.1):

$$J_{\text{diff},X} = {}^{dm}/_{dt} = D_X \cdot {}^A/_d \cdot [\Delta c]_X$$
$$= D_X \cdot {}^A/_d \cdot \alpha \cdot \Delta P_X \qquad (\text{Gl. 1.3})$$

KLINIK

Der **Diffusionsstrom von O_2** (J_{O_2}) kann in der Lunge von der Alveole in die Kapillare behindert werden durch:
- $[\Delta c]_{O_2}\downarrow$ (z. B. Hypoventilation),
- $\Delta P_{O_2}\downarrow$ (z. B. Höhenaufenthalt),
- A↓ (reduzierte Austauschfläche, z. B. Atelektase, Pneumonie) oder
- d↑ (z. B. interstitielles Ödem).

Akut behandelt man eine Hypoxie (Hypoxämie: art. $P_{O_2}\downarrow$) deshalb mit 100 % O_2-Gabe (Anheben des Partialdrucks in der Luft und damit des Diffusionsstroms J_{O_2}).

Konvektiver Transport

Den passiven Transport einer Substanz X (gelöst oder ungelöst) im Flüssigkeitsstrom nennt man konvektiven Transport. Ein Beispiel ist, Wasser in einem Eimer umzurühren und eine Farblösung zuzugeben: Die Farbe wird im Strudel mitgerissen und verteilt sich schneller als im stehenden Wasser. An Epithelien spricht man von **solvent drag** (proximaler Nierentubulus, Dünndarmresorption).

Filtration

Das Sieben gelöster Stoffe entlang hydrostatischer Druckgradienten an einer Filtermembran nennt man **Filtration** (z. B. wesentlicher Transportmechanismus an Kapillarendothelien). Der Filtrationsstrom hängt linear von Druckgradienten ab. Die Porengröße bestimmt, wie das Filtrat zusammengesetzt ist. Werden große Moleküle im Plasma zurückgehalten (größer ~5 kDa), gelangen also nur kleine durch die Membran, spricht man von **Ultrafiltrat** (gleiche Ionen-Zusammensetzung wie Plasma, aber kolloidosmotischer Druck↓, ▶ Kap. 1.3).

1.2.2 Stofftransport durch Membranen

Passiver Transport durch Membranen

Transport von hydrophilen Stoffen (z. B. Ionen, Glucose, Wasser) durch Membran-**Bilayers** (Dicke ~5 nm) muss aufgrund der geringen Lipidlöslichkeit durch **Kanäle** oder **Transporter** erfolgen. Die Nettotriebkraft für den passiven Membrantransport geladener Teilchen ist das **elektrochemische Potenzial** $\Delta\mu_X$ (Tab. 1.2). Ist der transportierte Stoff kein Ion (z=0), so ist nur das chemische Potenzial antreibend.

Die tatsächliche Bewegung von X setzt einen Transportweg voraus (Kanal, Carrier). $\Delta\mu_X$ beschreibt die Bewegungsrichtung (»wohin?«), **nicht** die Kinetik.

Passive, ungekoppelte Transportmechanismen durch **Poren, Kanäle** und **Carrier** (Tab. 1.3) verlaufen energetisch »bergab« entlang des elektrochemischen Gradienten. Die vielen verschiedenen Kanalgruppen unterscheiden sich in ihrer Funktion und Topologie (Abb. 1.1). Dabei gilt:
- **Poren** sind immer geöffnet (z. B. AQP1, AQP2, s. u.),
- **Kanäle** werden in ihrer Durchlässigkeit für Ionen durch **Spannung** (z. B. K_V, Na_V, Ca_V mit verschiedenen Untergruppen, z. B. HERG→K^+-Kanal am Herzen) oder **Liganden** gesteuert.

Die Kanäle lassen sich in viele Klassen für verschiedene Ionen sowie als homo- oder heteromultimere Strukturen unterteilen:
- **Dimer:** Cl_V-Kanäle→»double barrel« mit 2 Poren (s. u.), 2α-subunits, 18 TMS (Transmembransegmente).
- **Tetramer:** K^+-Kanäle→sehr heterogene Gruppe, K_V-Kanäle häufig homotetramer (4 identische

α-subunits). Na_V-, Ca_V-Kanäle→1 α-subunit (4 identische Domänen), 6TMS (S1–S6).
- **Pentamer:** meist ligandengesteuert, Heteropentamer (z. B. nAChR→$α_2βγδ$): unspezifischer Kationenkanal
- **Hexamer:** z. B. Connexone, aus 6 Connexin-Monomeren, welche sich in 2 Membranen gegenüberstehen (z. B. Gap junction, Porendurchmesser 2 nm, Connexon-Abstand 3 nm).

Die Öffnung der Kanäle erfolgt nur intermittierend nach adäquatem Stimulus. Elementarereignis ist der Zyklus »Öffnung und Schließung«. Pro Zyklus werden abhängig von der Leitfähigkeit ~10^4–10^5 Ionen transportiert (~10^7/s bei permanenter Öffnung).

Beispiele für Kanäle sind in ◘ Tabelle. 1.3 aufgelistet.

Polypeptid-Untereinheiten der Kanäle

Die transmembranen Polypeptid-Untereinheiten der Kanäle beinhalten verschiedene Komponenten:
- **Sensor:** Detektion von Spannung (S4-Segment spannungsgesteuerter Kanäle), Liganden oder Second messenger.
- **Gate** ist eine Aminosäuregruppe um den Sensor herum, dessen räumliche Struktur das »Tor« bildet. Bei sensorinduzierter Konformationsänderung wird das Gate geöffnet oder geschlossen bzw. es existiert ein weiteres Inaktivierungsgate. Bei Kanälen aus mehreren Domänen (z. B. Na_V, Ca_V) sind mehrere Gates vorhanden.
- **Selektivitätsfilter** ist bei spannungsabhängigen Kanälen meist das S6-Segment
- **Pore** ist eine durch S5-S6-Interlinker-Region gebildete, extrazelluläre Membranschleife, welche in die Membran hinein ragt. Poren im eigentlichen Sinn sind immer geöffnet, möglich ist die einfache Diffusion mit einem unsättigbaren, kontinuierlichen Fluss von bis zu ~10^9 Teilchen/s. Triebkraft ist der Konzentrationsgradient (bei Aquaporinen, ◘ Tab. 1.3: osmotischer Druck→Osmose).

Kanalzustände

Kanäle können im einfachsten Fall 3 verschiedene Leitfähigkeitszustände aufweisen (häufig noch mehr).
1. Im **geschlossenen Zustand** (»C«) leitet der Kanal nicht (z. B. Na_V für Potenziale unterhalb der Schwelle).
2. Bei Aktivierung durch den Sensor öffnet das oder die Gates (**Aktivierung** z. B. durch Depolarisation oder Ligandenbindung), der Kanal leitet (Übergang »C [closed]«→»O [open]«).
3. Bei schnellem Wegfallen des auslösenden Reizes (Repolarisation, Ligand dissoziiert schnell ab) tritt eine **Deaktivierung** ein (Übergang »O«→»C«), der Kanal schließt wieder. Bleibt der Reiz erhalten, **inaktiert** der Kanal intrinsisch (»O«→»I [inactive]«), der Kanal kann dann, obwohl das Öffnungsgate offen ist, nicht leiten.

> **KLINIK**
>
> **Kanalopathien:** große Gruppe hereditärer Erkrankungen mit Defekt von Genen, welche für Kanäle kodieren. In leichten Fällen (**Missense-Mutation**) wird der Kanal exprimiert, die Funktion ist jedoch eingeschränkt, in schweren Fällen (**Nonsense Mutation**) wird der Kanal überhaupt nicht exprimiert.
>
> **Mukoviszidose:** Defekt im CFTR-Cl_V-Kanal, welcher in luminal-epithelialen Membranen die Salz- und Wassersekretion steuert. Es resultiert die Sekretion von zäh-viskösem Sekret, v. a. in Pankreas (zystische Pankreasfibrose mit Autodigestion), Lunge (Lungenfibrose, rezidivierende Pneumonien) und Schweiß (zäh, NaCl-arm). Die Lebenszeit der Betroffenen limitieren meist die Lungenkomplikationen, v. a. chronisches Cor pulmonale mit Rechtsherzinsuffizienz und Pumpversagen.

Carrier

Carrier bilden beim passiven Transport die Grundlage für »erleichterte Diffusion« (korrekter: **Uniport**) längs des elektrochemischen Gradienten. Bindung des Substrats (z. B. Glucose bei GLUT) führt zu Konformationsänderung des Transporters mit »Umklappen« einiger Segmente, welche nun das Substrat zur anderen Membranseite präsentieren, wo es aufgrund einer Affinitätsabnahme abgegeben wird. Dies führt wiederum zur Konformationsänderung des nun »leeren« Transporters, welcher dann in seine Ausgangskonfiguration umklappt, wobei die Substrataffinität wieder zunimmt.

Die Flussrate wird bestimmt von Carrieranzahl und Substrataffinität und unterliegt der Michaelis-Menten-Kinetik (sättigbar). Das Elementarereignis beim Carrier ist der Transportzyklus (1–5 Partikel/Zyklus, $<<50×10^4$/s).

> **Merke**
>
> Der **Carrier** ist **nie** »offen«, sondern klappt (vereinfachte Sichtweise) zwischen 2 Membranzuständen hin und her→**Transportzyklus**. Der Transporter kann prinzipiell bei Gradientenumkehr in umgekehrter Richtung laufen (»reverse mode«).

Tab. 1.3. Passive und aktive Transportmechanismen: Beispiele

Passiver Transport	
Poren	Aquaporine (Wasserkanäle): **AQP1:** Tetramer, je 6 Transmembransegmente, Vorkommen ubiquitär. **AQP2:** ADH-abhängiger Einbau in luminale Membran des renalen Sammelrohrs (→Antidiurese, H_2O-Resorption)
Kanäle	**Cl_V-Kanäle:** ClC-1 (Muskelsarkolemm), ClC-2 (Plasmamembran), ClC-3 (intrazell. Organellen). CFTR (cystic fibrosis transmembrane regulator→Gendefekt bei **Mukoviszidose**!) **K_V-Kanäle:** $K_V1.1$ (Gehirn: AP Repolarisation), $K_V3.1$-4 (Gehirn, Muskel: schnelle AP Repolarisation), KCNQ1 (Herz, Innenohr: langsame Herz-AP-Repol., endocochleäre K^+-Seketion→Defekt: Long-QT-Syndrom, Innenohrschwerhörigkeit). Blocker ist TEA. **K_{ir}-Kanäle:** „inward-rectifier" (Gehirn, Herz, Skelettmuskel, Niere, Pankreas): Ruhemembranpotenzial, Erregungsschwelle, pH-abhängige K^+-Sekretion ($K_{ir}1$: Pankreas). **Na_V-Kanäle:** $Na_V1.1$ (Gehirn), $Na_V1.5$ (Herz), $Na_V1.4$ (Skelettmuskel) Depolarisationsphase des AP. Spezifischer Blocker: TTX, Lokalanästhetika. **Ca_V-Kanäle:** $Ca_V1.1,2$ (Skelettmuskel, Herz) elektromechanische Kopplung. **iGlur-Kanäle:** ionotrop (NMDA, AMPA, Kainat), Transmitter Glutamat, nur postsynaptisch, EPSP. **nAChR-Kanäle:** ionotrop (neuromuskuläre Endplatte, vegetat. Ganglien), Transmitter Acetylcholin. **Gap junction:** elektrische Synapse aus Connexonen (z. B. Herzmuskel)
Carrier	Glucosetransporter mit 4 Isoformen (**GLUT 1–4**). 12 Transmembransegmente. **GLUT1:** z. B. Erythrozyten, spätproximaler Nierentubulus basolaterale Membran. **GLUT2:** z. B. Hepatozyten, frühproximaler Nierentubulus basolateral. **GLUT4:** z. B. Muskel, Adipozyten GLUT1,2: insulinunabhängig, GLUT4: insulinabhängig!
Aktiver Transport	
Primär aktiv (ATPase)	**Na/K-ATPase:** ubiquitär alle Zellmembranen, an Epithelzellen nur basolateral. Aufrechterhaltung des einwärtsgerichteten Na^+-Gradienten sowie Triebkraft für Na^+-Resorption. Stöchiometrie: 3 $Na^+/2K^+$ (elektrogen). **Hemmung:** Glykoside (Digitalis), Ouabain, Azidose (pH↓), Hypokaliämie. **Stimulation:** intrazelluläres Na^+, Alkalose, Hyperkaliämie. **K/H-ATPase:** luminale Membran von Magen, renales Sammelrohr, Kolon (Antiport). **Ca/H-ATPase:** plasmalemmal alle Zellen (PMCA), sarkoplasmat. Retikulum (SERCA). Transportiert immer Ca^{2+} im Austausch mit H^+ *(auch, wenn's in vielen Büchern nicht steht)*.
Sekundär aktiv	**Na/H-Antiport:** NHE1 (Dünndarm: basolateral H^+-Resorpt., luminal HCO_3^-/Cl^--Exchanger AE2 für Bicarbonatsekretion), NHE3 (prox. Tubulus: luminale H^+-Sekretion, basolateral AE2: HCO_3^--Resorption). **Na/Gluc-Symport:** Glucoseresorption, SGLT1 (2:1, spätprox. Tubulus, luminale Membran, basolateral GLUT2), SGLT2 (1:1, früh-prox. Tubulus, luminal, basolateral GLUT2). **Na/K/2Cl-Symport:** NKCC1 (alle sezernierenden Epithelien: basolateral, luminal CFTR: Cl^--, H_2O-Sekretion; Choleratoxin öffnet CFTR permanent→Durchfälle), NKCC2 (Henle-Schleife, Stria vascularis Innenohr: luminal, basolateral ClC-Kb, Na/K-ATPase: NaCl-Resorp., Schleifendiuretika blockieren NKCC2).
Tertiär aktiv	**Dipeptid/H^+-Symport:** Pept1,2 (Dünndarm, prox. Tubulus: luminale Dipeptidaufnahme an H^+-Symport gekoppelt, H^+ sekundär aktiv über NHE3 luminal wieder ins Lumen, basolateral Aminosäure-Uniporter

TMS: Transmembransegmente; AP: Aktionspotenzial; TTX: Tetrodotoxin; TEA: Tetraethylammonium; $_V$: spannungsabhängiger Kanal

Aktive Transportmechanismen

Pumpen (ATPasen) und **gekoppelte Transporter** (Symporter, Antiporter) transportieren ein Substrat »bergauf« gegen einen elektrochemischen Gradienten und verbrauchen Energie. Die Energie kann primär aus ATP-Spaltung bezogen werden: **primär aktiver Transport**, sättigbar (Tab. 1.3). Nach Bindung von Substrat und Konformationsänderung erfolgt der Stofftransport.

Alternativ kann die Energie auch durch die Kopplung eines anderen »Bergab«-Transports und Ausnut-

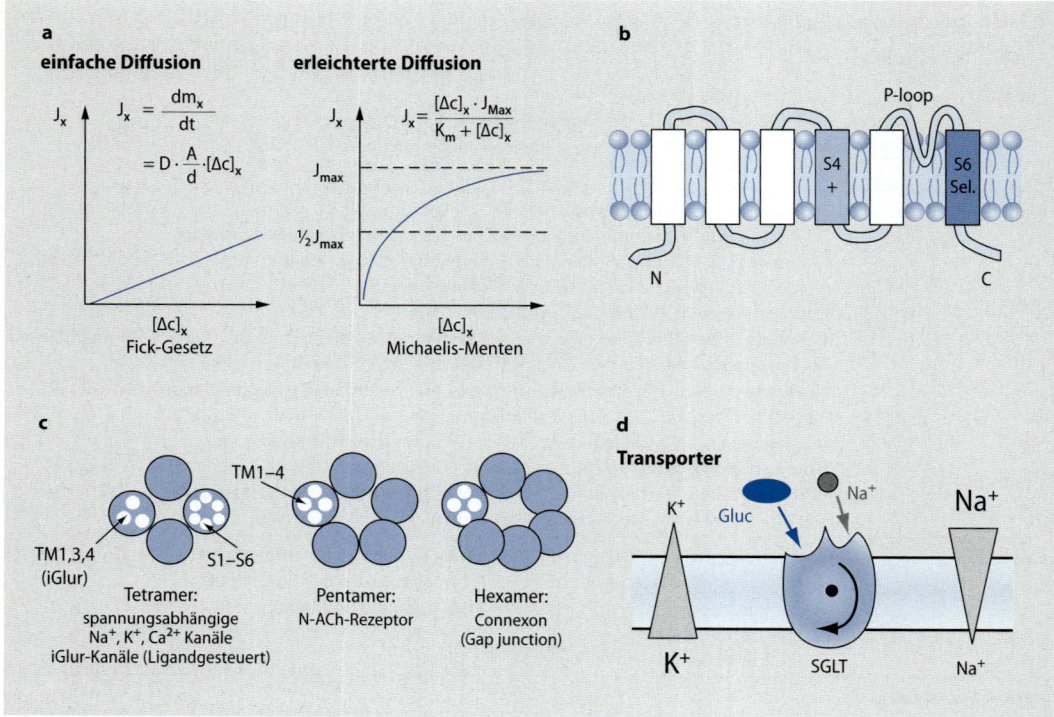

Abb. 1.1a–d. **a** Einfache (freie) vs. erleichterte (Carrier-vermittelte) Diffusion (z. B. CO_2-Diffusion vs. Glucosediffusion). Lineare unsättigbare vs. sättigbare Michaelis-Menten-Kinetik. **b** Aufbau einer von 4 Domänen der α-subunit spannungsgesteuerter Na^+ und Ca^{2+}-Kanäle (entspricht einer kompletten der vier α-subunits bei K^+-Kanälen) aus 6 Transmembransegmenten mit Spannungssensor (S4), P-loop (S5-S6-Interlinker) und Selektivitätsfilter (S6). **c** Hetero- oder homomultimerer Aufbau verschiedener Kanäle. **d** Sekundär aktiver Transport (Symport) durch energetische Ausnutzung eines Stoffgradienten durch eine andere Substanz anhand des Beispiels Na-Glucose-Symporter SGLT1

zung von dessen elektrochemischen Gradienten bezogen werden, wie beim sekundär aktiven oder tertiär aktiven Transport.

Beim **sekundär aktiven Transport**, z. B. Na/Glucose-Symport [SGLT], Na/Ca-Exchanger [NCX], gibt es 2 Formen: **Cotransporter** (Symport) vs. **Exchanger** (Antiporter). Gesamttriebkraft ist Summe der elektrochemischen Potenziale beider Stoffe. Die Stöchiometrie bestimmt die Transporteffizienz. Primär aktive Prozesse erhalten den Gradienten.

Der **tertiär aktive Transport**, z. B. H^+-Dipeptid-Symport im Dünndarm [PepT] (◘ Tab. 1.3), wird über sekundär-aktiven Na/H-Antiport [NHE] getrieben. Es ist also ein »Bergauf«-Transport gekoppelt an »Bergab«-Gradient anderer Stoffe, deren Gradienten selbst durch sekundär-aktiven Prozess aufrecht erhalten wird.

Endo- und Exozytose

Als Endo- bzw. Exozytose bezeichnet man den Stofftransport über Membranen in vesikulären Kompartimenten:

— Internalisierung (**Endozytose**) membrangebundener Stoffe durch Einstülpung der äußeren Membran und Vesikelbildung oder
— Externalisierung (**Exozytose**) von Stoffen, welche intrazellulär in Vesikel verpackt und durch Fusion von Vesikel- und Plasmamembran nach außen abgegeben werden.

Endozytose/Exozytose ist kein einfacher passiver Prozess; es sind viele Fusionsproteine beteiligt (z. B. Synaptotagmin, Synaptobrevin, ► Kap. 12.4.2). Pinozytose ist die unspezifische und kontinuierliche Endozytose von Extrazellulärflüssigkeit.

1.2.3 Stofftransport intrazellulär

Zytoskelett

Durch asymmetrischen Stofftransport und Einbau von Transportproteinen in Membranen werden Zellen funktionell polarisiert. Dies ist z. B. bei allen Endothelverbänden der Fall (s. u.), bei denen eine **basolaterale** von einer **luminalen** Membran unterschieden werden kann.

Innerhalb der Zelle spielt das Zytoskelett eine wichtige Rolle beim Stofftransport (»Trafficking«). Im endoplasmatischen Retiklulum (ER) synthetisierte Proteine (raues ER→Ribosomen) bzw. Lipide (glattes ER) werden nach **posttranslationaler Modifikation** in Transportvesikel verpackt, welche sich von der ER-Membran abschnüren (»pinch off«) und zu Membranen des Golgi-Apparats, Plasmalemm oder anderer Ziele weitergereicht werden, wo die Vesikel wieder mit der Membran verschmelzen und den Inhalt weitergeben. Abschnüren und Andocken sind keine passiven Prozesse, sondern benötigen Fusionsproteine (mit blumigen Namen wie SNARE, Rab, NSF, Clathrin etc.) und Energie (ATP).

Im Golgi-Apparat findet das Sorting der Transportproteine durch verschiedene Umlagerungen und Anheftungen von Zuckerresten statt, welche quasi die Zieladresse der Transportvesikel kodieren (Golgi als der »Postsortierer«). Die mit Zucker markierten Stoffe werden entweder an Lysosomen zur Verdauung und Entspeicherung oder an entfernte Zellbezirke zur weiteren Verwendung transportiert.

> **KLINIK**
>
> **Speicherkrankheiten (Lipidosen, Glycogenosen):** genetisch bedingte Fehler im »Sorting« oder lysosomalen Enzymen führen zu Speicherkrankheiten, z. B. **Tay-Sachs**-Erkrankung (lysosomaler Hexosaminidasedefekt, Ceramidakkumulation), **Gierke-Krankheit** (Glycogenanhäufung). Stoffe, welche spezielle Zuckerreste tragen, können lysosomal nicht abgebaut werden und akkumulieren in den Zellen mit toxischer Funktionseinschränkung. Die Erkrankungen schädigen Nervensystem, Leber, Knochen, blutbildendes System.

Mikrotubuli

Der geordnete vesikuläre Stofftransport verläuft intrazellulär entlang von **Mikrotubuli**: das hohle ~25 nm dicke Mikrotubulus besteht aus einer kreisförmigen Anordnung von 13 Protofilamenten (Polymer); diese langen Protofilamente wiederum werden unter GTP-Spaltung gebildet aus ~5 nm dicken Tubulin-Dimeren α/β-Tubulin.

Den Stofftransport entlang der Mikrotubuli vermitteln die Motorproteine **Dynein** und **Kinesin**. Beide sind ATPasen mit 2 Kopf- und einer Schwanzdomaine, welche die Transportvesikel bindet. Die bei ATP-Hydrolyse frei werdende Energie wird in eine alternierende mechanische Konformationsänderung der Köpfe umgesetzt, sodass das Protein mit seinen 2 Köpfen wie mit 2 Beinen auf dem Mikrotubulus entlangläuft:

- **Kinesin** bewirkt schnellen **anterograden** (~400 mm/d, »−«→»+«-Richtung),
- **Dynein** schnellen **retrograden** Transport (~1-5 mm/d, »+«→»−«).

> **Merke**
>
> **Kinesin** und **Dynein** laufen in entgegengesetzte Richtungen (fliehen voreinander). Kinesin nach vorne (anterograd, »*mit dem Kinn nach vorne fallen...*«), Dynein zurück (retrograd).

1.2.4 Stofftransport über Zellverbände

Stoff- und Informationstransport über Zellverbände findet statt über
- **chemische Synapsen** (ZNS, peripheres Nervensystem, ▶ Kap. 12),
- **elektrische Synapsen (Gap Junctions)** und
- entlang polarisierter Epithelverbände als gerichteter Transport **transzellulär** durch die Zellen oder **parazellulär** zwischen den Zellen (◘ Abb. 1.2.a–d).

Die Membran aller Epithelzellen ist unterschiedlich bestückt mit Kanälen und Transportern, welche auf deren Funktion abgestimmt sind (z. B. renale NaCl-Resorption, Belegzell-HCl-Sekretion im Magen).

> **Merke**
>
> Die **Na/K-ATPase** ist bei allen Epithelien basolateral angeordnet und hält unter ATP-Verbrauch den von luminal nach intrazellulär gerichteten Na^+-Gradienten aufrecht.

Transzellulärer Transport

Triebkraft für die Transport ist meistens die Ausnutzung des Na^+-Gradienten. Durch Absenken des intrazellulären $[Na^+]_i$ über die Na/K-ATPase kann Na^+ durch luminale Kanäle (z. B. Aldosteronabhängige ENaC-Kanäle: distaler Nierentubulus) oder Carrier in die Epithelzelle eintreten und im Symport (z. B. SGLT1,2, ◘ Tab. 1.3) bzw. Antiport (z. B. Na/H-Antiport, NHE) andere Ionen oder Stoffe transportieren (sekundär aktiv). Das intrazelluläre Na^+ stimuliert die Na/K-ATPase, welche es direkt nach basolateral ins Interstitium schafft (ins Interstitium! nicht ins Blut! vom Interstitium geht es dann weiter ins Blut über endotheliale Transporter) und Na$^+$ wurde resorbiert.

Die einzelnen Epithelien sind durch speziellen polarisierten Einbau von Kanälen und Transportern ihrer Funktion angepasst. Generelle Prinzipien sind (◘ Abb. 1.2a–d):
- **Na$^+$-Resorption:** Einbau luminaler Na$^+$-Kanäle, -Symporter,-Exchanger (◘ Abb. 1.2b).
- **K$^+$-Resorption:** Einbau luminaler H$^+$/K$^+$-ATPase (Magen, distaler Tubulus),
- **K$^+$-Sekretion:** luminaler Einbau von K$^+$-Kanälen (Hauptzellen distaler Tubulus, Stria vascularis Innenohr, ◘ Abb.1.2c).
- **Cl$^-$-Transport** durch Cl$^-$-Kanäle benötigt einen Na/K/2Cl-Symport in der Gegenmembran: **Cl$^-$-Resorption:** luminaler Na/K/2Cl-Transport (NKCC2, z. B. Henle-Schleife), basolateraler Cl$^-$-Kanal (z. B. CIC-kb), **Cl$^-$-Sekretion:** basolateraler Na/K/2Cl-Transport (NKCC1, z. B. Dünndarm), luminaler Cl$^-$-Kanal (z. B. CFTR).

H$^+$ und HCO$_3^-$

Eine Besonderheit im Dienste des Säure-Basen-Haushalts stellt der epitheliale Transport von Protonen und Bicarbonat dar (◘ Abb. 1.2d). Hier sind stets **Carboanhydrasen (CA)** beteiligt: **HCO$_3^-$-Resorption** benötigt luminalen sekundär-aktiven Na/H-Antiport (NHE), welcher H$^+$ ins Lumen transportiert, wo durch **membranständige Carboanhydrase IV** folgende Reaktion katalysiert wird:

$$H^+ + HCO_3^- \xrightleftharpoons[CA\,II]{CA\,IV} H_2O + CO_2 \qquad (Gl.\ 1.4)$$

Das membrangängige CO$_2$ diffundiert in die Zelle, wo unter **zytoplasmatischer Carboanhydrase II** die Rückreaktion stattfindet. H$^+$ rezirkuliert über den Na/H-Antiport (NHE) nach luminal, HCO$_3^-$ wird basolateral über HCO$_3^-$/Cl$^-$-Austauscher (AE2) oder Na$^+$/HCO$_3^-$-Symport (Na$^+$ bergauf, HCO$_3^-$ bergab) resorbiert (v. a. proximaler Nierentubulus; Magen-Belegzelle: dort gibt es aber keine Carboanhydrase IV, das Sekret soll ja sauer bleiben und nicht durch Carboanhydrase neutralisiert werden!). Bei der **HCO$_3^-$-Sekretion** sind die Transporter im Wesentlichen spiegelbildlich angeordnet.

Es sei betont, dass die in ◘ Abb. 1.2.a–d gezeigten Mechanismen prinzipielle Beispiele aus einer Vielzahl realisierter Transportwege darstellen, und dass nicht alle gezeigten Transporter simultan in einer Zelle vorkommen.

Tight junctions (Zonula occludens) und parazellulärer Transport

Tight junctions sind Proteinkomplexe (z. B. Junctin) nahe des apikalen Pol zwischen den Epithelzellen. Sie regulieren die epitheliale Dichtheit und bilden eine Barriere für Stofftransport zwischen den Epithelzellen hindurch (parazellulär). Abhängig von ihrer Dichtheit (**Transepithelialer** Widerstand R$_{Tr}$) unterscheidet man
- **dichte Epithelien** (Sammelrohr bei Diurese, Kolon, Blut-Hirn-Schranke, Harnblase, Haut, R$_{Tr}$ ~500-1500 Ωcm²), und
- **lecke Epithelien** (proximaler Tubulus, Gallenblase, R$_{Tr}$<50 Ωcm²).

In dichten Epithelien kann ein hohes **transepitheliales Potenzial** (TEP) (Harnblase ~ 50-60 mV) entstehen, in lecken Epithelien nicht, da mit erniedrigtem transepithelialem Widerstand (R$_{Tr}$↓) Potenzialgradienten durch Ionenströme quasi ausgeglichen werden (z. B. proximaler Tubulus ~ 1-2 mV).

Lecke Epithelien dienen deshalb dem **Massentransport:** es bestehen hohe parazelluläre Flussraten bei niedrigen Gradienten (Resorptionsgewebe). Triebkräfte sind zum einen das transepitheliale Potenzial (z. B. ◘ Abb. 1.2b transzelluläre Na$^+$-Resorption→transepitheliales Potenzial<0→parazelluläre Cl$^-$-Resorption) zum anderen »solvent drag« durch Massentransport.

> **Merke**
>
> Triebkräfte für transzellulären Transport sind entweder primär-aktiv oder Ausnutzung eines elektrochemischen Gradienten (sekundär-aktiv, passiv). Triebkräfte für parazellulären Transport sind das transepitheliale Potenzial (TEP) oder solvent drag (hydrokonvektive Kräfte).

> **KLINIK**
>
> **Hautverbrennungen:** Zerstörung der epithelialen Intaktheit mit Auflösung von Schlussleisten und Tight junctions (Denaturierung, Verkohlung). Folge ist ein ausgedehntes Exsudat interstitieller Flüssigkeit, da der interstitielle hydrostatische Druck nun die Flüssigkeit gegen den fehlenden Widerstand nach außen abgeben kann. Abhängig von der Verbrennungsfläche (z. B. schon bei 20% Körperoberfläche) können lebensbedrohliche Flüssigkeitsverluste auftreten→intensivmedizinische Indikation. Gefürchtet ist, dass als Folge zahlreiche Gewebe-Entzündungsmediatoren (Verbrennungs-
▼

1.2 · Stofftransport

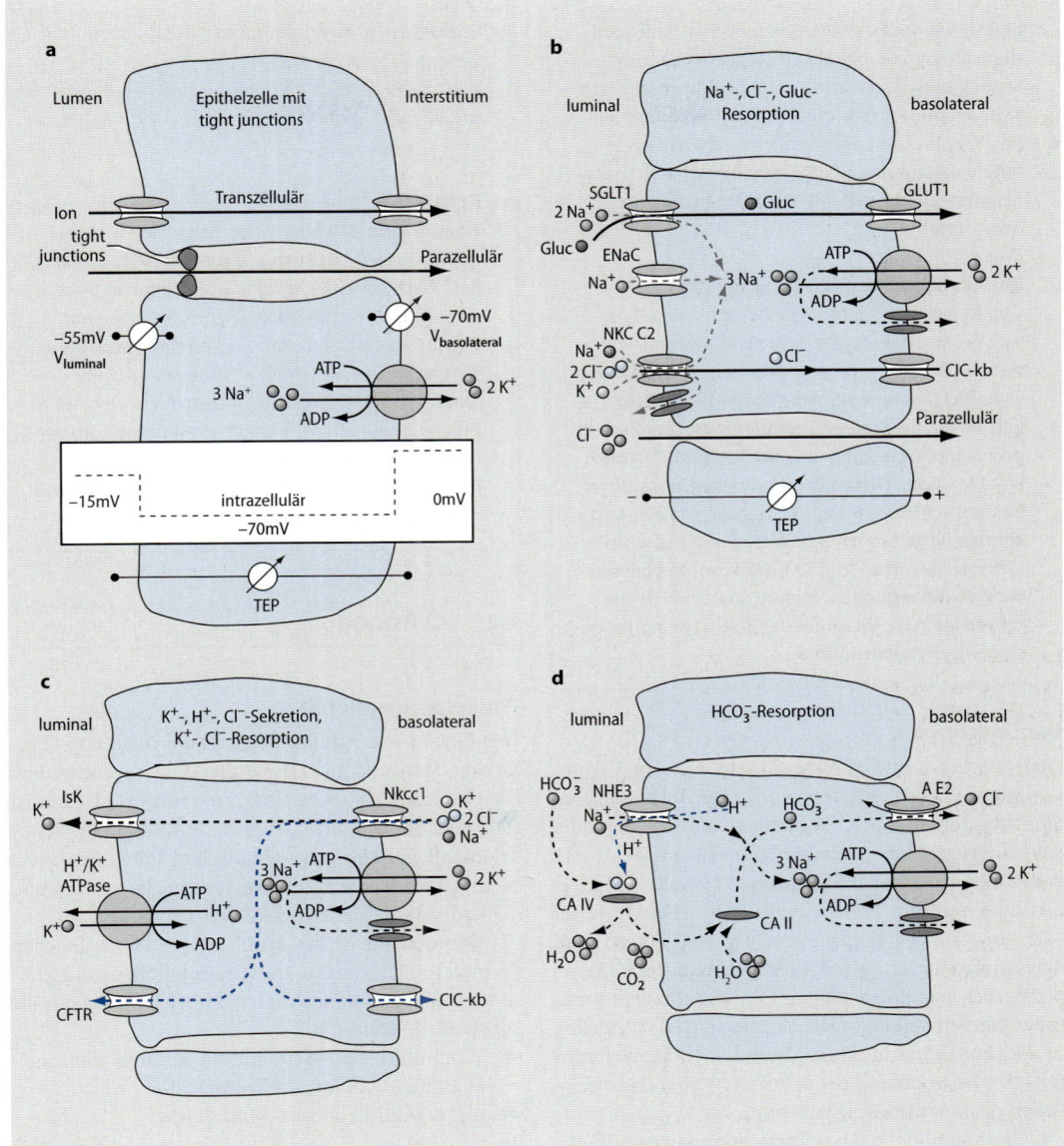

Abb. 1.2a–d. Prinzipien epithelialer Transportprozesse. **a** Epithelzellen sind im Epithelverband polarisiert mit einer basolateralen Membran (enthält immer die Na/K-ATPase) und einer luminalen (apikalen) Membran. Die Membranen sind je nach Transportanforderung mit verschiedenen Kanälen und Carriern bestückt (**b–d**), welche den transzellulären Transport bewerkstelligen. Zwischen den Zellen befinden sich verschiedene Zellkontaktproteine (s. Text). **b–d,** exemplarische Anordnungen von Membrantransportern in beiden Membranen zur Sekretion und Resorption von Ionen und Molekülen in verschiedenen Geweben. Erklärung im Text. Beachte: Nicht alle gezeigten Transporter kommen simultan in einem Epithelzellverband vor!

toxine) frei gesetzt werden können, welche lokal die Gefäßpermeabilität stark erhöhen (→zusätzlicher Verlust von Plasma und kolloidosmotisch aktiven Proteinen, Albumin). Die Toxine können in den Kreislauf gelangen und eine schwere systemische Entzündung (SIRS, systemic inflammatory response syndrome) mit Multi-Organversagen hervorrufen.

Bluthirnschranke (BHS): Kapillarendothelien im Gehirn besitzen kontinuierliche Tight-junctions, welche eine freie parazelluläre Diffusion verhindern (Ausnahmen: subfornikale Regon, hypophysäres Pfortadersystem, Area postrema). Dies ist v. a. wichtig bei passageren Veränderungen der Plasmazusammensetzung (z. B. für Aminosäuren nach einer Mahlzeit. Diese können als Neurotransmitter im Gehirn wirken, ▶ Kap. 12). Lipophile Substanzen können die Barriere frei passieren und toxische Reaktionen bewirken (z. B. CO_2-Narkose). Bei Entzündungen (**Enzephalitis, Meningitis**) und **Hirntumoren** kann die Integrität der Bluthirnschranke gestört werden→**Hirnödem**.

Gap Junctions

Gap junctions sind direkte Zytosol-Zytosol-Verbindungen von Zellen, welche einen direkten interzellulären Stofftransport erlauben. Sie bestehen in jeder Membran aus 2 sich gegenüber stehenden Connexonen (○ Tab. 1.3), von denen jedes aus 6 Connexinen (jeweils ~25 kDa) um eine zentrale Pore aufgebaut ist (Durchmesser ~1,5 nm). Die Leitfähigkeit ist sehr groß (~100 pS) und der Kanal ist für Ionen und Moleküle bis ca. 1000 Da frei permeabel. Gap junctions kommen außerhalb des zentralen Nervensystems in Hepatozyten (~100.000/Zelle), in allen Epithelien, in glatter Muskulatur und im Herzen (elektrische Kopplung der Myozyten) vor; sie ermöglichen ein funktionelles Synzytium.

Gap junctions bilden **elektrische Synapsen** – in Abgrenzung zu chemischen Synapsen des ZNS (▶ Kap. 12). Sie erlauben eine »quasi« instantane Erregungsausbreitung ohne die diffusive Verzögerung bei chemischen Synapsen. Der Nachteil liegt in der geringen Diversifizierbarkeit und Spezifität (↔Transmitter, Rezeptoren, ▶ Kap. 12).

> **Merke**
>
> Öffnung/Schließung von **Gap junctions** wird reguliert durch (g: Leitfähigkeit):
> ▼
> $[Ca^{2+}]i\uparrow$, pH↓, Membranpotenzial (E_m)↓ (Depolarisation)→Kanäle schließen (g↓),
> $[Ca^{2+}]i\downarrow$, pH↑, $E_m\uparrow$, (Hyperpolarisation)→Kanäle öffnen (g↑).

> **KLINIK**
>
> **Herzinfarkt:** Gap junctions spielen eine wichtige Rolle bei der Nekroseabgrenzung nach Herzinfarkt. Bei Verschluss einer Koronararterie infarziert das versorgte Myokardareal (→Hypoxie, Anoxie mit Zelluntergang). Betroffene Zellen sind depolarisiert, azidotisch und mit Ca^{2+} überladen. Diese Stimuli schließen die Gap junctions und verhindern durch Abkoppeln der nekrotischen Zellen vom Verband, dass auch die Nachbarzellen zugrunde gehen. Der Infarktbereich wird nekrotisch isoliert und in der Folge narbig umgebaut: **Infarktnarbe**.

1.3 Osmose

Wasserpermeabilität

Der Einbau von **Aquaporinen** in die Membran (Erythrozyt, Sammelrohr) erhöht die Wasserpermeabilität für den immer passiven Wassertransport. Dieser ist stets eine lineare, nichtsättigbare Funktion der Netto-Triebkraft, welche vom chemischen Potenzial (nicht elektrisches Potenzial, da Wasser ungeladen ist!) und der hydrostatischen Druckdifferenz abhängt.

Osmolarität ist die Anzahl der gelösten Teilchen (in mol) pro l Lösungsmittel (**Osmolalität**→pro kg Lösungsmittel). Man muss wissen, in welche Teilchen eine Substanz dissoziiert, z. B.
- 100mmol/l NaCl→100mmol/l Na^+ und 100mmol/l Cl^-, d. h. 200mosmol/l (=mOsM),
- und 100 mM Glucose→100mOsM
- also: 100 mM NaCl+100mM Glucose→300 mOsM.

> **Merke**
>
> Einem osmotischem Gradienten ΔOsm von **1 mOsM** entspricht ein hydrostatischer Druck (im Gleichgewicht) von **19,3 mmHg** (2,55 kPa).
> Intrazellulär herrscht in den meisten Zellen eine **Osmolarität** von **~290–300 mOsM** (extrazellulär im Gleichgewicht dann auch, sonst kommt es zu Wasserverschiebungen, s. u.). Dies entspricht einem Druck von ~5700 mmHg (750 kPa) oder ~7,5 atm.

Zellmembranen sind nicht rigide und tolerieren nur geringe hydrostatische Druckdifferenzen intra/extrazellulär ohne Verformung. Physiologisch sind diese nahezu Null und keine signifikante Triebkraft für Wasserbewegung (wohl aber in Kapillaren). Eine Wasserbewegung in/aus Zellen über die Zellmembran erfolgt deshalb nur durch Osmose (im Gleichgewicht: $Osm_i=Osm_o \rightarrow$ keine Osmose).

> **Prüfungsfallstricke**
>
> **Osmose** ist Wasserbewegung aufgrund osmotischem Gradienten vom Ort **niedriger** zum Ort **hoher** Osmolarität ! Die Osmolarität beschreibt die Teilchenkonzentration, **nicht** die Wasserkonzentration. Osmolarität↑→Teilchendichte↑→Wasserdichte↓ (»zuviel Salz in der Suppe«). Osmolarität↓→Teilchendichte↓→Wasserdichte↑ (»zuviel Suppe im Salz«).

Osmotischer Druck π_{osm}

Werden 2 Kompartimente unterschiedlicher Osmolarität ($\Delta Osm>0$) durch eine **selektiv permeable Membran** (für gelöste Teilchen weniger durchlässig als für Wasser) getrennt, so fließt Wasser, um den Gradienten auszugleichen (aber nur, wenn die verschobene Wassermenge im Kompartiment auch Platz findet! ◘ Abb. 1.3, vergleiche Rigidität der meisten Zellmembranen). Im Gleichgewicht entspricht der osmotische Druck π_{osm} der Höhe der Flüssigkeitssäule, die sich durch die Wasserverschiebung ergibt. Für π_{osm} gilt die **Van't Hoff-Stavermann**-Beziehung:

$$\pi_{osm} = \sigma \cdot RT \cdot \Delta Osm \qquad (Gl. 1.5)$$

Der **Reflexionskoeffizient** σ ist ein Selektivitätsmaß der Membran ($\sigma=1$: undurchlässig, $\sigma=0$: frei durchlässig).

Nur $\sigma=1$ entspricht einer **semipermeablen Membran**. Dies trifft für Ionen im Steady state an der ruhenden Membran zu ($\sigma\sim1$). Nur in diesem Fall spricht man bei Osmolarität auch von **Tonizität**. Normales Plasma (**iso-osmolar**) nennt man **isoton**, weil die Osmolarität fast ausschließlich von Ionen gebildet wird, für die $\sigma\sim1$ gilt.

> **Prüfungsfallstricke**
>
> Lösungen, die aus 300 mol/l diffusibler oder lipophiler Stoffe bestehen (z. B. Harnstoff, Alkohol, Glucose mit $\sigma\ll1$), sind iso-osmolar aber **nicht** isoton. Die Stoffe diffundieren in die Zelle und ▼

erhöhen dort die intrazelluläre Osmolarität (Plasma-Osmolarität relativ dazu erniedrigt): Folge ist ein Wassereinstrom in die Zelle, um den Gradienten auszugleichen; dies führt zu Zellschwellung.

> **KLINIK**
>
> Infusion **isotoner Kochsalzlösung** (9 g NaCl/l_{Wasser}=150 mM=300 mOsM) führt zu keinen Flüssigkeitsverschiebungen intra/extrazellulär und ist deshalb zur Auffüllung des Plasmavolumens geeignet.
>
> **Intrazelluläre Ödeme** (Zellschwellung) können jedoch entstehen z. B. bei Infusion von iso-osmolarer Glucoselösung (cave!). Diese ist nicht isoton. Die Glucose wird in die Zellen aufgenommen und verstoffwechselt, zurück bleibt freies Wasser im Plasma, welches nun durch Osmose in die Zelle einströmt.
>
> Andererseits sind hyperosmolare Mannitolinfusionen geeignet, **Zellschrumpfung** durch Wasserausstrom ins Plasma zu bewirken (nützlich bei **Hirnödem**, Mannitol wird nicht in die Zellen aufgenommen).

Kolloidosmotischer Druck

Plasmaproteine erzeugen einen kolloidosmotischen Druck π_{koll} (**onkotischer Druck**) von ~25 mmHg oder ~3,3 kPa (an semipermeablen Membranen vernachlässigbar! Plasma-Isotonie ~750 kPa, s. o.). In Kapillaren ist das Endothel gut durchlässig für Ionen ($\sigma\sim0$) aber schlecht für Proteine ($\sigma\gg0$). π_{koll} wirkt daher in Kapillaren dem hydrostatischen Filtrationsdruck entgegen und hält Wasser in der Kapillare zurück (▶ Kap. 4.1.7).

> **KLINIK**
>
> Proteinverluste mit **Hypoproteinämie** (bei Leberzirrhose, Hungerfasten, Verbennungen) bewirken ein Absinken des onkotischen/kolloidosmotischen Drucks und damit eine vermehrte Kapillarfiltration mit interstitiellen Ödemen.

1.4 Zellorganisation und -beweglichkeit

▶ Kap. 1.3, ▶ Kap. 12, Botenstoffe und Signalkaskaden, GK Biochemie, ▶ Kap. 2, 6, 9 (funktionelle Kompartimentierung), GK Biologie, ▶ Kap. 1.

1.5 Elektrische Phänomene an Zellen

1.5.1 Grundphänomene und -funktionen

Elektrochemisches Potenzial

Die Zellmembran ist semipermeabel für Ionen, die auf beiden Seiten der Membran ungleich verteilt sind (◘ Abb. 1.3a–d). Hauptkation im Extrazellulärraum ist Na^+, im Intrazellulärraum K^+. Für jede Ionensorte existiert ein elektrochemisches Potenzial $\Delta\mu_X$ für die passive Triebkraft (▶ Kap. 1.3.2).

> **Merke**
>
> Bei einem Ruhemembranpotenzial $E_m \sim -80$ mV gilt z. B. $\Delta\mu_{Na} \ll 0 \rightarrow$ große, einwärtsgerichtete Triebkraft (wichtig: Aktionspotenzial), $\Delta\mu_K \sim 0 \rightarrow K^+$ ist nahe am Gleichgewicht oder es besteht ein leichter Auswärtsstrom, wenn E_m positiver E_K ist (s. u.).

Nernst-Potenzial

Öffnet man selektiv Kanäle für eine Ionensorte X, diffundiert dieses Ion, bis $\Delta\mu_X=0$ (Gleichgewichtsbedingung). Bei dem sich einstellenden Potenzial E_X fließt kein Nettostrom von X mehr $\rightarrow I_X=0$ (Netto! Es kann also durchaus gleich viel in die Zelle ein- wie ausströmen). E_X ist das Diffusions- oder **Nernst-Potenzial** (◘ Abb. 1.3):

$$E_X = -\frac{RT}{zF} \cdot \ln \frac{[X]_i}{[X]_o} \approx -\frac{61mV}{z} \cdot \log \frac{[X]_i}{[X]_o} \stackrel{!}{=}$$
$$+\frac{61mV}{z} \cdot \log \frac{[X]_o}{[X]_i} \quad \text{(Gl. 1.6)}$$

> **Merke**
>
> Jede Verzehnfachung des Gradienten ändert das Nernst-Potenzial (E_X) um 61 mV (bei einem einwertigen Kation). Verzehnfachung außen: $E_X \rightarrow E_X+61$ mV. Verzehnfachung innen: $E_X \rightarrow E_X-61$ mV.
> Bei einem einwertigem Anion verhält es sich genau umgekehrt und für zweiwertige Ionen gilt nicht 61 mV, sondern 30,5 mV ($^{61mV}/_2$).

Goldmann-Gleichung

Die ruhende Membran ist v. a. K^+-permeabel (»Hintergrund«-K^+-Kanäle, v. a. K_{ir}1-6 KCNJ, 2P-Domänen KCNK). Bei der intra/extrazellulären K^+-Verteilung ist $E_K \sim -95$ mV. Für alle anderen Ionen sind die Nernst-Potenziale positiver (◘ Abb. 1.3b). Im Skelettmuskel ist E_{Cl} nahe an E_K und stabilisiert das Ruhemembranpotenzial ($g_{Cl}\uparrow$ dort), ansonsten ist es positiver (~ -50mV).

Misst man das Ruhemembranpotenzial (E_{RMP}) mit Mikroelektroden (◘ Abb. 1.3c), ist es meist positiver als $E_K \rightarrow$ auch für andere Ionen (Na^+, Cl^-) ist die ruhende Membran permeabel (E_{Na}, $E_{Cl} > E_K$): Erweiterung der Nernst- zur **Goldmann-Hodgkin-Katz-Gleichung (GHK)** liefert:

$$E_{RMP} = -\frac{RT}{F} \cdot \ln \left(\frac{P_K \cdot [K^+]_i + P_{Na} \cdot [Na^+]_i + P_{Cl} \cdot [Cl^-]_o}{P_K \cdot [K^+]_o + P_{Na} \cdot [Na^+]_o + P_{Cl} \cdot [Cl^-]_i} \right)$$
$$\text{(Gl. 1.7)}$$

> **Merke**
>
> Die Energie für das Membranpotenzial steckt in den Ionengradienten. Der Beitrag der Na/K-ATPase zu E_m ist sehr klein (ca. −1,5 mV). Die Na/K-ATPase erzeugt **nicht** das Ruhemembranpotenzial und **nicht** die Repolarisation des Aktionspotenzials (s. u.). Sie erhält lediglich die Gradienten durch elektrogenen Transport unter Energieverbrauch aufrecht, der durch die Diffusion von Na^+ in Ruhe in die Zelle **auf Dauer** gefährdet wäre.
> Da die Na/K-ATPase also Energie (ATP) braucht, depolarisieren bei Anoxie und Energiemangel die Zellen **mit der Zeit**. Bei Dauerdepolarisation ist dann z. B. keine Aktivität mehr im EEG oder EKG abzuleiten.

Membranschaltkreis, passive und aktive Ionenleitfähigkeiten

◘ Abbildung 1.3d zeigt das Ersatzschaltbild der Zellmembran mit Parallelschaltung eines **Membrankondensators C_m** ($\sim$1 μF/cm²; Plasmalemm als »lipid bilayer« der meisten Zellen, eine Ausnahme bildet der Skelettmuskel: Sarkolemm und transversotubuläres System ergibt höhere Gesamtkapazität) und der einzelnen **Ionenleitfähigkeiten** (g_{Na}, g_K, g_{Cl}, g_{Ca}).

Beim Ruhepotenzial fließt netto nichts (s. o.). Ändert sich E_m, fließt ein Strom I_m, der sich aufteilt in einen Strom I_C zur Umladung des Kondensators und einen Strom I_X des Ions X durch seinen Kanal: $I_m = I_C + I_X$. Ion X bewegt sich netto nur, wenn $\Delta\mu_X \neq 0$. Das ist der Fall, wenn das Membranpotenzial E_m ungleich dem Nernst-Potenzial für X ist. Die Abweichung E_m von E_X, d. h. ($E_m - E_X) \neq 0$, ist dann die Triebkraft für den Ionenstrom I_X. Nun gilt endlich das **Ohmsche Gesetz**:

$$I_X = g_X \cdot (E_m - E_X) \quad \text{(Gl. 1.8)}$$

mit $g_X > 0$: Membranleitfähigkeit für X (reziproker Widerstand $1/R_X$). Dies ist die wichtigste Grundgleichung der Elektrophysiologie (erklärt alle Ionenbewegungen bei Aktionspotenzial usw.).

> **Merke**
>
> Per Konvention gilt:
> - Ein **positiver** Strom eines positiven Ions ist ein Auswärtsstrom. Ein positiver Strom eines negativen Ions ist ein Einwärtsstrom.
> - Ein **negativer** Strom eines positiven Ions ist ein Einwärtsstrom. Ein negativer Strom eines negativen Ions ist ein Auswärtsstrom.

> **Prüfungsfallstricke**
>
> Die Leitfähigkeit bestimmt **nicht** das Gleichgewichtspotenzial. Dieses wird nur durch den Ionengradienten gebildet.

Ist die Leitfähigkeit des Ions X (g_X) eine Konstante, so ist der Strom I_X proportional zu ($E_m - E_X$). Dies ist meistens nur bei kleinen Depolarisationen/Hyperpolarisationen der Fall. g_X setzt sich zusammen aus:
- der Anzahl der Kanäle N_X,
- der **Einzelkanalleitfähigkeit** $\bar{g}_X$ (Größenordnung: pS »piko-Siemens«) und
- der **Offenwahrscheinlichkeit** P_O (fraktionelle Zeit, die der Kanal im offenen Zustand verbringt, Kanäle fluktuieren spontan zwischen »offen« und »geschlossen«, je größer P_O, desto häufiger sind sie offen; kann maximal 1 werden, d. h. Kanal immer offen, 0=immer zu):

$$g_X = N_X \cdot \bar{g}_X \cdot P_O \qquad (Gl. 1.9)$$

$\bar{g}_X$ und P_O können mit der »**Single Channel Patch-Clamp**«-Methode gemessen werden.

P_O ist bei spannungsabhängigen Kanälen durch das Membranpotenzial E_m reguliert (→Na$_V$, K$_V$, ▶ Kap. 1.3.2), bei Liganden-gesteuerten Kanälen durch Ligandenbindung reguliert. Zusätzlich ist g_X meist nichtlinear in der Zeit (Aktivierung, Inaktivierung, ▶ Mind Map). Das Öffnen und Schließen der Kanäle nennt man Gating.

Die Zeitkonstante der kapazitiven Membranumladung beträgt $\tau = R_m \cdot C_m$ (Größenordnung: sub-ms bis ms).

1.5.2 Funktion erregbarer Zellen

Na$^+$-Kanalzyklus und Aktionspotenzial (AP): Na$_V$-Kanäle öffnen bei zunehmender Depolarisation. Ab einer gewissen »Schwelle« nimmt die Öffnungswahrscheinlichkeit steil zu (→g_{Na}↑, ▶ Mind Map), sodass der Strom I_{Na} entlang des elektrochemischen Gradienten sehr groß wird und die Zelle stark depolarisiert (Na$_V$-Kanäle gibt es nur an erregbaren Zellen!). Dadurch kommt es zum Aktionspotenzial mit Aufstrich und Overshoot (◘ Abb. 1.4). Das Membranpotenzial erreicht E_{Na} in der Regel nicht (nur bis ~ +30mV), da die Na$_V$ intrinsisch von selbst nach ca. 1 ms inaktivieren (g_{Na}↓). Bei jetzt depolarisiertem Membranpotenzial öffnen K$_V$-Kanäle, K$^+$ strömt aus (g_K, I_K↑) und repolarisiert die Zelle wieder.

Der programmartig stereotype Ablauf der intrinsischen Na$^+$-K$^+$-Kanal-Aktivierung/Inaktivierung liegt dem Aktionspotenzial zugrunde: es folgt einer »**Alles-oder-nichts**«-Regel. Bleibt der Reiz unterschwellig, öffnen nicht genug Na$_V$ und es wird nur C_m über einen konstanten Widerstand umgeladen (**elektrotones Potenzial**, ◘ Abb. 1.4).

> **Klinik**
>
> **Elektrolytstörungen:** für das Membranpotenzial (E_m) und das Aktionspotenzial sind v. a. Na$^+$ und K$^+$-Plasmakonzentrationen wichtig.
>
> **Hyponatriämie, Hypokaliämie** (z. B. renale Verluste→Diuretika): AP-Amplitude ↓ und negativeres E_m mit Abnahme der Erregbarkeit (→kardiale Erregungsleitungsstörungen).
>
> Niereninsuffizienz führt zu **Hyperkaliämie** und Hyponatriämie (z. B. bei tubulärer Insuffizienz) oder **Hypernatriämie** (z. B. bei glomerulärer Insuffizienz). Durch die Vordepolarisation ([K$^+$]$_o$↑) resultiert je nach Grad der Hyperkaliämie zunächst eine erhöhte Erregbarkeit mit Herzrhythmusstörungen (E_m nahe der »Schwelle«) oder Abnahme der Erregbarkeit (E_m dauerhaft überschwellig→keine Repolarisation der Na$_V$ mehr möglich).
>
> Elektrolyte müssen bei renalen Erkrankungen eng überwacht werden!

Refraktärphase. Na$_V$-Kanäle müssen unterhalb der Schwelle repolarisiert werden, um vom inaktiven Zustand wieder in den aktivierbaren übergehen zu können. Ohne Repolarisation bleiben Na$_V$ inaktiviert! In der **absoluten Refraktärphase** (bis ~1,5 ms während Repolarisationsphase) kann auch durch noch so hohe Reize kein neues Aktionspotenzial ausgelöst werden (Na$_V$-Kanäle sind inaktiviert, unzureichend repolarisiert). In der **relativen Refraktärzeit** ist durch hohe Reize ein neues Aktionspotenzial mit kleinerer Amplitude möglich, da bereits wieder Na$_V$-Anteile verfügbar sind (je länger das Intervall zur erneuten Auslösung eines Aktionspotenzials ist, desto größer wird die Aktionspotenzial-Amplitude wieder→ »recovery from inactivation«).

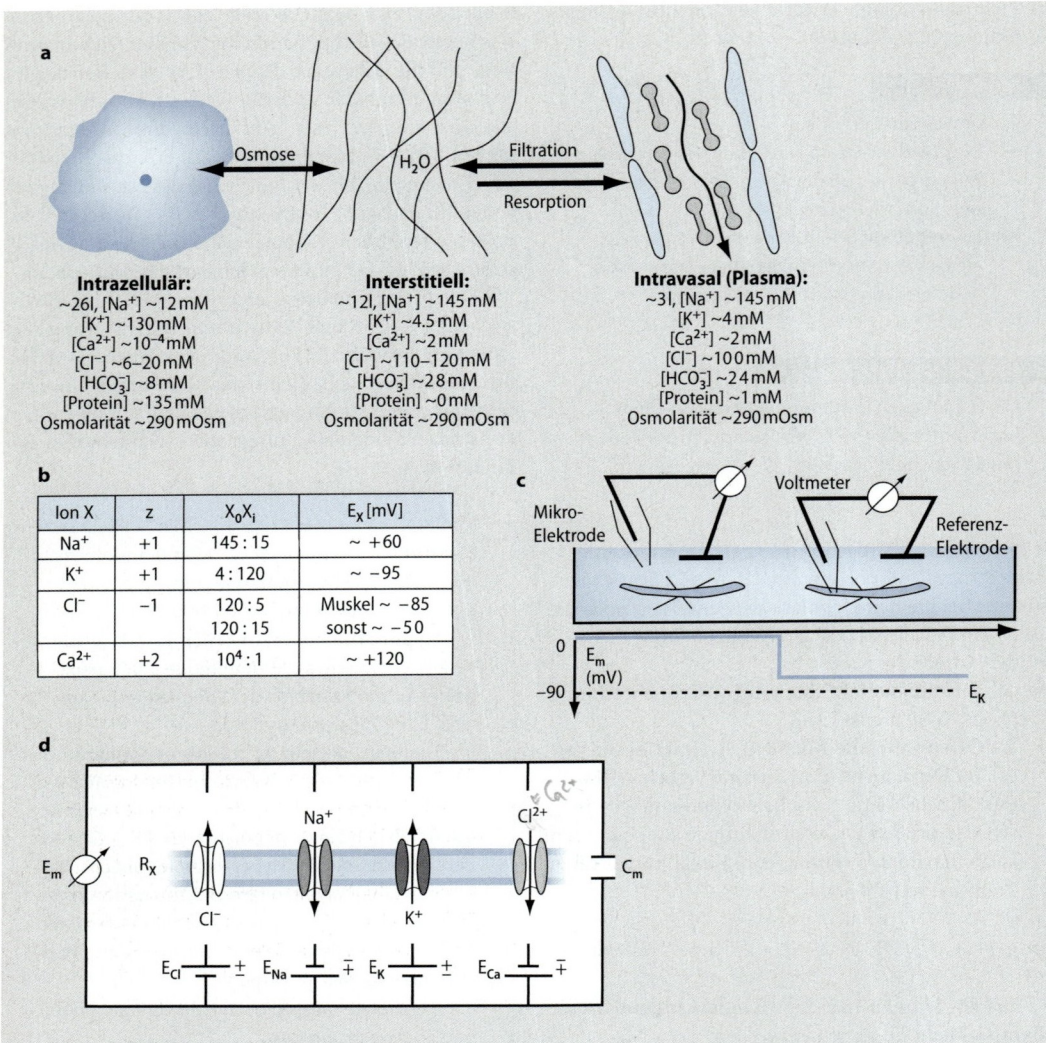

Abb. 1.3a–d. a Mechanismen der Wasserbewegung, Osmolaritäten und Elektrolytverteilungen im Intra- und Extrazellulärraum. **b** Ionenverteilungen und Nernst-Potenziale. **c** Ruhemembranpotenzial E_m an einer Muskelzelle. **d** Membranschaltkreis mit Parallelschaltung von Membrankapazität C_m (lipid bilayer) und Ionenkanal-Widerstände (gezeigt mit ihren Gleichgewichtspotenzialen, nicht gezeigt ist die unspezifische Leckleitfähigkeit g_{leak}), über die C_m umgeladen werden kann

1.5 · Elektrische Phänomene an Zellen

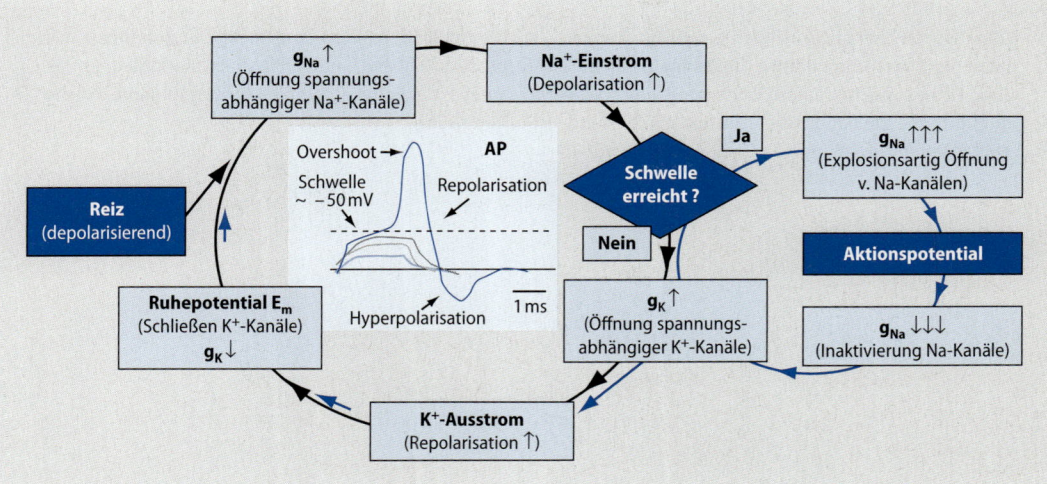

Abb. 1.4. Ablauf der Auslösung eines Aktionspotenzials durch programmartig-stereotype Reaktion der Na_V- und K_V-Kanäle auf eine überschwellige Depolarisation

Prüfungsfallstricke

Das hyperpolarisierende Nachpotenzial kommt aufgrund der längeren Erhöhung von g_K zustande, welche das Membranpotenzial (E_m) in Richtung des E_K hyperpolarisiert. Eine Hyperpolarisation kommt am Nerven, aber **nicht** an Herz- (▶ Kap. 3.1.1.) und Skelettmuskel (▶ Kap. 13.2.2.) vor!

Die Leitfähigkeit für K^+-Ionen (g_K) ist vor einem Aktionspotenzial **nicht** Null (Hintergrundkanäle für das Ruhemembranpotenzial).

Die Maximalamplitude des Aktionspotenzials ist im Wesentlichen durch den Na^+-Gradienten und damit E_{Na} bestimmt.

An Dendriten, Rezeptorzellen oder neuromuskulärer Endplatte werden keine Na_V, sondern unspezifische Kationenkanäle geöffnet (meist durch Liganden).

Durch den gleichen Anstieg von g_K **und** g_{Na} kann **kein** Aktionspotenzial resultieren, sondern das Potenzial strebt Richtung ca. −15 mV, der Mitte zwischen E_K (−90 mV) und E_{Na} (+60 mV).

Fallbeispiel

Ein 4-jähriges kaukasisches Kleinkind wird mit **hohem Fieber** und apathisch in die Kinderklinik gebracht. Die Mutter gibt an, der Junge hätte schon seit längerer Zeit an **Husten** gelitten, wäre auch sonst eher schwächlich im Vergleich zu seinen vier Geschwistern, die alle gesund seien. Die Familie sei vor kurzem hierher gekommen, in ihrer Heimat hätte man ihrem Sohn nicht helfen können. Nach der Geburt hätte es eine Komplikation mit »irgendwelchem **Darmverschluss**« gegeben, die Mutter wisse darüber aber nicht richtig Bescheid.

Der für sein Alter zu kleine Junge hat 39,6°C Fieber, ist somnolent, **klebrig schwitzend**, auffallend ist eine zentrale Zyanose mit blassen Schleimhäuten und ▼

Uhrglasnägeln. Über der basalen Lunge hört man bei der Auskultation inspiratorisch klingende **Rasselgeräusche** mit gedämpftem Klopfschall. Bei Verdacht auf **Pneumonie** wird der Junge intensivmedizinisch überwacht und mit einem Breitbandantibiotikum versorgt.

Beim Abhusten hat der Junge starke Probleme, im »**maulvollen**« übelriechenden Sputum findet sich der Keim *Hämophilus influenzae*. Nach gezielter Antibiose erhärtet ein durchgeführter **Schweiß-Test** ([Na^+], [Cl^-]>70 mM, normal <40 mM) die Diagnose »**Mukoviszidose**«, welche durch den genetischen Nachweis einer Mutation im **CFTR-Gen** bewiesen werden kann. Die Eltern werden über das Krankheitsbild und die symptomatischen Therapieprinzipien aufgeklärt. Zur Verbesserung der **mukoziliaren Clearance** erhält der Junge eine bronchodilatatorische, mukolytische und antibiotische Inhalationstherapie und ausreichende Flüssigkeitsbilanzierung. Die Ernährung wird auf erhöhte Kalorienzufuhr umgestellt. Der pulmonale Infekt bessert sich, der Junge bleibt nach stationärer Entlassung in der Folge in regelmäßiger ambulanter Nachbetreuung.

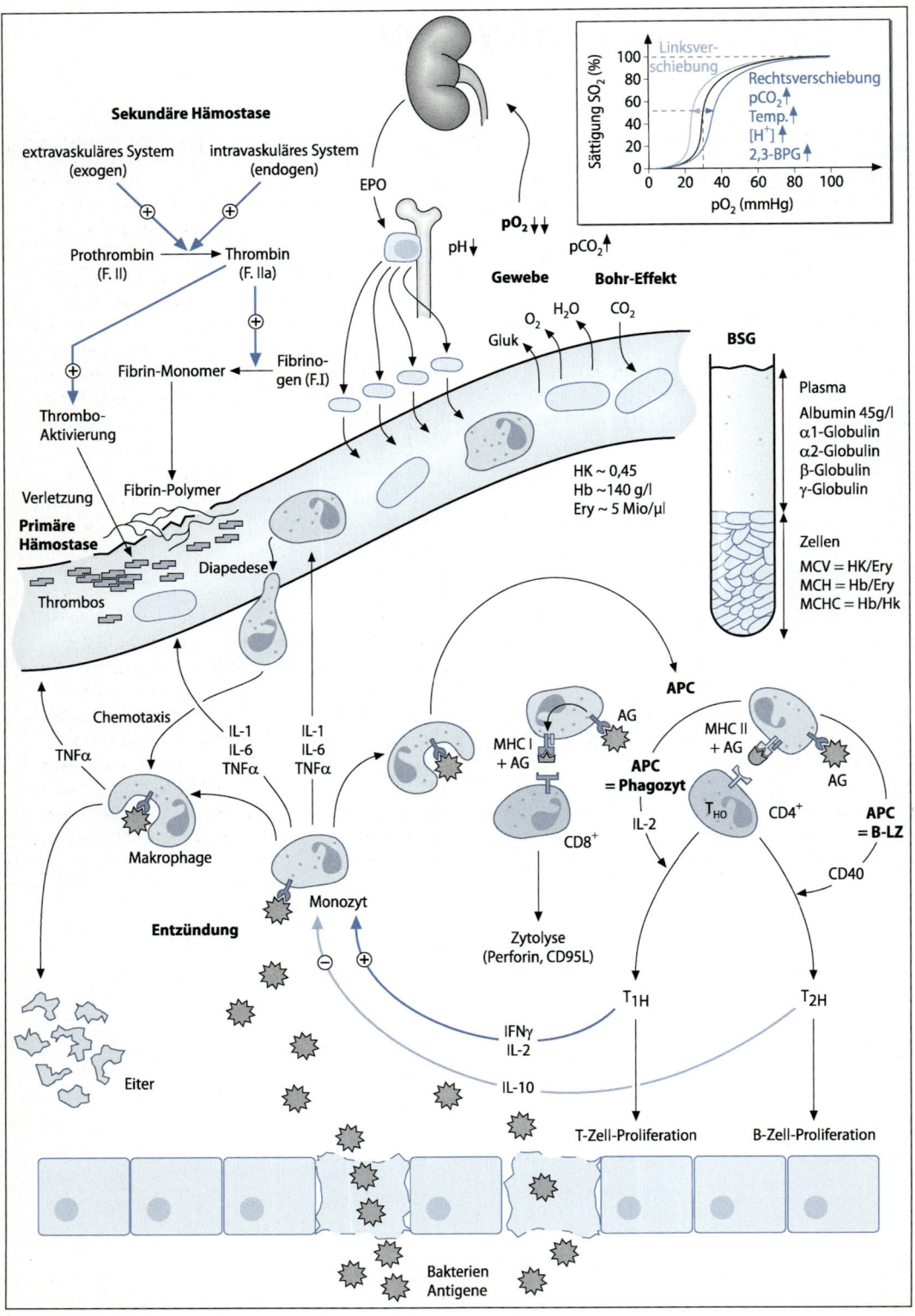

2 Blut und Immunsystem

Mind Map

Blut: Blut ist das intravasale Medium für konvektiven Stofftransport im Kreislauf. Es besteht jeweils ca. zur Hälfte aus Zellen und Plasma (Hämatokrit ~50%). Plasma enthält verschiedenste Proteine (Immunglobuline, Albumin, hormonbindende Proteine etc).

Erythrozyten: Erythrozyten machen über 99% der Zellen aus. Reife Erythrozyten sind kernlos und im Dienste des chemischen O_2-Transports dicht bepackt mit Hämoglobin. Die O_2-Hämoglobin-Bindung ist kooperativ (Stöchiometrie bis 4:1) und die Bindungskurve verläuft sigmoid mit dem O_2-Partialdruck (pO_2). Die Halbwerts-Sättigung liegt bei ca. 27 mmHg. Die Bindungskurve wird durch pH, CO_2-Partialdruck (pCO_2), Temperatur und 2,3-BPG beeinflusst. Die Erythrozytenkonzentration, Hämoglobingehalt und Hämatokrit sind geschlechtsabhängig.

Anämien: Die Erythrozytenindizes MCV, MCH und MCHC sind geschlechtsunabhängig und zur Einteilung von Anämien geeignet. Hyperchrome makrozytäre Anämien zeigen sich durch erhöhtes MCV und MCH und deuten auf eine DNA-Synthesestörung hin (perniziöse Anämie). Die Blutsenkungsgeschwindigkeit ist bei systemischen Entzündungen erhöht.

Blutgerinnung: Die Gerinnung des Blutes wird durch primäre (thrombozytäre) und sekundäre (plasmatische) Hämostase ausgelöst. Bei der primären Hämostase werden Thrombozyten aktiviert und miteinander verklebt; die sekundäre Hämostase ist eine proteolytische Enzymkaskade verschiedener Gerinnungsfaktoren. Beide Systeme greifen ineinander (z. B. über Thrombin). Eine Auflösung von Gerinnseln wird durch die Fibrinolyse erreicht, welche über Plasminaktivierung Fibrinpolymere wieder bis zu Dimeren spaltet. Das intakte Endothel produziert antikoagulatorische Faktoren. Bei Verletzung werden durch Gewebefaktoren die primäre und der exogene Weg der sekundären Hämostase aktiviert.

Antigene und Immunantwort: Eindringende Antigene induzieren lokal im Gewebe eine Entzündungsreaktion durch Aktivierung von Fibroblasten und Makrophagen. Zytokine locken weitere Leukozyten zur Antigenabwehr an und erleichtern den Gefäßdurchtritt. Zellen der unspezifischen Abwehr phagozytieren Antigene und präsentieren diese an Zellen der spezifischen Abwehr (T-Lymphozyten), welche zu Effektorzellen differenzieren und entweder direkt zytotoxisch Antigene lysieren, die unspezifische Abwehr stimulieren (T1-Helferzellen) oder die Bildung spezifischer Antikörper durch klonale Expansion in B-Lymphozyten induzieren (T2-Helferzellen). $CD8^+$-T-Zellen benötigen den MHC I-Komplex, $CD4^+$-T-Zellen den MHC II-Komplex zur Immuntransduktion. Gedächtniszellen gewährleisten bei erneutem Kontakt mit dem Antigen eine schnellere Immunantwort.

2.1 Blut

Blut ist ein Organ mit flüssiger Extrazellulärmatrix (Hauptbestandteil: Wasser). Das normale Blutvolumen beträgt ca. $1/12$ des Körpergewichts (~5 l bei 70 kg, Normovolämie). Es besteht aus korpuskulären (Blutzellen) und nichtkorpuskulären Anteilen (Plasma). Es hat folgende Funktionen:
- Transport (alles),
- Kommunikation (Hormone),
- Abwehr (Immunität) und
- Schutz (Gerinnung).

Aufgrund der hohen Wärmekapazität des Plasmawassers (1 cal/gK=4,19 J/gK) wird Wärme schnell **konvektiv** transportiert. Blut gehört zum **intravasalen Extrazellulärraum**.

KLINIK

Hypovolämie: erniedrigtes Blutvolumen (z. B. durch Blutung, Durst, Schwitzen, Diuretika). Hypovolämie kann zu Schock führen, da das Herzzeitvolumen (HZV) abnimmt; Schockprophylaxe erfolgt z. B. durch Autotransfusion: Beine hochlegen→Mobilisation peripherer Blutvolumina nach zentral fördert Herzfüllung und erhöht HZV (▶ Kap. 3).

Hypervolämie: erhöhtes Blutvolumen (z. B. infolge Über-Infusion, Herzinsuffizienz, Aktivierung des Renin-Angiotensin-Aldosteron-Systems (RAAS), Wirkung des Antidiuretischen Hormons (ADH)).

Das **Blutvolumen (BV)** lässt sich über die **Indikator-Verdünnungsmethode** bestimmen: Intravasal-verbleibende Indikatormenge M (z. B. radioaktives Albumin) wird gespritzt und im steady-state die Konzentration c gemessen. Es gilt: BV=M/c.

Prüfungsfallstricke

Zur Bestimmung des Blutvolumens ist das Verteilungsmuster des Indikators zu beachten: Albumin verteilt sich im Plasmavolumen (PV). Daher ergibt sich das Blutvolumen (BV) aus BV = PV/(1−HK) mit dem Hämatokrit (HK).

2.2 Erythrozyten

Funktionelle Morphologie

Erythrozyten sind **bikonkave** Scheibchen (Oberflächenvergrößerung!) mit einem Durchmesser von ~8 μm und bis ~2 μm Dicke. Reife Erythrozyten sind kernlos. Sie bilden ~99% der Blutzellen und zirkulieren ~120 Tage im Blut, bevor sie im retikuloendothelialen System (RES) oder im mononukleär-phagozytären System von Leber, Milz und Knochenmark abgebaut werden. Frei werdendes Hämoglobin wird an Haptoglobin gebunden.

Durch ihr spezielles **Zytoskelett** (Spektrin, Aktin, Ankyrin, Bande-4.1-Protein) sind Erythrozyten in engen Kapillaren (Durchmesser: ~3 μm) gut verformbar (rheologische Fließeigenschaft).

Wichtige Parameter der Erythrozyten

Hämatokrit (HK) ist der Anteil des Erythrozytenvolumens (nicht die Anzahl!) am Blutvolumen. Er ist wie andere Erythrozytenparameter geschlechtsspezifisch und wird zudem beeinflusst durch:
- Alter: vor der Geburt, kurz nach der Geburt: Fetus lebt mit rel. O_2-Mangel (Plazenta pO_2↓)→Erythropoiese↑
- pO_2: bei Hypoxie Erythropoiese↑
- Plasmavolumen (H_2O): Exsikkose→HK↑, Hyperhydratation→HK↓ (Verdünnung!) und
- Störungen wie Hämolyse, aplastisches Syndrom→HK↓, Infekt-Leukozytose→HK↑, etc.

Blutsenkungsgeschwindigkeit (BSG) ist eigentlich die Senkungsgeschwindigkeit der Erythrozyten. Um diese zu messen, wird antikoaguliertes (Heparin) Blut in einer Kapillare stehen gelassen und der Meniskus nach 1 h und 2 h abgelesen (Erythrozyten werden von Plasma durch Sedimentation getrennt). Die BSG wird v. a. vom Plasma bestimmt: Plasmaproteine (akute Phase-Proteine, CRP, Fibrinogen etc.) begünstigen Erythrozytenaggregation, also sinken die Aggregate schneller (Volumen-Oberflächen-Ratio↑). Der Hämatokrit beeinflusst die BSG:
- HK↑ (Polyzythämie; beim Mann): Viskosität nimmt zu→Reibung zwischen Erythrozyten erhöht sich→langsames Absinken→BSG sinkt.
- HK↓ (bei der Frau): Viskosität nimmt ab→weniger Erythrozyt-Erythrozyt-Reibung→schnelles Absinken→BSG steigt.

◘ Tab. 2.1 fasst die Normwerte für Erythrozyten, Hämatokrit etc. zusammen.

Erythrozytenindizes: Geschlechtsunabhängig wird Volumen und Hämoglobinbeladung einzelner Erythrozyten quantitativ aus den Werten Gesamt-Hämoglobin, Gesamt-Erythrozytenzahl und Hämatokrit (HK) beurteilt (◘ Tab. 2.1). Die Erythrozytenindizes bei Männern und Frauen sind gleich, bei Neugeborenen ~20% höher (mehr HbF).

Osmotische Resistenz (OR) ist ein Test für mechanische Stabilität: in hypotonem Medium (% NaCl↓)

2.2 · Erythrozyten

strömt H$_2$O durch Osmose in Erythrozyten ein. Ab kritischer Osmolarität erfolgt zunehmend eine Hämolyse, die Hämolysekurve verläuft sigmoid. Von einer normalen OR spricht man bei 50% Hämolyse bei halber Plasma-Osmolarität (0,4–0,5% NaCl, isoton = 0,9% NaCl).
- Rechtsverschiebung→OR↑ (z. B. Thalassämie) (◘ Abb. 2.1a),
- Linksverschiebung→OR↓ (z. B. Sphärozytose, Zytoskelettdefekt).

Energiestoffwechsel: Der reife Erythrozyt verfügt nur über anaerobe Glycolyse→ATP für Membrantransporter (Na$^+$/K$^+$-ATPase). NADH dient als Reduktionsmittel für auto-oxidativ entstehendes Met-Hämoglobin (Fe^{2+}→Fe^{3+}), NADPH als Reduktionsmittel für Glutathion. Glutathion ist Anti-Oxidans für Hämoglobin. 2,3-BPG bindet an HbA, dadurch sinkt die O$_2$-Affinität (Rechtsverschiebung der O$_2$-Bindungskurve) (◘ Abb. 2.1b).

> **KLINIK**
>
> **Sichelzellanämie:** beim Hämoglobin kommt es zum Aminosäureaustausch an Position 6 der β-Kette (Glut→Val) mit reduzierter Löslichkeit für desoxygeniertes HbS. Folge sind Präzipitation und Sichelzellbildung→Nieren-, Milzinfarkte.
>
> Die **Blutsenkungsgeschwindigkeit** ist unspezifisch erhöht bei Tumoren, Entzündungen (Plasmafaktoren, Leukozyten beeinflussen BSG so gut wie nicht, denn es gibt 100- bis 1000-mal mehr Erythrozyten pro μl Blut).
>
> **Kongenitale Sphärozytose:** genetisch bedingter Spektrindefekt, kugelige Erythrozyten mit geringer Lebensdauer von ~10 Tagen, osmotische Resistenz↓ für hypotone Medien.

Erythropoiese

Die **Erythropoiese** geht wie bei Leukozyten und Thrombozyten (Ausnahme: Lymphozyten) von der **myeloischen Stammzelle** (geht aus der pluripotenten Stammzelle durch Stammzellfaktor, Interleukin-1 IL-1, IL-3, IL-6 hervor) aus (GK Anatomie ▶ Kap. 2.11). Sie findet im roten Knochenmark, beim Feten auch in der Leber und Milz statt. Die Differenzierung der Vorläuferzellen in Richtung Hämatopoiese steht unter Wirkung des Hormons **Erythropoietin** (EPO, 30 kDa, 165 AS), welches in **peritubulären** Zellen der Niere gebildet wird (fetal: v. a. in der Leber, adult: noch in der Leber, aber wenig; ▶ Kap. 7). Erythropoietin stimuliert im roten Knochenmark Vorläuferzellen (verhindert deren Apoptose!) zur Differenzierung (→Proerythroblasten, Globinsynthese↑→Normoblasten, Hämoglobin↑→ Retikulozyten, kernlos!).

Stimulus der **Erythropoietinbildung** ist eine **Gewebshypoxie**: Durch die Abnahme des Gewebs-pO$_2$ wird der Transkriptionsfaktor HIF-1 (Hypoxie-induzierter Faktor) aktiviert und Erythropoietin, glykolytische Enzyme und Glucosetransporter exprimiert.

> **Prüfungsfallstricke**
>
> Adäquater Reiz für die Ausschüttung von Erythropoietin ist **nicht** primär die Abnahme des arteriellen pO$_2$, sondern des Gewebs-pO$_2$! So ist z. B. bei Blutungen der arterielle pO$_2$ **nicht** erniedrigt, aufgrund der reduzierten O$_2$-Transportkapazität (Hämoglobin↓) resultiert aber Gewebshypoxie→ Ausschüttung von Erythropoietin.
>
> Bei einer Lebensdauer von 120 d und einer Konzentration von ~5 Mio. Ery/μl$_{Blut}$ (=5×10^{12} Ery/l$_{Blut}$=25×10^{12} Ery in 5 l Blut) werden **pro Minute ca. 150 Mio.** Retikulozyten neu gebildet.

◘ Tab. 2.1. Wichtige Parameter und Eigenschaften der Erythrozyten

Parameter	Normwerte
Erythrozytenzahl	Mann: ~ 5,5 Mio/μl$_{Blut}$, Frau: ~4,5 Mio/μl$_{Blut}$
Hämatokrit HK	Mann: 40–55%, Frau: 37–45%; Neugeb. 50–70%, >12. Lebenswoche: 30–40%
Hämoglobin Hb$_{ges}$	Mann; 140–180 g/l$_{Blut}$, Frau: 120–160 g/l$_{Blut}$
Blutsenkungsgeschwindigkeit (BSG)	1 h: Mann: 3–8 mm, Frau: 6–10 mm; 2 h: Mann: 5–18 mm, Frau: 5–17 mm
Erythrozytenindizes	MCV (fl) = HK/Ery→80–100 fl MCH (pg) = Hb/Ery→27–34 pg MCHC (g/l$_{Ery}$)=Hb/HK→320–360g/l

MCV = mittleres Erythrozytenvolumen; MCH = mittlere Hämoglobinmasse pro Ery; MCHC = mittlere Hämoglobinkonzentration im Ery

Die Abnahme des Gewebs-pO_2 spiegelt die reduzierte O_2-Transportkapazität wieder (Sättigung $SO_2\downarrow$, aber nur bei unveränderter metabolischer Lage), welche durch Steigerung der Erythrozytenzahl (eigentlich des Hämoglobins!) langsam kompensiert werden kann (akute Kompensation durch Anstieg des HZV, Gl. 2.1).

> **Merke**
>
> Die **Erythropoiese** befindet sich in einem **negativen Feedback** mit der O_2-Transportkapazität des Blutes. **Hypoxie**→Retikulozytose. Androgene, STH, Schilddrüsenhormone verstärken die Erythropoietinwirkung.

O_2-Transport

Die O_2-Transportmenge pro Zeit (ml O_2/min) bzw. die **Transportkapazität O_2** hängt im Wesentlichen ab
— von der Menge der O_2-Träger (Hämoglobin),
— der Sättigung SO_2 (enthält den arteriellen pO_2) und
— dem Herzzeitvolumen (HZV).

1,34 ml O_2/g Hb ist die **Hüfner-Zahl** (max. O_2-Bindung pro g Hb) (Gl. 2.1).

Transportkapazität von
$$O_2 = \underbrace{Hb \cdot 1{,}34 \cdot SO_2 \cdot HZV}_{Hb-gebunden} + \underbrace{\alpha \cdot PO_2, art \cdot HZV}_{physikalisch\ gelöst}$$

$$\left[\frac{mlO_2}{min}\right] = \left[\frac{g\ Hb}{l\ Blut}\right] \cdot \left[\frac{ml\ O_2}{g\ Hb}\right] \cdot [\%] \cdot \left[\frac{l\ Blut}{min}\right]$$

$$+ \left[\frac{ml\ O_2}{l\ Blut \cdot kPa}\right] \cdot [kPa] \cdot \left[\frac{l\ Blut}{min}\right]$$

Die maximale **Transportkapazität $O_{2,max}$** (→SO_2=100%) ist somit nur noch durch HZV und Hämoglobin limitiert und bei Männern größer als bei Frauen (Frauen haben weniger Hämoglobin). Die Menge an gebundenem O_2 beträgt normalerweise ~200 ml O_2/l_{Blut} (arteriell). Der Anteil an **physikalisch gelöstem** O_2 hängt linear vom pO_2 ab, beträgt unter Normalbedingungen aber <1% der an Hämoglobin gebundenen Menge (~2 ml O_2/l_{Blut}).

> **KLINIK**
>
> Der normale **Retikulozytenanteil** liegt bei 0,5–2% im Blut. Ist er erniedrigt, so deutet dies auf Proliferationsstörungen (Knochenmarkstumor, Zytostatika, Bestrahlung) hin. Erhöhung weist auf gesteigerte Erythropoiese (Erythropoietin↑) hin. Letzterer können alle Ursachen zugrunde liegen, welche mit einer Abnahme der O_2-Transportkapazität einhergehen, z. B. Anämie (Hämoglobin↓), Herzinsuffizienz (Herzzeitvolumen↓) oder Abnahme der Sättigung ($SO_2\downarrow$) bei Höhenaufenthalt ($pO_2\downarrow$) bzw. alle Faktoren, welche eine **Rechtsverschiebung** der O_2-Bindungskurve bewirken.
>
> Patienten mit **terminaler Niereninsuffizienz** erhalten oft rekombinantes Erythropoietin zur Aufrechterhaltung der Hämatopoiese.
>
> Erythropoietin gilt als **Dopingmittel** und darf Sportlern nicht verabreicht werden (die Retikulozytose mit Hämoglobinanstieg und Zunahme der O_2-Transportkapazität würde die O_2-Verfügbarkeit verbessern). Durch »**Höhentraining**« kommt ein Sportler trotzdem legal an sein Erythropoietin, denn dies setzt die eigene Erythropoietinproduktion in Gang.

Hämoglobin

Der wichtigste Inhaltsstoff der Erythrozyten ist das **Hämoglobin** (Hb, ◘ Tab. 2.1): Es übernimmt
1. arteriell die Transportfunktion für O_2 von der Lunge ins Gewebe (chemische HbO_2-Bindung erhöht O_2-Aufnahme gegenüber der durch physikalische Lösung möglichen um den Faktor 400),
2. venös die Transportfunktion für CO_2 vom Gewebe in die Lunge (neben der chemischen Transportform Bicarbonat im Plasma) und ist
3. neben dem Plasma-HCO_3^- der wichtigste Nicht-Bicarbonat-Puffer im Vollblut zur H^+-Pufferung (▶ Kap. 5.10).

Hämoglobinaufbau. Das adulte Hämoglobin (HbA) besteht aus 2α- und 2β-Ketten. Das fetale Hämoglobin (HbF) besitzt eine γ- anstelle der β-Kette; 80% des HbF wird postpartal in den ersten 12–18 Monaten durch HbA ersetzt. HbF verfügt über eine höhere O_2-Affinität (GK Biochemie, ▶ Kap. 11.1.1 und 11.1.3).

Hämoglobin besteht aus 4 Proteinuntereinheiten (Globinketten) mit je einer Hämgruppe (GK Biochemie, ▶ Kap. 11.1.1). Im ebenen **Porphyrinring-System** ist das **Zentralatom Fe^{2+}** komplex gebunden am N-Atom des Histidin-87 der α-Kette des Globins und kann reversibel ein O_2-Molekül nichtkovalent binden. Dabei tritt das Fe^{2+} (immer noch 2+, keine Oxidation durch O_2!) aus der Porphyrinebene heraus (O_2 »zieht« am Fe^{2+} und His) und führt zu Konformationsänderungen der anderen Häm-Gruppen, wodurch diese das nächste O_2 leichter binden können→**kooperative Bindung**.

2.2 · Erythrozyten

Jedes Hämoglobin-Molekül kann **maximal 4 O_2-Moleküle** an den Häm-Gruppen binden, dann ist es zu 100% gesättigt (bei Hb 150 g/l→~200 ml O_2, ~9 mM O_2). Gesättigtes Hb ist hellrot (arteriell ~97% bei einem $p_{art}.O_2$ von ~100 mmHg=13,1 kPa), entsättigtes Hb dunkelrot (gemischt-venös ~65% bei einem $p_{ven}.O_2$ von ~40 mmHg=5,2 kPa) aufgrund einer Änderung des Absorptionsverhaltens.

> **Prüfungsfallstricke**
>
> CO_2 bindet nicht an die Häm-, sondern an die **Aminogruppe** des Hämoglobin→Carbaminoverbindung.
>
> Kohlenmonoxid **CO** bindet mit 300facher Affinität von O_2 wie dieses an der Hämgruppe (unter Normalbedingungen »irreversibel«, aber nicht kovalent!).
>
> **Met-Hb** (»schokoladenbraun«) ist Hb mit oxidiertem Eisen Fe^{3+}. Met-Hb hat eine sehr geringe Affinität für O_2.
>
> Die O_2-Bindung ist **keine** Oxidation!

> **KLINIK**
>
> **Kohlenmonoxidvergiftung:** bei Bränden entsteht das geruchlose Gas Kohlenmonoxid CO, welches CO-Hb bildet und die O_2-Bindung blockiert. CO-Hb erscheint aufgrund seiner Sättigung hellrot und zwar überall, da keine Abgabe im Gewebe erfolgt (der Patient sieht evtl. hellrot aus). Die Symptome sind Kopfschmerz, Schwindel, Erbrechen, Sehstörungen, Parästhesien, Koma, Krämpfe. Es droht die Gefahr der inneren Erstickung. Akutmaßnahme: O_2-Überdruck-Beatmung, um CO aus der Hb-Bindung durch O_2 zu verdrängen.
>
> **Met-Hb-Vergiftung:** Met-Hb Bildner können durch Oxidation des Fe^{2+} zu Fe^{3+} den O_2-Transport blockieren. Wegen der geringen Sättigung resultiert Blässe und Zyanose (»Blausucht«).
>
> **Glutathion** schützt intrinsisch vor permanent ablaufender Auto-Oxidation. Manche Lebensmittel sind Oxidationsmittel, z. B. Nitrite (Vorkommen z. B. in hohen Dosen in Spinat!). Therapie besteht in der i.v.-Gabe von Redoxfarbstoffen, z. B. Methylenblau.
>
> **Glycosyliertes HBA:** die glycosilierte HBA-Isoform HBA_{1c} (<6 %) wird labordiagnostisch als Langzeitmarker für **Diabetes mellitus** benutzt. Bei langfristig erhöhtem Blutglucosespiegel steigt der HBA_{1c}-Anteil an (HbA 92%, HbA_{1b} ~1,5%, HbA_2 ~2,5%).

Sauerstoffbindungskurve

Die kooperative Beladung von Hämoglobin mit O_2 spiegelt sich im sigmoidalen Verlauf der O_2-Bindungskurve wider (◘ Abb. 2.1b). Die O_2-Bindung wird bei gleichem pO_2 noch durch folgende Faktoren beeinflusst:
- Partialdruck von CO_2,
- pH,
- Temperatur T
- und 2,3-Bisphosphoglycerat Konzentration.

> **Merke**
>
> **Rechts**verschiebung (Anstieg von pCO_2, H^+-Konzentration, T und 2,3-BPG) bewirkt Affinitäts**abnahme**.
>
> **Links**verschiebung (Abnahme von pCO_2, H^+Konzentration, T und 2,3-BPG) Affinitäts**zunahme**.
>
> Man folge einer »**Rechtskurve**«: ↑→ bei den angegebenen Parametern gleichsinnige Wirkung (Achtung: $[H^+]$↑=pH↓)

Bohr-Effekt

Die **O_2-Abgabe im Gewebe** wird begünstigt durch niedrigen pH und hohen Gewebe-pCO_2 (O_2-Affinität↓→P_vO_2=40 mmHg). Der pH des venösen Blutes ist nur leicht geringer als der des arteriellen Blutes (der größte Anteil der H^+ ist gepuffert).

Die **O_2-Aufnahme in der Lunge** wird begünstigt durch Abatmung von CO_2 mit pCO_2↓ (venös: P_vCO_2=46 mmHg→art.: P_aCO_2= 40mmHg→O_2-Affinität↑→P_aO_2=100 mmHg).

Hämoglobinabbau und Eisenhaushalt

Das beim Abbau der Erythrozyten im retikuloendothelialen System von Leber und Milz oder bei intravasaler Hämolyse frei werdende Hämoglobin wird an **Haptoglobin** (Transportform für Hb, 0,3–2 g/l_{Blut}, Bildungsort: Leber) gebunden (bei Mangel geht Hämoglobin durch Ausscheidung verloren). Der Haptoglobin-Hb-Komplex wird in den Zellen des retikuloendothelialen Systems durch Endozytose aufgenommen.

Das Fe^{2+} des Häm wird zum Speichern in Leber und Milz an **Apo-Ferritin** gebunden→**Ferritin** (dort Fe^{3+}, weitere Speicherform: Hämosiderin, beide zusammen ~20% des Körpereisens). Die Abgabe von Fe^{3+} zu Fe^{2+} ins Plasma ist noch nicht vollständig untersucht. Zum Transport von Eisen im Blut muss Fe^{2+} mittels **Caeruloplasmin** zu Fe^{3+} oxidiert und an **Apotransferrin** gebunden werden→**Transferrin**.

> **Prüfungsfallstricke**
>
> Eisen wird im Blut entweder **nur** im Ery-Häm oder im Plasma an Transferrin gebunden transportiert. Das **Gesamt-Eisen** beträgt beim Mann **~5 g**, bei der Frau **~2 g** (2/3 Hb-Eisen, 1/3 Speichereisen in Ferritin, Hämosiderin, Myoglobin). Die Regulation des Eisenhaushalts findet über enterale Resorption statt (max. 5 mg/d), es wird **nicht** über die Niere ausgeschieden!
> 1 g Hämoglobin enthält 3,4 mg Eisen→Verlust von 1,5 g Hb/Tag ~12 ml Blut ist schon **nicht** zu kompensieren und führt zur Anämie!

Im Knochenmark wird Eisen für die Erythropoiese reutilisiert, das Porphyringerüst wird ausgeschieden. Häm wird durch Hämoxygenase zu **Biliverdin** umgewandelt und dieses in einer Albuminbindung (→**indirektes wasserunlösliches** Bilirubin, <0,8 mg/dl) zur Leber transportiert, wo durch Glukuronidierung **wasserlösliches direktes** Bilirubin entsteht (<0,2 mg/dl). Dieses Bilirubin wird zu >98% aktiv in der Galle ausgeschieden und gelangt in den enterohepatischen Kreislauf, der Rest wird in der Niere ausgeschieden und macht die gelbe Farbe des Urins aus (GK Biochemie, ▶ Kap. 11.1.4).

> **Merke**
>
> **Direktes** (konjugiertes) Bilirubin ist **direkt** wasserlöslich; indirektes Bilirubin ist nicht wasserlöslich.

> **KLINIK**
>
> **Hämolyse:** Lyse der Erythrozyten mit Freisetzung von Hämoglobin. Lyseanzeichen: HK↓, Ery↓, LDH↑, indirektes Bilirubin↑↑.
> Bei **intravasaler Hämolyse** (→Transfusionshämolyse, Glucose-6-Phosphat-Dehydrogenase-Mangel, Infektionen, Malaria, toxisch, medikamentös) tritt **Hämoglobinurie** und **Haptoglobinverbrauch** im Plasma auf, nicht jedoch bei **gesteigertem Erythrozytenabbau** im retikuloendothelialen System (autoimmunhämolytische Anämie, Hämoglobinopahie, Membrandefekte, Pyruvatkinasemangel, Hypersplenismus etc.).
>
> **Cave:** Haptoglobin ist ein Akute-Phase-Protein→ Anstieg bei Infektionen, kann deshalb bei Hämolyse trotzdem normal erscheinen.

Grundzüge der Anämien

Anämie ist primär über reduziertes Hämoglobin definiert – beim Mann <130 g/l, bei der Frau <110 g/l. Hämatokrit und/oder Erythrozytenzahl können ebenfalls reduziert sein. Zur weiteren Differenzierung benutzt man die Erythrozytenindizes (◘ Tab. 2.1, ◘ Tab. 2.2).

Man unterscheidet die

- **normozytär-normochrome Anämie** (normales Erythrozytenvolumen und normaler Hämoglobingehalt pro Erythrozyt):
  - hyporegeneratorisch (Retikulozyten↓): Niereninsuffizienz (Erythropoietin↓), Knochenmarkdysfunktion (aplast. Anämie, Myelodysplasie→Erythropoietin↑)
  - hyperregeneratorisch (Retikulozyten↑)→intravasale Hämolyse, Erythrozytenabbau im retikuloendothelialen System,
  - Hämodilution nach akutem Blutverlust→Flüssigkeitsverschiebungen aus Interstitium, Überinfusion, Hyperhydratation, exzessive NaCl-Zufuhr oral.
- **mikrozytär-hypochromen Anämie:** die DNS-Synthese ist normal, die Hämoglobinsynthese und damit das Erythrozytenvolumen sind vermindert. Typische Konstellation ist der chronische Eisenmangel (starke Menses, gastrointestinale Sickerblutung)→Ferritin↓.
- **makrozytär-hyperchromen Anämie:** die DNA-Synthese gestört, die Hämoglobinsynthese normal, d. h. es entstehen weniger Erythrozyten mit größerem Volumen und Hämoglobingehalt. Dies ist die typische Konstellation für Vit.-B_{12}- (perniziöse Anämie) oder Folsäuremangel (Alkoholismus, Mangelernährung):
  - **Vit.B_{12}↓:** langjährige vegane Ernährung (Vit. B_{12} ist v. a. in tierischen Produkten, aber auch in Algen, eigene Cobalaminspeicher reichen für Jahre!), Magenresektion, Ileumresektion, Malabsorption (Cobalamin = **Extrinsic factor** benötigt aus Parietalzellen des Magens produzierten **Intrinsic factor, IF,** zur enteralen Resorption im terminalen Ileum; IF↓→perniziöse Anämie).

◘ **Tab. 2.2.** Differenzierung der Anämien anhand der Indizes

Anämieform	Indizes
Normozytär-normochrom	Hb, HK, Ery gleichmäßig↓, MCV↔, MCH↔
Mikrozytär-hypochrom	MCV↓, MCH↓
Makrozytär-hyperchrom	MCV↑, MCH↑

MCV: mittleres Erythrozytenvolumen, MCH: mittlere Hämoglobinmasse pro Erythrozyt, Hb: Hämoglobin, HK: Hämatokrit.

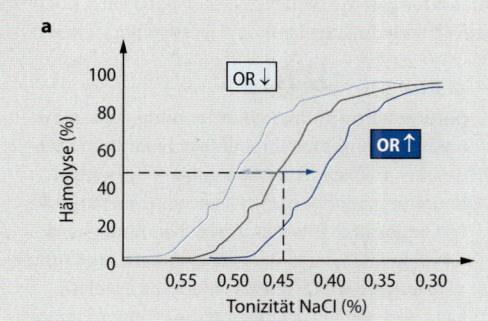
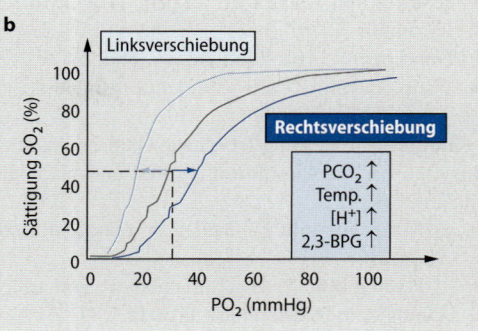

Abb. 2.1a, b. a Osmotische Resistenz von Erythrozyten. Bei halber Plasmatonizität sind ~50% der Erythrozyten lysiert. **b** O$_2$-Bindungskurve, welche die Sättigung SO$_2$ als Funktion des pO$_2$ beschreibt

- **Folat↓**: Alkoholismus, Schwangerschaft (Verbrauch↑: embryonale DNS-Synthese↑↑), Nebenwirkung der Therapie mit Folsäure-Antagonisten (Zytostatika).

> **Merke**
>
> Die **Hämoglobinsynthese** benötigt **Eisen**, die **DNA-Synthese** zur Mitose (Erythropoiese) benötigt **Folsäure** und **Cobalamin** (Vitamin B$_{12}$).

2.3 Blutplasma

2.3.1 Transportfunktion

Zur Transportfunktion ▶ Kap. 2.2.

2.3.2 Niedermolekulare Bestandteile

Ein Liter Plasma enthält ca. 900 g Wasser, ca. 75 g Proteine und eine Reihe niedermolekularer Substanzen (v. a. anorganische Ionen, Glucose ~5 mM, Harnstoff ~7 mM, organische Säuren ~8 mM, Proteine ~1 mM→ 12 mval). Die Konzentration der Stoffe ist nahrungsabhängig, z. B. postprandial erhöht für Glucose, Fette, Aminosäuren, Insulin.

> **Prüfungsfallstricke**
>
> Die Konzentrationen aller Stoffe bezogen pro l Plasmawasser sind ca. 10% höher als pro l Plasma, da 1 l Plasma nur zu 90% aus Wasser besteht.

2.3.3 Plasmaproteine

Plasmaproteine machen 70–80 g/l$_{Plasma}$ aus und stellen ein sehr heterogenes Gemisch tausender Eiweiße dar. Sie bilden in ihrer Gesamtheit den **kolloidosmotischen Druck** (~25 mmHg).

Plasmaproteinfraktionen

Albumin (60%, 30–55 g/l) wird in der Leber gebildet und macht 80% des kolloidosmotischen Drucks aus. Es transportiert Ca^{2+} (pH-abhängig: bei Alkalose→freies Ca^{2+}↓→Tetanie), Bilirubin (bis 50 Moleküle pro Albumin), Fettsäuren (20%), Gallensalze, Harnstoff (wenig) und Thyroxin (v. a. Prä-Albumin).

> **Merke**
>
> **Albumin** trägt 80% des kolloidosmotischen Drucks (niedriges Molekulargewicht [MW]: 66 kDa und hohe Konzentration→große Oberfläche; andere Globuline haben ein MW von ~90–450 kDa).
> Der kolloidosmotische Druck im Interstitium beträgt 0–5 mmHg.

α$_1$-Globuline (4%, 7–12 g/l) bilden Glycoproteine mit Kohlenhydrat-Seitenketten. Sie dienen z. T. dem Lipidtransport.
- α$_1$-Anti-Chymotrypsin: Proteinaseinhibitor, Akute-Phase-Protein.
- α$_1$-Anti-Trypsin (2–4 g/l): Proteinaseinhibitor, Akute-Phase-Protein.
- α$_1$-Lipoprotein (=**HDL**, high density lipoprotein, 3–8 g/l, »gutes Cholesterin«): Lipidtransport, Cholesterin wird von Peripherie zu Abbauort in Leber transportiert, bei Hypercholesterinämie häufig reduziert!

- Prothrombin (Faktor II, <1 g/l): Proenzym von Thrombin.
- Transcortin: cortisolbindendes Globulin.
- Transcobalamin: Vit.B_{12}-bindendes Globulin.

α_2-**Globuline** (8%, 3–6 g/l) besitzen Oxidase-Aktivität, fungieren z. B. als Plasmininhibitoren und Hämoglobintransporter:
- α_2-Makroglobulin (2–3 g/l): Proteinaseinhibitor (Plasmin).
- α_2-Haptoglobin (1–3 g/l): Transport von freiem Hämoglobin, Akute-Phase-Protein.
- Coeruloplasmin (3–8 g/l): Cu^{2+}-Transport (↓ bei Wilson-Krankheit, Cu^{2+}-Speicherkrankheit), Akute-Phase-Protein.
- α_2-Anti-Thrombin (<1 g/l): Thrombininhibitor.

β-**Globuline** (12%, 7–15 g/l) dienen dem z. B. Eisen-, Lipidtransport:
- β-Transferrin (2–4 g/l): Eisentransport (2 Fe^{3+} pro Molekül).
- Fibrinogen (2–5 g/l): Faktor I der plasmatischen Gerinnung.
- β-Lipoprotein (=LDL, low density lipoprotein, 3–8 g/l, »böses Cholesterin«): Cholesterintransport zur Peripherie (Cholesterinablagerung→Atherosklerose).

γ-**Globuline (16%, 7–17 g/l)** wandern am langsamsten. Neben Immunglobulinen (Ig) (Tab. 2.3) gehört in diese Fraktion auch das Akute-Phase-Protein C-reaktives Protein (CRP, <0,01 g/l), das bei systemischen Entzündungen vermehrt gebildet wird und noch vor der Vermehrung der Leukozyten ansteigt.

> **KLINIK**
>
> **Serumelektrophorese:** Auftrennung der Proteinfraktionen aufgrund ihrer unterschiedlichen Laufgeschwindigkeiten in Abhängigkeit der Anzahl negativer Ladungen und Gewicht in einem Gel bei fest angelegter Spannung zwischen Anode und Kathode und konstantem Lösungsmittel-pH. Albumin läuft am weitesten zur Anode, da es relativ klein und negativ geladen ist. Die Proteinfraktionen heißen Albumin, α_1, α_2, β und γ (s. o.) und enthalten verschiedene Proteine unterschiedlicher Aufgaben.
> Bei vielen Erkrankungen finden sich spezifische Veränderungen des Elektrophoresespektrums, z. B. **Hypoproteinämie:** In der Regel handelt es sich um eine Hypo-Albuminämie (Hepatitis, Zirrhose: Bildungsstörung; nephrotisches Syndrom: Filtrationsverlust; Hunger). Der Abfall des kolloidosmotischen Drucks führt dadurch zu erhöhter Plasmafiltration→interstitielle Ödeme, Hypovolämie, Blutdruckabfall.

2.4 Hämostase und Fibrinolyse

2.4.1 Thrombozyten

Thrombozyten sind neben dem Endothel die wichtigsten Agonisten der **primären Hämostase** (primäre

Tab. 2.3. Immunglobuline

Klasse	kDa, Struktur	Konz. (g/l$_{Serum}$)	HWZ(d)	Anteil (%)	Funktion
IgG	150, Monomer	Neugeb.: 6–14, 1.LM: 2–6, Erw.: 7–15	20	70–85	Plazentagängig. Komplementaktivierung (klass. Weg). Immunolog. Sekundärreaktion
IgE	190, Monomer	Erw. 0,02–0,5	2	<<1	Aktivierung von Mastzellen, Basophilen und Eosinophilen. Allerg. Reaktion, Parasitenabwehr
IgD	150, Monomer	Erw. <0,4	3	<1	B-Zell-Aktivierung B-Zell-Surface-Rezeptor
IgA	300, Dimer	Neugeb. <0,1 1.LM <0,5 Erw. 0,7–4	6	10–15	Ig der Körperflüssigkeiten und Schleimhäute
IgM	900, Pentamer	Neugeb.: <0,2 1.LM: 0,1–1 Erw.: 0,3–2,5	5	5–8	Nicht Plazenta-gängig. Komplement (klass. Weg). Agglutination im ABO-System, Fremdzell-, Virenagglutination

LM: Lebensmonat. Erw.: Erwachsener

Blutstillung), welche im weißen (instabilen) Thrombozytenpfropf endet und ein verletztes Gefäß abdichtet (s. u., **intaktes** Endothel ist ein Antagonist der Hämostase). Bei Männern und Frauen liegen Thrombozyten in einer Konzentration von ~ 150.000–400.000/µl Blut vor.

Eine **Thrombozytopenie** besteht bei Werten <50.000/µl und zeigt sich durch Blutungsneigung und verlängerte Blutungszeit. Dazu kommt es z. B. bei Verbrauchskoagulopathien und Leberschäden. Therapeutisch ist die Gabe von Thrombozytenkonzentraten möglich. In der Milz findet sich ein rasch mobilisierbarer großer Thrombozytenpool.

Die **Thrombopoiese** findet im Knochenmark statt; stimuliert wird sie durch IL-3, IL-6, IL-11 und **Thrombopoietin**, einem 70 kDa großen Megakaryozyten-Wachstumsfaktor, der immer relativ konstant in der Leber gebildet wird. Aus einem Megakaryozyt entstehen ~1.000 Thrombozyten durch Abschnürung, diese verweilen ca. 10 d im Blut (GK Anatomie ▶ Kap. 2.11).

> **Prüfungsfallstricke**
>
> Die Thrombopoiese ist **nicht** wie die Erythropoiese vom Gewebs-pO_2 abhängig. Die Thrombopoietinbildung läuft in der Leber mit einer basalkonstanten Rate ab und wird **nicht** rückgekoppelt. Thrombopoietin wird im Plasma aber an Thrombozyten (und im Knochenmark an Megakaryozyten) gebunden und inaktiviert (TPO-c-Mpl-Rezeptorkomplex internalisiert): Thrombozyten↑ = Thrombopoietin im Plasma↓ und umgekehrt (d. h. Thrombopoietinwirkung ist rückgekoppelt, **nicht** die Bildung!).

Thrombozyten sind kernlos (keine Proteinsynthese mehr!), 1–4 µm lang, <1 µm dick und verfügen über ein Volumen von 10 fl. Sie besitzen ein Hyalomer aus Protoplasma und kontraktilen Filamenten (Aktin, Myosin, Tropomyosin); weiterhin verfügen sie über ein Granulomer (Mitochondrien, Glycogenvesikel, Granula sowie ein offenes kanalikuläres System zur Aufnahme von Stoffen aus Plasma für die Granula [α-Granula, Dense-bodies]):

- α-**Granula** enthalten:
  - Fibrinogen, Faktor V, Faktor VIII: Gerinnung↑
  - von-Willebrand-Faktor (vWF): Thrombozytenaktivierung
  - Thrombospondin: irreversible Plättchenaggregation (»Klebstoff«, auch Laminin)
  - Plättchenfaktor 4 (PF 4): Aggregation
  - PDGF (platelet derived growth factor): Wachstumsfaktoren
  - die Glycoproteine GPIb, GPIIb-IIIa, GPIX: Vernetzungsfaktoren (Rezeptorkomplexe)
- **Dense-bodies** enthalten:
  - Serotonin: Vasokonstriktor
  - ATP, ADP, Ca^{2+}: Plättchenaktivatoren

Als **Enzyme** enthalten Thrombozyten die Cyclooxygenase-1 (COX-1 = Angriffspunkt von Acetylsalicylsäure!, s. u.) und die **Thromboxansynthase** in hoher Menge, die Arachidonsäure aus verletzter Endothelmembran zu Thromboxan A_2 (TxA_2) umwandeln; TxA_2 wirkt als starker Vasokonstriktor und Plättchenaktivator.

2.4.2 Hämostase

Primäre Hämostase

Die **primäre Hämostase** ist eine Funktion der Thrombozyten-Endothel-Wechselwirkung mit Abdichtung durch Bildung eines **weißen Thrombus** und **Vasokonstriktion** (◘ Abb. 2.2). Die Thrombozytenadhäsion benötigt den endothelialen **von-Willebrandt-Faktor vWF** (ist kein Gerinnungsfaktor!), welcher bei Endothelverletzungen nach intravasal exponiert wird. Der vWF bindet an den **Thrombo-GPIb-V-IX**-Membrankomplex. Hierdurch erfolgt die Adhäsion an die (Sub-)Endothelmatrix, die Thrombozyten werden aktiviert und ändern ihre Form. Dies wird durch Matrixproteine (subendotheliales Kollagen, ◘ Tab. 2.4) verstärkt.

Thrombozytenaktivierung

Die Aktivierung führt
- zum einen zur **Freisetzung der Granula-Inhaltsstoffe** (Ca^{2+}, ADP, Serotonin) und
- zum anderen zur **Konformationsänderung der Thrombozyten** mit **Exposition**
  - des Membran-Integrin-Komplexes **Glycoprotein IIb/IIIa** (GPIIb/IIIa),
  - des Phospholipoproteinkomplex **Plättchenfaktor 4 (PF 4)** und
  - des membranständigen **Plättchenfaktors 3** (Bindung und lokale Anreicherung aktivierter Gerinnungsfaktoren V und VIII der plasmatischen Gerinnung).

Die Ca^{2+}-Freisetzung vermittelt die Formänderung (kontraktile Proteine). Die Aktivierung wird durch **Adenosindiphosphat** (ADP) aus verletzten Endothelzellen sowie durch **Adrenalin**, **Thromboxan A_2**, **Serotonin** (wirken auch alle vasokonstriktorisch) und **Thrombin** verstärkt (◘ Tab. 2.4). Das aktivierte GPIIb/IIIa kann nun weitere vWF-Bindungen eingehen oder über Fibrinogenbrücken (Faktor I) zur irreversiblen Thrombozytenaggregation führen.

Thrombospondin verfestigt die Konglomerate. Die Vasokonstriktion und der weiße Thrombus führen zur Stase und Blutungsstillung.

Prüfungsfallstricke

Granula-Inhalte werden überwiegend aus dem Plasma aufgenommen (Plättchenfaktor 4 aber von Megakaryozyten selbst gebildet).

Die membranständigen Proteine werden **nicht** freigesetzt (z. B. Glycoprotein Ib).

▼

Thrombomodulin verfestigt **nicht** die Aggregate, sondern Thrombospondin.

Von-Willebrand-Faktor (vWF) kommt in Thrombozyten, Endothelzellen und im Plasma vor. Im Plasma ist Faktor VIII fast vollständig an vWF gebunden und wird so vor proteolytischem Abbau geschützt. vWF wird in Megakaryozyten, nicht mehr in Thrombozyten synthetisiert (kein Zellkern).

ADP vernetzt Thrombozyten reversibel; Kollagen und Fibrinogen irreversibel!

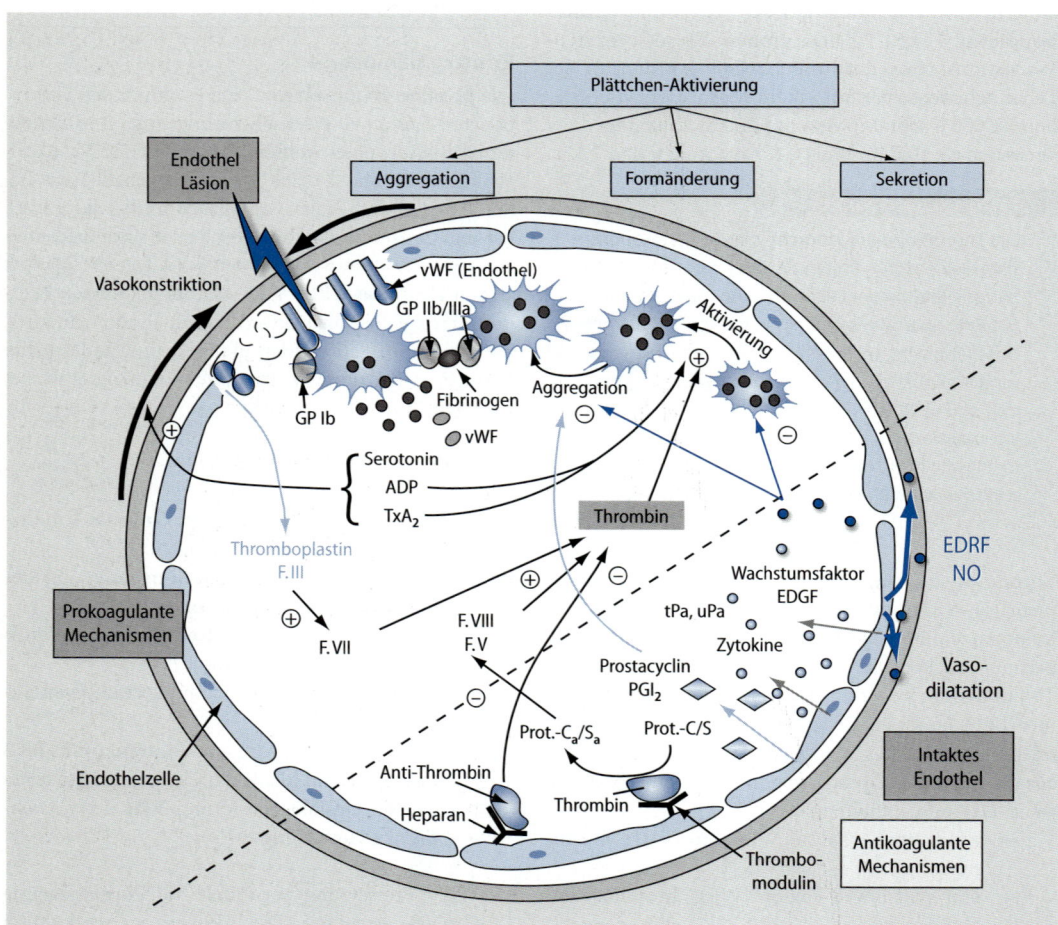

Abb. 2.2. Vaskuläre, endotheliale und thrombozytäre Komponenten der primären Hämostase und Einflüsse auf die sekundäre Hämostase. Verletztes Endothel exponiert von-Willebrandt-Faktor (vWF), welcher die Thrombozytenadhäsion (über Glycoprotein Ib) und -aktivierung initiiert. Die Freisetzung von Granula-Inhalten wirkt zum einen vasokonstriktorisch, zum anderen wird die Thrombozytenaggregation in einem positiven Feedback verstärkt und über Fibrinbrücken verfestigt (GPIIb/IIIa, Thrombospondin). Endothelial freigesetzter Faktor III initiiert die plasmatische Gerinnung (exogener Schenkel) und die Thrombinbildung. Dieses wirkt sowohl pro- (Aggregation↑) als auch anti-koagulatorisch (Thrombomodulin). Intakes Endothel produziert eine Reihe von anti-koagulatorisch und -aggregatorischen Substanzen. Erklärung im Text

Regelkreise der Gerinnung

Thromboxan A_2 (Tx A_2) wird in Thrombozyten aus Arachidonsäure durch Cyclooxygenase (COX-1) und Thromboxansynthase über Endoperoxide (PGG_2, PGH_2) gebildet. Die Bildung wird **positiv** über Thrombin verstärkt. Thrombin wirkt aber auch über den Endothelzellfaktor **Thrombomodulin antikoagulatorisch** (Aktivierung der Serinproteasen Protein-C/S mit Hemmung von Faktor V, Faktor VIII).

Intaktes Endothel produziert **Prostacyclin** (PGI_2, thrombozytär-zytosolisches $Ca^{2+}\downarrow$), welches die Thrombozytenaggregation über cAMP-Wirkung in ungeschädigten Gefäßarealen hemmt.

KLINIK

Aggregationshemmer: Acetylsalicylsäure (ASS) hemmt irreversibel die Cyclooxygenase (COX-1 und COX-2!) und damit die Thrombozytenaggregation→
Blutungszeit↑. Es wird als orales Antikoagulans eingesetzt, um Thrombosen vorzubeugen (z. B. Sekundärprophylaxe Herzinfarkt, Angina pectoris, periphere arterielle Verschlusskrankheit). **Nebenwirkungen:** Gastrointestinale Ulzera (Prostacyclin der Magenschleimhaut↓, COX-2), allergische Reaktion, Bronchospasmus. Schmerzmittel (▶ Kap. 16.6.). Hemmstoffe des GPIIb/IIIa-Komplex (z. B. Tirofiban) oder Adenosindiphosphat-Antagonisten (z. B. Clopidogrel) hemmen spezifisch nur die Aggregation und Adhäsion.

Sekundäre Hämostase

Nach der primären Hämostase ist der weiße Thrombus recht labil und muss durch die kaskadenartige **plasmatische Gerinnung** mit der Bildung des roten Thrombus (enthält Erythrozyten, Leukozyten eingelagert in Fibrinnetzwerk) verfestigt werden. Sie läuft in 3 Phasen ab (◘ Abb. 2.3):

◘ **Tab. 2.4.** Pro- und antikoagulatorische Mediatoren und Stoffe der primären und sekundären Hämostase.

Pro-koagulatorisch	Anti-koagulatorisch
Primäre Hämostase	
endotheliales Laminin, Kollagen, Fibronektin→Thrombozytenadhäsion (Matrixprotein-Rezeptoren) vWF: endothelialer, thrombozytärer und plasmatischer Faktor (=Faktor VIII[F. VIII-]Stabilisator). 275kDa. GPIb bzw. GPIIb/IIIa: Brücken-Rezeptorkomplexe zur Adhäsion bzw. Aggregation Fibrinogen→Thrombozytenaggregation über GPIIb/IIIa ADP, TxA_2, Ca^{2+}: Aktivierung, Formänderung ADP, Adrenalin, Serotonin, TxA_2: Vasokonstriktion Thrombin: TxA_2-Bildung (COX-1↑) PAF (platelet activating factor) aus Leukozyten: Thromboaktivierung, Leukozytenchemotaxis!	NO, EDRF (endothelium derived relaxing factor): endothelial produziert, Vasodilatation PGI_2: intaktes Endothel, stabilisiert Thrombozyten (zytosolisches $Ca^{2+}\downarrow$), hemmt Aggregation In-vitro-Hemmstoffe: Ca^{2+}-Komplexbildner, z. B. Citrat, Oxalat, EDTA (hemmen auch alle Ca^{2+}-abhängigen Schritte der sekundären Hämostase) TFPI (tissue-factor-pathway-inhibitor): physiologischer Schutz gegen permanente geringe Aktivierung des exogenen Wegs. Hemmt F. Xa, F. VIIa, Vorkommen im Plasma, Endothel (75%) und Thrombozyten (10%).
Sekundäre Hämostase	
Serinproteasen: Prothrombin, F. II, F. VII, F. IX, F. X, F. XI, F. XII, Kallikrein Kofaktoren: F. V, F. VIII, F. III, Ca^{2+}, Fibrinogen, F. XIII, vWF. Kallikrein: aktiviert F. XII	Thrombomodulin: Endothelzellfaktor, bindet Thrombin, aktiviert Proteine C/S→hemmen F. V, F. VIII Heparan (Endothelzellen), Heparin (Gewebsmastzellen): Anti-Thrombin-Kofaktor, Inaktivierung F. IXa, Xa, XIa, XIIa. Anti-Thrombin: hemmt Thrombin, F. Xa, Plasmin Protein-C (Serinprotease), Protein-S (Kofaktor): Inaktivierung F. Va, F. VIIIa. C1-Inaktivator: hemmt F. XIIa. F. XIa und Komplement-Komponente C1.
Fibrinolyse	
Pro-koagulatorisch = Anti-fibrinolytisch: Anti-Thrombin III hemmt auch Plasmin Anti-Plasmin Anti-Makroglobulin hemmt Kallikrein, Plasmin α_1-Anti-Trypsin hemmt Plasmin (und F. IIa) C1-Inaktivator hemmt Kallikrein	Anti-koagulatorisch = Pro-fibrinolytisch: Urokinase, Streptokinase, tissue-plasmin activator (t-PA): aktiviert Plasminogen zu Plasmin Präkallikrein, Kallikrein: Plasminaktivierung F. XII: durch Plasmin aktiviert, wandelt Pro-Urokinase zu Urokinase und Präkallikrein zu Kallikrein um.

1. **Aktivierungsphase** (→Thrombinbildung aus Prothrombin),
2. **Koagulationsphase** (→Umwandlung Fibrinogen zu Fibrinmonomeren und -polymeren) und
3. **Retraktionsphase** (→Retraktion roter Thrombus, Volumenverminderung, Verfestigung).

Endogenes/Exogenes System

Bei der Ursache zur Auslösung der **Gerinnungskaskade** (◘ Abb. 2.3) unterscheidet man
- das **exogene** System (Gewebsverletzung: Gewebsthromboplastin-Freisetzung, Faktor III→Faktor VII-Aktivierung) und
- das **endogene** System (Aktivierung durch negativ geladene »Fremd«-Oberflächen, z. B. Gefäßwandkollagen, Membran zerfallender Thrombozyten oder »in vitro« Glasoberfläche von Blutröhrchen mit Aktivierung von Faktor XII).

> **Merke**
>
> **Exogenes** und **endogenes** System haben unterschiedliche Startsequenzen (Faktor III, Faktor VII bzw. Faktor XII), die in einer gemeinsamen Endstrecke münden (Faktor X und Faktor V). Die Kaskade muss man lernen. Die **Vernetzung** der Fibrinmonomere geschieht durch **Faktor XIII**.

Die Gerinnungsfaktoren sind in ◘ Tab. 2.5 aufgelistet. Sie werden alle (bis auf Faktor IV=Ca^{2+}) in der Leber synthetisiert.

> **Prüfungsfallstricke**
>
> Vitamin-K-abhängig (Carboxylierung von Glutamylresten) werden in der Leber die Faktoren II, VII, IX, X (gesprochenes »1972«) sowie Protein S und **Protein C** gebildet. Protein C wirkt anti-koagulatorisch, benötigt Protein S, inaktiviert Faktor Va und Faktor VIIIa an der Oberfläche membranständiger Phospholipide.
>
> Protein C kommt im Plasma (inaktive Vorstufe: Plasmazymogen) und in der Glycocalix von Endothelzellen vor. Seine Wirkung wird nach Thrombinaktivierung (Thrombomodulin) **nicht** mehr durch Thrombin beeinflusst.
>
> Faktor XII wirkt sowohl pro- als auch antikoagulatorisch (fibrinolytisch). **Kallikrein** aktiviert Faktor XII und Faktor XII wiederum Kallikrein (◘ Abb. 2.3.). Aus Kallikrein entsteht auch Bradykinin (→Entzündungsreaktion) und Kallidin.

Hemmstoffe der Gerinnung und Gerinnungstests

Die wichtigsten »**in vitro**«-Hemmstoffe sind:
- Ca^{2+}-**Chelatoren** (Citrat, EDTA) und
- **Heparin** (kommt auch endogen vor).

◘ Tab. 2.5. Gerinnungsfaktoren der plasmatischen Gerinnung.

Faktor I	Fibrinogen	Synthese: Leber (nicht Vit.K-abhängig!), Plasmakonz. 200–400 mg/dl, HWZ 5 d, bei Gerinnung verbraucht (→Verbrauchskoagulopathie, DIC)
Faktor II	Prothrombin	Vit.K-abhängig in Leber synthetisiert, Aktivierung durch Faktor Xa, Plasmakonz. 10–15 mg/dl, HWZ 50–72 h (Trombin nur Sekunden!)
Faktor III	Tissue factor, Gewebsthromboplastin	In Membranen quasi aller Zellen, transmembranös, initiiert »in vivo«-Gerinnung (exogenes System), Angiogenese
Faktor IV	Freie Ca^{2+} Ionen	Für Hämostase unerlässlich, Brücke zwischen negativ geladenen Gerinnungsfaktoren und negativ geladenen P.lip.
Faktor V	Accelerin, Thrombokinase	Leber und Megakaryozyten, Verbrauch bei Aktivierung von Prothrombin (Komplex mit Ca^{2+}, P.lip., Faktor Xa)
Faktor VI	-----	= aktivierter Faktor V (Faktor Va)
Faktor VII	Proconvertin	Vit.K-abhängig in Leber synthetisiert, HWZ 5 h, Konz.<2 µg/dl.
Faktor VIII	Antihämophiler Faktor	Mangel→Hämophilie A; im Plasma an vWF gebunden
Faktor IX	Christmas-Faktor	Vit.K-abhängig in Leber, HWZ 18–30 h, Mangel→Hämophilie B
Faktor X	Stuart-Prower	Vit.K-abhängig in Leber, HWZ 30–48 h
Faktor XI	Rosenthal-Faktor	Synthese in Leber, HWZ 70–90 h, inaktive Polypeptidkette
Faktor XII	Hagemann	Synthese in Leber, bindet an negativ geladene Oberflächen (endogenes System, »in vitro«-Gerinnung)
Faktor XIII	Fibrinstabilisierender Faktor	Leber und Megakaryozyten, verknüpft Fibrinmonomere durch kovalente Bindung zu Netz, Faktor VIII ist eine Transglutaminase!

HWZ: Halbwerts-Zeit. DIC: disseminierte intravasale Gerinnung. P.lip.: Phospholipide

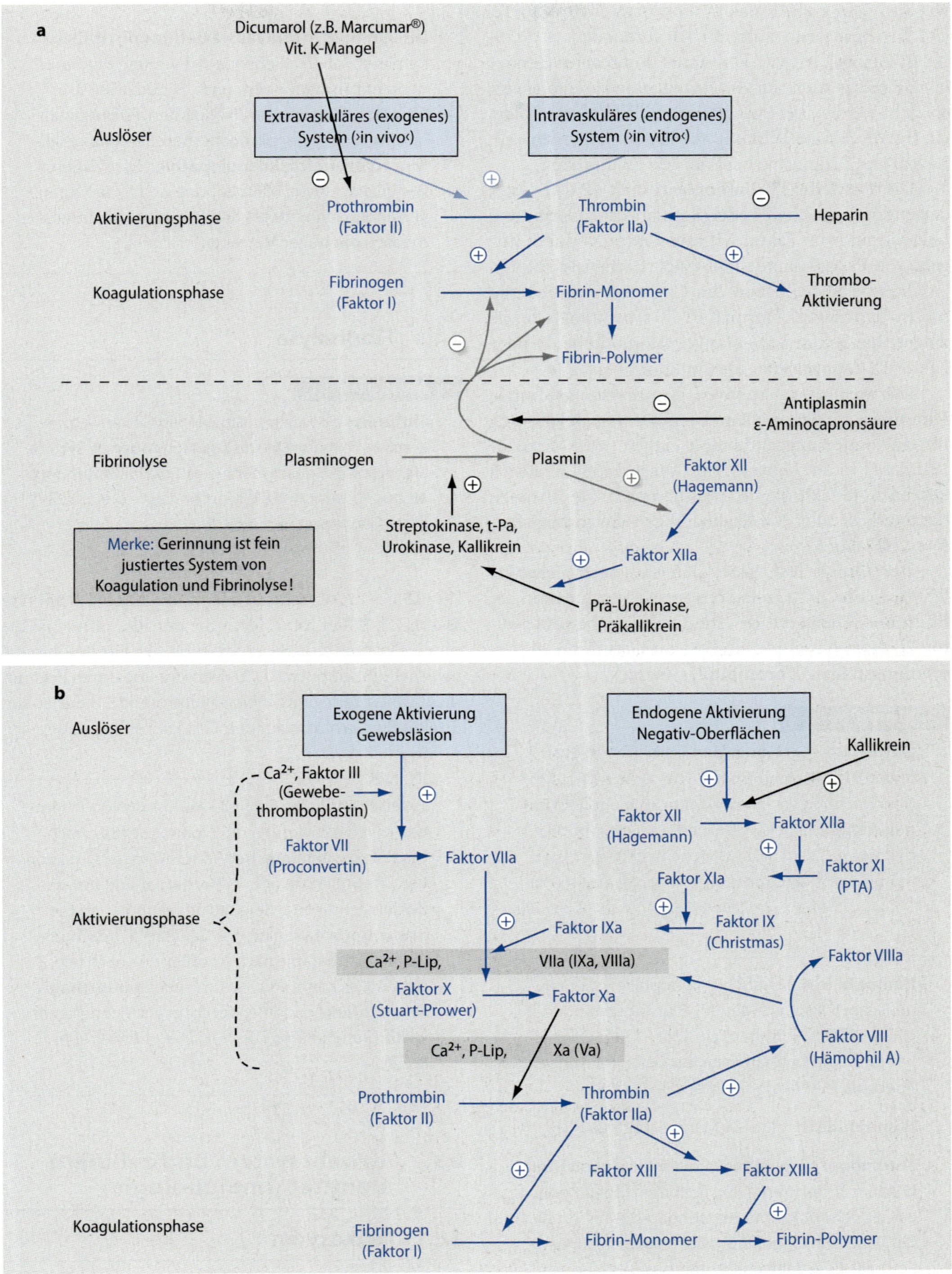

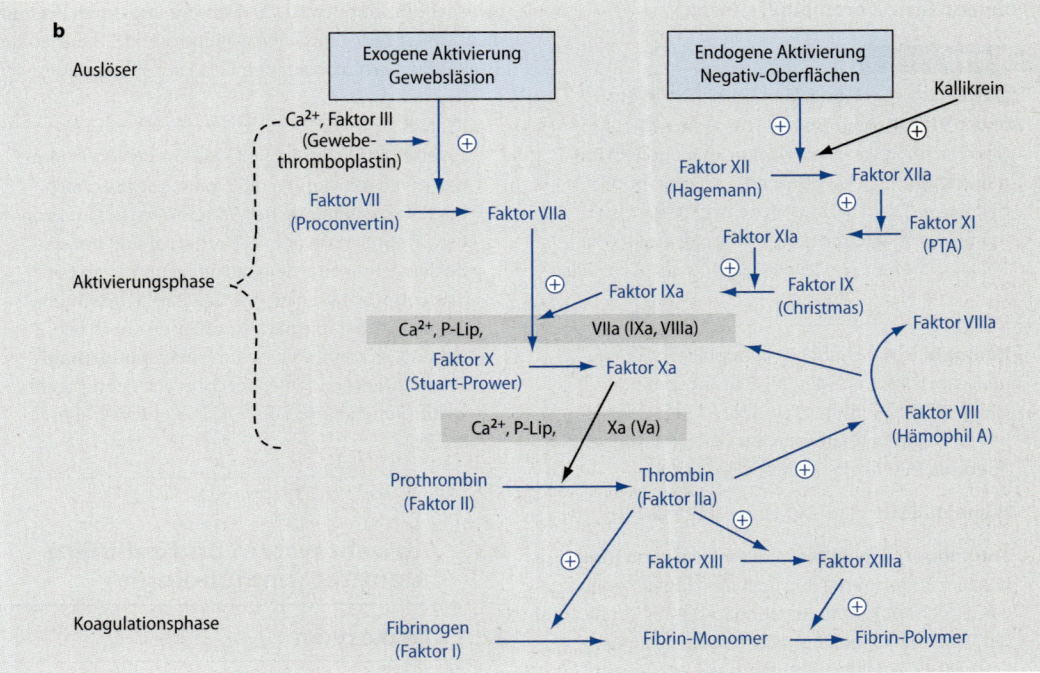

Abb. 2.3a, b. Phasen der sekundären Hämostase und Fibrinolyse (**a**) und Abfolge der Gerinnungskaskade im exogenen und endogenen System (**b**) mit einigen pro- und antikoagulatorischen Modulatoren. Die Abbildung spricht für sich. P-Lip: Phospholipide.

Heparin wirkt als Kofaktor von Anti-Thrombin III (AT III) nur, wenn auch AT III vorhanden ist (z. B. AT III-Mangel, seltener autosomal dominanter Gendefekt). Heparin muss zur Antikoagulation parenteral verabreicht werden, bei i.v.-Gabe setzt die Wirkung sofort ein (HWZ 20 min, Wirkung 4–6 h, Antidot: Protamin). Einsatz zur Diagnostik: heparinisierte Blutproben.

Die **Partielle Thromboplastinzeit (PTT)** testet den endogenen Schenkel der plasmatischen Gerinnung (Aktivierung von Faktor XII und Faktor XI durch Zugabe von Phospholipiden und Oberflächenaktivatoren zu Citratplasma. Zugabe von Ca^{2+} und Zeitmessung bis zur Gerinnung). Normal: 40–50 s, pathologisch verlängert bei Faktor VIII-Mangel (Hämophilie A) oder Faktor IX-Mangel bzw. -Dysfunktion.

Die wichtigsten »**in vivo**«-Hemmstoffe sind orale **Vitamin K-Antagonisten** (Dicumarole), welche sich für eine orale Langzeittherapie eignen (Vit.K-Epoxid-Reduktase in der Leber↓). Ihre Wirkung entfaltet sich erst nach 48–72h (keine Akuttherapie!). Sie hemmen die Synthese aller Vit.K-abhängigen Gerinnungsfaktoren (Tab. 2.5).

Der **Quick-Test** testet den exogenen Schenkel (Zugabe von Ca^{2+}-Chelatoren zur Antikoagulation der Blutprobe. Dann erfolgt eine Ca^{2+}-Zugabe und Faktor III, danach Zeitmessung bis zur Gerinnung in Verdünnungsreihen: **Thromboplastinzeit**).

> **Merke**
>
> **Quick-Test** ist geeignet zur Überwachung einer oralen **Vit.K-Antagonisten-Therapie**, **PTT** zur Überwachung von **Heparintherapie** und **Fibrinogenmangel**. Quick = 50% bedeutet: das Probandenplasma braucht die gleiche Zeit für die Gerinnung wie 1:1 verdünntes Referenzplasma (100%).

> **KLINIK**
>
> **Hämophilie A** (klassische Hämophilie) ist ein genetischer Faktor VIII-Mangel. Blutungszeit und Quick sind im Normbereich, aber PTT↓. Schwere hämorrhagische Diathesen mit Gelenkblutungen. **Therapie** mit rekombinantem Faktor VIII.
>
> **Hämophilie B:** Faktor IX-Mangel, seltener.
>
> **Thromboseprophylaxe:** zur Prophylaxe von Thrombosen, z. B. bei immobilen Patienten (postoperativ), eignet sich subkutane Heparingabe (1- bis 3-mal/d). Bei Dauerantikoagulation (Zustand nach Lungenembolie, tiefe Beinvenenthrombose) eignen sich orale Vit.K-Antagonisten.
> ▼

> **Disseminierte intravasale Gerinnung (DIC):** generalisiert-überschießende Aktivierung der Gerinnung mit Thrombinbildung (z. B. durch Sepsis, Schock, Leberversagen, Neoplasien, Polytrauma) und Verbrauch der plasmatischen Gerinnungsfaktoren (**Verbrauchskoagulopathie**). Es resultieren Gefäßverschlüsse, Mikroinfarkte und Multi-Organversagen. Gefürchtetes Krankheitsbild der Intensivmedizin mit hoher Mortalität.

2.4.3 Fibrinolyse

> **Merke**
>
> **Fibrinolyse** ist auch positiv an die Gerinnung gekoppelt: Je mehr **Faktor XII** im endogenen System aktiviert wird, desto mehr wird sowohl Gerinnung als auch Fibrinolyse aktiviert und eine unkontrollierte Gerinnung verhindert.

Zu Ablauf, Aktivierung, Hemmung der Fibrinolyse Abb. 2.3, Tab. 2.4. Endstrecke der Fibrinolyse ist die durch Plasmin induzierte Spaltung der Fibrinpolymere in lösliche Fibrinopeptide. **D-Dimere** sind durch Plasmin nicht weiter zerlegbare Fibrinspaltprodukte. Sie erlauben direkte Rückschlüsse auf den Grad der Fibrinolyse.

> **KLINIK**
>
> **Lysebehandlung:** Schnelle Auflösung von Thromben durch Aktivierung der Fibrinolyse (z. B. nach Herzinfarkt, ischämischer Apoplex) mittels Infusion von Streptokinase oder t-PA. Hierbei sind gewisse Zeitfenster für eine Revaskularisierung ohne permanenten Schaden für das Gewebe zu beachten.
> **Cave:** Lysetherapie nach Apoplex erst nach Bildgebung, es könnte sich ja um einen **hämorrhagischen Infarkt** handeln, der dann erst richtig schön weiterblutet (*Merke: vorschnelle Hände weg vom Kopf!*).

2.5 Abwehrsystem und zelluläre Identität (Immunologie)

2.5.1 Leukozyten

Einteilung

Leukozyten bilden die zellulären Bestandteile der **unspezifischen** (Granulozyten, Monozyten, Makrophagen) und **spezifischen** Immunität (B-, T-Lymphozyten). Sie sind kernhaltig und betreiben eifrig Proteinbiosynthese (man denke an Immunglobulinproduktion). ◘ Tab. 2.6 fasst die einzelnen Leukozytenuntergruppen und deren wichtigste Eigenschaften zusammen.

Die **Gesamtzahl** der Leukozyten liegt bei Männern und Frauen zwischen ~5.000–10.000/μl Blut. Bei Werten von <4000/μl Blut spricht man von einer **Leukopenie**. Mögliche Ursachen sind eine Knochenmarkstörung oder Medikamente wie Analgetika, Neuroleptika, Antihistaminika. Bei über 10.000 Leukozyten/μl Blut, liegt eine **Leukozytose** vor. Mögliche Ursachen sind Fieber, Infektantwort, Leukämie, ggf. sind nur einige Untergruppen betroffen.

Die **Lebensdauer** der Leukozyten ist heterogen: wenige Tage (Granulozyten) bis Jahre (Lymphozyten). Alle Leukozyten werden im Knochenmark gebildet (pro Std. ~$1{,}3\times10^{12}$ Leukozyten absolut), Lymphozyten werden in Knochenmark (B-Zelle) oder Thymus (T-Zelle) geprägt.

> **Merke**
>
> Leukozyten sind amöboid beweglich und können in entzündeten Gebieten die Gefäßwand ins Gewebe durchwandern (**Diapedese**). Durch **Chemotaxis** wandern sie gezielt in Richtung ansteigender »Lockstoffe« →IL-8, PAF, Eikosanoide, Arachidonsäure, Komplementfaktor C5a (s. u.).

Leukozyten werden unterteilt in **Granulozyten**, **Monozyten** und **Lymphozyten**. Granulozyten und Monozyten entstehen im Knochenmark infolge unterschiedlicher jeweils spezifischer stimulierender Faktoren (»colony stimulating factor« CSF) aus einer myeloischen Stammzelle; Lymphozyten gehen aus lymphatischen Stammzellen hervor (GK Anatomie ▶ Kap. 2.12).

Granulozyten:
- **Neutrophile** (45–70%) sind wichtig für die unspezifische (innate) Immunität. Sie sind polymorphkernig, zirkulieren 6–8 h, ~50% der Neutrophilen haften ruhend an der Endothelwand und bilden einen mobilisierbarer Pool (Cortisol, Adrenalin). Zu ihren Aufgaben gehören **Phagozytose** und Lyse von Bakterien und Viren (Sauerstoffradikalbildung). Neutrophile setzen »Lockstoffe« frei (Leukotrien, Prostaglandin, Thromboxan)→Entzündung, Chemotaxis, Schmerzen, Vasodilatation.
- **Eosinophile** (1–4%) unterliegen einer ausgeprägten zirkadianen Rhythmik (tagsüber↓, nachts↑) und sind negativ gekoppelt an Glucocorticoidspiegel. Zu ihren Aufgaben gehören **Phagozytose** und Lyse von Parasiten (Granula: Katalasen, Peroxidasen, Proteasen) →Eosinophilie, unspezifische Abwehr. Sie spielen auch eine Rolle bei allergischen Reaktionen und Autoimmunerkrankungen (Mastzell-, Basophilenaktivierung).
- **Basophile**: <1%, zirkulieren 12 h. Die Granula enthalten Heparin, Histamin. Basophile verfügen über IgE-Oberflächen-Rezeptoren. Zu ihren Aufgaben gehört die Freisetzung von Heparin und Histamin bei Aktivierung (→anaphylakt. Reaktion, systemische Histaminwirkung→Vasodilatation) und von chemotaktischen Stoffe für eosinophile Granulozyten.

Monozyten (4–8%) sind Vorläuferzellen der mononukleären Phagozytose, zirkulieren 2–3 Tage und wandern danach ins Gewebe aus, wo sie zu Histiozyten und Gewebsmakrophagen werden. Ihre Granula enthalten Proteasen. In sekundär lymphatischen Organen (Lymphknoten, Milz, Leber), Knochenmark und Alveolarwand sind sie in hoher Zahl ständig vorhanden und bilden das mononukleär-phagozytäre System. Monozyten besitzen eine sehr hohe Phagozytosekapazität und sind wichtig für die **Antigenpräsentation** (Antigen-präsentierende Zelle [APC]). Sie kommunizieren mit dem spezifischen Immunsystem (Interleukine)→ IL-1, IL-6, Tumornekrosefaktor α [TNFα].

Lymphozyten (25–40%) machen die spezifische zelluläre Immunität (T-, 0-Zelle) und humorale Immunität (B-Zelle) aus:
- 15% der Lymphozyten sind **B-Zellen**; sie entstehen im Knochenmark aus lymphatischen Stammzellen→IL-5, Il-7 (B-Zelle)→IL-1, -2, -4, -6 (klonale Expansion, Plasmazelle). B-Zellen sind bedeutsam für die Immunglobulinproduktion.
- **T-Zellen** machen 70–80% der Lymphozyten aus, sie entstehen im Knochenmark aus einer lymphatischen Stammzelle→IL-7 (T-Vorläufer-Zelle)→ IL-1, -2, -4, -6 (T-Zellaktivierung, v. a. Milz, Lymphknoten): Es folgt die Differenzierung zu T-Gedächtnis- oder T-Effektorzellen im Thymus (Helferzellen, Killerzellen, Suppressorzellen).
- **Null-Zellen** machen 10% der Lymphozyten aus, sie sind nicht spezifisch zuzuordnen, Null-NK: natürliche Killerzellen, Null-K: Killerzellen.

> **Prüfungsfallstricke**
>
> Leukozyten sind **nicht** vorwiegend im Blut. Alle Leukozyten werden im Knochenmark gebildet, >50% befinden sich im Extravasalraum (Interstitium), ~30% des Pools im Knochenmark. Prä-T-Lym-
> ▼

phoblasten wandern aus dem Knochenmark aus und gelangen mit dem Blutstrom in die Thymusrinde, wo sie dann zu T-Lymphozyten geprägt werden (HLA-Kompatibilitätsprüfung). B-Lymphozyten bleiben im Knochenmark und werden dort geprägt.

2.5.2 Entzündungsreaktionen

Unspezifische Eindringbarrieren

Die Gewebematrix ist von der Außenwelt durch intakte Haut und Schleimhäute geschützt (dichtes Epithel). Zur **unspezifischen**, angeborenen Immunität gehören Schleimbildung, saurer pH (Magen, Vagina, Urin) und Sekretion bakterizider und antiviraler Enzyme (Lysozym), die alle die Ausbreitung von Erregern erschweren. Treten Antigene (Keime, Bakterien) durch Epithelschäden ins Gewebe über, ist der erste Schritt der unspezifischen Immunantwort die **lokale Entzündungsreaktion**, die erst dann in der Folge die spezifische Immunantwort triggert und evtl. auch **systemische Entzündungsreaktionen** hervorruft.

> **Merke**
> Ohne (lokale) Entzündung **keine** spezifische Immunantwort.

Entzündungsablauf

◘ Abbildung 2.4a skizziert den Ablauf der **Entzündungsreaktion**. Bakterien treten durch Hautläsion ins Gewebe ein und aktivieren über Oberflächen-Lipopolysaccharide »**Toll-like receptors**« (CD14), **Monozyten/Makrophagen** und **Fibroblasten**. Monozyten sezernieren v. a. IL-1, IL-6 und TNFα, Fibroblasten IL-1 und IL-8.

IL-1 induziert v. a. die Umwandlung von Gewebsmonozyten zu Makrophagen (TNFα→Phagozytose↑), IL-8 v. a. die Zytokinproduktion der Monozyten/Makrophagen. Beide Zytokine wirken zudem **chemotaktisch** auf Granulozyten/Monozyten im Blut, welche vermehrt an die Endothelwand andocken (Expression endothelialer Adhäsionsmoleküle↑) und durch die gelockerten Kapillarwände (Histaminfreisetzung, Eicosanoide) migrieren können (**Leukodiapedese**).

Erhöhte Kapillarfiltration und Phagozytoseaktivität bedingen die Entzündungszeichen (**Rubor, Calor, Dolor, Tumor, Functio laesa**). Bei starker Antigenbelastung gehen die Makrophagen anschließend zugrunde (→Eiterbildung).

Systemische Entzündung

Treten Zytokine (v.a. IL-1, TNFα) in die Blutbahn über, wird durch Sollwertverstellung im Hypothalamus Fieber erzeugt (endogene **Pyrogene**, Prostaglandinsynthese↑). Die Zytokine induzieren zusammen mit erhöhter Cortisolproduktion der Nebennierenrinde **Akute-Phase-Proteine** in der Leber als Zeichen der systemischen Entzündung (v. a. C-reaktives Protein CRP). Steigerung der Granulopoiese im Knochenmark (»**Linksverschiebung**«) führt zu Leukozytose mit vermehrter Anlieferung im Entzündungsgebiet.

Die Wundheilung ist in der Folge gekennzeichnet durch Angiogenese, Fibroblastenproliferation (Wachstumsfaktoren aus aktivierten Thrombozyten und Makrophagen) und erfolgt entlang der Wundränder.

> **Prüfungsfallstricke**
> Makrophagen produzieren **kein** IL-2, sondern IL-1. IL-1 kommt ubiquitär vor (v. a. mononukleäre Phagozyten) und aktiviert v. a. CD4$^+$-Lymphozyten (T-Helferzellen, s. u.), welche ihrerseits dann IL-2, IL-2-Rezeptoren und Interferon γ (IFNγ) produzieren. IL-2 stimuliert B-Zell-Proliferation und Plasmazellbildung (→Kommunikation unspezifischer mit spezifischer Immunität).

2.5.3 Unspezifische und spezifische Abwehr

◘ Abbildung 2.4b zeigt die Komponenten beider Abwehrsysteme mit jeweils zellulären und humoralen Elementen.

> **Merke**
> Jeder **Primär-Antigen-Kontakt** findet mit den Elementen der unspezifischen Abwehr statt. Durch Zytokine kommunizieren die Abwehrsysteme miteinander und wirken synergistisch.

Humoral unspezifische Abwehr

Die wichtigsten Komponenten der humoral-unspezifischen Abwehr sind folgende:

Lysozym ist ein mukolytisch wirkendes Enzym in Leukozyten, Makrophagen und ubiquitär in allen Körperflüssigkeiten; es spaltet gram-positive und -negative Bakterienwandfragmente (Bakteriolyse).

C-reaktives Protein (CRP) bindet an Oberflächenstrukturen von Bakterien, Pilzen und kennzeichnet diese für Komplementsystem und Phagozytose (**Opso-**

nisierung). CRP führt zur maximalen Aktivierung von Phagozyten und Makrophagen (5000-fach).

Interferone sind spezies-spezifische Glycoproteine, die z. B. in virusinfizierten Zellen gebildet werden und die Virusvermehrung und -ausbreitung hemmen. Man kennt:
- **IFNα** (Leukozyten, Fibroblasten): Zytolyse, hemmt Proliferation
- **IFNβ** (Fibroblasten, Leukozyten): Zytolyse
- **IFNγ** (NK-Zellen, T_{H1}-$CD4^+$-Zellen): verbessert Antigenpräsentation von Makrophagen, Zytolyse

Tumornekrosefaktor: z. B. TNFα (Phagozyten, T-Helferzellen) führt zur Phagozytenaktivierung, ist ein Entzündungsmediator und stimuliert die Produktion von IL-1 und IL-6.

Das **Komplementsystem** ist eine Proteasenkaskade aus 9 Glycoproteinen und wirkt komplementär zu spezifischen Antikörpern (Name!). Es gibt 2 Initiationswege: den **klassischen und alternativen Weg** mit gemeinsamer Endstrecke in Form des lytischen Attack-Komplexes C5–C9. Die Komplementfaktoren C1–C9 werden in der Leber synthetisiert. Die Aufgaben des Komplementsystems liegen in:
- Entzündungsvermittlung,
- Histaminfreisetzung (Mastzellen, Basophile),
- Gefäßpermeabilität↑,
- Serotoninfreisetzung,
- Chemotaxis,
- Opsonisierung,
- Phagozytoseaktivität↑,
- Zytolyse von Bakterien, Viren, fremden Zellen,
- Unterstützung der Antigenpräsentation.

Thrombin und Plasmin aktivieren C1, C3; dadurch ist das Komplementsystem mit der Gerinnung verknüpft. C3a und C5a sind Nebenprodukte mit Granulozytenaktivierung, Diapedeseerleichterung und chemotaktischer Funktion.

Der Auslöser des **klassischen Wegs** sind membrangebundene Antigen-Antikörper-Komplexe (IgM, IgG) mit mindestens 2 F_c-Fragmenten in räumlicher Nähe (Abb. 2.5)! Dieser Weg beginnt immer mit C1 (Protease).

Der Auslöser des **alternativen Wegs** sind die Lipopolysaccharide der Bakterienmembran oder CRP-markierte Membran (bei Antigen-Erstkontakt). Dieser Weg beginnt immer mit C3 (Protease). Die Aktivatoren Properdin und Faktor D,B sind notwendig (Plasmaproteine).

> **Merke**
>
> Endstrecke der **Komplementkaskade** ist die Bildung eines **membranständigen** (nicht löslichen!) Attack-Komplexes auf der Oberfläche der infizierten Zelle. Diese Pore ist permeabel für Wasser und Kationen, deren Einstrom die Zelle osmotisch lysiert. Bei beiden Wegen kann C3b an die Oberfläche von Fremdzellen und den C3b-Rezeptor von Makrophagen andocken (Phagozytose↑).
>
> Merke: **klassischer Weg**→C1-C4-C2-C3-C5-C6-C7-C8-C9, **alternativer Weg**→C3-C5-C6-C7-C8-C9.

Zellulär unspezifische Abwehr und Antigenprozessierung

Monozyten/Makrophagen und Neutrophile sind die phagozytierenden Zellen der unspezifischen Abwehr. Angelockt von Zytokinen (Tab. 2.6) und Komplementsystem (opsonisierte Zellen, C3b, alternativer Weg) phagozytieren sie die Antigene. Lösliche **Antigen-Antikörper-Komplexe** werden über ihren F_c-**Rezeptor** erkannt, mit dem Makrophagen das konstante F_c-Fragment der Ig (Abb. 2.5) binden (→**Opsonisierung**).

Das phagozytierte Antigen wird lysosomal in Peptidfragmente zerlegt, zusammen mit **MHC-Proteinen** Typ II (Major Histocompatibility complex = HLA, human Leukocyte Antigen) in Vesikel verpackt und nach Fusion mit der Zellmembran an der Oberfläche präsentiert→**Antigenpräsentierende Zelle**. Über diesen Weg aktivieren Phagozyten die Zellen der spezifischen Abwehr (s. u.). Die aktivierten Phagozyten setzen IL-1 frei (und **nicht** IL-2). Die Wirkungen der wichtigen Zytokine IL-1, IL-2 und IL-4 im Zusammenspiel von unspezifischer und spezifischer Abwehr sind in Tab. 2.6. zusammengefasst (IFN-, TNF-Wirkungen, s. o.). Es gibt mehr als 30 Zytokine.

> **Prüfungsfallstricke**
>
> Makrophagen besitzen Rezeptoren für Komplementfaktoren. IL-2 hemmt Makrophagen **nicht**.

KLINIK

Einige Erreger entziehen sich nach der Phagozytose der lysosomalen Verdauung und können sich intrazellulär im Makrophagen vermehren: Erreger von **Tuberkulose, Lepra, Gonorrhö**. Sie werden daher durch das spezifische Immunsystem mitunter nicht erkannt bzw. auch bei vereinzelter Prozessierung
▼

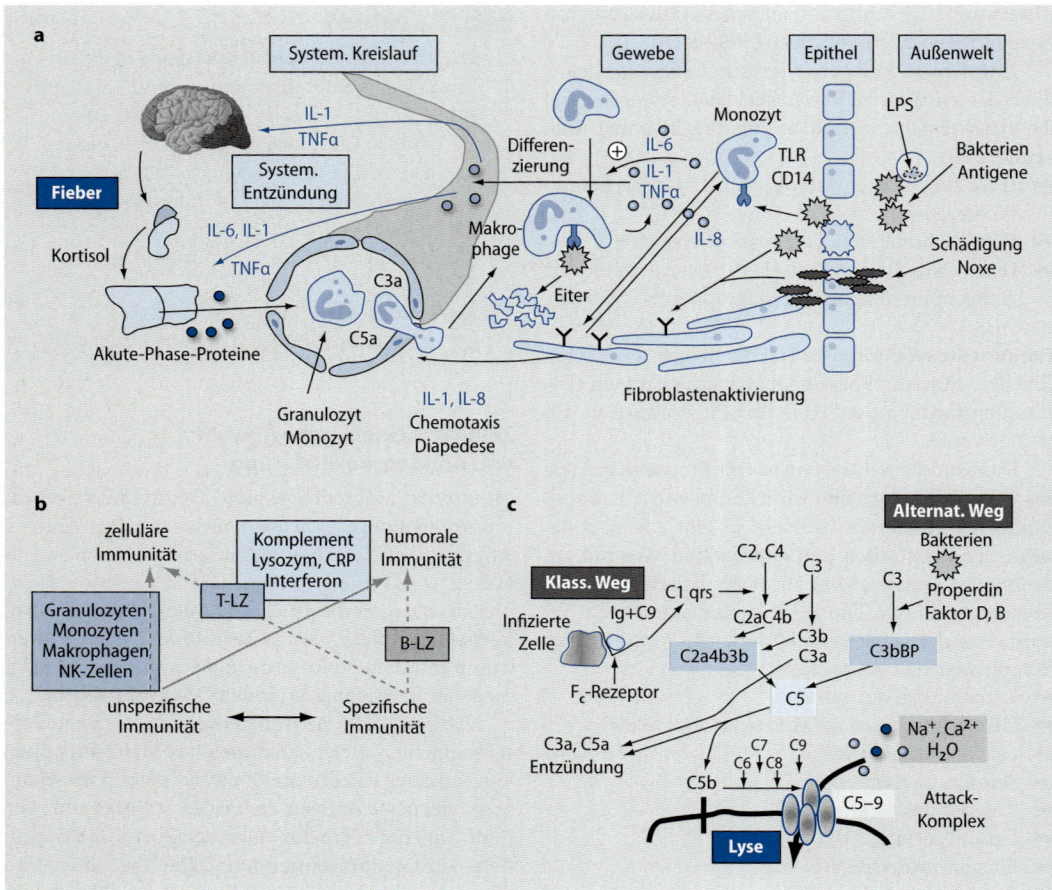

○ **Abb. 2.4a–c.** Ablauf der lokalen und systemischen Entzündungsreaktion. Antigene dringen in das Gewebe ein und aktivieren Fibroblasten und Monozyten/Makrophagen. Die Zytokinmuster bewirken Phagozytose, Chemotaxis, Leukozytendiapedese bis zu systemischen Reaktionen (Fieber, akute-Phase-Proteine) (**a**). Zelluläre und humorale Komponenten der (un)spezifischen Immunität (**b**). Komplementkaskade mit klassischem und alternativem Weg (**c**). TLR: Toll-like Receptor. LPS: Lipopolysaccharide. CD: Cluster of differentiation. LZ: Lymphozyt. NK: natürliche Killerzelle.

○ **Tab. 2.6.** Wirkungen von Interleukinen im Zusammenspiel von unspezifischer und spezifischer Abwehr

Zytokin	Herkunft	Eigenschaften
IL-1 (α,β)	Makrophagen Monozyten B-Lymphozyten	Entzündung und Fieber (Prostaglandinsythese↑) Stimuliert Phagozytosekapazität neutrophiler Granulozyten, Makrophagen Stimuliert T-Helferzellen zur Produktion von IL-2, IL-2-Rezeptor, IFNγ
IL-2	T_1-Helferzellen	Stimuliert B- (→Plasmazellbildung) und T-Lymphozyten, NK-Zellen (Wachstumsfaktor)
IL-4	T_2-Helferzellen Phagozyten Mastzellen	Aktivierung und Proliferation von B-Lymphozyten zu Plasmazellen (klonale Expansion mit IgG-, IgE-Synthese
IL-5	T_2-Helferzellen Phagozyten Mastzellen	Aktivierung und Proliferation von B-Lymphozyten zu Plasmazellen (klonale Expansion mit IgA-, IgM-Synthese
IL-10	T-Helferzellen	Hemmung der Zytokinproduktion und Antigenpräsentation von Makrophagen

und Immunreaktion nie vollständig eliminiert. Daher sind bei diesen Erregern spezielle Antibiotika- oder Chemotherapieformen notwendig. Unbehandelt resultiert eine chronische Infektion.

> **Prüfungsfallstricke**
>
> IL-2 wird von T-Zellen **nach Anregung** durch IL-1 (aus Makrophagen) synthetisiert.
> Die Immunogenität eines Antigens hängt u. a. ab von Polarität, Molekulargewicht (<10 kDa kaum immunogen→**Haptene:** sehr kleine Antigene, die erst nach Anlagerung an ein Trägermolekül antigen wirken können, z. B. fremdes Insulin!).

Zellulär spezifische Abwehr
T-Zellen

◘ Abbildung 2.5 stellt die Abfolge der **T-Zell-Selektion** und **klonalen Expansion** bei Antigen-Erstkontakt in den lymphatischen Organen dar. Präsentation der Antigensequenz (z. B. durch Makrophagen) führt zur **Selektion** genau des einen oder der wenigen T-Lymphozyten, welche das Antigen binden können. Unter IL-1 Wirkung folgt dann die **Differenzierung** und **klonale Proliferation** dieser speziellen T-Zelle (→Phase der Lymphknotenschwellung, Milzvergrößerung bei Infektion!). Die Dauer dieser Phase ist abhängig von Antigendosis, Virulenz, Inkubationszeit.

Es gibt verschiedene T-Zelltypen, die sich in ihrer Funktion und Rezeptorstruktur unterscheiden:
- T-Gedächtniszellen,
- T-Induktorzellen (IL-2-Freisetzung, Differenzierung anderer T-Zellen),
- T-Suppressorzellen (hemmen überschießende Immunantwort),
- T-Killerzellen (zerstören Antigentragende Zellen v. a. durch Perforin→Lyse und CD95L→Apoptose-Induktion) und
- T-Helferzellen (T_{H0}).

Über ihr Zytokinmuster unterteilen sich Helferzellen in **T_1-Helferzellen** (T_{1H}, schütten IFNγ aus: Makrophagenaktivierung und IL-2: B-, T-Zell-Stimulation) und **T_2-Helferzellen** (T_{2H}, schütten IL-4 aus: B-Zellaktivierung, und IL-10: Makrophagenhemmung).

> **Merke**
>
> Der **T-Zellrezeptor** besteht aus einer variablen α- und β-Kette (von T-Zelle zu T-Zelle unterschied-
> ▼

lich, Ort der Antigenbindung) assoziiert mit einem immer konstanten γ–δ–ε–ς–Komplex (**CD3-Komplex**→Teil einer intrazellulären Signalkaskade). Er besitzt **keine** proteolytische Aktivität! Wird zusätzlich der Rezeptortyp **CD4** exprimiert, handelt es sich um eine **T-Helferzelle** (T_{1H} oder T_{2H}), bei Expression von **CD8** um eine **T-Killerzelle**. Merkspruch: »Der Killer war nicht achtsam genug und wurde von 4 Helfern überwältigt«.

Die hohen Anforderungen an die spezifische (erworbene) Immunität (Erkennungsspezifität, Antikörpervielfalt, immunologisches Gedächtnis, Selbst-Fremd-Erkennung) sind nur durch Rekombination von Gensegmenten für variable Rezeptorkomplexe (T-Zellen) oder Antikörperketten (Plasmazellen, s. u.) machbar. Dies findet bei der **Prägung** statt.

> **Merke**
>
> **T-Vorläuferzellen** sind zunächst noch $CD4^-/CD8^-$. Bei Reifung im Thymus werden variable Rezeptorketten hergestellt, welche für Milliarden möglicher Antigenstrukturen kodieren (α-,β-Kette) sowie **zunächst beide** $CD4^+/CD8^+$ (doppelt positiv) sind. Im Thymuskortex findet CD-Reduktion und Ausselektion (**positive und negative Selektion**) von T-Zellen statt, welche körpereigene Antigene erkennen. Diese gehen durch Apoptose zugrunde und gelangen **nicht** in die Blutbahn.

HLA-T-Zell-Restriktion (MHC-Komplex)
MHC steht für Major Histokompatibilitätskomplex, der körpereigene Erkennungssequenzen als Oberflächenstrukturen auf Zellmembranen bildet (dimere, integrale Membranproteine). Von den 3 bekannten MHC-Komplexen sind **MHC I** und **MHC II** die wichtigsten:

MHC I kommt auf **allen kernhaltigen Zellen** vor (also auch Makrophagen!). Prozessiert und präsentiert werden **nur zellinterne Proteine** (z. B. Virusantigene, die von virusinfizierten Zellen produziert werden). Diese werden intrazellulär durch das Ubiquitin-Proteosom in Peptidfragmente gespalten, im endoplasmatischen Retikulum an MHC I gekoppelt und in Membranvesikel verpackt: Präsentation von Antigenfragment und MHC I. $CD8^+$-T-Killerzellen reagieren **nur** mit MHC I! Die Anwendung liegt in der Eliminierung von virusinfizierten Zellen.

MHC II kommt **nur** auf B-Lymphozyten, Makrophagen, dendritischen Zellen der Lymphknoten, Langerhans-Zellen der Haut vor. Fragmente **fremder**

Proteine werden präsentiert (Makrophagen: nach Phagozytose, lysosomaler Spaltung und MHC II-Kopplung im endoplasmatischen Retikulum, B-Lymphozyten. Membrangebundener AG-AK-Komplex und MHC II). CD4$^+$-Helferzellen (T$_{1H}$ und T$_{2H}$) reagieren **nur** mit MHC II! Die Anwendung liegt in der Vermittlung unspezifischer und spezifischer Immunität zur Antikörperproduktion, z. B. bei Impfung.

> **Merke**
>
> T-Zellen können keine frei zirkulierenden Antigene erkennen, sondern es gibt eine restriktive Kopplung: T-Killerzellen (**CD8$^+$**) erkennen Antigene nur in Kombination mit **MHC I**, T-Helferzellen (**CD4$^+$**) nur in Kombination mit **MHC II** (*Merkspruch: »1×8=2×4«*). Helferzellen stimulieren unspezifisch-zelluläre und spezifisch-humorale Abwehr durch Kommunikation mit Makrophagen (T$_{1H}$) und B-Zellen (T$_{2H}$)→Multiplikationseffekt.

> **Prüfungsfallstricke**
>
> **T-Zellen** erkennen **keine** löslichen Antigen-Antikörper-Komplexe. Diese müssen zuerst präsentiert werden an T$_{1H}$ über Makrophagen (MHC II) mit IFNγ-Sekretion (◘ Abb. 2.5.) oder an T$_{2H}$ über B-Zellen (membrangebundene Antigen-Antikörper-Komplexe und MHC II) mit IL-4-Sekretion.
>
> Prozessierung fremder Antigene findet nur in MHC II-tragenden antigenpräsentierender Zellen statt, Prozessierung zellinterner Antigene nur in MHC I-tragenden antigenpräsentierenden Zellen.
>
> **Makrophagen** exprimieren sowohl MHC II als auch MHC I und können sowohl CD4$^+$ als auch CD8$^+$ T-Zellen aktivieren.

Humoral spezifische Abwehr

Immunglobuline (Ig) werden von B-Lymphozyten spezifisch gegen ein Antigen (**Epitop**) gebildet. Die

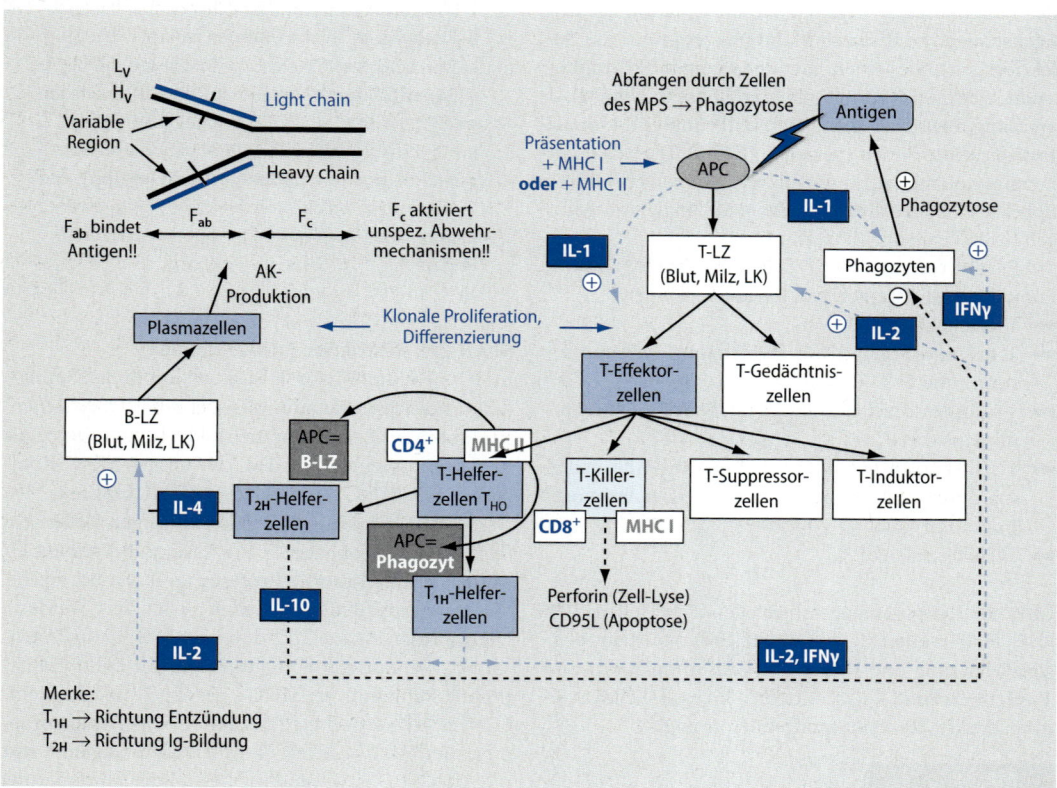

◘ **Abb. 2.5.** Aktivierung der spezifischen Abwehr durch antigenpräsentierende Zellen (APC) am Beispiel der T-Zellen. Abhängig von der Antigen-MHC-Kombination erfolgt Differenzierung zu Helfer-, Killerzellen oder anderen Effektoren. Abhängig vom Zytokinumfeld differenzieren die Helferzellen in T$_{1H}$ oder T$_{2H}$ und fördern die Kommunikation mit unspezifischer bzw. spezifischer Abwehr.

Antikörper-Determinierung wird ohne Antigenkontakt schon vorher bei **Prägung** des B-Lymphozyten durch genetische Rekombination der V-F_{ab}-Region festgelegt. Der Kontakt mit dem Epitop selektiert nur einen B-Lymphozyten mit dem passenden Paratop aus dem Pool zur selektiven Produktion aus.

Die **Grundstruktur** der Monomere aller Ig-Klassen (Tab. 2.3) ist gleich (Abb. 2.5): zwei identische leichte (**L-chain**) und schwere Ketten (**H-chain**) sind durch Disulfidbrücken verbunden. Die distale F_{ab}-**Region** mit sehr hoher Variabilität (V-F_{ab}, genet. Rekombination, ~10^{11}–10^{15} Paratope) bindet das Antigen, die proximale F_c-**Region** (konstant) kann an Oberflächenrezeptoren z. B. von Makrophagen binden und die unspezifische Abwehr aktivieren.

IgG, IgM, IgA sind stark altersabhängig. Neugeborene haben maternale IgG (plazentagängige Leih-Immunität), welche nach 6–8 Wochen abgebaut werden und sukzessive durch selbst gebildete ersetzt werden (immunologisches Lernen!). IgM ist **nicht** plazentagängig!

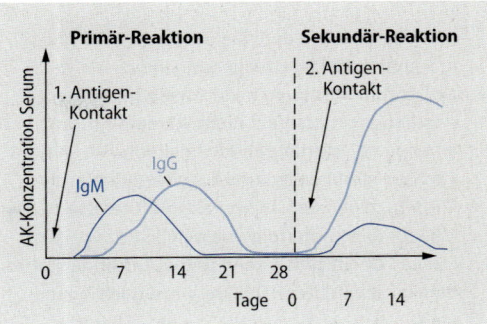

Abb. 2.6. Ablauf Primär- und Sekundärreaktion nach Infektion

> **Prüfungsfallstricke**
>
> Die Antigen-Antikörper-Bindung folgt dem Massenwirkungsgesetz und ist prinzipiell reversibel. Es handelt sich hydrophobe Wechselwirkungen (Wasserstoffbrücken). Die Bindung ist **nichtkovalent**.
>
> IgM, IgG sind in der Regel membranständig als **Paratope** (Ig-Rezeptor als Inverses des Antigen-**Epitops**) auf B-Lymphozyten verankert, IgA in Sekreten gelöst!. Erst durch Aktivierung mit dem Epitop (= Antigen) findet, analog zu T-Zellen, die **klonale Selektion, Expansion und Proliferation** (unterstützt durch T_{2H}) sowie **Differenzierung** eines Teils der Klone zu identischen Ig-produzierenden **Plasmazellen** und **Gedächtniszellen** statt (beschleunigte Immunantwort bei Zweitkontakt). Plasmazellen produzieren dann die löslichen IgM, IgG.

Infektion

Nach Antigenkontakt resultiert eine **Primärreaktion** durch Stimulation der Immunantwort (Abb. 2.6). Es folgen klonale Selektion und Proliferation (→Lymphknotenschwellung) mit IgM-Anstieg nach Tagen bis Wochen (Inkubationszeit beachten, typisch für viele Erreger!). Verzögert erfolgt ein IgG-Anstieg (Phase der Abwehr). In der Folge kommt es zum Rückgang der Ig mit Abklingen der Erkrankung, aber nicht auf Null (es bleibt ein Antikörper-»Titer«). Bei erneutem **Sekundärkontakt** trifft das Antigen auf Gedächtniszellen, welche eine schnelle klonale Expansion hervorrufen: die Latenz ist nun verkürzt mit starker, lang anhaltender IgG- (Plasmazellen) und geringer IgM-Bildung.

Allergie

Als Allergie bezeichnet man eine Überempfindlichkeitsreaktion gegen ein Allergen; diese lässt sich nach Coombs und Gell in 4 Typen unterteilen:

Typ I bezeichnet die allergische Sofort-Reaktion, welche nach dem Erstkontakt (Sensibilisierung) gebildete IgE auf Mastzellen bei erneutem Kontakt aktiviert und degranuliert→Histaminwirkung mit Bronchokonstriktion (v. a. Leukotriene), Nesselsucht (Urtikaria) und evtl. Anaphylaxie. Hierzu gehören auch »Heuschnupfen« (Pollenallergie).

Typ II ist der zytotoxische Typ. Es ist die IgM-, IgG-vermittelte Komplementaktivierung (z. B. Tranfusionszwischenfall, s. u.).

Typ III, Immunkomplextyp, Arthus-Typ, ist gekennzeichnet durch Antigen/Antikörper-Komplex-Ablagerungen (v. a. Nierenschädigungen, Glomerulonephritis).

Typ IV ist der verzögerte Typ. Während die anderen Typen humorale Allergien sind, handelt es sich hier um eine zellvermittelte Allergie. Sie stellt die T-Zellaktivierung mit verzögerter Gewebe-Entzündung dar (z. B. Kontaktallergie).

> **KLINIK**
>
> **Impfung:** Man unterscheidet **aktive** (Stimulation körpereigener AK-Produktion) und **passive Immunisierung** (passive Ig-Gabe zum Abfangen des Antigens). Bei der aktiven Impfung wird eine abgeschwächte Primärreaktion durch Applikation attenuierter (abgeschwächter/-getöteter) Erreger (z. B. Gelbfieber, Masern) oder Toxine (z. B. Diph- ▼

terie, Tetanus) mit dem Ziel körpereigener IgM-, IgG- und Gedächtniszellbildung induziert. Die aktive Immunisierung muss vor einer Infektion stattfinden und schützt **nicht** vor dem Ausbruch einer gerade stattfindenden Infektion. Die Bildung von Gedächtniszellen und zirkulierenden Antikörpern gegen den Erreger als Impftiter ist ein Maß für den Impferfolg und den Schutz vor dem Erreger. Der Impftiter kann unter Umständen Jahre halten (Gelbfieber ~10 Jahre, vermutlich lebenslang).

Bei der passiven Impfung wird **keine** Immunantwort induziert – also gibt es auch **keinen** Impftiter! Der Ausbruch der Krankheit **nach** Infektion kann durch Gabe spezifischer Ig's verhindert werden. Dies muss innerhalb der Inkubationszeit erfolgen, sonst bricht die Krankheit aus (z. B. passive Immunisierung bei Tollwut nach Biss).

Immunsuppression: Glucocorticoide (IL-Transkriptionshemmung), Antimetabolite (Proliferationshemmung) und Cyclosporin A (hemmt IL-1-Freisetzung aus Makrophagen, IL-2 und IL-4 aus Helferzellen) hemmen die Immunantwort. Immunsuppressiva gehören in die Therapie zur Verhinderung der Transplantatabstoßung (**Graft-versus-host-Reaktion**).

HIV: Infektion mit **Human Immunodeficiency Virus** (Retrovirus), das bevorzugt CD4$^+$-Helferzellen befällt und diese zerstört. Dadurch wird die Aktivierung der zellulären und humoralen Immunantwort zusehends behindert. Im Vollbild **AIDS** verstirbt der Patient am massiven Verlauf sonst banaler Infekte oder AIDS-korrelierter seltener Infekte (Pneumocystis carinii) bzw. Tumoren (Kaposi-Sarkom).

2.5.4 Blutgruppen

AB0-System: Die Erythrozytenmembran enthält die **Agglutinogene** A, B (unterschiedliche Zuckerreste von Glycolipiden). Bei fehlenden Zuckerresten resultiert die Blutgruppe 0 (Fehlen von A oder B). 0 wird durch einen endständigen Fucoserest geprägt, den auch A und B besitzen. 0 selbst ist kein Agglutinogen im AB0-System (Ausnahme: seltene Blutgruppe »0 Typ Bombay«, bei der dieser Fucoserest auch fehlt). Die entsprechenden Gegen-Antikörper (= **Hämagglutinine**) zu den jeweils anderen Agglutinogenen befinden sich im Plasma und beschränken die Kompatibilität zwischen Blutgruppen (s. u.) (Abb. 2.7).

> **Prüfungsfallstricke**
>
> Agglutinine sind überwiegend (aber nicht ausschließlich) vom Typ IgM und **nicht** plazentagängig. Die Antigen-Antikörper-Reaktion führt im AB0-System **primär** zur **Agglutination**, da eine Vernetzung der Antigene untereinander durch die pentameren IgM stattfindet. **Sekundär** tritt durch Aktivierung des Komplementsystems **Hämolyse** der Agglutinate auf. Nach Erstkontakt mit Agglutinogenen (→Schwangerschaft oder Transfusionsinkompatibilität!) werden aber auch verzögert Agglutinine vom Typ IgG (Monomer) gebildet, welche bei erneutem Transfusionszwischenfall direkt eine Hämolyse auslösen.

Die **Blutgruppen**-Antigene sind angeboren, die Agglutinogene werden nach den **Mendel-Regeln** vererbt→ 2 Allele: A, B dominant über 0, A und B sind kodominant. Die Blutgruppeneigenschaften werden bei Vaterschaftstests kombinatorisch angewandt. Die **Antikörperbildung** findet erst **postnatal** statt und wird

	Ery-Antigen (Blutgruppe)	A	B	AB	0
	Häufigkeit (Europa)	43%	10%	5%	42%
	Genotyp	AA oder A0	BB oder B0	AB	00
Empfänger	Plasma-AK	Anti-B	Anti-A	-----	Anti-A, Anti-B
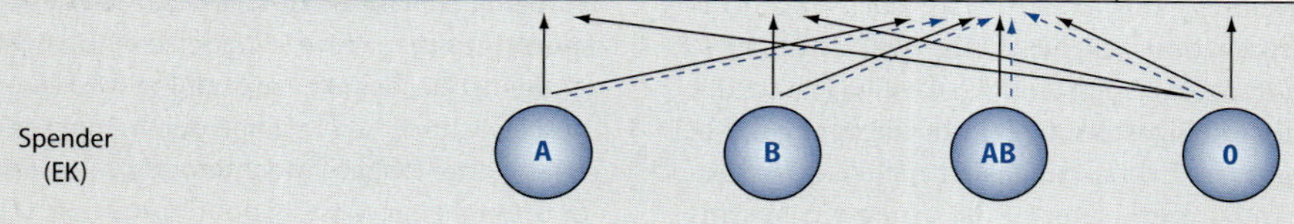 Spender (EK)		A	B	AB	0

Abb. 2.7. Blutgruppen-Antigene und -Kompatibilitäten

vermutlich durch Darmbakterien induziert: immunologisches Lernen.

> **KLINIK**
>
> **Bluttransfusion:** Bei Transfusionen werden **Erythrozytenkonzentrate** gegeben (**nicht** Vollblut). In Erythrozytenkonzentraten (1 Einheit ~300ml) sind noch Spuren von Plasma (und damit auch Agglutinine, in geringer Menge aber für den Empfänger ohne Relevanz) vorhanden.
>
> Da **0-Erythrozyten** keine Agglutinogene besitzen, sind diese **Universalspender** (bei Vollblut wäre eigentlich nur die identische Gruppenkonstellation optimal, da Erythrozyten und Plasma (sowie HLA-fremde Leukozyten!) transfundiert werden.
>
> Menschen der Blutgruppe **AB sind Universalempfänger** für alle Spendererythrozyten, aber nicht für deren Plasma!

> **Merke**
>
> Vor jeder Transfusion muss die Blutgruppenkonstellation von Empfänger und Spender getestet werden:
> - **große Kreuzprobe** (Major-Test)→Spendererythrozyten mit Empfängerserum gemischt (»Sperma«): **Sp**ender – **Er**y – **Ma**jor
> - **Kleine Kreuzprobe (Minor-Test)**→Spenderserum mit Empfängererythrozyten.

Rhesus-System

Im Rhesus-System werden die Antigene durch Proteine gebildet, nicht durch Kohlenhydratketten. Von den Antigenen C, D, E, c, d und e hat D die größte Bedeutung:

- D=Rh$^+$: Antigen auf Erythrozytenmembran, keine Antikörper im Plasma, 85% der Bevölkerung,
- d=rh$^-$: kein D-Antigen, dafür Antikörper im Plasma, 15% der Bevölkerung.

Nativ besitzt rh$^-$-Plasma allerdings **keine** Anti-D-Antikörper (werden erst nach Primärkontakt, Sensibilisierung, gebildet). Anti-D-Antikörper sind vom Typ IgG und plazentagängig. Das Rhesus-Antigen wird in 2 Allelen dominant vererbt (d.h. Dd→Rh$^+$, dd→rh$^-$, DD→Rh$^+$).

> **KLINIK**
>
> **Morbus haemolyticus neonatorum:** Ist eine schwangere Frau rh$^-$, der Vater Rh$^+$, kann das Kind mit 50%iger Wahrscheinlichkeit Rh$^+$ sein. Bei dieser Konstellation kann unter dem Geburtsvorgang kindliches Blut (Erythrozyten) in den maternalen Kreislauf gelangen und dort eine Sensibilisierung mit Bildung von Anti-D-Antikörpern (IgG) auslösen (das Kind dieser ersten Schwangerschaft ist nicht gefährdet!). Ist bei einer zweiten Schwangerschaft das Kind wieder Rh$^+$, können nun maternale Anti-D-IgG die Plazenta passieren und im fetalen Kreislauf eine massive Hämolyse hervorrufen, welche meist im Abort endet. **Anti-D-Prophylaxe:** zur Verhinderung der Anti-D-Sensibilisierung der Mutter werden ihr während der Schwangerschaft und nach Entbindung Anti-D-Antikörper gespritzt, welche zirkulierende kindliche Erythrozyten abfangen und hämolysieren (Prinzip der passiven Immunisierung).
>
> Bei anderen Konstellationen (Mutter Rh$^+$, Mutter rh$^-$ und Vater rh$^-$) gibt es keine Rhesus-Komplikationen.

> **Fallbeispiel**
>
> Eine 28-jährige Frau stellt sich beim Allgemeinarzt wegen seit Monaten schleichender **Leistungsminderung**, **Müdigkeit** und Unlust vor. »Sie könnte den ganzen Tag schlafen, sei nicht belastbar, sofort außer Puste«, **Konzentrationsstörungen** im Beruf seien aufgefallen. Sie mache viel häufiger Fehler als früher. Die Patientin macht einen blassen Eindruck. Sie gibt **Zwischenblutungen** an, manchmal seien »ihre Tage« stark ausgeprägt mit Unterbauchschmerzen und dauerten eine Woche an.
>
> Im Blutbild zeigt sich: Hb 86 g/l, MCV 78 fl, MCH 23 pg, Ferritin↓ und Transferrin↑. Sie ist tachykard und hypoton.
>
> Bei der sicheren Diagnose **Eisenmangelanämie** wird die Patientin mit oralen Eisenpräparaten sowie einem oralen Kontrazeptivum zur Behandlung der Zwischenblutungen und zur Festigung des Zyklus versorgt. In der Folge verbessern sich die Blutwerte, Zyklusbeschwerden sowie die Leistungsfähigkeit der Patientin deutlich.

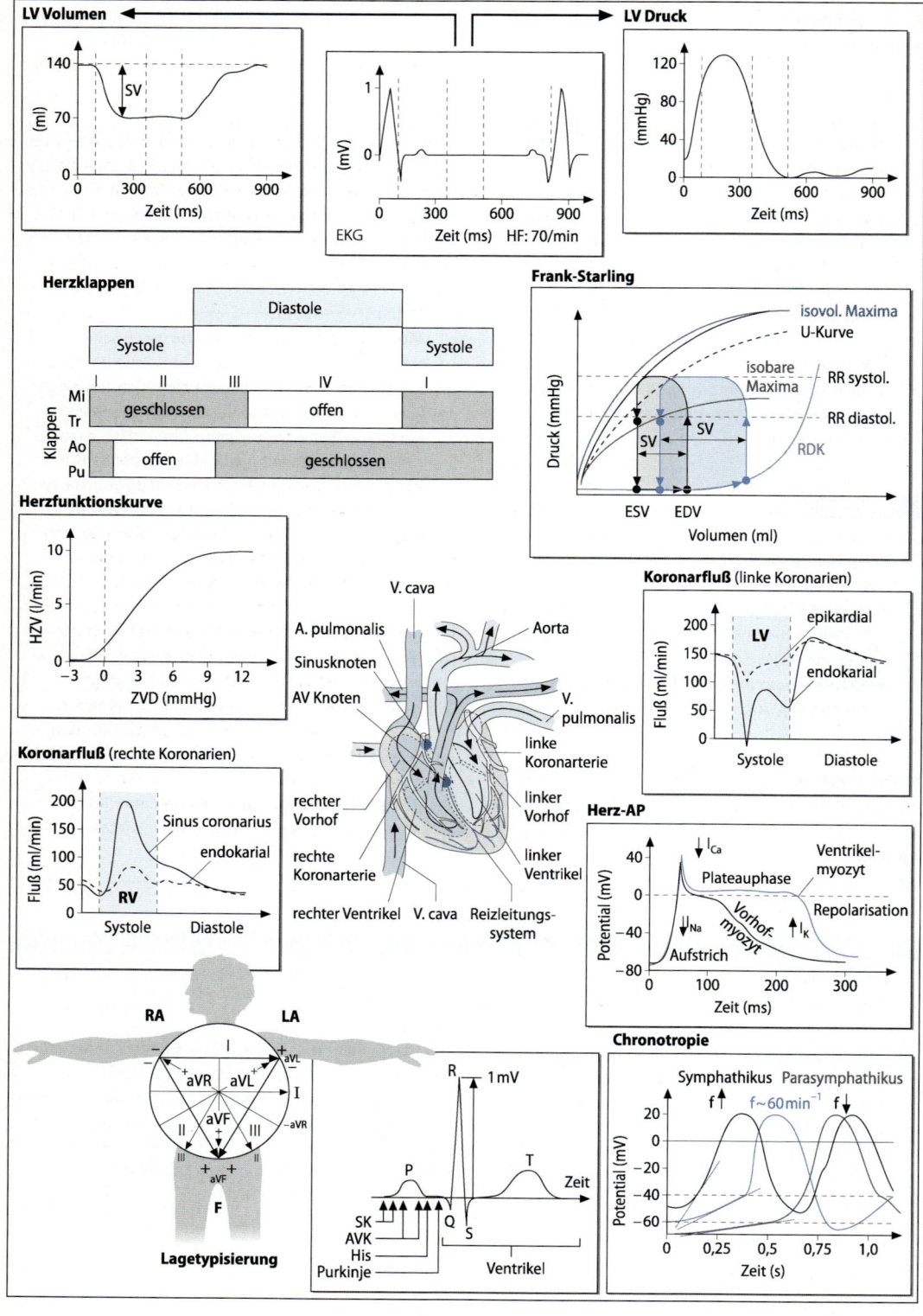

3 Herz

Mind Map

Mechanische Schaltung: Das Herz stellt eine zyklische Druck-Saug-Pumpe aus zwei seriell geschalteten Herzen (rechtes Herz, linkes Herz) dar, deren Kammern Blut von rechts ansaugen und nach links pumpen.

Erregung und Aktionspotenziale: Die Erregung der Myozyten erfolgt periodisch durch Schrittmacherzellen und Ausbreitung entlang des Reizleitungssystems. Unterschiedliche Aktionspotenziallängen sorgen im Verlauf für eine orthodrome Erregung. Das Herzaktionspotenzial dauert in etwa so lange wie die Kontraktionszeit. Dies verhindert eine vollständige Tetanisierbarkeit des Myokards. Die Rhythmizität wird durch die koordinierte Abfolge verschiedener Ionenkanäle bewerkstelligt und durch das vegetative Nervensystem moduliert. Der Sympathikus wirkt positiv chronotrop, inotrop, dromotrop und lusitrop. Die elektromechanische Kopplung an Herzzellen erfolgt durch Ca^{2+} induzierte Ca^{2+}-Freisetzung aus dem SR. Hierbei kommt dem langsamen Ca^{2+}-Einstrom während der Plateauphase des Aktionspotenzials besondere Bedeutung zu.

EKG: Die Erregungsbildung und -ausbreitung kann durch extrazelluläre Ableitungen von Dipolvektoren erfasst und im EKG verfolgt werden. Die zeitliche und räumliche Summe aller Vektoren bildet 3 Vektorschleifen im Raum (P, QRS, T) aus, welche auf die Frontalebene in 6 Extremitätenableitungen projiziert werden können (Einthoven, Goldberger). Aus diesen ist eine Rekonstruktion der elektrischen Herzachse (Lagetypisierung) möglich. Daneben lassen sich Rhythmusstörungen, Hypertrophien, Ischämien, Infarkte etc. im EKG diagnostizieren.

Systole und Diastole: Die mechanische Kontraktion des Herzens unterteilt sich in Systole und Diastole. Vorhöfe und Kammern arbeiten antizyklisch zueinander. Während der Systole wird in einer Unterstützungskontraktion zunächst isovolumetrisch Druck erzeugt. Nach Überschreiten der Nachlast erfolgt die auxobare Austreibung. Der Druck nimmt nach dem Laplace-Gesetz weiter zu, während das Schlagvolumen ausgeworfen wird. In der Diastole füllen sich die Kammern.

Frank-Starling-Mechanismus: Werden die Ventrikel stärker gefüllt und damit mehr gedehnt, so erhöhen sich Herzkraft und Schlagvolumen: dieser Mechanismus sorgt ganz akut dafür, dass beide Herzkammern gleichmäßig Blut fördern und damit koordiniert arbeiten. Außerdem verfügt das Herz über Volumen- und Druckrezeptoren und ist dadurch auch in die hormonelle Regulation des Blutvolumens eingebunden.

3.1 Elektrophysiologie des Herzens

3.1.1 Spezielle Elektrophysiologie des Myokards

Ruhemembranpotenzial

Herzmuskelzellen besitzen ein **Ruhemembranpotenzial** (RMP) nahe des E_K (▶ Kap. 1.5) von ca. −90 mV aufgrund der hohen Leitfähigkeit für K^+-Ionen. Diese wird in Ruhe maßgeblich durch »K^+-inward rectifier-Kanäle« (K_{ir} oder K_1) stabilisiert (offen bei Potenzialen negativer −70 mV, Stromumkehr bei E_K, geschlossen für positivere Potenziale; unterstützt damit indirekt die Depolarisation!).

> **KLINIK**
>
> **Kardioplege Lösung**: Die K^+-Abhängigkeit des Myokard-Ruhemembranpotenzials macht man sich in der Herzchirurgie zunutze; denn am »offenen« Herzen lässt sich verständlicherweise nur operieren, wenn dieses nicht mehr schlägt. Dies erreicht man durch Perfusion der Koronarien mit einer K^+-reichen (~10 mM) Lösung (Kardioplegie). Hierdurch werden von subendokardial die Myozyten dauerhaft depolarisiert und können keine Aktionspotenziale mehr generieren (»*es ist hilfreich, zu diesem Zeitpunkt die Herz-Lungen-Maschine schon angeschlossen zu haben…«*). Die Ischämie-Toleranz-Zeit wird durch Abkühlen des gesamten Organismus und des Herzens (»*Sie baden gerade Ihr Herz in Eis-Ringer*«) verlängert (nach Eröffnen des Perikards kann man die Perikardränder nach außen fixieren und das Herz liegt wie in einer Badewanne darin). Nach Beendigung der OP wird die Kaliumlösung wieder ausgespült.
>
> **Hyperkaliämie**: bei mäßiger Hyperkaliämie wird das Ruhemembranpotenzial zunächst näher an die Aktionspotenzial-Schwelle gerückt; es resultieren tachykarde Rhythmusstörungen, evtl. Vorhof-, Kammerflimmern (letzteres ist funktioneller Herzstillstand), bei starker Hyperkaliämie folgt die Abnahme der Erregbarkeit durch Dauer-Inaktivierung von Na^+-Kanälen→Umschlagen in Brady-Arrhythmien bis zur Asystolie. Besonders kontrollbedürftig sind Dialysepatienten, da deren K^+-Exkretion gestört ist.
>
> **Hypokaliämie**: Unter- und Über-Erregbarkeiten sind möglich (letzteres eher bei sehr niedrigem K^+, s.u.).

Aktionspotenzial

Das **Aktionspotenzial** (AP) von **Kardiomyozyten** (◘ Abb. 3.1) wird koordiniert von mehreren Ionenströmen verursacht:

- **initialer Aufstrich** ca. +20 mV bis +40 mV durch eine schnelle Na^+-Leitfähigkeit g_{Na} (I_{Na} einwärts wenige ms, spannungsabhängig, blockierbar durch Tetrodotoxin und Lokalanästhetika),
- gefolgt von einer **transienten Repolarisationsphase** auf ca. 0 mV (K^+-getragener I_{to} »transient outward« und positiver Cl^--Strom I_{Cl}, bis ~100 ms, nicht gezeigt in ◘ Abb. 3.1) und
- einer anschließenden 200–300 ms langen **Plateauphase** bei 0 mV. Diese ist ein Gleichgewicht zwischen depolarisierenden Ca^{2+}-Einwärtsströmen I_{Ca} und v. a. repolarisierenden K^+-Auswärtsströmen I_K.
- Mit dem Inaktivieren von g_{Ca} (~200 ms) überwiegt g_K und die Zelle repolarisiert zum Ruhemembranpotenzial. Unterschreitet das Potenzial −70 mV, öffnen die »inward-rectifier-Kanäle« (K_{ir}) wieder und kompensieren die Inaktivierung der »delayed outward rectifier«, sodass das Ruhemembranpotenzial wieder nahe −90 mV stabilisiert wird.

Refraktärphase und Tetanisierbarkeit

In der Aufstrich- und Plateauphase ist die Myokardzelle **absolut refraktär**, d. h. es ist keine Erregung möglich. Während der Repolarisation (elektrische Diastole) beginnt mit zunehmender Reaktivierung von Na^+-Kanälen die **relative Refraktärphase**.

Die AP-Dauer des **Ventrikelmyokards** beträgt ~250–400 ms (~200-mal länger als in Skelettmuskel, Nerv) und ist frequenzabhängig (↓ bei Herzfrequenz (f)↑→Sympathikus!; ↑ bei f↓→Parasympathikus!). Das AP der **Vorhofmuskelzelle** (~200ms) ist deutlich kürzer als das der Ventrikelmuskelzelle. Innerhalb des Ventrikelmyokards können die APs **subendokardial** fast doppelt so lang sein wie **subepikardial**. Eine Einzelzuckung im Myokard ist am Ende der absoluten Refraktärphase fast abgeschlossen und damit kürzer als die AP-Dauer; deshalb ist das Herz unter physiologischen Bedingungen nicht **vollständig tetanisierbar**.

> **Prüfungsfallstricke**
>
> Der Herzmuskel ist **nicht** vollständig tetanisierbar, da (1.) die AP-Dauer im Myozyt lang (vgl. Skelettmuskel AP: ~2 ms→vollständiger Tetanus in der Regel) und (2.) die AP-Dauer in Purkinje-Fasern länger als im Myokard ist (s.u.) →keine Fusions-Tetanisierbarkeit über das Reizleitungssystem möglich.

Membrantransporter

Die Myokardzell-Membran enthält neben der **Na/K-ATPase** zur Aufrechterhaltung des Na^+-Gradienten (▶ Kap. 1.5) ferner den **Na^+/Ca^{2+}-Exchanger** (NCX, ▶ Kap. 1.2) und die plasmalemmale **Ca-ATPase** (**PMCA**, eigentlich ein primär-aktiver Ca/H-Exchanger, ▶ Kap. 1.2), welche im Dienste des Ca^{2+}-Haushalts (→Inotropie) stehen. Das während der Plateauphase einströmende (und aus dem SR freigesetzte) Ca^{2+} wird während der Repolarisations- und Ruhemembranpotenzial-Phase (also der gesamten Diastolendauer) über Na/Ca-Exchanger (sekundär-aktiv) und Ca-ATPase (primär aktiv) wieder nach extrazellulär transportiert (bzw. über SERCA wieder ins SR, s.u.).

> **Prüfungsfallstricke**
>
> Der Na^+/Ca^{2+}-Exchanger läuft in der Systole (Plateauphase) im **Revers-Modus**, d.h. durch das während des Aufstrichs eingeströmte subsarkolemmal erhöhte Na^+ wird Ca^{2+} im Austausch mit Na^+ noch zusätzlich in die Zelle transportiert. In der Diastole dreht sich die Transportrichtung um: Na^+ wird nun hinein, Ca^{2+} hinaus transportiert (die Na/K-ATPase schafft das Na^+ raus).

Autonome Regulation des Myokardaktionspotenzials (◘ Tab. 3.1).

3.1.2 Erregungsbildungs- und -leitungssystem

Erregungsbildung beim Gesunden

Schrittmacher
Die autonome rhythmische Erregung des Myokards nimmt im **Sinusknoten** (einige hundert Zellen, rechter Vorhof) ihren Ursprung. Er ist **primärer Schrittmacher** (→Sinusrhythmus) mit intrinsischer Eigenfrequenz von f~60–80 min^{-1} (Vagus senkt die Frequenz: **negativ chronotrop**, Sympathikus erhöht die Frequenz: **positiv chronotrop**).

Reizleitungssystem
Die Erregungsleitung erfolgt im Herzen entlang des Reizleitungssystem (RLS) zum Ventrikelmyokard gerichtet über **Gap junctions** (elektrische Synapse, ▶ Kap. 1.2.4). Das Herz ist ein funktionelles Synzytium. Die Zellen des Reizleitungssystems enthalten nur wenig kontraktile Proteine, T-Tubuli und Mitochondrien, dafür aber mehr **Glykogen** und **anaeroben Stoffwechsel** verglichen mit dem Arbeitsmyokard.

Der **AV-Knoten** (f~40–50 min^{-1}, »AV-Rhythmus«) ist **sekundärer** Schrittmacher und **His-Bündel** bzw. **Tawara-Schenkel** (f~30–40 min^{-1}, »Kammerrhythmus«) sind **tertiäre** Schrittmacher.

Mechanismus der Automatie

Im Reizleitungssystem entsteht ausgehend vom negativsten Membranpotenzial (**maximales diastolisches Potenzial**, MDP) eine langsame Depolarisation während der Diastole (→langsame **diastolische Depolarisation, Schrittmacherpotenzial**). Diese wird durch die fehlende Stabilisierung der g_{K1} (inward rectifier werden im Reizleitungssystem kaum exprimiert!) und eine hohe Hintergrund-Na^+-Leitfähigkeit g_{Na} über langsame »**funny channels**« erklärt (◘ Abb. 3.1b). »Funny channels« sind relativ **unspezifische Kationenkanäle** (HCN-Kanal: hyperpolarization-activated-cyclic nucleotide gated, Cs^+-blockierbar), welche Na^+ und K^+ leiten ($Na^+ > K^+$).

Der zeitliche Verlauf dieses depolarisierenden **Schrittmacherstroms I_f** ist in ◘ Abbildung 3.1b gezeigt. Eine weitere Komponente zur diastolischen Depolarisation liefern schnelle transiente Ca^{2+}-Kanäle (**T-channels**, $I_{Ca,T}$). Der steilere Anstieg wird von langsamen **L-Typ Ca^{2+}-Kanälen** (DHPR→$I_{Ca,L}$) getragen (Ca^{2+}-Aktionspotenzial bis ~ +20 mV). Verzögert wird der »delayed outward K^+-rectifier« aktiviert, welcher die Repolarisation einleitet. Während der Repolarisation inaktivieren die L-Typ Kanäle. Die HCN-Kanäle aktivieren nahe des maximalen diastolischen Potenzials wieder und leiten die nächste diastolische Depolarisation ein.

> **Merke**
>
> Während der Depolarisation nimmt g_K ab, während der Diastole nimmt g_K zu.
> Die Gesamtausbreitungszeit der Erregung ist mit ~210 ms kürzer als die AP-Dauer (~300 ms), was einen natürlichen **Reentry-Schutz** bietet (Reentry-Erregung würde auf refraktäres Gewebe antreffen).

> **Prüfungsfallstricke**
>
> **Funny currents** kommen nur in Zellen des Reizleitungssystems vor, **nicht** im Arbeitsmyokard (Vorhöfe, Ventrikel). Sie sind **nicht** durch Tetrodotoxin blockierbar.
> Im Sinus- und AV-Knoten gibt es **quasi keine** schnellen Na^+-Kanäle, deshalb ist der Aufstrich langsamer, ein Overshoot fehlt, ebenso eine Plateauphase.
> ▼

Schrittmacherzellen haben **kein** konstantes Ruhemembranpotenzial!

Die AP-Schwelle im Sinusknoten ist positiver als im Arbeitsmyokard, da sie von L-Typ Kanälen gebildet wird, welche eine positivere Schwelle als schnelle Na^+-Kanäle haben.

Im Arbeitsmyokard gibt es **keine** spontane Depolarisation!

am Herzen; die Sinusknoten-Eigenfrequenz am uninnervierten Herzen ~20% höher liegt.

Transplantiertes Herz: Aufgrund der fehlenden vegetativen Innervation des transplantierten Herzens liegt häufig eine leicht erhöhte Grundfrequenz vor, die je nach Indikation mit Betablockern zur Ökonomisierung der Herzleistung behandelt werden kann.

Sinusknoten, AV-Knoten und His-Bündel

Die einzelnen Abschnitte des Reizleitungssystems zeigen durch unterschiedliche Kanal-Expressionsmuster unterschiedliche AP-Morphologie. Dem Sinusknoten nachgeschaltete Schrittmacher haben eine langsamere diastolische Depolarisation und werden vom geleiteten AP schon erregt, noch bevor sie von selbst die Schwelle erreichen können (Sinusknoten als Taktgeber). Vorhöfe und Kammern sind durch die **fibröse Ventilebene** getrennt, welche keine APs leiten kann (nicht erregbares Gewebe, Isolator). Deshalb muss die Erregung über den AV-Knoten und das His-Bündel geleitet werden, welches die Ventilebene durchzieht und im Septum verläuft (Abb. 3.1). Tab. 3.1 und Abb. 3.1c fassen die Erregungsausbreitung zusammen.

> **KLINIK**
> Unter physiologischen Ruhebedingungen überwiegt die **negativ-chronotrope** Vaguswirkung
> ▼

Wirkung des autonomen Nervensystems auf die kardiale Funktion

Sympathikus und Parasympathikus modulieren autonom die Herzerregung, elektromechanische Kopplung und mechanische Leistung. Zur Modulation von Herzerregung und -mechanik durch das autonome Nervensystem Tab. 3.2 und Tab. 14.2.

Rhythmusstörungen

Rhythmusstörungen (▶ Kap. 3.1.4): **Supraventrikuläre** Rhythmusstörungen (normal geformte QRS-Komplexe, z. B. Sinustachykardie, -bradykardie) sind zu unterscheiden von **ventrikulären** Arrhythmien (deformierte, verbreiterte Kammerkomplexe, z. B. ventrikuläre Extrasystolen).

Extrasystolen

Auslöser der **supraventrikulären Extrasystolen (SVES)** ist ein atrialer ektoper Herd (evtl. bis oberhalb der His-Bündel-Bifurkation) oder eine Sympathikusaktivierung

Tab. 3.1. Komponenten und Abfolge der Reizleitung

Struktur	Leitungseigenschaften
Sinusknoten	Primärer Schrittmacher (60–70/min), rechter Vorhof, Ströme: I_{Ca}, I_K, I_f; Überleitung zu Vorhofmyokard über Gap junctions, Überleitung zu linkem Vorhof über interatriales Bachman-Bündel. Überleitung zu AV-Knoten vermutlich auch über internodale Bündel.
Vorhofmyokard	AP ohne spontane diastolische Depolarisation. Ströme: I_{Ca}, I_K, I_{Na}. Gap junction-Leitung. AP-Dauer ~200 ms, kürzer als Ventrikelmyokard.
AV-Knoten	»Leitungs-Delay«, sehr langsame Leitungszeit (~60 ms) aufgrund der **dünnen** Fasern (!), einzige physiologische Verbindung durch Ventilebene zu Kammer (→His-Bündel). Vorhofflimmern wird nicht übergeleitet, da Refraktärphase im AV-Knoten lang ist. Verzögerte Leitung begünstigt diastolische Kammerfüllung.
His-Bündel	Leitungsbündel durch Ventilebene zum Septum. Septumdepolarisation erfolgt immer von links nach rechts.
Purkinje-Fasern	»Frequenzfilter« durch lange Refraktärzeit (~400 ms→max. Frequenzüberleitung ~150 min^{-1}). Schnellste Leitung: anteroseptale Region zum Apex (~4 m/s, ~15 ms). Depolarisation des Myokards erfolgt immer von endokardial nach epikardial.
Ventrikelmyokard	Depolarisation des linken Ventrikels erfolgt am Apex (langsam 1 m/s) noch während die Purkinje-Fasern (schnell, 4m/s) das AP weiter nach links-posterobasal leiten (letzte Region der Erregung).

3.1 · Elektrophysiologie des Herzens

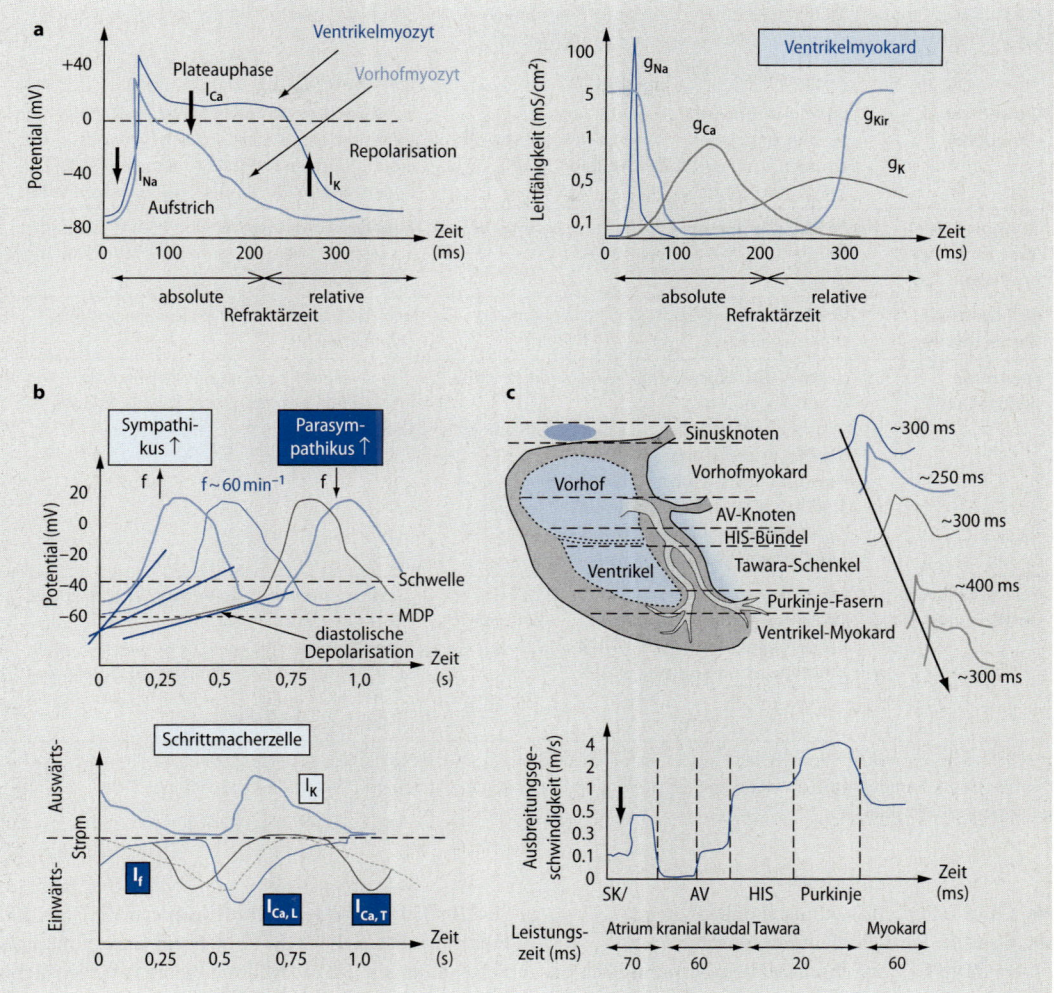

Abb. 3.1a–c. Myokardiale Aktionspotenziale, Erregungsbildung und Reizleitung. a APs in Arbeitsmuskelzellen von Ventrikel und Vorhof (links) sowie zeitliche Abfolge der Leitfähigkeiten im Ventrikelmyokard (rechts). Pfeile zeigen die Stromrichtung des betreffenden Ions an. **b** Schrittmacherpotenziale (langsame diastolische Depolarisation und Ca^{2+}-AP) in Zellen des Sinusknoten (oben) sowie zeitlicher Verlauf der Leitfähigkeiten (unten). Die diastolische Depolarisation wird durch I_f (funny current) initiiert. Der Sympathikus erhöht deren Steilheit (→Schwelle schneller erreicht), der Parasympathikus erniedrigt diese (→Schwelle später erreicht). **c** Komponenten (oben), Leitungsgeschwindigkeiten und -zeiten (unten) sowie APs im Reizleitungssystem. MDP: max. diastolisches Potenzial.

(harmlos). Das P-P-Intervall vor der Extrasystole ist verkürzt, danach verlängert (mit/ohne unvollständige post-extrasystolische Pause→Abstand QRS vor/nach SVES< 2RR). Solche Extrasystolen sind physiologisch bei jungen Menschen.

Bei den **ventrikulären Extrasystolen (VES)** existiert ein atypischer ventrikulärer Schrittmacher oder ektoper Herd (je distaler sitzend, desto breiter der QRS-Komplex). **Klinik**: Vereinzelte ventrikuläre Extrasystolen sind harmlos, kommen physiologisch vor und sind häufig asymptomatisch (evtl. »Herzstolpern«). Häufige ventrikuläre Extrasystolen können jedoch zu Dyspnoe, Angina pectoris und Synkopen führen.

AV-Block
Beim AV-Block handelt es sich um eine Überleitungsstörung von AV-Knoten auf die Kammern mit 3 möglichen Formen, ohne kompensatorische Pause!

Tab. 3.2. Autonome Modulation von Herzerregung, elektromechanischer Kopplung und mechanischer Leistung durch Sympathikus und Parasympathikus. Rezeptorwirkungen ◨ Tab. 14.1.

	Sympathikus	Parasympathikus
Chronotropie (Frequenz)	**positiv chronotrop:** Frequenz-Anstieg Steilere diast. Depolarisation, Schwelle schneller erreicht, positiveres MDP, Diastolendauer↓ →Sinustachykardie.	**negativ chronotrop:** Frequenzabfall I_f↓→diast. Depolarisation flach (Verlangsamung), Öffnen von GIRK K$^+$-Kanälen→MDP negativer. Diastolendauer↑→Sinusbradykardie
Dromotropie (Erregungsausbreitung)	**positiv dromotrop:** AV-Überleitung schneller, v.a. durch I_{Ca}-Aktivierung, PQ-Zeit↓	**negativ dromotrop:** AV-Überleitung langsamer, v.a. durch I_{Ca}-Hemmung, auch GIRK-Aktivierung (evtl. AV-Block). PQ↑.
Bathmotropie (Reizschwelle)	**positiv bathmotrop:** AP-Schwelle negativer, früher erreicht.	**negativ bathmotrop:** AP-Schwelle positiver, später erreicht.
Lusitropie (Relaxation)	**positiv lusitrop:** schnellere Relaxation, Diastole wird beschleunigt. Phospholamban hemmt die SERCA-Aktivität im SR. Phosphorylierung (z.B. durch PKA) des **Phospholamban** führt zur Enthemmung von SERCA, $[Ca^{2+}]_i$-Abfall schneller, AP-Dauer↓. Ferner PKA-Wirkung auf **Troponin-I** (→Ablöserate Ca^{2+} von Troponin-C erhöht)	keine wesentliche Wirkung (evtl. negativ lusitrop für Vorhofmyokard, aber funktionell unbedeutend)
Inotropie (Kraftentwicklung)	**positiv inotrop**→Kontraktilität↑, dP/dt↑ Phosphorylierung der DHPR→I_{Ca}↑→getriggerte Ca^{2+}-Freisetzung SR (RYR2) ↑→$[Ca^{2+}]_i$↑→Querbrückenzyklus (Aktin-Myosin)↑	**direkt negativ inotrop Vorhof**→Kontraktilität↓ (HF↓→AP-Dauer↓, I_{Ca}↓). **Keine direkte** Wirkung auf Ventrikel-Inotropie, aber geringe indirekte Wirkung: G_i-Protein→cAMP↓; NO↑→cGMP↑→Phosphorylierung DHPR↓→$[Ca^{2+}]_i$↓

SK: Sinusknoten. AVK: AV-Knoten. MDP: max. diastolisches Potenzial. PKA: Proteinkinase A. dP/dt: Anstiegssteilheit der Druckentwicklung. Anmerkung: Bathmotrop ist ein älterer Begriff, der sich in der neuen Literatur kaum noch findet. DHPR: Dihydropyridin-Rezeptor-Kanäle

- **Grad I:** PQ > 0,2s, klinisch unbedeutend,
- **Grad II:** Partieller Leitungsblock.
  - **Typ I** (Wenkebach/Mobitz I): periodisch zunehmende Verlängerung der Überleitung bis zum Ausfall des QRS-Komplex, danach erneuter Beginn.
  - **Typ II** (Mobitz II): intermittierender Block, Überleitung jeder 2., 3. oder n-ten Vorhofaktion. Anti-Arrhythmika-Indikation.
- **Grad III:** Vollständige Dissoziation von Vorhof- und Kammerrhythmus. P-Wellen und QRS-Komplexe laufen völlig unabhängig voneinander. Komplikation ist der Adam-Stokes-Anfall, also eine Synkope mit vorübergehender Asystolie (Schrittmacherindikation).

Vorhofflattern/-flimmern

Zu den Rhythmusstörungen gehört auch die **Arrhythmia absoluta**, eine unkoordinierte Erregungsausbreitung mit **Reentry** auf Vorhofebene und irregulärem Puls. Klinisch zeigt sich diese an **Vorhofflattern** (f~220–350/min) oder **Vorhofflimmern** VHF (f~350–600/min), das sich im EKG in Form unregelmäßiger Schwankungen um die Nullinie (keine P-Wellen sichtbar!) zeigt. Hier besteht die Gefahr der Thrombenbildung im linken Vorhof (Risiko für Apoplex!); betroffene Patienten benötigen Antikoagulanzien!

Kammerflattern/-flimmern

Gefürchteter ist **Kammerflimmern** (f~300/min), also die irreguläre Kammererregung (im EKG unregelmäßige Schwankungen um die Nullinie) ohne koordinierte Füllung und Auswurf (Herz-Kreislauf-Stillstand). Indiziert ist hier die Reanimation mit Defibrillation. Bei einer Frequenz von ~250/min spricht man von **Kammerflattern**.

> **Merke**
> Defibrillieren bei im EKG gesicherter **Asystolie** ist dagegen völliger Quatsch und sollte bei den schlechten Filmen verbleiben!

3.1.3 Elektromechanische Kopplung

◘ Abbildung 3.2 zeigt das Prinzip der **elektromechanischen Kopplung** (ec-coupling) am Kardiomyozyten. Die Erregung breitet sich von links nach rechts aus und ist zeitlich durch die Pfeile an den APs angedeutet. Die Depolarisation öffnet **Dihydropyridin-Rezeptor-Kanäle** (DHPR = L-Typ Ca^{2+}-Kanäle, spannungsabhängig, langsam) im Sarkolemm und der TTS-Membran (transverso-tubuläres System).

Der I_{Ca}-Einstrom von außen (!) triggert die Ca^{2+}-Freisetzung aus dem SR ($[Ca^{2+}]_{SR} \sim 0{,}5$ mM) durch Öffnung von **Ryanodin-2**-Rezeptor-Kanälen (**RYR2**) über Ca^{2+}-Bindungsstellen (»Ca^{2+}-Activation site«, hohe Ca^{2+}-Affinität), welche den Kanal öffnen: es folgt eine »Ca^{2+}-**induzierte** Ca^{2+}-**Freisetzung**« (CICR: Ca^{2+}-induced Ca^{2+}-release). Hierdurch steigt das zytosolische Ca^{2+} von ~100 nM auf ~10–50 µM an. Das Ca^{2+} aktiviert den Querbrückenzyklus, d. h. die Kontraktion der Aktin- und Myosinfilamente und damit des Myokards (► Kap. 13, ► Kap. 3).

Das zytosolische Ca^{2+} wird durch folgende Mechanismen wieder abgesenkt und die Kontraktion zu Beginn der Diastole beendet:
— **Inaktivierung der Dihydropyridin-Rezeptor-Kanäle** am Ende der Plateauphase→I_{Ca}↓→CICR↓
— **Inaktivierung der Ryanodin-2**-Rezeptor-Kanäle durch hohes $[Ca^{2+}]_i$ an der »Ca^{2+}-Inactivation-site« (besitzt reduzierte Ca^{2+}-Affinität im Vergleich zur »Activation-site«).
— **SERCA**: primär-aktiver Transport ins SR (im Austausch mit H^+!), moduliert durch Sympathikus (→positiv lusitrop).
— **PMCA** (plasmalemmale Ca^{2+}-ATPase): primär-aktiver Ca^{2+}-Transport nach extrazellulär (im Austausch mit H^+! *oder hat sich schon mal Jemand gefragt, warum das Zytoplasma saurer ist?«*).
— **Na^+-Ca^{2+}-Exchanger** (NCX): sekundär-aktiver Transport (3 Na^+ rein:1 Ca^{2+} raus).

Daneben spielt die Ca^{2+}-Speicherung in den **Mitochondrien** sowie Zwischenpufferung durch zytosolische Ca^{2+}-bindende Proteine (CBP) (z. B. Parvalbumin bei kleineren Säugern) eine wichtige Rolle in der Regulation der Ca^{2+}-Homöostase.

Die elektromechanische Kopplung wird durch die in ◘ Tabelle 3.2 beschriebenen Mechanismen der Lusitropie und Inotropie beeinflusst. Dabei betrifft die **Inotropie** die Kraftentwicklung. Dazu gehören alle Mechanismen, welche Calcium oder die Calciumsensitivität beeinflussen:
— $[Ca^{2+}]_i$ (**positiv inotrop**→Sympathikus, Tachykardie, Hypercalciämie $[Ca^{2+}]_o$↑, Hyponatriämie $[Na^+]_o$↓, Digitalis; **negativ inotrop**→Hypoxie, Dihydropyridine, Hpernatriämie);
— die **Calciumsensitivität** der Myofilamente (z. B. Wirkung von Ca^{2+}-Sensitizern).

> **KLINIK**
>
> **Elektromechanische Dissoziation:** Reanimationspflichtige Asystolie bei erhaltener elektrischer Aktivität (EKG–Aktivität vorhanden, aber kein Puls tastbar!). Ursachen, z.B. Perikardtamponade (Herz kann sich nicht füllen, weil kein Platz vorhanden ist!) oder großer Myokardinfarkt.
>
> **Therapiegrundlagen der Herzinsuffizienz: Herzglykoside:** Zur Steigerung der Kontraktilität bei Herzinsuffizienz (HI) setzt man klinisch **Digitalis-Präparate** ein (z.B. Digoxin, Digitoxin [**Herzglykoside**]). Diese hemmen primär die Na/K-ATPase (**nicht** den Na^+/Ca^{2+}-Exchanger!!). Dies führt zu Erhöhung von $[Na^+]_i$ und damit **indirekter Hemmung** des Na^+/Ca^{2+}-Exchanger (Na^+-Gradient ↓). $[Ca^{2+}]_i$ bleibt diastolisch erhöht, die Aktivierung der Myofilamente ist verlängert. Digitalis hat eine sehr geringe therapeutische Breite. Plasmaspiegel müssen engmaschig kontrolliert werden, da sie überall die Na/K-ATPase hemmen. Intoxikationen führen häufig zu ZNS-Störungen. Frühzeichen sind Veränderungen der Farbempfindung (»Gelbsehen«). In therapeutischen Dosen läuft der Na^+/Ca^{2+}-Exchanger in der Regel noch nicht im reversen Modus. Therapie bei Vergiftungen (Achtung: kommt im Fingerhut vor, Vergiftungen bei neugierigen Kindern nicht selten!)→Applikation von Digitalis-Antikörpern. Weitere Hemmer der Na/K-ATPase sind Strophantin, Ouabain.
>
> **Betablocker** sind ebenso wichtige Bestandteil der Herzinsuffizienz-Therapie geworden. Dies klingt zunächst paradox, da Betablocker negativ inotrop wirken. Aufgrund der reduzierten Auswurfleistung bei Herzinsuffizienz ist das sympathische Nervensystem überaktiviert (Herzinsuffizienz: Schlagvolumen↓, $RR_{syst.}$↓→Barorezeptorenreflex aktiviert, ► Kap. 4.2.2.→Plasmakatecholamine sind chronisch erhöht). Durch Down-Regulation der Betarezeptoren wird die myokardiale Noradrenalinansprechbarkeit reduziert. Betablocker stellen diese wieder her und führen auch über Frequenzsenkung zur Ökonomisierung der Herzarbeit. Um mögliche initiale Pumpdepression zu vermeiden, sollte man einschleichend dosieren!
> ▼

> **Ca^{2+}-Antagonisten** (z.B. Nifedipin) wirken zwar auch negativ inotrop, der Effekt der Nachlastsenkung (s. u.) über die Vasodilatation überwiegt aber als therapeutischer Nutzen.
> Therapeutisch kombiniert man die Präparate.

Prüfungsfallstricke

Herzglykoside wirken wie der Sympathikus positiv inotrop, aber **nicht** positiv lusitrop (kein Einfluss auf die Relaxation), da sie **nicht** auf die G$_s$-Proteine wirken.

3.1.4 Elektrokardiographie (EKG)

Potenzialentstehung

Das EKG ist die Ableitung der Erregungsausbreitung. Es wird immer an extrazellulär gelegenen Punkten abgeleitet:
- **Bipolare Ableitungen** (Einthoven) messen die extrazelluläre Potenzialdifferenz (Spannung) zwischen zwei differenten,
- **unipolare Ableitungen** (Goldberger, Wilson) messen zwischen einer differenten und einer indifferenten (die Erde!) Elektrode.

Vektorprojektionen

Extremitätenableitungen. Die räumliche Vektorschleife des Summenvektors (eigentlich 3 Schleifen: P-, QRS-, T-Schleife) spiegelt den zeitlich-räumlichen Verlauf der Erregungsausbreitung wieder (▶ Kap. 3.1.2) und wird durch die Auswahl der EKG-Elektroden an den Extremitäten (Extremitätenableitungen **Einthoven, Goldberger**) auf die **Frontalebene** projiziert (3D- auf 2D-Projektion).

Zwei Ableitelektroden definieren jeweils paarweise eine Ableitgerade (eindimensional!), auf welche die Vektorschleife aus der Frontalebene projiziert wird (2D- auf 1D-Projektion). ◻ Tabelle 3.3 fasst die Eigenschaften der einzelnen Wellen zusammen (◻ Abb. 3.3).

Brustwandableitungen. Bei den unipolaren präkordialen Brustwandableitungen (**Wilson**, V_1–V_6) wird die Projektion der Vektorschleife auf die **Sagittalebene** abgebildet ($V_{1,2}$: rechtskardial, $V_{3,4}$: septal, $V_{5,6}$: linkskardial).

Prüfungsfallstricke

Im QRS-Komplex ist **nicht** die Überleitung in His-Bündel oder Purkinje-Fasern oder Tawara-Schenkel enthalten. Diese ist bereits abgeschlossen (◻ Abb. 3.3a–c), die Strukturen sind vollständig erregt (isoelektrisch: kein Beitrag zu QRS).

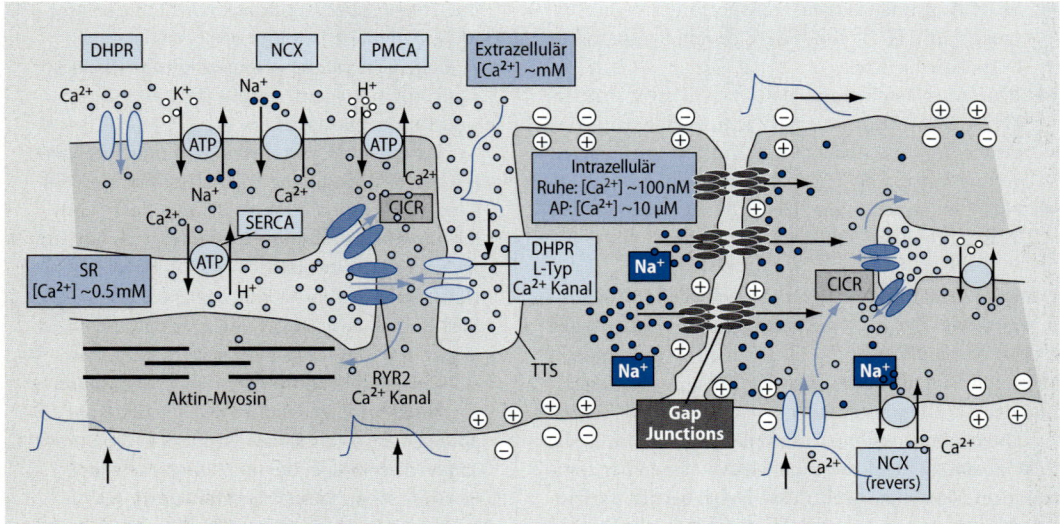

◻ **Abb. 3.2. Elektromechanische Kopplung und myokardiale Ca^{2+}-Regulation.** Während des AP triggert I$_{Ca}$ durch DHPR-Kanäle die SR Ca^{2+}-Freisetzung über RYR2 (CICR). Am Ende des AP wird Ca^{2+} im Zytosol durch verschiedene Extrusionsmechanismen (SERCA, PMCA, NCX) auf Ruhewerte abgesenkt. Die Übertragung der Erregung erfolgt über Gap Junctions auf die Nachbarzelle. Zu AP-Beginn läuft der Na$^+$/Ca^{2+}-Exchanger (NCX) in der Systole revers

3.1 · Elektrophysiologie des Herzens

Tab. 3.3. Wellen, Zacken, Segmente und Intervalle im EKG: Bedeutung und Pathologie

Ereignis	Normalbefund, Bedeutung, Pathologie
P-Welle	Dauer ~ 0,1 s, Amplitude <0,2 mV, repräsentiert Erregungsausbreitung (**nicht** Schrittmacherprozess!) über der Muskulatur der Vorhöfe, markiert Beginn der Vorhofkontraktion. P ist immer negativ in aVR. Erregungsrückbildung (T_{Atria}) ist im QRS-Komplex verborgen. Pathologisch vergrößert („P pulmonale") bei chronischem Cor pulmonale mit Vorhofhypertrophie. P-Welle fehlt bei feinem Vorhofflimmern.
PQ-Intervall	P-Beginn bis Anfang Q, Dauer ~0,12–0,21 s, frequenzabhängig: ↓: Präexzitationssyndrome, Sinustachykardie ↑: Sinusbradykardie, AV-Block Grad I, Digitalis, Antiarrhythmika, Betablocker.
PQ-Strecke	P-Ende bis Anfang Q, normal isoelektrisch (Null). Markiert vollständige Vorhoferregung und Überleitung in AV-Knoten, His-Bündel und Purkinje-Fasern (▶ Abb. 3.3.b). Strecke häufig gesenkt bei Tachykardie, gehoben bei AV-Block III.
QRS-Komplex	Dauer 80–120 ms (0,08–0,12 s), Erregungsausbreitung **in der Kammer**: Basis zu Herzspitze, größter Ausschlag in allen Ableitungen legt Lagetyp fest. Diagnostisch wichtig v. a. Brustwandableitungen. Größe der R-Zacke korreliert mit Muskelmasse. **Linksherzhypertrophie:** (überdrehter) Linkstyp und großes R in $V_{5,6}$, I und aVL. **Rechtsherzhypertrophie:** Rechtstyp und großes R in $V_{1,2}$, kleines R in $V_{5,6}$. **Schenkelblock (SB)**: verbreitertes QRS (RSB: V_1, LSB: $V_{5,6}$) Q-Zacke normal < ¼ R-Amplitude, Q-Vergrößerung bei Myokardinfarkt (tief, breit), Lungenembolie ($S_I Q_{III}$). R-Zacke verkleinert bei Perikarderguss (Niedervoltage), Adipositas.
ST-Strecke	Ende S bis Anfang T, Dauer ist frequenzabhängig. Vollständige Kammererregung → isoelektrisch. **Anhebung** bei akutem Myokardinfarkt, Lungenembolie, Perikarditis, Linksherzhypertrophie. **Absenkung** bei Myokardischämie (KHK), Hypokaliämie, bei Orthostase, Myokarditis.
T-Welle	Erregungsrückbildung über Kammermyokard: Spitze zu Basis (retrograd: zuletzt erregt, zuerst repolarisiert). Normal positiv (in aVR immer negativ!), da Dipolvektor negativ (Repolarisation: Vorzeichenänderung), aber Richtungsumkehr (retrograde Kammerrepolarisation)→Ausschlag positiv (»minus mal minus«), d.h. Gesamtvektor: Basis zu Spitze. Dauer ist frequenzabhängig, T-Welle markiert Ende der mechanischen Kammerkontraktion. Erhöhtes T bei Hyperkaliämie, Bradykardie, Linksherzhypertrophie (viel erregt, viel repolarisiert). Erniedrigt (negativ) bei Hypokaliämie, KHK.
U-Welle	Physiologisch, v.a. bei Jugendlichen vorhanden. Reflektiert späte Repolarisation in Purkinje-Fasern. Polarität entsprechend T-Welle.

RSB: Rechtsschenkelblock. LSB: Linksschenkelblock. KHK: Koronare Herzkrankheit.

Einthoven-Ableitungen versus Goldberger-Ableitungen

Bei den den **3 Einthoven-Ableitungen** ist jede der 3 Extremitäten gegen eine andere **bipolar** verschaltet (RA/LA: re/li Arm, F: Fuß).

Bei den **3 Goldberger-Ableitungen** ist jede der 3 Extremitäten gegen den Zusammenschluss der anderen beiden **unipolar** verschaltet.

Für den Verlauf der Ableitungen und Polaritäten gilt Folgendes (merken!):
- **Einthoven I:** RA(–)→LA(+), **II:** RA(–)→F(+), **III:** LA(–)→F(+). Am **rechten Arm (RA)** sind immer alle »–«, am **Fuß (F)** alle »+«-Polaritäten (Merkspruch: »**Mira plus F**«). I–III bilden ein gleichseitiges Dreieck (überall 60°).
- **Goldberger aVL:** (RA+F=O_{II}) (–)→LA(+), **aVR:** (LA+F=O_{III}) (–)→RA(+), **aVF:** (RA+LA=O_I) (–)→ F(+). aVR, aVL, aVF bilden die Winkelhalbierenden des Dreiecks. Die »+« Polarität ist immer in der Dreieckspitze des Ableitungsnamens (z.B. aVF→F ist positiv). Der Nullpunkt der Goldberger-Ableitungen ist im Schnittpunkt aller Winkelhalbierenden. Die indifferente Elektrode hat hierzu negative Polarität entlang der Ableitgeraden!
- **Wilson V_{1-6}:** positive Polarität in Richtung Brustwandelektroden, negativ von der Brustwand weg Richtung Herzmitte.

Tab. 3.4. Lagetypen und typische EKG-Zeichen

Lagetyp	Winkel	Häufigste EKG-Zeichen, Besonderheiten, diagnost. Relevanz
Linkstyp	–30° bis 0°	R_{max} in aVL (+), R_{min} in II (+), bei Linksherzhypertrophie, Adipositas, Zwerchfell-Hochstand, häufig physiologisch im Alter.
Horizontaltyp	0° bis +30°	R_{max} in aVR (–), R_{min} in III (–), physiologisch im Alter
Indifferenztyp	+30° bis +60°	R_{max} in II (+), R_{min} in aVL (+), physiologischer Lagetyp
Steiltyp	+60° bis +90°	R_{max} in aVF (+), R_{min} in I (+), physiologisch nur im Jugendalter oder tiefer Inspiration, bei Älteren Hinweis auf Rechtsherzhypertrophie.
Rechtstyp	+90° bis +120°	R_{max} in aVF (+), R_{min} in II (–), bei Kindern physiologisch, bei Erwachsenen Verdacht auf Rechtsherzhypertrophie (z.B. Cor pulmonale, Trikuspidalinsuffizienz)
überdrehter Rechtstyp	+120° bis +180° –150° bis –180°	Mehrere Konstellationen: R_{max} in aVR (+) und R_{min} in III (+), R_{max} in I (–), aVL (–) und aVR pos. Immer pathologisch, linksposteriorer Hemiblock
überdrehter Linkstyp	–30° bis –150°	Mehrere Konstellationen: R_{max} in aVL (+) und R_{min} in II (–), pos. aVR, R_{max} in aVF (–), III (–), II (–). Pathognomonisch bei linksanteriorem Hemiblock, Linksherzhypertrophie, inferiorem Myokardinfarkt.

»+« bei Winkel bedeutet im Uhrzeigersinn. R_{min} (R_{max}): kleinster (größter) QRS-Ausschlag (nicht notwendigerweise R-Zacke!)

Herzlagetyp und Cabrera-Kreis

Der Schnittpunkt aller Goldberger-Ableitungen bildet den Mittelpunkt des **Cabrera-Kreises** durch die Eckpunkte des Einthoven-Dreiecks (Abb. 3.3c). Einthoven I bildet die Horizontale (0°), aVF die Vertikale (90°) durch den Kreismittelpunkt. In 30°-Schritten wechseln sich je eine Einthoven und eine Goldberger-Ableitung ab. Aus den Extremitätenableitungen lässt sich zu jedem Zeitpunkt die Lage des Summenvektors R in der Frontalebene durch Vektoraddition rekonstruieren (man braucht hierzu mindestens 2 Ableitungen).

Die **elektrische Herzachse** zum Zeitpunkt des größten Kammerausschlags (R-Vektor) ist im Normalfall übereinstimmend mit der anatomischen Herzachse, der Winkel des R-Vektors mit der Horizontalen gibt den **Lagetyp** an (Tab. 3.4).

Lagetypisierung

Zunächst muss die längste Zacke im Kammerkomplex in mindestens 2 Ableitungen (von isoelektrischer Linie ausgehend) ausgemessen und in das Einthoven-Dreieck übertragen werden (Vorzeichen beachten, Ausschlag nach oben im EKG = »+«). Dann wird der Winkel zur Horizontalen abgelesen und mit der Typentabelle verglichen (Tab. 3.4).

Alternativ lässt sich der Lagetyp im Cabrera-Kreis bestimmen: Ableitung mit dem größten Kammer-Ausschlag suchen, diese bestimmt maßgeblich den Lagetyp (z. B. größter Wert in aVF: Steiltyp oder Rechtstyp). Jetzt sucht man den Kammerkomplex in der senkrecht dazu liegenden Ableitung (z. B. für aVF ist dies I) und bestimmt das Vorzeichen des größten Ausschlags. Hiermit lässt sich der Lagetyp eindeutig festlegen (für obiges Bsp.: in I negativ→Rechtstyp, in I positiv→Steiltyp).

> **Merke**
>
> Ist in einer Extremitätenableitung die R-Zacke am größten, so ist sie in der Ableitung senkrecht dazu am kleinsten. Es sind senkrecht: **I** ⊥ **aVF, II** ⊥ **aVL, III** ⊥ **aVR** (»**I-II-III, F**ische **L**ieben **R**eiberei«).

> **KLINIK**
>
> **Lagetypänderungen**: häufige Ursache ist Myokardhypertrophie, welche die Herzachse in Richtung des hypertrophierten Myokardareals dreht (**Linksherzhypertrophie** nach links, z. B. bei Hypertonie oder Aorteninsuffizienz, s. u.; **Rechtsherzhypertrophie** nach rechts, z. B. bei Cor pulmonale). Bei einem Zwerchfelltiefstand kommt es zur Rechtsdrehung (Uhrzeigersinn), bei einem Zwerchfellhochstand zur Linksdrehung (entgegen Uhrzeigersinn) (z. B. Tiefertreten des Diaphragmas bei tiefer **Inspiration**→Rechtsdrehung, Lagetyp wird steiler).

3.2 Mechanik des Herzens

3.2.1 Grundlagen der Muskelkontraktion

Sarkomerstruktur

Der kontraktile Apparat des Herzens ist analog zum Skelettmuskel aus den kontraktilen Filamenten Aktin

3.2 · Mechanik des Herzens

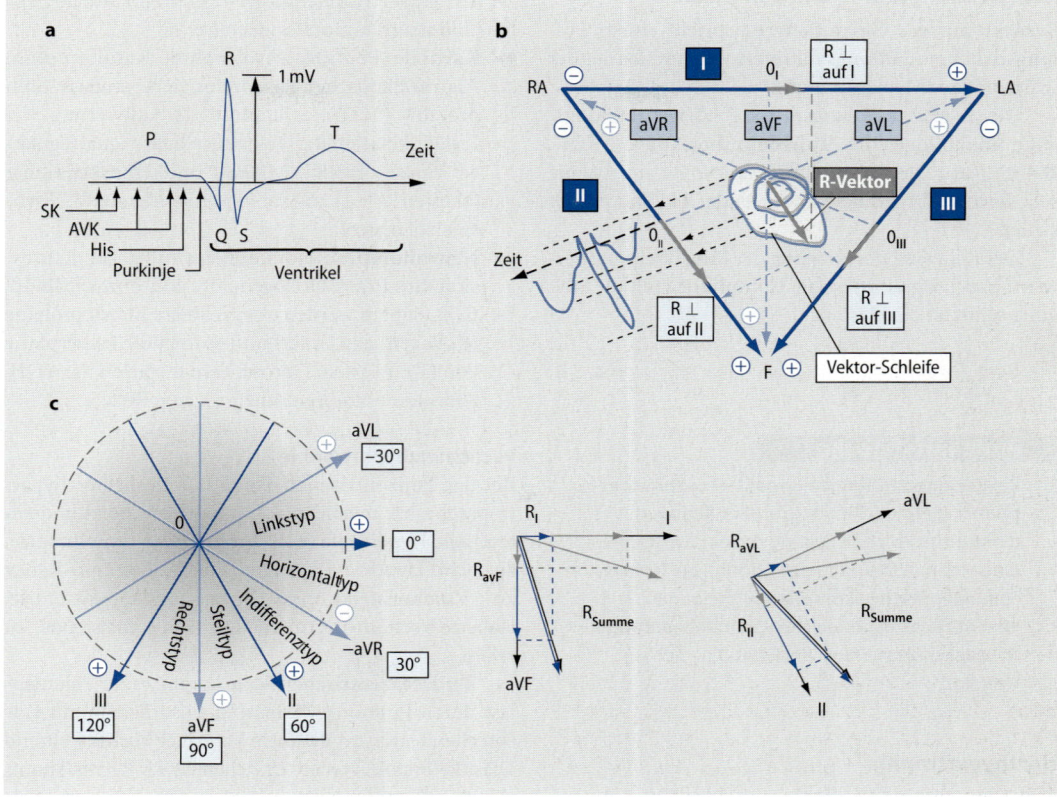

Abb. 3.3a–c. Elektrische Erregungsausbreitung und EKG. a Einthoven-Dreieck zur Projektion der Vektorschleife zu beliebigen Zeitpunkten (in der Regel R-Vektor) auf die Extremitätenableitungen. Die Projektionsvektoren (R_I, R_{II}, R_{III}, R_{aVF}, R_{aVL}, R_{aVR}) addieren sich vektoriell zum Summenvektor R, welcher durch Angabe zweier Projektionen schon eindeutig bestimmt ist. **b** Zeitliche Abfolge der Vektorschleifen in der eindimensionalen Projektion mit Bezeichnung der Zacken und Relation zum Reizleitungssystem. **c** Cabrera-Kreis zur Lagetyp-Bestimmung. Größter und kleinster Projektionsvektor liegen immer in zueinander senkrechten Ableitungen.

und Myosin sowie dem Ca^{2+} regulatorischen **Troponin-Tropomyosin-Komplex** aufgebaut. Die Funktion des Querbrückenzyklus ist analog (▶ Kap. 13.1). Jedoch ist die passive Sarkomerlängen-Kraft-Relation im Herzen deutlich zu kleineren Sarkomerlängen verschoben (◘ Abb. 3.4). Die elastischen Elemente im Herz-Sarkomer sind weniger dehnbar (der Myozyt reißt für Sarkomerlängen > 2,6 μm ein, Skelettmuskel erst ab 3,6 μm).

Wichtigstes elastisches Protein im Herzmuskel ist die kardiale Isoform von **Titin** (~2500 kDa, von Z-Linie zu M-Linie ziehend, stabilisiert Myosinfilamente zentral), welches im Wesentlichen für passive Kraftentwicklung (Spannung) bei Dehnung verantwortlich ist (v.a. für Sarkomerlängen > 2,4 μm). Während im Skelettmuskel die aktive Kraft zwischen 1,8 μm und 2,6 μm wenig variiert, hat die Kurve im Herzmuskel einen scharfen Peak (~2,3 μm) und ist schmaler.

Wandspannung, Druck und Laplace-Gesetz

Das Myokard ist ein Hohlmuskel mit Innenradius r, bei dem die Herzmuskelzellen vereinfachend entlang der Oberfläche verlaufend in einer Schicht der Dicke d angeordnet sind (in Wirklichkeit spiralförmig zur Herzspitze verlaufend wie eine hohle Kordel). Mit steigendem Füllungsvolumen V werden die Myozyten durch den Füllungsdruck P_{tm} (transmuraler Druck) gedehnt (Sarkomerlänge↑) und es entsteht eine elastische Wandspannung T. Die **Laplace-Beziehung** besagt, dass Druck und Wandspannung zueinander proportional sind:

$$T = P_{tm} \cdot \frac{r}{2d} \Leftrightarrow P_{tm} = T \cdot \frac{2d}{r} \quad \text{(Gl. 3.1)}$$

Ruhedehnungskurve und Compliance

Bezogen auf das Gesamtherz entspricht einem **Füllungsdruck** ein **Füllungsvolumen**, welches sich aus der Elastizität des Myokards ergibt.

Die zu jedem Füllungsdruck gehörigen Füllungsvolumina bilden die **Ruhedehnungskurve** (RDK, ◘ Abb. 3.4d). Die Ruhedehnungskurve ist am Anfang sehr flach und wird bei zunehmender Füllung immer steiler.

Der Kehrwert der Steigung der Ruhedehnungskurve im V-p-Diagramm ist die **Compliance (c)**, die Steigung selbst ist die Elastance.

$$E = \frac{\Delta p}{\Delta V} \Leftrightarrow C = \frac{\Delta V}{\Delta p} \quad \text{(Gl. 3.2)}$$

> **Prüfungsfallstricke**
>
> Bei **geringen** Füllungen ist das Herz **sehr** »compliant« (geringe Steigung, großer Kehrwert, d.h. zur zusätzlichen Füllung um ein ΔV ist nur eine niedrige Druckdifferenz nötig), bei **hohen** Füllungen **wenig** »compliant« (Steigung↑, Kehrwert↓, d. h. für gleiche Volumenänderung ΔV ist eine sehr große Druckdifferenz Δp notwendig).

Herzhypertrophie

Kommt es aufgrund von Stenosen oder Klappeninsuffizienzen zur Zunahme des Füllungsdrucks in einer der 4 Herzhöhlen (enddiastolisches Volumen↑, s. u.), nimmt T zu, $T(\uparrow) \propto \frac{P_{tm}(\uparrow) \cdot r}{d}$, und kann durch Hypertrophie des Myokards mit Zunahme der Wanddicke d im betroffenen Hohlraum z. T. kompensiert werden,

$T(\leftrightarrow) \propto \frac{P_{tm}(\uparrow) \cdot r}{d(\uparrow)}$ (**Stenose:** konzentrische Druckhypertrophie, **Insuffizienz:** exzentrische Volumenhypertrophie, s. u.).

> **Merke**
>
> **Druckbelastung** führt zu konzentrischer Hypertrophie (Wandspannung T kompensiert, keine Dilatation). **Volumenbelastung** führt zu exzentrischer Hypertrophie mit Dilatation (Hypertrophiegrad geringer als bei konzentrischer Hypertrophie, keine komplette Kompensation, T bleibt erhöht, ungünstiger). Kompensierte Myokardhypertrophie ohne Fibrosebildung ist in der Regel reversibel.

Zu den **Hypertrophiefaktoren** gehören kardiale Peptide und neurohumorale Substanzen:
- **Kardiale Peptide**: Myotrophin, Kardiotrophin. Als mechanischer Sensor fungiert »muscle limb protein« (MLP), es kommt zur Aktivierung von Proteinkinasen (Raf-1, »extracellular-signal regulated kinase« [ERK], MAPK) und Transkriptionsfaktoren (AP-1) und zur Expression fetaler V_3-Myosin-Isoformen.
- **Neurohumoral**: Noradrenalin führt zur Expression von Proto-Onkogenen (c-fos, c-myc), IL-1β, IL-6. Zudem werden extrazelluläre Matrixproteine (Kollagen) exprimiert und es folgt die Hyperplasie von Fibroblasten: Fibrose. Ferner spielen T_3, AT-II, Aldosteron und Endothelin-1 eine Rolle.

Rechtsherzhypertrophie

Bei der **konzentrischen Form** der Rechtsherzhypertrophie besteht meist eine pulmonale Ursache: pulmonalarterielle Hypertonie (z B. chronisches Cor pulmonale, alveoläre Hypoxie führt über Euler-Liljestrand-Reflex zu Vasokonstriktion!), Pulmonalklappenstenose, isolierte Vorhofhypertrophie bei Trikuspidalstenose ist selten.

Bei der **exzentrischen Form** kommt es zur Volumenlast durch Pulmonal-/Trikuspidalinsuffizienz mit entsprechender Regurgitation in Ventrikel/Vorhof während Diastole/Systole. Weitere Ursachen: Links-Rechts-Shunts (Ventrikelseptumdefekt, persistierendes Foramen ovale oder Ductus Botalli→später hypertrophiebedingt Shuntumkehr möglich.

Linksherzhypertrophie

Bei der **konzentrischen Form** besteht als Ursache meist eine arterielle Hypertonie; diese ist im Alter in gewissem Maße physiologisch (Gefäßelastizität↓) oder eine Aortenklappenstenose. Die Blutdruckamplitude ist **verringert** (hoher Widerstand→hoher Druckabfall poststenotisch). Als Ursache ist auch eine Mitralstenose relativ häufig (cave: Thrombenbildung, Vorhofflimmern, Emboliegefahr). Mögliche Folge ist ein Rückwärtsversagen mit Lungenödem, Lungenstau.

Die **exzentrische Form** entsteht infolge einer erhöhten Volumenlast bei Aorten-/Mitralinsuffizienz mit der Gefahr der Dilatation, eine Mitralinsuffizienz ist häufig sekundär. Die Blutdruckamplitude ist **erhöht** (diastol. Blutdruck↓, syst. Blutdruck↑). Weitere Ursachen: Rechts-Links-Shunts (eigentlich nur bei Shuntumkehr durch Rechtsherzhypertrophie).

Sportlerherz

Beim Sportlerherz besteht eine gleichmäßige (harmonische) Hypertrophie rechts und links (symmetrisch!). Die Herzhöhlen sind erweitert, die Wanddicke nimmt zu, also sind Wandspannung und Füllungsdruck nicht pathologisch erhöht! Das Gesamtblutvolumen nimmt zu; aufgrund verbesserter Füllung (enddiastolisches Volumen↑) sind Schlagvolumen und Vagotonus erhöht, die Herzfrequenz dagegen verringert. Es besteht eine ausreichende Kapillarisierung. Diese Form der Hypertrophie ist reversibel bei Inaktivität.

> **Prüfungsfallstricke**
>
> Hypertrophie kann nur auftreten, wenn genügend Zeit für Kompensation zur Verfügung steht und die Belastungserhöhung moderat ist. Bei akuter schwerer Lungenembolie tritt **keine** Hypertrophie auf! Die Druckerhöhung ist hier so stark, dass es bei akutem Cor pulmonale zu einem akuten Rechtsherzversagen kommt. Da der linke Ventrikel auch kein Blut mehr erhält, tritt der Tod durch Pumpversagen ein. Analog besteht die Gefahr des plötzlichen Herztods bei bestehender Aortenklappenstenose und zusätzlich akuter Belastung (z. B. schwere Arbeit).

Kontraktionsformen des Herzens

◘ Abbildung 3.4b zeigt die prinzipiellen Kontraktionsformen des Herzens als ganzes Organ. Analog zum Muskel (eindimensional) entspricht beim Hohlorgan (dreidimensional) »-ton« gleich »-bar« und »-metrisch« gleich »-volumetrisch«.

Isovolumetrisch kontrahiert das Herz nur in den Anspannungs- und Entspannungsphasen (▶ Kap. 3.2.3) und erzeugt bzw. reduziert den Druck im betrachteten geschlossenen Hohlraum. Die maximale isometrische Kraft (◘ Abb. 3.4a) der einzelnen Myozyten und somit der Maximaldruck hängt von der Vordehnung (→Ruhedehnungskurve) ab. Die Schar der isovolumetrischen Druckmaxima bildet die **Isovolumetrische Maximakurve** (◘ Abb. 3.4d). Sie steigt erst steil an, hat ein Maximum und fällt dann steil ab (Gefügedilatation der Filamente bei hohen Füllungsdrücken!).

Wirft das Herz gegen keinen Widerstand aus (also totaler peripherer Widerstand TPR=0), kontrahiert es **isobar** mit maximalem Volumenauswurf. Bei maximaler Kontraktion markieren alle Endpunkte der isobaren Kontraktion auf der Ruhedehnungskurve die **Isobare Maximakurve**.

> **Merke**
>
> TPR→∞: isovolumetrische Maximalkontraktion,
> TPR=0: isobare Maximalkontraktion.

Unterstützungskontraktion

Im Herzen sind Klappen eingebaut, auf denen ein Druck lastet – für die Aortenklappe ist das der Aortendruck. Daher ist die physiologische Kontraktion eine **Unterstützungskontraktion** (U-Kontraktion), bei der zunächst isovolumetrisch Druck aufgebaut wird, bis die Nachlast überwunden ist. Als **Nachlast (Afterload)** gilt hier die von den Myozyten aufzufangende Wandspannung (entspricht über Laplace-Beziehung dem diastolischen Druck in Aorta bzw. A. pulmonalis).

Nach Öffnen der Klappen erfolgt am isolierten Herzen eine isobare Kontraktion mit Volumenauswurf (»Das gilt auch wieder nur für das isolierte Herz ohne Aorta, da nur hier der Druck gegenüber dem Reservoir nicht weiter ansteigen kann!«). Im intakten Herzen »in situ« ist also die U-Kontraktion eine Abfolge aus **isovolumetrischer Anspannungsphase**, gefolgt von **auxobarer Austreibungsphase**. Während dieser steigt der Druck im Ventrikel weiter an, weil die zusätzliche Kraftentwicklung der Myozyten noch anhält. Selbst wenn die Kraftentwicklung aber konstant bliebe, muss der Druck trotzdem allein aufgrund des **Laplace-Gesetz** weiter zunehmen, da in der Auswurfphase der Ventrikelradius abnimmt und die Wanddicke zunimmt:

$$P_{tm}(\uparrow) \propto \frac{T(\leftrightarrow) \cdot d(\uparrow)}{r(\downarrow)} \quad (\text{◘ Abb. 3.6}).$$

3.2.2 Herzklappen, ▶ Kap. 3.2.3. Herzzyklus und ▶ Kap. 3.2.4. Füllung des Herzens

Anatomie und Funktion

Das Herz stellt mechanisch eine Serienschaltung zweier getrennter »Herzen« dar, durch die ein gleiches Herzzeitvolumen HZV (~ 5 l/min) fließt. Es ist eine zyklische Saug-Druck-Pumpe, d. h. Volumen wird vor dem rechten Herzen (und auch vom linken Vorhof) aktiv angesaugt (Ventilebenenmechanismus, s. u.) und drückt Volumen nach links weiter (A. pulmonalis, Aorta); es ergibt sich die Abfolge von Diastole (Füllphase) und Systole (Auswurfphase).

> **Prüfungsfallstricke**
>
> Kammern und Vorhöfe arbeiten antizyklisch, d. h. Kammersystole ist gleich Vorhofdiastole und umgekehrt. Die Füllung des Vorhofs findet daher in der Vorhofdiastole (= Kammersystole→Druckaufbau und Auswurf) statt.

Im rechten und linken Herzen werden Vorhöfe und Kammern jeweils durch eine **Segelklappe** (rechts: Trikus-

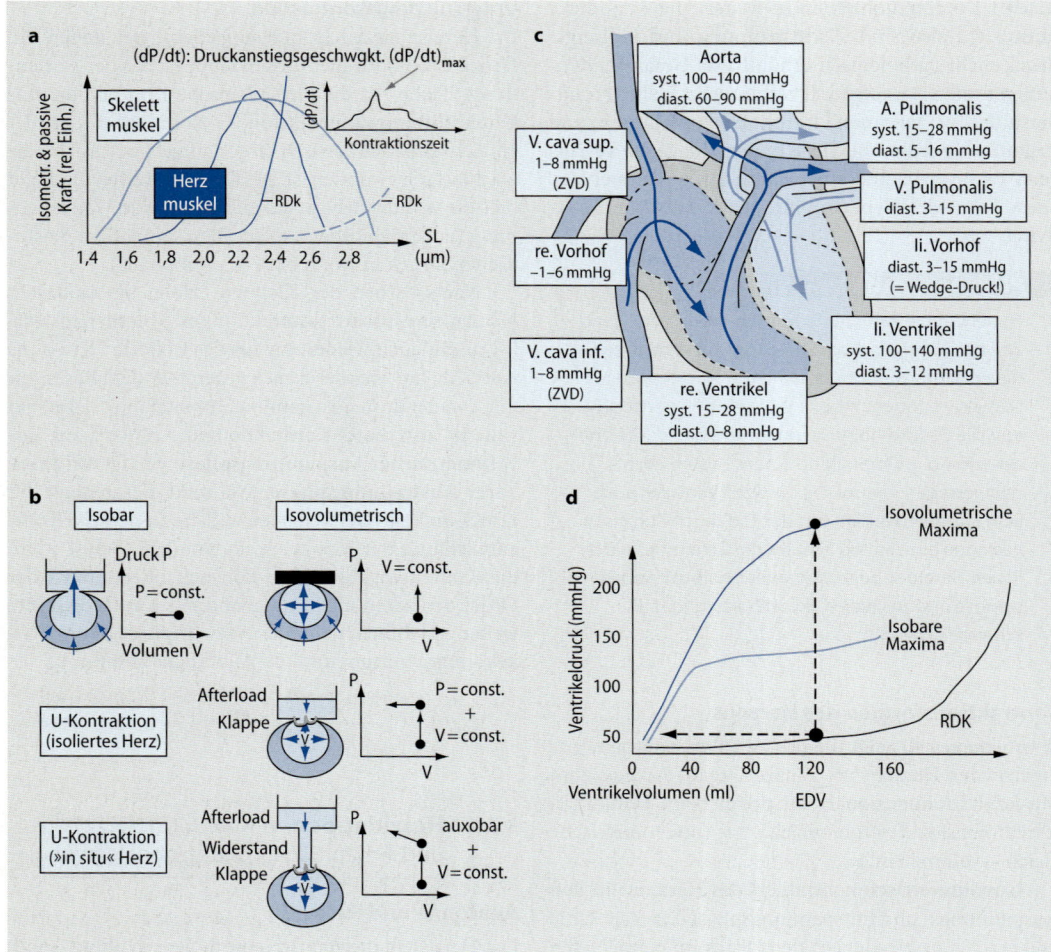

Abb. 3.4a–d. Kontraktionsformen, Kraftentwicklung, Drücke und Volumina im Herzen. a aktive isometrische Maximalkraft (durchgezogene Linie) und passive Rückstellkraft bei Dehnung (gestrichelt) in Abhängigkeit von der Sarkomerlänge in Skelett- und Herzmuskelzelle. **b** Kontraktionsformen des dreidimensionalen Herzmuskels. **c** Drücke in den einzelnen Herhöhlen und großen Gefäßen. **d** Ruhedehnungskurve, isovolumetrische und isobare Maxima-Kurve

pidalklappe mit Klappenöffnungsfläche ~1,5–2,5 cm², links: Mitralklappe ~2 cm²) getrennt. Kammern und große Arterien werden durch **Taschenklappen** getrennt (rechts: Pulmonalklappe ~1,5–2 cm², links: Aortenklappe ~2,5–3,5 cm²). Der Blutfluss ist durch die Anordnung der Klappen gerichtet. Die **Phasen des Herzzyklus** lauten (bezogen auf den Ventrikel):
- **Phase I:** isovolumetrische Anspannungsphase (alle Klappen geschlossen),
- **Phase II:** auxobare Austreibungsphase (Taschenklappen auf, Segelklappen zu),
- **Phase III:** isovolumetrische Entspannungsphase (alle Klappen zu) und
- **Phase IV:** Füllungsphase (Taschenklappen zu, Segelklappen auf).

Prüfungsfallstricke

Man sollte sich (im folgenden für alle Kurven) immer die genaue zeitliche Relation zum EKG einprägen (»*das liebt Mainz…*«). Nur während der R/S-Zacke (Phase I) und am Ende der T-Welle (Phase III) sind alle Klappen geschlossen (Abb. 3.5.).

Ohmsches Gesetz der Hydrodynamik: $R = \dfrac{\Delta p}{\dot{V}}$ (Gl.3.3)

3.2 · Mechanik des Herzens

Nach dem Ohmschen Gesetz der Hydrodynamik stellen die Klappen einen Widerstand R dar, welche den Blutfluss $\dot{V}$ begrenzt. Da durch das Herz das Herzzeitvolumen fließt, bedeutet ein hoher Widerstand R (Klappenstenose) immer, dass poststenotisch der Druck stark abgefallen ist ($\Delta p\uparrow$ = Differenz $p_{prästenotisch} - p_{poststenotisch}$ groß!).

> **KLINIK**
>
> **Aortenstenose:** Blutdruck-Amplitude in der Aorta↓ ($RR_{syst.}\downarrow\downarrow$).
>
> **Aorteninsuffizienz:** Blutdruck-Amplitude in der Aorta↑ ($RR_{diast.}\downarrow$, $RR_{syst.}\uparrow$).
>
> **Phonokardiogramm:** akustische Wiedergabe der Herztöne (HT). 1. HT ist »Anspannungston«, bei dem sich das Myokard anspannt und mit seiner Wand gegen die Blutsäule im Ventrikel bei geschlossenen Klappen »knallt« (kann man sich auch als »Schwapp«-Ton vorstellen: Wasser, welches gegen eine Wand schwappt). 2. HT ist Klappenschluss-Ton (Taschenklappen, ◘ Abb. 3.5. Beziehung zu EKG).
>
> **Aortenstenose** (Pulmonalstenose) erzeugt systolisches Geräusch (»**Systolikum**«), da während der Austreibung Blut durch verengten Ausgang gepresst wird und turbulent strömt. **Aorteninsuffizienz** (Pulmonalinsuffizienz) führt zu einem »**Diastolikum**« (Blut fließt turbulent zurück während Entspannungsphase→Regurgitation). Bei den Segelklappen ist es genau umgekehrt!

Venendruckpuls

Während der Herzaktion ändert sich der zentrale Venendruck zeitlich (◘ Abb. 3.5 gemessen in V. jugularis. Man stelle sich vor, man befinde sich auf einem Schiffchen in der V. cava vor dem rechten Vorhof und immer, wenn die Blutsäule sich Richtung Ventrikel entfernt, fällt der Druck ab. Kommt der Ventrikel und das Blut hingegen auf das Boot zu, nimmt er zu). Während der mechanischen Vorhofsystole (Ende der Kammerdiastole) steigt der Druck an (**Peak a:** Vorhof drückt Blut Richtung Kammer aber auch Richtung V. cava – ist ja immer offen). Dann folgt die Relaxation des Vorhofs, der Druck fällt ab (**Punkt w**). Dann folgt die Kammersystole, der Druckanstieg im Ventrikel wölbt die AV-Klappe vor ins Atrium und der Druck steigt an (**Punkt c**).

Während der Austreibungsphase senkt sich die Ventilebene Richtung Herzspitze ab und zieht an der Basis (Unterdruck **c→w**). Während isovolumetrischer

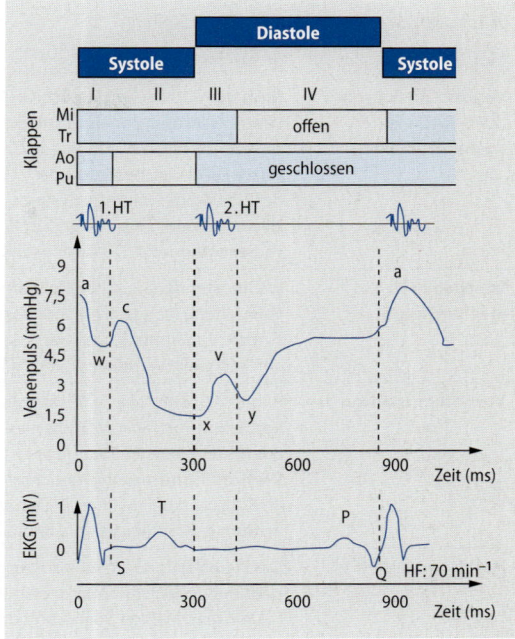

◘ **Abb. 3.5.** Klappenöffnung, Herztöne und Venendruckpuls (V. jugularis) in Relation zu mechanischem Herzzyklus und EKG. Erklärung im Text

Entspannung (Phase III) erhöht der venöse Rückstrom den Druck im Vorhof (**Punkt v**). Bei Öffnen der Trikuspidalklappe stülpt sich die basiswärts ziehende Ventilebene über die atriale Blutsäule, nimmt das Blut auf und der Druck im Vorhof nimmt ab (**Punkt y**). Mit dem Ende der Ventilebenen-Bewegung überwiegt der venöse Rückstrom, welcher den Druck im Vorhof erhöht (Druckanstieg **y→a**).

Mechanischer Herzzyklus

◘ Abbildung 3.6 zeigt die Druckverläufe in beiden Ventrikeln, nachgeschalteten Auswurfgefäßen sowie die Ventrikelvolumina während des Herzzyklus (Phasen I–IV) in Relation zum EKG. Während der **Ejektionsphase** wird normalerweise ein **Schlagvolumen von ~70 ml** (~50% des enddiastolischen Volumens→ **Ejektionsfraktion (EF)** ~0,5–0,6) ausgeworfen. Das Herzzeitvolumen errechnet sich aus:

$$HZV \left[\frac{l_{Blut}}{min}\right] = SV \left[\frac{l_{Blut}}{Zyklus}\right] \times HF \left[\frac{Zyklen}{min}\right]$$

(Gl. 3.4)

Tab. 3.5. Mechanismen der Ventrikelfüllung

Mechanismus	Besonderheiten
Venöser Rückstrom (ZVD-RAD als treibende Kraft)	Nach dem Ohmschen Gesetz (Gl. 3.3.) ist die Füll-Stromstärke für rechten Vorhof (und damit Ventrikel) proportional zur Druckdifferenz ZVD-RAD (allgemein: Druckdifferenz von einer Kammer zur nächsten). Da alle Kammern von der vorhergehenden gefüllt werden, und die V. cava der »erste Füller« ist, bestimmt der ZVD den maximal möglichen Füllungsdruck. Der ZVD hängt von der Füllung des venösen Systems ab→ZVD $\propto$ Gesamtblutvolumen. **Hypovolämie:** ZVD↓→venöser Rückstrom↓→Füllung↓→SV↓ **Hypervolämie:** ZVD↑→venöser Rückstrom↑→Füllung↑→SV↑
Ventilebenenmechanismus	Wichtigster dynamischer Mechanismus: geschlossene Segelklappen werden während Phase II mit Ventilebene Richtung Herzspitze gezogen→Sogwirkung zur Vorhoffüllung. In Phase IV verschiebt sich die Ventilebene basiswärts, stößt gegen die Blutsäule im Vorhof und drückt die Segelklappen auf→schnelle Ventrikelfüllung. Füllung nach T-Welle, vor P-Welle.
Vorhofkontraktion	Allgemein: Kontraktion des vorgeschalteten Segments unterstützt die dynamische Füllung. Vorhofkontraktion in Vorhofsystole (P-Welle=Diastole der Ventrikel!). Macht ca. 20% der Füllung aus (unterstützend, aber nicht entscheidend!). **Vorhofflimmern:** keine gerichtete Vorhofkontraktion, trotzdem ausreichende Ventrikelfüllung (in Ruhe und bei mäßiger Belastung). Bei schwerer Belastung kommt der Vorhofsystole aufgrund verkürzter Kammerdiastole immer mehr Bedeutung zu.
Herzfrequenz (HF)	Die Steigerung der Herzfrequenz geschieht auf Kosten der Diastolendauer (Ventrikelfüllungsperiode)! Jedoch nimmt nur bei sehr starker Frequenzerhöhung die Ventrikelfüllung merklich ab (>180/min). Mäßige Steigerung der Herzfrequenz verbessert das HZV (Gl. 3.4.). Bei ~90–100/min gilt: Diastole:Systole ~1:1.

ZVD: Zentraler Venendruck. RAD: rechtsatrialer Druck. HZV: Herzzeitvolumen

Tab. 3.6. Gesamtwiderstände in kleinem und großem Kreislauf

Niederdruck	Postkapillär, Venen, V. cava, re. Herz, Lungengefäße, li. Vorhof, li. Ventrikel (Diastole!)	**Kleiner Kreislauf**: re. Ventrikel (Systole), Lunge, li. Vorhof, li. Ventrikel (Diastole)→ $\dot{V} = HZV$ ~5 l/min Δp = pulmonalart. Mitteldruck–li. Vorhofdruck (~7–10 mmHg) →R~1,6 mmHg/(l/min)
Hochdruck	li. Ventrikel (Systole!), Aorta, Arterien, Arteriolen, Präkapillär	**Großer Kreislauf**: li. Ventrikel (Systole), Aorta, Arterien, Präkapillär, Kapillär, Postkapillär, Venen, V. Cava, re. Ventrikel (Diastole!) → $\dot{V} = HZV$ ~5 l/min Δp = systemart. Mitteldruck–ZVD = 100 mmHg-4 mmHg ~96 mmHg) → R~20 mmHg/(l/min) =**TPR** (totaler peripherer Widerstand)

Merke

Generell kann man sich merken, dass die mechanische Aktion dem EKG deutlich hinterherhinkt (z. B. Auswurfphase im Bereich ST-Strecke, Entspannungsphase nach T-Welle, Diastole zwischen Ende T und Ende P).

Prüfungsfallstricke

Tabelle 3.6 macht deutlich: der kleine Kreislauf ist **nicht** dasselbe wie das Niederdrucksystem, der große Kreislauf ist **nicht** synonym mit dem Hochdrucksystem! Der linke Ventrikel gehört abhängig von der mechanischen Phase zum Niederdruck- (Diastole) oder Hochdrucksystem (Systole).

Tabelle 3.5 gibt einen Überblick über die Mechanismen, die für die Ventrikelfüllung verantwortlich sind.

3.2 · Mechanik des Herzens

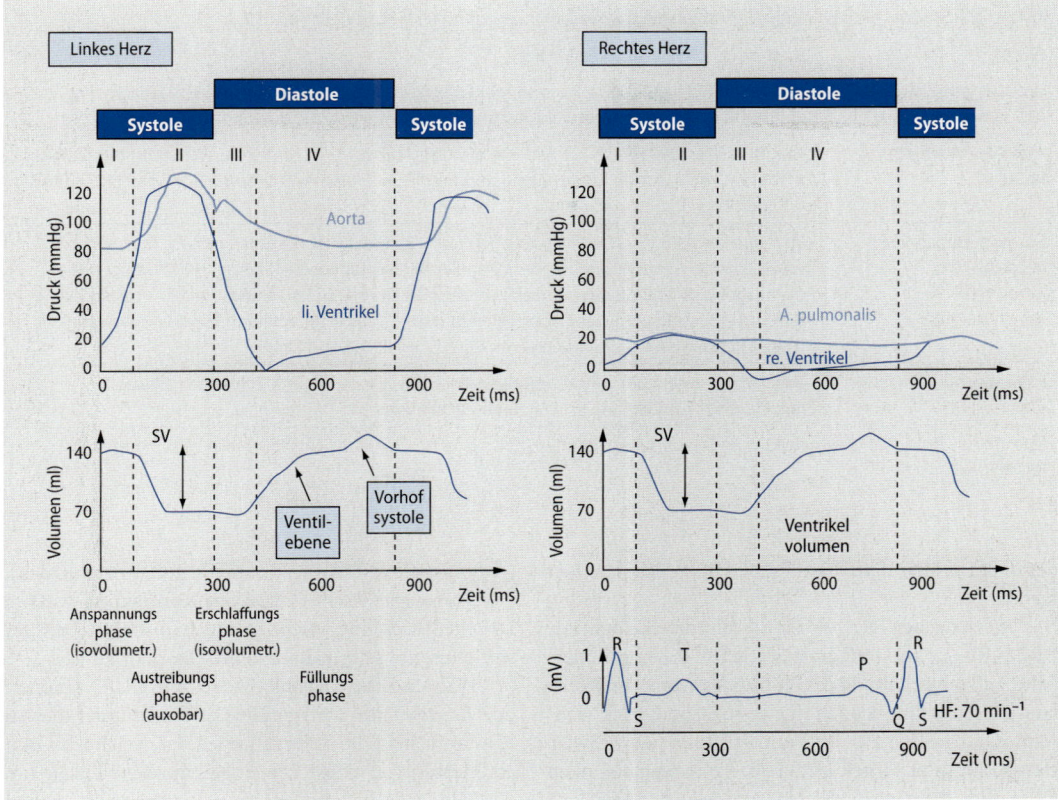

Abb. 3.6. Mechanische Herzaktion: Druckverläufe in Ventrikeln, großen Gefäßen. Volumenverläufe und EKG-Relation

> **KLINIK**
>
> Die Herzdrücke kann man mit Einschwemmkathetern untersuchen (◘ Abb. 3.4c). Drücke bis zum linken Vorhof werden über zentrale Venenkatheter, Drücke im linken Ventrikel über arterielle Katheter (Femoraliskatheter→zurückschieben bis in Ventrikel) gemessen. Der totale periphere Widerstand (TPR) wird klinisch in erster Näherung durch den diastolischen Blutdruck abgeschätzt (korrekter wäre eigentlich der systemarterielle Mitteldruck!, ◘ Tab. 3.6.).

Arbeitsdiagramm (pV-Diagramm) des Herzens

◘ Abbildung 3.7a zeigt das Arbeitsdiagramm des linken Ventrikels (!), das man erhält, wenn man zu gleichen Zeitpunkten t die entsprechenden Werte von Druck p gegen das Ventrikelvolumen V aufträgt. Die entsprechenden EKG-Relationen der einzelnen Phasen sind in ◘ Abb. 3.7b links (Ausgangssituation) dargestellt. Punkt A gibt das **enddiastolische Füllvolumen** (**EDV**, normal ~120–140 ml) an. ◘ Tabelle 3.7 fasst die Phasen im Arbeitsdiagramm zusammen. Am Ende der Systole ist im Ventrikel das **endsystolische Restvolumen** (**ESV**, normal ~70 ml) vorhanden. Die **Auswurffraktion**

$$EF = \frac{ESV}{EDV} \qquad (Gl.3.5)$$

beträgt normalerweise ~ 0,55–0,65. Sie ist bei Herzinsuffizienz (Pumpschwäche) erniedrigt und korreliert invers mit dem Schweregrad der Insuffizienz.

Bei gegebenem enddiastolischen Volumen (Preload) findet eine **isovolumetrische Kontraktion** statt, bis der Afterload überwunden ist. Je höher der totale periphere Widerstand (art. Hypertonie!), desto höher ist der Afterload und umso größer muss RR_{syst} werden, um als »Druckpuffer« in der Zeit während der Diastole zu dienen, da hier der Ventrikel während der Füllphase vom arteriellen System abgekoppelt ist. In dieser Phase sind die Taschenklappen zu, der Kreislauf hat vom Herzen gerade gar nichts. Deshalb muss der Ventrikel mehr Arbeit in den Aufbau eines systolischen Drucks aufwenden,

Tab. 3.7. Phasen des Herzzyklus im Arbeitsdiagramm des linken Ventrikel (Bezug zu Abb. 3.7.)

Phase	Besonderheiten, Bezug zum EKG
Isovolumetrische Anspannung, Phase I	**Pkt. A:** Ende der Füllphase, zugehöriger Füllungsdruck durch ZVD begrenzt! →EDV im EKG zum Zeitpunkt der R-Zacke. Anspannungsphase (A→B): im EKG bis zum Ende der S-Zacke.
Auxobare Austreibung, Phase II	**Pkt. B:** Afterload (→diastolischer RR klinisch als Maß für TPR ! Korrekter: systemart. Mitteldruck, ► Tab. 3.8.) überwunden, Aortenklappe öffnet → auxobare Austreibung (B→C): im EKG Ende S bis Ende T.
Entspannungsphase, Phase III	Im Punkt höchsten Drucks (Diastolenbeginn ~120mmHg) ist die Entspannung noch nicht isovolumetrisch! Vielmehr beginnt der Ventrikel zu erschlaffen, die Klappen sind noch geöffnet, die ausgeworfene Blutsäule wird abgebremst. Es kommt zu Strömungsumkehr in der proximalen Aorta, welche Aortenklappe schließt (bei ~112mmHg). Ab dann folgt de isovolumetrische Relaxation! Restvolumen Ventrikel: ESV. Im EKG: Ende T Welle.
Füllungsphase, Phase IV	Druckabfall unter Vorhofdruck (plus Ventilebene nach basiswärts) öffnet Mitralklappe. Im EKG: Ende T bis Anfang R. EDV durch ZVD begrenzt.

EDV: enddiastolisches Volumen. ESV: endsystolisches Volumen. ZVD: zentraler Venendruck. TPR: totaler peripherer Widerstand

der deutlich über dem diastolischen liegt (»*Laplace hilft hierbei!*«).

Während der Diastole ist die Blutdruckamplitude $RR_{syst}-RR_{diast}$ die treibende Kraft für die kontinuierliche Aufrechterhaltung des Blutflusses im großen Kreislauf. Deshalb fällt ja auch der systolische Druck während der Diastole ab, der Ventrikel füllt sich derweil. Bevor dann der Druck in der Aorta zu weit absinken kann, setzt die nächste Systole ein und hebt den Druck mit der Auswurfphase wieder an.

U-Kurve

Zu jedem Punkt A auf der Ruhedehnungskurve gehört **genau ein** isovolumetrisches Maximum (IVM), **genau ein** isobares Maximum (IBM), aber viele Endpunkte einer möglichen U-Kontraktion. Dies abhängig vom Afterload:
- Afterload↑: je mehr Kontraktionskraft für isovolumetrische Druckerzeugung vergeudet wird, desto weniger bleibt übrig für den auxobaren Auswurf→ Schlagvolumen↓,
- Afterload↓→Schlagvolumen↑,
- Extrem: Afterload=∞→Schlagvolumen=0.

Die Endpunkte aller U-Kontraktionen zu allen Afterloads zwischen zentralem Venendruck und isovolumetrischem Maximum bilden die **U-Kurve** (!). Eine U-Kontraktion kann nur auf der U-Kurve enden (irgendwo oberhalb des diastolischen RR natürlich, da $RR_{syst} > RR_{diast.}$).

Druck-Volumen und Beschleunigungsarbeit

Die Fläche unter dem Kurvenabschnitt ABC (Abb. 3.7) gibt die Volumenarbeit des Herzens in der Systole an (Auswurf des Schlagvolumens gegen Aortendruck). Der isovolumetrische Anteil der Kontraktion wird in Druckentwicklung, **nicht** in mechanische Arbeit gesteckt (es gibt physikalisch keine Druckarbeit!).

Während der Diastole (Abschnitt CDA) relaxiert der Ventrikel und wird gefüllt. Die Fläche unter diesem Abschnitt stellt die Volumenarbeit dar, welche das Blut am Herzen verrichtet. Die eingeschlossene Fläche um ABCDA stellt die vom Herzen netto verrichtete Arbeit dar.

> **Prüfungsfallstricke**
>
> Beschleunigungsarbeit des Herzens für Blut der Masse m beträgt nur ca. 1% der Druck-Volumen-Arbeit des linken Ventrikels. Sie kann **nicht** im Duck-Volumen-Diagramm des Herzens abgelesen werden, da hier die Zeit **nicht** mehr vorkommt (braucht man doch für $1/2 mv^2$ →in Geschwindigkeit v steckt die Zeit!). Die Arbeit im Druck-Volumen-Diagramm ist für das rechte Herz viel kleiner als für das linke (Afterload rechts nur ~20% des linken).

Bestimmung des Herzzeitvolumens

Das Herzzeitvolumen lässt sich nach dem **Fick-Prinzip** bestimmen: Es gilt: Konzentration = Masse pro Volumen, $V = M/c \leftrightarrow \dot{V} = HZV = \dot{M}/c$. Also lässt sich das Herzzeitvolumen über die Messung der Konzentration eines **transportierten** Stoffs bestimmen! Man betrachtet dafür O_2: die aufgenommene O_2-Menge erhält man aus $\Delta c(O_2)$ Inspirations- und Exspirationsluft (→~21% minus ~16%=4–5%), multipliziert mit der alveolären Ventilation (denn nur die führt zur O_2-Aufnahme ins

3.2 · Mechanik des Herzens

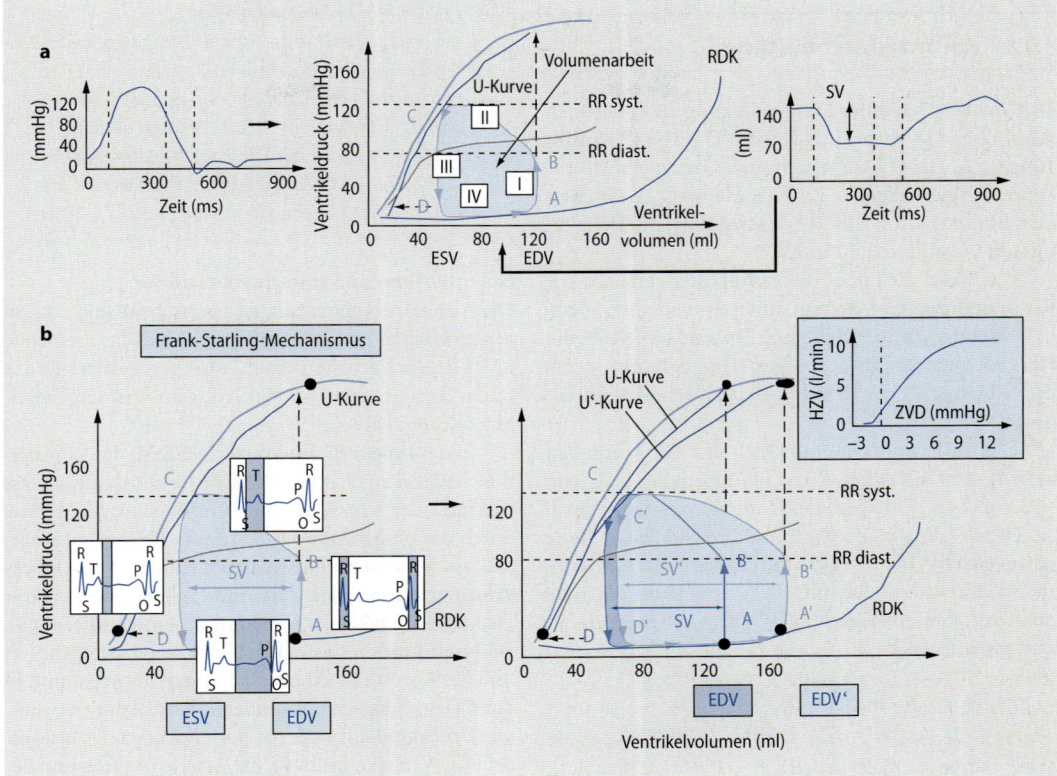

Abb. 3.7. Arbeitsdiagramm und Frank-Starling-Mechanismus. a Übertragung von Ventrikelvolumen (Abszisse) und -druck (Ordinate) zu gleichen Zeitpunkten liefert das Druck-Volumen-(pV-) Arbeitsdiagramm des Ventrikels (hier linker Ventrikel). **b** Zusammenhang der einzelnen Phasen (vgl. **a**) mit dem EKG (links) und Erhöhung des Schlagvolumens bei erhöhtem Preload aufgrund des Frank-Starling-Mechanismus (rechts). Ganz rechts Herzfunktionskurve, welche den Zusammenhang zwischen zentralem Venendruck und Herzzeitvolumen, bzw. Preload und Cardiac output, angibt.

Blut): Atemzeitvolumen AZV=AF×V_T~14/min×0,5 l= 7–8 l/min (in Ruhe, V_T: Atemzugvolumen).

Davon ist $^1/_3$ Totraumventilation, also $^2/_3$×Atemzeitvolumen×4%→**aufgenommene O_2-Menge ~225–300 mlO_2/min** (ist das $\dot{M}$ in obiger Gleichung).

Jetzt braucht man die **arteriovenöse O_2-Konzentrationsdifferenz avDO_2** im Blut der A. pulmonalis und der V. pulmonalis: avDO_2=$O_{2,arteriell}$−$O_{2,venös}$= 200–150 mlO_2/l_{Blut}→**avDO_2 ~50 mlO_2/l_{Blut}**.

Daraus folgt für das **Herzzeitvolumen 4,5–6 l_{Blut}/min**. Man kann auch andere Methoden, z. B. Thermodilution, Farbstoffverdünnung verwenden (Indikatorverdünnungsmethode).

> **Merke**
>
> Formeln zur Berechnung des Herzzeitvolumens:
> **Fick-Prinzip:**
>
> $$HZV = HF \times SV = \frac{O_2 - Verbrauch\ pro\ Minute}{avDO_2}$$
> (Gl. 3.6)
>
> **Thermodilution:**
>
> $$HZV = \frac{injizierte\ Temperatur}{Blutpassagezeit \times mittlere Temperatur\ bei\ Passage}$$
> (Gl. 3.7)

3.3 Ernährung des Herzens

3.3.1 Koronardurchblutung

Das Myokard hat unter Ruhebedingungen schon einen sehr hohen **O₂-Verbrauch** von **MVO₂~10 mlO₂/min/100g$_{Gewebe}$**. Der O₂-Verbrauch eines Organs pro Minute ergibt sich ganz allgemein aus der Menge O₂, welche aus dem Blut extrahiert wird (**O₂-Extraktion**) multipliziert mit der Organdurchblutung.

Das Herz wird über die Koronarien versorgt, der **Koronarfluss (CF)** beträgt unter Ruhebedingungen ~**70–80 ml$_{Blut}$/min/100g$_{Gewebe}$**. Das sind ca. 5–10% des Herzzeitvolumens (bei ca. 350 g Herz, d. h. nur ~0,5% des Körpergewichts, d. h. hohe spezifische Durchblutung).

Die O₂-Extraktion ergibt sich aus der koronaren **avDO₂~140 mlO₂/l$_{Blut}$** (d.h. bei arteriellem O₂ von ~200 mlO₂/l$_{Blut}$ bleiben venös im Koronarsinus noch ca. 60 mlO₂/l$_{Blut}$). Die O₂-Extraktion macht in Ruhe schon ca. 60–70% der Gesamt-O₂-Kapazität des arteriellen Bluts aus (~200 mlO₂/l$_{Blut}$) und kann maximal noch auf 85% ansteigen (**avDO$_{2,max}$~170 mlO₂/l$_{Blut}$**). Zusammengefasst:

$$MVO_2 = CF \times avDO_2 \approx 75 \frac{ml_{Blut}}{min \cdot 100g_{Gewebe}} \times 140 \frac{mlO_2}{l_{Blut}} \approx 10 \frac{mlO_2}{min \cdot 100g_{Gewebe}} \quad (Gl.3.8)$$

> **Merke**
>
> Da die koronare O₂-Exktraktion unter Ruhe schon sehr hoch ist, kann ein Mehrbedarf hauptsächlich nur durch Steigerung des Koronarflusses (**Belastungsanpassung**) maximal um den Faktor 4–5 (**Koronarreserve**) erreicht werden. Zusammen mit der möglichen Extraktionsreserve von ~20% ist unter diesen Bedingungen eine Steigerung des O₂-Verbrauchs bis Faktor 6 bei schwerer Arbeit möglich. Die Kapillardichte ist im Myokard deutlich höher als im Skelettmuskel (3000/mm² vs. 400/mm²). Die O₂-Diffusion im Myokard wird durch die kleineren Myozytendurchmesser (<20 μm) im Vergleich zum Skelettmuskel (~50 μm) begünstigt.

Als **Koronarreserve** bezeichnet man die Differenz zwischen maximal möglichem O₂-Angebot (bei maximaler Koronardilatation) und dem aktuellen O₂-Verbrauch (in Ruhe: 400–500% am gesunden Herzen).

> **Prüfungsfallstricke**
>
> Bei mittelschwerer Arbeit ist die Koronarreserve kleiner als in Ruhe, da der aktuelle O₂-Verbrauch schon höher ist als in Ruhe. Die koronarvenöse O₂-Sättigung SO₂ ist mit nur noch 30% deutlich geringer als im gemischt-venösen Blut der A. pulmonalis (SO₂~70 %). Die O₂-Extraktion des Myokards ist mit ~65% deutlich höher als im übrigen Körper (~30%).

Durchblutung und transmurale Drücke
Die Koronardurchblutung ist phasisch (◘ Abb. 3.8), in verschiedenen Abschnitten unterschiedlich. Treibende Kraft ist der Perfusionsdruck, also der mittlere Druck in der Aortenwurzel minus Druck im venösen Gefäßbett (Koronarsinus).

In der **linken Koronararterie** erfolgt der Koronarfluss hauptsächlich in der Diastole. Grund dafür ist, dass während der Systole durch Kompression der Arterie durch das umgebende Myokard (am meisten endokardial, am geringsten epikardial) der **transmurale Druckgradient** sehr stark abnimmt: linksventrikulärer Druck>Aortendruck (transmurale Druckdifferenz↓). Dadurch werden die linken Koronarien komprimiert und der Koronarfluss kehrt sich kurzzeitig sogar um! In der Diastole dagegen nimmt endokardial der transmurale Druckgradient stark zu (Aortendruck = Perfusionsdruck↑, Ventrikeldruck↓), die Arterie ist offen und der Blutfluss maximal (wird diastolisch mehr als ausgeglichen, mittlerer Koronarfluss subendokardial sogar 10% größer als subepikardial!!).

In der **rechten Koronararterie** folgt der Fluss dem Aortendruck (geringe Kompression durch rechten Ventrikel); es kommt nicht zur Abnahme des Koronarflusses, da der rechtsventrikuläre Druck immer kleiner als der Aortendruck ist.

Im **Koronarsinus** erfolgt eine systolische Kompression der linken Koronargefäße mit Auspressen venösen Bluts in den Koronarsinus. Rechte Koronarien entleeren in Systole und Diastole.

Der **transmurale Druck** (P_{tm}) ist die Differenz zwischen intravasalem Druck und extravasalem Druck (Umgebungsdruck). Er steigt in der Systole epikardial an (Durchblutung in Ordnung), endokardial fällt er jedoch ab (Durchblutung gering).

— **Extravasal:** Anstieg des extravasalen Drucks während der Systole (v. a. Anspannungsphase) von außen (epikardial) nach innen (endokardial), d. h. im Endokard gilt: Umgebungsdruck gleich Ventrikeldruck (max. systolischer Blutdruck) und fällt zum Epikard hin nach außen stark ab (max. ~30 mmHg).
— **Intravasal:** Druck in der Aortenwurzel, epi- und endokardial gleich.

Tab. 3.8. Wichtige Parameter zur Koronardurchblutung

Parameter	Werte, Eigenschaften, Physiologie und Pathophysiologie
O_2-Verbrauch (MVO_2)	$MVO_2 = avDO_2$ (arteriovenöse O_2-Differenz) × Koronarfluss. Ruhewert ~10 ml O_2/min/100g_{Gewebe}. Bei schwerer Arbeit Steigerung um Faktor 6 möglich. MVO_2 nimmt mit Wandspannung zu (→endokardial > epikardial)
Koronarfluss (CF)	Ruhewert CF~70–80 ml_{Blut}/min. Bei schwerer Arbeit Steigerung, folgt dem Herzzeitvolumen bis Faktor ~5. Steigerung im Wesentlichen durch lokale Senkung des Strömungswiderstands R!
Koronarreserve	Zunahme von O_2-Angebot durch maximale Vasodilatation bezogen auf aktuelles MVO_2 →4- bis 5-fach ausgehend von Ruhe-CF. Nimmt bei Arbeit ab.
$avDO_2$ (arteriovenöse Sauerstoffdifferenz, zeigt periphere O_2-Ausschöpfung an)	In Ruhe ~140 mlO_2/l_{Blut} (60–70% der art. O_2-Kapazität), kann noch ca. 15% zunehmen. Subendokardiale $avDO_2$ > subepikardial, d. h. endokardnah erfolgt ein Ausgleich des verringerten Koronarflusses durch Anstieg der $avDO_2$.

Tonusregulatoren

Der Gefäßtonus wird bestimmt durch Perfusionsdruck, extravasalen Druck und Gefäßtonus (Widerstand). Folgende Faktoren spielen hier eine Rolle:

- **Autoregulation:** Gefäßwanddehnung führt zur Tonussteigerung. Diese Widerstandsanpassung erfolgt im Bereich von 60–140 mmHg, d. h. der Koronarfluss bleibt im Mittel konstant.
- **Lokale Vasodilatation:** $PO_2\downarrow$, $PCO_2\uparrow$, pH↓, Adenosin↑.
- **Lokale Vasokonstriktion:** $PO_2\uparrow$, $PCO_2\downarrow$, pH↑, Adenosin↓.
- **Sympathikus, Adrenalin** vermitteln eine Vasokonstriktion an größeren Koronarien (α_1), Vasodilatation an kleineren Koronarien (β_2). Die Wirkung insgesamt gering und wird von lokalen Faktoren überspielt.
- **Parasympathikus:** Acetylcholinwirkung am Endothel wirkt vasodilatierend (Stickstoffmonoxidbildung↑), bei gestörtem Endothel erfolgt direkt eine muskuläre Wirkung (Vasokonstriktion), insgesamt spielt dies eine untergeordnete Wirkung.

Tabelle 3.8 fasst weitere wichtige Parameter zur Koronardurchblutung zusammen.

> **Merke**
>
> Eine Erhöhung des Aortendrucks (diastolischer Blutdruck) erhöht nur scheinbar den Perfusionsdruck, denn kompensatorisch erfolgt eine Erhöhung der Kontraktilität (▶ Kap. 3.4.) →Ventrikeldruck↑→Kompression der Koronarien↑. Besser funktioniert das Senken des Afterloads oder eine Koronardilatation (z. B. Stickstoffmonoxid).

> **Prüfungsfallstricke**
>
> Die Steigerung des Koronarflusses bei Arbeit geschieht **nicht** primär durch das größere Herzzeitvolumen, da der Perfusionsdruck sich nicht wesentlich ändert (mittlerer Aortendruck bleibt konstant, Vorhofdruck sinkt nur leicht ab). Damit der Koronarfluss ansteigt, muss der koronare Gefäßwiderstand absinken (v. a. lokale Mechanismen→ Adenosin, s. o.).
>
> Epikardiale Koronarien werden in der Systole **nicht** komprimiert.

3.3.2 Energieumsatz

Die ruhebedingte Herzleistung beträgt ca. 10% des gesamten Energieumsatzes (7 W von 70 W). Davon entfallen:

- 3/4 auf Volumenarbeit und Druckerzeugung,
- ~1/4 auf die Erzeugung der Pulswelle und
- nur 1–2% auf Beschleunigung der Blutsäule.

Der **mechanische Wirkungsgrad** beträgt 15–25%, er ist reduziert bei Druckbelastung (art. Hypertonie). Der ATP-(4–5 µmol/g) und Kreatinphosphat-Vorrat (7 µmol/g) einer Myozyte reicht bei ATP-Umsatz von ~25 µmol/min/g (oxidative Phosphorylierung, hohe Mitochondriendichte ~35%) nur für wenige Herzaktionen (~10 s, Reservezeit bei Unterbrechung des Koronarflusses). Die Strukturerhaltungszeit beträgt normotherm ca. 20 min (länger bei Hypothermie), danach treten irreversible Nekrosen auf.

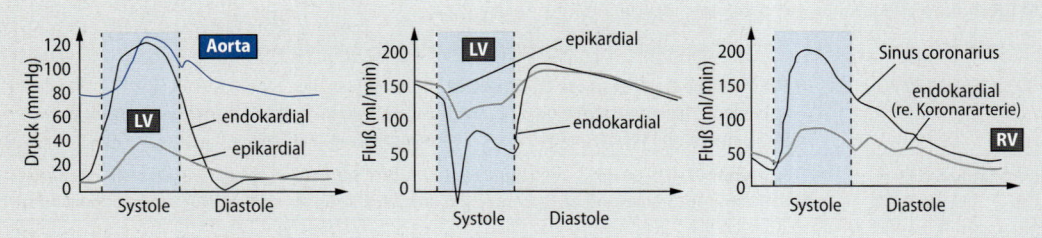

Abb. 3.8. Phasischer Verlauf der extravasalen Gewebsdrücke endo- und epikardial (linker Ventrikel, links) sowie zugehörige Flüsse im linken Ventrikel (Mitte) und rechtes Herz (rechts)

> **Merke**
>
> Der O_2-Verbrauch korreliert mit Wandspannung, Kontraktilität und Herzfrequenz. Arbeit gegen erhöhten Druck verbraucht mehr O_2 als Auswurf eines größeren Volumens gegen kleineren Druck (»also, Hochdruck ist echt belastend…«).

Stoffwechselsubstrate: Neben Glucose (in Ruhe ~$1/3$) kann das Myokard auch freie Fettsäuren (~$1/3$), Laktat (~$1/3$), Ketonkörper und Aminosäuren (~5 %) verstoffwechseln (»*Herz als Allesfresser*«). Bei Muskelarbeit nimmt der Anteil von Laktatutilisation stark zu (bis ~$2/3$, Skelettmuskel produziert es ja im Überschuss), von Glucose stark ab (~$1/6$, die soll eher in den Skelettmuskel).

> **Merke**
>
> Mit der Laktatutilisation bei Arbeit dient das Herz dem Säure-Basen-Haushalt.

3.4 Steuerung der Herztätigkeit

3.4.1 Frank-Starling-Mechanismus

1895 O. Frank: Die Spannungsentwicklung des Herzens hängt entscheidend von seiner Vordehnung (enddiastolischen Volumens, Preload) ab (Abb. 3.4 auf Myozytenebene). Die Anpassung des normalen Herzzeitvolumens (Schlagvolumen × Herzfrequenz =70 ml× 70/min ~ 5l/min) an höheren Bedarf erfolgt über eine Steigerung der Herzfrequenz und des Schlagvolumens.

Ist der Preload erhöht (venöser Rückstrom↑, z.B. akute Volumenbelastung bei Hypervolämie oder Übergang Stehen-Liegen→enddiastolisches Volumen↑) wird nach dem **Frank-Starling-Mechanismus** ein höheres Schlagvolumen gegen einen unveränderten Aortendruck ausgeworfen (Abb. 3.7b). Die physiologische Relevanz (PR) liegt in sofortiger Volumenanpassung zwischen rechtem und linkem Herzen mit Abstimmung von Herzzeitvolumens (»cardiac output«) und venösem Rückstrom (»venous return«; als Preload durch Druckdifferenz von zentralem Venendruck und rechtsatrialem Druck (ZVD-RAD) gebildet, Tab. 3.5). Die Herzfunktionskurve (Abb. 3.7, links) ist eine sättigbare Funktion der Vorlast.

3.4.2 Herznerven

Zur efferent vegetativ sympathisch/parasympathischen Innervation Tab. 3.2 und ▶ Kap. 14.

3.4.3 Funktionsabhängige Anpassung

Vordehnung (Preload→Frank-Starling) sowie Sympathikusaktivierung regulieren die Herzleistung akut von einem Herzschlag zum nächsten. Der Preload wirkt im Sinne einer **Angebotsregulation**, der Sympathikus wirkt
- entweder im Sinne einer **Bedarfssteigerung** bei Arbeit (Schlagvolumen↑, Herzfrequenz↑→Herzzeitvolumen↑ bis 30 l/min möglich, Ruhe: 5 l/min) oder
- nicht bedarfsgerecht bei generalisierter Sympathikusaktivierung, z. B. bei Stress, Angst, Emotionen.

Langfristig erhöhte Arbeitsbelastung führt zu Hypertrophie (Leistungssport, Hypertonie, Klappenfehler, ▶ Kap. 3.2.1).

Kardiale Anpassung an verschiedene Situationen

Im Folgenden werden wichtige Befunde zur kardialen Anpassung an Arbeit, Körperlage, Atmung, Volumenbelastung im venösen System und Diurese (z. B. über atriales natriuretisches Peptid [ANP]) beschrieben.

Arbeitsumstellung, Sport. Bei Arbeitsumstellung erfolgt eine Sympathikusaktivierung: Herzzeitvolumen (↑) = Schlagvolumen(↑)×Herzfrequenz(↑). Das erhöhte Schlagvolumen fördert venösen Rückstrom, da gilt: endsystolisches Volumen↓→rechtsatrialer Druck↓ →(zentraler Venendruck-rechtsatrialer Druck)↑ (aus anfänglicher Bedarfssteigerung wird auch eine Angebotssteigerung→wird viel nach links gepumpt, wird rechts mehr angesaugt!).

Zusätzlich steigt der zentrale Venendruck leicht an, und zwar infolge des erhöhten Venentonus (Sympathikus). Der totale periphere Widerstand bleibt konstant (bei schwerer Arbeit eher ↓), da die isolierte Erhöhung des totalen peripheren Widerstandes im Splanchnikusgebiet (Sympathikus→α-Wirkung!!) durch massive lokal-metabolische Vasodilatation in Skelettmuskulatur kompensiert wird.

Stress, Angst. Die Auswirkungen sind fast identisch wie bei Arbeit, aber (!!) es kommt zur generalisierten, deutlichen Erhöhung des totalen peripheren Widerstandes, da ausschließlich eine Sympathikuswirkung (α) an glatter Gefäßmuskulatur besteht ohne die vasodilatatorische Wirkung an der arbeitenden Muskulatur, welche das Gegengewicht hält. Daher ist diese Situation stark kardial belastend (das erhöhte Schlagvolumen kämpft gegen höheren totalen peripheren Widerstand an).

Körperlage, Orthostase. Beim Übergang vom Liegen zum Stehen versacken ~500 ml Blut von zentral (intrathorakal) nach abdominal, inguinal (extrathorakal, nicht in die Füße! Venenklappen verhindern dies!). Daher gilt: venöser Rückstrom↓→Füllung↓→Schlagvolumen ↓→ systolischer Blutdruck↓→ Sympathikusaktivierung (Barorezeptorenreflex) → Herzfrequenz + Schlagvolumen + Venentonus + totaler peripherer Widerstand↑.

Netto heißt das: Herzfrequenz↑ (~20 %), systolischer und diastolischer Blutdruck↑.

Beim Übergang vom Stehen zum Liegen gelten diese Mechanismen analog invers.

Atmung, (respiratorische Arrhythmie). Hier findet man: **Herzfrequenz↑ während Inspiration, Herzfrequenz↓ während Exspiration** *(schwer zu merken? Selber Puls tasten und tief ein- und ausatmen).* Das ist eine physiologische Reaktion, die mehreren Mechanismen gehorcht:

- Während der **Inspiration** wird der Vagus durch Lungendehnung gehemmt (→Hering-Breuer-Reflex, ▶ Kap. 5.8).
- **Inspiration:** Absenken des Diaphragma, intraabdominaler Druck↑→venöser Rückstrom zu rechtem Herz↑→Schlagvolumen rechts↑. **Aber:** geringere Füllung im linken Herz, da die Lungengefäße passiv aufgedehnt sind (hohe Compliance, Schwamm-Wirkung, Volumenspeicher)→Schlagvolumen li.↓→systolischer Blutdruck↓→Sympathikusaktivierung (Barorezeptoren-Reflex)→ Herzfrequenz↑.
- **Exspiration:** umgekehrt, geringeres Schlagvolumen im rechten Herz, erhöhtes Schlagvolumen im linken Herz, da die Lungengefäße Richtung linken Vorhof ausgestrichen werden→Sympathikus↓.

Es gilt also: Atmung entkoppelt die Schlagvolumina von rechtem und linkem Herzen!

Diurese. Für den **Volumenzustand im Niederdrucksystem** gilt: Volumenrezeptoren im Vorhof messen den Füllungszustand über Dehnungsrezeptoren) und sind z. B. bei Hypervolämie aktiviert. Die Leitung erfolgt über Vagusafferenzen.

- **A-Rezeptoren** (aktiv während Vorhofsystole)→ Steigerung Sympathikotonus (Bainbridge-Reflex: Reflextachykardie bei schneller Infusion).
- **B-Rezeptoren** (aktiv bei Vorhoffüllung, späte Ventrikelsystole!)→Hemmung des Sympathikotonus, renale Vasodilatation (renaler Blutfluss↑, Diurese↑), afferente Fasern führen zum Hypothalamus und hemmen die Ausschüttung von Antidiuretischem Hormon (ADH) (Gauer-Henry-Reflex): die vermehrte Füllung aktiviert also Mechanismen zur forcierten Diurese.
- **Atriales natriuretisches Peptid** (ANP): werden atriale Myozyten gedehnt, reagieren sie nichtnerval direkt mit Freisetzung von ANP, das stark natriuretisch und vasodilatierend wirkt.

> **Merke**
>
> **A-Rezeptoren** im Vorhof »sorgen für **A**ufregung« (Sympathikus↑) »wenn man sie quetscht« (Vorhofsystole), **B-Rezeptoren** »drehen **b**eruhigt« (Sympathikus↓) »den Wasserhahn auf« (ADH↓), »wenn's ihnen zu voll wird«.

Fallbeispiel

Ein 28-jähriger Bauarbeiter sucht den Hausarzt wegen seit Wochen bestehender **Schlappheit**, Müdigkeit, Schweißneigung, Appetitlosigkeit und **Atemnot bei Belastung** vor. Der kräftig und muskulös gebaute Mann gibt an, er habe vor einigen Wochen eine »**Grippe**« gehabt, sei ein paar Tage zu Hause gewesen, anschließend wieder zur Arbeit gegangen und seinem Sport nachgegangen (Kraftsport). Jedoch sei er nach der »Erkältung« nicht mehr so fit wie vorher gewesen, er habe sich zu allen körperlichen Tätigkeiten zwingen müssen, zumal er häufig **Herzrasen** hätte. Als am Tag zuvor er nach einem Schläfchen den linken Arm eine halbe Stunde **nicht bewegen** konnte und **Taubheitsgefühl** hatte, bekam er es mit der Angst zu tun.

Im EKG zeigt sich eine leichte Niedervoltage sowie Tachyarrhythmia absoluta bei **Vorhofflimmern** (VHF). Im Röntgenthorax zeigt sich eine massive Verbreiterung der linken Herzhälfte. Sein Blutdruck ist hypoton (**RR_{syst} erniedrigt**), diastolisch erhöht. Bei der Auskultation hört man feinblasige basale **Rasselgeräusche**. Im Herz-Echo zeigt sich ein Rückfluss in den linken Vorhof während der Systole. Periphere Ödeme sind nicht ausgeprägt.

Bei bestehender **Linksherzinsuffizienz**, Mitralinsuffizienz mit Vorhofflimmern und einer eingeschränkten linksventrikulären Pumpfunktion wird der Patient antikoaguliert (Thrombenbildung bei Vorhofflimmern), erhält Betablocker, AT_1-Antagonisten, Diuretika und Digitalispräparate. Nun stabilisiert sich der Patient in der Folge und konvertiert wieder in einen **Sinusrhythmus**. Unter begleitender Rehabilitationsmaßnahme bildet sich die wahrscheinlich **post-infektiöse dilatative Kardiomyopathie** innerhalb von einigen Monaten weitgehend zurück. Dem Patienten wird eine Umschulungsmaßnahme zu einer leichteren körperlichen Arbeit empfohlen, um weitere Schädigungen des Herzmuskels zu vermeiden.

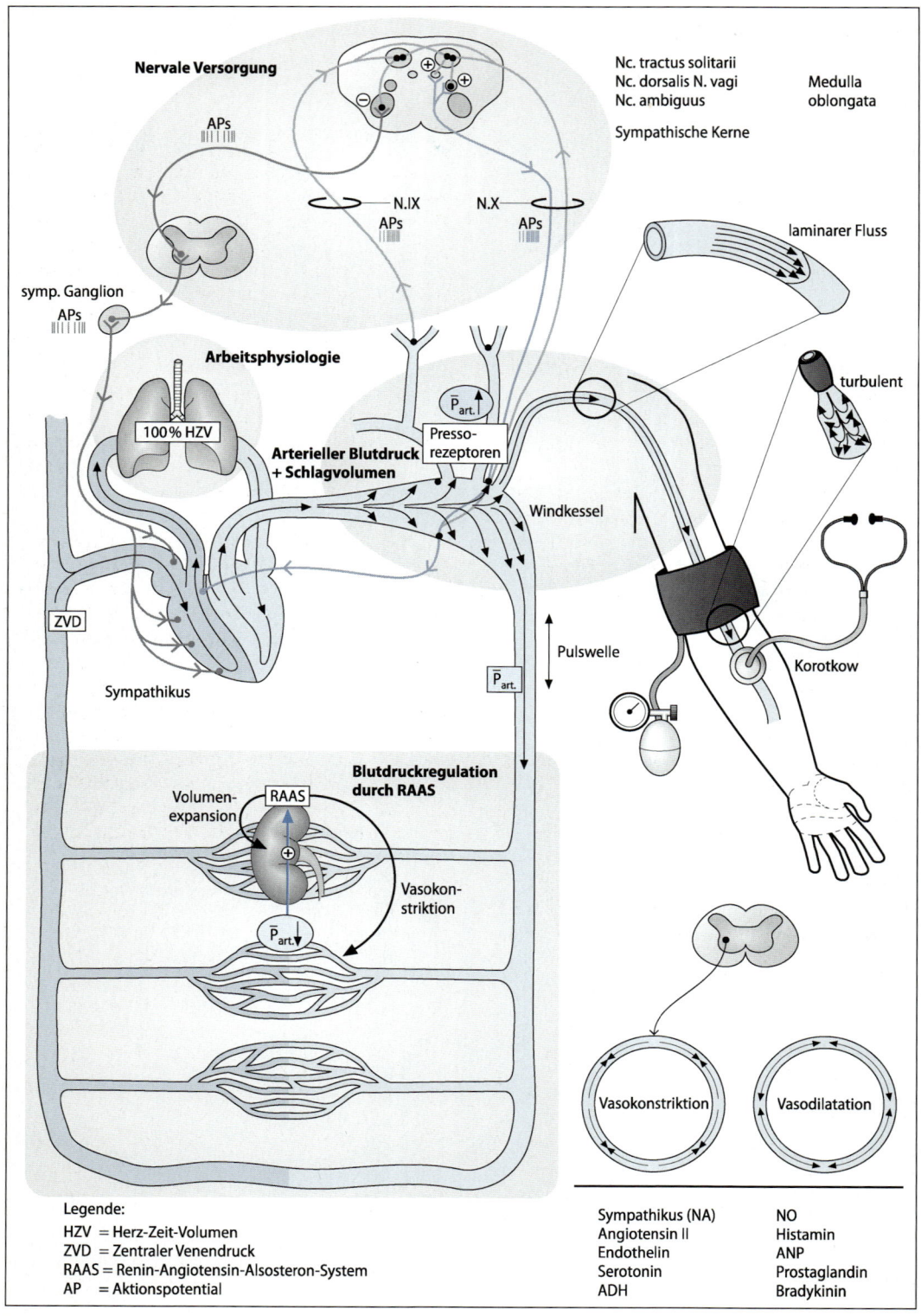

4 Blutkreislauf

Mind Map

Schlagvolumen und Blutdruck. Der Blutkreislauf besorgt den konvektiven Transport von Gasen, Stoffen und Blutzellen im Medium Blut. Treibende Kraft ist das vom Herzen ins geschlossene System ausgeworfene Schlagvolumen, das einen Druckgradienten erzeugt. Der größte Anteil des totalen peripheren Widerstands (TPR) entfällt auf Arteriolen und Kapillaren. Bis zu den kleinen Arterien fällt der Mitteldruck nur geringfügig ab. Die Druck-Pulswelle breitet sich 100-mal schneller als die Blutströmung aus. Am hohen Widerstand wird die Pulswelle peripher reflektiert und erhöht den systolischen Blutdruck peripherer Arterien. Die integrierte Volumenstromstärke bleibt durch die große Anzahl parallel geschalteter Kapillaren erhalten (Tab. 4.1.); das Blut fließt dort am langsamsten. In Arterien ist die Strömung annähernd laminar, an Verzweigungen und Stenosen treten hörbare Turbulenzen auf. Diese kann man sich beim Blutdruckmessen durch eine künstliche Manschetten-Stenose erzeugen.

Flüssigkeitsaustausch. Der Flüssigkeitsaustausch in den Kapillaren mit dem Interstitium hängt vom hydrostatischen und onkotischen Druck dies- und jenseits der Kapillare ab. Der effektive Filtrationsdruck wird durch die Starling-Gleichung beschrieben. Ödeme werden durch Zunahme des hydrostatischen oder Abnahme des onkotischen Drucks auf kapillärer Seite gefördert. Im Stehen addieren sich zu allen Drücken im Gefäßsystem die hydrostatischen Säulendrücke auf. Oberhalb des Indifferenzpunkts kann der venöse Druck, v. a. in intrakraniellen Gefäßen, negativ werden.

Organdurchblutung. Die Organdurchblutung wird durch viele Faktoren reguliert. Die Autoregulation ist eine intrinsisch myogene Reaktion der Gefäßmuskulatur auf Änderungen der transmuralen Druckdifferenz und kommt v. a. in Gehirn, Niere und Myokard vor. Die Lungengefäße sind nicht autoreguliert; bei Druckerhöhung werden sie passiv gedehnt und die Durchblutung nimmt zu.

Nervale Versorgung. Nerval werden die meisten Gefäße sympathisch vasokonstriktorisch versorgt. Über den Barorezeptorenreflex wird der zentrale Sympathikotonus bei Zunahme des arteriellen Mitteldrucks gehemmt und der totale periphere Widerstand (TPR) gesenkt.

Klinik. Bei Blutdruckabfall (z. B. Hypovolämie) passiert das Gegenteil: Vitalzeichen sind hierbei reflektorische Tachykardie bei arterieller Hypotonie. Das intakte Endothel hat wichtige lokal durchblutungserhaltende Funktion, denn es produziert permanent den potenten Vasodilatator Stickstoffmonoxid.

Arbeitsphysiologie. Bei Arbeit wird das gesteigerte Herzzeitvolumen (HZV) zugunsten der Skelettmuskulatur umgeleitet. Die ergotrope Sympathikuswirkung wird durch lokal vasodilatatorische Metabolite im Muskel überspielt. Im Splanchnikusgebiet resultiert bei Arbeit eine Vasokonstriktion durch den Sympathikus, der diastolische Blutdruck ändert sich nur wenig.

4.1 Allgemeine Grundlagen

4.1.1 Physikalische Gesetzmäßigkeiten

Strömung des Bluts

Blut ist eine komplexe Suspension (wasserlösliche Stoffe+feste Bestandteile, ▶ Kap. 2), welche durch ein stark verzweigtes Röhrensystem aus **seriellen** und **parallelen Gefäßbetten** transportiert wird. Der **Kreislauf** besteht aus einem geschlossenen Gefäßsystem, einer Pumpe (Herz) und Verbrauchern (Kapillargebiet).

Blut kann vom linken zum rechten Ventrikel mehrere prinzipielle Schaltungen durchlaufen:
- eine einzige Kapillarstrecke (z. B. koronare Gefäße, meiste andere Organe),
- zwei hintereinandergeschaltete Kapillarstrecken (Niere: glomerulär→peritubulär) oder sogar
- zwei parallele, welche sich in einer dritten seriell vereinigen (Darm: Milz+Mesenterium→Pfortader).

Für die Blutströmung gelten mehrere Gesetzmäßigkeiten, welche in ◘ Tab. 4.1. zusammengefasst sind.

Druckverhältnisse und Widerstände im Kreislauf

Das Herz stellt einen relativ konstanten mittleren **Perfusionsdruck** her, welcher in den Verteilungsgefäßen pulsatil schwankt (◘ Abb. 4.1). Dies ist Konsequenz der zyklischen Herztätigkeit, bei der sich der linke Ventrikel während der Diastole funktionell aus dem systemischen Kreislauf ausklinkt (Füllung!). Da die Organstrombahnen im großen Kreislauf fast alle parallel angeordnet sind, herrscht initial überall derselbe Perfusionsdruck, aber die Volumenstromstärke $\dot{V} = HZV$ teilt sich auf.

Physiologisch wird die **Organperfusion** ($\dot{V}_{Organ}$) in Ruhe im Liegen durch Regulation des regionalen Strömungswiderstandes und nicht durch Regelung des arteriellen Mitteldrucks $\bar{P}_{art.}$ bewerkstelligt. Der regionale Perfusionsdruck fällt mit dem Widerstand nach dem Ohm'schen Gesetz ab. Hierüber lässt sich der kapilläre Filtrationsdruck regulieren (s. u.). Da die Perfusionsdrücke zeitlich oszillieren (◘ Abb. 4.1), beschreibt man die Strömung vereinfachend mit dem zeitlichen Mittel des Drucks (z. B. $\bar{P}_{art.} = 100 \, mmHg$), um den TPR zu berechnen.

Bedeutung der Blutviskosität

Neben den Gefäßeigenschaften wird der Fließwiderstand durch die **Viskosität** linear bestimmt (so genannte »innere Reibung«). Die Reibung der Blutschichten bedingt eine Zähigkeit, welche **nicht** homogen über den Gefäßdurchmesser verteilt ist: am Gefäßrand ist die Reibung am größten, die Fließgeschwindigkeit des Blutes ist dort Null! Zur Gefäßmitte nimmt die Reibung immer mehr ab, die Strömungsgeschwindigkeit ϑ ist hier maximal. Die Viskosität ist temperaturabhängig (»Schon mal Butter heiß gemacht?«).

Fahraeus-Lindquist-Effekt: In Kapillaren und engen Gefäßen (<0,3 mm) können die Erythrozyten eine Axialmigration durchführen, d. h. sich in der Mitte des Gefäßes ausrichten, wo die Scherkräfte auf sie minimal sind. Hierdurch wird die Randzone des Gefäßes zellarm durchströmt und dient als niederviskose Gleitschicht für die zentrale Zellsäule: dadurch nimmt die Viskosität ab. Bei einem Gefäßdurchmesser von 4–10 µm ist die Viskosität dann minimal. Unterhalb von 5 µm nimmt diese jedoch wieder zu (Verformung der Erythrozyten bei quasi Einzelmigration!).

Laminare und turbulente Strömung

> **Merke**
>
> Das **Hagen-Poiseuille-Gesetz** gilt nur für laminare, nicht-pulsatile Strömungen und Newton-Flüssigkeiten (zu denen Blut streng genommen nicht zählt!, »und dann pulsiert das auch noch…«), bei denen sich ein paraboloides Profil für die Strömungsgeschwindigkeit ausbildet (Mitte maximal, Rand Null).

Nimmt der Druckgradient immer weiter zu, steigt die Volumenstromstärke irgendwann nicht mehr gemäß des Ohmschen Gesetzes an. Ursache ist der Übergang von laminarer zu **turbulenter Strömung**, bei welcher der Widerstand plötzlich überproportional ansteigt (Wirbelbildungen). Die **Reynolds-Zahl** (◘ Tab. 4.1) gibt ein Maß für die Laminarität einer Strömung.

> **Merke**
>
> **Turbulente Strömungen** werden begünstigt durch zunehmenden Gefäßradius, abnehmende Viskosität und zunehmende Strömungsgeschwindigkeit. Also gilt: »je schneller, dünnflüssiger und mehr Platz, desto turbulenter wird's«.

KLINIK

Physiologisch sind turbulente Strömungen in den herznahen Gefäßen (Aorta, A. pulmonalis), da dort die Strömung schnell und der Radius groß ist. Bei Stenosen bildet sich post-stenotisch eine turbulente Strömung aus, da im Verlauf der Stenose die
▼

4.1 · Allgemeine Grundlagen

Tab. 4.1. Physikalische Gesetze der Blutströmung, Bedeutung und Anwendungen

Gesetz	Formalismus	Erläuterung, Bedeutung und Anwendungen
Ohm	$\dot{V} = \dfrac{\Delta P}{R}$	Im Kreislauf gilt: $\dot{V}_{ges} = HZV$ (~5–6 l/min). Treibende Kraft ΔP großer (kleiner) Kreislauf→$\overline{P}_{art.} - ZVD$ bzw. ($\overline{P}_{pulm.art.} - \overline{P}_{li.atrial}$), R systemisch→TPR (~20 mmHg×l^{-1}×min) ◘ Tab. 3.8.
Hagen-Poiseuille	$R = \dfrac{8}{\pi} \eta \dfrac{l}{r^4}$	Der Widerstand R wird primär über den Gefäßradius bestimmt (4. Potenz→Halbierung von r erhöht R um Faktor 16, d. h. Abnahme $\dot{V}$ um Faktor 16), sekundär über Viskosität. Das Gesetz ist nur gültig für laminare Strömungen!
Viskosität	$\eta = \dfrac{Scher-Spannung}{Scher-Rate} = \dfrac{F/A}{\Delta\vartheta/\Delta r}$	Intrinsische Reibung der Flüssigkeitsschichten bei Bewegung gegeneinander (Newton-Reibung): Scher-Spannung→Kraft F, um Flüssigkeitsschicht der Fläche A gegeneinander zu verschieben. Scher-Rate→lineares Geschwindigkeitsgefälle zwischen Wand und Flüssigkeit. η=const. für Wasser, Plasma (Newton-Flüssigkeit), η≠const. für Suspensionen (Blut!).
Wandspannung (Laplace)	$T \propto P_{tm} \cdot \dfrac{r}{d}$	Transmurale Druckdifferenz $P_{tm} = P_{intravasal} - P_{extravasal}$ bestimmt passive Dehnung des Gefäßumfangs und erzeugt Wandspannung T, welche die glatten Muskelzellen auffangen müssen. In Kapillaren ist T sehr klein (r↓), in Aorta sehr groß (r, P_{tm}↑).
Kirchhoff	Seriell: $R_{ges} = \sum_i R_i$ $(\Delta P)_{ges} = \sum_i (\Delta P)_i$ Parallel: $\dfrac{1}{R_{ges}} = \sum_i \dfrac{1}{R_i}$ $\dot{V}_{ges} = \sum_i \dot{V}_i$	R_{ges} serieller Röhren wird größer, paralleler Röhren kleiner mit zunehmender Verzweigung. An seriellen Gefäßabschnitten fällt der Perfusionsdruck immer mehr ab (Verteilungsgefäße, kleine Arterien, Arteriolen) bei gleichem $\dot{V}$. Im parallelen Kapillarstromgebiet herrscht initial in allen Kapillaren gleicher Perfusionsdruck→$\dot{V}$ teilt sich auf. In Kapillaren herrscht langsame Strömung.
Kontinuität	$\dot{V}_{ges} = const.$	Integrierte Volumenstromstärke ($\dot{V}$, HZV) in [l/min] bleibt in jedem Gesamtgefäßabschnitt serieller Röhren (Arterien, Kapillaren, Venen) erhalten und ist unabhängig von der Querschnittsfläche.
Strombahn-querschnitt	$A = \pi \cdot r^2$	Der Querschnitt der Aorta beträgt ~5 cm^2, bei Verzweigung nach peripher resultiert eine Abnahme der **Einzelgefäßquerschnitte** um den Faktor 10^7 auf kapillär ~5×10^{-7} cm^2 (Kapillardurchmesser ~5–8 μm). Aber: **Gesamtquerschnitt** nimmt um das 1000-fache nach peripher zu→Parallelschaltung von ~10^{10} Kapillaren.
Strömungsgeschwindigkeit (mittlere lineare)	$\overline{\vartheta} = \dfrac{\dot{V}}{A}$	Nach Kontinuitätsgesetz bleibt HZV überall erhalten, aber der Querschnitt nimmt nach peripher stark zu→$\overline{\vartheta}$ wird immer kleiner (Aorta: 20 cm/s↔Kapillare: 0,3 mm/s)! ◘ Tab. 4.2.
Reynolds-Zahl (turbulente Strömung)	$Re = \dfrac{2r \cdot \overline{\vartheta} \cdot \rho}{\eta}$	Bis Re ~1100 ist die Strömung laminar (→paraboloides Strömungsprofil, ϑ=0 an Gefäßwand, ϑ= maximal in Gefäßmitte). Re>~2000: turbulente Strömung

$\dot{V}$: Volumenstromstärke [l$_{Blut}$/min]. R: Strömungswiderstand [mmHg/(l×min^{-1})]. ΔP: axiale Druckdifferenz [mmHg]. $\overline{P}$: Mitteldruck. TPR: totaler peripherer Widerstand. r: Gefäßradius. $\overline{\vartheta}$: über Gefäßquerschnitt gemittelte Strömungsgeschwindigkeit [cm/s]. Re: Reynolds-Zahl [dimensionslos]. η: Viskosität [Pa×s]. P_{tm}: transmurale Druckdifferenz. d: Gefäßwanddurchmesser

> Strömungsgeschwindigkeit ansteigt ($\dot{V}$ muss nun durch kleineren Querschnitt, ◘ Tab. 4.1.), wonach das Blut schnell ist und der Gefäßradius r wieder groß wird→Reynoldszahl↑. Turbulente Strömungen lassen sich durch Strömungsgeräusche auskultieren (z. B. Systolikum bei Aortenstenose).

4.1.2 Funktionelle Abschnitte

Der Kreislauf gliedert sich funktionell in ein Hochdruck- und ein Niederdrucksystem (◘ Abb. 4.1). Zum **Hochdrucksystem** gehören u. a.
— die Aorta,
— das **Verteilersystem**, bestehend aus großen und kleinen Arterien, sowie das
— **Widerstandssystem**, mit präkapillären Arteriolen und Kapillaren.

Zum **Niederdrucksystem** zählen
— postkapilläre Venolen, Venen, V. cava,
— aber auch das rechte Herz sowie
— A./V. pulmonalis und
— manchmal noch der linke Ventrikel (◘ Tab. 3.8, Diastole).

Ein Maß für die Dehnbarkeit der Gefäßwände ist die **Compliance C**, ein Maß für deren Steifheit der **Volumenelastizitätskoeffizient E**:

$$C = \frac{\Delta V}{\Delta P}, E = \frac{\Delta P}{\Delta V}, C = \frac{1}{E} \qquad \text{(Gl. 4.1)}$$

Die Arterien dienen der Druckspeicherung (Compliance↓), das Niederdrucksystem der Volumenspeicherung (hohe Compliance, d. h. durch ihre hohe Wandelastizität ändert sich der intravenöse Druck nur wenig, wenn man viel Volumen einfüllt). Die **Kapillaren** bilden die Austauschstrecke zwischen Intravasalraum und Interstitium (s. u.).

> **Merke**
>
> Großer Kreislauf≠Hochdrucksystem, kleiner Kreislauf≠Niederdrucksystem (◘ Tab. 3.8.). **Geringe Elastizität** bedeutet **hoher Elastizitätskoeffizient E** (z. B. in peripheren Arterien). An hohen Widerständen (z. B. in Arteriolen) ist der Druckabfall hoch (Ohmsches Gesetz: R(↑)∝Δp(↑), ◘ Tab. 4.2.).

Ohne Herztätigkeit herrscht im gesamten Gefäßsystem ein **statischer Füllungsdruck** von ca. 7 mmHg, der durch das Gesamtblutvolumen von ~5 l vorgegeben ist. Bei Hypervolämie ist er größer, bei Hypovolämie dementsprechend kleiner. Die Tatsache, dass dieser Druck größer Null ist, bedeutet, dass im Gefäßsystem mehr Blut vorhanden ist, als dort überhaupt reinpasst, sodass die Gefäße gedehnt werden und durch ihre Eigenelastizität auf die Blutsäule drücken! In einem gerade gefüllten horizontalen, dünnen und starren Rohr beträgt der Füllungsdruck Null.

Gefäßschichten im Kreislauf: In der Aorta besteht die Gefäßwand v. a. aus elastischen Fasern (Windkesselfunktion). Mit zunehmender Verzweigung des arteriellen Gefäßbaums nimmt die **muskuläre Wanddicke** relativ zu. Dies bedeutet, dass die Widerstandsgefäße,

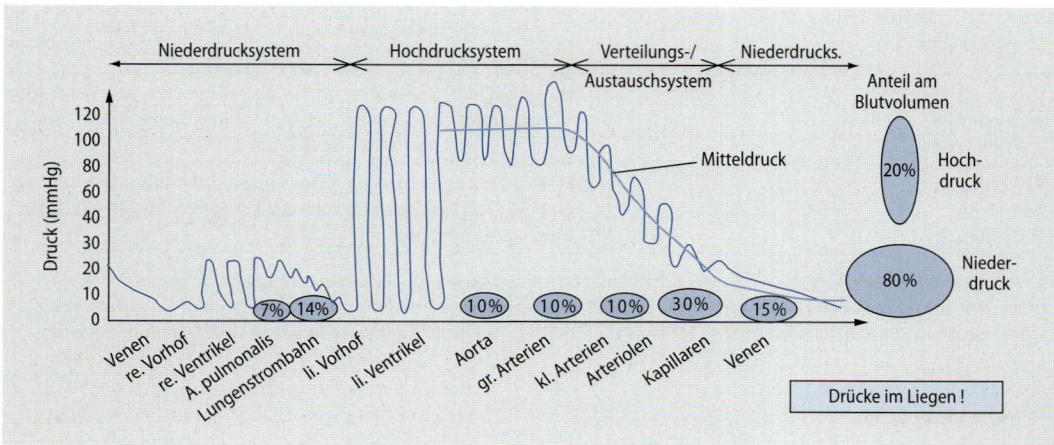

◘ **Abb. 4.1.** Druck- und Volumenverhältnisse entlang des Kreislaufsystems, zeitliche Verläufe der Pulsationen und Mitteldruck

also kleine Arterien und Arteriolen, einen großen Strömungswiderstand bieten. Venen sind muskelschwach und dilatieren bei vermehrter Füllung. Durch das Dominieren elastischer Fasern ist die Widerstandszunahme nur gering.

4.1.3 Druck

4.1.4 Strömung

Pulswelle und Strömungsgeschwindigkeit

Abbildung 4.1 zeigt den intravasalen Druckverlauf entlang der Gefäße. Durch eine Kathetermessung ist der Druck messbar: arteriell retrograd über A. femoralis, venös anterograd über V. jugularis. Die Auswurfkinetik des Schlagvolumens (SV) in die Aorta bewirkt die Druck-Pulsationen, welche sich in Form von Pulswellen nach peripher und als reflektierte Wellen von dort wieder nach zentral ausbreiten.

Die **Pulswelle** entsteht dadurch, dass das Schlagvolumen schnell in die proximale Aorta gepresst wird. Deren Querschnitt wird dabei elastisch aufgedrückt und zieht sich aufgrund der Eigenelastizität wieder zusammen. Die Auslenkung der Gefäßwand lenkt nun ihrerseits die distal davon gelegene Gefäßwand aus u.s.w.. Die zurückdrückende Gefäßwand bildet so eine Pulswelle. Der **Druckpuls** bezeichnet die zeitlich schnelle Änderung des Gefäßdrucks an einer festen Stelle im Gefäß.

Durch den Gradienten der transmuralen Drücke benachbarter Gefäßsegmente wird die Blutsäule beschleunigt und es resultiert ein begleitender **Strompuls**.

Durch den Strompuls wird das Blut systolisch beschleunigt, frühdiastolisch abgebremst und kann sogar kurz zurückfließen. Die **mittlere Strömungsgeschwindigkeit** $\bar{\vartheta}$ des Blutes ist sehr viel langsamer als die **Ausbreitungsgeschwindigkeit** v_p der **Pulswellen**, da bei letzteren keine Teilchen bewegt werden müssen. Zum Vergleich: eine Wasserwelle breitet sich auch schneller aus als die Strömung des Wassers selbst.

> **Merke**
>
> Die Pulswellengeschwindigkeit v_p ist in erster Linie von der **Gefäßelastizität** abhängig, d.h. je starrer ein Gefäß ist, desto höher ist v_p. Deshalb nimmt v_p nach peripher hin, sowie im Alter oder auch pathophysiologisch bei Arteriosklerose oder zunehmendem mittlerem Blutdruck (**~0,5 m/s pro 10 mmHg**) zu→»*je steifer, älter, hypertoner und entfernter, desto schneller*«.
> Der **Volumenelastizitätskoeffizient E** (= Steifigkeit) nimmt nach peripher **zu**. Die Elastizität (s. u.) nimmt **ab**! Aufpassen mit den Definitionen!

> **Prüfungsfallstricke**
>
> Die Pulswellengeschwindigkeit v_p ist ~100-mal größer als die mittlere Strömungsgeschwindigkeit $\bar{\vartheta}$. v_p beträgt in der Aorta ~5 m/s, in der A. femoralis ~7 m/s, in der A. tibialis ~10 m/s und in der A. dorsalis pedis ~15 m/s (zum Vergleich: $\bar{\vartheta}$ in A. femoralis ~5–10 cm/s, in Aorta 20 cm/s. Aber auch hier ist die maximale Blutströmungsgeschwindigkeit ϑ_{max} während des Strompulses höher, etwa 1,2 m/s in der Aorta. Allerdings nur für sehr kurze Zeit, während der die Strömung turbulent ist→Strömungsgeräusch).

In der Peripherie wird durch steile Zunahme des **Wellenwiderstandes** präkapillär die Pulswelle reflektiert und wandert wieder nach zentral. Während eines Herzzyklus (~1 s bei 60/min) wandert das ausgeworfene Schlagvolumen in der Aorta im Mittel 20 cm weit, also 20 cm/s, während die zugehörige Pulswelle das gesamte Arteriensystem bereits 2-mal durchlaufen hat (nach peripher und Reflexion). Abb. 4.2a zeigt den zeitlichen Verlauf der **Druckpulsamplituden** an verschiedenen Stellen des Gefäßsystems.

Bei der **Reflexion der Pulswellen** addieren sich die Drücke auf, die Stromstärken subtrahieren sich. Deshalb wird der systolische Druckwert nach peripher immer größer (Abb.4.2a), während die maximalen Strömungsgeschwindigkeiten ϑ_{max} immer kleiner werden. Während der frühen Diastole ist die momentane Strömungsgeschwindigkeit des Blutes sogar negativ (!), d. h. Blut fließt kurzzeitig nach zentral zurück, speziell in der Aorta abdominalis und A. femoralis. Dies ist peripher weniger ausgeprägt.

Generell erreicht der Strompuls sein Maximum viel früher als der Druckpuls, nämlich im ersten Viertel der Systole, da der Druckpuls hin- und herreflektiert wird.

> **Prüfungsfallstricke**
>
> Die Pulswelle hat in ca. 0,2 s die Fußarteriolen erreicht, die A. carotis nach ca. 0,6 s. Die dikrote Welle ist in Fußarterien stärker ausgeprägt als in der A. carotis. Sie darf **nicht** mit der Aorteninzisur ver-

wechselt werden (!), welche aufgrund der elastischen Rückstellkräfte der Aortenwand nach Schluss der Aortenklappe zustande kommt.

Der tastbare Puls an der A. radialis entspricht **nicht** dem ausgeworfenen Schlagvolumen, denn dieses ist gerade mal 20 cm weit in der Aorta gekommen. Es entspricht der erzeugten Druckwelle.

Das Wanddicken-Radius-Verhältnis nimmt nach peripher zu, **nicht** ab!

Die reflektierte Welle zeigt sich besonders gut peripher (herzfern) im zeitlichen Druckverlauf als **dikrote Welle** (Abb. 4.2a).

Aufgrund der **Druckwellenüberlagerung** steigt $RR_{syst.}$ zur Peripherie hin an, während $RR_{diast.}$ einigermaßen konstant bleibt oder eventuell leicht abfällt→der arterielle Mitteldruck $\bar{P}_{art.}$ bleibt bis zu kleinen Arterien relativ konstant, danach fällt er stark ab (Arteriolenwiderstand ↑).

> **Merke**
>
> $\bar{P}_{art.}$ ist **nicht** das arithmetische Mittel aus $RR_{syst.}$ und $RR_{diast.}$, sondern ist die Hälfte der Fläche unter der Druckpulskurve (Abb. 4.2a). Zur Peripherie hin wird die Druckspitze immer schmaler!
>
> Es gilt ferner: **SV**↑→$RR_{syst.}$↑, **TPR**↑ (z. B. Arteriosklerose)→$RR_{diast.}$↑ (Abb. 4.2a).

Pulswellen gibt es auch in herznahen Venen! Sie entstehen retrograd durch Pulsationen des rechten Vorhofs, haben aber aufgrund der hohen Dehnbarkeit der Venen eine niedrige Pulswellengeschwindigkeit.

Hydrostatische Einflüsse

Die in Abbildung 4.1b gezeigten Druckwerte gelten im Liegen, $\bar{P}_{art.}$ fällt zu den Enden hin kaum ab (95–100 mmHg, Abb. 4.2c). Im Stehen addiert sich auf alle intravasalen Drücke die Höhe der **hydrostatischen Drucksäule**, welche abhängig von der Körpergröße ist (Abb. 4.2c): 1 cm H_2O entspricht dabei 0,76 mmHg. Die **hydrostatische Indifferenzebene** ist der Gefäßort, an dem der Intravasaldruck bei Lagewechsel konstant bleibt→5–10 cm subphrenisch gelegen (Abb. 4.2c). Da das Blutvolumen im Stand durch die Elastizität v.a. des Kapazitätssystems »elastisch versackt« (Orthostasereaktion, ▶ Kap. 4.2.2), steigt der Druck in abhängigen Partien an und nimmt oberhalb der Indifferenzebene ab. Der Effekt ist im venösen Bereich stärker, da die Blutdrücke dort sehr viel niedriger sind.

Ab **rechtem Vorhof** aufwärts, v. a. in den großen Kopfvenen, wie der V. jugularis, herrscht im Stehen bereits ein **Unterdruck gegenüber der Atmosphäre** (rechter Vorhof ~ −3 mmHg). Die Halsvenen sind dabei in der Regel kollabiert, was den Strömungswiderstand für den venösen Rückstrom aus dem Kopf zum Herzen erhöht (deshalb ist im Sinus sagittalis superior mit ca. −15 mmHg der Druck weniger negativ als allein von der hydrostatischen Säule zu erwarten wäre). Der venöse Druck wird in den Beinen durch die »**Muskelpumpe**« von ~90 mmHg im Stand, auf ~30 mmHg beim Laufen reduziert. Hierbei werden durch rhythmische Kontraktionen der Skelettmuskulatur die Venen komprimiert und das Blut nach oben Richtung Herz geschoben. Die Venenklappen verhindern dabei den Reflux (wenn diese noch intakt sind!)→venöser Rückstrom↑.

4.1.5 Strömungswiderstand

Totaler peripherer Widerstand

Der totale periphere Widerstand (TPR) ist die Summe aller Widerstände im systemischen Kreislauf.

> **Prüfungsfallstricke**
>
> Auf die Kapillarstrecke entfällt **nicht** mehr als die Hälfte des TPR. Präkapilläre Arteriolen und Kapillaren machen zusammen ca. 2/3 des TPR aus.

> **KLINIK**
>
> Der $RR_{diast.}$ wird im Wesentlichen durch den TPR bestimmt. Bei genereller isolierter Sympathikusaktivierung oder Katecholaminwirkung (z. B. **Phäochromozytom**: katecholaminproduzierender Tumor des Nebennierenmarks) liegt eine arterielle Hypertonie vor. Bei einer **Sepsis** mit peripherer Vasodilatation (bakterielle Toxine, Gewebsmediatoren) bricht der TPR und $RR_{diast.}$ ein. Es resultiert ein Multi-Organversagen, da der Perfusiondruck abfällt und eine kapilläre Stase mit disseminierter intravaskulärer Gerinnung (DIC) einsetzt.

Druckverhalten der Gefäße

Der Blutdruck bildet die Kraft, welche die Gefäße aufdehnt (RR↑→Radius r↑). Je nach Zusammensetzung der Gefäßwand reagieren Gefäße entweder
1. **druckpassiv** (wenn sie hauptsächlich aus elastischen Fasern, Kollagen, Elastin und wenig Muskelfasern bestehen) mit Abnahme des Widerstandes R ($R \propto 1/r^4$) oder

4.1 · Allgemeine Grundlagen

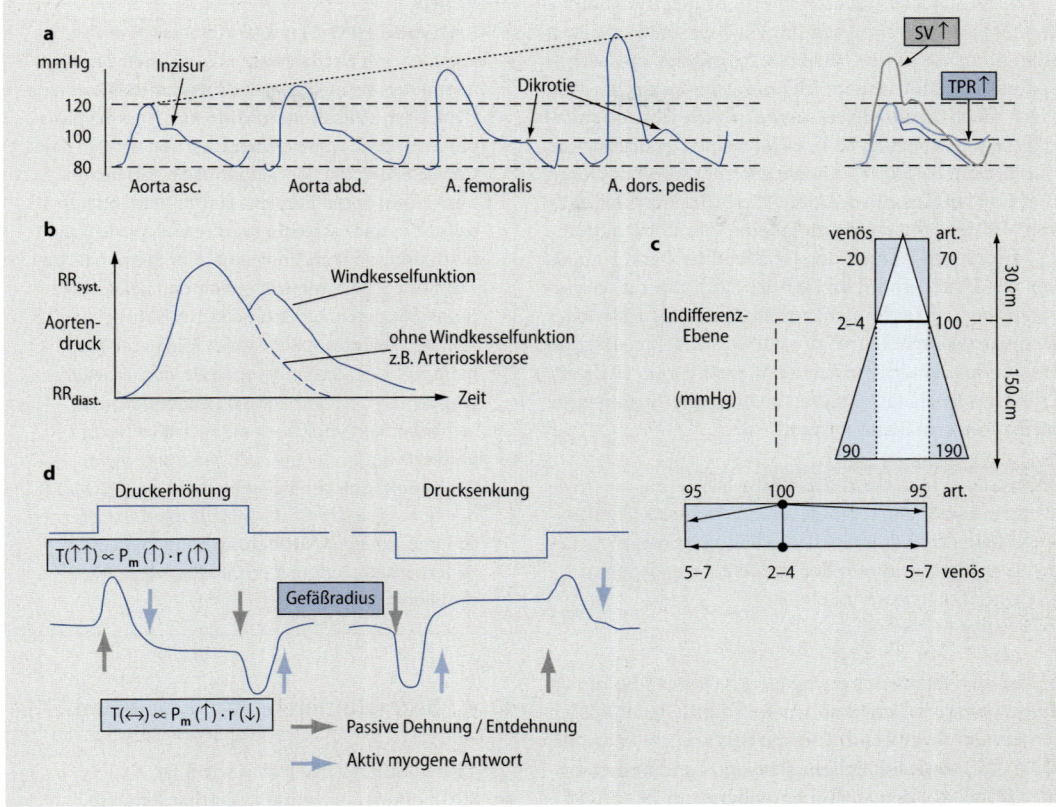

◘ **Abb. 4.2a–e. a** Zeitlicher Verlauf des intravasalen Druckpuls; **b** aortaler Druckverlauf mit Windkesselfunktion und Inzisur; **c** hydrostatische Einflüsse auf die mittleren Gefäßdrücke; **d** passive und myogene Antwort des Gefäßradius

2. **druckaktiv** (wenn sie v. a. aus glatten Muskelfasern bestehen) mit einer der Druckänderung entgegenwirkenden aktiven Änderung des Gefäßradius (Vasokonstriktion bei Druckerhöhung→R↑, Dilatation bei Erniedrigung→R↓, ◘ Abb. 4.2d) im Sinne einer **Autoregulation**, um die Perfusion in einem gewissen Druckbereich konstant halten zu können:

$$\dot{V}_{Gefäß}(\leftrightarrow) = \frac{R(\uparrow)}{\bar{P}_{art.}(\uparrow)} = \frac{R(\downarrow)}{\bar{P}_{art.}(\downarrow)} \qquad \text{(Gl. 4.2)}$$

Bei einem starren Rohr steigt die Perfusion mit dem Druck linear (◘ Abb. 4.3a, kommt bei keinem Gefäß vor!).

> **Merke**
>
> Gefäßstrombahnen sind entweder **druckpassiv** (Vene, Aorta, Skelettmuskel, Lunge!!) oder mehr oder weniger **druckaktiv** (v. a. präkapilläre Arteriolen in Beinen, Gehirn, Koronarien, Darm, Niere). Die Autoregulation ist am stärksten in der Niere und Koronarien, schwächer im Darm und Gehirn.

Der **basale Ruhetonus** bewirkt, dass der Fluss sistiert, wenn der Perfusionsdruck unter einen kritischen Wert (**kritischer Verschlussdruck**, ◘ Abb. 4.3a) abfällt. Sympathikusaktivierung erhöht den kritischen Verschlussdruck (→myogener Tonus↑): man braucht höhere Perfusionsdrücke, um das Gefäß offenzuhalten.

Die druckaktive **Autoregulation** nennt man auch **Bayliss-Effekt**. Die Änderung des **Arteriolenradius** bestimmt in erster Linie die Organdurchblutung (▶ Kap. 4.4). Grundlage des Bayliss-Effekts (myogene Antwort) ist die Reaktion des basalen Myotonus auf Änderungen der **Wandspannung**.

Nach Laplace (◘ Tab. 4.1) erhöht der transmurale Druck P_{tm} die Wandspannung T. Das Gefäß erweitert sich zunächst passiv (◘ Abb. 4.2d), wobei die Wandspannung weiter ansteigt. Dehnung der Myozyten aktiviert **mechanosensitive unspezifische Kationenkanäle** (▶ Kap. 1, ▶ Kap. 13.3). Es folgt eine Depolarisation, durch die L-Typ-Ca^{2+}-Kanäle geöffnet werden. Durch den Ca^{2+}-Einstrom wird der Querbrückenzyklus aktiviert (◘ Abb. 14.3) und es folgt eine Vasokonstriktion.

Hierdurch nimmt der Gefäßradius stärker ab als vor der Druckerhöhung (◘ Abb. 4.2d), um die Wandspannung trotz erhöhtem transmuralen Druck wieder zu normalisieren. Durch die stärkere Vasokonstriktion (r↓↓) ist der Widerstand nun höher als vorher (R↑), der erhöhte Druck fällt stärker ab und die Stromstärke bleibt einigermaßen konstant!

Prüfungsfallstricke

Druckerhöhung führt in autoregulierten Gefäßen zu einer Erniedrigung des Gefäßdurchmessers (z. B. Niere), in druckpassiven Gefäßen dagegen zu einer Zunahme (z. B. Lunge).

KLINIK

Bei **Hypoxie (PO_2↓)** resultiert überall eine Vasodilatation – mit Ausnahme der Lungengefäße. Dort folgt aufgrund des **Euler-Liljestrand-Reflexes** eine **hypoxische Vasokonstriktion**. Das ist prinzipiell nicht schlecht, wenn bei hypoxischen Arealen eine Umverteilung der Lungenperfusion zugunsten besser ventilierter Bereiche stattfindet. Andererseits ist es ganz schlecht, wenn die Hypoxie übertreibt und somit im Sinne eines Cor pulmonale das rechte Herz belastet (tritt endemisch bei Bevölkerungsgruppen in großen Höhen, z. B. Anden, auf).

Der Sinn dieses Reflexes ist folgender: Man gehe zurück in die Embryonalzeit *(dunkel, warm... und wenig PO_2!)*, dort soll die Lunge, welche ja nicht ventiliert wird, auch möglichst wenig perfundiert werden (»wäre auch Verschwendung...«). Die **hypokapnische Vasokonstriktion (PCO_2↓)** macht man sich bei jedem (!!) intubierten Patienten zunutze, um ein **Hirnödem** zu behandeln oder zu verhindern, indem man den Patienten hyperventiliert beatmet.

Neben der intrinsisch myogenen Antwort, die nur in autoregulierten Strombahnen vorkommt, beeinflussen ferner **nervale** und **endotheliale Faktoren** (▶ Kap. 2.4.2, ◘ Tab. 4.2) sowie **lokalchemische** und **Gewebemetabolite** (◘ Tab. 4.2) den Strömungswiderstand (▶ Kap. 4.4).

Prüfungsfallstricke

Die vasokonstriktorische Wirkung von ADH entfaltet sich **nicht** in Hirngefäßen und Koronarien. Dort Vasodilatation (!) über V_1-vermittelte NO-Bildung im Endothel. ADH wirkt bei Blutverlust daher im Sinne einer Umverteilung von peripher nach zentral.

Der **Ruhetonus** der Gefäße wird im Wesentlichen durch den basal myogenen Tonus und die sympathisch adrenerge Innervation bestimmt. Cholinerge Fasern zeigen **keine** tonische Grundaktivität. Funktionell bedeutsame cholinerge Vasodilatation gibt es nur in einigen Organen, wie den Genitalien, Hirngefäßen und Koronarien (▶ Kap. 14.4).

4.1.6 Blutvolumen (▶ Kap. 1.3.4, ▶ Kap. 2.1)

Das Blutvolumen verteilt sich wie folgt:
- 80% befinden sich im Niederdrucksystem,
- 15% im Hochdrucksystem und
- 5% in den Herzhöhlen (◘ Abb. 4.1).

Intrathorakal befinden sich ca. 500 ml Blut (10 % des Blutvolumens), welche bei hydrostatischem Lagewechsel mobilisierbar sind. Von den 85 % systemischen Blutvolumens im großen Kreislauf entfallen 20 % auf den arteriellen, 65 % auf den venösen Schenkel.

Prüfungsfallstricke

Die Compliance im Niederducksystem ist ca. 200-mal größer als im Hochdrucksystem. Die Entnahme von 1 l Blut führt zu einer Änderung von 995 ml im venösen, aber nur 5 ml im arteriellen System.

Das Blutvolumen wird sowohl über **kardiale Volumenrezeptoren** (▶ Kap. 3.4.3) gemessen, der Gehalt freien Wassers aber auch über **hypothalamische Osmorezeptoren**.

4.1 · Allgemeine Grundlagen

Tab. 4.2. Nervale, endotheliale und lokale Regulatoren des Strömungswiderstandes

	Einteilung	Faktoren, Mechanismen und Eigenschaften
Vasokonstriktion	myogen	**Autoregulation** bei Hypertonie: $P_{tm}\uparrow \to r\downarrow$ (lokal myogen in Organen)
	nerval	**Barorezeptorenreflex** bei Hypotonie: Sympathikotonus$\uparrow \to$TPR$\uparrow$ **Noradrenalin**$\to$Sympathikus (Varikositäten venös bis in Media, arteriell nicht!). Innervation arteriolär>>venolär. α_1-Wirkung. Enzymatischer Abbau, Wiederaufnahme, Abtransport (▶ Kap. 14.4.).
	autakoid (Gewebshormon) oder endothelial	**ATP**$\to P_{2x}$ purinerger Rezeptor$\to Ca^{2+}$ Einstrom. **Prostaglandin**$\to PGF_{2\alpha}$, Wirkung v. a. auf Gefäße, Darm, Uterus! **Thromboxan A₂, Leukotrien** aus Thrombozyten, bei Entzündungen. **ACh** bei Endothelschäden eher direkte Wirkung an muskarinergen Rezeptoren der glatten Muskelzellen mit Vasokonstriktion. **Serotonin** bei geschädigtem Endothel direkte Wirkung an Muskelzelle (5-HT Rezeptor) **Endothelin**, ET_1: Aktivierung PLC$\to$DAG$\uparrow$, $IP_3\uparrow$; aus Endothelzellen aktiviert Rho-Kinase in glattem Muskel.
	humoral systemisch	**Adrenalin**$\to$aus NNM (auch NA, ca. 25%), α_1-Wirkung (▶ Kap. 14). **Angiotensin II**$\to$präsynaptisch NA-Freisetzung$\uparrow$, lokal: postsynaptisch AT_1-Rezeptor Muskelzelle, in niedrigen Dosen trophische Effekte. **ADH (Vasopressin)**$\to$starke Vasokonstriktion v. a. bei Hämorrhagie. **Leptin**: Adipozytenhormon, erhöht zentralen Smypathikotonus
Vasodilatation	myogen	**Autoregulation** bei Hypotonie: $P_{tm}\downarrow \to r\uparrow$ (lokal myogen in Organen)
	nerval	**Barorezeptorenreflex** bei Hypertonie: Sympathikotonus$\downarrow \to$TPR$\downarrow$ **ACh**$\to$NA-Freisetzung$\downarrow$ sympathische Varikositäten, sonst keine allgemeine nervale Innervation (Ausnahme: genital, Koronarien, Piagefäße) $\to$Vasodilatation durch Stimulation der NO-Bildung am intakten Endothel (!)
	lokal-chemisch	H^+, $pCO_2\uparrow$ (Stoffwechselsteigerung)$\to$NA-Freisetzung$\downarrow$, evtl. Hemmung Ca^{2+}-Kanäle. $PO_2\downarrow$ (Stoffwechselsteigerung)$\to$Freisetzung von endothelialem NO und PGI_2, Ausnahme: Lunge (hypoxische Vasokonstriktion)!! **extrazellulär $K^+\uparrow$** (z. B. Stoffwechselsteigerung)$\to$NA-release$\downarrow$, bis 12 mM $g_K\uparrow$ +Stimulation Na/K-ATPase$\to$Hyperpolarisation, >12 mM Depolarisation.
	autakoid oder endothelial	**NO**: endothelial gebildet bei Schubspannung$\uparrow$ (eNOS= endotheliale NO-Synthethase): L-Arginin$\to$L-Citrullin+NO (Ca^{2+} aktiviert !), hochdiffusibel, retrograder Transmitter$\to$NA-release$\downarrow$. Gl. Muskel$\to$cGMP$\uparrow\to Ca^{2+}\downarrow\to$Relaxation **Adenosin, AMP**$\to$NA-release$\downarrow$, lokal: direkte Relaxation über A_2-Adenosinrezeptor. **Substanz P, CGRP**: lokal vasodilatatorisch bei Entzündungsreaktion. Freisetzung aus afferenten Schmerzfasern. Stimulation eNOS. **EDHF**: endothelialer hyperpolarisierender Faktor **Histamin**: bei allergischen Reaktionen: NA-Freisetzung$\downarrow$, endotheliale NO-Freisetzung über endotheliale H_1-Rezeptoren, Kapillarpermeablität$\uparrow$. **Serotonin** $\to$ NA-release$\downarrow$, Stimulation NO an intaktem Endothel (5-HT Rezeptor). **Prostaglandin**$\to$Prostacyclin PGI_2, $PGE_{1,2}$, PGD_2: NA-Freisetzung$\downarrow$ **Bradykinin, Kallidin**$\to$Stimulation eNOS
	humoral systemisch	**Adrenalin** aus NNM, β_2-Wirkung (▶ Kap. 14.) **ANP, BNP:** Freisetzung aus atrialen Myozyten bei Volumenexpansion, ZVD$\uparrow$, sowie durch Endothelin1, ATII, Zytokine. Vasodilatation+Natriurese. **Adrenomedullin** aus Nebennierenmark, Niere, Gehirn, Herz

4.1.7 Stoffaustausch, kapilläre Filtration und Resorption

Druckverhältnisse für den Stoff- und Flüssigkeitsaustausch

In den Kapillaren findet der Stoff- und Flüssigkeitsaustausch zwischen Gefäßen und Interstitium statt (pro Tag 20 l Filtration, 18 l Resorption). Die interstitielle Flüssigkeit wird als **Lymphe** (2 l pro Tag) in **Lymphgefäßen** durch gerichteten Fluss (Lymphklappen!) wieder dem zentralen Kreislauf ausschließlich venös zugeführt. Rhythmische Kontraktionen der Lymphwandmuskulatur treiben die Strömung an. In der arbeitenden Skelettmuskulatur wird der Lymphfluss zusätzlich durch äußere Kompression bis auf das 15-Fache des Ruheflusses gesteigert. Die treibende Kraft des kapillären Flüssigkeitstransfers wird durch die **Starling-Gleichung** beschrieben:

$$K = (P_{kap.} - P_{Int.}) - (\pi_{kap.} - \pi_{Int.}) \quad \text{(Gl. 4.3)}$$

P sind die kapillären und interstitiellen hydrostatischen, π die jeweiligen onkotischen Drücke. ◘ Abbildung 4.3c zeigt den Verlauf des **effektiven Filtrationsdrucks K** entlang der Kapillarpassage. ◘ Tabelle 4.3 zeigt typische Druckwerte entlang der Kapillarstrecke.

> **Merke**
>
> $\pi_{kap.}$ und $P_{Int.}$ wirken der **Filtration** entgegen, $\pi_{Int.}$ und $P_{kap.}$ treiben die Filtration an.

Nahe der Arteriole überwiegt die Filtration, nahe der Venole die Resorption, da mit zunehmender Plasmafiltration der intravasale onkotische Druck zunimmt, der das Wasser im Gefäß zurückhalten will. Dies gilt aber nur, wenn die Kapillaren nicht (oder wenig) permeabel für Proteine sind. Die **Kapillarmorphologie** bestimmt daher das Filtrationsverhalten mit:

- In **diskontinuierlichen Kapillaren**, wie Leber, Knochenmark und Milz (Porengröße 20–30 μm), ist aufgrund der hohen Proteinpermeabilität der onkotische Druck $\pi_{kap.}=\pi_{Int.}$ und das Filtrationsgleichgewicht stark nach rechts (Richtung Venole) verschoben. Das bedeutet, Resorption tritt kaum auf.
- In **fenestrierten Kapillaren**, wie Magen, Darm, Niere und Drüsen, herrscht wegen der mäßigen Proteinpermeabilität venolär vermehrt Resorption.
- In **kontinuierlichen Kapillaren**, wie Haut, ZNS, Fettgewebe, Skelettmuskel und Lunge, herrscht geringe Proteinpermeabilität und bis zu 100fach niedrigere Wasserpermeabilität als bei fenestrierten Kapillaren. Zusätzlich ist in der Lunge der onkotische Gefäßdruck höher als der hydrostatische pulmonalarterielle Druck. Daher überwiegt die Resorption *(Deshalb tritt normalerweise auch kein Lungenödem auf, denn die Alveolen sind relativ trocken)*. Im Gehirn sind die **Tight-junctions** besonders dicht und bilden die Blut-Hirn-Schranke.

> **Merke**
>
> In systemischen Kapillaren bleibt der **onkotische Druck** von der Arteriole zur Venole relativ konstant. In Glomeruluskapillaren nimmt er zur Venole hin zu (Filtration großer Flüssigkeitsmengen, ▶ Kap. 9.2.3).

Regulation der Kapillarfiltration

Die Prinzipien der Regulationsmöglichkeit des effektiven Filtrationsdrucks K durch Anpassung v.a. des präkapillären Widerstandes ($R_{präkap.}$), in der Niere auch des postkapillären Widerstandes ($R_{postkap.}$), zeigt ◘ Abb. 4.3b. Unter Normalbedingungen ist $R_{präkap.}$ > $R_{postkap.}$ und der Druck fällt präkapillär von 60 mmHg auf 25–35 mmHg ab. Eine arterioläre Dilatation ($R_{präkap.}$↓) führt z. B. zu $P_{kap.}$↑ mit Auswärtsfiltration↑ (ödemfördernd!).

> **Merke**
>
> Eine Verschiebung des **Filtrationsgleichgewichts** nach rechts fördert die Filtration. Eine Verschiebung des **Filtrationsgleichgewichts** nach links fördert die Resorption. Lokal vasodilatatorische Metabolite (z. B. Stickstoffmonoxid NO) fördern Filtration ($P_{kap.}$↑→Rechtsverschiebung).

◘ **Tab. 4.3.** Typische Werte für P und π entlang der Kapillarpassage für fenestriertes Kapillargebiet

	$P_{kap.}$	$P_{Int.}$	$\pi_{kap.}$	$\pi_{Int.}$	Netto
Nahe Arteriole	~ +35 mmHg	~ –2 mmHg	~ +25 mmHg	~ 0–8 mmHg	~ +4–12 mmHg
Nahe Venole	~ +15 mmHg	~ –2 mmHg	~ 25 mmHg	~ +3 mmHg	~ –5 mmHg

4.2 Hochdrucksystem

> **Prüfungsfallstricke**
>
> Lipidlösliche Stoffe (z. B. Alkohol, CO_2, O_2) sind im Stofftransport durchblutungslimitiert. Ihre kapilläre Austauschrate steigt mit der Durchblutung an. Wasserlösliche Stoffe sind diffusionslimitiert. Ihre Austauschrate steigt **nicht** mit der Durchblutung an!

Grundlagen der Ödementstehung

Ödeme entstehen, wenn im Interstitium vermehrt Flüssigkeit anfällt: entweder als Folge von vermehrter Filtration ins Gewebe (effektiver Filtrationsdruck K↑) oder vermindertem Abtransport (gestörte Resorption oder Lymphabfluss). Folgende Konstellationen sind möglich:

- P_{kap}↑: erhöhter hydrostatisch arteriolär-kapillärer Druck, z. B. bei arterieller Hypertonie oder präkapillärer Vasodilatation (◘ Abb. 4.3b). Aber auch bei venösem Rückstau entsteht ein erhöhter venolärer kapillärer Druck, z. B. bei Rechtsherzinsuffizienz (kardiales Ödem) oder Pfortaderhochdruck (Aszites). In beiden Fällen resultiert eine Rechtsverschiebung des Filtrationsgleichgewichts.
- $\pi_{kap.}$↓ : erniedrigter plasma-onkotischer Druck, z. B. durch Proteinverluste (renal: nephrotisches Syndrom; Haut: Verbrennungen) oder Synthesestörungen (Leberzirrhose).
- $P_{Int.}$↓ oder $\pi_{Int.}$↑ : theoretisch möglich, kommt isoliert aber kaum vor.
- **Kapillarpermeabilität**↑: Retraktion der Kapillar-Endothelzellen bei Entzündungen, z. B. Insektenstich, Anaphylaxie, Sepsis.
- **Lymphabflussstörung**: Traumata, Entzündungen, z. B. manche Tropenkrankheiten mit »Elefantiasis« der Beine. Auch tumorbedingte Kompression der Lymphgefäße, z. B. bei einem Mammakarzinom, sind möglich.

> **KLINIK**
>
> **Ödeme: Kardiale Ödeme** bei Rechtsherzinsuffizienz (Rückwärts- oder Stauungsödeme) sind v.a. prätibial deutlich ausgeprägt und eindrückbar (Die Delle bleibt über mehrere Sekunden bestehen). Bei Linksherzinsuffizienz resultiert das kardiale Ödem als Lungenödem. Aszites ist evtl. an einer Zunahme des Bauchumfangs und im Ultraschall zu sehen.
> Bei **arterieller Hypertonie** bestehen in der Regel im kompensierten Stadium keine Ödeme, da der Lymphabfluss kompensatorisch gesteigert
> ▼
>
> ist. Im dekompensierten Stadium gibt es auch hier Ödeme.
> **Lymphödeme** sind charakteristischerweise nicht wegdrückbar, da es sich hier um harte, gespannte Ödeme handelt.
>
> **Sepsis, Schock:** Hier kommt es zu arteriolärer Vasodilatation mit vermehrter Filtration ins Interstitium und Versacken des Blutvolumens in der Peripherie. Bei kompensiertem Schock kann über den Pressorezeptorenreflex der Sympathikotonus erhöht werden→arterioläre Vasokonstriktion mit Abnahme des Filtrationsdrucks und Verschiebung des Filtrationsgleichgewichts nach links→Resorption↑. Beim septischen Schock versagt die Kompensation.

> **Prüfungsfallstricke**
>
> Durch Sympathikusaktivierung (arterioläre Vasokonstriktion) wird Flüssigkeit aus dem Interstitium in den Intravasalraum mobilisiert und das Blutvolumen aufgefüllt. Dies passiert z. B. auch bei Orthostase!

4.2 Hochdrucksystem

4.2.1 Arterieller Blutdruck

Die Blutdruckkurve der Aorta wird durch die Inzisur (◘ Abb. 4.2b) geprägt, welche aufgrund der **Windkesselfunktion** der Aortenwand nach Klappenschluss resultiert. Das während der Austreibungsphase der Systole in der Aorta gespeicherte Volumen (ca. 50% des Schlagvolumens) wird in der Diastole wieder abgegeben und dämpft die pulsatorischen Druckschwankungen. Der Blutstrom nach peripher wird damit in der Diastole aufrechterhalten.

Dabei gilt: Austreibungsphase der Systole = Abstand zwischen Beginn des Druckanstiegs und der Inzisur→entspricht ca. 3/4 der Systolendauer, und diese wiederum entspricht ca. 1/3 der Herzaktion, z. B. 1/3×3/4 l/s=250 ms bei 60/min.

Die **Compliance** der Aorta beträgt beim jungen Menschen ca. 0,9 ml_{Blut}/mmHg. Sie nimmt mit dem Alter ab, die Aorta wird steifer. Hierdurch wird der Druckabfall stärker und $RR_{diast.}$ wird früher erreicht. Um größere Druckabfälle zu verhindern, steigt kompensatorisch der systolische Blutdruck mit dem Alter an (physiologische Altershypertonie!).

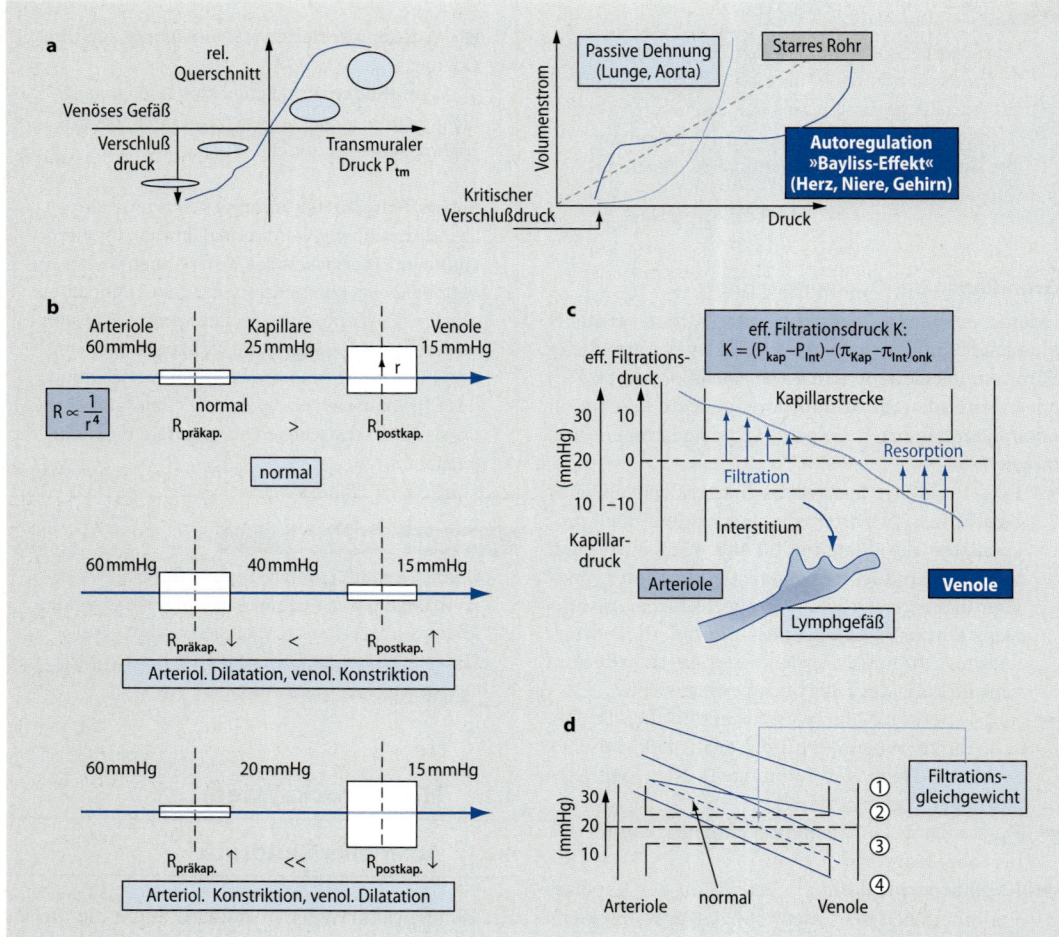

Abb. 4.3a–d. a Druckverhalten der Gefäße bei passiver Dehnung und Autoregulation. **b** Regulation des kapillären hydrostatischen Drucks über prä- und postkapilläre Widerstände; **c** Starling-Kräfte entlang der Kapillarpassage; **d** Verschiebungen des Filtrationsgleichgewichts bei Erhöhung des kapillär hydrostatischen Drucks (1, z. B. Hypertonie), Behinderung des venösen Abfluss (2, z. B. Herzinsuffizienz), arterioläre Vasodilatation (3, z. B. Sepsis, Schock) und arterioläre Vasokonstriktion (4, z. B. Sympathikusaktivierung)

Die **direkte** (blutige) **RR-Messung** wird mit dem Herzkatheter durchgeführt, die **indirekte** (unblutige) nach der Methode von **Riva-Rocci**: Es wird eine Manschette um den Arm gelegt (über der Ellenbeuge), diese wird aufgepumpt und langsam wird der Druck abgelassen. Für den Manschettendruck>$RR_{syst.}$ ist die Arterie (A. brachialis) komprimiert. Wird $RR_{syst.}$ erreicht, ist distal erstmalig wieder ein Puls tastbar. Mit einem Stethoskop hört man jetzt die **Korotkow-Geräusche** (man hört eigentlich die turbulente Strömung: durch die nahezu komprimierte Arterie steigt die Strömungsgeschwindigkeit und poststenotisch nach der »Man-schettenstenose« die Reynoldszahl stark an). $RR_{diast.}$ ist dadurch gekennzeichnet, dass die Geräusche plötzlich dumpfer und leiser werden (»muffling«).

Prüfungsfallstricke

Ist die Manschette zu schmal (im Vergleich zum Oberarmumfang)→RR falsch zu hoch.
Ist die Manschette zu breit→falsch zu niedrig.
Für Kinder sollten also schmale, für »stämmige« Personen breite Manschetten verwendet werden.

4.2.2 Blutdruckregulation

Die Anpassung von Versorgung der Gewebe nach aktuellem Bedarf erfordert eine Vielzahl (!) von Regulations-Regelkreisen zur Abstimmung von arteriellem Blutdruck, HZV, TPR und lokalem Widerstand R, Blutvolumen und Fließeigenschaften des Blutes (Viskosität).

Die nach Wirkprinzipien unterschiedlichen Mechanismen sind in ◘ Tab. 4.2 dargestellt. Nach zeitlicher Wirkung unterscheidet man folgende Mechanismen:
- schnelle und **kurzfristige** (Kreislaufreflexe, nerval, s. u.),
- **mittelfristige** (→Elektrolythaushalt, Niere RAAS, Atmung) und
- **langfristige** Mechanismen (Aldosteron, morphologische Gefäß- und Herzveränderungen).

KLINIK

Hypertonie: Hypertonie liegt bei dauerhaft erhöhtem $RR_{syst.}$>140 mmHg oder $RR_{diast.}$>95 mmHg vor. ~95% sind primär essentiell, salzreiche Ernährung und Übergewicht stellen Risikofaktoren dar. Hypertonie ist eine Multi-Organ-Erkrankung, welche im chronischen Verlauf zu vielfältigen Organschäden führt (z. B. Retinopathie, Arteriosklerose, Infarktgefahr, Nierenschäden). Zur Behandlung der essentiellen Formen werden Betablocker, ACE-Hemmer, Ca^{2+}-Antagonisten, AT I-Antagonisten, Diuretika und salzarme Diät herangezogen (▶ Kap. 3.2.).

Phäochromozytom: Katecholaminproduzierender Tumor der enterochromaffinen Zellen des NNM mit Hypertonie, evtl. hypertonen Krisen.

Conn-Syndrom: Hyperaldosteronismus mit arterieller Hypertonie.

Cushing-Syndrom: Hypercortisolismus mit arterieller Hypertonie aufgrund mineralocorticoider Wirkung (z. B. Nebenwirkung bei Cortisontherapie).

Baro-(Presso)-Rezeptoren-Reflex

Der Baro-(Presso)-Rezeptoren-Reflex ist der wesentliche, kurzfristig wirksame nervale Regulationsreflex. Seine Stimulation erfolgt durch Dehnung der Gefäßwand (freie Nervenendigungen in der Media und Adventitia) bei einem Druckanstieg in der Aorta (→Afferenzen in N. X) und A. carotis (Sinus caroticus→Afferenzen in N. IX). Die Rezeptorsignale sind proportional zum Druck und zur zeitlichen Druckänderung, wobei die Rezeptoren im Aortenbogen eine höhere statische und dynamische Antwortschwelle haben (~110 mmHg vs. ~50 mmHg im Karotissinus). Die Afferenzen werden im Kreislaufzentrum (▶ Kap. 14.4) negativ, d. h. hemmend, auf zentrale tonische Sympathikusneurone der Medulla oblongata verschaltet. Die Erregungsschwelle der Pressorezeptoren sättigt bei ~200 mmHg.

Prüfungsfallstricke

Im Glomus caroticum liegen **keine** Pressorezeptoren, sondern Chemorezeptoren zur Atmungsanpassung, welche aber auch zentrale sympathoexzitatorische Neurone stimulieren (→SV↑, HF↑, TPR↑). Pressorezeptoren enthalten **keine** Adrenozeptoren (α, β).

Bei einem Druckanstieg steigt die Impulsrate der Druckafferenzen und damit steigt auch die Hemmrate des Sympathikus. In der Folge sinkt der Sympathikotonus und damit vermindern sich Schlagvolumen, Herzfrequenz und totaler peripherer Widerstand.

Im Reflexbogen werden auch kardiale Vaguseferenzen erregt, die Erhöhung des Parasympathikotonus erfolgt aber im Wesentlichen indirekt durch Abnahme des Sympathikotonus.

KLINIK

Volumenmangelschock (◘ Abb. 4.4b)→Abnahme der Füllung→SV↓↓, $\bar{P}_{art.}$↓↓→Pressorezeptoren-Erregung↓→Sympathikushemmung↓→Sympathikotonus↑→SV↑, $\bar{P}_{art.}$↑.

Vitalzeichenparameter des Volumenmangelschocks sind **Hypotonie und Tachykardie**.

Zu nervalen Volumenreflexen (Gauer-Henry, Bainbridge) und -rezeptoren ▶ Kap. 3.4.3.

Renin-Angiotensin-Aldosteron-System (RAAS)

Bei Volumenmangel resultiert eine Abnahme der Nierenperfusion. Dies führt zur Ausschüttung von **Renin** (kein Hormon, sondern eine Peptidase) aus den Granulosazellen des **juxtaglomerulären Apparats** (JGA). Renin wandelt Angiotensinogen (Leber) in Angiotensin I (AT I) um, welches in der Lunge über das **Angiotensin-Converting-Enzym** (ACE) in das stark vasokonstriktorische Angiotensin II (AT II) umgewandelt wird→TPR↑, $\bar{P}_{art.}$↑. Zusätzlich wird über AT II die **Aldosteronfreisetzung** aus der NNR stimuliert, welches die tubuläre Na^+-Rückresorption fördert (→Auffüllung des Intravasalvolumens).

Dabei erfolgt die **Reninfreisetzung** zum einen **indirekt** über eine sympathisch vermittelte Vasokonstrik-

Tab. 4.4. Abfolge der Kreislaufreaktionen bei Orthostase, Valsalva-Versuch, Temperatur und Arbeit

Orthostase-Abfolge	Übergang vom Liegen zum Stehen: Umverteilung ~500 ml Blut von zentral-intrathorakal in untere Extremität (Becken, Beine, nur wenig in die Füße!) aufgrund der Gravitation. Abnahme venöser Rückstrom (ZVD↓) Ventrikelfüllung↓→SV↓ (Frank-Starling) $RR_{syst.}$↓, RR-Amplitude↓, Pressorezeptoren-Aktivität↓ Hemmung zentraler Sympathikus↓→**Sympathikusaktivierung:** HF↑ (~20 %) Vasokonstriktion Widerstandsgefäße TPR↑, $RR_{diast.}$↑ (~5 mmHg) SV↑, $RR_{syst.}$↑ (bleibt aber i.d.R. unterhalb der Werte im Liegen) Katecholaminausschüttung NNM (Sympathikuswirkung!) Vorhofdehnung↓→Gauer-Henry: ADH↑ (Durst, Wasserretention) Reninausschüttung (da HZV↓ und Sympathikuswirkung!)→TPR↑, Na^+-Retention Arterioläre Vasokonstriktion→Kapillarfiltration↓ **Aktive Orthostase:** psychische Antriebsregulation, vor dem Aufstehen bereits Sympathikusaktivierung.
Valsalva-Versuch	Nach max. Inspiration exspiratorisches Pressen gegen geschlossene Glottis→intrapulmonaler und intra-abdominaler Druck↑↑ (>100 mmHg!!)→venöser Rückstrom↓ (SV rechts↓) und Auspressen Lungengefäße in linken Vorhof (SV links↑→$RR_{syst.}$↑ (vorübergehend!)→Hemmung des Sympathikotonus (Pressorezeptorenreflex)→Reflexbradykardie, evtl. Ohnmacht
Arbeit	Bei Arbeitsbeginn (und während gesamter Dauer) zentrale Sympathikussteigerung→HF↑, SV↑, $RR_{syst.}$↑, TPR↑, $RR_{diast.}$↑. Vasokonstriktion in Splanchnikusgebieten, was aber in Folge durch lokale Vasodilatation in der Skelettmuskulatur bei dynamischer Arbeit mehr als kompensiert wird→während mittlerer Arbeit: HF↑, SV↑, $RR_{syst.}$↑, TPR↔, $RR_{diast.}$↔. Bei erschöpfender Arbeit: TPR↓, $RR_{diast.}$↓. Bei statischer Haltearbeit: TPR↑↑, $RR_{diast.}$↑↑ (~30 mmHg).
Temperatur	Wärmebelastung→Tonus Hautgefäße↓↓→Hautdurchblutung↑ (Blut versackt in der Haut), Sympathikusaktivierung (kann TPR-Abfall nicht kompensieren: HF↑, TPR↓, $RR_{diast.}$↓ Kältebelastung→Vasokonstriktion Hautgefäße, TPR↑, HF↓, HZV↓.

tion der afferenten Arteriole (α_1), aber auch durch eine **direkte** Sympathikusinnervation (β_1-Rezeptoren!) des juxtaglomerulären Apparats.

Die Abfolge der Kreislaufumstellungen bei Orthostase sind in ◘ Tabelle 4.4 dargestellt.

> **Prüfungsfallstricke**
>
> Auf Höhe der hydrostatischen Indifferenzebene (5–10 cm subphrenisch) beträgt der Blutdruck im Stehen in den Venen ~5 mmHg, in den Arterien ~10 mmHg. Der Druck in den Halsvenen beträgt im Stehen 0 mmHg und kann **nicht** negativ werden, da sie kollabiert sind (dafür aber im Sinus sagittalis, denn da dieser starrwandig ist, kann er **nicht** kollabieren!).
>
> Im Liegen und ruhigen Stehen ist die arteriovenöse Blutdruckdifferenz in etwa gleich, beim Gehen **steigt** sie durch die Muskelpumpe **an** (venöser Druck wird reduziert!!)

4.3 Niederdrucksystem

Venen sind Kapazitätsgefäße (▶ Kap. 4.1.2). Der zentrale Venendruck (ZVD) ist der Druck in den großen herznahen Venen (nicht gleich dem Vorhofdruck!). Er wird im Wesentlichen von der Blutmenge und der Saugtätigkeit des Herzens bestimmt (▶ Kap. 3.2). Er ist atemabhängig und beträgt 2–6 cm H_2O. Er ist physiologisch in der Schwangerschaft erhöht. Venentonus, hydrostatische Effekte, Messmethoden ▶ Kap. 3.2, ▶ Kap. 4.1.

Der venöse Rückstrom zum rechten Herzen wird durch die Differenz ZVD-RAD (RAD = rechter Vorhofdruck) bestimmt. Das HZV steigt mit zunehmendem RAD (Herzfunktionskurve, ◘ Abb. 4.4c). Andererseits fällt der venöse Rückstrom mit steigendem Vorhofdruck und ist beim statischen Füllungsdruck von 7–8 mmHg gleich Null. Der Schnittpunkt beider Kurven ist der Arbeitspunkt des Kreislaufs im steady state, d. h. venöser Rückstrom und »cardiac output« sind gleich groß.

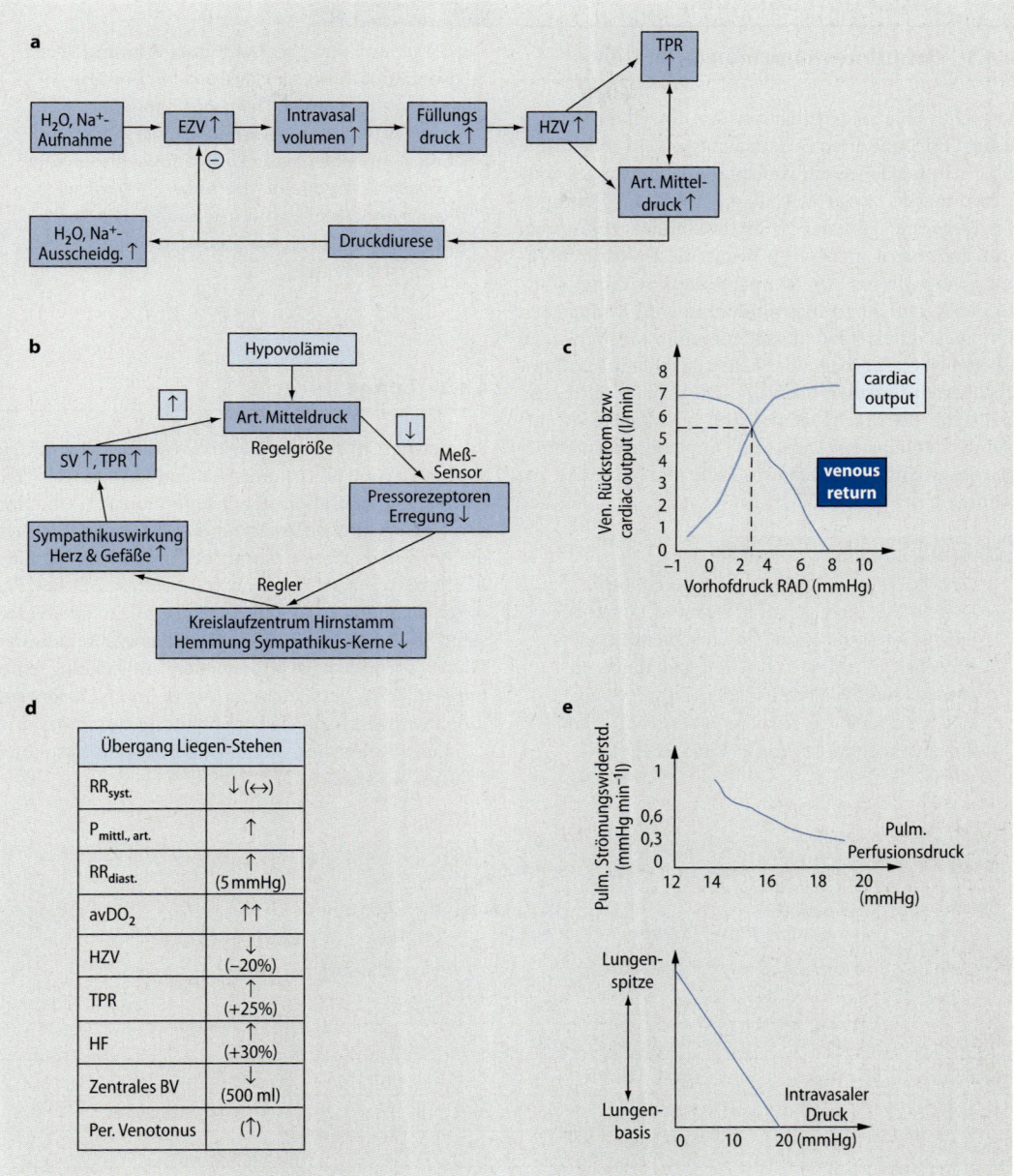

Abb. 4.4a–e. **a** Druckdiurese bei Hypervolämie. **b** Regelkreis der Pressorezeptoren bei Hypovolämie. **c** Arbeitsdiagramm des Kreislaufs als Gleichgewicht zwischen Rückstrom und Auswurf. **d** Kreislaufparameter bei Orthostase; **e** druckpassives Verhalten der Lungengefäße und Höhenabhängigkeit des Intravasaldrucks

4.4 Organdurchblutung

4.4.1 Grundmechanismen (▶ Kap. 4.1.4.)

Die Durchblutungsregulation der einzelnen Organe erfolgt im Sinne einer Bedarfsanpassung in erster Linie über den lokalen Gefäßwiderstand R durch Vasokonstriktion (R↑) oder Vasodilatation (R↓). Neurogen übergeordnet gibt der Sympathikotonus zusammen mit dem basal myogenen Tonus die Ruhedurchblutung vor. Die bei der Sympathikusaktivierung stattfindende Durchblutungsminderung wird in manchen Organen durch lokal vasodilatierende Mechanismen überspielt (z. B. arbeitende Skelettmuskulatur). In autoregulierten Organen bleibt die Durchblutung in etwa konstant, die Mechanismen sind in ▶ Kapitel 4.1 aufgeführt. ◘ Tabelle 4.5 fasst die Durchblutungsparameter der wichtigsten Organe in Ruhe und bei Arbeit zusammen.

> **Prüfungsfallstricke**
>
> Obwohl die absolute Perfusion autoregulierter Organe (z. B. Niere) relativ konstant ist, nimmt der relative Anteil der absoluten Durchblutung am HZV bei Arbeit immer ab, da das HZV stark zunimmt (Beispiel Niere: in Ruhe ist 1,2 l/min ca. 20 % des HZV von 6 l/min, bei schwerer Arbeit sind 1,2 l/min aber nur noch ca. 5 % von 25 l/min HZV).

> **Merke**
>
> Die Umverteilung der **Gefäßdurchblutung** ist notwendig, da bei maximaler Durchblutung aller Organe gleichzeitig ein nicht aufzubringendes HZV von ~40 l/min notwendig wäre (insbesondere aufgrund der hohen maximalen Perfusionsreserve im Skelettmuskel, die auch bei schwerer Arbeit nie ausgeschöpft ist! Die höchste **spezifische Durchblutung** hat das Glomus caroticum, weil es so ein Leichtgewicht ist!

4.4.2 Lunge (▶ Kap. 5.5)

Pulmonaler Strömungswiderstand (normal ~1,2 mmHg × min × l^{-1}) und Blutvolumen hängen stark von der Ventilation (→Inspiration: R↓, Exspiration R↑) und von den hydrostatischen Drücken ab (◘ Abb. 4.4e). Durch die hohe Compliance nimmt der pulmonale Kapillardurchmesser stark mit dem transmuralen Druck P$_{tm}$ durch Dehnung zu und im Gegensatz dazu der Widerstand ab (R↓, ◘ Abb. 4.4e)→**druckpassive Regulation**. Dieses Verhalten wirkt auch der Entwicklung eines Lungenödems bei Erhöhung des pulmonal-arteriellen Drucks entgegen, da die Durchblutung zunimmt.
 Euler-Liljestrand-Reflex→hypoxische Vasokonstriktion, ▶ Kapitel 4.1.5.

◘ Tab. 4.5. Organdurchblutung ($\dot{V}_{Organ}$) in Ruhe und bei Arbeit

Organ	$\dot{V}_{Organ}$ spez. (ml/min/100g)	$\dot{V}_{Organ}$ absol. (ml/min)	$\dot{V}_{Organ}$ spez. (% HZV)	max. Perfusionsreserve	$\dot{V}_{Organ}$ spez. (% HZV)	Autoregulation
	Ruhe			Vasodilatation	Arbeit	
Lunge	–	5000	100	5-fach	↔	nein
Niere	350–400	~1200	~20	1-fach	(↔), ↓	ja
Gehirn	50–60	~800	~15	3- bis 4-fach	↔	ja
Skelettmuskel	2–5	850	15–20	~30- bis 40-fach	↑↑ (50%)	nein
Myokard	60–90	200–250	~5	6-fach	↑ (10%)	ja
Darm	30–60	~1200	20–25	5-fach	↓↓ (5%)	ja
Leber (Pfortader)	50–70	~1000	~20	6-fach	↓	gering
Haut	10–15	250	~5	15-fach	↑ (10%)	nein
Fett	8–10	200	~5	4-fach	↓	–

Beachte: Darm und Pfortader sind seriell geschaltet, deshalb ist Summe der systemischen Abschnitte %HZV in Tabelle größer 100%.

4.4.3 Gehirn

In Ruhe beträgt die Perfusion des Gehirns ~15 % des HZV, wobei die Rinde (graue Substanz, ~100 ml/min/100g) ca. 5-mal stärker (~20 ml/min/100g) durchblutet ist als das Mark. Die Durchblutung bleibt bei Lagewechsel konstant, variiert aber stark regional mit der neuronalen Tätigkeit (so genannte »hot spots«, mit 20% Anstieg regionaler Perfusion in den aktiven Hirngebieten). Dies erklärt sich durch die lokale extrazelluläre K^+-Akkumulation in neuronal aktiven Arealen (AP-Serien!), welche lokal vasodilatierend wirkt. Metabolisch wirken eine **Hypoxie** und **Hyperkapnie vasodilatierend** (Durchblutungssteigerung), während dagegen eine **Hypokapnie vasokonstriktiv** wirkt (▶ Kap. 4.1.5).

4.4.4 Niere (▶ Kap. 9.2.2.)

Die Nierenrinde ist ca. 5-mal besser pro Gramm Gewebe durchblutet (~5 ml/min bei total ~200 g) als das Mark (~1 ml/min bei total ~90 g). Dies ist wichtig, um die Hypertonizität des Nierenmarks zu bewahren. Erhöhungen der Nierenmarkdurchblutung führen somit zu Diurese, wie z. B. positiv inotrope Substanzen, u. a. Koffein, die eine Druckdiurese bewirken. Die Autoregulation ist im Mark sehr viel schlechter als in der Rinde.

4.4.5 Haut

Die Hautdurchblutung dient in erster Linie der Thermoregulation. Der Ruhetonus der Hautgefäße ist v. a. **neurogen-sympathisch** vermittelt (α_1-Rezeptoren), wobei der basal-myogene Tonus sehr gering ist. Bei Kälte nimmt die vasokonstriktorische Sympathikusaktivität zu. Daraus resultiert verminderte Hautdurchblutung und verminderte Wärmeabgabe. Bei längerer Kälteexposition erfolgt dann eine Vasodilatation der Hautgefäße, deren Durchblutungssteigerung einen passageren Erfrierungsschutz bietet. Vasodilatation erfolgt in distalen Akren primär über zentrale Sympathikushemmung und in proximalen Hautarealen über lokale Metabolite (Bradykinin).

> **Merke**
>
> Bradykinin ist ein potenter Vasodilatator der Hautgefäße und wird bei vermehrter Schweißsekretion (**cholinerg sudomotorische Fasern**) sezerniert. Die Durchblutungsreserve ist in den Akren am größten (Finger ~100- bis 150-fach!).

4.4.6 Herz (▶ Kap. 3.3.1.)

4.4.7 Skelettmuskel

In Ruhe überwiegt in der Skelettmuskulatur eine sympathisch adrenerge Vasokonstriktion, welche bei Arbeit durch endotheliale und metabolische Faktoren komplett überspielt wird (Abfall des Widerstands R von 40 auf etwa 12 $mmHg \times min \times l^{-1}$). Während der Kontraktion erfolgt eine mechanische Kompression der Gefäße mit Durchblutungsabnahme, gefolgt von Durchblutungszunahme in der Relaxationsphase. Die mittlere Durchblutung der arbeitenden Muskulatur liegt dabei stets über dem Ruhewert. Bei **isometrischen** Dauerkontraktionen (z. B. Gewichtheben) wird die Durchblutung stärker eingeschränkt als bei **dynamischer Arbeit**. Ermüdung tritt dabei schneller auf (→Gewebehypoxie). Der venöse Rückstrom wird durch die Muskelpumpe gefördert, welche die venös hydrostatischen Drücke reduziert.

4.4.8 Splanchnikusgebiet

Leber und Darm zeigen (wenn auch geringe) Autoregulation. Ruhedurchblutung ◘ Tab. 4.5.

> **Merke**
>
> Ruhe = Verdauung, Arbeit = **nicht** Verdauung (Sympathikus↑→Splanchnikusperfusion↓). Nach Nahrungsaufnahme werden bereits durch gastrovagale Dehnungsreflexe der Parasympathikotonus erhöht und Sympathikotonus erniedrigt. Somit wird die Verdauungsdurchblutung eingerichtet.

> **KLINIK**
>
> **Portale Hypertension:** chronische Alkoholschäden, Hepatitis u. a. können zu chronischen Entzündungen mit Leberfibrose (reversibel) und -zirrhose (irreversibel) mit fibrotischem Parenchymumbau führen. Durch die Abflussstauung tritt eine portale Hypertension mit Aszites und **Ösophagusvarizen** auf (letztere können lebensgefährlich bluten). Durch die Lebersynthesestörung treten in Folge Gerinnungsstörungen und durch mangelhafte Detoxifikation von Substanzen hepatische Enzephalopathien auf. Die Prognose ist meist schlecht.

4.5 Fetaler und plazentarer Kreislauf (▶ Kap. 11.8, ▶ Kap. 11.9)

Fallbeispiel

Ein 79-jähriger Patient klagt über zunehmende Beschwerden beim Wasserlassen. Er berichtet über schwachen Strahl und häufiges Wasserlassen kleiner Portionen **(Pollakisurie).** Der Urin ist stark konzentriert, der Patient berichtet, »er trinke wenig, damit er nicht häufig Wasser lassen muss«. Bei der rektalen Untersuchung fällt eine vergrößerte Prostata auf. Der Patient bekommt einen **Alpha-1-Blocker**, um den **Tonus des inneren Blasensphinkters** zu senken.

Nach einem Kaffeekränzchen an einem heißen Sommertag wenige Tage später kollabiert er beim Aufstehen. Er wird in die Notaufnahme der Inneren Medizin aufgenommen. Er zeigt stehende Hautfalten und einen **Hämatokrit** von 0,56. Leukozyten, Erythrozyten, Serum Na^+ und K^+ sind erhöht. Seine Vitalparameter sind HF 130, Puls flach, RR 140/100. Nach intravenöser Infusionstherapie normalisieren sich die Vitalzeichen.

Aufgrund der Alpha-1-Blockade konnte der **Pressorezeptorenreflex** während der Orthostase bei zusätzlicher Verringerung des **Intravasalvolumens** (Dehydratation) nicht adäquat greifen, was zur **Synkope** führte.

Nach Absetzen des Alpha-1-Blockers und urologischem Konsil wird beim Patienten eine transurethrale Prostataresektion (TURP) durchgeführt. Die Blasenbeschwerden treten in der Folge nicht mehr auf, der Patient wird zu geregelter Flüssigkeitsaufnahme angehalten. Synkopen treten nicht mehr auf.

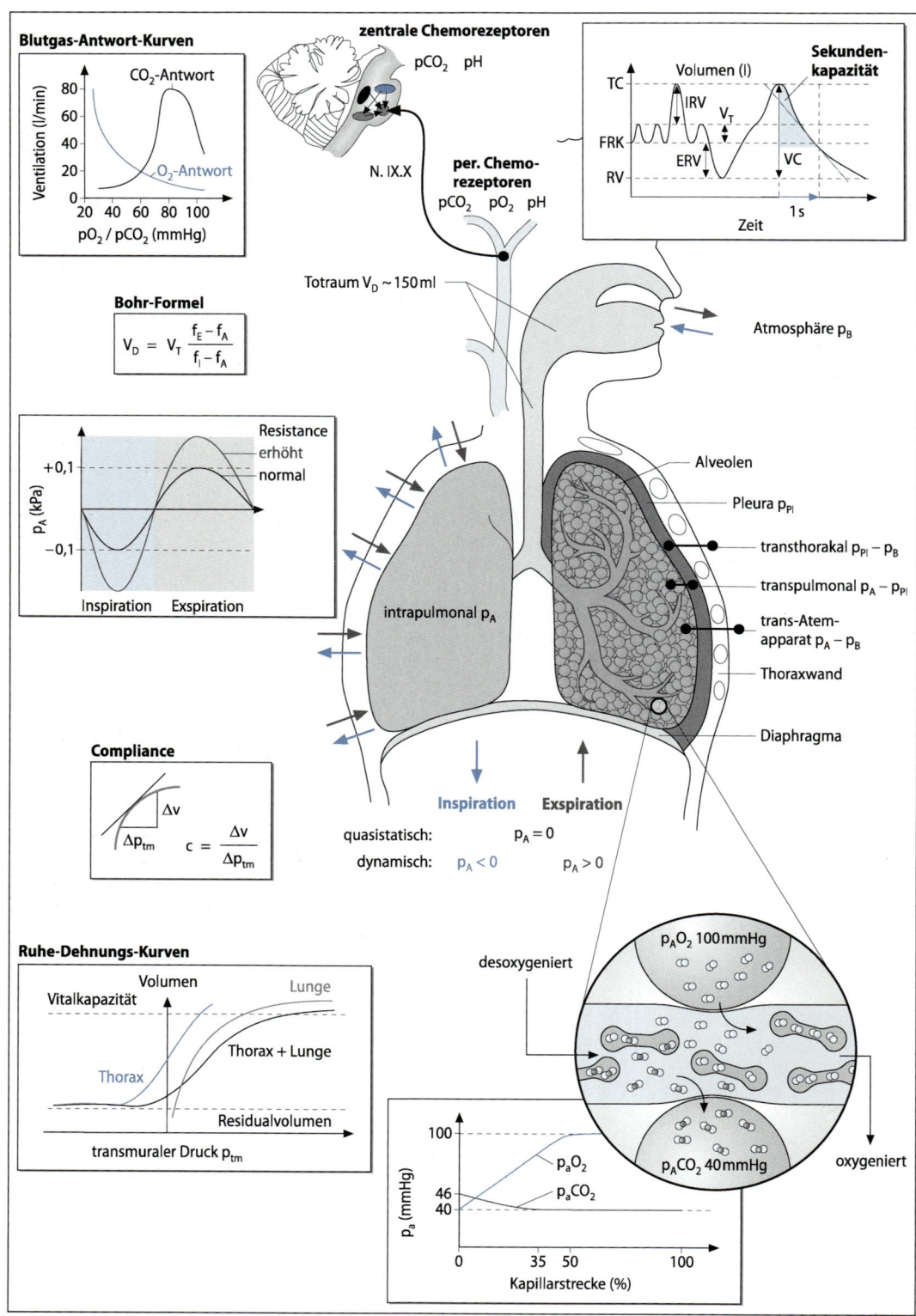

5 Atmung

Mind Map

Lunge und Thorax: Der Atemapparat wird gebildet durch zwei ineinander geschachtelte elastische Hohlkörper: Lunge und Thorax. Durch den flüssigkeitsgefüllten Pleuraspalt folgt die Lunge den Thoraxbewegungen.

Druckverhältnisse: Der Pleuradruck ist mit ca. −0,5 kPa in Atemruhelage negativ gegenüber der Atmosphäre und nimmt mit aktiver dynamischer Inspiration weiter ab, mit Exspiration zu. Transthorakaler, transpulmonaler und Trans-Atemapparat-Druck nehmen mit zunehmendem Lungenvolumen stetig zu. In Atemruhelage hat der Thorax das Bestreben zur Expansion, die Lunge zur Retraktion. Beim Pneumothorax wird die transpulmonale Druckdifferenz Null, die Lunge nimmt das Residualvolumen ein. In Atemruhelage enthält sie das funktionelle Residualvolumen. Das Atemzugvolumen beträgt ca. 0,5 l.

Lungencompliance und Atemwegswiderstand: Die Lungencompliance ist bei restriktiven Ventilationsstörungen verringert, der Atemwegswiderstand bei obstruktiven Störungen erhöht. Bei normalen Atemexkursionen wird inspiratorisch aktiv ein pulmonaler Unterdruck, exspiratorisch weitgehend passiv ein pulmonaler Überdruck von ~0,1 kPa gegenüber der Atmosphäre aufgebaut. Bei offener Glottis ist der intrapulmonale Druck während Atempausen immer gleich dem Atmosphärendruck.

Transpulmonaler Druck und O_2-Partialdruck: Der transpulmonale Druck p_{tp} hält die Alveolen offen. Während der Inspiration werden die Alveolen eröffnet ($p_{tp}\uparrow$), während der Exspiration komprimiert ($p_{tp}\downarrow$, dynamische Atemwegskompression). Der O_2-Partialdruck nimmt von atmosphärisch 160 mmHg auf alveolär ~100 mmHg ab. Der physiologische Totraum wird mit der Bohrschen Formel bestimmt.

Perfusion und Ventilation: Die Lungenperfusion ist stark lageabhängig. Das Ventilations-Perfusions-Verhältnis nimmt von oben nach unten ab. Die Alveolarluft enthält mit ~14% weniger O_2 als Inspirationsluft (21%) oder Exspirationsluft (~16%). Mit zunehmender Ventilation nimmt der alveoläre Sauerstoffpartialdruck P_AO_2 zu, aber weniger, als der P_ACO_2 abnimmt. Hyperventilation ist gekennzeichnet durch eine Steigerung der alveolären Ventilation, welche nicht bedarfsgerecht erfolgt und mit einer Abnahme des arteriellen P_aCO_2 einhergeht.

Säure-Basen-Haushalt: Nicht bedarfsgerechte Steigerungen der alveolären Ventilation gehen mit Störungen des Säure-Basen-Haushalts in Form von respiratorischer Alkalose einher; Abnahmen der alveolären Ventilation bewirken eine respiratorische Azidose. Die Lunge ist der wichtigste Regulator zur Abatmung volatiler Säure-Äquivalente (CO_2) im offenen CO_2-HCO_3^--Puffersystem. Respiratorische Störungen werden metabolisch über Leber und Niere teilkompensiert, metabolische v. a. respiratorisch über die Lunge. Bei Azidose wird die Harnstoffbildung z. B. aus Glutaminabbau in der Leber gehemmt. In der Niere stimuliert dies vermehrt vorhandene Glutamin die Bildung nichttitrierbarer Säuren und erhöht die Bicarbonatresorption.

5.1 Morphologische Grundlagen
(GK Anatomie ▶ Kap. 7.2)

Konvektiver und diffusiver Gastransport
Die Lunge bildet mit den zuführenden Atemwegen des Bronchialbaums den **konvektiven** Anteil des Gastransports von der äußeren Atmosphäre zu dem **diffusiven** Anteil in den Alveolen. Das Transportmedium für die Gaskonvektion ist die im Bronchialbaum bewegte Luft. Durch Diffusion allein werden die Atemgase dann mit dem konvektiven Transportmedium Blut ausgetauscht, welches die Gase mit dem Flüssigkeitsstrom zu und von den Geweben transportiert.

Der Übertritt zwischen Blut und Gewebe selbst findet wieder nur durch Diffusion über Membranen statt (Erythrozytenmembran, Kapillarendothelzellen, Parenchymzellen, intrazelluläre Organellen, z. B. Mitochondrien). Treibende Kräfte sind folgende:
- Treibende Kraft für den **Diffusionsstrom** des Gases X ist stets nur die **Partialdruckdifferenz** ΔP_X nach dem **Fickschen Gesetz** (▶ Kap. 1),
- treibende Kraft für die **Konvektion** ist die Druckdifferenz des Mediums (Luftdruck bzw. Blutdruck) entlang der Röhrensysteme nach dem **Ohmschen Gesetz** (▶ Kap. 4).

Totraum und Alveolarraum
Den **anatomischen Totraum** (Gesamtvolumen ~150 ml) bilden
- die Trachea (0. Teilungsgeneration, Durchmesser ~2,5 cm),
- die knorpelspangenhaltigen Bronchien (bis ~10. Generation) bis zu
- den knorpellosen **terminalen Bronchiolen** (~16. Generation, bis hierher Konvektion).

Der **Alveolarraum** erstreckt sich
- von der ~17. Generation (respiratorische Bronchiolen, ab hier Diffusion) bis zur
- ~23. Generation (Alveolardukten, -säcke), welche zunehmend mehr Alveolen enthalten (traubenförmig, Durchmesser: 75–300 µm, ~300 Mio., Gesamtoberfläche: 50–100 m², Gesamtvolumen beide Lungen: 5–6 l).

Es gelten dieselben Strömungsgesetze für Luft in den Atemwegen wie für Blut im Gefäßsystem (◘ Tab. 4.1). Insbesondere bleibt das Gesamt-Atemzeitvolumen (AZV) in jedem Abschnitt konstant (~7 l/min), d. h. aufgrund der zunehmenden Querschnittsfläche nach alveolär nimmt die Strömungsgeschwindigkeit immer mehr ab. Die pulmonalen (alveolären) Kapillaren befinden sich in der Regel zwischen den Alveolen »gesandwicht« (◘ Abb. 5.1).

Blut-Gas-Schranke
Das Alveolarepithel besteht zum größten Teil (90–95%) aus **Alveolarepithelzellen Typ I** (Pneumozyten I, Deckzellen), die dem Gasaustausch dienen. Sie bilden zusammen mit dem angrenzenden Interstitium und der darauffolgenden Kapillarendothelmembran die **alveolokapilläre Membran** (Dicke <1 µm), welche die **Blut-Gas-Schranke** bildet. Meist ist die interstitielle Bindegewebsschicht sehr dünn (oder fehlt ganz), was die Gasdiffusion begünstigt.

Typ II-Pneumozyten kommen in Clustern vor und sezernieren den **Surfactant** (Proteinlipid-Gemisch mit viel Lecithin: Detergenzienwirkung, ▶ Kap. 5.4), welcher die Oberflächenspannung der gasgefüllten Alveolen auf 1/10 des Wertes einer wasserumgebenen Luftblase reduziert und verhindert, dass die Alveolen aufgrund des äußeren Flüssigkeitsdrucks kollabieren. Hierdurch wird letztlich die Atemarbeit ökonomisiert sowie die passive Exspiration gefördert.

> **Merke**
>
> **Pulmonale Kapillaren** haben einen Durchmesser von ~8 µm, Länge von ~10 µm mit einer Passagezeit für Erythrozyten von ~0,75 s unter Ruhe-HZV.
>
> **Typ I-Pneumozyten** sind sehr viel dünner als Typ II-Pneumozyten.
>
> O_2-Moleküle müssen auf ihrem Weg vom Alveolarraum bis in den Erythrozyten (bzw. umgekehrt für CO_2) **fünf** Membranen durchqueren: Pneumozyt I-Membran alveolär→Pneumozyt I-Membran interstitiell→Kapillarendothelmembran interstitiell→Kapillarendothel-Membran intrakapillär→Erythrozytenmembran.

> **Prüfungsfallstricke**
>
> Pulmonale Kapillaren dienen der Oxygenierung während der Blutpassage, bronchiale Kapillaren **nicht** (Eigenversorgung Bronchien, verhalten sich wie peripher-systemische Kapillaren)! Bei alveolären Schädigungen sterben Typ I-Pneumozyten ab, wogegen Typ II-Pneumozyten proliferieren und sich in Typ I-Zellen umwandeln können. Typ I-Zellen wandeln sich **nicht** in Typ II um.

> **KLINIK**
>
> Bei Verdickung der interstitiellen Bindegewebsschicht resultiert eine Einschränkung der Diffusion, für $O_2 > CO_2$ (CO_2 ist ~20mal diffusibler). Dies kann bei chronisch obstruktiver Lungenerkrankung (**COPD**) mit interstitieller Lungenfibrose oder **akut beim interstitiellen Lungenödem** (z. B. bei Linksherzinsuffizienz) der Fall sein.
>
> Da die Diffusion neben Strecke und Austauschfläche (▶ Kap. 1) im Wesentlichen von der Partialdruckdifferenz abhängt, muss therapeutisch der alveoläre PO_2 angehoben werden→Gabe von 100% O_2. Hierunter bessern sich die Blutgase (im Gegensatz zu einem Rechts-Links-Shunt, welcher Blut vom rechten zum linken Herz unter Umgehung der Lunge pumpt, z. B. Fallot-Tetralogie. Zyanose persistiert hier auch bei O_2-Gabe).

Pleura

Die Lunge wird von der **Pleura viszeralis** umgeben und ist durch einen Flüssigkeitsspalt (~20 ml) an der **Pleura parietalis** der Thoraxwand angeheftet. Wie zwei Glasscheiben, zwischen denen ein Flüssigkeitsfilm haftet, lassen sich die Pleurablätter nur gegeneinander verschieben, aber nicht (ohne erheblichen Kraftaufwand!) voneinander trennen (»*kann man mit 2 CDs ausprobieren*«). Die Lungenbewegung folgt damit in erster Linie den Thoraxbewegungen (▶ Kap. 5.4), da die Lunge selbst sich auch nicht entfalten kann (»*hat ja keine Muskeln, oder?*«).

Da die Lunge selbst eine starke **Retraktionstendenz** hat, besteht im **Pleuraspalt** unter **quasistatischen** Bedingungen (d. h. wenn quasi nichts strömt, z. B. Atem anhalten!) ein Unterdruck von $p_{pl} = -0{,}5$ kPa (−5 cm H_2O, ändert sich bei dynamischer Atmung, ▶ Kap. 5.4) **gegenüber der Atmosphäre**.

5.2 Nichtrespiratorische Lungenfunktion

Flüssigkeits- und Thermoregulation

Die zuführenden Atemwege dienen neben der Konvektion ferner
- der **Lufterwärmung** (von Außentemperatur auf 37°C) und
- der **Anfeuchtung** (Sättigung zu 100% mit Wasser→ Partialdruck $p_{H_2O} = 47\ mmHg$ bei 37°C).

Hierüber beeinflusst die Lunge auch die Thermoregulation und den Flüssigkeitshaushalt (→Exspiration von wassergesättigter Luft, **perspiratio insensibilis** ~ 0,5 l/Tag).

Abwehr

Flimmerepithel und Bronchialschleim dienen der unspezifischen Abwehr und Filterung. 2–10 μm große Partikel werden in der Regel im Schleim festgehalten, über den gerichteten Zilienschlag des Flimmerepithels oralwärts transportiert und verschluckt (Richtung Magen!). Größere Partikel lösen über Dehnungsrezeptoren den **Hustenreflex** aus, bei dem eine forcierte Exspiration gegen einen erhöhten Atemwegswiderstand durchgeführt wird (Parasympathikusaktivierung→Bronchokonstriktion). Partikel werden durch die erhöhte Druckdifferenz und die Stenose (lokale Bronchokonstriktion) so stark beschleunigt, dass sie mehrere 100 km/h Spitzengeschwindigkeit erreichen können (»*wenn das dann nicht rausgeht…*«).

Alveolarmakrophagen (Staubzellen, Vorstufe: Blutmonozyt) phagozytieren unspezifisch Fremdkörper, welche in den Alveolarraum gelangen (Partikelgröße <0,5 μm). Im Dienste der spezifischen Abwehr stehen B-Lymphozyten und Plasmazellen, welche in das Bronchialsekret hauptsächlich IgA sezernieren.

Riechen

Die Lunge unterstützt die **Olfaktion** durch »Schnüffeln«. Hierbei wird durch oberflächliche Tachy-Ventilation turbulente Strömung in der **Regio olfactoria** unterstützt, sodass Duftstoffe sich dort besser verteilen (▶ Kap. 19).

Kreislauf

Für den **Kreislauf** bedeutet die Lunge ein links-ventrikuläres Blutreservoir von ca. 500 ml. Die starke Aufzweigung der Pulmonalgefäße erlaubt ferner eine sichere Filterung kleinerer Emboli, die den systemischen Kreislauf dann nicht mehr erreichen können (Embolieschutz!).

Das Lungenendothel enthält große Mengen an **Angiotensin-Converting-Enzym** (ACE), welches Angiotensin I in Angiotensin II katalytisch spaltet (Dekapeptid→Oktapeptid).

5.3 Physikalische Grundlagen
(▶ Kap. 1)

Gasgesetze

Für die Gase der Atemluft gilt das **Bolye-Mariott'sche Gesetz** (ideales Gasgesetz), d. h. der Gesamtdruck ist dem Volumen umgekehrt proportional (bei fester Temperatur, ◘ Tab. 5.1). Die **ideale Gasgleichung gilt nicht** für gasförmiges H_2O, welches kein ideales, sondern ein reales Gas darstellt.

Für Luft als Gasgemisch findet das **Dalton-Gesetz** Anwendung: reagieren die Gasmoleküle nicht miteinander, addieren sich die Partialdrücke aller Gase

Tab. 5.1. Gasgesetze, Volumenmessbedingungen, Oberflächenspannung von Gasblasen in Flüssigkeiten

Gesetz	Formalismus	Eigenschaften
Boyle-Mariott	$p \times V\vert_T = const.$	Druck invers proportional zu Volumen
Charles'	$V \propto T\vert_{p=cont.}$	Gase dehnen sich bei gleichem Druck beim Erwärmen aus.
Ideales Gasgesetz	$p \times V = n \times R \times T$	Gilt nicht für gasförmiges Wasser!
Dalton	$\sum_X p_X = p_{ges}.$ $p_X = f_X \cdot p_{ges}$ $p_X = f_X \times p_{ges}$	p_X: Partialdruck von Gas X mit Fraktion f_X. In Atmosphäre gilt: $p_{ges} = p_B = p_{O_2} + p_{N_2} + p_{CO_2} + ... + p_{H_2O}$. In trockener Luft ist $p_{H_2O}=0$, in Alveolarluft $p_{H_2O} = 47\,mmHg$
Höhenformel	$p_B(h) = p_B(0) \times e^{-0.127h}$	Abnahme des Luftdrucks p_B mit Höhe h in (km): pro ~5km Halbierung des Barometerdrucks!
Umrechnung Volumen-Bedingungen		
STPD	$\dfrac{V_1}{V_2} = \dfrac{T_1}{T_2} \times \dfrac{p_2}{p_1}$	»standard temperature, pressure, dry«: T=273 K (0 °C), p=760 mmHg (1 atm trockene Luft mit p_{H2O}=0 mmHg).
BTPS		»body temperature, pressure, saturated«: T=310 K (37°C, Körpertemperatur), p=p_B-47 mmHg (Barometerdruck minus p_{H2O} bei 100% Sättigung in Alveolen). $V_{BTPS} \sim 1{,}08 \times V_{ATPS}$
ATPS		»ambient temperature, pressure, saturated«: T=Außentemp., p=p_B-p_{H2O} (Barometerdruck minus aktueller p_{H2O} außerhalb des Körpers bei 100% H_2O-Sättigung, z. B. p_{H2O}=24 mmHg bei 24°C)

T: Temperatur. p: Druck. p_B: Barometerdruck. n: Anzahl Mole. R: Gaskonstante

zum Gesamtdruck p_B (Barometerdruck, ◘ Tab. 5.1). Der Luftdruck nimmt mit der Höhe exponenziell nach der Höhenformel (◘ Tab. 5.1) ab (pro ~5 km um die Hälfte). Der Partialdruck p_X eines Gases X ist das Produkt aus p_B und seiner Fraktion (◘ Tab. 1.1).

Prüfungsfallstricke

Mit zunehmender Höhe nimmt p_B ab und damit nehmen die Partialdrücke aller Gase der Luft ab, während die Fraktion der Gase konstant bleibt, also auch auf dem Kilimandscharo ist Luft noch Luft: ~20% O_2, ~80% N_2 (»*sie ist nur ...kalt, wie der Autor aus Erfahrung weiß*«).

Der alveoläre Wassersättigungsdampfdruck ist **in jeder** Höhe 47 mmHg (bei 37°C), da dies der Druck bei 100% H_2O-Sättigung ist. Er ändert sich aber mit der Temperatur ($p_{H2O}\uparrow$ bei Temp.$\uparrow$).

Merke

In feuchter Luft (z. B. Alveolarluft bei 37°C) reduziert Wasserdampf den Anteil der anderen Gase am Gesamtdruck, da dieser »seinen Platz« nun mit 47 mmHg gegenüber der vorher trockenen Luft (p_{H2O}=0!) beansprucht:
▼

- **trockene Luft:** 20,9% O_2, 78,1% N_2, 0% H_2O,
- **feuchte Luft** (100% Wasserdampf gesättigt, d. h. **nicht** 100% H_2O enthaltend!!): 19,6% O_2, 73,2% N_2, 6,2% H_2O.

Umrechnung feuchte/trockene Luft ◘ Tab. 5.1.

»**8er-Regel**«: V_{BTPS} ca. 8% größer als V_{ATPS} (Zimmertemperatur), ca. 8% größer als V_{STPD}. Konkret: Volumen, welches mit dem Spirometer gemessen wird (V_{ATPS}), war in der Lunge noch 8% größer (denn bei Körpertemperatur war das Gas noch ausgedehnter!!).

In Meereshöhe ist pO_2=150 mmHg (0,21× 760 mmHg), in Alveolen durch Mischung mit CO_2-haltiger Luft und 100% Wasserdampfsättigung nur noch ~100 mmHg (0,14×713 mmHg).

5.4 Atemmechanik

5.4.1 Lungenvolumina und Statik des Atemapparats

Die **mobilisierbaren** Lungenvolumina (◘ Tab. 5.2) werden mit der **Spirometrie** (offenes System) bestimmt,

5.4 · Atemmechanik

Tab. 5.2. Lungenvolumina und Normalwerte

Volumen	Bezug, Normalwert	Besonderheiten
Atemzugvolumen (Tidalvolumen)	V_T, 0,5 l	Zwischen normaler In- und Exspiration bewegtes Volumen, nimmt bei Belastung zu
Inspirator. RV	IRV, 2–3 l	kann nach normaler Inspiration noch eingeatmet werden
Exspirator. RV	ERV, 1–1,5 l	kann nach normaler Exspiration noch ausgeatmet werden
Residualvolumen	RV, ~1,5 l, altersabhängig	verbleibt nach max. Exspiration in Lunge, verhindert Alveolenkollaps, nimmt mit Alter und bei Emphysem zu. Kann **nicht** mit Spirometer bestimmt werden. ~20% TC
Vitalkapazität	VC=IRV+V_T+ERV, 4–5,5 l	kann nach max. Exspiration max. eingeatmet werden, nimmt mit Alter und bei restriktiven Störungen ab. Frauen: < ~80% TC, Männer: ~80% TC
Funktionelle Residualkapazität	FRC=RV+ERV, 2,5–3,5 l	am Ende einer normalen Exspiration noch in der Lunge, kann **nicht** mit Spirometer bestimmt werden. FRC ist ca. 5- bis 7-mal V_T verhindert durch Vermischung von V_T zu große zyklische Partialdruckschwankungen von O_2. ~40-50% von TC
Totalkapazität	TC=RV+ERV+V_T+IRV, 5–6,5 l	nach max. Inspiration in Lunge. Nimmt mit Alter ab→ Complianceabnahme von Lunge und Thorax

RV: Reservevolumen

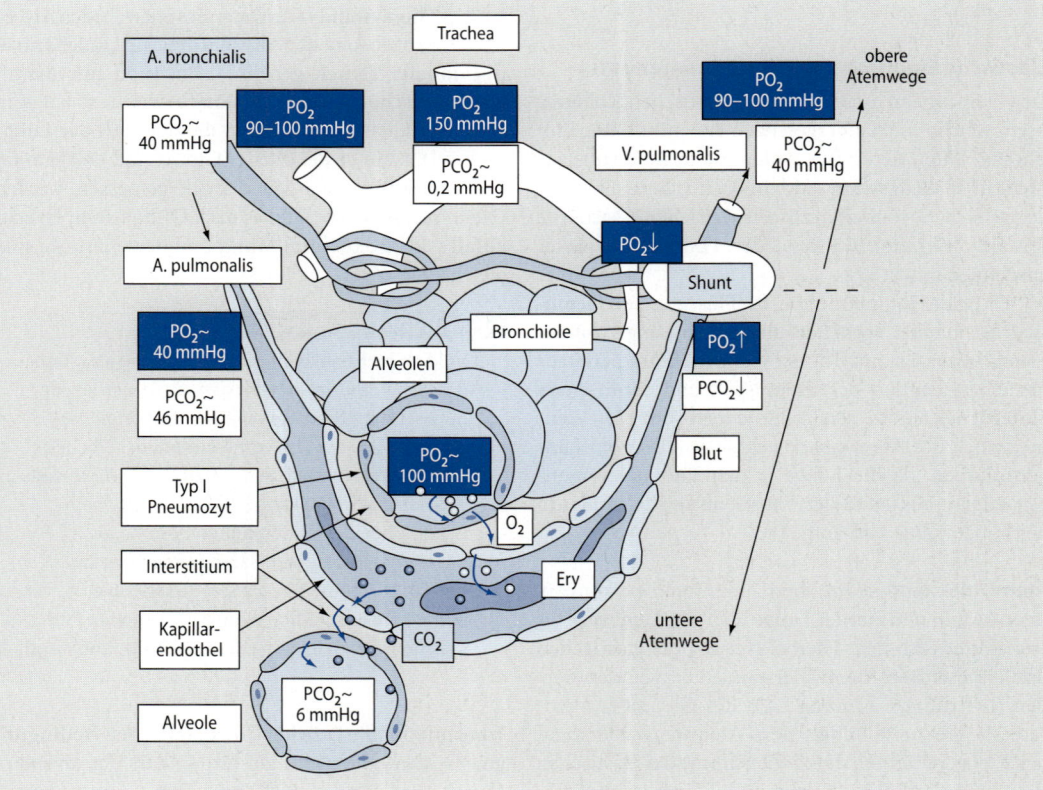

Abb. 5.1. Funktionelle Anatomie des Bronchial- und Alveolarsystems. Die Kapillarstrecke wird jeweils zwischen angrenzenden Alveolen zur Maximierung der Gasdiffusion fixiert. Gezeigt ist der Verlauf der O_2- und CO_2-Partialdrücke entlang der Pulmonal- und der Bronchialgefäße

das nichtmobilisierbare Residualvolumen z. B. durch Ganzkörperplethysmographie.

> **KLINIK**
>
> **Vitalkapazität** nimmt bereits ab ca. dem 30. Lebensjahr kontinuierlich ab, weil das Residualvolumen zunimmt. Dieser physiologische Prozess der Abnahme der Lungenelastizität wird durch schädigende Noxen, Rauchen und chronisch obstruktive Lungenerkrankungen, z. B. Lungenemphysem, dramatisch beschleunigt.

> **Merke**
>
> Das **Residualvolumen** ist physiologisch sinnvoll, da es aufgrund der Durchmischung von Alveolar- und Inspirationsluft die starken Partialdruckunterschiede von O_2 und CO_2 in beiden Gasfraktionen abpuffert und so während In- und Exspiration zu starke zeitliche Schwankungen von arteriellem PO_2 und PCO_2 verhindert.

Elastische Eigenschaften des Atemapparats

Der Atemapparat besteht aus zwei elastischen Hohlkörpern, welche ineinandergeschachtelt sind (»Lunge im Thorax«), und deren Ruhevolumina in Atemruhelage **nicht** im Gleichgewicht sind: In Atemruhelage will die Lunge sich noch weiter zusammenziehen (elastische Retraktionskräfte), während der Thorax sich weiter ausdehnen möchte.

Da beide Hohlräume über die Flüssigkeit im Pleuraspalt aneinander »geheftet« sind, üben Lunge von der Pleura viszeralis und Thorax von der Pleura parietalis her einen Zug auf den Pleuraspalt und damit einen **Unterdruck** aus, dessen Größe jedoch vom Luft-Volumeninhalt des Atemapparats abhängt (also vom Lungenvolumen, da die Lunge ja den Thoraxbewegungen folgen muss, und der Thorax ansonsten, außer in der Lunge, keine Luft enthält!).

Atemwiderstände: Um überhaupt atmen zu können, muss Luft in und aus der Lunge über die Atemwege bis zum Mund strömen. Hierbei müssen die **elastischen** und die **viskösen** Atemwiderstände überwunden werden (bei ruhiger Atmung ~1% des Gesamt-O_2-Umsatzes!). Letztere bilden den Atemwegswiderstand (s.u.), erstere werden durch die Summe der elastischen Retraktionskräfte von Lunge und Thoraxwand gebildet. Für beide gelten unterschiedliche elastische Eigenschaften und damit Druck-Volumen-Verhältnisse (◘ Abb. 5.2).

Ruhedehnungskurven: Das **passive Verhalten** von Thorax, Lunge und Atemapparat (Lunge und Thorax) wird durch deren **Ruhedehnungskurven** im **V-p-Diagramm** beschrieben (◘ Abb. 5.2c). Hierbei ist zu beachten, dass das Volumen für alle Komponenten immer gleich ist (Lungenvolumen=Thoraxvolumen=Atemapparatvolumen, da ja die Lunge dem Thorax folgen muss). Der zu jeder Komponente gehörige **Druck p** ist aber jeweils ein anderer und wird durch deren **transmurale Druckdifferenz** p_{tm} beschrieben. Die Drücke werden hier gern in cm H_2O gemessen: 1 cm H_2O = 0,1 kPa.

Druckverhältnisse

Transmurale Druckdifferenzen: Die transmurale Druckdifferenz p_{tm} ist der Druckunterschied dies- und jenseits einer Trennschicht (Wand) und zwar von innen nach außen:

$$p_{tm} = p_{innen} - p_{außen} \qquad (Gl.\ 5.1)$$

Im Atemapparat wechseln von innen nach außen folgende Schichten: Alveolen→Lungenoberfläche→Pleuraspalt→Thoraxwand→Außenatmosphäre. In den Alveolen herrscht absolut der **Alveolardruck p_A** (auch **intrapulmonaler Druck** genannt). Bei (und nur dann!) **quasistatischen Atemexkursionen** (welche so langsam sind, dass quasi keine Luft in die oder aus der Lunge strömt !), kann er bei offener Glottis und entspannter Atemmuskulatur als Munddruck gemessen werden (wenn nichts strömt, gibt es nach Ohm keinen Druckabfall von Alveole zum Mund und beide Drücke sind gleich!).

> **Prüfungsfallstricke**
>
> p_A kann **nicht** bei dynamischer Atmung als Munddruck mit dem Spirometer gemessen werden, da durch die viskösen Atemwegswiderstände der alveoläre Druck p_A bis zum Mundraum in nicht bekannter Weise abfällt (je nach Größe der Atemwegswiderstände). Man kann p_A dann nur in einem Ganzkörperplethysmographen bestimmen, in dessen geschlossenem Raum Atemexkursionen den Druck im Außenraum spiegelbildlich zu p_A verändern (bei Inspiration nimmt der Druck im Plethysmographen in dem Maße zu, wie p_A abnimmt).

Transpulmonale Drücke: Unter **statischen Bedingungen** (= kein Luftstrom) gilt ferner, dass der **alveoläre Druck p_A** gleich dem **Außendruck p_B** (Atmosphärendruck) ist (»*keine Druckdifferenz p_B–p_A von Mund zu Alveole bedeutet, dass gerade nichts strömt.*«). Dies ist z. B. immer während der Atempausen zwischen Inspi-

5.4 · Atemmechanik

ration und Exspiration bzw. Exspiration und Inspiration der Fall, da Mund und Glottis offen sind, aber gerade **keine** Luft strömt.

In der Atmungsphysiologie setzt man den Außendruck oft zu Null $p_B=0$ (man spart den Blick aufs Barometer hierbei) und schaut sich nur die Druckänderungen **relativ** zum Außendruck an. Der **transpulmonale Druck** p_{tp} (Wand ist hier Lungenoberfläche!) ist die Druckdifferenz zwischen Raum innerhalb der Lungenoberfläche (Alveolen) und Raum außerhalb der Lunge (Pleura): $p_{tp}=p_A-p_{pl}$.

Transthorakale Drücke: In der **Pleura** herrscht unter quasistatischen Bedingungen aufgrund der Retraktionskräfte der Lunge **immer** ein Unterdruck, der **Pleuradruck** p_{pl}. Für den **transthorakalen Druck** $p_{tt}=p_{pl}-p_B$ ergibt sich relativ zum Luftdruck $p_B=0$ ebenfalls p_{pl}. Er beträgt in Atemruhestellung im Mittel ca. −5 cm H_2O und ist lageabhängig: im Stehen beträgt er
- apikal ca. −10 cm H_2O,
- basal ca. −2,5 cm H_2O,
- außerhalb des Thorax 0 cm H_2O.

p_{pl} wirkt zwischen Lungenoberfläche und viszeraler Pleura, Thoraxwand und parietaler Pleura, im Interstitium um die zuführenden intrathorakalen Luftwege, um das Herz und die großen Gefäße sowie im Ösophagus. Man spricht auch vom »**intrathorakalen Druck** p_{pl}«. Gemessen werden kann er daher als intraösophagealer Druck im unteren Ösophagusdrittel (aber nicht beim Schlucken! ▶ Kap. 7.3.2).

> **Merke**
>
> Die **Retraktionskraft** der Lunge wird sowohl durch die elastischen Fasern, welche man sich bei Entfaltung der Lunge wie gedehnte Federn vorstellen kann (◘ Abb. 5.2a) als auch durch die Oberflächenspannung der Alveolen bestimmt. Mit zunehmendem Lungenvolumen nimmt sie immer mehr zu.
>
> In **Atemruhelage** ist $p_A=0$, und p_{tp} und p_{tt} halten sich mit jeweils +5 cm H_2O und −5 cmH_2O (±0.5 kPa) die Waage (Lunge zieht nach innen, Thorax zieht nach außen, da dessen Gleichgewichtslage erst bei größerem Volumen erreicht wird, ◘ Abb. 5.2).
>
> Der **transpulmonale Druck** ist unter quasistatischen Bedingungen **immer** positiv $p_{tp}=p_A-p_{pl}$, er hält die Alveolen offen und verhindert deren Kollabieren!

Trans-Atemapparat-Drücke: Als transmurale Druckdifferenz für den gesamten Atemapparat (»**Trans-Atemapparat-Druckdifferenz**«) p_{tAA} dient der intrapulmonale Druck p_A (innerhalb des Atemapparats) minus der Barometerdruck p_B (außerhalb), das ergibt gleich p_A (da $p_B=0$). Sie gibt an, mit wie viel Überdruck man beatmen muss ($p_A>0$), um das Lungenvolumen von der Gleichgewichtslage des Atemapparats ausgehend (nach passiver Exspiration, V=FRC) zu erhöhen.

◘ Abbildung 5.2 und ◘ Tabelle 5.3 fassen die Eigenschaften der transmuralen Drücke und deren Verläufe mit dem Lungenvolumen zusammen *(»nicht verzweifeln, mehrmals studieren!«)*.

> **KLINIK**
>
> **Pneumothorax**: beim Pneumothorax wird durch eine Verletzung der Thoraxaußenwand mit Eröffnen des Pleuraspalts dessen Unterdruck gegenüber der Atmosphäre ausgeglichen (Pleuraspalt zieht Luft bis Druckausgleich $p_{pl}=0$). Dabei werden alle transmuralen Druckdifferenzen Null ($p_{tp}=p_{tt}=p_{tAA}=0$, d. h. überall herrscht Atmosphärendruck), die Lunge kann sich nun frei zusammenziehen (Achtung: Minimalvolumen<RV) und der Thorax ausdehnen – bis zu seiner Gleichgewichtslage. Da die Lunge nicht mehr am Thorax haftet, folgt sie bei Inspiration/Exspiration nicht mehr den Thoraxbewegungen: es folgt keine Konvektion, also auch kein Gasaustausch mehr und somit eine arterielle Hypoxämie und Hyperkapnie, welche bei Befall eines Lungenflügels von der kontralateralen Lunge noch einigermaßen kompensiert werden kann.
>
> **Klinisch** findet sich ein aufgehobenes Atemgeräusch, fehlende Atemverschieblichkeit der Lungengrenzen, erhöhte Strahlentransparenz im Röntgen-Thorax (alles schwarz) mit fehlender Parenchymzeichnung, prominente Hili.
>
> **Therapie**: Die Lunge muss wieder entfaltet werden, hierzu muss $p_{tp}>0$ werden. Da $p_{tp}=p_A-p_{pl}$, muss man entweder den Alveolardruck p_A steigern (künstliche Überdruckbeatmung) oder den Pleuradruck p_{pl} absenken (negativer machen). Letzteres wird mittels Einbringen einer Pleuradrainage (Bülau-Drainage) bewerkstelligt: Einbringen eines Schlauchs zwischen Pleura viszeralis und parietalis und Einstellen eines konstanten Unterdrucks. Der Patient kann dabei selbst atmen (man umgeht die Überdruckbeatmung mit Intubation). Durch den Unterdruck erfolgt eine Resorption der pleuralen Luft und ein Ausdehnen der Lunge mit Wiederanheften an Thoraxwand nach einigen Tagen (innere Schienung). Die Verletzung muss natürlich geschlossen werden.

Tab. 5.3. Intrapulmonale, intrathorakale Drücke und transmurale Druckdifferenzen

Druck	Symbol	Eigenschaften
Alveolardruck, Intrapulmonaler Druck	p_A	Quasistatisch, d. h. nach Ein- und Ausatmen bei offener Glottis immer Null→ keine Strömung. Verändert sich dynamisch nur während des Atmens: $p_A<0$ ($p_A>0$) bei Inspiration (Expiration) aus eigenem Antrieb (Ruheatmung ±1 cm H_2O) bzw. umgekehrt bei Überdruckbeatmung (Druck, der benötigt wird, um Lungenvolumen zu expandieren). Valsalva: $p_A\uparrow$. Müller: $p_A\downarrow$
Pleuradruck (Druck im Pleuraspalt)	p_{pl}	Negativ aufgrund Lungenretraktion: — −5 cm H_2O in Atemruhelage, — −7 cm H_2O nach normaler Inspiration (Lunge zieht mehr nach innen, Thorax weniger nach außen, da in Nähe seines Gleichgewichts, ◘ Abb. 5.2), — −8 cm H_2O nach max. Inspiration (Lunge zieht maximal, Thorax drückt jetzt aber nach innen, da überdehnt!), — ~0 bis +1 cm H_2O nach extremer Expiration. — 0 cm H_2O nach Pneumothorax. Lageabhängig! Valsalva: $p_{pl}\uparrow$. Müller: $p_{pl}\downarrow$ (► Kap. 5.4.2)
Transpulmonale Druckdifferenz	$p_{tp}=p_A-p_{pl}$	Quasistatisch positiv, da Spiegelbild von p_{pl}. Gegenspieler zur Oberflächenspannung, hält Alveolen offen, verhindert Kollaps. Wird größer bei Inspiration (da p_{pl} negativer), kleiner bei Expiration→ Atemwegskompression bei Expiration. $p_{tp}=+5$ cm H_2O in Atemruhelage. Valsalva: $p_{tp}\leftrightarrow$. Müller: $p_{tp}\leftrightarrow$
Transthorakale Druckdifferenz	$p_{tt}=p_{pl}-p_B$ $p_{tt}=p_{pl}$ für $p_B=0$	In Atemruhelage $p_{tt}=p_{pl}=-5$ cm H_2O→Thorax wird nach innen gezogen. Pneumothorax: $p_{tt}=p_{pl}=0$ cm H_2O→Thorax dehnt sich aus bis Gleichgewichtslage. Thorakale Ausdehnung = Inspiration (Kompression = Expiration) für $p_{tt}>p_{pl}$ ($p_{tt}<p_{pl}$) ausgehend von Atemruhelage. Valsalva: $p_{tt}\uparrow$. Müller: $p_{tt}\downarrow$
Trans-Atemapparat-Druckdifferenz	$p_{tAA}=p_A-p_B$ $p_{tAA}=p_A$ für $p_B=0$	Anschaulich derjenige Druck, mit dem man die Lunge ausgehend von der Gleichgewichtslage ($p_A=0$) überdruckbeatmen muss, um ein bestimmtes Volumen zu erreichen. Valsalva: $p_{tAA}\uparrow$. Müller: $p_{tAA}\downarrow$

Prüfungsfallstricke

Die transpulmonale Druckdifferenz p_{tp} wird bei Inspiration größer, bei Expiration kleiner (fast Null nach max. Expiration und offener Glottis). Bei geschlossener Glottis und max. Expiration (Valsalva-Manöver) nimmt der intrapulmonale Druck p_A und p_{pl} gleichermaßen stark zu (bis 15 kPa), da die Expirationsmuskulatur den intrathorakalen Druck stark erhöht. Die transpulmonale Druckdifferenz p_{tp} ändert sich aber nicht! Die Atemruhelage des Thorax ist nach einer normalen Inspiration noch nicht erreicht, sondern erst ca. nach ~55% inspirierter Vitalkapazität (normale Inspiration: ~45% VK).

Elastizität und Compliance

Die Steilheit der Ruhe-Dehnungskurven in jedem Abschnitt beschreibt die **Compliance** des jeweiligen Hohlorgans $C = \Delta V / p_{tm}$ (s. Gl. 4.1). Für die Lungencompliance C_L ist p_{tp}, für Thorax C_{Th} ist p_{tt} einzusetzen. Die Compliance ist ein Maß für die elastischen Eigenschaften von Lunge, Thorax und Atemapparat. Da die Ruhedehnungskurven nicht linear sind, hängt sie vom Füllungszustand ab (kleines Lungenvolumen→geringe Lungendehnung→kleinere Retraktionskraft→größere Compliance!).

Die **Elastance E** ist der Kehrwert der Compliance und bezeichnet den elastischen Widerstand (Steifheit): je steifer ($E\uparrow$) desto weniger elastisch ($C\downarrow$).

Merke

In der Gleichgewichtslage ist die **Compliance** des betroffenen Hohlorgans am größten. Mit zunehmender Füllung (Dehnung) nimmt die Compliance ab (Retraktionskräfte nehmen zu). Nach einer normalen Expiration ist der gesamte Atemapparat im Gleichgewicht (Lungenretraktion = Thoraxexpansion).

Die Compliance von Lunge C_L und Thorax C_{Th} betragen in Gleichgewichtslage jeweils ca. **0,25 l/cm H_2O**

(=2,5 l/kPa). Da Lunge und Thorax hintereinandergeschaltet sind, gilt für die **Gesamtcompliance** C_{Th+L}:

$$\frac{1}{C_{Th+L}} = \frac{1}{C_{Th}} + \frac{1}{C_L} \qquad \text{(Gl. 5.2)}$$

> **Prüfungsfallstricke**
>
> Die **Compliance** des Atemapparats ist **kleiner** als die Summe von Lungen- und Thorax-Compliance (Gl. 5.2). Sie beträgt ca. 0,125 l/cm H_2O (1,25 l/kPa).
> Die **Elastance** hingegen ist die Summe der Einzelelastanzen (da E=1/C). Sie beträgt ca. 8 cm H_2O/l (0,8 kPa/l). Die Resistance hat mit der Elastance **nichts** zu tun, sie beschreibt den viskösen Strömungswiderstand in den Atemwegen und **keine** elastischen Lungeneigenschaften.

Elastizität und Oberflächenspannung

Die Elastizität der Lunge wird zu weniger als 50% durch deren elastischen Fasergehalt und Faseranordnung, aber zum größten Teil durch die Oberflächenspannung der Alveolen bestimmt. **Surfactant** reduziert die Oberflächenspannung und erhöht die Elastizität (s. u.). Er wird von Pneumozyten Typ II gebildet (▶ Kap. 5.1).

Alveolen sind gasgefüllte Blasen, welche von einer »wassergefüllten« Lunge umgeben sind (eigentlich Gewebe mit einer Dichte ähnlich der von Wasser). An dieser Wasser-Luft-Grenzfläche tritt physikalisch eine **Oberflächenspannung T** auf, welche die Anziehungskraft zwischen den Wassermolekülen an der Oberfläche vergrößert. Sie wirkt damit wie ein Gürtel, der sich immer enger um die Gasblase (luftgefüllte Alveole) schnürt und sie verkleinern will. Dabei steigt der Gas-Innendruck p_i und der transmurale Druck p_{tm} der Alveole an. Im Gleichgewicht sind der Innendruck (über Gl. 5.1), der die Alveole offen hält und die Oberflächenspannung, welche die Alveole zusammenzieht, über das **Laplace-Gesetz** verknüpft:

$$p_{tm} = \frac{2T}{r} \qquad \text{(Gl. 5.3)}$$

Alveolenkollaps

Im Gegensatz zu Laplace beim Kreislauf (Gl. 3.1) fehlt hier der Wanddurchmesser d der Blase, da dieser sich hier nicht ändern kann (»*Grenzschicht bleibt Grenzschicht*«). Für den Übergang Wasser-Luft ist die Wandspannung **T eine Konstante** mit dem Wert **T~0,072 N/m**. Damit ist die transmurale Druckdifferenz p_{tm} nur noch vom Alveolenradius abhängig: je kleiner die Alveole ist, desto größer wird der benötigte Druck, um sie offen zu halten.

Da die Alveolen über die Atemwege zur Atmosphäre offen sind, ist in Atemruhelage p_A=0 (s. o.). Die Alveolen werden daher nur noch vom transpulmonalen Druck p_{tp} offen gehalten. Da für eine typische Alveole mit r~50 µm für den notwendigen p_{tm} nach Gl. 5.3. ein Wert von ~3,5 kPa zum Offenhalten der Alveole resultiert, p_{tp} aber nur ~0,5 kPa beträgt (5 cm H_2O), würde man ein Kollabieren der Alveole erwarten – ja, wenn nicht die Oberflächenspannung T durch Surfactant auf 10% reduziert würde, sodass gilt: $p_{tm}<p_{tp}$→Alveolenkollaps verhindert. Zusätzlich verhindert die Einbettung der Alveolen in das umgebende Bindegewebe in den meisten Alveolen einen vollständigen Kollaps (»tethering«).

> **Merke**
>
> Alveolen sind untereinander verbunden und Alveolen sind unterschiedlich groß. Aufgrund Gl. 5.3. gilt: kleine Alveolen→p_{tm}↑, große Alveolen→p_{tm}↓ (da T gleich ist!).
> Ohne Surfactant würden sich also **kleine Alveolen in große entleeren** und kollabieren: Surfactant verhindert dies durch Herabsetzung von T. In kleinen Alveolen muss mehr Surfactant eingebaut werden bzw. Surfactantmoleküle kommen sich näher und haben eine größere Dichte (→T wird stärker reduziert) als in großen, damit p_{tm} unterschiedlich großer Alveolen gleich groß wird und eine gleichmäßige Belüftung gewährleistet werden kann (◘ Abb. 5.2d).

> **Prüfungsfallstricke**
>
> **Surfactantmangel reduziert** das Residualvolumen durch Alveolenkollaps, die Atemarbeit ist **erhöht**. Der endexspiratorische Pleuradruck p_{pl} ist **negativer**, da aufgrund der hohen Oberflächenspannung die Retraktionstendenz der Lunge **ansteigt** (Alveolen wollen kollabieren!) und der Zug der Lunge am Pleuraspalt **ansteigt**. Entsprechend **steigt** der endexspiratorische alveoläre Druck p_A **an**. Der Strömungswiderstand (Resistance) ist bei Surfactantmangel **nicht** verändert!
> Die Compliance ist bei kleinem Lungenvolumen groß und bei großem Lungenvolumen klein.

5.4.2 Dynamik des Atemapparats

Druckverhältnisse und Atemmuskeln

Zur Entfaltung der Lunge ist eine Zunahme der transpulmonalen Druckdifferenz p_{tp} notwendig (◘ Abb. 5.2a–d).

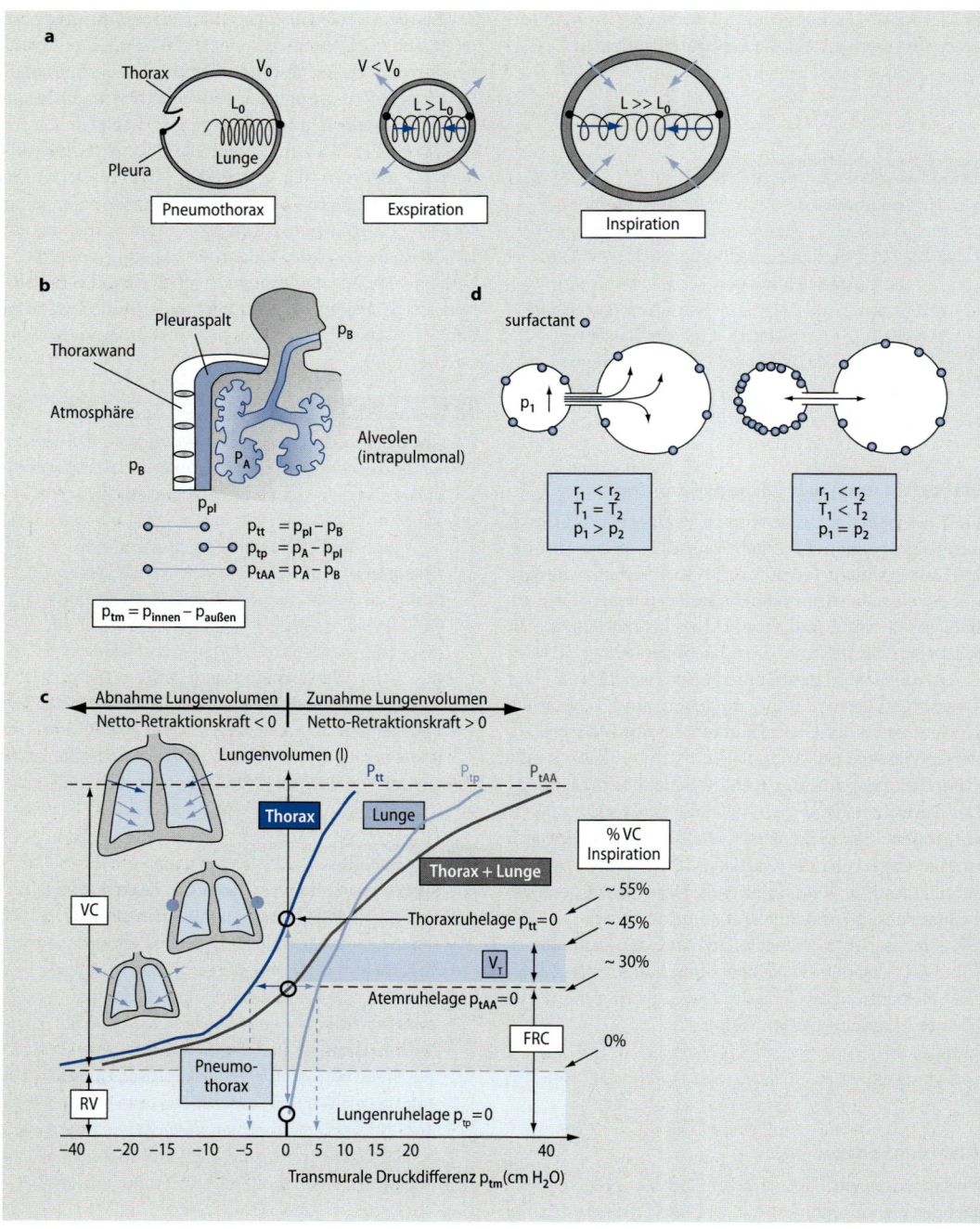

Abb. 5.2a–d. Statik des Atemapparats. a Modell der Lunge als elastische Feder verankert in einem elastischen Gummiball. Beim Pneumothorax ist die Verbindung unterbrochen, Lunge und Thorax nehmen ihre Gleichgewichtslage ein. Entgegengesetzte Retraktions- und Expansionskräfte nach tiefer Exspiration bzw. gleichsinnig nach tiefer Inspiration. **b** Drücke in den jeweiligen Hohlorganen und zugehörige transmurale Drücke. **c** Ruhedehnungskurven für quasistatische Atemexkursionen von Lunge, Thorax und Atemapparat. Für die Entfaltung der Lunge ist die transpulmonale Druckdifferenz p_{tp} maßgeblich. Bei Pneumothorax Entkopplung von Lunge und Thorax. **d** Surfactant reduziert Wandspannung in kleinen Alveolen mehr als in großen (rechts) und verhindert den sonst unvermeidlichen Kollaps kleiner Alveolen (links)

5.4 · Atemmechanik

Jede Erhöhung von p_A (bei Überdruckbeatmung) oder Erniedrigung von p_{pl} (bei Selbstatmung wird dieser negativer!) vermag dies zu gewährleisten. Dies wird über Regulation von p_{pl} anstelle von p_A durch die **Atemmuskulatur** bewerkstelligt (p_{pl} negativer bei Inspiration→Thorax zieht Pleura nach außen; weniger negativ bei Exspiration→Thorax drückt Pleura nach innen, ◨ Tab. 5.3).

Bei aktiver Eigenatmung nimmt p_A daher bei Inspiration ab (Inspiration: $p_A<0$→Luft strömt in Lunge ein), bei Exspiration zu (Exspiration: $p_A>0$→Luft strömt aus Lunge aus). Die **Absenkung des Pleuradrucks** bei Inspiration wird aktiv durch die Inspirationsmuskeln bewerkstelligt, welche den Thoraxraum erweitern→ **Mm. costales externi** (inspiratorische Rippenhebung) + **Diaphragmaabsenkung** (Kontraktion flacht Zwerchfellbogen im Thorakalraum ab→Entfaltung der Recessus phrenicocostales mit Entfaltungsmöglichkeit der Lunge). Forcierte Inspiration wird unterstützt durch **akzessorische Muskeln** (M. scalenus, sternocleidomastoideus, pectorales).

Die normalerweise passive Exspiration (Retraktionskräfte) kann durch die **Mm. costales interni** und Abdominalmuskulatur bei forcierter Exspiration unterstützt werden (Senkung der Rippenbögen), z. B. beim Asthma-Anfall (aktive Exspiration!).

Abhängig vom Aktivierungsmuster unterscheidet man einen **costalen** von einem **abdominalen** (Diaphragma) **Atmungstyp**.

> **Merke**
>
> Das Diaphragma ist der effektivste Inspirator. **In**spiration→M. intercostales **ext.**, **Ex**spiration→M. intercostales **int.** (»anders, als man denkt«). Bei forcierter Exspiration nimmt p_{pl} zu und kann sogar positiv werden, bei forcierter Inspiration wird er negativer. Die bei normaler Ruheatmung erzeugten intrapulmonalen Drücke liegen bei $p_A \sim \pm 1$ cm H_2O (±0.1 kPa).
> Bei dynamischer **Inspiration** nimmt daher p_{tp} zu und die Alveolen werden vergrößert, bei dynamischer **Exspiration** jedoch durch Abnahme von p_{tp} komprimiert, ebenso wie die intrapulmonal gelegenen Bronchien→**dynamische Atemwegskompression**.

> **Prüfungsfallstricke**
>
> Bei Orthostase wird die Atemruhelage durch gravitationsbedingtes Absinken von Zwerchfell und Abdominalorgane in Richtung Inspiration verschoben!

Müller- und Valsalva-Manöver: Inspiration gegen geschlossene Glottis nennt man **Müller-Manöver**, Exspiration dagegen **Valsalva-Manöver**. Die aus der Atemruhelage heraus durch maximale Kontraktion der Atemmuskeln dabei erzeugten intrapulmonalen und intrapleuralen Drücke p_A und p_{pl} können Werte bis –**10 kPa** (–100 cm H_2O, –75 mmHg, Müller) bzw. **+15 kPa** (150 cm H_2O, 115 mmHg, Valsalva) erreichen.

> **Prüfungsfallstricke**
>
> Müller- und Valsalva-Manöver → transpulmonale Druckdifferenz bleibt gleich!

Visköse Atemwegswiderstände

Nach dem **Ohmschen Gesetz** ist für die Initiierung der Luftströmung die Überwindung der viskösen (nichtelastischen!) Atemwegswiderstände notwendig, entlang derer der Druck von intrapulmonal $p_A = \pm 0{,}1$ kPa zum Außendruck $p_B = 0$ kPa bei geöffnetem Mund abfällt:

$$\dot{V}_T = \frac{p_A - p_B}{R} = \frac{p_A}{R} \qquad \text{(Gl. 5.4)}$$

Der Gesamtwiderstand R (auch **Resistance** genannt) beträgt ca. **1,5–2 cm $H_2O \times l^{-1} \times s$** (~0,2 kPa$\times l^{-1} \times s$). Hiervon entfallen 85% auf die Atemwege, ca. 15% auf die Gewebereibung und nur ein sehr kleiner Anteil (<1 %) auf Trägheitswiderstände. Die **oberen Atemwege** (Pharynx, Larynx, Bronchien >2 mm) tragen zu ca. 80% am Atemwegswiderstand, die kleinen peripheren Luftwege (<2 mm) machen ~20% aus (trotz kleineren Durchmessers→größere Anzahl durch Verzweigung→Gesamtquerschnitt↑. Achtung: Widerstand **eines einzelnen** kleinen Bronchus ist natürlich schon größer als **eines einzelnen** großen Bronchus!).

> **Merke**
>
> Die **Resistance R** nimmt **passiv bei Inspiration ab** (Erweiterung der Bronchien durch negativeren p_{pl}) und **passiv bei Exspiration zu** (p_{pl} weniger negativ→dynamische Kompression).
> Allgemein gilt:
> – **Lungenvolumen↓→R↑**
> – **Lungenvolumen↑→R↓**
>
> **Aktiv** wird R über das vegetative Nervensystem reguliert:
> – **Parasympathikus→Bronchokonstriktion→ R↑**
> – **Sympathikus→Bronchodilatation→R↓**

Der **Sympathikus** unterstützt damit die Atmung bei körperlicher Arbeit durch Senkung des Strömungswiderstandes.

> **KLINIK**
>
> **Relative Sekundenkapazität** (»Tiffeneau-Test«) ist eine klinisch spirometrische Methode zur Abschätzung des Strömungswiderstandes. Nach maximaler Inspiration wird so schnell wie möglich exspiriert und ausgeatmetes Volumen über die Zeit gemessen. Das Volumen, welches nach einer Sekunde maximal ausgeatmet werden kann, bezogen auf die Vitalkapazität (VC) ist die relative Sekundenkapazität SC (normal: >75% VC).
>
> SC↓ bei **obstruktiven Ventilationsstörungen**, bei denen für gleiche Stromstärke höherer intrapulmonaler Druck notwendig ist (p_A↑, **weil** R↑)→ Asthma bronchiale, COPD, Mukoviszidose, Glottisspasmus, Epiglottitis, Pseudokrupp, Atemwegsverlegung durch Trauma, Tumore etc. Bei COPD zusätzlich restriktive Störung, ansonsten bei rein obstruktiver Störung **keine** Reduktion der VC! SC nimmt mit Alter ab (>50–60. Lebensjahr→~65% VC).

Dynamische Ventilationsgrößen und Atmungsschleife

Bei quasistatischen Atembewegungen (sehr langsam, s. o.) bleibt der intrapulmonale Druck quasi Null (kein Luftstrom, ◘ Abb. 5.3a). Zu Beginn (**endexspiratorisch**) enthält die Lunge das FRC und der Pleuradruck ist $p_{pl}=-0{,}5$ kPa. **Endinspiratorisch** ist $V=FRC+V_T$ und p_{pl} negativer (sowohl für quasistatische als auch dynamische Atmung! →endinspiratorische Pause, ◘ Abb. 5.3b). Trägt man das momentane Atemzugvolumen V_T gegen p_{pl} auf, erhält man die **Atmungsschleife** (◘ Abb. 5.3c).

Während quasistatischer Atmung müssen nur die elastischen Widerstände überwunden werden (elastische Arbeit). Durch die viskösen Widerstände ist die Volumenänderung der Lunge schneller als der Atemstrom Luftvolumen bei Inspiration nachliefert (bzw. bei Exspiration abgibt), sodass es zu Druckänderungen in erster Linie des intrapleuralen Drucks p_{pl} und im Anschluss auch des intraalveolären Drucks p_A kommt (◘ Abb. 5.3a). p_{pl} wird bei **dynamischer Inspiration** deshalb **negativer**, bei **dynamischer Exspiration positiver** als im quasistatischen Fall. Um denselben Betrag ändert sich p_A (gleiche vertikale Pfeillängen für Änderung von p_A bzw. p_{pl} im dynamischen Fall, ◘ Abb. 5.3a, b).

> **KLINIK**
>
> **Asthma bronchiale**→entzündlich-obstruktive Atemwegserkrankung. Bronchiale Hyperreaktivität mit anfallsartigen Bronchospasmen, Schleimübersekretion und Bronchialödem. Dies erhöht die Resistance, v. a. während der Exspiration, da die unteren Atemwege primär von der Widerstandserhöhung betroffen sind (→der Asthmatiker bekommt die Luft zwar rein, aber schlecht raus!). Im Anfall ist daher die exspiratorische Atemarbeit unter Zuhilfenahme der akzessorischen Muskulatur extrem erhöht→Atmen wird zur Schwerstarbeit (Patienten sind im Anfall schweißgebadet, nach dem Anfall körperlich total erschöpft). **Therapie** akut durch Broncholytika (β_2-Mimetika als Aerosol), im Intervall auch Steroide (Kortisol), Mastzell-Stabilisatoren (Ipratropiumbromid) aufgrund der entzündlichen Genese.

Restriktive vs. obstruktive Ventilationsstörungen sind in ◘ Tab. 5.4 charakterisiert.

> **Prüfungsfallstricke**
>
> Der Atemgrenzwert (maximal **willkürlich** in 1 min ventilierbares Volumen, 160–200 l) ist nicht zur Differenzierung einer restriktiven vs. obstruktiven Störung geeignet.

◘ **Tab. 5.4.** Charakteristika restriktiver und obstruktiver Ventilationsstörungen.

	Obstruktive Ventilationsstörung	Restriktive Ventilationsstörung
Beispiele	Asthma bronchiale, Mukoviszidose, Epiglottitis, Atemwegsverlagerung	Lungenfibrose, Atelektasen, Narben, Pneumonektomie, Skoliose
Compliance C	↔	↓
Vitalkapazität VC	↔	↓
Resistance R	↑	↔
Rel. Sekundenkapazität SC	↓	↔
Atemgrenzwert	↓	↓
Atemarbeit	↑	↑

Abb. 5.3a–c. Dynamische vs. statische Atemexkursionen. a Intrapulmonaler Druck, bleibt statisch quasi Null, wird negativ (positiv) bei Inspiration (Exspiration). **b** Pleuradruck p_{pl}, endexspiratorisch –0,5 kPa, wird inspiratorisch negativer, exspiratorisch wieder positiver. Quasistatisch liegt das Minimum endinspiratorisch. Dynamisch addieren sich die Alveolardrücke hinzu und p_{pl} wird inspiratorisch mehr negativ, exspiratorisch mehr positiv gegenüber statischen Atembewegungen. **c** Atemschleife, quasistatisch ist nur elastische Atemarbeit, dynamisch auch viskose aufzubringen. Der endexspiratorische p_{pl} ändert sich auch bei vertiefter oder forcierter Atmung nicht, wird aber während der Exspiration stärker positiv; stärkste p_{pl}-Zunahme bei Valsalva

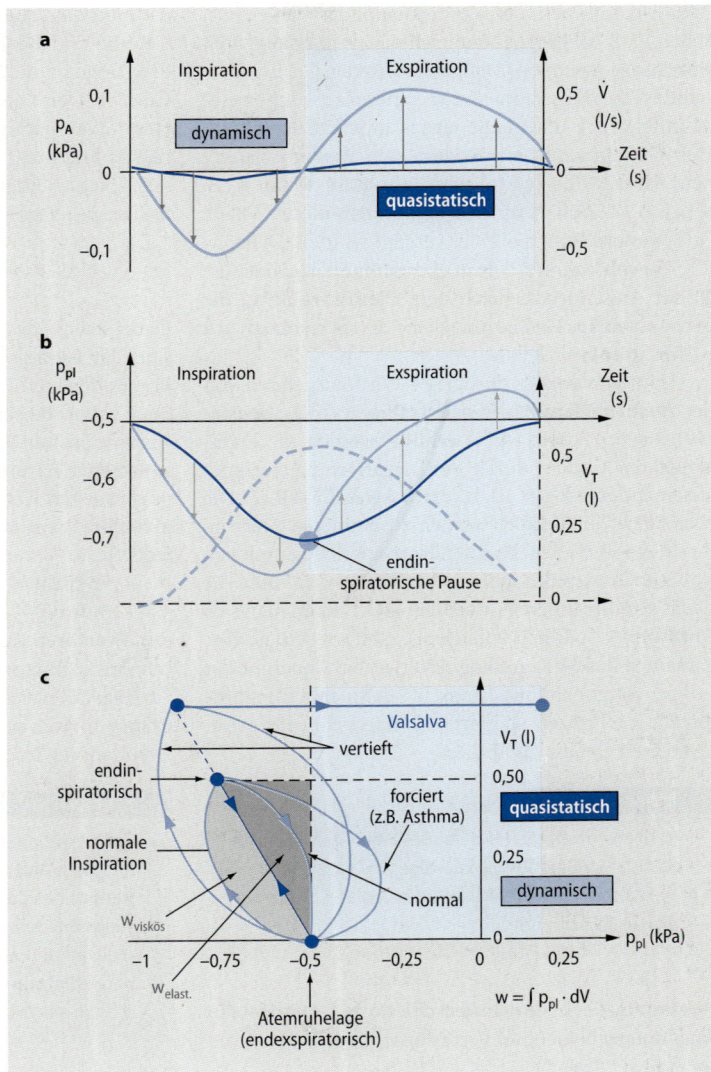

5.5 Lungenperfusion (▶ Kap. 4.4.2)

Pulmonaler Strömungswiderstand

Der Strömungswiderstand der Lungenstrombahn (**pulmonal-vaskulärer Widerstand, PVR**) beträgt ca. 1/12 des TPR. Er wird druckpassiv reguliert, d. h. mit zunehmendem (pulmonalarteriellen) Perfusionsdruck nimmt der Widerstand durch Vasodilatation ab und die Durchblutung so bei Arbeit zu (Abb. 4.4e). In Ruhe sind nur ca. 50% der Lungenkapillaren perfundiert. Bei schwerer Arbeit kann durch **Rekrutierung** weiterer Lungengefäße und durch Senkung des PVR (**druckpassive Erweiterung**) die Durchblutung analog dem HZV um den Faktor ~6 zunehmen, während der pulmonalarterielle Mitteldruck sich höchstens zu verdoppeln braucht.

Vasoaktive Substanzen wirken wie im systemischen Kreislauf mit Ausnahme von pH, PCO_2 und PO_2, welche genau umgekehrt wirken (pH↓, PCO_2↑, PO_2↓ →Vasokonstriktion)→**hypoxische Vasokonstriktion** (**Euler-Liljestrand-Reflex**: lokaler Reflex).

Atmungsabhängigkeit des PVR

Der Widerstand setzt sich im kleinen Kreislauf aus dem der **extrapulmonalen** Gefäße (z. B. A./V. pulmonalis) sowie der **intrapulmonalen extra-alveolären** (z. B. Bronchialgefäße) und **intrapulmonalen alveolären**

Gefäße zusammen. Letztere beiden bilden den eigentlichen PVR und zeigen unterschiedliche Abhängigkeit vom Lungenvolumen. Maßgeblich für den Gefäßwiderstand ist die transmurale Druckdifferenz zwischen Gefäßinnendruck und -außendruck in jedem Abschnitt. Der Gefäßinnendruck ändert sich dynamisch mit dem Herzzyklus (systolisch/diastolisch, ▶ Kap. 4.1.3, ▶ Kap. 4.3). Hoher Innendruck weitet diese Gefäße (z. B. Systole: R↓), niedriger verengt sie (z. B. Diastole: R↑). Sowohl in intra- wie in extrapulmonalen Gefäßen ist der Außendruck gleich dem **Pleuradruck p_{pl} für extra-alveoläre** Gefäße und gleich dem **Alveolardruck p_A für alveoläre** Gefäße.

Und jetzt wird's schwierig ! Wird ausgehend von der Atemruhelage das Lungenvolumen (LV) quasistatisch (also p_A stets Null!) **erhöht,** werden die extra-alveolären Gefäße durch den negativeren p_{pl} weiter auseinandergezogen (d. h. **extra-alveolär→R↓**). Die alveolären Gefäße aber werden zusammengequetscht, da sie zwischen den Alveolen liegen, welche durch den höheren transpulmonalen Druck $p_{tm}=-p_{pl}$ nun die Gefäße komprimieren (**alveolär→R↑↑**, kann man sich in ◘ Abb. 5.1 bildlich vorstellen). Netto resultiert eine Zunahme des PVR. Analog resultiert bei Abnahme des Lungenvolumens (quasistatisch!) netto eine Zunahme des PVR aufgrund stärkerer Kompression der extra-alveolären Gefäße (◘ Abb. 5.4).

> **Merke**
>
> In **Atemruhelage** (FRC) hat der **PVR ein Minimum**. Statisch **LV↑→PVR↑** (extra-alveolär R↓, alveolär R↑↑), statisch **LV↓→PVR↑** (extra-alveolär R↑↑, alveolär R↓), ◘ Abb. 5.4a.

Regionale Perfusionsunterschiede bei Orthostase: Man unterscheidet drei Perfusionszonen:
- apikal (**Zone I**),
- mittel-hilär (**Zone II**) und
- basal (**Zone III**).

In allen Zonen herrscht auch eine unterschiedliche alveoläre Ventilation (zum Ventilations-Perfusionsquotient, ▶ Kap. 5.6.4).

5.6 Gasaustausch in der Lunge

5.6.1 O₂-Aufnahme, CO₂-Abgabe

Steady state

Im **steady state** (Ruhebedingung, kontinuierliche Arbeit) entspricht die **O₂-Aufnahme** $\dot{V}_{O_2}$ (ml O_2/min) von der Lunge ins Blut dem O_2-Bedarf (**O_2-Verbrauch**) der Gewebe und die **CO₂-Abgabe** $\dot{V}_{CO_2}$ (ml CO_2/min) von der Lunge in die Umgebung der **CO₂-Produktion** der Gewebe. Der Anteil der Ventilation eines Gases an der Gesamtventilation eines Gemisches ergibt sich aus dessen Fraktion f. Die Netto-Ventilation $\dot{V}_X$ eines Gases X ist die Differenz aus inspirierter (Index I) Menge und exspirierter Menge (Index E):

$$\dot{V}_X = f_I \cdot \dot{V}_T - f_E \cdot \dot{V}_T = (f_I - f_E) \cdot \dot{V}_T \quad \text{(Gl. 5.5)}$$

Dabei stellt $\dot{V}_T$ das Atemzeitvolumen (~7 l/min in Ruhe, s. u.) dar. Gemessen wird $\dot{V}_T$ mit einem **Spirometer**, die Fraktionen f_I und f_E werden mit Massenspektrometern oder Infrarotabsorptionsverfahren für O_2 und CO_2 in Inspirationsluft (easy: O_2=21%, CO_2=0,03%) **und gesammelter** Exspirationsluft (!) gemessen. Anstelle der gesammelten Exspirationsluft kann man auch nur die **alveoläre Ventilation** $\dot{V}_A$ betrachten, in welcher der eigentliche Gasaustausch stattfindet. Hierzu muss man in Gl. 5.5 nicht $\dot{V}_T$, sondern $\dot{V}_A$ einsetzen (in Ruhe ~2/3 $\dot{V}_T$→~5 l/min$_{BTPS}$, ~4,1 l/min$_{STPD}$) und f_E wird zu f_A, der **alveolären Konzentration** (Fraktion) des Gases X (an der inspiratorischen, f_I, ändert sich ja bei gleicher Atmosphärenzusammensetzung nichts!). f_A wird **endexspiratorisch** gemessen, denn erst gegen Ende der Exspiration wird Alveolarluft ausgeatmet (s. u.).

> **Merke**
>
> f_E→gesammeltes Exspirat (Alveolarluft+Totraumluft), f_A→Alveolarluft (exclusively!). Die **O_2-Aufnahme** beträgt in Ruhe $\dot{V}_{O_2}$=250–300 ml/min, steigt mit zunehmender Belastung zunächst gleichmäßig an und erreicht beim Untrainierten max. **~3 l/min** (Erschöpfung), beim Ausdauertrainierten **~6–7 l/min**.

Arbeitsumstellung

Die Zunahme der alveolären Ventilation $\dot{V}_A$ steigt bei **körperlicher Arbeit** zunächst linear mit dem O_2-Verbrauch an. Ab ca. 60% der max. O_2-Aufnahme $\dot{V}_{O_2,max}$ steigt $\dot{V}_A$ überproportional an, weil bei sehr hohem HZV die **alveoläre Kapillar-Passagezeit** immer kürzer wird. Bei nun verkürzter Passagezeit wird jetzt zunehmend die distale Kapillarstrecke für die O_2-Beladung des Bluts miteinbezogen und reicht unter Umständen (bei erschöpfender Arbeit) nicht mehr aus, sodass der arterielle PO_2 absinkt; das stimuliert wiederum das Atemzentrum weiter (▶ Kap. 5.8). Da die Atemarbeit selbst durch die nun aktive Exspiration immer größer wird (akzessorische Muskeln), wird bei Erschöpfung die Arbeit abgebrochen.

5.6 · Gasaustausch in der Lunge

Tab. 5.5. Ventilationsgrößen, Berechnung von O_2-Aufnahme (Verbrauch) und CO_2-Abgabe, Normwerte unter Ruhe und Arbeit (bei RQ von ca. 0,85) und Stoffwechsel-RQ

	Berechnung	Normwerte
Gesamtventilation	$\dot{V}_T = V_T \cdot f_T$ (l_{Luft}/min)	**Ruhe:** V_T: 0,5 l, f_T: 14–15/min → $\dot{V}_T$ ~7 l/min. **Arbeit:** bis 150–180 l/min (Steigerung zugunsten von $\dot{V}_A$, $\dot{V}_D$ steigt weniger an)
Alveoläre Ventilation	$\dot{V}_A = \dot{V}_T - \dot{V}_D$	eigentliche Gasaustauschventilation. **Ruhe:** ~2/3 $\dot{V}_T$ (5 l/min$_{BTPS}$). **Arbeit:** Zunahme durch $V_T\uparrow$, $f_T\uparrow$ ($V_A\uparrow$, $V_D\leftrightarrow$) → $\dot{V}_A\uparrow\uparrow > \dot{V}_D\uparrow$
Totraumventilation	$\dot{V}_D = \dot{V}_T - \dot{V}_A$	**Ruhe:** V_D: 150 ml, f_T: ~14/min → $\dot{V}_D$ ~2 l/min, **Arbeit:** $V_T\uparrow$, $V_D\leftrightarrow$, $f_T\uparrow\rightarrow \dot{V}_D$ steigt nur mit der Frequenz an.
Totraum (Bohr-Formel)	$V_D = V_T \cdot \dfrac{f_E - A}{f_I - A}$	Allg. für jedes Gas X. Für $CO_2 \rightarrow f_I=0$. Physiologischer Totraum! (nicht anatomischer). Normal: ~1/3 V_T (~150 ml bei V_T=500 ml). Achtung: Ändert sich nicht, wenn V_T sich ändert (zuführende Atemwege bleiben bei Änderungen von V_T unverändert)

	O_2-Aufnahme $\dot{V}_{O_2}$		CO_2-Abgabe $\dot{V}_{CO_2}$	
Ventilationsgrößen	Alveolär: $\dot{V}_{A,O_2} = \dot{V}_A \cdot (f_I - f_A)_{O_2}$		Alveolär: $\dot{V}_{A,CO_2} = -\dot{V}_A \cdot f_{A,CO_2}$	
	Gesamt: $\dot{V}_{T,O_2} = \dot{V}_T \cdot (f_I - f_E)_{O_2}$		Gesamt: $\dot{V}_{T,CO_2} = \dot{V}_T \cdot (f_I - f_E)_{CO_2}$	
(STPD)	**Ruhe:** 250–300 ml/min	**Arbeit:** 3–6 l/min	**Ruhe:** 210–255 ml/min	**Arbeit:** 2,5–5 l/min
	Normal: perfusions-/ventilationslimitiert, Diffusionsstörungen: diffusionslimitiert		Perfusions-/ventilationslimitiert, nicht diffusionslimitiert (sehr gute Diffusibilität)	

Fraktion, Partialdruck	fO_2	PO_2 (mmHg)	fCO_2	PCO_2 (mmHg)
Inspirationsluft	0,21	P_IO_2: 150	0,0003	P_ICO_2: 0,1
Alv. Gasgemisch	0,14	P_AO_2: 100	0,055	P_ACO_2: 40
Exspirat	0,16	P_EO_2: 115	0,04	P_ECO_2: 30

Respiratorischer Quotient RQ	**Lungen RQ:** $RQ = \dfrac{CO_2 - Abgabe}{O_2 - Verbrauch} = \dfrac{\dot{V}_{CO_2}}{\dot{V}_{O_2}}$, **Stoffwechsel-RQ:** $\dfrac{prod.\ CO_2 - Menge}{verbrauchte\ O_2 - Menge} = \dfrac{avD_{CO_2}}{avD_{O_2}}$			
	Gleichgewicht (steady state): Lungen-RQ = Stoffwechsel-RQ. **Normal:** ~0,85 (abhängig von Kost). Bei rel. konstantem Eiweißanteil (Proteine ~15%) wird RQ v. a. durch Verhältnis KH:Fette bestimmt:	KH (%)	Fett (%)	KÄ (kJ/lO_2)	RQ
		100	0	21,1	1
		50	50	20,3	0,85
		0	100	19,6	0,71

$\dot{V}_D$: Totraumventilation. KÄ: kalorisches Äquivalent. KH: Kohlenhydrate, f_T: Atemfrequenz

Tabelle 5.5 fasst wichtige Zusammenhänge und Werte für O_2-Aufnahme und CO_2-Abgabe zusammen.

Respiratorischer Quotient RQ

Es wird nicht notwendigerweise das gleiche Volumen an CO_2 abgeatmet, wie O_2 aufgenommen wird (im Gegenteil, das ist die Ausnahme!). Da je nach Energieumsatz und Substratverbrennung mehr oder weniger Mole O_2 pro entstandenem Mol CO_2 verbraucht werden, gibt man dieses Verhältnis als RQ an (CO_2-Menge zu O_2-Menge, Tab. 5.5). **Beispiel:** bei der Verbrennung von 1 mol Glukose entsteht CO_2 nach unten genannter Formel zu verbrauchtem O_2 in äquimolaren Mengen → RQ=1 für reine Glukoseverbrennung:

$$C_6H_{12}O_6 + 6\,O_2 \rightarrow 6\,CO_2 + 12\,H_2O - 2868\,kJ \quad (Gl.\ 5.6)$$

Indirekte Kalorimetrie und RQ: Da die genaue Reaktionsgleichung für Mischsubstrate (»*Reaktionsgleichung von Pizzaverbrennung?*«) in der Regel nicht bekannt ist, werden bei Substratverbrennung mittels **indirekter Kalorimetrie** die entstandene CO_2-Menge und verbrauchte O_2-Menge sowie die Wärmemenge gemessen. Daraus lässt sich der RQ für verschiedene Substratzusammensetzungen tabellieren (Tab. 5.5).

> **Merke**
>
> Im steady state lässt der RQ Rückschlüsse auf die verstoffwechselte Nahrungszusammensetzung zu (»wie man isst, so atmet man…?«).

Man unterscheidet den **Lungen-RQ** (definiert über Ventilation) vom **Stoffwechsel-RQ** (definiert über $avDO_2$, $avDCO_2$). Im steady-state sind beide gleich, da im Stoffwechsel vermehrt produziertes CO_2 auch vermehrt über die Lunge abgeatmet wird (z. B. bei kontinuierlicher Arbeit oder Fettverbrennung).

> **Prüfungsfallstricke**
>
> Je mehr Fettverbrennung, desto kleiner der RQ. Bei Hyperventilation kann der RQ>1 werden, weil mehr CO_2 abgeatmet wird, obwohl nicht mehr CO_2 entsteht ($\dot{V}_{CO_2}\uparrow\uparrow$). Ebenso bei Kohlenhydratmast, da bei der Umwandlung von Kohlenhydraten zu Fetten im Gewebe O_2 frei wird, welches nicht zusätzlich aus der Atemluft entnommen zu werden braucht ($\dot{V}_{O_2}\downarrow$).

5.6.2 Ventilation

Grundgrößen

Ventilation wird durch das Atemzeitvolumen $\dot{V}_T$ (oder AZV) als Produkt aus Atemzugvolumen V_T und Atemfrequenz f_T (Tab. 5.5) beschrieben (analog HZV→SV×HF, ▶ Kap. 3). Dies sagt aber noch nichts über die Effektivität der Ventilation aus, da sich das **Atemzugvolumen V_T** aus **Totraumvolumen V_D** (zuführende Atemwege→anatomischer Totraum; ventilierte, aber nicht perfundierte Alveolen oder umgekehrt→physiologischer Totraum) und **Alveolarvolumen V_A** (Gasaustauschvolumen) zusammensetzt (Tab. 5.5).

> **Prüfungsfallstricke**
>
> V_D beträgt unter Ruheatmung ca. 30% (20–35%) von V_T, d. h. ~150 ml. Bei vertiefter Atmung bleibt absolut das Totraumvolumen dasselbe, die Totraumventilation nimmt aber im Verhältnis zur Alveolarventilation ab. Bei flacher Atmung bleibt absolut das Totraumvolumen dasselbe, die Totraumventilation nimmt aber im Verhältnis zur Alveolarventilation zu. Die Totraumventilation ist bei derselben Person nur von der Frequenz abhängig, da V_D anatomisch konstant ist.

Alveoläre Ventilation

Die alveoläre Ventilation entscheidet über den Gasaustausch (Tab. 5.5), die metabolische Grundsituation aber über den O_2-Verbrauch $\dot{V}_{O_2}$ bzw. CO_2-Produktion $\dot{V}_{CO_2}$. Die **alveolären Partialdrücke P_AO_2** bzw. **P_ACO_2** betragen in Ruhe bei einem $\dot{V}_{O_2}$ von ~250 ml/min und einer alveolären Ventilation $\dot{V}_A$ von ~5 l/min$_{BTPS}$ **100 mmHg** bzw. **40 mmHg**.

Bei willkürlicher Änderung von $\dot{V}_A$ ($\dot{V}_A\uparrow$: **Hyperventilation**, $\dot{V}_A\downarrow$: **Hypoventilation**) kann man die Änderung der Gasfraktionen nach Tabelle 5.5 (»Ventilationsgrößen«, f_I ändert sich dabei nicht) ausrechnen und als Partialdruckänderung mit der alveolären Ventilation auftragen (Abb. 5.4b). Anschaulich bedeutet dies, dass bei konstantem $\dot{V}_{O_2}$ und $\dot{V}_{CO_2}$ (metabolisch keine Änderung!) bei Hyperventilation (proportional zur Steigerung von $\dot{V}_A$) vermehrt CO_2 abgeatmet wird (→alveoläre CO_2-Ventilation↑) und der alveoläre P_ACO_2 absinkt. Andererseits findet die alveoläre Auffrischung mit Inspirationsluft häufiger statt und der alveoläre P_AO_2 steigt an (dies aber nur theoretisch bis maximal PO_2=149 mmHg der Frischluft möglich, 0,21×(760–47 mmHg), Abb. 5.4b).

Tab. 5.6. Einteilung und Definitionen der Hyper- und Hypoventilation. pH-Änderungen als Reaktion bei primär respiratorischer Störung (▶ Kap. 5.10) (Index A: alveolär)

Ventilation	Hypoventilation	Normoventilation	Hyperventilation	Hyperpnoe (z. B. Arbeit)	Tachypnoe (z. B. Hecheln)
$\dot{V}_A$ (l/min)$_{BTPS}$	↓	~5	↑	↑	↓
P_ACO_2 (mmHg)	>40	40	<40	↔ (↑, **Erschöpfung**)	>40
P_AO_2 (mmHg)	<100	~ 100	> 100, <150	↔ (↓, **Erschöpfung**)	<100
art. pH	<7,4 Resp. Azidose	7,4	>7,4 Resp. Alkalose	↔ (↓)	<7,4 Resp. Azidose
Ursachen	Hypoventilation→Thoraxkompression, Opioide, Restriktive Störungen Normoventilation→normal sein, eben! Hyperventilation→willkürlich, zentrale Stimulation, Höhenaufenthalt				

5.7 · Atemgastransport im Blut

> **Merke**
>
> Hyperventilation→$\dot{V}_A$↑→alveolärer P_AO_2 ↑, P_ACO_2 ↓.
> Hypoventilation→$\dot{V}_A$↓→alveolärer P_AO_2↓, P_ACO_2↑.
> Der P_ACO_2 nimmt proportional zur $\dot{V}_A$-Steigerung ab, proportional zur $\dot{V}_A$-Senkung zu; z. B. $2\times\dot{V}_A$→$1/2\times P_ACO_2$ (20 mmHg), $1/2\times\dot{V}_A$→$2\times P_ACO_2$ (80 mmHg). Die ventilationsbedingte Änderung von P_ACO_2 ist größer als die von P_AO_2 (◘ Abb. 5.4b, ◘ Tab. 5.6).

> **Merke**
>
> Großes (kleines) $\dot{V}_A/\dot{Q}$ bedeutet, die alveoläre Ventilation ist zu groß (klein) im Verhältnis zur Perfusion bzw. die Durchblutung ist zu gering (zu hoch) im Verhältnis zur alveolären Belüftung.
>
> $\dot{V}_A/\dot{Q}$↑→regionale Arterialisierung ↑→art. P_aO_2↑, P_aCO_2↓.
>
> $\dot{V}_A/\dot{Q}$↓→regionale Arterialisierung↓→art. P_aO_2↓, P_aCO_2↑.

5.6.3 Diffusion

Die Diffusion der Atemgase (alveolo-kapilläre Membran, ▶ Kap. 5.1) erfolgt nach dem **Fickschen Diffusionsgesetz** (▶ Kap. 1), der Diffusionsstrom von O_2 und CO_2 ist proportional zur jeweiligen alveolo-kapillären Partialdruckdifferenz ΔP.

> **Prüfungsfallstricke**
>
> $\dot{Q}$ nimmt von apikal nach basal stärker zu als $\dot{V}_A$→Ventilations-Perfusions-Verältnis nimmt von apikal nach basal ab! (zu merken über den Buchstaben »V« in »V«entilations-Perfusions-Verhältnis: »V« nimmt auch von oben nach unten ab).

> **Merke**
>
> Bei normalem HZV beträgt die Passagezeit des Bluts durch die alveolären Lungenkapillaren im Schnitt ~0,3 s, bereits nach der Hälfte der Kapillarstrecke ist das Blut fast vollständig gesättigt. Der Weg von Alveole bis in den Erythrozyten geschieht über physikalische Lösung der Gase (erst im Erythrozyten erfolgt die Hb-Bindung).

Distribution: Arterialisiertes Blut aus basalen Lungenabschnitten hat einen niedrigeren P_aO_2 als aus apikalen Abschnitten (umgekehrt für CO_2). Durch Mischung der Anteile in der V. pulmonalis wird der **mittlere** P_aO_2 letztlich durch den dominanten Einfluss der basalen Lungenabschnitte auf Werte unter 100 mmHg (**~90–95 mmHg** beim Jugendlichen) gesenkt (nimmt mit dem Alter ab: ~40. LJ→~80 mmHg, ~70. LJ→~70 mmHg).

5.6.4 Verteilung

Alveoläre Ventilation $\dot{V}_A$ und **Perfusion** $\dot{Q}$ sind bei aufrechter Körperlage stark regional ungleich verteilt. $\dot{Q}$ nimmt **von apikal nach basal zu** (▶ Kap. 5.5). Gleiches gilt für $\dot{V}_A$, da basal inspiratorisch durch Ausdehnung der Recessus phrenicocostales die Ventilation gegenüber der quasi nicht existenten Ausdehnungsmöglichkeiten apikal verbessert ist. Das **Ventilations-Perfusions-Verhältnis** $\dot{V}_A/\dot{Q}$ bestimmt maßgeblich die Arterialisierung des Blutes. Im Liegen ist $\dot{V}_A/\dot{Q}$ ~1, Ventilation und Perfusion sind einander angeglichen.

5.7 Atemgastransport im Blut

5.7.1 O_2 (▶ Kap. 2.2)

◘ Tabelle 5.7 fasst die Transportformen und Normalwerte von O_2 und CO_2 im Blut zusammen. Zu physikalischer Lösung, Hb-Bindung, Sättigung, O_2-Bindungskurve (Bindungseinflüsse), Hb-Formen, Anämien, Methämoglobinämie u. a. ▶ Kap. 2.2:

5.7.2 CO_2

Transportformen: CO_2 wird im Blut im Wesentlichen in 3 Formen transportiert (◘ Tab. 5.7):
- ~5% physikalisch gelöst,
- ~5% als Carbaminogruppe am Hb in Erythrozyten gebunden (**nicht** am Häm!) und
- zum größten Teil (90%) chemisch als Bicarbonat (in Plasma **und** Erythrozyten!).

Tab. 5.7. Transportformen für O_2, CO_2 im Vollblut

	O_2-Transport		CO_2-Transport	
	gemischt-arteriell	gemischt venös	gemischt-arteriell	Gemischt venös
Partialdruck (mmHg)	90–100	40	40	46
PH	7,40	7,37	7,40	7,37
Sättigung SO_2 (%)	98–100	~75	–	–
Gesamtmenge (bei Hb 15 g/dl, in Ruhe)	~200 ml/l_{Blut} ~9 mM	~150 ml/l_{Blut} ~6,7 mM	480–500 ml/l_{Blut} ~26,5 mM	520–540 ml/l_{Blut} ~28,5 mM
arteriovenöse Differenz (avD)	~50 ml/l_{Blut} (Ruhe) (bei Arbeit bis ~170 ml/l steigerbar)		~40 ml/l_{Blut} (bei RQ 0,8, Ruhe) (bei Arbeit↑, aber P_aCO_2 durch Ventilationssteigerung relativ konstant)	
Transportformen physikalisch gelöst:	~3 ml O_2/l_{Blut} (<2%)	~1 ml O_2/l_{Blut}	~1,2 mM (~5%)	~1,4 mM
Hb-gebunden:	~198 ml O_2/l_{Blut} (>98%)	~150 ml O_2/l_{Blut}	~1,2 mM (~5%)	~1,6 mM
chemisch gebunden (nicht Hb):	–	–	~24 mM (90%, HCO_3^-)	~25,6 mM

Ein sehr kleiner Teil liegt auch als Kohlensäure und Carbonat vor (<0,1%).

KLINIK

Hyperkapnie→Erhöhung des P_aCO_2. Tritt als Folge von Lungenfunktionsstörungen (alveoläre CO_2-Ventilation↓) aber auch durch erhöhte CO_2-Partialdrücke in der Atmosphäre, z. B. bei Bränden oder Gärprozessen, auf. Subjektiv Atemnot (Erstickungsgefühl), da der primäre Atemantrieb steigt (▶ Kap. 5.8).

Die **Bicarbonatbildung** erfolgt unter der Reaktion:

$$CO_2 + H_2O \xrightleftharpoons{CA} H_2CO_3 \rightarrow H^+ + HCO_3^- \quad (Gl.\ 5.7)$$

Dabei wird der erste Schritt unter Beteiligung der **zytosolischen Carboanhydrase I** (CA I) katalysiert, die Dissoziation läuft dann schnell von selbst ab. (Vorkommen: CA I: Erys und Gastrointestinaltrakt; CA II: zytosolisch ubiquitär, CA III: zytosolisch v. a. Muskel, CA IV: membranständig, tubuläre Epithelien).

Prüfungsfallstricke

Bicarbonat entsteht nur zum geringen Anteil direkt im Blutplasma (10% des CO_2 verbleiben im Plasma, davon bildet die Hälfte in einer langsamen Reaktion mit Wasser Bicarbonat), ~90% des CO_2 werden per ▼

Diffusion von Erys aufgenommen und zu ca. $^2/_3$ per CA I zu HCO_3^- und H^+ umgewandelt (◘ Abb. 5.4c). Das Proton verdrängt den Sauerstoff aus seiner Hb-Bindung und wird vom Hb gepuffert (hohe Pufferkapazität durch hohen Hb-Gehalt MCHC~330 g_{Hb}/l_{Ery}) →**Bohr-Effekt** (s. u.). Die meisten Bicarbonat-Ionen werden im Hamburger-Shift elektroneutral gegen Cl^- aus dem Plasma ausgetauscht (AE1-Transporter). Je höher das Plasmabicarbonat, desto niedriger das Plasma-Cl^-.

CO_2-Bindungskurve: Die Gesamtblut-CO_2-Menge in Abhängigkeit des PCO_2 wird durch die **CO_2-Bindungskurve** beschrieben (◘ Abb. 5.4c). Sie verläuft **nicht** sigmoidal und zeigt **keine** Sättigungscharakteristik (im Gegensatz zur O_2-Bindungskurve nimmt $[CO_2]_{ges.}$ mit dem PCO_2 immer mehr zu!). Es gibt **keine CO_2-Transportkapazität des Bluts!**

Merke

Die Kurve für entsättigtes Blut (SO_2=0%) verläuft steiler (**Haldane-Effekt**, s. u.). Die Pufferkapazität der **Nicht-Bicarbonat-Puffer** für CO_2 ist im Erythrozyten viel größer (60 mmol/l pro pH) als im Plasma (8 mmol/l pro pH) aufgrund des Hb.

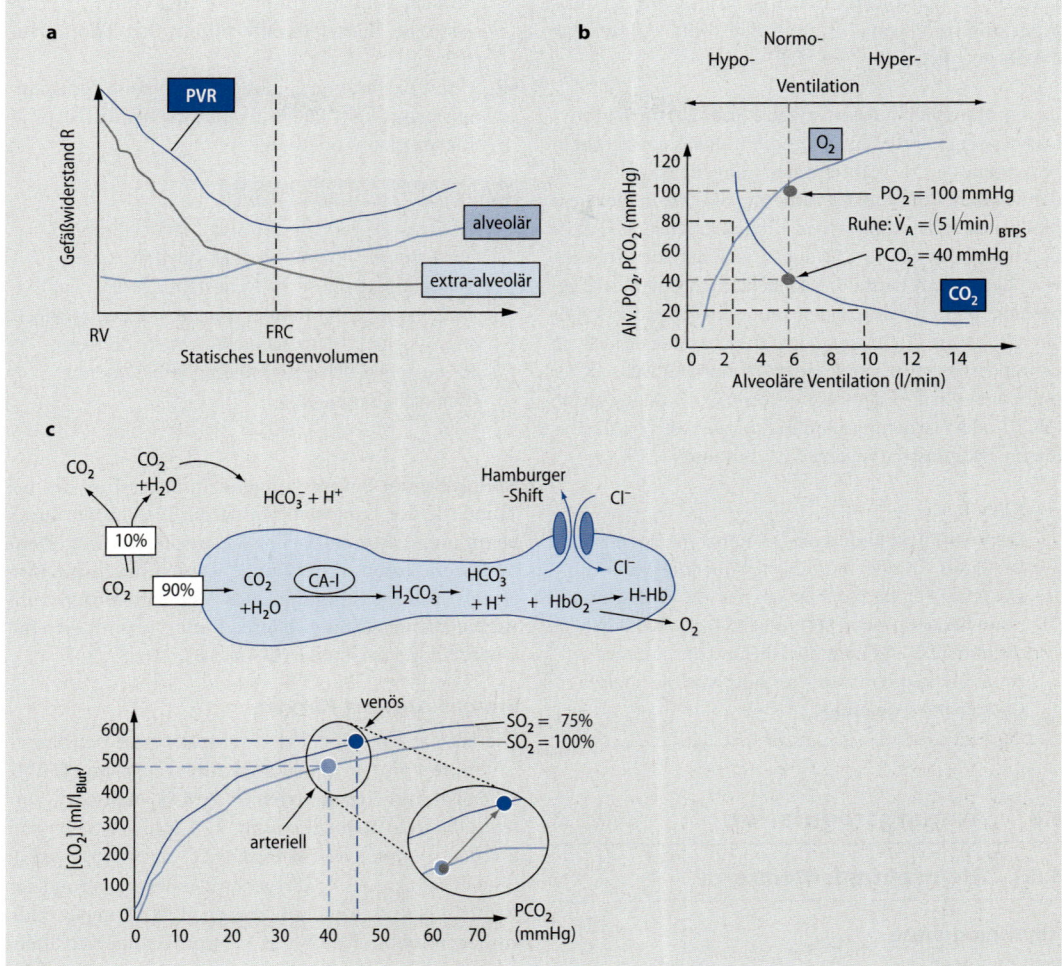

Abb. 5.4a–c. **a** pulmonal-vaskulärer Widerstand PVR mit Minimum nach normaler Exspiration (FRC). In- und exspiratorisch ausgehend von FRC nimmt PVR aufgrund unterschiedlichem Verhalten von alveolären und extra-alveolären Gefäßen wieder zu. **b** Zunahme der alveolären Ventilation erhöht den P_AO_2 und senkt den P_ACO_2. **c** CO_2-Bindung des Bluts bei der Gewebspassage im Plasma (physikalisch gelöst+HCO_3^-) und Erythrozyten (HCO_3^-, Carbaminoverbindung nicht gezeigt), Hamburger-Shift und O_2-Abgabe (Bohr-Effekt). Letztere erleichtert die weitere CO_2-Aufnahme (Haldane-Effekt)

5.7.3 Wechselwirkung zwischen O_2- und CO_2-Bindung

Bohr-, Haldane-Effekt
Den Einfluss von CO_2 auf die HbO_2-Bindung und damit die Sättigung SO_2 beschreibt der **Bohr-Effekt**:
- erhöhter PCO_2 begünstigt die Abgabe von O_2 an Hb in Gewebe und
- erniedrigter PCO_2 begünstigt die Aufnahme von O_2 an Hb in Lunge.

Die Umkehrung beschreibt der **Haldane-Effekt**, den Einfluss der O_2-Sättigung auf die CO_2-Bindung von Hb sowohl in der Form von HCO_3^- als auch als Carbaminoverbindung→bei gleichem PCO_2 bindet **desoxygeniertes Hb mehr CO_2** als oxygeniertes (CO_2-Bindungskurve, Abb. 5.4c), weil Hb eine schwächere Säure als HbO_2 ist. Bei der Bildung von Bicarbonat und der Carbaminoverbindung entstehen nämlich auch jeweils Protonen, die von der schwächeren Säure Hb (= stärkere Base) vermehrt gebunden und gepuffert werden können (d. h. die Bicarbonatkonzentration **im** Erythrozyten **und** im Plasma – Hamburger-Shift – nimmt bei der Desoxygenierung von HbO_2 zu!).

Zusammenspiel Lunge-Gewebe über Erythrozyten
Das desoxygenierte Blut der A. pulmonalis enthält mehr gebundenes CO_2. Während der Lungenpassage nimmt der kapilläre PO_2 und die Sättigung SO_2 zu, in gleichem Maße nimmt die Affinität von Hb für CO_2 (bzw. H^+) ab→ durch die Bildung von CO_2 aus Bicarbonat und Protonen wird dieses dem Partialdruckgefälle Richtung Lunge getrieben, während durch den nun abnehmenden kapillären PCO_2 die O_2-Affinität des Hb sich weiter erhöht. Im Gewebe ist es genau umgekehrt, der hohe Gewebs-PCO_2 treibt dieses in die Erythrozyten, die CO_2-Bindung an Hb (als H^+ oder Carbaminobindung) fördert die O_2-Abgabe, die Entsättigung die weitere CO_2-Bindung.

> **KLINIK**
> Der Bohr-Effekt fördert die O_2-Aufnahme des fetalen Blutes aus dem mütterlichen über die Plazenta. Der fetale PO_2 beträgt nämlich nur ~25 mmHg, was normalerweise einen SO_2 von ~35% ergäbe. Durch die höhere O_2-Affinität des HbF und die plazentare Ansäuerung des maternalen Bluts wird die fetale O_2-Aufnahme gefördert.

5.8 Atmungsregulation

5.8.1 Atemzentren, Atemreize

Rhythmogenese
Die Neurone der ventilatorischen **Rhythmogenese** sind in einem Netzwerk innerhalb der **Medulla oblongata** im Bereich der **dorsalen und ventralen respiratorischen Gruppe** (DRG, VRG) gelegen und hier eng mit Kerngebieten des vegetativen Nervensystems gekoppelt (**kardio-respiratorische Kopplung**). Beide Gebiete enthalten sowohl prämotorische (zu spinalen Zentren), primär motorische (N. IX, X. →akzessorische Muskeln) als auch (wichtiger für Rhythmogenese!) hemmende Interneurone (IN) zu jeweiligen Neuronen der Gegenatemphase im anderen Zentrum (z. B. inspiratorische IN DRG hemmen exspiratorische Neurone im VRG). Die respiratorischen Neurone sind zyklisch aktiv (periodische Membranoszillationen) und hemmen oder erregen sich gegenseitig. Ihre Aktivität bildet die **3 Phasen des normalen Atemzyklus**:
— Inspiratorische Phase (I-Phase).
— Passive Exspiration E_1 (Post-Inspirations-Phase, PI)→kontrolliertes Nachlassen der Inspirationsmuskeln (postinspiratorische Relaxation), passivelastische Rückstellkräfte führen den Thorax zurück.
— Aktive Exspiration E_2: aktive Innervation der Exspirationsmuskeln gegen Exspirationsende, Inspirationsmuskeln inaktiviert.

> **Prüfungsfallstricke**
> Die Atemexkursion besteht aus 2 Phasen (Inspiration, Exspiration), der neuronale Rhythmus aus 3 Phasen (I, E1, E2). »Hecheln« besteht neuronal nur aus 2 Phasen (I, E1). Respiratorische Neurone zeigen keine eigene Schrittmacheraktivität, sondern werden ausschließlich durch erregende/hemmende Afferenzen moduliert.

Hering-Breuer-Reflex: Lungendehnungsreflex, der bei Zunahme der Lungenvolumina die Inspiration durch Hemmung inspiratorischer I-Neurone hemmt. Dehnungsrezeptoren in der Lunge werden bei Inspiration erregt und die Erregung über Vagusafferenzen zum Atemzentrum geleitet. Dieser Reflex verhindert eine Überblähung der Lunge (◘ Tab. 5.8).

Blutgas-Antwort-Kurven
Die rückgekoppelten Reize zentraler und peripherer Chemorezeptoren zeigen folgendes Verhalten (◘ Abb. 5.5): **primärer Atemantrieb** ist die **CO_2-Antwort** (»*interessant: man atmet also nicht, weil man den Sauerstoff möchte, sondern weil man das CO_2 loswerden will*«). Eine Erhöhung des P_aCO_2 geht mit einer Steigerung der Ventilation und einem subjektiven »Erstickungsgefühl« einher. Wird ein P_aCO_2 von ~75 mmHg überschritten, wirkt das CO_2 direkt **toxisch** auf das **Atemzentrum**, die Atmung nimmt ab und sistiert sogar. Die Stärke der CO_2-Antwort hängt vom P_aO_2 ab: je niedriger der P_aO_2, desto steiler die CO_2-Antwort, **Hypoxie sensitiviert für Hyperkapnie**.

Die **O_2-Antwort** zeigt einen Abfall (Zunahme) der Ventilation mit steigendem (fallendem) P_aO_2. *Use common sense*: Hypoxie stimuliert die Ventilation, Normo- oder Hyperoxie hemmt sie (im Gegensatz zur Beklemmung bei erhöhter CO_2-Antwort geht aber eine Hypoxie subjektiv mit einem Gefühl der Euphorie einher, s. u.). Die Stimulation ist umso größer, je höher der P_aCO_2 ist (physiologischerweise kommt ein hoher P_aCO_2 aber bei vermehrter Ventilation nicht vor, da vermehrt CO_2 in die Atmosphäre abgeatmet wird, wenn nicht, ja wenn nicht zuviel CO_2 in der Atmosphäre schon ist, wie z. B. bei Bränden oder Gärungen, s. u.). Die physiologische O_2-, und pH-Antwort verlaufen daher flacher.

Tab. 5.8. Atemreflexe und Chemorezeptoren

Atemreflexe	
Hering-Breuer (Inflationsreflex)	**Lungendehnungsreflex:** langsam adaptierende Dehnungsrezeptoren im Bronchialbaum bei Inspiration zunehmend erregt→N. X-Afferenzen→Hemmung I-Neurone, Aktivierung PI-Neurone. Begrenzung der Inspirationsamplitude, $V_T\downarrow$, $f_T\uparrow$
Head-Reflex (Deflationsreflex)	Irritant-Sensoren→schnell adaptierende Mechanosensoren bei forcierter Exspiration aktiviert→Aktivierung I-, PI-Neurone, Hemmung E_2-Neurone
J-Reflex (C-Faser-Reflex)	Juxtakapilläre Rezeptoren in Alveolarsepten erregt durch erhöhtes EZV→pulmonale C-Fasern aktivieren medulläre Reflexe→massive Hemmung I-Neurone, Aktivierung kardialer Vagus-Neurone→reflektorische Apnoe und Bradykardie
Chemorezeptoren	
Peripher (Glomus caroticum, aorticum)	Messung von **P_aO_2, P_aCO_2, pH** $P_aO_2\downarrow$ (Hypoxie), $P_aCO_2\uparrow$ (Hyperkapnie), pH$\downarrow$ (Azidose) →Blockade K^+-Kanäle→Depolarisation→$[Ca^{2+}]\uparrow$→Transmitter-Release (sekundäre Sinneszelle!) →N. IX, X-Afferenzen$\uparrow$→Aktivierung resp. Neurone$\uparrow$
Zentral (Hirnstamm, Medulla oblongata)	Messung von **P_aCO_2, pH** (nicht P_aO_2!) Primäre Ventilationsantriebs-Sensoren. Direkte (?) Stimulation respiratorischer Neurone bei Hyperkapnie, Azidose

EZV: Extrazellulärvolumen, I-Neurone: inspiratorische Neurone, PI-Neurone: post-inspiratorische Neurone, E_2-Neurone: aktiv-exspiratorische Neurone

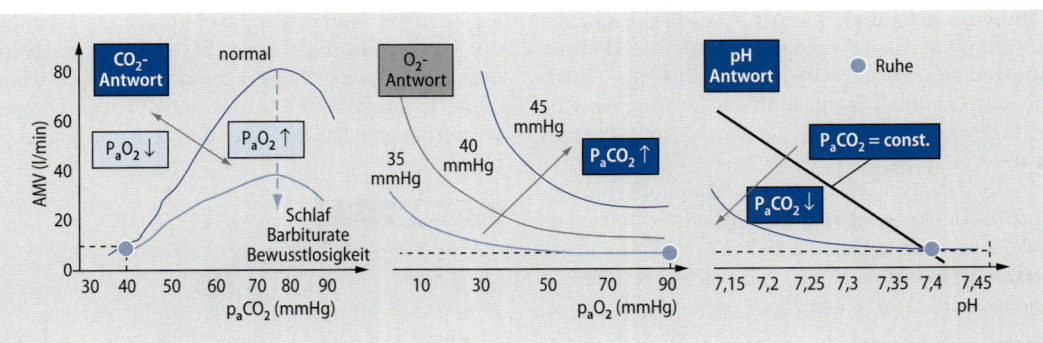

Abb. 5.5. Blutgas-Antwort-Kurven: Erklärung im Text

> **Merke**
>
> **Hyperkapnie** (primär), **Hypoxie** und **Azidose** (sekundär)→Atemstimulation.
> **Hypokapnie, Hyperoxie, Alkalose**→Atemdepression.

5.8.2 Formen normaler und veränderter Atmung

Normo-, Hyper-, Hypoventilation gilt bezogen auf alveoläre Ventilation ($\leftrightarrow,\uparrow,\downarrow$) mit P_ACO_2=, <, >40 mmHg.

Eu-, Hyper-, Hypopnoe gilt bezogen auf die alveoläre Ventilation ohne Änderung des P_ACO_2, Tab. 5.6.

Apnoe: Atemstillstand, kurzzeitig im Schlaf bei Schlaf-Apnoe-Syndrom, langanhaltend spricht für Hirnstammschäden.

Dyspnoe: subjektive Atemnot.

Orthopnoe: Atemnot im Liegen, aufrecht Besserung, z. B. bei Linksherzinsuffizienz.

Kussmaulatmung: vertiefte Atmung bei Hyperkapnie, Diabetes, Ketoazidose.

Biot-Atmung: Ataktische Atmung, bei Meningitis, Hirnverletzung, Hirnödem.

5.9 Atmung unter ungewöhnlichen Bedingungen

Grundzüge der Höhenatmung

Mit zunehmender Höhe nimmt der Atmosphärendruck und damit der Partialdruck der Gase nach der Höhenformel ab. In 3000 m Höhe ist der P_AO_2 noch ~60 mmHg, die Sättigung SO_2 fällt auf Werte um 80–85% ab (ohne Akklimatisation). Nach Gl. 2.1. nimmt die transportierte O_2-Menge MO_2 ab. Die **Hypoxämie** stimuliert das Atemzentrum (periphere Chemorezeptoren! ◘ Tab. 5.8), die Ventilation nimmt zu→**Hyperventilation**, mit dem Ziel der Anhebung des P_AO_2 (bessere Durchmischung) und Absenkung des P_ACO_2 durch erhöhte alveoläre Ventilation. Dies führt zu einer **respiratorischen Alkalose**, der pH-Anstieg führt zu einer **Linksverschiebung** der O_2-Bindungskurve mit Affinitätszunahme→$SO_2\uparrow$.

Zusätzlich stimuliert die Hypoxämie das Kreislaufzentrum mit Erhöhung des Sympathikotonus→**HZV↑** (**Höhentachykardie**). Alle Mechanismen zusammen kompensieren akut die reduzierte MO_2. Als **Akklimatisation** bezeichnet man die längerfristige Zunahme des Hb durch Stimulation der Erythropoiese bei reduziertem Gewebs-PO_2 (▶ Kap. 2.2) mit **Polyglobulie**.

Nach einigen Tagen wird die respiratorische Alkalose durch die Steigerung der renalen Bicarbonatausscheidung teilkompensiert (▶ Kap. 5.10.3). Langfristig induziert Hypoxie auch das Gefäßwachstum (Hypoxieinduzierter Faktor, ▶ Kap. 2.2).

> **Merke**
>
> **Akute Höhenadaptation**→Hyperventilation (Gleichgewicht zwischen hypoxischer Atemstimulation und hypokapnischer Atembremse)+respiratorische Alkalose.
> **Akklimatisation**→renale HCO_3^--Exkretion↑, Polyglobulie, Angioneogenese.

Grundzüge des Tauchens

Beim Tauchen nimmt der Umgebungsdruck pro 10 m Wassersäule um 1 atm zu. Man unterscheidet verschiedene Tauchformen: Schnorchel-, Apnoe-, SCUBA-Tauchen.

Schnorchel-Tauchen: intrapulmonaler Druck bleibt durch Verbindung zur Atmosphäre atmosphärisch ($p_A=0$), aber Thorax wird durch Umgebungsdruck komprimiert→Hemmung der aktiven Thoraxdehnung bei Inspiration (schon ab 1 m Tiefe nicht mehr effektiv möglich!).

Apnoe-Tauchen: Prinzip ist ein fixes Lungenvolumen, welches beim Abtauchen komprimiert, beim Auftauchen dekomprimiert wird (Atemanhalten »Schwimmbad-Tauchen«, kennt jeder). Die maximale Tauchtiefe entspricht etwa dem Druck, bei dem das Lungenvolumen unter das Residualvolumen komprimiert wird (»das tut nämlich weh!«), beim Untrainierten ca. 50–70 m. Während der Tauchphase steigt P_aCO_2 kontinuierlich an, P_aO_2 kontinuierlich ab (Auftauchstimulus: P_aCO_2>60 mmHg, P_aO_2<40 mmHg »brauche Luft«). Die große Gefahr beim Apnoe-Tauchen besteht im Hyperventilieren vor dem Antemanhalten. Durch den abgesenkten P_aCO_2 dauert es zwar länger, bis der beim Tauchen ansteigende P_aCO_2 den Wert erreicht hat, welcher dem Atemzentrum »Auftauchen« signalisiert, jedoch fällt auch beim längeren Tauchen der P_aO_2 ab. In der Tiefe wird dieser durch den Umgebungsdruck auf einem Wert hochgehalten, der die Sättigung noch gewährleistet. Beim Auftauchen wird dieser Umgebungsdruck reduziert und es kann passieren, dass noch vor dem Erreichen der Wasseroberfläche der P_aO_2 schon so stark abgesunken ist, dass die Hypoxämie unter Wasser zur plötzlichen Bewusstlosigkeit und Ertrinken führt.

> **Merke**
>
> **Nicht** Hyperventilieren vor tiefen Apnoe-Tauchgängen!

SCUBA-Tauchen (»self-contained underwater breathing apparatus«): Tauchen mit komprimierten Gasen. Um unter Wasser atmen zu können, muss dieselbe Situation wie an Land erreicht werden, der intrapulmonale Druck muss bei offener Glottis in Atemruhestellung gleich dem Außendruck sein $p_A=p_B$. Nun ist p_B nicht mehr Null, sondern pro 10 m Wassertiefe kommt 1 atm dazu. Also muss die Luft unter einem erhöhten Druck angeboten werden, der genau dem aktuellen Umgebungsdruck entspricht. Dies ermöglicht die Druckflasche, welche Luft (oder andere Tauch-Gas-Gemische, niemals reinen Sauerstoff!) unter ~250 bar enthält und ein Druckminderer (»Regulator«), welcher den Druck auf den Umgebungsdruck absenkt. Jetzt kann ganz normal mit ±0,1 kPa um den aktuellen p_B herumgeatmet werden (gleiche Situation wie an der Oberfläche!).

Problematik: Der Partialdruck der eingeatmeten Gase ist entsprechend p_B auch erhöht. Dies führt bei Atmung komprimierter Luft zur Aufsättigung der Gewebe mit N_2, und im Fall des O_2 begrenzt die direkt toxische Wirkung eines erhöhten PO_2 auf das ZNS die Tauchtiefe.

5.10 Säure-Basen-Gleichgewicht und Pufferung

5.10.1 Pufferung und H⁺-Ionen

Säuren, Basen und Puffer: Brönsted-Säuren (Basen): H⁺-Donatoren **HA** (H⁺-Akzeptoren **A⁻**). pH-Änderungen sind in reinem Wasser (pH=7) bei Zugabe von Säure (Base) besonders groß, z. B. 1 µM H⁺ ändert den pH schon auf 6. Konjugierte Säure-Basen-Paare mindern die pH-Änderung durch Bindung von H⁺ oder OH⁻ (**Pufferung**). Die Pufferkapazität ist die Steilheit der **Pufferkurve** und ist am größten in einem Bereich um **pH=pK_s±1** (K_s: scheinbare Dissoziationskonstante), jenseits pK_s±1,5 wird kaum noch gepuffert. Ein Puffer ist eine Lösung aus dem Salz einer schwachen Säure (Base), z. B. $NaHCO_3$.

Da der pH im Körper streng reguliert werden muss (extrazellulär um ~7,4) sollten physiologisch wirksame Puffer einen pK_s zwischen 6,0 und 8,0 haben und auch noch in ausreichender Konzentration vorliegen (wird eigentlich nur von Phosphat $H_2PO_4^-$: HPO_4^{2-} mit pK_s=6,8 erfüllt. Milchsäure mit pK_s=3,9 liegt bei physiologischem pH fast vollständig als Laktat, NH_4^+:NH_3 mit pK_s=8,9 als NH_4^+ vor, Bicarbonat mit pK_s=6,1).

> **Merke**
>
> Phosphat ist wichtigster intrazellulärer (mit Ausnahme von Erythrozyten), Bicarbonat wichtigster extrazellulärer Puffer. In Erythrozyten ist Hb wichtigster Puffer.

5.10.2 Pufferung und CO₂-Austausch

Bicarbonat-Puffer

Gl. 5.7 beschreibt die Reaktionsgleichung des HCO_3^-/CO_2-Puffersystems (CO_2 als Säure, HCO_3^- als Base), dessen pK_s-Wert mit 6,1 relativ weit weg vom physiologischen pH von 7,4 liegt, sodass es eigentlich ein schlechter Puffer sein sollte (s. u.).

Die **Henderson-Hasselbalch-Gleichung** für HCO_3^-/CO_2 besagt:

$$pH = pK_S + \log\frac{[HCO_3^-]}{[CO_2]}$$

$$= 6{,}1 + \log\frac{[HCO_3^-]}{0{,}226\ mmol(l\cdot kPa)^{-1}} - \log\ PCO_2$$

(Gl. 5.8)

Nach dieser Gleichung ist bei einem physiologischen pH von 7,4 (bei 37°C) das Verhältnis **HCO_3^-:CO_2=20:1** und nimmt bei Alkalose zu, bei Azidose ab (»*einsetzen, ausrechnen, wohlfühlen!*«). Im rechten Teil von Gl. 5.8. wurde für $[CO_2]=\alpha\times PCO_2$ (Henry-Gesetz) mit α=0,226 mmol(l×kPa)⁻¹ eingesetzt. Hiermit lässt sich zu jeder Zweierkombination der pH-PCO_2-HCO_3^--Gruppe der dritte Wert berechnen.

> **Merke**
>
> Bei einem pH von 7,4 und einem normalen arteriellen Plasma P_aCO_2 von 40 mmHg (5,3 kPa) ergibt sich nach Gl. 5.8 eine Bicarbonatkonzentration von $[HCO_3^-]$=24 mmol/l. Weil bei pH 7,4 HCO_3^-:CO_2=20:1, folgt $[CO_2]$=1,2 mmol/l und die Gesamtkonzentration des Puffersystems $[HCO_3^-]+[CO_2]$= 25,2 mmol/l (◘ Tab. 5.7).
>
> In reiner Bicarbonat-Lösung ändert sich $[HCO_3^-]$ bei PCO_2-Änderungen trotz großer pH-Änderung praktisch nicht, obwohl $[HCO_3^-]$ und H⁺ in stöchiometrisch gleichen Mengen entstehen, weil H⁺-Ionen schon in nM Konzentrationen den pH stark ändern, $[HCO_3^-]$ aber in mM gemessen wird (und ob das jetzt 24,003 mM oder 24,000 mM $[HCO_3^-]$ sind, fällt da nicht ins Gewicht!).

Pufferung im offenen und geschlossenen System

Die Besonderheit des HCO_3^-/CO_2-Systems besteht in der **Flüchtigkeit seiner Säure** (CO_2), welche die Pufferkapazität in einem »offenen« System trotz des niedrigen pK_S-Wertes deutlich verbessert. Enthält eine Lösung (Blut) **Bicarbonat** HCO_3^- und **Nicht-Bicarbonat-Basen** (B⁻), können im Gewebe anfallende H⁺-Ionen sowohl an HCO_3^- als auch an B⁻ binden und so die Protonen puffern. Für jedes gepufferte H⁺ nimmt die **Gesamt-Pufferbasen-Konzentration** HCO_3^-+B⁻ um eins ab (wird eine Base verbraucht).

Bei Bindung an HCO_3^- entsteht CO_2, welches den PCO_2 erhöht, bei Bindung an B⁻ entsteht HB, welches keinen Einfluss auf den PCO_2 hat. Ist die Pufferkapazität beider Systeme erschöpft, fällt bei weiterer Zugabe von H⁺ der pH schnell ab. Im geschlossenen System ist dies schnell der Fall, weil der erhöhte PCO_2 keine weitere Bindung von H⁺ und Bildung von noch mehr CO_2 erlaubt (drückt Gleichgewicht in Gl. 5.7. nach rechts Richtung H^+ und HCO_3^-). Öffnet man das System aber, kann CO_2 entweichen, der erhöhte PCO_2 erniedrigt sich dabei und es können wieder Protonen gepuffert werden (nimmt man in Gl. 5.7 CO_2 stetig weg, kann die Reaktion munter Richtung links zu CO_2 und H_2O ablaufen).

> **Merke**
>
> Im Gewebe anfallende H^+ werden entweder von HCO_3^- oder B^- gepuffert. Das bei Bindung an HCO_3^- entstehende CO_2 erhöht den venösen P_vCO_2, welcher im offenen System der Lunge wieder durch Abatmung von CO_2 (15 Mol/Tag) auf den arteriellen Wert abgesenkt wird. Wird das System geschlossen ▼

(Behinderung der CO_2-Abatmung), steigt der P_aCO_2 an und der pH fällt ab→**respiratorische Azidose**.
Wird die CO_2-Abatmung übermäßig gesteigert (**Hyperventilation**), werden zu viele Säure-Äquivalente abgeatmet, der PCO_2 fällt ab, der pH steigt an→**respiratorische Alkalose**.

5.10.3 Säure-Basen-Haushalt

Stoffwechselbilanz für Säuren und Basen
Über die Nahrung werden in etwa 20 mmol H^+/Tag aufgenommen. Stuhl ist tendenziell alkalisch und trägt mit ca. 10 mmol OH^-/Tag zu Buche, sodass netto

Tab. 5.9. Wissenswertes zum Säure-Basen-Haushalt: Pufferbasenbilanz, Störungen, Kompensation, Diagnostik

Basenkonz.	Plasma	Ery	Vollblut	Bsp. (HK 0,45)
$[HCO_3^-]_{Standard}$ (PCO_2=40 mmHg)	24 mmol/l_{Plasma}	14 mmol/l_{Ery}	(1-HK)×24+HK× 14 mmol/$l_{Vollblut}$	19 mmol/l_{Blut}
B^-	18 mmol/l_{Plasma}	42 mmol/l_{Ery}	(1-HK)×18+HK× 42 mmol/$l_{Vollblut}$	29 mmol/l_{Blut}
Gesamt-Pufferbasen $[HCO_3^-]_{Standard}$+B^-	42 mmol/l_{Plasma}	56 mmol/l_{Ery}	(1-HK)×42+HK× 56 mmol/$l_{Vollblut}$	**48 mmol/l_{Blut}**
	Azidose		**Alkalose**	
	respiratorisch	metabolisch	Respiratorisch	metabolisch
PH	↓	↓	↑	↑
$[Cl^-]_{Plasma}$	↓	↓	↑	↑
$[K^+]_{Plasma}$	↑	↑	↓	↓
Blutglucose	Hyperglykämie	Hypoglykämie		
Primäre Ursache	PCO_2↑	$[H^+]$↑, $[OH^-]$↓	PCO_2↓	$[H^+]$↓, $[OH^-]$↑
Pufferung	B^-	HCO_3^- und B^-	HB	CO_2+H_2O und HB
$[HCO_3^-]_{aktuell}$	↑	↓	↓	↑
$[HCO_3^-]_{Standard}$ (PCO_2=40 mmHg)	↔	↓	↔	↑
BE	0	Negativ (↓)	0	Positiv (↑)
Ursachen	Hypoventilation, Störung zentr. Atemantrieb, Atemmusk., Thorax/Lungen-Compliance, Gasaustausch (COPD, Pneumonie, Lungenödem)	Laktatazidose, Hypoxie, Ketoazidose, Diabetes mellitus, Diarrhoe, prox. renal-tubuläre Azidose (Bicarbonaturie), dist. renal-tubuläre Azidose	Hyperventilation, Höhe, Hirnödem	Hypokaliämie, chron. Erbrechen, Hyperaldosteronismus
(Teil-)Kompensation	renal HCO_3^--Resorpt.↑ NH_4^+-Sekr.↑, BE↑	respiratorisch alv. Ventilation↑ PCO_2↓	Renal HCO_3^--Resorpt.↓ NH_4^+-Sekr.↓, BE↓	respiratorisch alv. Ventilation↓ PCO_2↑

HK: Hämatokrit. B: Nicht-Bicarbonat-Puffer. HB: protonierte Nicht-Bicarbonat-Base

~30 mmol H^+/Tag über den Gastrointestinaltrakt aufgenommen werden (aus Gründen der Neutralität natürlich mit dem entsprechenden Anion). Aus dem Kohlenhydrat und Fettsäurestoffwechsel entstehen pro Tag ca. 15.000 mmol (!) CO_2, welche über die Lunge abgeatmet werden und den Säure-Basen-Haushalt dadurch nicht belasten (15 Mol $CO_2 \rightarrow$ ~350 l CO_2/Tag). Ca. 40 mmol/d an H^+ fallen aus dem Aminosäurestoffwechsel in der Leber an, sodass insgesamt ca. 70 mmol H^+/Tag über die Niere bilanziert werden müssen. Die renal filtrierte Menge Bicarbonat (~4300 mmol) wird quasi vollständig resorbiert. Die ~70 mmol H^+ können jedoch nicht als freie H^+ im Harn erscheinen (als HCl), da der Harn-pH kaum unter 4 gesenkt werden kann (pH4~0,1 mmol/l).

Abbildung 5.6b zeigt die verschlungenen Wege, über die H^+ entweder gebunden an HPO_4^{2-} als so genannte **titrierbare Säure** (~30%) oder als NH_4^+-Ion (**nicht-titrierbare Säure**, ~70%) ausgeschieden wird (immer mit dem entsprechenden Anion, in der Regel Cl^-, da weder Urin noch eine andere Flüssigkeit elektrisch geladen ist!).

HCO_3^- kann im Organismus an mehreren Stellen »de novo« gebildet werden: v. a. in der Niere (~70 mmol/Tag) bei jeder Netto-Exkretion von H^+ (Abb. 5.6b), aber auch im Magen, wo ja bei jeder Nettosekretion von H^+ in das Magenlumen ein HCO_3^- entsteht, welches ins Blut resorbiert werden kann. Andererseits geht HCO_3^- bei der Sekretion des exogenen Pankreas auch verloren (▶ Kap. 7.3).

Die Regulation der renalen H^+-Sekretion und HCO_3^--Resorption v. a. bei Säure-Basen-Störungen ist ein Zusammenspiel von Leber und Niere und ist in Abbildung 5.6a dargestellt: in der Leber wird für die **Harnstoffsynthese** aus dem Aminosäureabbau (v a. Glutamin) ein HCO_3^- (~450 mmol/Tag) an ein NH_4^+ (~450 mmol/Tag) gekoppelt, die zweite Aminogruppe im Harnstoff kommt vom $-NH_2$-Übertrag aus anderen Aminosäuren (z. B. Aspartat$\rightarrow$Fumarat+NH_2). Es werden also ~900 mmol Stickstoff am Tag in ~450 mmol Harnstoff fixiert.

> **Merke**
>
> Für jedes **Harnstoff-Molekül** werden 2 Säure-Äquivalente erzeugt (nämlich entsteht ein H^+ aus dem $NH_4^+ \rightarrow NH_3 + H^+$ und ein HCO_3^- wird verbraucht).

Renale Glutaminverwertung

Ein kleiner Teil der hepatischen NH_4^+ (~20 mmol/Tag, bei Azidose gesteigert) kann mit Glutamat zur Bildung von Glutamin dienen. Die **hepatische Glutaminase** macht dagegen aus Glutamin wieder NH_4^+ und Glutamat (Abb. 5.6a). Im proximalen Tubulus der Niere wird Bicarbonat resorbiert (Abb. 5.6a). Über Na/H-Austausch oder H^+-ATPase gelangen Protonen ins Lumen, welche unter membranständiger **Carboanhydrase IV** (CA IV) mit dem filtrierten HCO_3^- CO_2 und H_2O bilden. CO_2 diffundiert in die Tubuluszelle und bildet unter **zytosolischer CA II** wieder Protonen und HCO_3^-. Die Protonen rezirkulieren, das Bicarbonat wird basolateral resorbiert ($3HCO_3^-/Na^+$-Symporter, Na^+ wird gegen seinen elektrochemischen Gradienten transportiert, dafür braucht man den elektrochemischen Gradienten von $3HCO_3^-$).

Glutamin wird renal sowohl von luminal als auch basolateral aufgenommen und in den Mitochondrien der Tubuluszelle (renale Glutaminase, Glutamatdehydrogenase) zu α-**Ketoglutarat** (α-KG) und $2NH_4^+$ umgewandelt. Die Protonen des NH_4^+ können entweder an α-KG gekoppelt werden und bilden so **Glukose**, welche resorbiert wird, oder ins Lumen sezerniert werden, wo sie entweder zur Bicarbonat-Resorption dienen (vermehrt bei Azidose) oder an tubuläres NH_3 gekoppelt werden und so als Nicht-titrierbare Säure ausgeschieden werden (vermehrt bei Azidose). Und jetzt der Clou:

Bei **Azidose** wird die **hepatische Glutaminase** gehemmt→in der Leber wird mehr Glutamin gebildet, welches renal vermehrt aufgenommen wird und so mehr Säure-Äquivalente ausgeschieden werden.

Bei **Alkalose** wird die **hepatische Glutaminase** stimuliert→in der Leber wird weniger Glutamin gebildet, welches renal vermindert aufgenommen wird und so weniger Säure-Äquivalente ausgeschieden werden.

Die **renale Glutaminase** wird durch hohe NH_4^+- und Glutamatkonzentration gehemmt.

> **Prüfungsfallstricke**
>
> Bei **Azidose** wird weniger Harnstoff gebildet und damit weniger Bicarbonat verbraucht. Ferner bildet die Niere mehr Glucose neu.
>
> Bei **Alkalose** wird mehr Harnstoff gebildet und damit mehr Bicarbonat verbraucht. Ferner bildet die Niere weniger Glucose neu.

> **KLINIK**
>
> Zellulär wird jede Azidose (Alkalose) durch Elektrolytverschiebungen intra/extrazellulär, v. a. einen indirekten Austausch mit K^+ abgefangen→neben weiteren Mechanismen hemmt Azidose (fördert Alkalose) die Na/K-ATPase.
> ▼

Azidose führt zu Hyperkaliämie→**hyperkaliämische Azidose** (Ausnahme: renal tubuläre Azidose, ▶ Kap. 9.2),

Alkalose zu Hypokaliämie→**hypokaliämische Alkalose**

Messung des Säure-Basen-Status

Die Messung der Blutgase erfolgt im arteriellen Blut, da nur dort eindeutig definierte P_aCO_2-Werte, der mittlere Säure-Basen-Status der Organe angezeigt wird und es leicht zu gewinnen ist. Zur Beurteilung dienen

— **pH** (Azidose/Alkalose?),
— P_aCO_2 (passt dieser primär zum pH, d. h. PCO_2↑ bei pH↓, liegt primär respiratorische Störung vor) und
— ein **nicht-respiratorischer Parameter** (in der Regel BE, s. u.).

Zu letztem gibt es unterschiedliche Strategien: ◘ Tabelle 5.9 zeigt schon, dass $[HCO_3^-]_{akt.}$ **nicht** sinnvoll ist, da es sich bei beiden Störungen ändert. Standardbi-

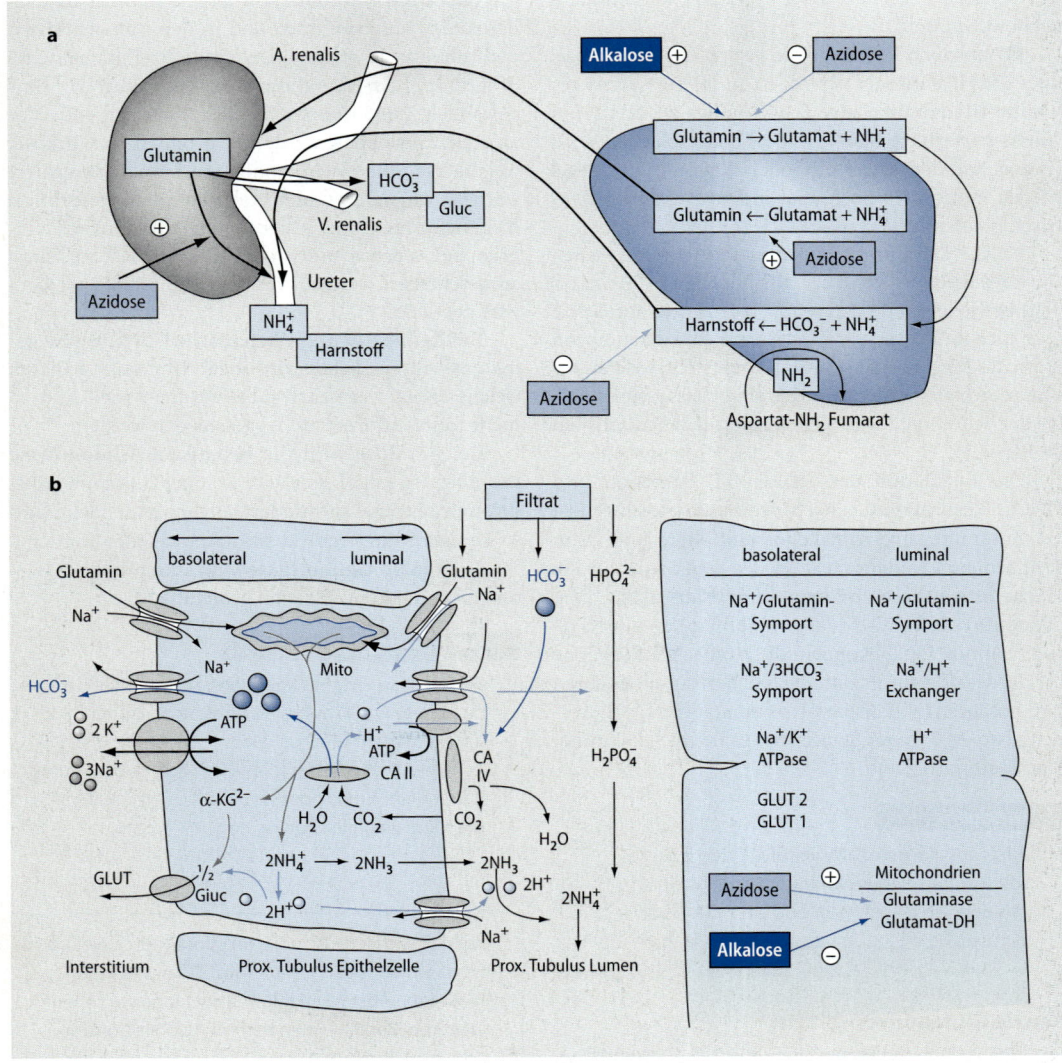

◘ **Abb. 5.6a, b.** **a** Hepatoenale Säure-Basen-Kooperation und **b** renale Mechanismen der Bicarbonatresorption und H^+-Sekretion; Erklärungen im Text

5.10 · Säure-Basen-Gleichgewicht und Pufferung

carbonat $[HCO_3^-]_{Standard}$ bei einem PCO_2 von 40 mmHg ist nur bei metabolischen Störungen primär verändert (bzw. als Kompensation einer respiratorischen Störung in Gegenrichtung). Man muss aber aufpassen, ob im Plasma oder Vollblut gemessen wurde, da Normwerte unterschiedlich sind (◘ Tab. 5.9).

Ferner werden Nicht-Bicarbonat-Pufferbasen **nicht** erfasst (oder nur dann, wenn man das Plasma Cl- betrachtet→**Hamburger-Shift**!). Wichtiger ist der **BE** (**base excess**), der angibt, wie viele Basen (Bicarbonat und Nicht-Bicarbonat) im Vergleich zum Normwert der Gesamtpufferbasenkonzentration überschüssig sind→ BE↑ (zu viele Basen) bei metabolischer Alkalose, BE↓ (zu wenig Basen) bei metabolischer Azidose.

> **Merke**
>
> **Hinweis:** Moderne Konzepte der Beurteilung von Säure-Basen-Gleichgewichten umfassen das Konzept der »**Strong-Ion-Difference**« (SID). Dabei wird die Summe der starken Ionen (Cl-, HCO_3^-, Laktat u. a.) und Kationen (Na^+, K^+ u. a.) betrachtet. Neben der SID gehen der pCO_2 und die Konzentration der Plasmaproteine (wirken als schwache Säuren) als unabhängige Parameter ein. Das Konzept erlaubt die genaue Klassifikation aller Säure-Basen-Störungen unter Umgehung der Henderson-Hasselbalch-Gleichung allein durch Prinzipien der Ladungserhaltung und ist klinisch äußerst wertvoll. Das »alte« BE-Konzept setzt z. B. die Konstanz der Plasmaproteine voraus. Leider sind diese modernen Konzepte noch nicht Bestandteil des GK.

5.10.4 Störungen des Säure-Basen-Gleichgewichts

Störung und Teilkompensation: Respiratorische oder metabolische Störungen (◘ Tab. 5.9) führen alle primär zur Verschiebung des $[HCO_3^-]:[CO_2]$-Verhältnis (normal: 24:1,2, s. o.). Die **Teilkompensation** mit annähernder Wiederherstellung dieses Verhältnis (renal bei respiratorischer Störung, alveolär bei nichtrespiratorischer Störung) zielt auf pH-Homöostase ab und ist ein aktiver Prozess (wichtig: es ist eine Teilkompensation, nie eine vollständige Kompensation. Diese gibt es nur bei Behebung der primären Ursache!). Die alveoläre Kompensation erfolgt über Messung des pH, PCO_2 (Chemorezeptoren, ◘ Tab. 5.8) und Anpassung der alveolären Ventilation (s. o.) und geschieht schnell, die renale Reaktion ist deutlich langsamer (Stunden bis Tage).

> **Merke**
>
> Säure-Basen-Diagnostik ist ein Puzzlespiel. Die primäre Ursache »passt« zum pH (z. B. pH↓, PCO_2↑→respiratorische Azidose), die Teilkompensation passt **nicht** primär zum pH (z. B. pH↓, BE↑→passt nicht, BE müsste bei primär metabolischer Störung↓ sein→metabolische Teilkompensation einer respiratorischen Azidose, ◘ Tab. 5.9).

> **Fallbeispiel**
>
> Ein junger Notarzt wird nachts zu einem Patienten gerufen, dessen Frau ihn **schwer schnaufend**, nach Luft ringend vorgefunden hat. Der Ende 50-jährige, adipöse Patient sitzt auf dem Boden, stützt sich anstrengend atmend mit beiden Armen auf der Tischkante ab und zeigt deutlich **hörbares exspiratorisches Pfeifen und Giemen**. Neben ihm liegen diverse **Inhalations-Sprays**, welche er, nach Angaben der Frau, wahllos hintereinander benutzt hat. Der Mann ist seit langen Jahren **Asthmatiker**. Er klagt über panische Angst, gleich ersticken zu müssen und greift nach dem Notarzt, hält ihn fest, er möge ihm helfen, er könne nicht mehr. Der junge Assistent (sein dritter Einsatz) hält die akut lebensbedrohliche Situation für angebracht, eine Sedation, Relaxation und Intubation durchzuführen, um den Patienten kontrolliert zu beatmen. Auch habe er ja die Inhalations-Sprays schon angewandt, argumentiert er. Der Patient wird intubiert und transportstabil in die Innere Medizin gefahren.
>
> Dort erwartet den Notarzt schon ein **Anästhesie-Oberarzt**, der den jungen Kollegen daran erinnert, dass man den Patienten jetzt nur noch mühevoll vom Respirator entwöhnen kann, und er die Intubation auf jeden Fall hätte vermeiden sollen. Die BGA liefert: pH 7,27, PCO_2 58 mmHg, BE 3,6. Aufgrund der chronischen COPD wird keine Korrektur des Säure-Basen-Status durchgeführt. Der Patient erhält Salbutamol (β_2-Mimetikum) intratracheal, woraufhin das exspiratorische Pfeifen nachlässt. Nach Erlangen des Bewusstseins dauert es in der Tat mehrere Tage, den Patienten vom Respirator zu entwöhnen, seine Sekundenkapazität

▼

verbessert sich unter der bronchodilatatorischen Therapie.

Der junge Kollege hat Folgendes gelernt: **Intubation eines Asthmatikers als ultima ratio**, sonst ist der Anästhesist böse. Wahrscheinlich hat der Patient seine Sprays zwar benutzt, aber nicht richtig inhaliert, sodass die bronchodilatatorische Wirkung nicht einsetzte. Seitdem fordert der Notarzt jeden Notfall-Asthmatiker auf, ihm zu zeigen, wie er das Spray benutzt hat und spritzt lieber ein β_2-Mimetikum, bevor er an Intubation denkt.

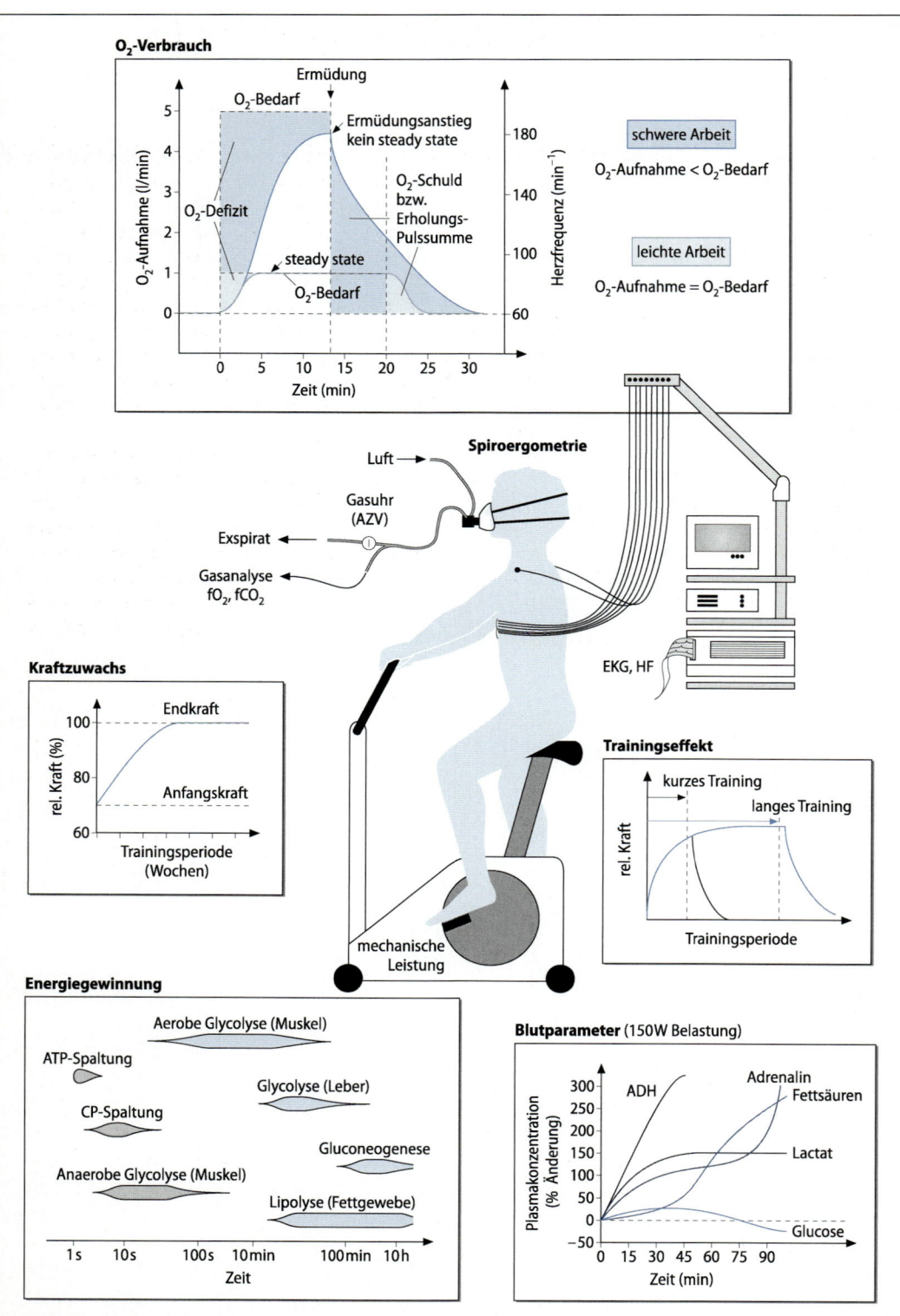

6 Arbeits- und Leistungsphysiologie

> **Mind Map**
>
> **Energiequellen:** Bei beginnender Muskelarbeit wird der Energiebedarf zunächst aus anaeroben Quellen gedeckt. Nacheinander werden ATP, Kreatinphosphat sowie Glycogen- und Myoglobinspeicher entleert. Die anaerobe Glycolyse erreicht nach ~45 s ein Maximum. Verzögert steigt die O_2-Aufnahme in den Muskel an. Durch erhöhte O_2-Ausschöpfung und das ansteigende HZV wird so die aerobe Glycolyse ermöglicht. Im Verlauf wird der Glucosebedarf durch Glycogenolyse und Gluconeogenese in der Leber und schließlich Aufnahme von Blutglucose und Fettsäuren aus der Lipolyse gedeckt.
>
> **O_2-Defizit und -Schuld:** Das initiale O_2-Defizit wird nach Beendigung der Arbeit wieder ausgeglichen (O_2-Schuld). Im Muskel entstehendes Laktat wird über das Blut zu Herz und Leber transportiert und dort verstoffwechselt.
>
> **Leichte und schwere Arbeit:** Bei leichter Arbeit erreichen Herzfrequenz (HF), O_2-Verbrauch und Laktatkonzentration einen »steady state«. Das Atemzeitvolumen steigt viel stärker an als die Herzfrequenz. Limitierend für die aerobe Dauerleistung ist die kardiovaskuläre O_2-Transportkapazität. Bei schwerer Arbeit zeigt die HF einen Ermüdungsanstieg, die maximale O_2-Aufnahme kann den Bedarf nicht decken, und die anaerobe Schwelle wird überschritten. Metabolische Azidose und Hyperventilation führen zum Arbeitsabbruch.
>
> **Training:** Gezieltes Training von Kraft und Ausdauer geht mit spezifischen Organanpassungen einher, welche das Training überdauern. Beispiele sind Muskelfaserhypertrophie, Muskelfaserwechsel von Typ II nach Typ I sowie gesteigerte Expression mitochondrialer Enzyme. Koordination und zentrale Ansteuerung werden durch Üben optimiert. Zur Leistungserfassung und -diagnostik eignen sich spiroergometrische Verfahren.

6.1 Allgemeine Grundlagen

6.1.1 Muskelarbeit
(▶ Kap. 8.2, ▶ Kap. 13.1.5)

Muskelarbeit findet immer dann statt, wenn der Querbrückenzyklus aktiv ist (also eigentlich auch im ruhenden Muskel, da immer spontan aktive Querbrücken eingegangen werden können). Nach dem 1. Hauptsatz der Thermodynamik setzt sich die Änderung der inneren Energie eines Systems (z. B. Muskel) aus einem Anteil **Wärmeenergie** und einem Anteil **mechanischer äußerer Arbeit** zusammen: beim Muskel Verkürzung, Krafterzeugung.

Der **Wirkungsgrad** ist der Anteil der mechanisch nutzbaren Energie (**netto**) an der Gesamtenergie (**brutto**: Wärme und mechanische Energie) und ist immer viel kleiner als 1 (Ottomotor ~35%, Skelettmuskel immerhin ~25–35%, der Rest wird als Wärme abgegeben→**Arbeitshyperthermie**).

Leistung ist Arbeit pro Zeit. Die mechanische Leistung des Skelettmuskels ist daher das Integral aus Kraft und Verkürzungsgeschwindigkeit:

$$P = \int \frac{Fdx}{dt} = \int F \times \frac{dx}{dt} = \int F \times dv \quad \text{(Gl.6.1)}$$

Bei gleicher Leistung ist die Kraft bei **isometrischer Kontraktion** am größten (bis ~100 N/cm²), die Geschwindigkeit Null (logisch: isometrisch!), bei **isotoner Kontraktion** genau umgekehrt. Es besteht eine inverse Beziehung zwischen Kraft und Geschwindigkeit (so genannte **Hill-Kurve**).

> **Merke**
>
> Je langsamer ein Muskel sich verkürzt, desto größer ist seine Maximalkraft (deshalb sollten beim Krafttraining an den Geräten langsame Bewegungen erfolgen: Maximalkraft-Training, s. u.).

Tab. 6.1. Zeitcharakteristik der Substratverstoffwechslung und Energiequellen zur ATP-Resynthese bei fortgesetzter mäßiger Arbeit (Mind Map)

Zeit (Maximum)	Energiequelle	Besonderheiten
0 bis wenige s	ATP	Gehalt: ~5 µmol/g$_{Muskel}$, [ATP]$_i$~5 mM, ATP→ADP+P$_i$ (Myosin-ATPase-Aktivität), Speicher nur für wenige Einzelkontraktionen ausreichend (6–10)
~2–20 s (~10 s)	Kreatinphosphat (CP) **alaktazid**	Gehalt: ~11 µmol/g$_{Muskel}$, [CP]$_i$~30 mM, CP+ADP→C+ATP im Zytoplasma nahe der kontraktilen Filamente, hohe Syntheserate (1,5–3 µmol ATP/g$_{CP}$×s), ausreichend für max. 60 s→~50 Kontraktionen
5–200 s (~50 s)	anaerobe Glycolyse **(anaerob laktazid)**	Gehalt: ~80 µmol/g$_{Muskel}$ Glycogen total→~5 MJ Brennstoffreserve. Glycogenabbau im Zytoplasma über Pyruvat zu Laktat unter rel. O$_2$-Mangel. Ineffektiv (nur 2 ATP pro Glucose!) und selbstlimitierend durch Azidose→Ermüdung, Krafthemmung. Vorkommen: v. a. Typ IIb/X-Fasern (zu wenig Mitochondrien), Beginn von Arbeit (Anpassung oxidativer Stoffwechsel) oder residual bei schwerer Ausdauerleistung.
10–90 min (~min)	**Aerobe Glycolyse**, oxidative Phosphorylierung	Zunächst Muskelglycogen, später Blutglucose. Bei Glycolyse des Muskelglycogens entstehendes Pyruvat und NADH in Mitochondrien (Typ I, IIa-Fasern!) wird oxidativ zu H$_2$O und CO$_2$ unter O$_2$-Verbrauch phosphoryliert (~38 ATP/Glucose). ATP-Resyntheserate ist doppelt so hoch wie von FS-Oxidation
10 min–1,5 h (~1 h)	Glycogenolyse (v. a. Leber)	**Adrenalin**freisetzung bei Arbeit stimuliert Glycogenolyse (Leber, Muskel)→Hyperglykämie→Aufnahme von Blutglucose in Muskel für aerobe Glycolyse (insulinunabhängig).
> 60 min	Lipolyse (Fettgewebe), Gluconeogenese (Leber)	Bei anhaltender Leistung tritt Lipolyse ein (Fettgewebe, Adrenalinwirkung!)→FS-Aufnahme in Muskel→β-Oxidation (Cori-Zyklus)→RQ↓, 60% des Dauerleistungs-»Brennstoff«. Rest erfolgt über Gluconeogenese in der Leber (aus Muskellaktat, AS). Beide Effekte sparen Muskelglycogen ein! (~500 g Muskelglycogen vs. ~15 kg Körperfett).

RQ: Respiratorischer Quotient. FS: Fettsäure. AS: Aminosäure

6.1 · Allgemeine Grundlagen

Die **Energiegewinnung** des arbeitenden Muskels erfolgt **anaerob** und **aerob** mit einer charakteristischen Zeitabhängigkeit (◘ Tab. 6.1), wobei verschiedene Resynthesemechanismen dafür sorgen, dass ATP während der Muskelarbeit nicht abfällt.

> **Merke**
>
> Bei **Dauerleistung** zeigt ein **Abfall des RQ** die Umstellung auf Fettsäureoxidation an→Glycogeneinsparung für plötzlich aerobe Zusatzleistungen (z. B. Endspurt). Bei schwerer Arbeit wird ständig ein Teil der Energie anaerob gewonnen.

Das zu Beginn der Arbeit bei aerober Umstellung v. a. in Typ IIb/X auftretende Laktat wird über über einen **Laktat-H^+-Symport** ins Blut transportiert (Anstieg des Blutlaktats zu Beginn von Arbeit und fortgesetzter, ermüdender Arbeit) und kann in mitochondrienreiche Muskelfasern (Typ I, IIA) sowie Herzmuskel und Leber aufgenommen und dort nach Umwandlung in Pyruvat oxidativ phosphoryliert werden (**Laktatutilisation→ Gluconeogenese!**).

> **KLINIK**
>
> **Diabetes mellitus und Muskelarbeit:** Bei Diabetes mellitus wird zur Reduktion der nötigen Medikamente körperliche Aktivität und Gewichtsreduktion empfohlen. Gewichtsreduktion fördert bei Typ II-Diabetikern die Insulinwirkung durch Reduktion peripherer Insulinrezeptoren. Die Adrenalinwirkung bei sportlicher Betätigung fördert die Glucoseutilisation im Skelettmuskel und damit auch die erleichterte insulinunabhängige Diffusion von Blutglucose in den Muskel, sodass der Blutglucosespiegel beim Diabetiker absinkt.

6.1.2 Kurzzeitbelastung und Ausdauerleistung (▶ Kap. 8.1.3)

Statische Arbeit: Bei isometrischer Muskelaktivität werden v. a. Typ IIb-Fasern aktiviert (Maximalkraft hoch bei hohem Faserquerschnitt). Eine Ermüdung wird schneller erreicht, da durch permanente Kontraktion die Muskelgefäße komprimiert werden und die Durchblutung unter Umständen sogar sistiert (ab ~60% Maximalkraft). Die lokale metabolische Azidose limitiert die Kraftentwicklung. Die O_2-Versorgung ist bereits ab 10% Maximalkraft unzureichend (Dauerleistungsgrenze 5–10%).

Häufig findet sich bei statischer Arbeit eine geschlossene Glottis mit Bauchpresse→intrathorakaler Druck↑ (»*was macht der Gewichtheber? Er presst und presst…*«)→venöser Rückstrom↓, d. h. bei exzessiver Haltearbeit kann man ohnmächtig werden!

Dynamische Arbeit: Rhythmische Kontraktionen (Wechsel Kontraktion – Erschlaffung) verbessern die zyklische Versorgung des Muskels mit O_2 und den Laktatabtransport, Ermüdung setzt später ein: dies ist die effektivere Arbeitsform (Dauerleistungsgrenze 15–20% Maximalkraft).

> **Merke**
>
> Was macht man, um die maximale Haltezeit bei statischer Arbeit (z. B. Halten einer Getränkekiste) zu erhöhen? Man bewegt das zu haltende Objekt von Zeit zu Zeit oder hält mit einer Hand, während man die andere »ausschüttelt«: intermittierende Durchblutungs»boosts«.

Sauerstoffschuld (-defizit)

Bei Arbeitsbeginn erhöht sich der O_2-**Bedarf** entsprechend der Belastungsstärke (**Leistung**). Je höher die Leistung ist, desto größer fällt der O_2-Bedarf aus, um bei einem gegebenen kalorischen Äquivalent (im Durchschnitt ~20 kJ/l O_2, sinkt im Laufe der Arbeit durch Fettsäureutilisation ab) die erforderliche Energie (**Arbeitsumsatz**) zu liefern.

Durch die oxidative Umstellungsreaktion des Organismus bei Arbeit hinkt die aktuelle O_2-**Aufnahme** dem tatsächlichen Bedarf hinterher (Mind Map). Bei beginnender Belastung ist das O_2-Angebot der limitierende Faktor für die aerobe Leistungsfähigkeit (deshalb erfolgen zunächst ja anaerobe Mechanismen, s. o.). Nach Gl. 3.6 ist der O_2-Verbrauch proportional der **Durchblutung** und der **avDO_2**.

Durch die initiale laktatinduzierte Vasodilatation im Muskel nimmt dessen Durchblutung und mit dem nun steigenden O_2-Angebot die aerobe Energiegewinnung zu, sodass bei mäßiger Arbeit sich O_2-Bedarf und -angebot (O_2-Aufnahme) allmählich angleichen (Mind Map).

Im »**steady state**« nimmt die Laktatbildung wieder auf initiale Werte ab, bei **schwerer Arbeit** wird aber immer noch ein Teil der Energie anaerob gewonnen, da die O_2-Aufnahme für aerobe Leistung weiter unter dem O_2-Bedarf liegt. Die anhaltende Laktatbildung führt in diesem Fall zur **metabolischen Azidose** mit überproportionaler Zunahme des Atemzeitvolumens und Ermüdungsabbruch (eigentlich führt die Milchsäurebildung zur Azidose, aber bei physiologischem pH dissoziiert diese quasi vollständig in Laktat und H^+).

> **Prüfungsfallstricke**
>
> Atemzeitvolumen, HF und O_2-Angebot erreichen nach 2–3 min einen »steady state« (bei nicht ermüdender Arbeit), die Blutlaktatkonzentration erst nach 8–10 min.

Ein »**steady state**« bildet sich bei **schwerer Arbeit nicht** aus. Neben der lokalen Bereitstellungsreaktion (Vasodilatation) wird die O_2-Aufnahme global durch eine Zunahme des HZV und des Atemzeitvolumens (der alveolären Ventilation) erhöht (◘ Tab. 6.3).

Bei leichter Arbeit steigt die **Herzfrequenz** mit der Leistung und bleibt auf einem steady state für die Dauer der aeroben Leistungsfähigkeit. Bei schwerer Arbeit zeigt der Puls einen **Ermüdungsanstieg** (→Arbeitsabbruch, Erschöpfung). Gleiches gilt für das Atemzeitvolumen. Die lokalen Mechanismen und Kreislauf-Aktivierung bedingen den zeitlichen Verlauf der O_2-Aufnahme.

O_2-**Defizit** nennt man das initiale »Hinterherhinken« der O_2-Aufnahme gegenüber dem O_2-Bedarf. Während dieser Phase kann vermehrt benötigtes ATP noch **nicht** aus zusätzlich eingeatmetem O_2 gebildet werden, sondern aus
- Kreatinphosphat (CP),
- anaerober Glycolyse,
- Myoglobin-O_2,
- O_2-Reserven aus Hb und
- Lungen-Residualkapazität.

Nach Arbeitsende ist die O_2-Aufnahme noch erhöht, der O_2-Bedarf aber wieder basal. Die Kreislaufparameter gleichen sich den Ausgangswerten langsam wieder an.

Die während der Erholungsphase weiterhin erhöhte O_2-Aufnahme ist die O_2-**Schuld** (**nach** der Arbeit!) oder »Tilgung der O_2-Schuld«. O_2 während der O_2-Schuld wird zur Resynthese von CP, Gluconeogenese aus Laktat, Auffüllung der Myoglobin- und Hb-Speicher sowie für vermehrte Na/K-ATPase-Aktivität benötigt.

> **Merke**
>
> O_2-Defizit beginnt am **Anfang der Arbeit**,
> O_2-Schuld am **Anfang der Erholungsphase**. Die O_2-Schuld ist in der Regel größer als das O_2-Defizit, letzteres hängt überproportional von der Belastung ab.
> Mit besserem Trainingszustand (HZV↑, Mitochondrien↑, Phosphorylierungsenzyme↑) nimmt das O_2-Defizit bei gleicher Belastung ab.
> ▼

Die Erholungspulssumme (Anzahl der Herzschläge bis zum Wiedererreichen der Ruhe-Herzfrequenz ist ein Maß für die stattgefundene Belastung.

Anaerobe/aerobe Schwelle

Die anaerobe Schwelle ist die maximale Ausdauerleistung, bei der während eines Stufenbelastungstests mit Dauern von 10–30 min gerade noch ein »steady-state« der Blutlaktatkonzentration (Schwankungen <1 mmol/l) auftritt (~250 W). Bei höheren Belastungen nimmt das Laktat im Blut hingegen stetig zu (vermehrt Typ II-Faser-Aktivierung, oxidative Kapazität überschritten), sodass Übersäuerung und Ermüdung auftreten.

Die **anaerobe Schwelle** wird manchmal mit einem Blutlaktatspiegel von ~4–5 mmol/l angegeben, was aber streng genommen nicht ganz korrekt ist, da sie von Trainingszustand und Blutlaktat-Utilisationskapazität (z. B. Sportlerherz) der Person abhängt.

Unterhalb der **aeroben Schwelle** (~2–3 mmol/l) erfolgt die »steady-state-Energiegewinnung« rein aerob (natürlich nicht zu Arbeitsbeginn→O_2-Defizit, s. o.).

> **Prüfungsfallstricke**
>
> Aufpassen mit Arbeit und Leistung! Energieumsatzwerte (Grundumsatz, Halteumsatz, Arbeitsumsatz) sind Leistungen, da sie pro Zeiteinheit angegeben werden (MJ/Tag). Bei einer Belastung wird die Leistung angegeben (z. B. 100 W auf dem Fahrradergometer), die Energie ergibt sich aus der Leistungsdauer! Umgangssprachlich sind Begriffe wie »Schwerstarbeit« missverständlich, da sie keine Arbeit, sondern eine Leistung (in Watt) bezeichnen!

> **Merke**
>
> Der **Grundumsatz** beträgt ca. **1 W/kg KG** (Faustregel) (◘ Tab. 6.2). Er ist geschlechtsspezifisch (bei Frauen ca. 10–20% kleiner als bei Männern) und nimmt mit dem Alter ab (spezifischer Grundumsatz!, ▶ Kap. 8.1).

6.2 Organbeteiligung

6.2.1 Blut (▶ Kap. 2.1, ▶ Kap. 2.2)

Substrat- und Hormonspiegel
Bei Arbeitsumstellung nimmt die O_2-**Ausschöpfung** des Bluts in der Skelettmuskulatur zu, dementspre-

Tab. 6.2. Umsatzgrößen und ihre Definitionen, Normwerte und Besonderheiten

Umsatzgrößen	Definitionen, Normwerte, Besonderheiten	
Grundumsatz GU (Leistung!)	Männer: ~1–1,2 W/kg KG, ~7–8 MJ/Tag, ~300 kJ/h, $\dot{V}_{O_2}$~250 ml/min. Frauen: ~0,9–1 W/kg KG, ~6–7 MJ/Tag, ~250 kJ/h, $\dot{V}_{O_2}$~210 ml/min. Organverteilung: ~25% Leber, ~25% Skelettmuskel (ruhend), ~10% Herz (v. a. Mechanik, Mitochondriendichte↑→oxidative Kapazität↑, Koronarreserve!), ~15% Gehirn (60% Gesamtglucoseumsatz, tgl. Glucoseaufnahme ~540 mmol, keine nennenswerten O_2- und Brennstoffreserven, große regionale Unterschiede, Rindenumsatz↑)	
Ruheumsatz, Halteumsatz	Grundumsatz und Umsatz durch Nahrungsaufnahme (spezifisch dynamische Proteinwirkung, ▶ Kap. 8.1) sowie leichte Bewegung (keine körperliche Arbeit) in Orthostase→8–9 MJ/Tag, 350 kJ/h	
Arbeitsumsatz	Leichte bis mittelschwere Arbeit→~2-fach GU (~15 MJ/Tag) Grenze Schwerstarbeit→Männer:~3-fach GU (~22 MJ/Tag), Frauen: 2–2,5-fach GU (~15 MJ/Tag). Dies gilt für Tätigkeiten pro Arbeitstag über 8 h (Dauer einer Schicht), interindividuell sehr unterschiedlich, Spitzenwerte bis 40–50 MJ/Tag möglich.	
Sportlicher Leistungsumsatz	Aktuelle Leistung, welche über mind. 1 h sportlicher Betätigung gehalten werden kann. Dauerleistungsgrenze: maximale Leistung, welche gerade noch langfristig gehalten werden kann	
	total untrainiert	2- bis 5-fach GU→durchschnittlich ~2,5 W/kg KG
	normal	5-fach GU (Gehen) bis 10-fach GU (Laufen, Joggen, Cycling)
	Höchstwerte (!) extrem trainiert	Bis 20-fach : Marathonlaufen, Skilanglauf, Tour de »irgendwo«), Dauerleistungsgrenze Spitzensportler durchschnittlich ~370 W, ~5–6 W/kg KG
	Kurzleistungen, Höchstleistungsgrenze→bis 275-fach GU (Rekordsprint)	

KG: Körpergewicht

chend die venöse O_2-Sättigung deutlich ab, die avDO_2 zu (◘ Tab. 6.3). Die Zunahme der **Laktatkonzentration** hängt stark von der Art der Belastung ab (◘ Tab. 6.3): bei aerober Dauerleistung ca. 2- bis 3-fach der Ruhekonzentration (Mind Map).

Die Plasmakonzentration der **Fettsäuren** steigt nach ca. 30 min Dauerleistung, vermittelt durch die lipolytische Katecholaminwirkung, zunehmend an (Mind Map). Der **Plasmaglucose**spiegel nimmt zunächst zu als Folge der diabetogenen Katecholamin- und Cortisolwirkung (Ausschüttung und Plasmaspiegel↑ aufgrund Arbeits-Sympathikus). Der Abfall der Glucosekonzentration bei langdauernder Arbeit ist ein Zeichen drohender Erschöpfung. Plasmainsulin nimmt während der Arbeit tendenziell eher ab.

KLINIK

O_2-Transportkapazität und Arbeit: Die maximale O_2-Transportmenge (O_2-Kapazität) ist nach Gl. 2.1 bei gegebenem HZV in erster Linie vom Hb abhängig. Bei Anämien ist daher die Leistungsfähigkeit reduziert (Hb↓). Unter Erythropoietingabe (EPO) erhöht sich das Hb, deshalb gilt verabreichtes EPO
▼

als Doping-Mittel. Ausgenommen hiervon ist die »Ankurbelung« der EPO-Produktion durch »Höhentraining«. Neben dem Hb bestimmt die Sättigung SO_2 die Transportkapazität, welche bei Störungen des pulmonalen Gasaustauschs ebenfalls vermindert ist.

Blutvolumen

Das zirkulierende **Blutvolumen** (BV) zeigt einen biphasischen Verlauf. Zu Beginn der Arbeit steigt das BV an. Zum einen erfolgt dies durch den erniedrigten kapillären Filtrationsdruck bei Sympathikusaktivierung in der Peripherie (Förderung kapillärer Resorption, ▶ Kap. 4.1), zum anderen durch die gedrosselte Diurese (sympathikusaktivierte Renin- und Aldosteronfreisetzung).

Im Muskel hingegen resultiert jedoch **lokal** durch die Vasodilatation eine vermehrte interstitielle Filtration, man findet nach intensiver sportlicher Betätigung häufig **muskuläre Ödeme** (z. B. dicke Waden nach Radsport). Der Hämatokrit (HK) fällt initial leicht ab, wird aber im Verlauf durch die gesteigerte **Schweißsekretion** ansteigen (Konzentrierungseffekt).

Tab. 6.3. Parameter bei Umstellung von Ruhe zu (schwerer) Arbeit

Parameter	Ruhe	Schwere Arbeit
Kerntemperatur	~37°C	bis 40–41°C (darüber Hitzeschlag!)
Herzfrequenz	60–70/min	belastungsabhängig bis ~200/min Faustregel maximal: 220/min–Lebensalter
Schlagvolumen	60–70 ml	Untrainiert: ~1,5-fach steigerbar (~100 ml) Trainiert: 1,5- bis 2-fach gesteigert (100–150 ml)
Systol. RR	120 mmHg	180 mmHg
Atemzeitvolumen	~5–7 l/min	120–160 l/min
O_2-Aufnahme (O_2-Verbrauch)	250–300 ml O_2/min Ausdauertrainierte und Untrainierte gleich (~3,5 ml O_2/min/kg KG)	4000–5000 ml O_2/min (13- bis 16-fach) Ausdauertrainierte höher (bis 80 ml O_2/min/kg KG) als Untrainierte
Muskelperfusion	20–40 ml/(kg×min)	1300–1800 ml/(kg×min); Anlaufzeit ~1 min
Blutlaktat	1,0–1,8 mmol/l	Aerobe Schwelle: ~2–3 mmol/l Anaerobe Schwelle: ~4–5 mmol/l Intensive sportl. Belastung: 10–20 mmol/l
$avDO_2$	50 ml O_2/l_{Blut}	Untrainiert: ~140 ml O_2/l_{Blut} Trainiert: ~170 ml O_2/l_{Blut}, ca. 3-fach gesteigert
Schweißsekretion	sehr variabel (Außenbedingungen), i.d.R.< ~10 ml/h	~1 l/h (bis 2 l/h möglich, enthält dann neben Elektrolyten auch Laktat)→hypertone Dehydratation (Schweiß hypoton)
pH, P_aCO_2	Normohydrie (7,4), Normokapnie (40 mmHg)	Metabolische Azidose (nicht bei leichter Arbeit!), P_aCO_2 mäßig↓.
Atemform	Normoventilation	Hyperventilation (bei leichter Arbeit Hyperpnoe!)
BV, HK	5–6 l, ~0,45	BV↓, HK↑
Elektrolyte	$[Na^+]$~140 mM, $[K^+]$~4 mM	$[Na^+]$, $[K^+]$↑

Wasserhaushalt

Mit der Sekretion hypotonen Schweißes (bis 2 l/h möglich, enthält dann auch Laktat!) wird die ADH-Sekretion stark ansteigen und die Diurese weiter drosseln bzw. Durst vermitteln. Die **Plasmaelektrolyte** steigen an (Tab. 6.3). Während dynamischer Arbeit müssen die verlorenen Flüssigkeitsmengen ersetzt werden, ansonsten droht Kreislaufkollaps, da das BV stark abnehmen kann (v. a. bei schwerer Arbeit). Man findet einen Anstieg der Leukozyten (**Arbeitsleukozytose**), welcher durch Mobilisierung von Gefäßleukozytenpools, aber auch durch die **Arbeitshyperthermie** (bis ~40°C rektal möglich) erklärt werden kann (ähnlich der Fieberleukozytose).

Säure-Basen-Haushalt

Die Muskelarbeit induziert im Gewebe eine **lokale Azidose**: pH~6,9 bei 75% Maximalintensität bei dynamischer Arbeit. Die $avDO_2$ nimmt mit der Arbeit auf Kosten der venösen P_vO_2-Werte zu. Die **arteriellen Blutgase** hingegen ändern sich bei aerober Arbeit kaum (pH~7,35 bei 75% max. Intensität), bei schwerer ermüdender Arbeit (>150–200 W) sinkt der Blut-pH stark ab (bei Athleten): **metabolische Azidose**. Durch die kompensatorisch gesteigerte Ventilation nimmt der P_aCO_2 nun ab (stärker beim Untrainierten). Das zusätzlich gesteigerte Atemzeitvolumen vermittelt das Gefühl der »Atemlosigkeit« bei Ermüdung, die Arbeit wird abgebrochen. Das Standard-HCO_3^- ist reduziert.

> **Prüfungsfallstricke**
>
> Die **endexspiratorische CO_2-Konzentration** ist bei schwerer Arbeit **erhöht**, weil mehr CO_2 abgeatmet wird.

6.2.2 Lunge (▶ Kap. 5.4.2, ▶ Kap. 5.8)

Unterhalb der anaeroben Schwelle bewirken metabolischer Antrieb (evtl. über Muskelrezeptoren) und kortikale Mitinnervation eine **bedarfsgerechte Mehrventilation** (Hyperpnoe) ohne Änderung der Blutgase; über der anaeroben Schwelle erfolgt bei schwerster Arbeit durch die metabolische Azidose eine **Hyperventilation**, welche bis 80% des Atemgrenzwertes ausmacht und die Azidose begrenzt (Ventilationsgrößen ◘ Tab. 6.3).

> **Prüfungsfallstricke**
>
> Der Atemgrenzwert wird auch bei schwerster Arbeit **nicht** erreicht, hierzu bedarf es willkürlicher, kortikaler Mitinnervation!

6.2.3 Kreislaufsystem
(▶ Kap. 3.4, ▶ Kap. 4.2.2, ▶ Kap. 4.4.7)

Herzzeitvolumen: Das HZV steigt bei Untrainierten bis um das 4- bis 5-fache, bei Trainierten bis zum 6-fachen an. Dies geht bei Untrainierten limitierend zu Lasten der HF, da bei Trainierten das SV stärker ansteigen kann→ **Trainingsbradykardie**. Altersabhängigkeit von HF und Ermüdungsanstieg s.o. (▶ Kap. 6.1.2). Aufgrund Gl. 2.1. muss ein erhöhter O_2-Bedarf akut über eine Zunahme des HZV reguliert werden→$\dot{V}_{O_2} \propto M_{O_2} \propto HF \times SV$. Die Umstellung erfolgt nerval (Sympathikus) und hormonell (Adrenalin, Corticosteroide), s. o.

> **Merke**
>
> Es besteht ein **linearer Zusammenhang** zwischen O_2-Verbrauch und Herzfrequenz für Leistungen bis zur anaeroben Schwelle. Darüber zeigt die HF einen **Ermüdungsanstieg**.

Kreislaufparameter: Es werden metabolische Muskelrezeptoren postuliert, welche das Kreislaufzentrum über die Stoffwechselaktivität der arbeitenden Skelettmuskulatur informieren (sog. »Muskelreflex«). Der systolische RR steigt fast proportional zur Leistung an, der diastolische bleibt bei leichter Arbeit relativ konstant (Vasodilatation Muskulatur vs. Vasokonstriktion Splanchnikusgebiet), fällt aber bei schwerer Arbeit zunehmend ab (TPR↓, ◘ Tab. 4.4). Die **Erholungspulssumme** ist ein Maß für die Belastung. Koronardurchblutung ▶ Kap. 3.3.1.

> **Prüfungsfallstricke**
>
> Limitierend bei schwerer körperlicher Arbeit wirkt (beim Lungen-Gesunden) **nicht** die pulmonale O_2-Aufnahme, sondern die O_2-Transportkapazität des kardiovaskulären Systems.

Das enddiastolische Volumen EDV in Ruhe begrenzt die **Leistungsreserve des Herzens**. Es ist bei Ausdauertrainierten ~1,5- bis 2-mal höher als bei Untrainierten.

6.2.4 Skelettmuskulatur
(▶ Kap. 6.1, ▶ Kap. 13.2.2)

Die O_2-Aufnahme im Skelettmuskel steigt mit dessen O_2-Verbrauch und berechnet sich nach dem **Fickschen Gesetz** aus Durchblutung mal arteriovenöser O_2-Differenz (▶ Kap. 1,2, ▶ Kap. 3.3.1) (GK Physik). Initial steigt bei arbeitender Skelettmuskulatur zunächst die lokale $avDO_2$ an, die O_2-Aufnahme steigt um das 20-Fache des Ruhewerts an. Mit Zunahme des HZV und der lokalen Vasodilatation erreicht die Muskeldurchblutung nach 2–4 min mehr als das 30-Fache des Ruhewerts. Bei statischer Arbeit ist die Perfusion behindert (▶ Kap. 6.1).

6.2.5 ZNS (▶ Kap. 15.8.4)

Durch die kortikale Aktivierung (Vorstartzustand) wird die Arbeit durch Zunahme des Sympathikotonus initiiert. Wichtiger Aspekt der **Antizipation** sind prämotorisch-kortikale Schleifen und Potenziale (▶ Kap. 15). Die motorische Steuerung wird optimiert durch Sensomotorik, intra- und intermuskuläre Koordination, über spinale Afferenzen und Cerebellum. Zielmotorik wird durch motorisches Lernen dauerhaft fixiert. Hierbei werden komplexe Kontraktionsabläufe durch wiederholte Ausführung immer schneller und exakter anwendbar. Beim motorischen Training sind sowohl mentale als auch emotionale Anteile (**Motivation**) neben der muskulären Konstitution wichtig. Immer werden motorische Programme auch mit Koordinationsprogrammen verknüpft. Zyklische Fertigkeiten bleiben lang gespeichert (z. B. Schnürsenkel binden), komplexe Bewegungen mit vielen kognitiven Anteilen werden ohne regelmäßige Durchführung schneller vergessen (z. B. Kampfkünste).

6.3 Erfassung von Leistung und Leistungsbeurteilung

6.3.1 Spiroergometrie

Prinzip: Bei der Spiroergometrie wird eine definierte **mechanische Leistung** über ein Fahrrad- oder Laufbandergometer erbracht und kontinuierlich HF, RR, Atemzeitvolumen (Gasuhr!) sowie O_2-**Aufnahme** ($\dot{V}_{O_2}$) und CO_2-**Abgabe** ($\dot{V}_{CO_2}$) über eine Atemmaske (Atemgasanalyse!) ermittelt. Im »steady state« entspricht $\dot{V}_{O_2}$ dem O_2-Bedarf.

Über den **respiratorischen Quotienten** RQ=$\dot{V}_{CO_2}/\dot{V}_{O_2}$ (▶ Kap. 5.6.1) lässt sich mit Hilfe des zugehörigen kalorischen Äquivalents KÄ (◨ Tab. 5.6) und dem O$_2$-Verbrauch $\dot{V}_{O_2}$ der **Bruttoarbeitsumsatz** während des Arbeitszeitraums berechnen (Fallbeispiel). Zieht man hiervon den **Halteumsatz** vor Arbeitsbeginn ab, erhält man den **Nettoarbeitsumsatz** (nur das, was im Vergleich zur Ruhe dazugekommen ist!).

Das Verhältnis von mechanischer Arbeit (Ergometerleistung × Arbeitszeitraum!) zu Netto-Arbeitsumsatz ist der **mechanische Nettowirkungsgrad**, welcher für die Skelettmuskulatur alleine bis ~35%, für den Gesamtorganismus bei Arbeit ~25% ausmacht; d. h. ~¾ des Umsatzes werden in die Wärmeproduktion gesteckt.

> **Prüfungsfallstricke**
>
> Der Bruttowirkungsgrad ist das Verhältnis von mechanischer Arbeit zu Brutto-Arbeitsumsatz und ist kleiner als der Nettowirkungsgrad (weil Netto<Brutto, »kennt man ja vom Gehalt…«, und Brutto im Nenner steht beim Wirkungsgrad!).

Exaktere Aussagen zum Wirkungsgrad erlaubt der Nettowert, da der Bruttoumsatz bei gleicher mechanischer Leistung evtl. durch veränderten Grund- und Halteumsatz schon verfälscht werden kann (z. B. Hyperthyreose).

Allgemein kann mit der Spiroergometrie quantitativ genau **Trainingszustand**, Leistungsfähigkeit und Beanspruchung erfasst werden. Die simultane Laktatbestimmung erlaubt die Bestimmung der **anaeroben Schwelle**.

6.3.2 Training

Training bezeichnet das wiederholte Ausüben körperlicher und mentaler Tätigkeiten mit spezifischen Anpassungsreaktionen des Organismus, welche die Trainingsphase überdauern und das erneute Ausüben der Tätigkeit erleichtern.

Daneben abzugrenzen sind leistungsbestimmende Persönlichkeitsmerkmale, welche nicht oder nur unwesentlich durch Training beeinflusst werden und als **Begabung** bezeichnet werden. Körperliche Trainingsformen umfassen Krafttraining, Schnelligkeitstraining, Koordinationstraining und Ausdauertraining (◨ Tab. 6.4) in reiner sowie Mischformen.

> **Merke**
>
> Zu Trainingsbeginn ist der relative Kraftzuwachs sehr viel größer als später. Nach längerem Training kehrt die relative Kraft sehr viel langsamer zum Ausgangswert zurück als nach kurzem Training (Mind Map).

Organanpassungen

Unter den Organen, die sich durch Training verändern, sind v. a. die Muskulatur (Herz und Skelettmuskulatur) sowie das Blut hervorzuheben. Adäquater **Hypertrophiereiz** für Muskulatur ist in der Regel eine ausreichend lange Reizeinwirkung (mind. 10 Wiederholungen bei ca. 50% Maximalkraft). Der Muskel ist ein sehr plastisches Organ. Unter Belastung wird im Skelettmuskel die **Expression** der kontraktilen Proteine Aktin und Myosin und vieler weiterer Sarkomer-Strukturproteine hochreguliert. Ferner findet man bei Training eine vermehrte Umwandlung von **Typ II- nach Typ I-Fasern**.

Ausdauertraining (mind. 3- bis 4mal 30 min/Woche) erhöht v. a. die aerobe Leistungsfähigkeit durch regelmäßige Entleerung und Wiederauffüllung der

◨ Tab. 6.4. Trainingsformen und Adaptationen des Organismus

Trainingsform		Besonderheiten, Organanpassungen
Aerob	Ausdauer	**Muskulatur**: Entleerung und Wiederauffüllung der Glycogenspeicher→Expression mitochondrialer Enzyme, Aktin, Myosin, Sarkomerprotein↑→aerobe Kapazitätszunahme, Kraftzunahme durch Zunahme des Querschnitts kontraktiler Elemente **Herz**: Herzhypertrophie (Sportlerherz), Laktatverwertbarkeit↑, SV↑, Ruhe-HF↓ **Lunge**: AZV bei gleicher Leistung↓ (Blut-Laktat↓→pH-Abfall geringer) **Skelettmuskel**: Fasertransformation II→I, Mitochondriendichte↑, Kapillarisierung↑ **Hormone**: NNR-Hypertrophie, Adrenalinkapazität↑
Anaerob	Isometrisches Krafttraining	Klassisches Bodybuilding, Gerätetraining, Training spezieller Muskelgruppen. **ZNS**: neuromuskuläre Koordination↑, Rekrutierung motorischer Einheiten **Skelettmuskulatur**: Hypertrophie Typ II-Fasern (abhängig von Testosteron), Aktin↑, Myosin↑ bei erschöpfendem Training→Maximalkraft↑
	Schnellkraft-Training	Muskelaktivitätsdauer sehr kurz (<250 ms) v. a. Typ II-Fasern, z. B. Sprungtraining, exzentrische Formen erhöhen die Effizienz

Glycogenspeicher, was durch eine gesteigerte Expression mitochondrialer Enzyme (oxidative Phosphorylierungskapazität↑) beantwortet wird (v. a. Herz und Skelettmuskel Typ I-Fasern). Die Kapillarisierung der Muskulatur nimmt zu, ebenso das Blutvolumen.

Tipp. Gewollte Muskelfaserhypertrophie? Erhöhung der Proteinzufuhr mit der Nahrung auf 2–3 g/kg KG kurz vor dem Training.

> **Merke**
>
> Die **Typ II-Faserhypertrophie** ist abhängig vom Testosteron. Frauen erreichen auch bei stärkstem Training geringere Maximalkräfte als Männer. Anabolika und Geschlechtshormone sind deshalb Dopingpräparate.

6.3.3 Ermüdung und Erholung

Ermüdung

Physische Ermüdung ist ein reversibles, multifaktorielles Ereignis, welches bei anhaltender Belastung auftritt und zum Abbruch der Arbeit führt. Die Zeit bis zum Auftreten von Ermüdung nimmt mit steigender Belastung ab. Erste Anzeichen von physischer Ermüdung sind **Koordinationsstörungen** (v. a. dynamische Arbeit) und **Tremor** (v. a. statische Arbeit). Die **Feinmotorik** ist im Anschluss oft noch nachhaltig beeinträchtigt.

Zu Ermüdung führen können:
- Elektrolytstörungen und Flüssigkeitsmangel durch Schwitzen,
- lokale Azidose,
- Hyperthermie,
- Glycogendepletion,
- Hypoglykämie etc.

Zentrale (**psychische**) **Ermüdung** umfasst Motivationsabfall, mentale Ermüdung. Wird die Arbeit bei Ermüdung nicht rechtzeitig abgebrochen (»*das muss ich schaffen!!*«), tritt **Erschöpfung** ein. Hierbei treten akut homöostatische Störungen auf (z. B. schwere Azidose), welche bei Gesunden häufig ohne Folgeschäden bleiben. Ein häufiger Folgeschaden von Übertraining ist **Muskelkater**.

> **KLINIK**
>
> **Muskelkater**: Druck- und bewegungsabhängiger Muskelschmerz nach Übertraining aufgrund von Mikroläsionen des Sarkolemms und ödematöser Schwellungen. Hat nichts mit erhöhter Milchsäure im Muskel zu tun. Zum Zeitpunkt des Auftretens von Muskelkater (in der Regel am nächsten Tag) ist alles Laktat aus dem Muskel schon lange eliminiert!

In der Erholungsphase nach Belastung nimmt der Ermüdungsgrad ab, die Leistungsfähigkeit wieder zu. Deshalb sind viele kurze Pausen bei gemischtem Training sehr sinnvoll.

> **Fallbeispiel**
>
> Ein Proband atmet am Spiroergometer ruhig sitzend $\dot{V}_{O_2}$=250 ml O_2/min, $\dot{V}_{CO_2}$=210 ml CO_2/min während 20 min. Der RQ beträgt 210/250=0,84, das zugehörige KÄ~20,3 kJ/l O_2.
>
> Der **Halteumsatz** während der 20 min beträgt dann 20 min×0,25 l O_2/min×20,3 kJ/l O_2=101,5 kJ.
>
> Am Ergometer wird nun eine Leistung von 100 W eingestellt, welche der Proband leistet. Nach 5 min erreicht die HF einen »steady state« von 130/min. Nun werden $\dot{V}_{O_2}$ und $\dot{V}_{CO_2}$ wieder für 20 min gemessen:
>
> $\dot{V}_{O_2}$=1,5 l O_2/min, $\dot{V}_{CO_2}$=1,2 l CO_2/min. Der RQ beträgt nun 1,2/1,5=0,8, das zugehörige KÄ~20 kJ/l O_2.
>
> Der **Bruttoarbeitsumsatz in 20 min** ergibt sich zu: 20 min×1,5 l O_2/min×20 kJ/l O_2=600 kJ.
>
> Der **Nettoarbeitsumsatz** ist die Differenz 600 kJ– 101,5 kJ≈500 kJ.
>
> Die **mechanische** Arbeit (!) während der 20 min beträgt (Achtung: 1 W=1 J/s→1 J=1 W×s!): 100 W×20×60 s=120 kJ.
>
> Der **mechanische Wirkungsgrad** beträgt somit 120 kJ/500 kJ=0,24→~25%.

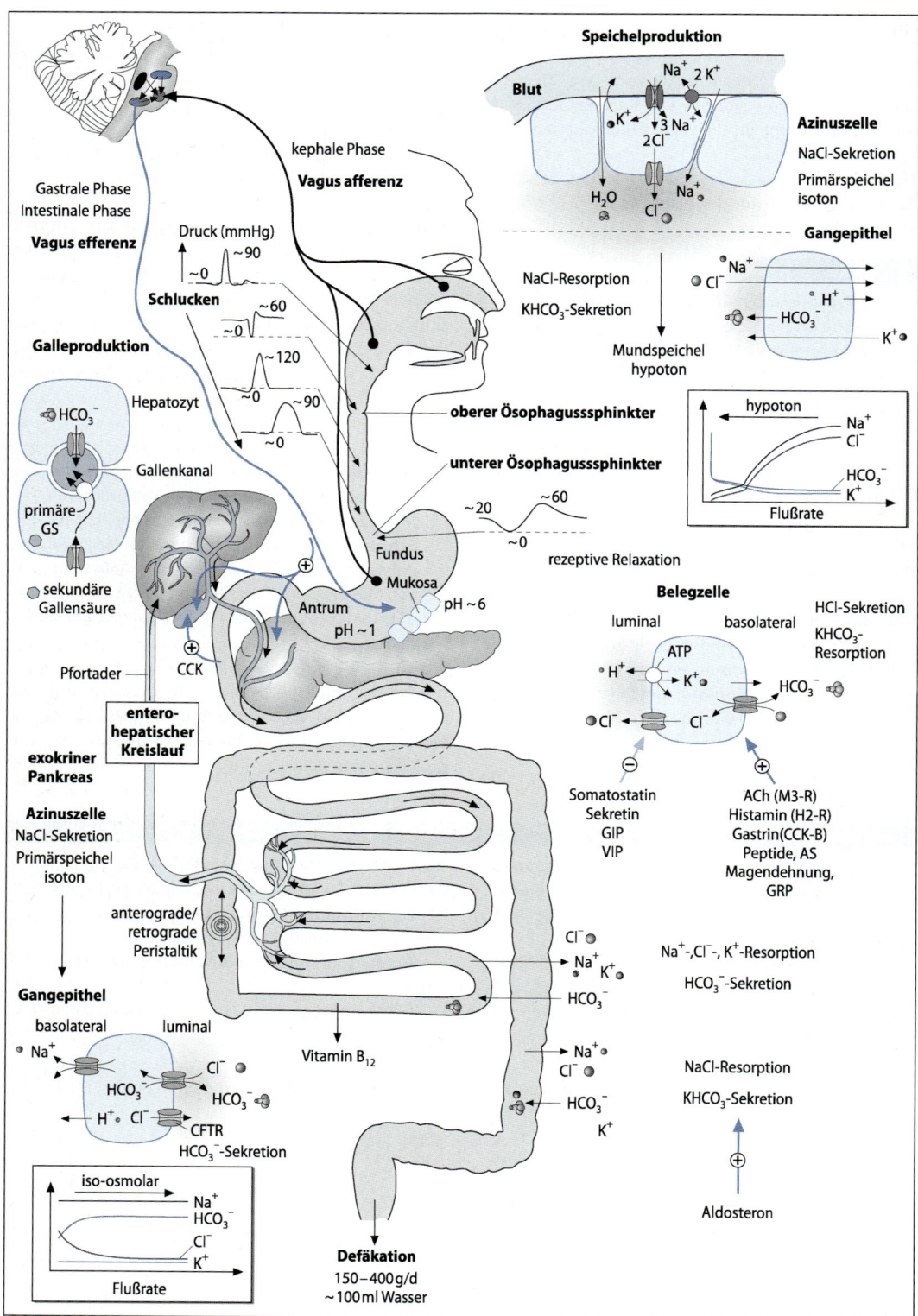

7 Ernährung, Verdauungstrakt, Leber

Mind Map

Verdauungsphasen und -steuerung: Die Verdauung von Nahrungsmitteln beginnt mit der kephalen Phase vor und beim Essen, gefolgt von der gastralen und der intestinalen Phase. In den ersten beiden moduliert der N. vagus maßgeblich die Verdauungsvorgänge, in der intestinalen Phase sind dies v. a. enterale Hormone. Die Steuerung von intestinaler Motilität, Sekretion und Resorption unterliegt autonom dem enteralen Nervensystem.

Mundspeichel: Die Azinuszellen der Mundspeicheldrüsen produzieren einen plasmaisotonen Primärspeichel, welchem bei Passage durch die Ausführungsgänge vom Gangepithel NaCl entzogen wird. In Abhängigkeit von der Flussrate wird der Mundspeichel dabei hypoton: bei niedrigen Flussraten mehr, bei hohen weniger.

Schluckakt: Der Schluckakt besteht aus willkürlichen und unwillkürlichen Anteilen. Nach Einleitung des Schluckakts läuft dieser automatisiert und koordiniert über Hirnstammreflexe ab. Der untere Ösophagussphinkter relaxiert noch bevor Nahrung das untere Ösophagusdrittel erreicht hat (rezeptive Relaxation). Der Magenfundus zeigt adaptive Relaxation (Akkomodation) zur Nahrungsspeicherung.

Magensäure: Magendehnung wirkt stimulierend auf die HCl-Produktion der Belegzellen. Protonen werden primär-aktiv durch eine H^+/K^+-ATPase sezerniert, Cl^- folgt passiv. ACh, Gastrin, GRP, Histamin stimulieren die HCl-Sekretion; Sekretin, CCK und Somatostatin hemmen sie. Die Magenentleerung wird durch Peptide im Magen und Gastrinausschüttung zur Maximierung der Pepsinwirkung verzögert.

Pankreassekretion: Die Bauchspeichelsekretion wird durch Übertritt sauren Chymus ins Duodenum und Sekretinfreisetzung gefördert. Sie verläuft analog zur Mundspeichelproduktion, wobei im Gegensatz zu dieser im Gangepithel kein Na^+ resorbiert, sondern sekretinabhängig Bikarbonat sezerniert wird. Der Pankreassaft wird bei Stimulation alkalisch bis pH 8,2. Er enthält einige Proenzyme, welche erst im Duodenum aktiviert werden (Autodigestionsschutz).

Gallensäuren: In der Leber werden primäre und sekundäre Gallensäuren aktiv in die Gallenkanälchen sezerniert. Unter Sekretinwirkung wird die Galle mit Bikarbonat angereichert, interdigestiv in der Gallenblase gespeichert und digestiv unter CCK-Wirkung freigesetzt. In der Gallenblase findet eine isotone NaCl und Wasserresorption statt, welche die Gallensalze auf das 10-Fache konzentriert. Die Gallensalze unterliegen dem enterohepatischen Kreislauf mit ca. 10 Umrundungen pro Tag. Galle dient der Fettemulgierung im Dünndarm.

Dünndarm und Kolon: Im Dünndarm findet v. a. Nährstoff-, Wasser- und Elektrolytresorption statt, Bikarbonat wird sezerniert. Im Kolon ist die Na^+-Resorption aldosteronabhängig, K^+ und Bikarbonat werden sezerniert. Nur ca. 100 ml Flüssigkeit werden pro Tag mit dem Stuhl ausgeschieden.

7.1 Ernährung
(GK Biochemie, ▶ Kap. 13)

7.1.1 Nahrungsmittel

So lecker und verschieden Nahrungsmittel aussehen und schmecken mögen, im Wesentlichen sieht ab dem Magen alles gleich aus. Nahrungsmittel reduzieren sich auf die Bestandteile
- Wasser,
- Brennstoffe (Fette, Proteine, Kohlenhydrate [KH]),
- Baustoffe (z. B. Nukleinsäuren, Strukturlipide: Cholesterin, Phospho-, Glykolipide. Hypercholesterinämie→Arteriosklerose!),
- Spurenelemente (z.B. Halogenide, Metalle: Fe für Häm, Cytochrome; J→Thyroxin, F→Knochen, Zähne),
- Mineralstoffe (Ca^{2+}: 1000 mg/d, bis 1 kg in Knochen, Zähne; Mg^{2+}: Enzymeffektor, Membranstabilisator; Na^+, K^+, etc.),
- Vitamine (uneinheitliche Stoffklasse, häufig Co-Enzyme, z. B Folat: Wachstum, Zellteilung, Schwangerschaft!, Nikotinsäure oder Radikalfänger [Ascorbinsäure]) und
- unverdaute Ballaststoffe (z. B. Cellulose, Faserstoffe bleiben nach Hydrolyse unverdaut im Gastrointestinaltrakt, schützen angeblich vor kardiovaskulären Erkrankungen, Kolonkarzinom!).

Die Bedeutung der Brennstoffe wird in ◘ Tabelle 7.1 dargestellt.

> **Merke**
>
> Der **physiologische Brennwert** von Proteinen ist ca. 20% geringer als der physikalische, da der Abbau auf der Stufe des **Harnstoffs** stehen bleibt (geht bei Vögeln z. B. noch weiter bis Xanthinsäure) und die Proteinzufuhr den Umsatz steigert (spezifisch dynamische Proteinwirkung→Eiweiß muss mit Energieverlust abgebaut werden→Harnstoffsynthese).

Die **biologische Wertigkeit** von Proteinen ist durch den Gehalt an **essenziellen Aminosäuren** gegeben (z. B. ohne Tryptophan geringere Wertigkeit; pflanzliche Proteine haben meist geringere Wertigkeit, aber die Kombination pflanzlicher Proteine gewährleistet adäquate Versorgung, auch für Vegetarier!). Nicht zu vergessen ist der liebe **Alkohol**, der zu ~95% zur Energiegewinnung genutzt wird (Bier: 30–50 g/l, ~2 MJ/l, Wein: 60–90 g/l, ~2,5 MJ/l). Bei der Berechnung der tgl. Energiezufuhr (Diätetik!) ist der Alkoholkonsum zu berücksichtigen (z. B. ist bei einem Grundumsatz von ~7–8 MJ/Tag, ◘ Tab. 6.2, dieser bereits mit 3 l Bier abgegolten, und dann ist noch nichts gegessen. »*Also, Bierbauch sei wachsam...*«).

7.1.2 Inadäquate Ernährung

Bei **Überernährung** herrscht positive Energiebilanz mit Bildung von Fettdepots (→**Adipositas**), bei Unter-

◘ Tab. 7.1. Brennstoffe der Nahrung

Stoffklasse	Brennwerte (kJ/g)	Verteilung	Besonderheiten
Kohlenhydrate	physikalisch: 15,7–17,6 physiologisch: ~17,1	Nahrung: ~60% bei KG (70 kg): ~1,5 kg	Komplexe KH sind zu bevorzugen, da sie Insulin weniger stark beeinflussen (gI ↓). Glucose: gI ↑. Abbau zu Glucose und weiter je nach Stoffwechsellage (Glycogen oder Glycolyse).
Proteine	physikalisch: 22,2–24 physiologisch: ~17,2	Nahrung: ~15% bei KG (70 kg): ~12 kg	Abbau erfolgt nur bis Harnstoff, Lieferant von AS. Resorption v. a. als Di-, Tripeptide. Gesamtkörperproteinumsatz ~200–300 g/Tag. Tgl. Verlust 30–40 g körpereigenes Eiweiß (Bilanzminimum, ↑: Schwangerschaft, post-operativ, Athleten)→Harnstoffausscheidung Aufnahme ~0,8 g/kg KG/Tag (funktionelles Eiweißminimum)
Fette	physikalisch: 39,6–39,9 physiologisch: ~38,9	Nahrung: ~25% bei KG (70 kg): ~11 kg	Zufuhr >35% führt auf Dauer zu Adipositas. Resorption als Lipoproteinkomplexe (z. B. Chylomikronen) oder freie FS (Bindung an Albumin). Verteilung je nach Bindung an Lipoproteine

AS: Aminosäure. FS: Fettsäure. KG: Körpergewicht. gI: glykämischer Index

Tab. 7.2. Exemplarische Krankheiten bei Mangel oder Überschuss

Stoffgruppe	Erkrankungen	
Proteine	Proteinmangel: z. B. Kwashiorkor: interstitielle Ödeme, Muskelatrophie, Apathie. Durch Proteinmangel ist die hepatische Lipoproteinbildung gestört; Lipide in Leber können nicht abtransportiert werden: Leberverfettung (Fettleber)	
Vitamine	Hypervitaminose	Vitaminmangel
	wasserlöslich: B-Komplex, C: keine Hypervitaminosen bei normaler Nierenfunktion **fettlöslich:** E, D, K, A (gespr. »EDEKA«): Hypervitaminosen leicht möglich!	**wasserlöslich:** B_1 (Thiamin): Beriberi B_3 (Niacin): Pellagra B_{12} (Cobalamin): perniziöse Anämie, funikuläre Myelose C (Ascorbin): Skorbut **fettlöslich:** A (→Retinol): Nachtblindheit D (Cholecalciferol): Rachitis K: Gerinnungsstörungen
Coenzyme	Biotin (Coenzym für Carboxylierungen): Mangel→neurologische Störungen Pantothensäure (CoA): Mangel→abdominale Schmerzen, neurologische Störungen. Folsäure: Mangel→megaloblastäre Anämie, Neuralrohrdefekte (Schwangerschaft!).	
Eisen	**Überladung**: Bildung von Hämosiderin (Fe-haltiges Ferritin, Proteine, Lipide); Ablagerung in retikuloendothelialem System→Hämochromatose. **Mangel**: mikrozytäre Anämie, Hunter-Glossitis, Stomatitis	

ernährung negative Energiebilanz bezogen auf die Brennstoffe.

Der tägliche Energiebedarf ist **keine** konstante Größe, sondern unterliegt vielen Faktoren (z. B. Arbeit, hormonell: Umsatzsteigerung durch Katecholamine, Thyroxin, Fieber, LH bei postovulatorischer Temperaturerhöhung).

Beim **Hungern** (Fasten) treten zeitlich charakteristische Veränderungen der Brennstoffutilisation auf. Die tägliche Protein- und Fettzufuhr entspricht nur einem geringen Teil der gespeicherten Masse (Tab. 7.1). Der gesamte Speichervorrat an KH wird täglich einmal mit der Nahrung umgesetzt (Kurzzeitspeicher); die KH-Reserven in Form von **Glycogen** sind also nach 24–30 h Fasten aufgebraucht. Danach treten vermehrt Gluconeogenese und Fettsäureoxidation auf. Fettdepots beginnen also erst nach tagelangem Fasten langsam (!) zu schwinden.

Mit weiterer Verzögerung (~Wochen) tritt zunehmende Abnahme von Körperprotein auf (v. a. aus Muskeln, »wer macht schon Krafttraining, wenn er tagelang nichts isst?«).

> **Merke**
>
> Der **zerebrale Glucosebedarf** beim Fasten wird nach Glycogenverbrauch aus Gluconeogenese des Proteinabbaus (rasch mobilisierbar), danach aus vermehrter Fettsäureutilisation zu Ketonkörpern (zerebrale Umstellung) gedeckt.

Einseitige Ernährung ist ein ausferndes Thema. Hier wird häufig (zu Unrecht) **Vegetarismus** genannt. Mangelzustände bei **Ovo-Lakto-Vegetariern** gibt es nicht. Selbst bei **Veganern** ist eine adäquate Ernährung gewährleistet, wenn man auf pflanzliche Quellen **essenzieller Aminosäuren** achtet (Lehrbücher der Ernährungswissenschaften). *»Es ist Aberglaube, dass essenzielle Aminosäuren nur in Fleisch vorkommen oder dass man Fleisch braucht«!*). Sogar Vit. B_{12} kommt in nicht-tierischen Produkten vor (z. B. fermentierte Produkte wie Bier, Wein, Sauerkraut). Besondere Beachtung gilt für Schwangerschaft und Stillzeit!

Grundzüge von Mangelkrankheiten: Mangelkrankheiten resultieren aus der unzureichenden Zufuhr oder Resorption von Nährstoffen. Tabelle 7.2 zeigt einige Erkrankungen auf; die Liste ist bei weitem nicht vollständig. Pathologisches Hungern bei Anorexie, Marasmus, oder Tumorkachexie geht quasi immer auch mit Vitaminmangelzuständen einher.

> **Prüfungsfallstricke**
>
> **Eisenhaushalt:** Fe ist zu 70% an Hb, 10% an Myoglobin, 20% an Ferritin und Hämosiderin gebunden. Täglich müssen 1–2 mg resorbiert werden (in Nahrung 10–30 mg, davon nur 5–10% resorbiert). Resorption v. a. oberer Dünndarm (als Fe^{2+} !! Fe^{3+} kaum resorbierbar) und Bindung an mukosales Transferrin (Mobilferrin).
> Vitamin C (Oxidation $Fe^{2+} \rightarrow Fe^{3+}$ gehemmt), Salzsäure des Magens (Freisetzung Fe aus Komplexen) und Glykoprotein Gastroferrin fördern, Phosphat hemmt (Komplexbildung) die Resorption.
> Ferritin speichert Fe^{3+} (!) als Hydroxit oder Phosphat (bis 4500 Fe^{3+} pro Ferritin). In der Speicherform und an Transferrin (nur 2 Fe^{3+} pro Molekül) gebunden ist Fe **immer** dreiwertig.
> Der Transferrin-Fe^{3+}-Komplex bindet an spezifische Rezeptoren und wird von Zielzellen endozytiert.

7.1.3 Regulation der Nahrungsaufnahme

Nahrungsaufnahme wird durch »**Hunger**-« und »**Sattheits**«-Zentren im **lateralen** (LHA: Hunger, »*Lieber Hunger haben*«) und **ventromedialen Hypothalamus** (VMNH: Sattheit) reguliert über
- **kurze Feedback**-Schleifen aus dem Gastrointestinaltrakt (z. B. Magen/Darmwanddehnung, CCK-Freisetzung→Hemmung LHA, Stimulierung VMNH→»satt«; Hypoglykämie→Stimulierung LHA→»Hunger«) und
- **langfristige Feedback**-Schleifen (**Leptin** aus Adipozyten als »Sattheitshormon« und Langzeitmarker des Körpergewichts) (▶ Kap. 14.6).

◘ Tabelle 7.3 fasst weitere zentrale Hormone zur Nahrungsaufnahmeregulation zusammen.

◘ Tab. 7.3. Zentrale und periphere Hormone und Signale zur Nahrungsaufnahmeregulation

Orexigene (»Hungerhormone«)	**Zentral:** Orexin-A, Orexin-B, endogene Opioide, Galanin, Noradrenalin, GABA, Neuropeptid Y, Ghrelin **Peripher:** Insulin (Hypoglykämie)
Anorexigene (»Satthormone«)	**Zentral:** Melanocortin, Corticotropin releasing Hormon (CRH), Glucagon-like Peptid I (GLP-I), CCK **Peripher:** Leptin, Vagusafferenzen, Gastrin-rel. Peptid (GRP), CCK

7.2 Organisation und Integrative Steuerung der Magendarmfunktion
(Punkt 7.2 des GK: Motorik des Magendarmtrakts ▶ Kap. 7.3)

Der Gastrointestinaltrakt (GI-Trakt) ist eine Fortsetzung der Körperperipherie als eingestülpter, kontinuierlicher Schlauch von Mund bis Anus (deshalb ist der GI-Trakt auch **nicht** steril und ist vom inneren Milieu durch Epithelbarrieren und lokales Immunsystem getrennt). Die **Nahrungspassage** (Mund→Ösophagus→Magen→Dünndarm→Kolon→Rektum→Anus) ist ein hochorganisierter, selbstregulierter Prozess (**Verdauung**), der im Wesentlichen unwillkürlich abläuft (Ausnahmen: Mundbereich und Defäkation!).

Die **Passagezeiten** nehmen nach distal zu (Ösophagus <1 min, Magen 1–5 h, Dünndarm 2–4 h, Dickdarm 5–72 h) und reflektieren die Speicherfähigkeit dieser Organe. Allgemein findet
- in proximalen Abschnitten mehr **Sekretion** von Flüssigkeit und Enzymen zur Digestion,
- in distalen Abschnitten dann die eigentliche **Resorption** von Nährstoffen statt (◘ Tab. 7.4).

Neben der **Transport- und Reservoir-Motorik** (Gastrointestinale Motilität, ▶ Kap. 7.3) umfasst die zeitliche Koordination der digestiven (beim Essen) und interdigestiven (zwischen den Mahlzeiten) Aktivität im GI-Trakt das komplexe Zusammenspiel einer Vielzahl von **GI-Hormonen** (◘ Tab. 7.5) und nervaler Kontrolle durch das **intrinsisch-enterische** und **extrinsisch-vegetative Nervensystem** (Sympathikus, Parasympathikus, ▶ Kap. 14). Verdauung und **Absorption** finden v. a. im Dünndarm statt.

> **Merke**
>
> Bei aller Verwirrung um die GI-Hormone gilt:
> **Somatostatin** hemmt fast alles.
> **Gastrin** ist im Wesentlichen das einzige »Magen«-Hormon (noch GRP aus Nervenendigungen, welches aber die Gastrinausschüttung stimuliert) und sorgt für das Preprocessing (HCl-Sekretion↑) und mechanische Homogenisierung (Magenmotilität↑) der Nahrung.
> Die »Dünndarm-Hormone« Sekretin, CCK, GIP werden ausgeschüttet, wenn der saure Chymus den Dünndarm erreicht und hemmen die Magenaktivität (HCl↓).

Neuronale Steuerung des GI-Trakts
Die zahlreichen (~10^8) Neurone des Darmnervensystems (enterisches NS, ENS) liegen v. a. **im Plexus**

7.2 · Organisation und Integrative Steuerung der Magendarmfunktion

Tab. 7.4. Flüssigkeitsbilanz im Magendarmtrakt in l pro 24 h

	Trinken	Speichel	Magen	Galle	Pankreas	Jejunum	Ileum	Kolon	Total
S	~1–1,5 l	~1 l	~2 l	~0,5 l	~1,5 l	~2 l	~0,5 l		~9 l
A						~5 l	~3 l	~1 l	~9 l

S: Sekretion. A: Absorption.

Tab. 7.5. Wichtige GI-Hormone und Transmitter von Neuronen des ENS (Liste unvollständig)

Hormon, Transmitter, Peptid	Syntheseort	Sekretionsreiz	Zielorgan	Wirkung
Gastrin	G-Zellen Magenantrum, Duodenalmukosa	Peptidfragmente, alkal. Magen-pH, Vagus↑, Magendehnung, Histamin	Parietalzellen (Belegzellen),→PLC↑	HCl-Sekretion↑, Pepsinogensekretion↑, Magenmotilität↑ (Antrum), Magentrophik↑, Tonus UÖS↑, prox. Magentonus↓, Magenentleerung verzögert (↓)
Sekretin	S-Zellen Duodenum, Jejunum	pH↓, GS, FS im Duodenum (Chymus)	Pankreas→cAMP↑ (im Magen: Freisetzung Somatostatin D-Zellen→cAMP↓ in Belegzelle)	HCO$_3^-$-Sekretion↑ (Galle und Pankreas), Gallengangssekretion↑, Magenmotilität↓, HCl-Sekretion↓ (indirekt?), Pylorotonus↑, prox. Magentonus↓, Gastrinantagonist, Pepsinogen↑, Somatostatinfreisetzung↑
Cholezystokinin (CCK)	I-Zellen Duodenum, Jejunum, Darm-Neurone	Peptide und langkettige FS im Duodenum	Pankreas, Gallenblase →PLC↑	Pankreas-Enzym-Sekretion↑, Gallenblasenkontraktion, Magenentleerung↓ (Magenmotilität↑, aber Pylorotonus↑), Sättigung (ZNS), Dünndarmmotilität↑, prox. Magentonus↓
GIP (gastric inhibitory peptide)	K-Zellen Duodenum, Jejunum	FS, AS, Glucose im Duodenum	Endokriner Pankreas, Magen→cAMP↑	Insulin-Sekretion↑, HCl-Sekretion↓, Magenentleerung↓, prox. Magentonus↓
GRP (Gastrin-releasing peptide)	Nervenendigungen	Vagusaktivtät↑	G-Zellen Magenantrum→PLC↑	Gastrinfreisetzung↑
Somatostatin	D-Zellen Pankreas, Dünndarm, Nervenendigungen, Hypothalamus	FS, Glucose, AS, GS im Dünndarm	Magen, Dünndarm, Pankreas, Leber→cAMP↓	Sekretion↓ von: HCl, Gastrin, VIP, Motilin, CCK, Sekretin, Glucagon, Insulin, Prolaktin, STH. Interdigestive Motilität↓, Vagolyse, CCK-Wirkung↓
VIP	ENS-Neurone, Nervenendigungen	Aktivierung der ENS-Neurone	Dünndarm, Pankreas→cAMP↑	Relaxation glatter Muskeln, Motilität↓, Dünndarmsekretion↑, HCl-Sekretion↓, Neurotransmitter, Pankreassekretion↑
Substanz P			ENS Neurone→PLC↑	Neurotransmitter, Motilität↑, Kontraktion glatter Muskeln
Opioide (Endorphin, Dynorphin)			Darm, Sphinkteren→cAMP↓	Darmperistaltik und -motilität↓, Sphinktertonus↑

PLC: Phospholipase-C. GS: Gallensäuren. FS: Fettsäuren. ENS: enterisches Nervensystem.

myentericus (**Auerbach-Plexus**, außen zwischen Längs- und Ringmuskulatur) und **Plexus submucosus** (**Meißner-Plexus**, innen zwischen Ringmuskulatur und Submukosa). Weitere Neurone befinden sich ferner nach innen in einem Mukosaplexus.

Die Plexus sind untereinander vielfältigst durch Interneurone verknüpft und arbeiten unabhängig vom vegetativen NS, von dem sie über **Sympathikus** (**hemmend** auf Peristaltik und Durchblutung, aber Sphinktertonus↑) und **Parasympathikus** (**fördernd** auf Peristaltik und Durchblutung, Sphinktertonus↓) nur modulatorisch beeinflusst werden (ENS als »Mini-Brain«).

Vorteile der vegetativen Modulation sind:
- rasche Kommunikation enteraler Bereiche über das ZNS,
- Koordination durch übergeordnete Zentren,
- afferente Mitteilung innerer Organe an das ZNS (z. B. Schmerzen!).

> **Merke**
>
> **Efferenzen** des **Plexus myentericus** innervieren v. a. glatte Längs- und Ringmuskulatur (»*myentericus von Muskel*«!) sowie Gefäßtonus im Splanchnikusgebiet, der **Plexus submucosus** v. a. Epithelzellen der Mukosa, sekretorische Zellen. Aus beiden Plexus werden viszerale **Afferenzen** (Mechano-, Chemo-, Temperatur-, Nozizeptoren) in afferenten Fasern (z. B. im N. vagus) ins ZNS geleitet.

Innerhalb des ENS gibt es grundsätzlich 3 Arten von Neuronen (◘ Tab. 7.6), welche erregend (cholinerge und peptiderge) oder hemmend (peptiderg) sind.

Innerhalb des ENS gibt es eine Vielzahl vollständig autonomer Reflexbahnen. Reflexe umfassen
- **lokale, viszero-viszerale** Reflexe (vagovagal, intestino-intestinal, kolokolisch, enterogastrisch→ z. B. peristaltischer Reflex, ► Kap. 7.3) und
- **komplexere, somato-vegetativ-viszerale** Reflexe (z. B. Kau-, Schluck-, Brech-, Defäkationsreflex).

> **Prüfungsfallstricke**
>
> **Hemmer** muskarinerger Übertragung (Parasympatholytika!) wirken krampflösend und sekretionshemmend (z. B. Atropin, N-Butylscopolamin bei Darmkoliken).
>
> **Steigerung** des Parasympathikus (Parasympathomimetika) bewirkt eine Tonisierung, Förderung der Motilität und Sekretion (z. B. Carbachol bei postoperativer Darmatonie).

7.3 Motorik des Magendarmtrakts
(Punkt 7.3 des GK: Sekretion ► Kap. 7.4)

7.3.1 Grundlagen

Muskelschichten

Die grundlegenden makroskopischen **Motilitätsformen** im GI-Trakt werden durch die **äußere Längs-** und die **innere Ringmuskulatur** koordiniert (dazwischen liegt der Plexus myentericus, s. o.).

Die der Mukosa aufliegende **Muscularis mucosae** (trennt Mukosa und Submukosa) dient der Feinmotilität an der Kontaktfläche Darmschleimhaut-Darminhalt. Hierbei wird über Zottenbewegungen (Aktivierung u.a. über **Villikinin**-Peptid in Dünndarmmukosa) eine bessere Durchmischung der ansonsten statisch anliegenden Darminhaltsschicht (»unstirred layer«) gewährleistet (»*ähnlich wie beim Teppichklopfen sich der Staub durch Aufwirbeln der Luft um den beklopften Teppich löst*«).

Mit Ausnahme des oberen Ösophagus und des äußeren Anussphinkters handelt es sich bei allen Muskelzellen im GI-Trakt um **glatten Muskel**. Elektrisch werden viele glatte Muskelzellen (nicht alle!) durch **Gap junctions** in einen gleichen Zustand gekoppelt (= **single unit Fasern** als Grundlage koordinierter peristaltischer Darmwellen).

◘ Tab. 7.6. Neuronenklassen innerhalb des ENS

Neurone	Cholinerg	Adrenerg	Peptiderg	
Ort	Postgangl. parasymp. und Plexusneurone	Postgangl. sympathisch, prävertebrale Ganglien	»non-adrenergic-non-cholinergic« NANC, eigentliche Plexusneurone	
Wirkung	erregend	hemmend	erregend	hemmend
Transmitter	Acetylcholin	Noradrenalin	Substanz P, Dynorphin, Enkephalin (v. a. Sphinkteren)	ATP, VIP, Somatostatin, NO, CO, Opioide (Darmmotilität)

Myogene Schrittmacher

Die **Grundtonisierung** des Muskelschlauchs wird durch **langsame Membranpotenzialwellen** (phasisch-rhythmische Aktivität, Amplituden: 10–20 mV, basal-organspezifischer Eigenrhythmus BOR mit Frequenz 3–15/min, ortsabhängig) ausgelöst. Der Ort höchster Frequenz ist der jeweilige, regionale **Schrittmacher** (z. B. Magen ~3/min, proximaler Dünndarm ~14/min, Ileum: ~8/min). Der Darminhalt wird stets Richtung kleinerer Potenzialfrequenzen transportiert (in der Regel nach aboral, Ausnahme: Kolon, s. u.).

Tritt ein Bolus Darminhalt mit der Wand in Kontakt, werden lokal Mechano-/Chemorezeptoren der Mukosa erregt. Über komplexe Reflexverschaltung werden rhythmische Darmkontraktionen durch Aktivierung von L-Typ Ca^{2+}-Kanälen induziert. Das Membranpotenzial depolarisiert: liegt der Berg der Potenzialwelle über der Schwelle für ein Ca^{2+}-Aktionspotenzial (CAP), werden **transiente Spike-Salven** (je ~0,5 s) ausgelöst, liegt das Wellental bei weiterer Depolarisation über der Schwelle, resultieren **permanente Spike-Salven** (→Spasmus, Koliken) bis hin zur **tonischen Dauerkontraktion** (→physiologisch bei Organen mit Speicherfunktion, z. B. Magenfundus, Gallenblase). Liegt das Membranpotenzial dauerhaft über der Schwelle (ebenso bei starker Hyperpolarisation, wenn der Wellenberg nicht mehr die Schwelle erreichen kann!) resultiert eine **Darmatonie** (keine Motilität!).

> **Merke**
>
> Die Stärke der phasischen Kontraktion ist von der CAP-Frequenz abhängig: Katecholamine senken, ACh und Gastrin erhöhen diese.

7.3.2 Kauen und Schlucken

Kauen sowie die initiale orale Schluckphase sind primär **willkürmotorisch**, aber auch unbewusst reflexhaft gesteuert (v. a. bei Berührung der Mundhöhlenwände mit dem Bolus: trigeminale, glossopharyngeale und vagale Reflexe→Medulla oblongata).

> **Merke**
>
> Kauen dient sowohl der Zerkleinerung und Homogenisierung (Kräfte bis ~700 N möglich!) als auch der enzymatischen Vorverdauung über **α-Amylase** im Speichel (»*gut gekaut, halb verdaut*«).

Orale und pharyngeale Phase

Willkürlich schiebt die Zunge Speise gegen den harten Gaumen. Reizung von Dehnungsrezeptoren führt reflektorisch zu Verschluss des Rachenraums durch den weichen Gaumen. Ab hier läuft der Schluckvorgang **unwillkürlich und komplett** ab (nicht zu unterbrechen! Afferenzen des N. IX zu »Schluckzentrum« Medulla oblongata→festes motorisches Programm über Nc. ambiguus efferent vagal zu Pharynxmuskulatur). Es folgen »Hochziehen« von Larynx, Verschluss von Trachea und Epiglottis (**pharyngeale Phase**).

Ösophageale Schluckphase

Der Ösophagus besteht im oberen Drittel aus quergestreifter (Innervation: N. Vagus), der Rest aus glatter Muskulatur (hier **keine** oszillierenden Potenziale!). Oberer und unterer **Ösophagussphinkter** (OÖS, UÖS) sind tonisch dauerkontrahiert (OÖS: basal ~60 mmHg, UÖS: basal ~20 mmHg, Ausnahme: Schlucken, Erbrechen→Relaxation).

Insbesondere der UÖS-Tonus bietet einen Refluxschutz. Während der »im Schlucken begriffene« Bolus ankommt, induziert die Drucksteigerung im Pharynx (basal 0 mmHg, Spitze bis ~90 mmHg möglich) kurzzeitig eine **reflektorische Relaxation des OÖS** zur Bolusaufnahme (initialer Druckabfall von ~60 mmHg auf 0–5 mmHg) und eine distal gerichtete primäre **Peristaltikwelle** wird ausgelöst (intraösophagealer Druckanstieg von 0 mmHg auf bis 80 mmHg möglich→konsistenzabhängig erfolgt der Transport über ~30 cm in 1–10 s).

Schon bei Beginn der Kontraktionswelle nimmt der Sphinktertonus des UÖS reflektorisch ab (**rezeptive Relaxation:** vagovagaler Reflex) und erhöht sich wieder aktiv nach Durchtritt des Nahrungsbolus. Der aktive Verschluss ist wichtig, um einen Reflux sauren Mageninhalts (Sodbrennen!) mit der Folge von **Refluxösophagitis** zu verhindern!

> **Prüfungsfallstricke**
>
> Der maximale Druckanstieg nimmt nach distal ab (Höhe des Diaphragma: Spitze nur noch ~40 mmHg).
> Der Druckabfall des UÖS setzt nicht erst ein, wenn sich die Nahrung im unteren ÖS-Drittel befindet!
> Transmitter der unteren ÖS-Steuerung sind z. B. Serotonin und VIP.
> Die Relaxation des UÖS hält länger an als die des OÖS.
> Flüssigkeiten können den Magen schneller erreichen als die peristaltischen Wellen.
> ▼

Tab. 7.7. Einflüsse auf den Tonus des unteren Ösophagussphinkters (UÖS)

Refluxfördernd (Tonus UÖS↓)	VIP, ATP, β-Sympathomimetika, Anticholinergika, Sekretin, CCK, Progesteron (Reflux in Schwangerschaft!), GIP, NO, Dopamin, fettreiche Kost, Schokolade, Nikotin, Kaffee, Alkohol, Hiatushernie
Refluxhemmend (Tonus UÖS↑)	ACh, α-Sympathomimetika, Gastrin (digestive Phase), Motilin (interdigestive Phase!), Somatostatin, Substanz P, intraabdomineller Druck↑, Bauchpresse, Lig. phrenico-ösophageale, spitzer His-Winkel, proteinreiche Kost

> Die intraösophagealen Drücke sind bei Inspiration negativ (–5 bis –15 mmHg), bei Exspiration evtl. positiv (–3 bis +3 mmHg); im Bereich der Sphinkteren jedoch nie negativ!

Der Regulation des UÖS-Tonus (Reflux!) unterliegt vielen Einflüssen, die in ◘ Tabelle 7.7 zusammengefasst sind.

> **Merke**
>
> Der UÖS liegt intraabdominell→**Erhöhungen** des intraabdominellen Drucks wirken reflux**hemmend** (Zwerchfell wird hochgedrückt, His-Winkel spitzer)!

Schutz vor Reflux

Physiologisch treten v. a. postprandial **transiente Sphinkteröffnungen** mit Reflux auf (so genanntes »Aufstoßen«, Luft-, CO_2-Eliminierung!). Reflex-Schutzmechanismen sind hier v. a.

- **Volumen-Clearance** (Refluxvolumen wir durch sekundäre Peristaltik innerhalb ~10 s zurück in Magen befördert) und
- **pH-Clearance** (verschluckter Speichel puffert Refluxrestvolumen bei jedem Schluckakt).

7.3.3 Magen

Magenmotorik

Die motorische Magenfunktion ist in 3 Hauptbereichen (proximaler, distaler Magen und Pylorus) unterschiedlich ausgeprägt. Der **proximale Magen** übernimmt v. a. **Speicherfunktion,** seine Wand weist eine **kontinuierliche Wandspannung** ohne Automatie oder Peristaltik auf, die wie folgt **moduliert** wird (◘ Tab. 7.8):
- **nerval** (↓: Vagus) und
- **hormonal** (↓: Sekretin, Glucagon, Gastrin, GIP, CCK; ↑: Motilin).

> **Merke**
>
> Beim Schluckakt nimmt die Magenwandspannung über einen **vagovagalen Reflex** kurzzeitig ab: **rezeptive Relaxation** (Mechanorezeptoren im Ösophagus→Medulla oblongata→Vagusefferenzen→ hemmende NANC-Neurone→VIP, NO-Freisetzung).
> Über den **Akkomodationsreflex** nimmt die Magenwandspannung bei Magenfüllung ab und verhindert Anstieg des Mageninnendrucks bis Füllungsvolumina von ~1,5 l: **adaptive Relaxation** (Dehnungsrezeptoren Magenwand→lokale ENS Reflexzentren moduliert durch N. vagus).

Der proximale Magentonus schiebt die Nahrung entlang der großen Kurvatur langsam Richtung Korpus. Flüssigkeiten laufen schneller entlang der kleinen

Tab. 7.8. Modulierende Faktoren von proximalem Magentonus (Fundus), Magenmotilität (Korpus-Antrum) und Magenentleerung

Tonus im proximalen Magen	↑	Motilin
	↓	CCK, Gastrin, GIP, Glucagon, Sekretin, N. Vagus (Akkomodation und rezept. Relaxation)
Magenmotilität (Korpus, Antrum)	↑	Magendehnung (N. vagus, vagovagaler Reflex→Schrittmacheraktivität↑), Motilin, CCK, Gastrin
	↓	Dünndarmdehnung (symp. Reflexbogen: Afferenzen→Rückenmark→symp. Efferenzen, Gg. coeliacum→Hemmung erregender Neurone Pl. myentericus), NO, VIP, GIP, Somatostatin, Enteroglucagon, Sekretin
Magenentleerung	↑	Motilin (Pylorotonus↓)
	↓	Magenmotilität↓ und Pylorotonus ↑: Sekretin, Gastrin, Glucagon, CCK (Pylorotonus↑), Dünndarm-Chemosensoren: pH↓, Osmolalität↑, freie FS↑, Duodenalreflux

Kurvatur. Im Korpus und **distalen Magen** erfolgt die Durchmischung und Homogenisierung. Peristaltische Wellen (**Sinus-Schnürwellen**) pyloruswärts werden von **Schrittmacherzentren** (spontan autonome Depolarisation, oszillierendes Membranpotenzial, **Frequenz ~3/min, nicht** 12!) im mittleren Korpusdrittel (**nicht** Antrum, Fundus o. ä.!) initiiert.

Pylorus

Der **Pylorus** am Magenausgang enthält eine stark ausgeprägte tonisch kontrahierte Ringmuskulatur, welche Flüssigkeiten gerade passieren lässt (der Pylorus ist nie vollständig geschlossen!). Die synchrone Erschlaffung mit Peristaltikwelle und erneuter Verengung, kurz bevor der Mageninhalt am Pylorus ankommt, fördert die weitere Emulgierung und Homogenisierung durch **Retropulsion** (»Antrummühle«, »gastric churning«). Der hohe Pylorustonus ist wichtig, da Gallensalzreflux aus dem Duodenum eine Gastritis induziert! Reflux freier Aminosäuren führt zu reflektorischer Pyloruskontraktion.

> **Merke**
>
> Die Geschwindigkeit der **Magenentleerung** ist abhängig von der Zusammensetzung der Nahrung und wird bestimmt von
> - **Konsistenz** (feste, grobe Nahrung verweilt länger, Flüssigkeit am kürzesten),
> - **Osmolarität** (Verweildauer nimmt mit Osmolarität zu, z. B. Wasser schnell, Cola langsam),
> - **Stoffgruppe** (Verweildauer Fett>Eiweiß>Kohlenhydrate) und
> - **pH** (»*sauer bleibt länger!*«).
>
> Die genannten Mechanismen passen die Konsistenz des Mageninhalts schon an die Resorptionsleistung des Dünndarms an.
> Regulation über **duodenogastrales Feedback** nerval und hormonell (Tab. 7.8).

7.3.4 Erbrechen

Erbrechen (Mechanismus Tab. 7.9) ist ein gastrointestinaler Schutzreflex zum Entfernen schädlicher Mageninhalte. Neben Noxen im GI-Trakt wird **Übelkeit** als Vorbote der vegetativ und somatomotorischen Aktivierung des Erbrechens auch durch **Toxine** im Blut (Aktivierung des Brechzentrums in der **Area postrema**), starke Aktivierung **vagaler** (z. B. im Rachen) oder **vestibularer** Afferenzen (z. B. bei Kinetosen, Ohrspülungen) oder **Hirndrucksteigerungen** (Hirnödem) ausgelöst.

Tab. 7.9. Reflexablauf bei Erbrechen

1.	Absenken des Zwerchfells bei geschlossener Glottis→intrathorakaler und intraösophagealer Druck negativ (Saugwirkung!)
2.	Erschlaffung von Magen und unterem Ösophagussphinkter (Vagus↑)
3.	Kontraktion der Bauchdecke (somatomotorische Komponente!) und Duodenum (reverse Peristaltik!)
4.	Kontraktion des Magenantrums: Mageninhalt wird in den Ösophagus gepresst
5.	Kontraktion der Ösophaguslängsmuskulatur (Verkürzung des Ösophagus!)
6.	Erschlaffung des oberen Ösophagussphinkters, Kontraktion des Magenantrums
7.	oralnasaler Auswurf des Mageninhalts

Eine weitere Rolle spielen emetische Hormonwirkungen, z. B. der steile Progesteronanstieg in der Schwangerschaft (Erbrechen in Frühschwangerschaft!).

> **Merke**
>
> **Chronisches Erbrechen** führt stets zu **metabolischer Alkalose** (Verlust HCl), Hypokaliämie (!) und Hypovolämie.

7.3.5 Dünn- und Dickdarm, Defäkation

Typisch für den **Dünndarm** sind nichtpropulsive, myogene Segmentations- und Pendelbewegungen neben der propulsiven Peristaltik. Die Längsbündelbereiche bilden lokal Schrittmacherzonen, deren Frequenz von oral nach aboral abnimmt (Duodenum ~12–14/min, terminales Ileum ~6–8/min).

Das **Kolon** dient der »Eindickung« der Fäzes (Resorption, kaum Sekretion). Die Passagezeiten sind lange (1–3 Tage, bei Frauen länger als bei Männern), Segmentationsbewegungen langsam und schwach (nichtpropulsiv!). Schrittmacherzellen im Kolon transversum (~6/min) induzieren Kontraktionswellen nach **aboral und oral** (Reservoirfunktion Zäkum bis Kolon transversum). Neben segmentalen Kontraktionen (**Haustrierungen**) finden sich echte peristaltische Wellen (selten) sowie **Massenbewegungen** (kräftig, analwärts, Ausputzen!). Zur Defäkation ▶ Kap. 14.4.

> **Prüfungsfallstricke**
>
> Massenbewegungen im Kolon treten nach Nahrungsaufnahme auf (~3–4/Tag). Sie treten nachts **nicht** auf! Die Steuerung erfolgt über ENS (▶ Kap. 14) und GI-Hormone (◘ Tab. 7.5) (irreführenderweise als »gastrokolischer Reflex« bezeichnet, geht aber nicht vom Magen aus!). Vor einer Massenbewegung verschwinden die segmentalen Kontraktionen, Taenien (Längsmuskulatur!) erschlaffen. Das Rektum zeigt Akkomodation! Die normale Stuhlmenge beträgt ~100–200 g/Tag (bis 500 g nur bei sehr faserreicher Kost!).

Darmflora: Im Kolon befinden sich die meisten **Bakterien** (10^{10}–10^{12}/ml), welche fast ausschließlich aus **Anaerobiern** bestehen (**nicht** E. coli, wie man vielleicht denken könnte!). Im Magen selbst befinden sich bei saurem pH kaum Bakterien (»*leider fühlt sich Helicobacter pylori im Magen ganz wohl und führt dort häufig zu chronischen Gastritiden!*«), im oberen Dünndarm »nur« bis 10^4/ml. Lokale IgA-Produktion im Darm hält das Bakterienwachstum in Grenzen.

> **Merke**
>
> Kolonbakterien produzieren viel Vit.B_{12}. Das bringt aber dort nichts mehr, weil die Resorption im terminalen Ileum stattfindet!

7.4 Sekretion
(Punkt 7.4 des GK: Aufschluss der Nahrung ▶ Kap. 7.5, GK Biochemie, ▶ Kap. 13.2)

7.4.1 Grundlagen

7.4.2 Mund, Rachen, Ösophagus

Speichel

Mundspeichel (1–1,5 l/d) dient als
- Gleitmittel,
- Lösungsmittel für Geschmacksstoffe,
- der oralen Immunabwehr (Peroxidase, Ig-A, antibakteriell und antiviral »*oder warum lecken Tiere und Menschen instinktiv ihre Wunden ??*«),
- Mundhygienikum (Lysozym, Laktoferrin, bei mangelhafter Speichelproduktion droht Karies),
- Verdauungsmittel (α-Amylase) und
- Puffer bei der ösophagealen pH-Clearance.

Der Mundspeichel wird von **Parotis** (seröse Drüse, basale Sekretion ~70% der Gesamtspeichelmenge; stimuliert ~60%), **Gl. submandibularis** (muzinös, ~25% basal bzw. ~40% stimuliert) und **sublingualis** (muzinös, ~5% bzw. <5%) produziert.

Speichelproduktion
In den **Azinuszellen** wird **plasmaisotoner Primärspeichel** (~290 mosmol/l NaCl) durch sekundär-aktiven Transport sezerniert (◘ Abb. 7.1b): auf der Blutseite wird Cl^- über einen Na/K/2Cl-Symporter in die Azinuszelle aufgenommen und verlässt diese wieder auf luminaler Seite über einen (Ca^{2+}-abhängigen) Cl^--Kanal (transepithelialer Transport!). Hierdurch wird das transepitheliale Potenzial (TEP) lumennegativ und Na^+ diffundiert parazellulär nach. Wasser folgt aus osmotischen Gründen. K^+ rezirkuliert basolateral über einen K^+-Kanal.

Der Primärspeichel wird nun **flussratenabhängig** im Gangepithel der **Ausführungsgänge** modifiziert: Na^+ und Cl^- werden **resorbiert** (Na^+: aldosteronabhängig!→ENaC-Kanäle), K^+ und HCO_3^- in **geringerem** Maße sezerniert (◘ Abb. 7.1b ◘ Tab. 7.10).

> **Merke**
>
> Primärspeichel ähnelt einer plasmaisotonen NaCl-Lösung ! Der Mundspeichel ist nach NaCl-Resorption im Gangepithel hypoton (bis 50 mosmol/l). Die NaCl-Resorption überwiegt in der Regel die $KHCO_3$-Sekretion (→**hypoosmolarer Mundspeichel**).
>
> Bei niedrigem Speichelfluss ist der Mundspeichel stark hypoton, da mehr Kontaktzeit mit dem Gangepithel für die Resorption zur Verfügung steht. Bei hohem Speichelfluss ist der Mundspeichel weniger hypoton, da weniger Kontaktzeit mit dem Gangepithel für die Resorption zur Verfügung steht. (*»Wenn einem »das Wasser im Mund zusammenläuft« ist der Speichel fast isoton«*).

Speichelregulation
Die **Speichelproduktion** wird sowohl durch **Sympathikus** (muzinöse Sekretion↑, Ca^{2+}-Wirkung) und **Parasympathikus** (Vasodilatation der Drüse über M_3-Cholinozeptor, seröses Sekret↑, VIP) stimuliert. Ferner wirken Bradykinin, Kallikrein, Substanz P vasodilatierend und speichelfördernd. In der **kephalen Phase** (Anblick, Geruch von Speisen) und durch Kontakt von Nahrung und Mundschleimhaut wird die Speichelsekretion reflektorisch gesteigert.

7.4 · Sekretion

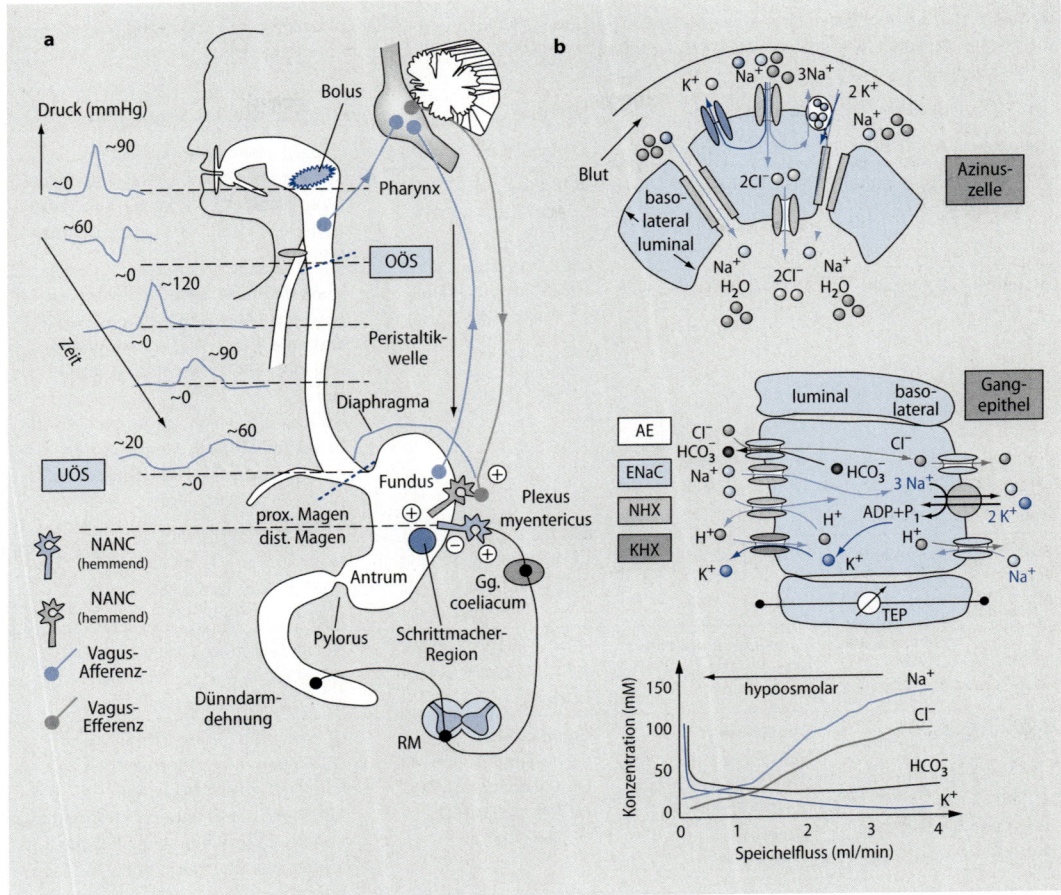

Abb. 7.1a, b. Motilität von Ösophagus und Magen. **a** Beim Schluckakt steigt der Pharynxdruck an und induziert peristaltische Wellen gastralwärts sowie rezeptive Relaxation von unterem Ösophagussphinkter und Fundus zur Aufnahme der Speise. Schrittmacherzellen am Übergang vom proximalen zu distalen Magen induzieren langsame Kontraktionswellen zur Homogenisierung. Dünndarmdehnung hemmt die Magenmotilität, Magendehnung fördert sie. **b** Primärspeichelbildung in Azinuszellen der Speicheldrüsen und flussratenabhängige Modifikation der Elektrolytzusammensetzung durch das Gangepithel (Einzelheiten im Text)

Prüfungsfallstricke

Der Speichel-pH ist nach Stimulation basischer (~7,1) als unter Ruhesekretion (~6,7). Die Löslichkeit von Proteinen ist in hypotonem Speichel höher. In Gangepithelzellen wird für jedes sezernierte HCO_3^- ein H^+ basolateral resorbiert (Abb. 7.1b) (»*wenig Speichelfluss macht den Hungernden sauer*«).

Sympathikus und Parasympathikus sind **keine** Gegenspieler der Speichelproduktion! (▶ Kap. 14.2).

7.4.3 Magen

Im Magen findet fast ausschließlich **Sekretion** statt (2–3 l/Tag), Ausnahme ist beispielsweise die Resorption von Alkohol, welche bereits im Magen stattfindet (deshalb: »*auf nüchternen Magen zieht das richtig rein...!*«). Sezernierende Zellen der Magenschleimhaut umfassen **Nebenzellen, Hauptzellen, G-Zellen, Belegzellen, ECL-Zellen** (Tab. 7.11). Die Schritte der HCl-Produktion (Magenfundus und -korpus!) sind in Abbildung 7.2a und Tabelle 7.11 erläutert.

Tab. 7.10. Elektrolyttransporter an basolateralen und luminalen Membranen der Epithelien des GI-Trakts und Besonderheiten des Transports (Die basolateral **immer** auftretende Na/K-ATPase sowie basolaterale K$^+$-Kanäle zur Rezirkulation von K$^+$ sind nicht separat aufgeführt)

Ort	Zelltyp	Basolateral	Luminal	Besonderheiten, Regulation
Speicheldrüsen	Azinuszelle	Na/K/2Cl-Symporter	Cl$^-$-Kanal (Ca^{2+}-abhängig)	Hypersalivation: kephale Reflexe, Sympathikus (Ca^{2+}↑), Parasympathikus (Vasodilatation), VIP, Kinine, Substanz P (scharfe Speise!). ENaC→aldosteronabhängig
	Gangepithel	NHX, Cl$^-$-Kanal	NHX, ENaC, AE (Cl/HCO$_3$), Cl$^-$-Kanal (CFTR), KHX	
Magen	Belegzelle	NHX, AE (Cl/HCO$_3$), AQP	H/K-ATPase, Cl$^-$-Kanal, K$^+$-Kanal, AQP	**Kephale Phase**: Geruch, Geschmack, → N. vagus→ACh, GRP, Histamin↑→HCl↑ **Gastrale Phase:** Magendehnung→ N. vagus→ACh↑, Peptide→Gastrin↑→ HCl↑. Antrum-pH<3→Somatostatin↑→HCl↓ **Intestinale Phase:** Dünndarmdehnung→Gastrin↑→HCl↑. Dünndarm pH<4, FS↑, Osmolarität↑ →Sekretin, GIP, Neurotensin↑→Gastrin↓→HCl↓
Pankreas	Azinuszelle	Na/K/2Cl-Symporter	Cl$^-$-Kanal (Ca^{2+}-abhängig)	Cl$^-$-Sekretion↑: ACh (Vagus→Ca^{2+}↑, kephale Phase), CCK (cAMP↑), v. a. Enzymsekretion!
	Gangepithel	Na/HCO$_3$-Symporter, NHX, H$^+$-ATPase	AE (Cl/HCO$_3$), Cl$^-$-Kanäle (CFTR, Auswärtsgleichrichter)	HCO$_3^-$-Sekretion↑: Sekretin (cAMP↑), ACh (Ca^{2+}↑)
Leber (Hepatozyt)		**Dissé-Raum:** Na/GS-Symporter, NHX, OATP-1, Ca/H-ATPase, GLUT-2, Na/2HCO$_3$-Symporter	**Canaliculus:** GS-abhängig: BSEP, MRP-2 GS-unabhängig: MRP-2, MDR-1 AE (Cl/HCO$_3$, SO$_4$/HCO$_3$)	GS-Sekretion↑: Hauptstimulator GS-Aufnahme aus Pfortaderblut (choleretische GS-Wirkung!). Allgemein gilt: je höher die Konzentration der zu sezernierenden Substanz im Portalvenenblut, desto höher die Sekretionsrate
Cholangiozyt		Na/2HCO$_3$-Symporter, NHX	AE (Cl/HCO$_3$), Cl$^-$-Kanäle (CFTR, u. a.)	HCO$_3^-$-Sekretion↑: Sekretin, Glucagon, VIP (cAMP↑), HCO$_3^-$-Sekretion↓: Somatostatin
Gallenblasenepithel		Cl$^-$-Kanal, AQP	AE (Cl/HCO$_3$), NHX	NaCl-Resorption→Wasserresorption (passiv)

NHX: Na/H-Exchanger. ENaC: Epithelialer Na$^+$-Kanal. AE: Anionen-Exchanger. KHX: K/H-Exchanger. AQP: Aquaporin. GS: Gallensäuren. BSEP: Bile salt export pump. MDR: Multi-drug resistance P-Glykoprotein Transporter. MRP: Multi-drug resistance associated protein transporter. OATP: organic anion exchange transport protein. CFTR: cystic fibrosis transmembrane regulator

> **Merke**
>
> In der **Belegzelle** wird für jedes sezernierte H$^+$ ein HCO$_3^-$-Ion resorbiert, welches direkt in benachbarten **Nebenzellen** für die HCO$_3^-$-Sekretion (Schleimbildung) verwendet werden kann. Die H/K-ATPase transportiert H$^+$ von der Belegzelle primär-aktiv ins Lumen (nicht umgekehrt!) und ist durch **Omeprazol** hemmbar (Protonenpumpenblocker als Ulkustherapie).

Der saure Magen-pH wirkt bakterizid (Ausnahme: Helicobacter pylori), denaturiert Nahrungsproteine, aktiviert Peptidasen (Pepsinogen) und setzt Eisen und Vit. B$_{12}$ aus der Nahrung frei!

7.4 · Sekretion

Tab. 7.11. Zelltypen des Magenepithels

Zelltyp	Eigenschaften, Besonderheiten, Regulation
Nebenzellen	**Schleimschicht** (~0,6 mm Dicke): muzinhaltiges, bikarbonatreiches Sekret (von Belegzellen in Blut abgegebenes HCO_3^- direkt von Nebenzellen über $Na^+/2\ HCO_3^-$-Symport aufgenommen!); Pufferfunktion, Schutz vor Magensäure, Prostaglandin PGE_2 fördert Sekretion (ASS hemmt COX!)
Hauptzellen	**Sekretion von Pepsinogenen** (Endopeptidasen, Proteasenvorstufen), Spaltungsaktivierung in saurem pH, bei neutralem pH inaktiv→basische Schleimschicht schützt sezernierende Zellen vor Autokatalyse.
G-Zellen	**Gastrinsekretion**: gefördert durch pH↑, Vagus, Peptide, Kaffee, Nikotin; gehemmt durch pH↓
Belegzellen (Parietalzellen)	**HCl-Sekretion**: Intrazelluläre CA→H^++HCO_3^--Produktion, H^+-Sekretion→luminale H^+/K^+-ATPase (K^+ rezirkuliert über luminalen K^+-Kanal), Cl^- wird über luminalen Kanal sezerniert, HCO_3^- im Anionenaustausch mit Cl^- basolateral ins Blut resorbiert. HCl-Sekretion wird stimuliert durch Gastrin (CCK_B-Rezeptor), Histamin (H_2-Rezeptor), Vagus (M_3-Rezeptor); gehemmt durch Somatostatin. **Intrinsic Factor**: Bindung von Vit. B_{12} (Cobalamin) an R-Protein (Haptocorrin aus Mundspeichel) im Magen zu einem magensaftresistenten Komplex. Spaltung erfolgt im Dünndarm (Pankreasenzyme) und ebenso die Bindung an Intrinsic Factor (Proteolyse-Resistenz!). Absorption im terminalen Ileum (rezeptorvermittelte Endozytose), Bluttransport an Transcobalamin II
ECL-Zellen	**Freisetzung von Histamin**. Stimuliert durch Gastrin (CCK_B-Rezeptor), Vagus (M_3-Rezeptor), gehemmt durch Somatostatin. Histamin stimuliert HCl-Sekretion (s. o.).

ECL: Enterochromaffin-like. CA: Carboanhydrase. COX: Cyclooxygenase

Prüfungsfallstricke

Somatostatin und Sekretin **hemmen** die HCl-Sekretion. Galanin ist ein Cotransmitter von ACh. Die H/K-ATPase kommt **nicht nur** im Magen vor (auch distaler Nierentubulus und Kolon). Die Protonenpumpe kann im Lumen eine H^+-Konzentrierung über 6 Zehnerpotenzen erreichen (bis pH~0,1)! Unter pH 2 wird **kein** Gastrin mehr gebildet.

Regulation der HCl-Produktion

Die **kephale Phase** wirkt über Vagusaktivierung generell stimulierend auf die HCl-Sekretion (Geruch, Anblick, Vorstellung). In der **gastralen Phase** wird die HCl-Sekretion über Magenwanddehnung (Vagus↑) und Peptidfragmente erhöht, bei pH-Abfall unter pH=3 durch Somatostatin (D-Zellen) gehemmt. Die **intestinale Phase** wird durch Dünndarmdehnung (→HCl↑) und lokal chemische Faktoren bestimmt (saurer Chymus-pH, FS, hohe Osmolarität→Sekretin, GIP, Neurotensin↑→HCl↓).

Merke

Gastrin wirkt an der **Belegzelle** über den Gastrinrezeptor (CCK_B→PLC↑→IP_3↑→Ca^{2+}↑), **ACh** über den M_3-ACh-Rezeptor (PLC↑→IP_3↑→Ca^{2+}↑), **Histamin** über den H_2-Rezeptor (→cAMP↑), **Somatostatin** über den Somatostatinrezeptor (→cAMP↓).

KLINIK

Gastritis: Entzündung der Magenschleimhaut durch Imbalance von protektiven (Schleimhautdurchblutung, PGE_2) und aggressiven (Gastrin, Histamin, Stress, Rauchen, Alkohol, Gallensalzreflux, Glucocorticoide) Magenepithelfaktoren. Wichtige Nebenwirkung von nichtsteroidalen Antiphlogistika, z. B. ASS, ist die Hemmung der Prostaglandinsynthese, Muzin- und HCO_3^--Sekretion. Gastritische Beschwerden äußern sich häufig unspezifisch in Form von Appetitlosigkeit, Übelkeit, Erbrechen und Durchfällen, in manchen Fällen unter Umständen infarktähnliche Schmerzen. **Diagnose** ist nur sicher mit Gastroskopie und Biopsie zu stellen. **Therapie** mit Antazida, H_2-Blocker.

Ulcus ventriculi: Schleimhautdefekt, die Muscularis mukosae durchbrechend; klassisches Symptom ist der postprandiale Druckschmerz epigastrisch.
Ulcus duodeni: klassisch sind Nüchternschmerzen, welche nach Nahrungsaufnahme verschwinden. Konservative **Therapie** langwierig, mehrere OP-Verfahren möglich (z. B. Vagotomie, Übernähung, Gastroduodenostomie, -jejunostomie).

7.4.4 Pankreas

Das an Bikarbonat und Endopeptidasen reiche Sekret des **exokrinen Pankreas** (~1,5–2 l/Tag) dient der Neutralisierung des sauren Magen-Chymus und der Aktivierung von **Verdauungsenzymen** im Duodenum. Der Ductus wirsungianus, an den sich die lobär angeordneten Azini anschließen, durchzieht das gesamte Organ.

Sekretionsmechanismus

Pankreassaft wird in Azinuszellen analog zu den Azini der Mundspeicheldrüsen als **isotones Primärsekret** (NaCl-reich, $HCO_3^- \sim 60$ mM) erzeugt und in den Ausführungsgängen modifiziert. Das duktale Epithel steht ganz im Dienste der Cl^--Resorption und HCO_3^--**Sekretion** ins Lumen über einen **Anionen-Austauscher** (1:1) der luminalen Membran (◘ Abb. 7.2b), sodass das duktale Sekret **alkalisch** wird (flussratenabhängig→ basale Sekretion pH~7,8, maximale Stimulation pH~8,2).

Das in die Gangepithelzelle im Austausch für HCO_3^- aufgenommene Cl^- rezirkuliert wieder in das Lumen über Cl^--Kanäle, von denen **CFTR** der wichtigste ist (Krankheitsbild der Mukoviszidose bei Defekt des CFTR). Das zu sezernierende HCO_3^- muss natürlich intrazellulär erst wieder durch Carboanhydrase gebildet werden. Das entstehende H^+ wird basolateral über einen NHX ins Blut resorbiert (also HCO_3^- ins Lumen, H^+ ins Blut).

Zusätzlich wird auch HCO_3^- aus dem Blut sekundär-aktiv aufgenommen (Na^+/HCO_3^--Symport). Na^+ und H_2O folgen passiv parazellulär ins Lumen (→Isotonie bleibt erhalten!).

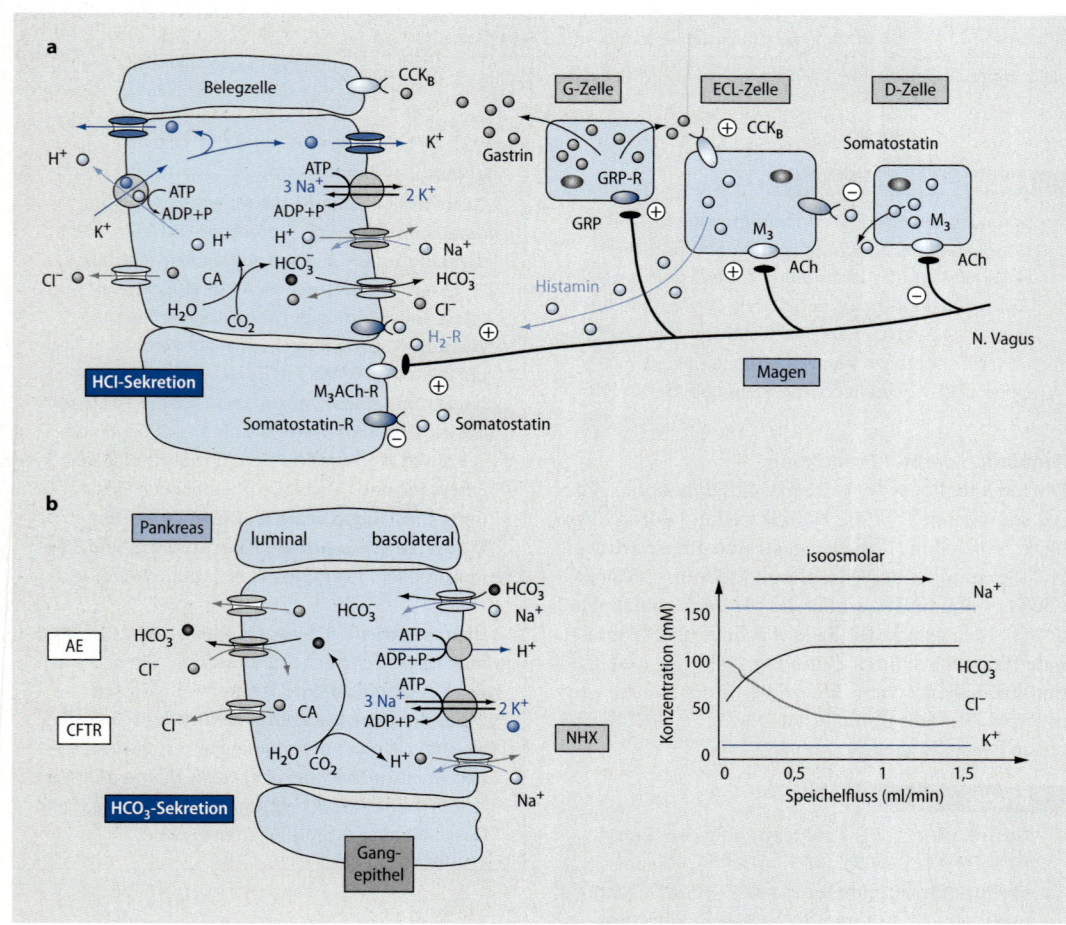

◘ **Abb. 7.2a,b.** Transportprozesse der HCl-Sekretion an Belegzellen des Magens (**a**) sowie der HCO_3^--Sekretion im Gangepithel des Pankreas in Abhängigkeit von der Flussrate (**b**). Erklärung im Text

7.4 · Sekretion

> **Prüfungsfallstricke**
>
> Im Gegensatz zum Mundspeichel ändert sich die Osmolarität des Pankreassekrets beim Durchlauf durch die Ausführungsgänge **nicht wesentlich!** Bauchspeichel ist **quasi immer** isoton! Die Anionenzusammensetzung ändert sich aber mit der Flussrate gegensätzlich (◘ Abb.7.2b): Sekretionsrate↑→ HCO_3^-↑, Cl^-↓. Die Anionensumme ist konstant. CFTR wird durch Sekretin stimuliert (cAMP-abhängig!). Glucagon wirkt **nicht** auf die exokrine Pankreasfunktion!

Regulation der Pankreassekretion

Die **basale** interdigestive Sekretion von ~**12–15 ml/h** (~2% der max. HCO_3^--Sekretionsleistung, ~15% der max. Enzymsekretion) lässt sich innerhalb von Minuten nach Nahrungsaufnahme (kephale Phase: N. vagus, gastrale Phase: N. vagus, CCK→CCK-Rezeptor, Gastrin→schwache Bindung am CCK-Rezeptor) für bis zu 3 h auf Werte um ~**250 ml/h** steigern.

In der intestinalen Phase bewirkt der Übertritt sauren Chymus in den Dünndarm (pH<4,5) die **Sekretin**ausschüttung (S-Zellen Duodenum) mit Stimulation der HCO_3^--Sekretion im **duktalen** Pankreasepithel. Übertritt von Fetten, Peptiden und AS ins Duodenum führen zur Ausschüttung von **CCK**.

Pankreasenzyme

Die Verdauungsenzyme werden meist als noch inaktive Proenzyme (Selbstschutz!) sezerniert und im Darmlumen aktiviert. Enzyme zur Proteinspaltung umfassen
- **Trypsinogen** (Enterokinasen in Darmmukosazellen aktivieren es zu Trypsin),
- **Chymotrypsinogen**,
- **Proelastase** (Aktivierung im Darm, spaltet Elastin und Kollagen) u.a.

Enzyme zur **Fettverdauung** sind u. a.
- **Lipase** (Aktivierung durch Gallensäuren, spaltet Triglyceride in Fettsäuren, wichtiger Marker der exokrinen Pankreasfunktion),
- **Cholesterinesterase** u. a.

Enzym der **KH-Verdauung** ist z. B. Amylase.

> **KLINIK**
>
> **Mukoviszidose**: genetischer CFTR-Defekt. Die Pankreassekretion ist nicht stimulierbar, das Sekret HCO_3^--arm, zähflüssig, wenig alkalisch. Problem ▼
>
> der vorzeitigen Aktivierung proteolytischer Pankreasenzyme während der verzögerten Passage mit Autodigestion, chronischer Entzündung (Pankreatitis) und Malabsorption (▶ Kap. 1.2.2). **Therapie** nur symptomatisch möglich.
>
> **Pankreatitis**: Pankreasentzündung.
> **Akute Form** lebensbedrohlich mit Autodigestion des Gewebes durch vorzeitige Enzymaktivierung. Ursache häufig Abflussbehinderung (Papillenstein, -stenose, Pankreastumor, aber auch Gallensteine!). Ferner Alkoholabusus mit Proteinausfällung im Pankreasgang und Zellschädigung mit Nekrosen. **Symptome**: akute, schwerste Oberbauchschmerzen (gürtelförmig), Übelkeit, Erbrechen, systemische Vasodilatation mit Schocksymptomatik (Kallikreine, Kinine!), RR-Abfall. **Diagnostik**: starke Erhöhung von Amylase, Lipase. **Therapie**: Nahrungskarenz, mind. 3 l/Tag parenterale Volumensubstitution (Hypovolämie!), Schmerztherapie, evtl. Antibiotika, Ursachenforschung.
>
> **Chronische Form** häufig subakut mit rezidivierenden Oberbauchschmerzen nach Essen oder Alkohol, manchmal auch schmerzlos, unspezifische Gewichtsabnahme, Fettstühle (Pankreasinsuffizienz). Ursache in 70% Alkoholabusus, selten Cholelithiasis.

7.4.5 Leber und Galle

Entgiftungsstation Leber
Über **Biotransformationen** (z. B. Glukuronidierung, Konjugation) ist die Leber Entgiftungsstation für körpereigene (z. B. Häm, Ammoniak) und -fremde (z. B. Pharmaka, Toxine) Substanzen, welche hierdurch wasserlöslich werden und über Galle (enteral) und Niere (z. B. direktes Bilirubin! Indirektes Bilirubin nicht wasserlöslich) ausgeschieden werden können (GK Biochemie, ▶ Kap. 12.5).

Als Lösungsmittel für diese Substanzen bildet die Leber pro Tag ~0,6 l **Galle**, welche Wasser, Elektrolyte, Bilirubin, Cholesterin, Lecithin, Gallensäuren (GS) usw. enthält. Insbesondere die Gallensäuren dienen nebenbei der Emulgierung von Fetten im Darm (**Mizellenbildung!**) als wesentliche Voraussetzung ihrer Resorbierbarkeit.

Funktionelle Anatomie
Die hepatozytäre Architektur ist sehr speziell. Hepatozyten sind auf zwei Seiten von den **Lebersinusoiden**

(fenestrierte Kapillaren mit Endothel- und phagozytierenden **von Kupffer**-Sternzellen!) durch den **Dissé-Raum** getrennt. Im parazellulären Raum zwischen den Hepatozyten sind **Gallenkanälchen** (interzelluläre Canaliculi, Heringkanälchen), in welche Galle von Hepatozyten sezerniert wird (⬛ Abb. 7.3).

> **Merke**
>
> Der **Gallefluss** verläuft **entgegen** dem Blutfluss Richtung Läppchenperipherie. Das Blut der Portalvene und der A. hepatica fließt von der Peripherie Richtung Zentralvene. Die Membran zum Dissé-Raum entspricht basolateral (hier die Na/K-ATPase) zum Gallenkanälchen hin der apikalen Membran.

Die Gallenkanälchen vereinigen sich zum Ductus hepaticus, von dem der Ductus cysticus zur **Gallenblase** (50–60 ml Fassungsvermögen, interdigestive Gallespeicherung, hohe Resorptionskapazität für Wasser zur Eindickung der Galle) abzweigt. Im Ductus choledochus mündet die Galle bei Bedarf ins Duodenum.

Hepatische Gallesekretion

> **Prüfungsfallstricke**
>
> Das Primärsekret ist plasmaisoton. Hauptstimulator der kanalikulären Gallesekretion ist die GS-Konzentration im Portalvenenblut (Aufnahme sekundärer GS↑)→choleretische GS-Wirkung. Hauptstimulator der cholangiozytären Gallesekretion ist Sekretin (HCO_3^-↑).

Ca. 80% der Galle stammt von Hepatozyten (davon 50:50=GS-abhängige:GS-unabhängige Sekretion), ~20% vom Gallengangsepithel. Grundsätzlich werden alle auszuscheidenden Stoffe aktiv aus dem Blut der Sinusoide über den Dissé-Raum aufgenommen, in den Hepatozyten biotransformiert und schließlich über die kanalikuläre Membran in die Galle sezerniert. Hierfür gibt es eine Unmenge von Transportern (»*Nur die Niere toppt das noch!!*«).

- **GS-abhängige Sekretion: Primäre GS** entstehen im Hepatozyt aus Cholesterol. **Sekundäre GS** werden aus dem Dissé-Raum (Pfortaderblut des enterohepatischen Kreislaufs) im Na^+-Symport oder Anionen-Antiport in den Hepatozyt aufgenommen. Sekretion in die Canaliculi erfolgt primär-aktiv v. a. über BSEP (⬛ Abb. 7.3, ⬛ Tab. 7.10), auch über MRP-2.
- **GS-unabhängige Sekretion:** Organische Anionen (z.B. Bilirubin, GS-Konjugate, Glutathion) werden aus dem Dissé-Raum über Anionen- (OATP-1), Kationen (z. B. Antibiotika, Thiamin) über Kationen-Transporter (OCTP-1) aufgenommen und kanalikulär über MRP-2 (v. a. Anionen) bzw. MDR-1 (v. a. Kationen) sezerniert. HCO_3^- wird kanalikulär über Anionenaustauscher (AE) sezerniert (⬛ Abb. 7.3). Wasser folgt passiv.

> **Merke**
>
> **GS**: BSEP, MRP-2. **Anionen**: MRP-2. **Kationen**: MDR-1. HCO_3^-: AE.

Bilirubin: Als wichtiges Beispiel eines Gallebestandteils ist das Bilirubin zu nennen. Bilirubin wird im Blut als **indirektes Bilirubin** (nichtkonjugiert, schlecht wasserlöslich!) an Albumin gebunden, zur Leber transportiert und nach Abspalten des Albumins v. a. über OATP-1 Carrier-vermittelt aufgenommen. Im endoplasmatischen Retikulum des Hepatozyten erfolgt die Di-Glucuronidierung zu **direktem Bilirubin** (konjugiert, wasserlöslich), welches über MRP-2 primär-aktiv in die Gallenkanälchen sezerniert wird und mit der Galle im Darm erscheint.

Dort entsteht durch Darmbakterien Urobilin und Stercobilin. ~80% werden mit dem Stuhl ausgeschieden, dessen Färbung v. a. durch Stercobilin entsteht. ~20% unterliegen dem **enterohepatischen Kreislauf**, wobei ein geringer Teil als Urobilin über die Niere ausgeschieden werden kann (gelbe Urinfarbe!).

Gallengangssekretion

In den Gallengängen wird das Primärsekret der Canaliculi durch die **Cholangiozyten** modifiziert, welche ihrerseits hauptsächlich durch HCO_3^-- und Wassersekretion beitragen (~150 ml/Tag). Der Mechanismus gleicht dem der Pankreasgänge, d. h. Sekretin steigert die Sekretion eines bikarbonatreichen Sekrets (⬛ Tab. 7.10). Bei **Mukoviszidose** ist auch hier das Gallesekret durch den apikal fehlenden CFTR zähflüssig (→Cholestase, Gallensteine).

Gallenblase

In der digestiven Phase fließt die Galle direkt ins Duodenum, in der interdigestiven Phase wird sie in der Gallenblase gespeichert und durch NaCl-Resorption (passiv Wasserresorption) eingedickt (⬛ Tab. 7.10). Die Resorptionskapazität ist groß (90% in 4 h). GS, Bilirubin, Cholesterin und Phospholipide werden bis zum Faktor 10 konzentriert.

7.4 · Sekretion

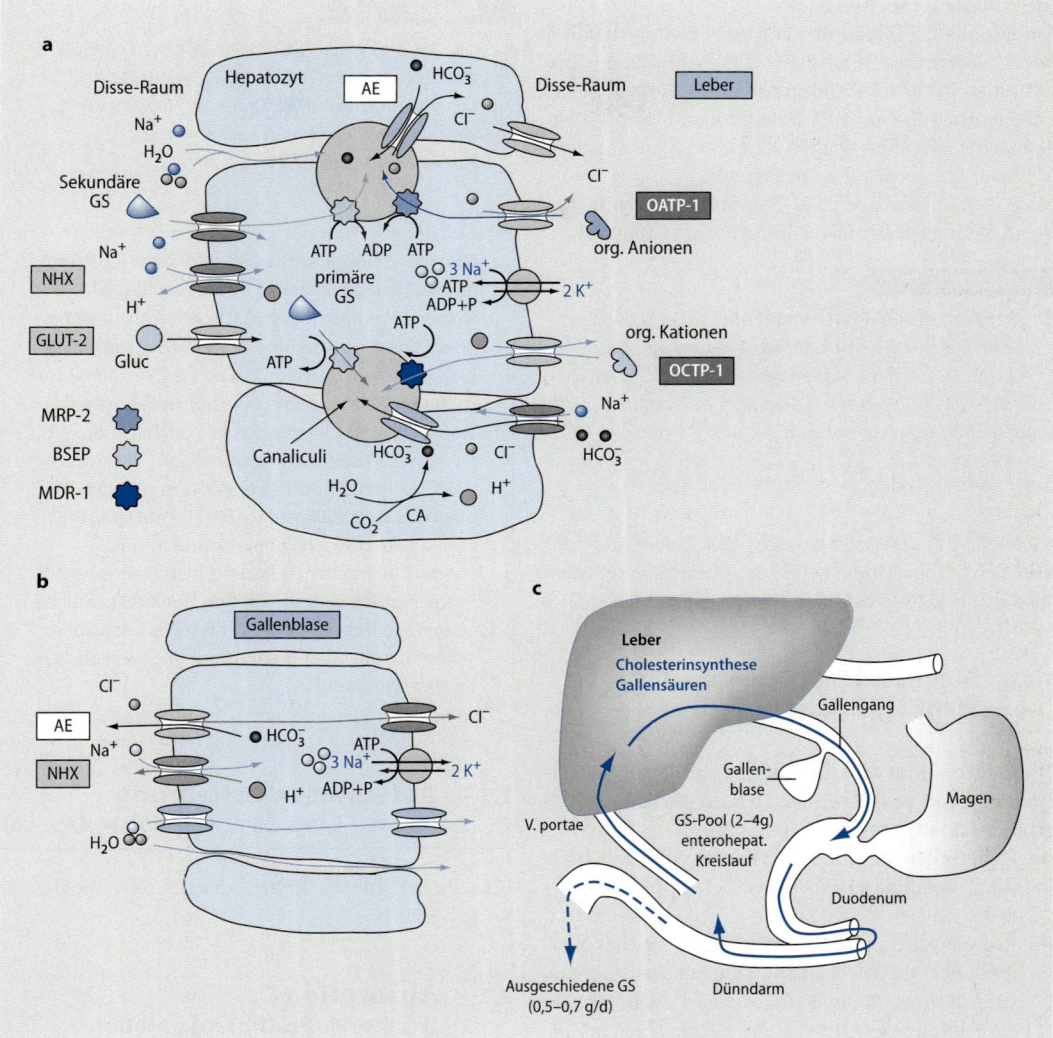

Abb. 7.3a–c. Hepatische Galleproduktion, Eindickung in Gallenblase und enterohepatischer Kreislauf der Gallensäuren. **a** Aus dem Dissé-Raum aktiv aufgenommene sekundäre, sowie in Hepatozyten neu synthetisierte primäre GS werden kanalikulär primär-aktiv sezerniert, ebenso organische Kationen, Anionen. HCO_3^- wird über Anionenaustauscher sezerniert. **b** Eindickung der Galle in der Gallenblase durch NaCl- und Wasserresorption. **c** GS-Pool rezirkuliert ~10-mal/Tag mit Resorption v. a. im Dünndarm

> **Prüfungsfallstricke**
>
> Durch Nettoresorption von Na^+ und Cl^- (◘ Abb. 7.3) bleibt die Blasengalle isoton! Trotzdem ist die Na^+-Konzentration der Blasengalle höher als die der Lebergalle→**polyanionische Mizellenbildung**!
> GS, Bilirubin, Lezithine werden **nicht** in der Gallenblase resorbiert, sie bleiben drin!

Gallenblasenentleerung: Wesentlicher **Stimulus** zur Entleerung der Gallenblase ist CCK (fetthaltige Nahrung, Peptide), in geringerem Maße auch ACh (N. vagus). Die Entleerung durch tonische und rhythmische (~2-6 /min) Kontraktionen ist nach ~60 min komplett. VIP und Somatostatin **hemmen** die Gallenblasenmotilität.

Enterohepatischer Kreislauf
Amphiphile GS bilden in wässriger Lösung **Mizellen** (Durchmesser bis 10 nm) bei Überschreitung einer kritischen mizellaren Konzentration (~2 mM). Durch Einlagerung von Lipiden, Cholesterol und FS entstehen **gemischte Mizellen** (halten Cholesterol in Lösung). 95% aller GS werden v. a. im Dünndarm wieder resorbiert (sekundäraktiver Na^+-Symport im terminalen Ileum, geringe passive Diffusion auch im Kolon!).

> **Merke**
> Der gesamte **GS-Pool** beträgt nur ca. 2–5 g und kann nur durch **Rezirkulation** im enterohepatischen Kreislauf für die Fettverdauung ausreichen (~20 g GS/100 g Fett nach üppiger Mahlzeit notwendig!). Der GS-Pool wird pro Tag ~10-mal umgesetzt.

Nur ~3% des GS-Pools erreicht das Kolon und geht über den Stuhl verloren (~0,5 g/d). Dieser kleine Anteil wird in der Leber aus Cholesterol nachsynthetisiert.

7.4.6 Dünn- und Dickdarmsekrete; Stuhl, Darmflora

Dünndarmsekret wird v. a. von **Hauptzellen** der **Dünndarmkrypten** und **Brunner-Drüsen** im Duodenum gebildet (Tab. 7.12):
- Hauptzellen sezernieren plasmaisotone NaCl-Lösung (analog Azinuszellen der Mundspeicheldrüsen),
- Brunner-Drüsen sezernieren HCO_3^--reiches alkalisches Sekret (Mechanismus analog des Pankreasgangepithels, Tab. 7.10), welches auch Muzine enthält (diese werden v. a. von Becherzellen in Zotten und Krypten sezerniert).

Enzyme werden primär **nicht** sezerniert, können aber im Sekret durch abgeschilferte Mukosazellen vorhanden sein.

Dickdarmsekrete: Im Kolon überwiegt bei weitem die Absorption. In der Kolonmukosa werden ca. 1,5 l/Tag Flüssigkeit resorbiert, hauptsächlich über aktive Na^+- und Cl^--Absorption, der passiv Wasser aus dem Darmlumen ins Interstitium folgt. ~100 ml Flüssigkeit werden mit dem Stuhl ausgeschieden.

> **Merke**
> Die Na^+ und Wasserresorption im Kolon wird durch **Aldosteron** stimuliert (ENaC-Kanäle!). Mit der Cl^--Resorption wird HCO_3^- ins Lumen sezerniert, welches den Darminhalt basisch werden lässt. Ferner wird K^+ sezerniert.

> **KLINIK**
> **Diarrhö**: erhöhte Frequenz (>3/d) dünnflüssiger Stühle. Häufige Ursachen sind Bakterientoxine bei Magendarminfektionen (Gastroenteritis), welche über Stimulation der intestinalen Adenylatzyklase cAMP erhöhen und damit auch die Cl^-- und Wassersekretion (sekretorische Diarrhö). Bekanntestes Toxin ist das Choleratoxin sowie die Infektion mit Salmonellen oder pathogenen E. coli. Beim Karzinoid (serotoninproduzierender Tumor) treten ebenfalls Durchfälle auf (cAMP↑). **Therapie:** Bei komplikationslosen Formen **keine** Antibiose, sondern adäquater (isotoner) Flüssigkeitsersatz. Problematisch sind anhaltende Durchfälle, welche zu metabolischer Azidose führen (Verlust alkalischen Darminhalts). Nach Antibiotikatherapie häufig gestörte Darmflora.

7.5 Aufschluss der Nahrung
(Punkt 7.5 des GK Absorption ▶ Kap. 7.6)

Einzelheiten hierzu finden sich im GK Biochemie ▶ Kap. 13.2.

7.6 Absorption
(Punkt 7.6 des GK: Organisation und Integrative Steuerung der Magendarmfunktion ▶ Kap. 7.2)

Die Wasserresorption ist stets gekoppelt an das osmotische Gefälle bei der Elektrolytresorption. Bei hypotoner (hypertoner) Nahrung erfolgt Wasserresorption (-sekretion) zunächst schnell-osmotisch, gefolgt von langsamerer passiver Resorption zusammen mit der Elektrolytresorption (Tab. 7.12).

Zum Stofftransport ▶ Kap. 1.2, zu weiteren Einzelheiten der Absorption von Kohlenhydraten, Proteinen, Lipiden und Vitaminen GK Biochemie, ▶ Kap. 13.2.

7.6 · Absorption

Tab. 7.12. Sekretions-, Absorptionsmechanismen in Dünn- und Dickdarm (die basolateral stets vorhandene NA/K-ATPase ist nicht separat aufgeführt)

Elektrolyt	Absorption	Sekretion	Lokalisation, Regulation
Na$^+$	**Apikal:** Na/Gluc- (SGLT), Na/AS-Symporter, NHX, ENaC	Hauptzellen Krypten→ passiv parazellulär	Nährstoff-Na$^+$-Symport→gesamter Dünndarm, ENaC→v. a. Kolon (durch Amilorid blockierbar!)
Cl$^-$	**Apikal:** Cl$^-$-Kanal (passive Absorption), AE (Cl/HCO$_3$) AE (Cl/HCO$_3$)+NHX	**Basolateral:** Na/K/2Cl-Symporter **Apikal:** Cl$^-$-Kanäle→CFTR (cAMP-abhängig!), CaCC (Ca^{2+}-abh.). Na$^+$, H$_2$O passiv parazellulär	Passive **Absorption** v. a. Jejunum, distales Kolon. AE v. a. Ileum, prox. Kolon. Cl$^-$-Sekretionstyp ungefähr gleich über gesamten Darm. **Sekretion↑:** Sekretin, Gastrin, CCK, Zytokine, Serotonin, PGE$_2$, Leukotriene, VIP, ACh, Neurotensin→ cAMP, [Ca^{2+}]↑ **Sekretion↓:** Somatostatin, Adrenalin, Opioide→ cAMP, [Ca^{2+}]↓
K$^+$	Passiv parazellulär Aktiv→apikal: K/H-ATPase (!)	Passiv parazellulär Aktiv→basolateral: Na/K/2Cl-Symporter **Apikal:** K$^+$-Kanal	**Absorption:** passiv→v. a. Jejunum, Ileum **Absorption:** aktiv→v. a. dist. Kolon! **Sekretion:** passiv und aktiv→v. a. prox. und dist. Kolon Aktive Sekretion↑: →cAMP↑, Aldosteron
HCO$_3^-$	Keine nennenswerte Absorption	**Apikal:** AE (Cl/HCO$_3$)	Sekretion v. a. Jejunum, Ileum dist. Kolon. Überall dort, wo Cl$^-$ resorbiert wird (gekoppelter Transport), basischer pH des Stuhls!
Absorbierte Nahrungsbestandteile	**Transportmechanismus**		
Kohlenhydrate	Spaltung von Disacchariden enzymatisch auf Bürstensaum. Resorption Monosaccharide (Glucose, Galactose) sekundär-aktiv im Na$^+$-Symport→apikal: SGLT1, Fructose apikal→erleichterte Diffusion (GLUT-5), basolateral: alle über GLUT-2		
Proteine	Proteinspaltung Pepsin (Magen), Endopeptidasen (z. B. Trypsin) und Exopeptidasen vom Pankreas im Dünndarm. Apikal Resorption von neutralen und anionischen AS im Na/AS-Symport, von Di- und Tripeptiden im Kotransport mit H$^+$. Basolateral H$^+$-Symporter, erleichterte Diffusion, Antiporter.		
Fette	Pankreasenzyme spalten Triglyceride zu Monoglyceriden, FS→direkte Diffusion in Enterozyt oder Lösung in Mizellen und Mizellenresorption. Verpackung intrazellulär in Chylomikronen und Exozytose. Auch Na$^+$-Symport, AE.		

NHX: Na/H-Exchanger; ENaC: Epithelialer Na$^+$-Kanal; AE: Anionen-Exchanger; SGLT: Sodium glucose Transporter.

Merke

Im gesamten Darm werden NaCl und Wasser resorbiert, HCO$_3^-$ sezerniert. K$^+$ wird im Dünndarm überwiegend resorbiert, im Kolon aldosteronabhängig sezerniert.

Fallbeispiel

Eine 53-jährige, adipöse Frau klagt in der Vorgeschichte über **postprandial**, besonders nach fettreicher Nahrung, immer wiederkehrende **kolikartige**, in rechten Unterbauch, Rücken und Schulter ausstrahlende **Schmerzen**, welche stetig zunehmen und nach 1–2 h wieder abnehmen. Die Sonographie des Abdomens zeigt mehrere **Konkremente in der Gallenblase**. Da es sich um multiple solitäre Ablagerungen mit dorsalem Schallschatten im Sonogramm (Steinbegrenzungen!) handelt, wird ein Termin zu einer Cholezystektomie vereinbart.

Zwischenzeitlich kommt es jedoch nach einem **üppigen und fetthaltigen Mahl** bei der Patientin zu **plötzlichen, starken Schmerzen** in der Oberbauchmitte, welche in beide Flanken ausstrahlen. Schweißausbrüche, Erbrechen ohne Erleichterung, Pulsrasen und Luftnot treten hinzu, woraufhin ein Notarzt gerufen wird. Dieser findet die Patientin in **tachykarder, hypotoner Kreislaufsituation** mit **stärksten Oberbauchschmerzen** und **Fieber** vor, das Abdomen ist prall-elastisch, Darmgeräusche fehlen.

Mit der **Verdachtsdiagnose akutes Abdomen** (DD: akute Pankreatitis) wird die Patientin unter Anlage einer Infusion und Analgetikagabe in die Klinik gebracht. Laborchemisch bestätigen eine stark erhöhte Amylase und Lipase eine **akute Pankreatitis**. Ein Notfallsonogramm zeigt eine lockere Auftreibung des Pankreaskopfs, die Gallensteine sind weiterhin deutlich sichtbar. Bei Zeichen eines **hypovolämischen Schocks** wird die Patientin **intensivmedizinisch überwacht** und erhält 4 l/24 h Infusion, Nahrungskarenz und eine Magensonde zur Magenentlastung. Unter Schmerztherapie und Antibiose bei beginnender Pneumonie stabilisiert sich ihr Zustand in 10 Tagen. Nach Normalisierung der Pankreasenzyme wird im **Intervall eine Cholezystektomie** durchgeführt, nach der die Patientin beschwerdefrei entlassen werden kann.

Die akute Pankreatitis entwickelte sich wohl auf der Basis eines eingeklemmten Steins in der gemeinsamen Ampulle von Ductus choledocus und pancreaticus.

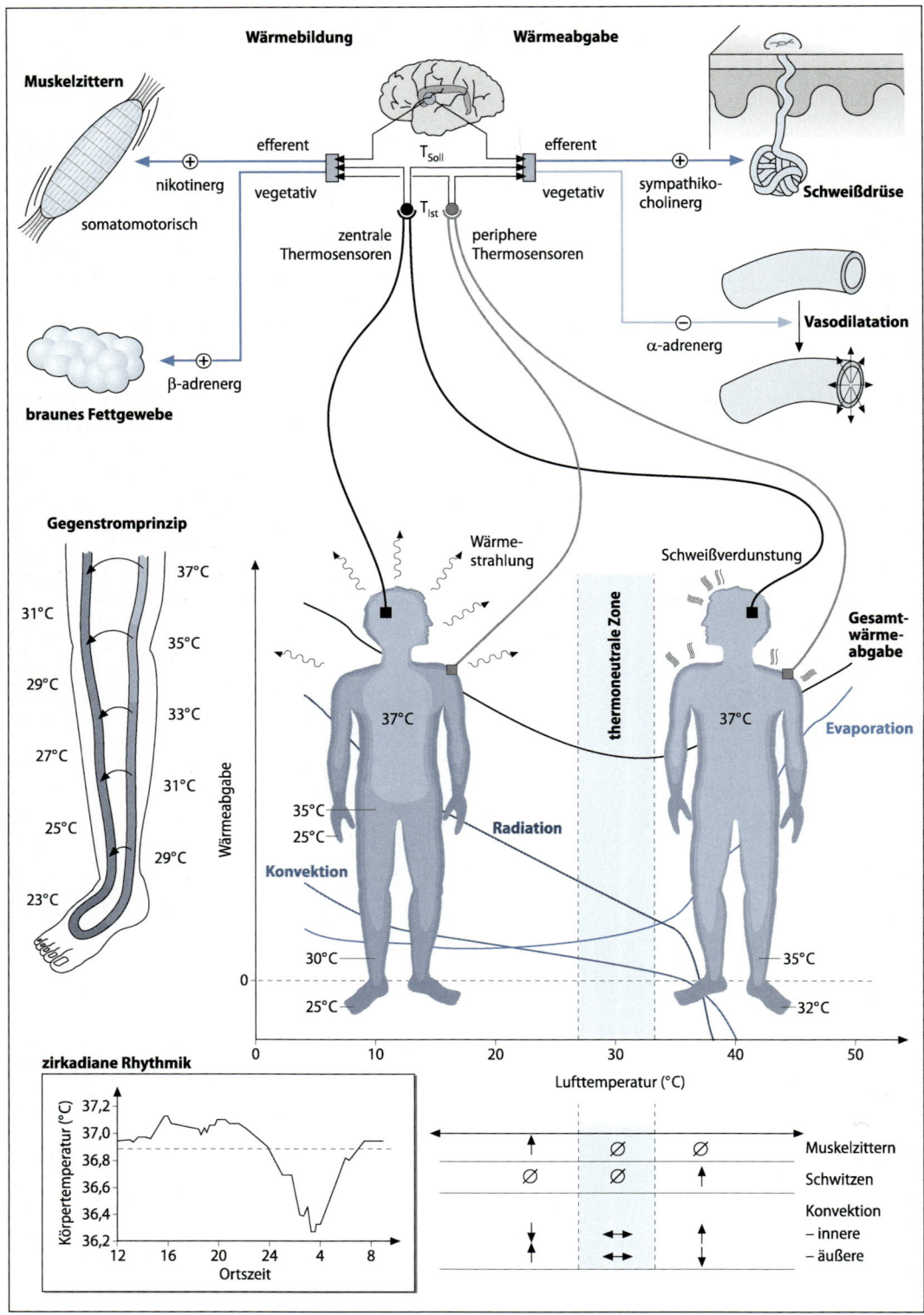

8 Energie- und Wärmehaushalt

> **Mind Map**
>
> **Wärmebildung und Wärmeabgabe:** Der Mensch ist in seinem Kern homiotherm mit einer mehr poikilothermen Schale. Sein Energie- und Wärmehaushalt wird maßgeblich durch ein Gleichgewicht zwischen Wärmebildung und -abgabe bestimmt. Für Wärmebildung ist die stoffwechselaktive Körpermasse verantwortlich (Muskelzittern, braunes Fettgewebe, Leber, Verdauung), für die Wärmeabgabe die Körperoberfläche. Größere Relationen zwischen Oberfläche und Volumen sind ungünstiger, weil mehr Wärme verloren geht, die durch erhöhte Stoffwechselleistung kompensiert werden muss.
>
> **Strahlung, Konvektion, Konduktion und Evaporation:** Mechanismen der Wärmeabgabe sind Strahlung, Konvektion, Konduktion und Evaporation (Schwitzen). Im Bereich der thermoneutralen Zone liegt die Indifferenztemperatur, bei der weder geschwitzt noch gezittert wird. Mit abnehmender Außentemperatur, zunehmender Luftbewegung und Wärmeleitfähigkeit nimmt die Behaglichkeitstemperatur zu und umgekehrt.
>
> **Die Kerntemperatur:** Die Kerntemperatur weist eine zirkadiane Rhythmik mit Minimum in den frühen Morgenstunden auf. Postovulatorisch nimmt sie basal bis 0,5°C zu. Mit zunehmender Außentemperatur werden Konvektion und Strahlung zur Wärmeabgabe immer unzureichender und die Schweißsekretion wichtiger. Sie wird sympathikocholinerg stimuliert und kann maximal bis 2 l/h betragen.
>
> **Temperaturregulation:** Die Körpertemperatur wird in einem negativen Feedback über Afferenzen von peripheren und zentralen Thermosensoren zum Hypothalamus als Sollwertvergleich reguliert. Bei positiver Abweichung vom Sollwert werden Mechanismen der Wärmeabgabe, bei negativer Abweichung Mechanismen der Wärmebildung aktiviert. Fieber stellt regeltechnisch eine Sollwertverstellung durch endogene Pyrogene dar und geht initial mit Schüttelfrost, beim Entfiebern mit Schwitzen einher.

8.1 Energiehaushalt

8.1.1 Grundlagen
(▶ Kap. 1.6 und GK Physik 4.2)

8.1.2 Energiequellen

Energiebereitstellung im Stoffwechsel und Energieträger werden in ▶ Kapitel 6.1, ◘ Tabelle 6.1 beschrieben; physikalische und physiologische Brennwerte werden in ▶ Kapitel 7.1.1 dargestellt.

8.1.3 Energieumsatz (▶ Kap. 6.1.2)

Verschiedene Umsätze sind in ◘ Tabelle 6.2 zu finden, die Messung über **direkte** und **indirekte Kalorimetrie** in ▶ Kapitel 5.6, der Wirkungsgrad in ▶ Kapitel 6.1.

Absoluter und spezifischer Grundumsatz
Absolute Grundumsätze beim Menschen finden sich in ◘ Tabelle 6.2. Der spezifische Grundumsatz (sGU) ist der Grundumsatz bezogen auf die **Körperoberfläche (KÖF)**. Die KÖF bestimmt maßgeblich den **Wärmeenergieverlust** an die Umgebung (s. u.) und ist proportional zum Quadrat der Körperlänge ($KÖF \propto l^2$). Die Zellen des Körpers bilden über ihre Stoffwechselvorgänge die Energie für den Grundumsatz. Die (stoffwechselaktive) **Körpermasse (KM)** ist daher ein Maß für die **Wärmebildungskapazität**.

Die Körpermasse ist proportional zur 3. Potenz der Körperlänge l ($KM \propto l^3$), da dies das Körpervolumen abschätzt (Masse = Volumen×Dichte). Daraus ergibt sich der häufig gefundene Begriff des **Oberflächen-Volumen-Verhältnis (OVV)**:

$$OVV = \frac{KÖF}{KM} \propto \frac{l^2}{l^3} = \frac{1}{l} \quad \text{(Gl. 8.1)}$$

> **Prüfungsfallstricke**
>
> Ungünstiges Oberflächen-Volumen-Verhältnis heißt nicht kleines, sondern **großes** Oberflächen-Volumen-Verhältnis!!

Der **tägliche spezifische Grundumsatz** (sGU) in J/m² pro Tag (Mensch: ~5–7 MJ/m², Altersabhängigkeit beachten!) enthält u. a. die von der Körpermasse erzeugte Wärmeenergie, welche notwendig ist, um die über die Körperoberfläche abströmende Wärmeenergie zu kompensieren. Der spezifische Grundumsatz ist proportional zum Oberflächen-Volumen-Verhältnis und damit umgekehrt proportional zur Körperlänge:

$$sGU \propto OVV = \frac{KÖF}{KM} \propto \frac{l^2}{l^3} = \frac{1}{l} \quad \text{(Gl. 8.2)}$$

> **Merke**
>
> Der absolute Grundumsatz eines Säuglings ist natürlich **kleiner** als der eines Erwachsenen. Aber: Sein spezifischer Grundumsatz ist größer, weil seine Körperlänge kleiner ist. Das bedeutet, der Säugling hat ein **größeres** (»ungünstigeres«) OVV als der Erwachsene (oder anders ausgedrückt: »der Säugling hat einen zu großen Kopf, über den er zuviel Wärme verliert, die er nachproduzieren muss«, s. u. braunes Fettgewebe)!

Der Begriff OVV lässt sich auch an einem **Beispiel aus der Praxis** erklären: Haben Sie sich schon mal gewundert, warum kleine Tiere einen so hohen Ruhepuls haben (Maus ~800/min)? Mit der Größe des Tieres nimmt das OVV ab (Ratte ~1,5, Kaninchen ~0,7, Hund ~0,5, Mensch ~0,2, Elefant <0,1) und damit auch der spezifische Grundumsatz (sGU). Da hiermit auch der Sauerstoffverbrauch abnimmt, kann nach Gl. 2.1 das Herzzeitvolumen (HZV) und damit die Herzfrequenz (HF) mit der Größe des Tieres abnehmen. Das gilt auch für den Menschen während des Wachstums (Säuglinge ~120/min, Erwachsener ~70/min).

8.2 Wärmehaushalt und Temperaturregulation

8.2.1 Körpertemperatur

Der Mensch ist ein **homiothermer** Säuger, d. h. die Körperkerntemperatur wird konstant gehalten. Der Vorteil gegenüber **Poikilothermie** liegt in einem gleichförmigen Stoffwechsel über einen größeren Temperaturbereich, poikilotherme Organismen (z. B. Amphibien) sind in ihrer Aktivierung stark von der Außentemperatur abhängig (deshalb legen sich Reptilien so gerne in die Sonne). In einem gewissen Temperaturbereich nehmen Stoffwechselleistungen pro 10°C Temperaturerhöhung um das 2- bis 3-Fache zu.

Die Temperaturtopographie zeigt beim Menschen einen echt homiothermen **Körperkern** (~36–37,5°C) und eine mehr poikilotherme **Körperschale** (Mind Map). Innerhalb des Körperkerns unterliegt die Kerntemperatur perfusions- und stoffwechselbedingten Unterschieden bis ~1°C sowie einer **zirkadianen Rhythmik** (Mind Map).

> **Merke**
>
> Bei **warmer Außentemperatur** und Arbeit breitet sich die Zone der Körperkerntemperatur durch Vasodilatation der Hautgefäße in oberflächliche Schichten aus, die **Körperschale wird kleiner**. Bei **Kälte** zieht sich der Körperkern durch Vasokonstriktion zurück (»Zentralisation«), die **Körperschale nimmt zu**.

Das **Temperaturminimum** (~36°C) der Kerntemperatur liegt in den frühen Morgenstunden (3–5 Uhr – »beim Nachtdienst gegen 4 Uhr wird einem irgendwie kalt...«), gefolgt von einem kontinuierlichen Anstieg tagsüber und einem **Maximum** (~37°C) in den Abendstunden (17–19 Uhr). Nach 23 Uhr sinkt die Temperatur dann deutlich wieder ab. Die Amplitude beträgt ~1°C.

Postovulatorisch nimmt die Kerntemperatur maximal bis 1°C zu (LH-Wirkung, Progesteron). Die Topografie der Temperaturverteilung ist komplex und abhängig von der Außentemperatur.

> **Prüfungsfallstricke**
>
> 37°C ist **keine** physiologische Temperatur an den Akren. Bindegewebe, Muskeln usw. an Händen und Füßen haben eher Temperaturen zwischen 25°C und 30°C. Die Kerntemperatur wird sublingual, im äußeren Gehörgang (Infrarot-Ohr-Thermometer!), axillär oder am besten im Rektum repräsentiert.

> **KLINIK**
>
> **Rauchen**: beim Rauchen nimmt die Temperatur an den Händen (Akren) drastisch ab (auf 15°C bis 20°C bei Raumtemperatur).
>
> **Hyperthermie**: Pathologische oder physiologische Zunahme der Kerntempertaur:
>
> **Fieber**: hypothalamische Temperatursollwertverstellung hin zu höheren Temperaturen mit der Folge von Wärmeproduktion (Muskelzittern), ausgelöst durch humorale Pyrogene (z. B. IL-1, TNF, ▶ Kap. 2.5.2, ▶ Kap. 8.2.4). Bei Arbeit oder Fieber kommt es zu einer Hyperthermie von ~38°C bis max. 40°C.
> ▼

> **Hypothermie**:
> – 34–36°C milde Hypothermie (Grad I: Erregungssteigerung, HF↑, HZV↑, Agitation, Kältediurese) mit Muskelzittern.
> – Unter 34°C (Grad II: Erregungsabnahme, Bewusstseinsverlust ~30°C) versagt zunehmend die Temperaturregulation.
> – Um 28°C treten Herzrhythmusstörungen auf (Kammerflimmern).
> – Unter 27°C (Grad III) Scheintod (Koma), Reflexlosigkeit, Pulslosigkeit, starre, weite Pupillen.
>
> **Alkohol**: Alkohol reduziert die Kältewahrnehmung und Gegenregulation. Er »wärmt« nicht wirklich, man merkt die Kälte nicht adäquat, kühlt aber weiter aus.

Behaglichkeits-, Indifferenztemperatur nennt man die Umgebungstemperatur, bei der im Liegen bei 50% Luftfeuchtigkeit und Windstille keine zusätzliche Zitterwärme (Muskelzittern) oder zusätzlicher Schweiß produziert werden. Beim Unbekleideten liegt diese höher (28–30°C) als beim Bekleideten (~20–23°C).

> **Prüfungsfallstricke**
>
> Im Wasser ist die Indifferenztemperatur **höher** (~35–36°C) als in Luft, da die höhere Wärmeleitfähigkeit von Wasser **mehr** Körperwärme entzieht. Je **dicker** die Unterhautfettschicht ist, desto **niedriger** die Behaglichkeitstemperatur (Isoliereffekt!, »Dünne frieren früher«). Bei Kälte ist die Behaglichkeitstemperatur **höher** als bei Wärme. Bei Arbeit ist sie niedriger als in Ruhe. Allgemein steigt sie mit Wärmeverlust an und fällt mit Wärmeaufnahme ab!

Temperaturmessung: Die Überwachung der Körpertemperatur erfolgt über **Thermosensoren**
– der Haut (Warm-, Kaltrezeptoren, ▶ Kap. 16.3),
– Viszera (Muskulatur, Peritoneum) und
– zentraler Bereiche (Hypothalamus, Rückenmark).

Periphere Temperaturafferenzen werden spinal im Tractus spinothalamicus geleitet (▶ Kap. 16.3).

8.2.2 Wärmebildung

Für die Wärmebildung ist die stoffwechselaktive Körpermasse maßgebend (s. o.). Bei äußerer **Muskelarbeit** wird Wärme zum größten Teil durch die chemischen

Reaktionen des Querbrückenzyklus (Aktin-Myosin-Filamente in den Muskelzellen) gebildet und zwar zu 100% minus Nettowirkungsgrad (d. h. fast **75% Wärmebildung**).

Durch reflektorische Zunahme des Muskeltonus (tonische Fasern) und schließlich Muskelzittern (Rekrutierung phasischer Einheiten) kann bei milder **Hypothermie** thermoregulatorisch muskuläre »Zitterwärme« bis zum **5-fachen Grundumsatz** erzeugt werden (~350 W). Das Muskelzittern setzt **unwillkürlich** ein.

Die innere Wärmebildung des Kerns umfasst im Wesentlichen Stoffwechselprozesse, z. B. der Leber, Niere oder Gehirn, welche durch Organkapseln (oder Knochen) als »wärmste Organe« vor dem Auskühlen weitgehend geschützt werden (Isolation!). Nachteilig bei anhaltendem Kältezittern ist die zunehmende Auskühlung durch Steigerung der Oberflächendurchblutung.

KLINIK

Maligne Hyperthermie: Anästhesiologischer Zwischenfall bei Inhalationsnarkosen (Halothan, Isofluran), welche die muskuläre Ca^{2+}-Freisetzung aus dem sarkoplasmatischen Retikulum fördern. Aufgrund eines genetischen Defekts am Ryanodin-1-Rezeptor (RYR1, auch Mutationen am DHPR bekannt) erfolgt irreversible Kanalöffnung mit exzessivem Anstieg des myoplasmatischen Ca^{2+} und Aktivierung des kontraktilen Apparats. Klinisch resultiert ein Rigor, plötzlicher Blutdruckanstieg und schnelle Zunahme der Kerntemperatur (1°C pro 5 min). Lebensbedrohliche Komplikation!

Therapie: Sofortiger Wechsel auf i.v.-Narkose, Kühlung des Körpers mit Eis, Dantrolengabe (Reaktivierung des RYR1), intensivmedizinische Überwachung. Interessant: der Defekt wird im täglichen Leben überhaupt nicht bemerkt, erst unter Halothan-Exposition (in der Regel bei Narkose). In der Anamnese sollte man stets nach familiärer Belastung fahnden. Die Letalität ist auch heute noch recht hoch. Es existiert ein »In-vitro«-Kontrakturtest.

Braunes Fettgewebe dient der **zitterfreien Thermogenese** v. a. kleinerer Säuger und von Neugeborenen, welche noch ungenügend subkutanes Fettgewebe besitzen und durch das ungünstigere (größere!) Oberflächen-Volumen-Verhältnis leichter auskühlen. Es liegt v. a. im Bereich der Scapulae und Axillae, ist sehr **mitochondrienreich** und wird über $β_2$- (im Wesentlichen durch Zunahme der Perfusion) und $β_3$-Rezeptoren (Lipolyse↑) reguliert.

Durch den Transporter UCP-1 (»Thermogenin«) wird der Protonengradient von der ATP-Synthese entkoppelt und dessen gesamte Energie als Wärme freigesetzt. Dies ist effektiver als Wärmezittern, da die Wärmeabgabe über die Haut nicht gleichzeitig zunimmt.

Prüfungsfallstricke

m-, n-Cholinozeptoren und Glutamatrezeptoren haben mit dem braunen Fettgewebe nichts zu tun! Dementsprechend auch kein Parasympathikus!

Der Mitochondrienanteil kann bei anhaltender Kältebelastung durch Hyperplasie zunehmen.

Neugeborene haben sehr wohl schon alle Thermoregulationsmechanismen des Erwachsenen! Bei starker Auskühlung zeigen auch Neugeborene Kältezittern.

8.2.3 Wärmeabgabe und -aufnahme

Für die Wärmeabgabe/-aufnahme ist der Wärmefluss über die Körperoberfläche entscheidend. Wärme wird über 4 wesentliche Mechanismen geleitet:
- Wärmestrahlung (**Radiation**),
- Wärme-Kontaktleitung (**Konduktion**),
- Wärmestrom (**Konvektion**) und
- Verdunstung (**Evaporation**).

Wärmestrom kann weiter in **inneren** (Kontaktleitung der Organe, konvektiver Strom über Hautdurchblutung und Gegenstromaustausch in der Peripherie) und **äußeren Wärmestrom** (Luftkonvektion, Kontaktkonduktion, Verdunstung) unterteilt werden.

Radiation ist Wärmetransport als reine Energie (infrarote Strahlung) **ohne** Medium. Die abgestrahlte Wärme ist abhängig von der Temperaturdifferenz (Richtung→Wärmeaufnahme in der Sonne!) und der Oberfläche (Menge). Dies ist der Hauptmechanismus bei Indifferenztemperatur!

Konduktion ist die Kontaktleitung von Wärmeenergie. Die **Richtung** ist abhängig von der **Temperaturdifferenz** (z. B. an kältere Objekte fließt Wärme vom Körper ab, von wärmeren fließt Wärme zum Körper hin). Die **Größe** der Konduktion ist abhängig von **Wärmeleitfähigkeit** und Wärmekapazität (z. B. Wärmeleitfähigkeit von Luft<Wasser, daher kühlt man in kaltem Wasser mehr aus als in Luft gleicher Temperatur). Die innere Konduktion (Kontaktleitung der ruhenden Gewebe) ist gering.

Äußere Konvektion ist der Wärmeaustausch zwischen Luft und Hautoberfläche. Die Abgabe ist umso höher, je kälter die Luft und höher Luftströmung

8.2 · Wärmehaushalt und Temperaturregulation

(erzwungene Konvektion) ist. Bei Windstille erfolgt eine freie Konvektion von unten nach oben (Wärme steigt auf!); sie ist maximal im Stehen, minimal im Liegen.

Innere Konvektion ist der Hauptmechanismus des Wärmetransports mit dem Blutstrom (Wärmekapazität Blut ~90% von Wasser). Dieser Wärmetransport ist reguliert über akrales **Gegenstromprinzip** und **Hautdurchblutung**. Arterielles Blut kühlt sich peripher am rückströmenden venösen Blut ab bzw. wärmt dieses auf. Das Körperinnere bleibt also warm, Finger werden dafür kälter. Die Regulation der Hautdurchblutung erfolgt über **arteriovenöse Anastomosen** (Eröffnung bei erniedrigtem Sympathikotonus→Hautdurchblutung↑).

Evaporation: Verdunstungswärmeabgabe ist sehr effizient aufgrund der hohen Verdampfungsenergie von Wasser: 2,34 kJ/ml. Sie kann nur stattfinden, wenn die relative Luftfeuchtigkeit der Umgebung <100% bzw. der Wasserdampfdruck der Luft **niedriger** ist als der der Haut (47 mmHg).
- **Perspiratio sensibilis**: Glanduläre Wasserabgabe (Schweißsekretion) ist wesentlicher Mechanismus (ab 37°C der einzige!) der Thermoregulation ab Temperaturen >30°C. Die Stimulation erfolgt **sympathisch-cholinerg**! Abgabe von **hypotonem** Schweiß (NaCl~5-100 mM). Sekretionsrate kann kurzfristig bis 2 l/h betragen (→Dehydratation!).
- **Perspiratio insensibilis**: Wärmeabgabe durch Wasserverdunstung von Schleimhäuten und Atemwegen sowie durch Epidermisschichten der Haut (extraglandulär, 80–90%) und ekkrine Ruhesekretion (glandulär, 10–20%). Die Menge liegt bei ca. 1 l/Tag→~2,34 MJ, d. h. 20–30% des tgl. Grundumsatzes! Sie nimmt bei Hyperventilation zu.

> **Merke**
>
> Die Größe der **effektiven Hautoberfläche** ist entscheidend für die Wärmeabgabe (-aufnahme) durch Konduktion und Konvektion (→Bekleidung). Das **Gegenstromprinzip** arterieller und venöser Leitung in der Peripherie minimiert konvektiven Wärmetransport zur Hautoberfläche.

Beispiele aus der Praxis

Warum wärmt eigentlich Kleidung? In Textilien enthaltene Lufträume bzw. die Luftschicht zwischen Textilie und Haut minimieren konvektiven Wärmeabstrom. Aufgrund der schlechten Wärmeleitfähigkeit von Luft wird konduktiv nur wenig Wärme pro Zeit verloren (oder aufgenommen: es ist besser, vermummt durch die Wüste zu laufen als in Shorts).

Und ein weiteres Beispiel: warum kauert man sich zusammen in der Kälte, z. B. Zusammenrollen im Schlafsack im Freien? Auch beim Frieren »umklammert man sich selbst« mit beiden Armen und reduziert damit die effektive Hautoberfläche zur Minimierung von Wärmeverlusten!

Bei der thermoregulatorischen Schweißsekretion erfolgt die Kühlung über Verdampfung von Wasser abhängig von der relativen Luftfeuchte der Umgebung! Bei hoher Luftfeuchtigkeit wird zwar geschwitzt, aber nicht gekühlt (Tropenaufenthalt). Nur Schweiß, der auf der Haut trocknet, entzieht der Haut Verdampfungswärme! Abtropfender Schweiß ist energetisch wirkungslos und somit verschwendet. Bei Tieren ohne ekkrine Schweißdrüsen (z. B. Hunde !) erfolgt die Wärmeabgabe bei hohen Außentemperaturen durch evaporatives Hecheln (Perspiratio insensibilis↑). In der Sauna erfolgt keine Wärmeabgabe.

> **Prüfungsfallstricke**
>
> Bei Windstille liegt die Behaglichkeitstemperatur niedriger als bei Luftströmung, da die Wärmeabgabe niedriger ist (an einem Sommertag aus dem Schwimmbecken herauskommen und trotzdem frieren, wenn es windig ist). Hoher Sympathikotonus verringert die Hautdurchblutung an den Akren (arteriovenöse Anastomosen gedrosselt!).
>
> Bei der Verdunstung von Schweiß muss die Umgebungstemperatur **nicht** geringer sein als die Körpertemperatur, aber der **Wasserdampfdruck** der Umgebung niedriger als der der Haut (47 mmHg bei 37°C)! Bei Atmung von 100% wassergesättigter Luft findet **keine** Perspiratio insensibilis mehr statt! Konduktion und Konvektion zur Wärmeabgabe fallen über 37°C aus. Schweißdrüsen haben mit Noradrenalin **nichts** zu tun!

Schweißsekretion

Die **Perspiratio sensibilis** nimmt bei Arbeit bedingt durch die sympathisch-cholinerge Aktivierung zu. Ebenfalls nimmt bei Arbeit die **Perspiratio insensibilis** zu, da das Atemzeitvolumen ansteigt. Der Schweiß entsteht in den ekkrinen Drüsen durch **Ultrafiltration**. Dem Filtrat wird in den Ausführungsgängen NaCl (aldosteronabhängig!) entzogen, sodass das Sekret **hypoton** wird. Mit zunehmender Sekretionsrate nimmt die Na$^+$-Rückresorption ab und der Schweiß wird weniger hypoton (weniger Kontaktzeit, ▶ Kap. Speicheldrüsen 7.3.2), trotzdem resultiert bei starkem Schwitzen eine **hypertone Dehydratation** (▶ Kap. 9.1).

Zusätzlich zum Schwitzen kommt es bei Erhöhung der Körpertemperatur zur peripheren Vasodilatation, was den Wärmetransport zur Körperoberfläche begünstigt. Wesentliche Voraussetzung der Schweißverdampfung ist ein niedriger Wasserdampfdruck der Umgebung (z. B. kann in einer Sauna mit 80°C, relativer Luftfeuchte 20% und Wasserdampfdruck von 70 mmHg bei einer Hauttemperatur von 37°C und Wasserdampfdruck von 47 mmHg kein Schweiß mehr verdampfen!). Der Grundumsatz (~250 kJ/h) ist ausreichend, um ~100 ml/h Wasser zu verdampfen, wenn dies der einzige Weg der Wärmeabgabe wäre (Verdampfungswärme ~2,34 MJ/l_{Wasser}).

8.2.4 Temperaturregulation

Im Bereich der **Indifferenztemperatur** liegt die **thermoneutrale Zone**. Hier hat die Gesamtwärmeabgabe ein Minimum. Bei **Hypothermie** (Umgebungstemperatur < Indifferenztemperatur mit Überwiegen der Wärmeabgabe an Umgebung) nimmt die Wärmeabgabe durch Strahlung und äußere Konvektion stark zu, die Wärmebildung wird durch Muskelzittern stimuliert und die innere Konvektion (Wärmetransport an Hautoberfläche) durch periphere Vasokonstriktion reduziert (Zentralisierung!). Dies tritt immer dann auf, wenn die Behaglichkeitstemperatur ansteigt (z. B. Wind, Kälte, Aufenthalt im Wasser <37°C).

Bei **Hyperthermie** (Überwiegen der Wärmeaufnahme von Umgebung oder Anstieg der Kerntemperatur durch Arbeit) nimmt die Wärmeabgabe durch Strahlung und äußere Konvektion stark ab, die Wärmeabgabe durch evaporative Verdunstung und innere Konvektion jedoch stark zu. Dies ist immer dann der Fall, wenn die Behaglichkeitstemperatur abnimmt (Sonnenexposition, warme Umgebung, Arbeitshyperthermie).

Regeltechnisch überwacht wird die
- Wärmebildung durch zentrale Thermosensoren des Körperkerns,
- die Wärmeabgabe durch periphere Thermosensoren der Körperschale (z. B. Kalt-, Warmrezeptoren, ► Kap. 16.3).

In einem **negativen Feedback** werden die Afferenzen zentral im Hypothalamus posterior und unteren Hirnstammbereichen (dort v. a. Hautafferenzen) mit einem »Sollwert« verglichen (Set-Point-Theorie) und die Wärmeabgabe/-bildung über **efferent vegetative** und **somatische** Fasern zu den **Stellgliedern** eingestellt.

Der **efferent vegetative Weg** läuft über den Sympathikus:
- beta-adrenerg: braunes Fettgewebe,
- alpha-adrenerg: Pilomotorik und Vasokonstriktion,
- sympathisch-cholinerg: Schweißdrüsensekretion.

Somatomotorische Fasern zur Skelettmuskulatur bewirken das Muskelzittern.

> **KLINIK**
>
> **Fieber**: Zentrale Sollwertverstellung durch Pyrogene und Zytokine, welche die Blut-Hirn-Schranke im Bereich der zirkumventrikulären Organe umgehen und in Endothelzellen (?) des Hypothalamus zu PGE_2-Freisetzung führen. PGE_2 erhöht den Sollwert. Der Ist-Wert der Kerntemperatur ist damit zu niedrig. Durch negatives Feedback wird nun die Wärmeabgabe gedrosselt und Wärmebildung durch Muskelzittern stimuliert (initialer Schüttelfrost), bis die erhöhte Kerntemperatur erreicht ist (Fieber).
>
> Beim **Entfiebern** erfolgt der umgekehrte Prozess: das Abflauen des PGE_2 senkt den Sollwert wieder. Der nun zu hohe Ist-Wert wird durch Vasodilatation und Schwitzen (Wärmeabgabe↑) abgesenkt. Als endogene Pyrogene wirken: IL-1, IL-6, IL-8, TNF-α, TNF-β, IFN-α, -β, -γ. Fiebersenkende Medikamente (Antipyretika) hemmen die Prostaglandinsynthese (COX-Hemmer: ASS, Paracetamol). Endogen antipyretisch wirken ADH (antidiuretisches Hormon) und MSH (Melanozyten stimulierendes Hormon). Bei Schwangeren und Neugeborenen kann die Fieberreaktion reduziert sein.

8.2.5 Akklimatisation

Adaptation der Thermoregulation an Umgebungsbedingungen (**Akklimatisation**) findet in erster Linie bei Hitze-Exposition statt. Anpassung an Kälte ist v. a. eine Verhaltensadaptation im Sinne der Kleidungsanpassung, obwohl auch Verschiebungen der Zitterschwelle diskutiert werden.

Hitzeakklimatisation kommt einem Training der Schweißdrüsen gleich: Die **Schweißsekretion** nimmt bei gleicher Hitzebelastung zu. Sie beginnt schon bei niedrigeren Temperaturen (Schwelle erniedrigt, man schwitzt früher). Dies schont zwar den Kreislauf (weniger Vasodilatation zum Wärmetransport an die Oberfläche), der Flüssigkeits- und Salzverlust ist aber höher. Durch gesteigerte Wirkung von **Aldosteron** wird die NaCl-Ausscheidung mit dem Schweiß reduziert, dieser wird hypotoner. Die gesteigerte NaCl-Rückresorption erhöht das Durstgefühl (Wirkung des antidiuretischen Hormons). Durch Erhöhung des Plasmavolumens und der Plasmaproteine ist die Kreislaufanpassung verbessert, der Blutdruck fällt daher bei thermoregulatorischem Schwitzen von Hitzeadaptierten nicht so stark ab.

Prüfungsfallstricke

Die Herzfrequenz wird bei Hitzeakklimatisation **nicht** eingestellt.

Fallbeispiel

Ein älterer Obdachloser wird in einer **kalten Winternacht** bewusstlos in die Notaufnahme gebracht. Der Patient wurde von Passanten in einem Park neben seinem Schlafsack liegend aufgefunden. In unmittelbarer Nähe lagen diverse **Alkoholika**, der Patient hatte Erbrochenes im Gesicht.

In der Ambulanz ist der Patient **somnolent**, nur kurzzeitig erweckbar, diffus auf Schmerzreize reagierend. Die **Rektaltemperatur** wird mit **31°C** gemessen. Er ist **hypoton**, **bradykard**, im EKG zeigen sich breite Kammerkomplexe und Bradyarrhythmien. Die **Reflexe** sind beidseitig symmetrisch **abgeschwächt**. Bei Vorliegen einer **Hypothermie II. Grades** wird der Patient vorsichtig passiv wiedererwärmt (~1°C/h) und kardiopulmonal auf der **Intensivstation** überwacht. Am folgenden Tag ist die Körpertemperatur normalisiert, der Patient ansprechbar und kardiovaskulär normalisiert. Zwecks weiterer Unterbringung wird der Sozialarbeiter eingeschaltet.

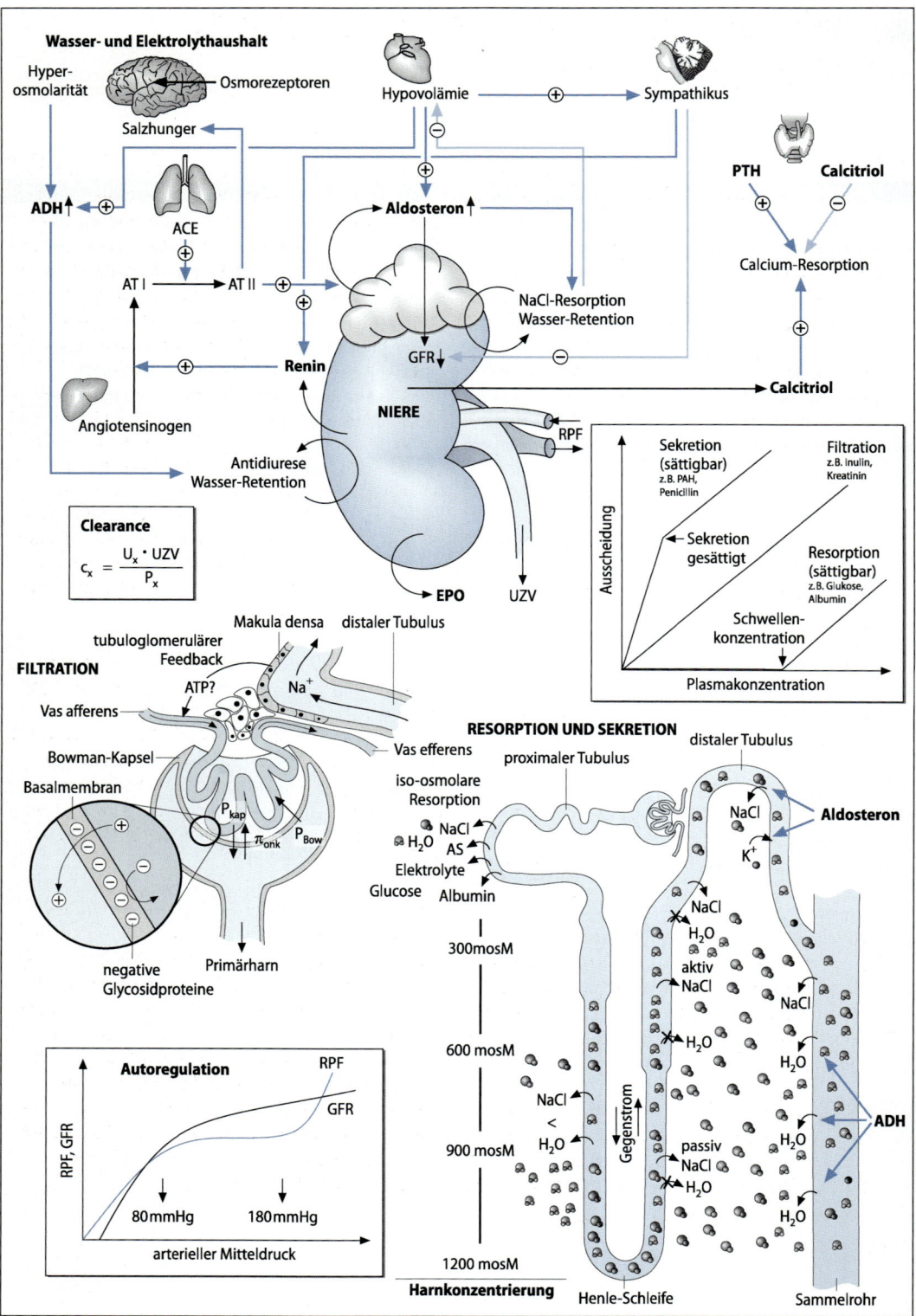

9 Wasser- und Elektrolythaushalt, Nierenfunktion

Mind Map

Wasser- und Salzhaushalt: Der Wasserhaushalt wird in engen Grenzen über das zirkulierende Blutvolumen und dessen Osmolarität reguliert. Die Niere bilanziert sowohl die Ausscheidung von Kochsalz (und damit Volumen) sowie von freiem Wasser (und damit die Osmolarität). Änderungen der Osmolarität bewirken in erster Linie intrazelluläre Flüssigkeitsverschiebungen, Änderungen des Plasmavolumens v. a. Verschiebungen in das und vom Interstitium. Abnahme der Nierendurchblutung sowie Hypovolämie führen renal zur Freisetzung der Protease Renin. In mehreren Schritten wird über Aktivierung von Angiotensin II die Ausschüttung von Aldosteron gefördert. Aldosteron fördert die Kochsalz- und Wasserresorption im distalen Tubulus und füllt so das Intravasalvolumen wieder auf. Da es auch die K^+-Ausscheidung fördert, wird es bei Hyperkaliämie auch stimuliert. Zunahme der Osmolarität bewirkt Freisetzung des antidiuretischen Hormons (ADH) aus der Neurohypophyse. Es fördert die Wasser-Rückresorption im Sammelrohr des Nephrons und erhöht freies Plasmawasser. Unter ADH-Wirkung nimmt das Harnzeitvolumen stark ab (Antidiurese).

Glomeruläre Filtration: Ein Fünftel des renalen Plasmaflusses durch die Nephrone wird glomerulär filtriert. Stoffe unterhalb 5 kDa sind frei filtrierbar. Positiv geladene Stoffe werden besser als negativ geladene filtriert. Die glomeruläre Filtrationsrate (GFR) wird durch Autoregulation der Vasa afferentia und efferentia über einen weiten Druckbereich konstant gehalten. Weitere Mechanismen sind ferner der Sympathikus und die Einstellung der Filtrationsrate gemäß der NaCl-Konzentration, welche in der Macula densa früh-distal gemessen wird (tubuloglomerulärer negativer Feedback).

Tubuläre Resorption und Sekretion: Im proximalen Tubulus werden die meisten Stoffe zu ca. 60% isoosmolar resorbiert. Glucose, Aminosäuren, Peptide und Bicarbonat werden hier fast vollständig resorbiert. Treibende Kraft ist in allen Nephronabschnitten indirekt die basolaterale Na/K-ATPase. Apikal finden sich proximal diverse Na^+-Symporter und v. a. ein Na/H-Exchanger. Sezernierte Protonen dienen dabei als Bicarbonatfänger für dessen Resorption. Diese ist bei Azidose erhöht, bei Alkalose und unter Carboanhydrasehemmer erniedrigt. Im aufsteigenden Teil der Henle-Schleife wird NaCl und KCl sekundär-aktiv resorbiert. Apikal findet sich ein Na/K/2Cl-Kotransporter, über den Na^+ im Interstitium deponiert wird, und der durch Akkumulation osmotisch wirksamer Salze die Harnkonzentrierung ermöglicht. Cl^- wird zum großen Teil parazellulär resorbiert. Im distalen Tubulus erfolgt die Feineinstellung der NaCl-Resorption und K^+-Sekretion unter hormonaler Kontrolle von Aldosteron und atrialem natriuretischen Peptid (ANP). Apikal werden hierbei durch Aldosteron vermehrt epitheliale Na^+-Kanäle induziert, welche Na^+ resorbieren.

Harnkonzentrierung und Dilution: Im Sammelrohr erfolgt die Feineinstellung der Wasserresorption unter ADH-Wirkung, welches apikal Aquaporine einbaut, durch die Wasser dem osmotischen Gradienten folgend passiv aus dem Sammelrohr ins Interstitium gelangt. Ferner erfolgt hier die Sekretion von Harnstoff ins Nierenmark, welches NaCl als Hauptsolut für die Osmolarität ablösen kann und somit die Kochsalzresorption in die Vasa recta fördert.

Clearance: Global wird die Nierenfunktion über die Clearance eines Stoffs abgeschätzt. Diese gibt das Plasmavolumen an, welches pro Zeiteinheit vollständig von einer Substanz befreit wird. Für ausschließlich filtrierte Stoffe (Kreatinin, Inulin) ist sie ein Maß für die glomeruläre Filtrationsrate (GFR). Ist sie kleiner, findet entlang des Tubulus Nettoresorption statt (z. B. Glucose, Na^+). Ist sie größer, findet Nettosekretion statt (z. B. PAH [p-Amino-Hippursäure]). Überschreitet die Plasmakonzentration einer filtrierten Substanz das tubuläre Transportmaximum, ist die Ausscheidungsrate dann nur proportional zur filtrierten Menge.

9.1 Wasser- und Elektrolythaushalt

9.1.1 Allgemeine Grundlagen (▶ Kap. 1)

9.1.2 Flüssigkeitsräume

Der **Wassergehalt** des Körpers beträgt beim Erwachsenen ~60% des Körpergewichts (KG), ~40% KG sind feste Bestandteile (bei 75 kg KG ca. 45 kg Wasser). **Fettzellen** haben nur ca. 20% Wasseranteil. Deshalb haben Adipöse relativ weniger Wassergehalt als Schlanke.

> **Merke**
>
> Der Wassergehalt des Körpers ist **geschlechts-** und **altersspezifisch**. Frauen haben ca. 10% weniger Körperwasser (→höherer Fettanteil), Kinder einen ~70% höheren Wassergehalt als Erwachsene (→mehr Interstitialraum).

Das Gesamtkörperwasser verteilt sich zu ⅓ auf das **Extrazellulärvolumen** (EZV) und ⅔ auf das **Intrazellulärvolumen** (IZV). Das EZV unterteilt sich wiederum zu ¼ auf **Intravasal-** und **Transzellulärraum**, zu ¾ auf das **Interstitium**.

> **KLINIK**
>
> Zur Berechnung der Größe eines der o. g. Volumina multipliziert man einfach das Körpergewicht sukzessive mit den einzelnen Brüchen. Beispiel: Die Wassermenge im Interstitium eines 70 kg schweren Menschen beträgt: 70 kg×60 %×⅓×¾=10,5 kg.

Der Intravasalraum enthält das Blut, das sich in Plasma und korpuskuläre Bestandteile unterteilt, welche durch den Hämatokrit (HK) beschrieben werden (▶ Kap. 2.2). Die Bestimmung der Volumina der einzelnen Räume erfolgt mittels **Indikatorverdünnungsmethode** (▶ Kap. 5.4, ▶ Kap. 9.2.3): eine definierte Menge M eines Stoffs verteilt sich in dem fraglichen Kompartiment mit Volumen V. Bestimmt man nach Durchmischung die Stoffkonzentration c, so gilt:

$$M = c \times V \leftrightarrow V = \frac{M}{c} \qquad (Gl.\ 9.1)$$

> **KLINIK**
>
> Für die Bestimmung des **Gesamtkörperwassers** (KW) eignet sich schweres Wasser (^{3}HOH, ^{2}HOH) oder Antipyrin, für das **Plasmavolumen** (PV) ^{131}J-Albumin oder Evans-Blau und für das **EZV** Inulin oder Mannitol. Das interstitielle Volumen wird indirekt aus EZV-PV, das IZV aus KW-EZV errechnet.

Abweichungen der **Osmolarität** in einem Kompartiment führen zu osmotischen Flüssigkeitsverschiebungen (▶ Kap. 1.3) mit Zellschwellung (EZV hypoton) oder -schrumpfung (EZV hyperton).

> **KLINIK**
>
> Bricht die aktive **zelluläre Volumenregulation** zusammen (z. B. ATP-Mangel, Hypoxie, Digitalisintoxikation), steigt die intrazelluläre Osmolarität an und Wasser strömt zum Ausgleich in die Zellen ein: es kommt zu einem Zellödem mit Funktionseinschränkung.

Tab. 9.1. Formen der Hyper- und Dehydratation

Hydratationsform	Unterform	P_{Osm}	Wirkung	Beispiele
Hyperhydratation (EZV↑)	Hypotone H. EZV: H_2O↑, [Na^+]↓	↓	Interstitielle Ödeme, Zellschwellung	Trinkwasseraufnahme, ADH-Überschuss (z. B. paraneoplastisch), Glucose-Infusion!
	Isotone H. EZV: H_2O↑, [Na^+]↔	↔	Interstitielle Ödeme, Zellvolumen konstant	Hyperaldosteronismus (z. B. Conn-Syndrom), »Über-Infusion« isotoner Ringer-Lösung, isotone Getränke, Lakritze!
	Hypertone H. EZV: H_2O↑, [Na^+]↑↑	↑	Interstitielle Ödeme, Zellschrumpfung	Trinken von Meerwasser, Infusion hypertoner NaCl-Lösung
Dehydratation (EZV↓)	Hypotone D. EZV: H_2O↓, [Na^+]↓↓	↓	Hautturgor↓, Zellschwellung	Nebennierenrinden-Insuffizienz, Salzverlust
	Isotone D. EZV: H_2O↓, [Na^+]↔	↔	Hautturgor↓, Zellvolumen konstant	Blutverlust, Verbrennung, Durchfall, Schleifendiuretika
	Hypertone D. EZV: H_2O↓, [Na^+]↑	↑	Hautturgor↓, Zellschrumpfung	ADH-Mangel, Diabetes insipidus, Durst, Schwitzen, Alkohol!

EZV: Extrazellulärvolumen. P_{Osm}: Plasma-Osmolarität.

9.1 · Wasser- und Elektrolythaushalt

Als **Dehydratation** bezeichnet man eine Abnahme des EZV (Hypovolämie), als **Hyperhydratation** eine Zunahme des EZV (Hypervolämie). Dies sagt aber noch nichts über die Flüssigkeitsverschiebungen aus, da es wichtig ist, ob und wie sich die Plasma-Osmolarität dabei ändert (repräsentiert durch das Plasma-Na^+ als Hauptkation). Abhängig von der Osmolarität unterteilt man De- und Hyperhydratationen in **isotone, hypotone** und **hypertone** Formen (◘ Tab. 9.1). Dabei gilt:
- Zeichen der **Hypervolämie** können arterielle Hypertonie (RR↑) und Ödeme sein,
- Zeichen der **Hypovolämie** können arterielle Hypotonie (RR↓) und reflektorische Tachykardie sein.

> **Prüfungsfallstricke**
>
> Interstitielle Ödeme können bei allen Hyperhydratationen auftreten (EZV↑), da der Filtrationsdruck ansteigt. **Isotone** De- und Hyperhydratationen ändern das Zellvolumen **nicht** (**keine** Osmose!).

> **Merke**
>
> Die **Hyperhydratation** wird benannt nach der Art der Flüssigkeit, die zugeführt wird, die **Dehydratation** nach der Art der Flüssigkeit, die im Körper bei Verlusten zurückbleibt.

> **KLINIK**
>
> Bei **Leberzirrhose** entstehen interstitielle Ödeme aufgrund der reduzierten Syntheseleistung von Plasmaproteinen und Abfall des onkotischen Drucks (► Kap. 4.1.6). Hierdurch wird mehr Flüssigkeit ins Gewebe abgepresst. Versucht man dies durch Protein-Infusionen (z. B. Humanalbumin) abzufangen, kann dies ins Gegenteil umschlagen, da die Lungenkapillaren relativ proteinpermeabel sind. Ins Interstitium eindringende Proteine sind osmotisch aktiv und Wasser strömt nach, weshalb ein **interstitielles Lungenödem** entstehen kann. Es gilt also, vorsichtig zu sein mit Albumin-Infusionen.
>
> **Glucose-Infusionen** sind eigentlich Infusionen von freiem Wasser, welches zurückbleibt, nachdem die Glucose von den Zellen verstoffwechselt wurde (→hypotone Hyperhydratation).
>
> Als Schiffbrüchiger hat man schlechte Karten mit **Meerwasser**. Dieses ist viel hypertoner ($[Na^+]$~500 mM) als die Niere Na^+ maximal im Endurin zu konzentrieren vermag (~300 mM), sodass es nicht direkt ausgeschieden werden kann ▼

> (→hypertone Hyperhydratation). Es muss erst durch freies Wasser aus den Zellen, welches ins Plasmavolumen einströmt, verdünnt werden. Dies ist der Grund, warum man beim Trinken von Meerwasser zusehends verdurstet, obwohl man »Wasser« (leider mit zuviel Salz drin) zu sich nimmt (»water, water everywhere nor any drop to drink«, S.T.Coleridge: Rime of the Ancient Mariner 1798).

9.1.3 Wasser

Wasseraufnahme und Abgabebilanz werden in ► Kapitel 7, ► Kapitel 8 und ► Kapitel 9.2 dargestellt. Wasser entsteht neben der Aufnahme in Getränken und Nahrung auch im Stoffwechsel (z. B. Glycolyse, oxidative Phosphorylierung: GK Biochemie, ► Kap. 3.8).

IZV und EZV sind über die Osmolarität miteinander gekoppelt (s. o.). Daher muss zur Regulation von beiden (**Homöostase**) sowohl das **EZV** (repräsentiert durch das Plasmavolumen) als auch die **Osmolarität** (repräsentiert durch das Plasma $[Na^+]$) separat gemessen werden. Das EZV wird in 2 Systemen überwacht:
- im **Niederdrucksystem** (Volumenrezeptoren) und
- im **Hochdrucksystem** (Pressorezeptoren).

Volumenrezeptoren
Volumenrezeptoren (Dehnungsrezeptoren) befinden sich in atrialen Zellen (im rechten und linken Vorhof reagieren sie auf den Füllungszustand der V. cava) bzw. Pulmonalvene und in der Leber (Füllung der V. portae). Volumenrezeptoren können nicht unterscheiden, ob eine Volumenänderung des EZV durch eine Änderung des freien Wassergehalts (Osmolarität) oder primär durch eine isotone Volumenänderung (Änderung von Na^+ und H_2O in gleichem Maße) stattgefunden hat. Deshalb reagieren sie vorsichtshalber mal auf beides.

Für Volumenrezeptoren sind folgende Mechanismen wichtig:
- **Atriales natriuretisches Peptid:** Volumenexpansion im Vorhof führt zu vermehrter Ausschüttung von atrialem natriuretischem Peptid (ANP), welches die **Natriurese** in der Niere fördert (und damit auch die Wasserausscheidung: jedem Na^+ folgt ein H_2O mit der Folge einer isotonen Dehydratation). Volumenkontraktion hemmt die ANP-Ausschüttung.

- **Gauer-Henry-Reflex:** Volumenexpansion im Vorhof hemmt über Vagusafferenzen die Ausschüttung des antidiuretischen Hormons (ADH) aus der Neurohypophyse. Weniger Antidiurese bedeutet dann mehr Wasserdiurese; es folgt: EZV↓, aber auch Plasma-Osmolarität↑. Bei Volumenmangel verhält es sich genau umgekehrt (ADH↑ mit der Folge von Wasser- und Volumeneinsparung).

Pressorezeptoren

Pressorezeptoren befinden sich im Aortenbogen, Karotissinus und Ventrikel. Sie messen den arteriellen Mitteldruck, welcher sich erst bei starken Änderungen des EZV merklich ändert (z. B. 20% Blutverlust). Über den **Pressorezeptorenreflex** (◘ Abb. 4.4) wird der Sympathikus bei EZV-Abnahme aktiviert, welcher das **Renin-Angiotensin-Aldosteron-System** (RAAS) aktiviert: es folgt eine $β_1$-adrenerge Reninfreisetzung aus myoepithelialen und Granulosazellen des juxtaglomerulären Apparats (**nicht** der Macula densa!!).

Das Mineralocorticoid **Aldosteron** aus der **Zona glomerulosa** der Nebennierenrinde (NNR) erhöht die NaCl-Resorption und K^+-Sekretion im distalen Tubulus der Niere (Folge: isotone Hyperhydratation), Schweißdrüsen und Kolon. Seine Freisetzung wird innerhalb von Minuten stimuliert durch
- EZV-Abnahme (z. B. Blutverlust),
- Hyponatriämie (Kochsalzmangel),
- Hyperkaliämie und
- Angiotensin II (AT II).

Die Na^+-Ausscheidung sinkt (!) unter Aldosteron, die K^+-Ausscheidung steigt. Damit steigt auch die H^+-Resorption in Schaltzellen (s. u.).

Die Hemmung von Aldosteron bei Volumenexpansion (EZV↑) ist sehr viel träger und benötigt Stunden. Das Peptid AT II führt zu hypothalamischer Freisetzung von **antidiuretischem Hormon** (Antidiurese, Durst, s. u.) sowie **Oxytocin** und erzeugt »Salzhunger«; Folge: **hypovolämischer Durst und Salzhunger**.

> **Merke**
>
> EZV↑: Natriurese (ANP↑, RAAS↓) und Diurese (ADH↓).
> EZV↓: Na^+- und Volumenretention (ANP↓, RAAS↑), Antidiurese (ADH↑).

Osmorezeptoren

Die Plasma-Osmolarität (P_{Osm}) wird durch Osmorezeptoren im Hypothalamus (zirkumventrikuläre Organe, subfornikal) gemessen. Ein Überschuss an freiem Wasser ($P_{Osm}↓$) kann durch Schwellung der Neurone, ein Mangel ($P_{Osm}↑$) durch Schrumpfung erkannt werden. Bei Zellschrumpfung erfolgt eine Depolarisation (mechanosensitive Kanäle) und Freisetzung von **antidiuretischem Hormon** (ADH) aus der Neurohypophyse. Die Sensitivität der Osmolaritätsmessung ist sehr hoch (Zunahme um 1 mOsM wird bereits erkannt und führt zu ADH-Zunahme bis 10 ng/l).

> **Merke**
>
> Das **EZV** wird primär durch ANP und Aldosteron reguliert (Na^+- und Wassergehalt), die **Osmolarität** primär durch ADH (Wassergehalt). Die Regelung des Salzgehalts ist langsamer als die des Wassergehalts (Diurese schneller als Natriurese).
> $P_{Osm}↑→ADH↑→H_2O$-Retention↑ (Antidiurese und Durst).
> $P_{Osm}↓→ADH↓→H_2O$-Retention↓ (Diurese und kein Durst).

Die **Wirkung** des **antidiuretischen Hormons** besteht:
- **peripher** im Einbau von **AQP-2-Wasserkanälen** (AQP: Aquaporin, ▶ Kap. 1) in die luminale Sammelrohr-Membran (V_2-Rezeptoren, cAMP↑) mit gesteigerter Rückresorption freien Wassers sowie
- **zentral** in der Erzeugung von **Durstgefühl (osmotischer Durst)**.

Beide Mechanismen wirken im Sinne einer Zunahme der Konzentration an freiem Wasser im Plasma mit »Verdünnung« und Abnahme der Osmolarität.

> **KLINIK**
>
> ADH wird auch bei der kardiopulmonalen Reanimation eingesetzt, um den peripheren Perfusionsdruck wiederherzustellen: **ADH = Vasopressin**.
>
> Bei **Diabetes insipidus** liegt entweder ein zentraler ADH-Mangel (zentrale Form) oder eine periphere ADH-Rezeptorinsuffizienz vor (periphere Form). Symptome sind in beiden Fällen übermäßige Wasserausscheidung (**Polyurie**) bis 15–20 l/d und starker Durst mit Trinken (**Polydipsie**). Die zentrale Form bessert sich nach Gabe von ADH-Analoga, die periphere spricht nicht darauf an (Rezeptordefekt im Sammelrohr!).
>
> **Infusionstherapie:** Bei Infusionen ist darauf zu achten, ob primär das EZV oder die Osmolarität korrigiert werden muss. Isotone Ringerlösungen haben eine längere Verweildauer als hypotone Lösungen.
> ▼

9.1 · Wasser- und Elektrolythaushalt

> **Alkohol** hemmt die ADH-Ausschüttung und entkoppelt die Osmoregulation. Nach Alkoholgenuss wird daher mehr freies Wasser (hypotoner Harn) ausgeschieden; die Folge ist eine hypertone Dehydratation mit Neuronenschrumpfung im ZNS und Kopfschmerz (bekannt als »der Kater« danach). »Der Brand« ist die morgendliche Wiederaufnahme der ADH-Ausschüttung (jetzt viel, da $P_{Osm}\uparrow$) mit viel Durst.
> **Kälte** hemmt auch die ADH-Ausschüttung: **Kältediurese**.

Haupteliminationsweg sind die Nieren, über Fäzes nur sehr wenig (~5–10 mmol/Tag). Renal filtritert werden fast 25 mol/Tag (!!), das entspricht über 1 kg Kochsalz, von denen aber nur ca. 100 mmol/Tag tatsächlich im Urin erscheinen (▶ Kap. 9.2). Über Schweiß gehen tgl. ca. 10 mmol verloren. Der **Gesamtgehalt** an mobilisierbarem Na^+ im Körper beträgt ca. 2,5 mol, von denen sich ~90% auf das EZV, ~10% auf das IZV verteilen. Im Knochen befinden sich nochmals fast ein Viertel dieser Menge (Na^+-Apatit).

Normalwerte im Plasma betragen ~140–150mM; bereits eine Konzentration von 120 mM Plasma-Na^+ stellt einen **internistischen Notfall** mit der Gefahr eines Hirnödems dar.

Aufgrund der Verteilung spiegelt die Gesamt-Na^+-Menge in etwa das EZV wider. Als Abschätzung hierzu kann das Plasma-$[Na^+]$ gelten. Die Bedeutung des extrazellulären Na^+ liegt im Na^+-Gradienten über die Membranen, welcher für Aktionspotenziale und Transportprozesse vorhanden sein muss. Regulation des EZV: s. o. und ▶ Kapitel 4.3.

◘ Abbildung 9.1 fasst die Regelkreise beim Wasser- und Salzhaushalt zusammen.

9.1.4 Natrium

Die **tägliche Na^+-Aufnahme** in Form von Kochsalz beträgt im Schnitt ~100 mmol (5,8 g), ist aber äußerst variabel.

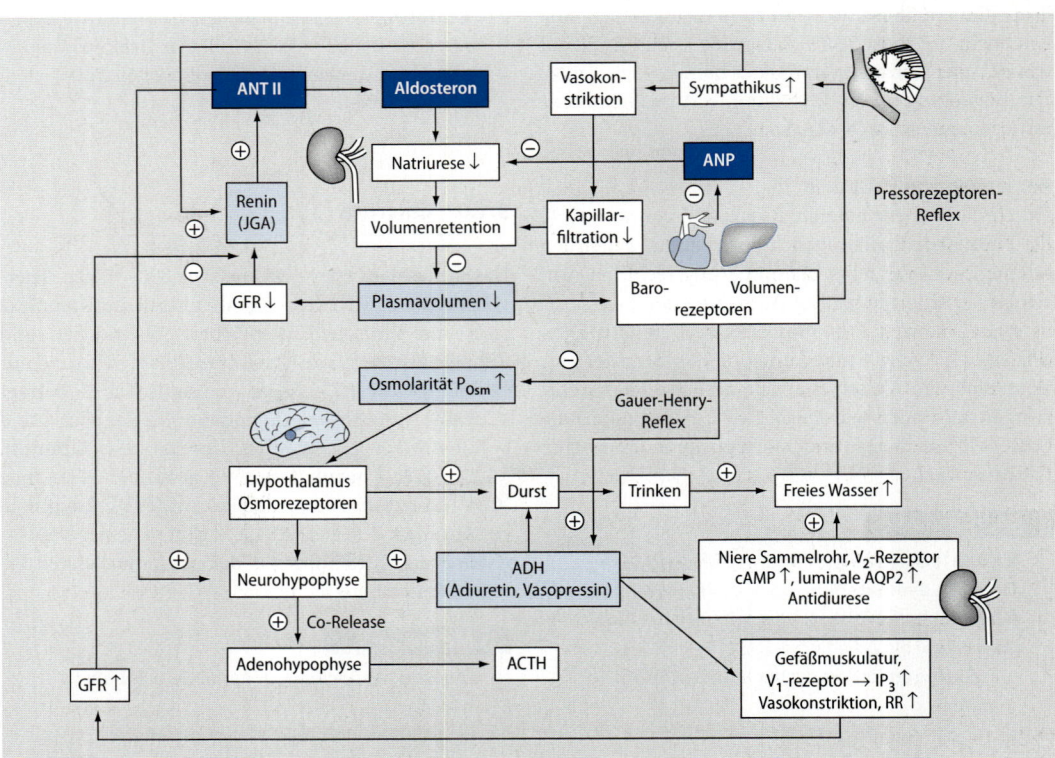

◘ **Abb. 9.1.** Regelkreise für Homöostase von Plasmavolumen und Osmolarität (ANP: atrionatriuretisches Peptid, AT: Angiotensin, JGA: juxtaglomerulärer Apparat, GFR: glomeruläre Filtrationsrate, ADH: antidiuretisches Hormon = Vasopressin, ACTH: adrenocorticotropes Hormon, AQP2: Aquaporin-2, IP3: Inositoltriphosphat, RR: Blutdruck)

> **Merke**
>
> Jede primäre Änderung des extrazellulären Na^+ ist mit einer Änderung des EZV verbunden, da Wasser folgt. Umgekehrt ändert sich aber Plasma-$[Na^+]$ **nicht** unbedingt bei primären Änderungen des EZV, z. B. bei isotoner Hyper-, Dehydratation.

9.1.5 Kalium

Die **tägliche K^+-Aufnahme** beträgt ~100 mmol (7,5 g, Streuung um den Faktor 10!), wovon ~90% enteral resorbiert werden und 10% in den Fäzes erscheinen. Über den Schweiß gehen nur ~2 mmol basal verloren (Konzentration ~9 mmol/l bei ~200 ml/Tag), bei Arbeit mehr.

Bei ausgeglichenem K^+-Haushalt wird das resorbierte Kalium dann renal, v. a. aldosteronabhängig im distalen Tubulus, ausgeschieden.

Kalium ist Hauptkation im IZV (~150 mM) und daher in allen zellhaltigen Lebensmitteln reichlich vorhanden. Der **Gesamt-K^+-Gehalt** im Körper beträgt bei 75 kg KG ~3,7 mol (50–55 mmol/kg KG), wobei große Organunterschiede bestehen (Muskel ~2,6 mol, Knochen ~0,3 mol). Nur 2 % befinden sich verteilt auf das EZV, der Normwert im Plasma beträgt ~3,5–5 mM. Die Bedeutung dieser Verteilung liegt im Membrandiffusionspotenzial (▶ Kap. 1.5).

Regulation von Plasma-$[K^+]$

Durch die schnelle enterale Resorption von K^+ würde die Plasmakonzentration sich postprandial gefährlich erhöhen, weil die renale Eliminierung recht langsam erfolgt (→Aldosteron). Die Aufnahme der Tagesdosis in einer Mahlzeit (100 mmol) wäre bereits tödlich (Plasma-$[K^+]$ von ~4 mM würde auf ~9 mM ansteigen), wenn nicht akut Verschiebungen von extra- nach intrazellulär stattfinden würden. K^+ im EZV stimuliert die Na/K-ATPase. Ebenso finden sich postprandial erhöhte **Insulin**spiegel.

> **Merke**
>
> **Insulin** (Insulinrezeptor!, v. a. Muskel), extrazelluläres $[K^+]$, **Sympathikus** (β_2) und **Alkalose** stimulieren die Na/K-ATPase und schaffen akut K^+ aus dem EZV in die Zellen.
>
> **Glucagon** fördert die hepatische K^+-Abgabe ins Blut.

Die renale **K^+-Ausscheidung** erfolgt im Wesentlichen aldosteronabhängig in Hauptzellen sowie über eine K/H-ATPase in Schaltzellen (distaler Tubulus, s. u.).

Bei erhöhtem Plasma-$[K^+]$ steigt die K^+-Sekretion und sinkt die Resorption.

Säure-Basen-K^+-Haushalt

Primäre Hyperkaliämien führen zu einer hyperkaliämischen Azidose, **primäre Hypokaliämien** zu einer hypokaliämischen Alkalose. Einzige Ausnahme sind renal tubuläre Azidosen durch fehlerhafte Funktion der Schaltzellen im distalen Tubulus, welche normalerweise K^+ aus der Tubulusflüssigkeit resorbieren und H^+ sezernieren können. In diesem Fall geht K^+ verloren und H^+ werden retiniert: es folgt eine renal tubuläre Azidose mit Hypokaliämie.

Ansonsten ist der Mechanismus über die Na/K-ATPase und den Na-H-Austauscher (NHX) zu verstehen: bei Hyperkaliämie nimmt die Na/K-ATPase-Aktivität zu: Plasma-$[Na^+]$↑. Hierdurch wird der NHX vermehrt aktiviert, welcher H^+ im Austausch gegen Na^+ aus der Zelle ins Blut transportiert, der Blut-pH sinkt. Bei Hypokaliämie verhält es sich genau umgekehrt.

> **Merke**
>
> **Azidose** des Blutplasmas hemmt die Na/K-ATPase, **Alkalose** stimuliert sie. Bei primärer Azidose resultiert eine Hyperkaliämie, bei primärer Alkalose Hypokaliämie.

9.1.6 Calcium

Das **Gesamt-Körper-Ca^{2+}** beträgt 800–1000 g. Hiervon befinden sich ca. 99% als unlösliche Komplexe (z. B. mit Phosphat) gespeichert in Knochen und Zähnen, fast der ganze Rest intrazellulär (~1%) und nur ~0,1% (!) im EZV. Gesamtplasma-$[Ca^{2+}]$ beträgt ~2,5 mM, wovon wiederum nur 50 % freies $[Ca^{2+}]$ sind (~1,25 mM), der Rest ist an Proteine (v. a. **Albumin**, ~40%) oder **Phosphat** (~10%) gebunden. Das freie $[Ca^{2+}]$ besitzt »membranstabilisierende« Wirkung, d. h. ein Absinken des Plasma-$[Ca^{2+}]$ geht mit einer Depolarisation und Erhöhung v. a. der neuromuskulären Erregbarkeit einher.

> **Merke**
>
> Die Bindung von Ca^{2+} an Albumin ist **pH-abhängig**:
> - **Alkalose** fördert die Bindung→freies $[Ca^{2+}]$↓
> - **Azidose** hemmt die Bindung→freies $[Ca^{2+}]$↑
>
> Das Gesamt-Ca^{2+} ändert sich **nicht**!

Intrazelluläres Ca^{2+} ist wichtig für viele Proteinaktivierungen, z. B. Muskelkontraktion. Im IZV wird das freie $[Ca^{2+}]$ (~100 nM–10 µM) reguliert:
- durch Bindung an verschiedene Ca^{2+}-bindende Proteine (z. B. Calmodulin, Parvalbumin),
- durch Kompartimentierung in Organellen (z. B. endoplasmatisches Retikulum) oder
- durch Extrusion in den EZV (Ca^{2+}-ATPase, Na/Ca-Exchanger).

Ca^{2+} spielt eine wichtige Rolle als Second messenger.

> **KLINIK**
>
> Eindrucksvolles Beispiel der pH-abhängigen Ca^{2+}-Albuminbindung ist die **Hyperventilationstetanie**. Die respiratorische Alkalose erzeugt eine **Hypokalzämie** (freies $[Ca^{2+}]$) mit Muskelkrämpfen bis hin zu Karpopedalspasmen (Pfötchenstellung!). Die Therapie erfolgt durch CO_2-Rückatmung (Plastiktüte vor Mund und Nase), um die Alkalose zu beseitigen.

Die **tägliche Ca^{2+}-Aufnahme** beträgt ca. 700–900 mg und weicht häufig nach unten von der empfohlenen **Tagesdosis** von 1000 mg ab.

Die Mindestzufuhr sollte 500 mg/d nicht unterschreiten. Bei ausgeglichener Bilanz wird das gesamte resorbierte Ca^{2+} wieder ausgeschieden, zu ~90% über den Darm und ~10% mit dem Urin. Die enterale Resorption im Dünndarm (transzellulär aktiv in Duodenum und proximalem Jejunum) beträgt zwischen 20 % und 60 % und ist Vit. D_3-abhängig. Vit.D_3 entsteht in der Haut aus 7-DH-Cholesterol durch **UV-Bestrahlung**, wird dann hepatisch (östrogenabhängig!) hydroxyliert, bevor im Metabolismus der Niere daraus **Calcitriol** entsteht.

Der Ca^{2+}-Haushalt wird im Wesentlichen über 3 Hormone (**Parathormon, Calcitriol, Calcitonin**) gesteuert, deren Zielwirkungen v. a. den Knochen, die Niere und den Darm betreffen (Tab. 9.2).

> **Merke**
>
> **Parathormon** (»*hält Calcium parat*«) fördert renale Ca^{2+}-Resorption und mobilisiert Ca^{2+} **und** Phosphat aus dem Knochen. Durch die Hemmung der renalen Phosphatresorption wird Phosphat vermehrt ausgeschieden, sodass das Löslichkeitsprodukt $[Ca^{2+}] \times [HPO_4^{2-}]$ nicht überschritten wird und freies Plasma-$[Ca^{2+}]$ tatsächlich ansteigen kann (ansonsten würde Ca-Phosphat ausfallen!).
>
> **Calcitonin** (»*kloppt Calcium in die Tonne*«) senkt Plasma-$[Ca^{2+}]$ durch vermehrte Knochenmineralisierung und renale Ca-Phosphat-Ausscheidung.

Tab. 9.2. Hormone und Wirkorte zur Regulation des Ca^{2+}- und Phosphat-Haushalts

	Parathormon (PTH)	Calcitonin	Calcitriol
Herkunft	Nebenschilddrüse	Schilddrüse (C-Zellen)	Niere (aus Vit.D_3-Metaboliten), Keratinozyten, Makrophagen
Ausschüttung bei	Hypokalzämie	Hyperkalzämie	Hyperkalzämie (PTH!) Hypokalzämie (Ca^{2+} direkt+Calcitonin)
Renale Resorption von Calcium / Phosphat	↑ / ↓	↓ / ↓	↑ / ↑
Ossäre Freisetzung Ca-Phosphat (Entmineralisierung)	↑ (Osteoklastenaktivität↑)	↓ (Osteoblastenaktivität↑)	↓ (indirekte Wirkung)
Intestinale Resorption Ca-Phosphat	↑ (Wirkung indirekt über Calcitriol)		↑ (direkte Wirkung)
Wirkung auf Plasma-$[Ca^{2+}]$	↑	↓	↑
Weitere Wirkungen	Intrazelluläres $[Ca^{2+}]$↑, Hemmung proximal-tubulärer NHX→renale HCO_3^--Resorption↓	Physiologische Bedeutung evtl. gering	Erythropoiese↑, Hemmung T-Lymphozyten (immunsuppressive Wirkung)

> **KLINIK**
>
> **Hyperparathyreoidismus:** Erhöhung der PTH-Spiegel und -Wirkung mit Leitsymptom Hyperkalzämie und Knochendemineralisierung.
>
> **Primärer Hyperparathyreoidismus:** erhöhte PTH-Produktion autonom in Nebenschilddrüse selbst (z. B. PTH-produzierendes Adenom) oder im Rahmen eines Hormon produzierenden Tumors anderer Lokalisation (**paraneoplastisches Syndrom**). Therapie: Tumorentfernung.
>
> **Sekundärer Hyperparathyreoidismus:** Ursache außerhalb der Nebenschilddrüse. Am häufigsten ist eine **chronische Niereninsuffizienz** mit gestörter Ca^{2+}-Resorption und HPO_4^{2-}-Ausscheidung mit Ausfällen von $CaHPO_4$-Kristallen im Gewebe. Hierdurch fällt das Plasma-[Ca^{2+}] ab, PTH wird stimuliert. Aufgrund der Unfähigkeit der insuffizienten Niere, selektiv Phosphat auszuscheiden, kann PTH renal nicht greifen und die Knochenentmineralisierung, welche wiederum nur $CaHPO_4$ liefert, kann das Plasma [Ca^{2+}] **nicht** erhöhen!

9.1.7 Phosphat

Von den ~700 g **Gesamt-Körper-Phosphat** verteilen sich ~85% auf die Knochen, 14% auf IZV (meist gebunden) und <1% auf EZV (Plasmakonzentration 0,7–1,5 mM). Beim Blut-pH von 7,4 liegt Phosphat v. a. als HPO_4^{2-} vor (HPO_4^- : $H_2PO_4^-$ ca. 4:1, pK_a=6,8). Intrazellulär dient es u. a. zur H^+-**Pufferung**. Wichtiger ist seine Ausgangsbasis mit Phosphor zur Bildung energiereicher Phosphate (Adenosintriphosphat [ATP]).

Phosphor kommt in allen Lebensmitteln vor. Täglich werden ca. 1–1,4 g Phosphor aufgenommen (**Tagesbedarf** ist altersabhängig sehr variabel ~300 mg bei Säuglingen bis ~1,3 g in Adoleszenz, Erwachsene weniger als ~700 mg). Alimentäre Phosphor-Mangelzustände sind nicht bekannt (cave: Alkoholismus). In Epithelien wird Phosphat zuweil über **Na^+-Symport** aufgenommen (NaPi-IIa, -IIb, -III). Eliminiert wird Phosphat zu ca. ⅓ fäkal, zu ⅔ renal. Über das konstante Löslichkeitsprodukt $[Ca^{2+}] \times [HPO_4^{2-}]$ ist der Phosphat- eng mit dem Ca^{2+}-Haushalt gekoppelt (s. o.).

> **Merke**
>
> **Phosphat**erhöhung im Plasma geht stets mit einer Erniedrigung von Plasma-[Ca^{2+}] einher.
> **Phosphat**erniedrigung im Plasma geht stets mit einer Erhöhung von Plasma-[Ca^{2+}] einher.
> Das Löslichkeitsprodukt bleibt konstant.

9.1.8 Magnesium

Der **Gesamt-Körper-Gehalt** an Mg^{2+} beträgt ~1 mol (24 g). Hiervon befinden sich ⅔ im Knochen (davon 20% mobilisierbar), ~⅓ im IZV und nur ca. 1% im EZV. Plasma-[Mg^{2+}] schwankt zwischen 0,8 mM und 1,1 mM (zu 20% an Proteine gebunden) und spiegelt nur bedingt den Mg^{2+}-Zustand wider. Die intrazelluläre Konzentration beträgt bis 10 mM.

Täglich werden ca. 300 mg oral aufgenommen, hiervon werden knapp 40 % im gesamten Dünndarm resorbiert (passive und erleichtete Diffusion), ein Teil aber auch wieder sezerniert, sodass ca. 200 mg fäkal ausgeschieden werden. Der Rest wird renal filtriert (~200 mmol/d) und zum größten Teil sehr effektiv rückresorbiert (v. a. in Henle-Schleife!, gesteigerte Resorption durch PTH).

> **Merke**
>
> **Hypermagnesiämie** mindert die neuromuskuläre Erregbarkeit; **Hypomagnesiämie** steigert die neuromuskuläre Erregbarkeit.
> **Intestinale Resorption**↑ durch Calcitriol, PTH, Somatotropin; ↓ durch Calcitonin, Aldosteron.
> **Renale Resorption**↑ durch PTH, Calcitonin (!), Glucagon; ↓ durch Hyperkalzämie, Hypermagnesiämie, Schleifendiuretika, Hypokaliämie.
>
> **Intrazelluläre Mg^{2+}-Aufnahme**↑: Insulin, IZV-Alkalose.

Intrazellulär ist Mg^{2+} **Kofaktor** von ca. 300 Enzymen (!) und Pumpen (Na/K-ATPase, Ca^{2+}-ATPase). Die Aktivität des Querbrückenzyklus (Aktin-Myosin in Muskelzellen) ist Mg^{2+}-abhängig (Myosin-ATPase). Extrazellulär trägt Mg^{2+} durch lokale **Membrananlagerung** mit seiner Ladung stabilisierend zum Membranpotenzial bei (außen mehr positive Ladungen→Hyperpolarisation, »membrane shielding effect«).

9.2 · Niere

> **Prüfungsfallstricke**
>
> Beachte, dass Calcitriol die Mg^{2+}-Resorption intestinal fördert, renal aber hemmt!

9.1.9 Säure-Basen-Haushalt (▶ Kap. 5.10)

9.2 Niere

9.2.1 Bau und Funktion

Die Aufgaben der Niere umfassen:
- Ausscheidung harnpflichtiger Substanzen (Harnstoff, Harnsäure, Kreatinin, Xenobiotika),
- **Isoionie:** Homöostase des Elektrolythaushalts (Na^+, K^+, Cl^-, Mg^{2+}, Ca^{2+}, H^+, HCO_3^-),
- **Isovolämie:** Homöostase des Volumenhaushalts (EZV, Plasmavolumen),
- **Isotonie:** Homöostase des osmotischen Drucks (Plasma-Osmolalität),
- **Isohydrie:** Homöostase des Säure-Basen-Haushalts,
- Langfristige Blutdruckregulation (Renin, Kinine, Prostaglandine, Plasmavolumen) und
- Metabolismus (Proteine, Peptide, Toxine, Medikamente, Gluconeogenese!).

Endokrin ist die Niere Ort von
- **Hormonbildung** (Calcitriol, Erythropoietin, Renin) und
- **Hormonwirkung** (ADH, Aldosteron, Adrenalin, Atriopeptin, Parathormon etc.).

Der genaue Bau der Nephrone wird im Abschnitt Anatomie erläutert. Jede Niere besitzt ca. 1 Mio. Nephrone, bestehend aus Glomerulus und Tubulussystem. Eine Besonderheit bildet das Gefäßsystem der Nephrone, welches aus einer Hintereinanderschaltung zweier Kapillarsysteme besteht: **glomeruläre Kapillarschlingen** und **peritubuläres Kapillarsystem**. Das Blut der Nierenarterie (A. arcuata) fließt in die **afferenten Arteriolen** der bekapselten Glomerula. Hier wird der Primärharn abfiltriert (s. u.).

Das Blut verlässt die **efferente Arteriole** und steigt bei **juxtamedullären Glomerula** in den Vasa recta ins Nierenmark hinab, wo eine stark verzweigte peritubuläre Kapillarbildung stattfindet (»**Wundernetz**«). Das venöse Blut steigt in den venösen Vasa recta wieder rindenwärts auf und sammelt sich in den V. arcuata zur Nierenvene. Bei **oberflächlichen Glomerula** findet die peritubuläre Kapillarbildung im **Rindenbereich** statt (keine Vasa recta!).

Der **Tubulus** ist in Schleifen angeordnet. An das Glomerulus anschließend folgt der **proximale Tubulus** in 3 funktionellen Teilen (S1, S2, S3, ◘ Abb. 9.2), gefolgt von der ins Mark ab- und aufsteigenden **Henle-Schleife** (»**Verdünnungssegment**«). Diese besteht aus dem dünnen absteigenden, dünnen aufsteigenden und dicken aufsteigenden Teil (viele Mitochondrien!).

Das Ende der Henle-Schleife kommt im Bereich der **Macula densa** in engen Kontakt mit dem eigenen Glomerulus. In den Tubuluszellen der Macula densa wird die Na^+-Konzentration des Tubulusharns gemessen und die **glomeruläre Filtrationsrate (GFR)** des Glomerulus durch Einstellung des afferenten Arteriolenwiderstandes angepasst: **Tubuloglomerulärer Feedback (TGF,** ▶ Kap. 9.2.3, ◘ Tab. 9.3). Macula densa, extraglomeruläres Mesangium und periarterioläre myoepitheliale Zellen bilden den **juxtaglomerulären Apparat (JGA)**.

> **Prüfungsfallstricke**
>
> Zellen der **Macula densa** setzen **kein Renin** frei (!), sondern vermutlich Adenosin, Thromboxan, ATP. Renin wird aus **Granulosazellen** und **myoepithelialen Zellen** des JGA bei Druckabfall freigesetzt!

An die Macula densa schließt sich der **distale Tubulus** mit 2 funktionellen Teilen (DCT1,2) an und mündet über das Verbindungsstück in das **Sammelrohr** (cortical, medullär). Mehrere tausend Nephrone münden hier ein. Der Harn mehrerer hundert Sammelrohre fließt ins **Nierenbecken**, welches die endgültige Urinzusammensetzung enthält.

Gegenstrom: Sowohl Tubuli als auch Vasa recta sind im **Gegenstrom** angelegt. Dies unterstützt die **Konzentrierung** des Harns (**Marktonizität↑**) und passive Wasserresorption in die Gefäße (▶ Kap. 9.2.7).

> **Merke**
>
> Funktionell ist der **proximale Tubulus** der Ort der iso-osmolaren Massenresorption (leckes Massenepithel), die **absteigende Henle-Schleife** der Ort der passiven Wasserresorption, die **aufsteigende dünne Henle-Schleife** der Ort der passiven Salzresorption, die **aufsteigende dicke Henle-Schleife** der Ort der aktiven Salzresorption mit hoher Wasserdichtigkeit, der **distale Tubulus** der Ort der hormonregulierten aktiven Salz- und Wasserresorption und das **Sammelrohr** der Ort der hormonregulierten transzellulären passiven Wasserresorption (dichtes Epithel).

9.2.2 Durchblutung

Die **Nierendurchblutung** (**RBF**) ist mit ~1,2 l/min (20% HZV) recht hoch, verteilt sich aber sehr unterschiedlich auf **Rinde** (90% RBF) und **Mark** (äußeres Mark ~8% RBF, inneres Mark ~2% RBF). Die hohe Rindendurchblutung steht im Dienste der **Ultrafiltration**, die sehr geringe **Markdurchblutung** im Dienste der hohen **Marktonizität** (Konzentrierleistung des Nierenmarks).

> **Merke**
>
> Im Gegensatz zum Herz bedingt die hohe Perfusion der Niere ihren hohen O_2-Bedarf. Je mehr glomerulär filtriert wird, desto mehr tubuläre ATP-verbrauchende Transportprozesse werden für die NaCl-Resorption in Anspruch genommen.

Wegen der hohen Gesamtperfusion kann die **renale avDO₂** mit nur 7% sehr niedrig gehalten werden (dem arteriellen Blut mit 200 ml O_2/l_{Blut} werden nur 14 ml O_2 entnommen (d. h., die venöse O_2-Sättigung [SO_2] ist aufgrund der niedrigen Ausschöpfung hoch!).

Renaler Plasmafluss (RPF): Der RPF hängt mit dem RBF über den Hämatokrit (HKT) zusammen gemäß:

$$RPF = RBF \times (1 - HKT) \qquad \text{(Gl. 9.2)}$$

Bei einem HKT von 50% ergibt sich ein **RPF** von **~600 ml/min**. Das **Ultrafiltrat** im Glomerulus entsteht letztlich nur aus dem RPF, da Blutzellen physiologischerweise nicht filtriert werden. Der RPF entspricht der **Clearance** von Para-Amino-Hippursäure (**PAH**, s. u.).

Arteriolenwiderstände

In den Vasa afferentia und efferentia der Glomerulumkapillaren findet sich der größte Gefäßwiderstand während der Nierenpassage. Beide bilden hintereinander geschaltete Widerstandsgefäße. Hier finden auch die größten **Druckabfälle** statt (◘ Abb. 9.2). Beträgt der Mitteldruck vor den Vasa afferentia noch ~95–100 mmHg, so wird dieser durch die Vasa afferentia über einen großen Druckbereich im systemischen Kreislauf (Autoregulation) auf Werte um 50–60 mmHg gesenkt. Innerhalb der glomerulären Kapillarstrecke fällt der hydrostatische Druck kaum ab.
Der Widerstand der efferenten Arteriolen senkt den Druck dann nochmals von 50 mmHg auf Werte unter 20 mmHg, mit denen das Blut in die Vasa recta und die peritubulären Kapillaren eintaucht (◘ Abb. 9.2).

Filtrations- und Resorptionsdrücke

Der Druck von ~50 mmHg während der glomerulären Kapillarpassage treibt die **Filtration** des Primärharns an (s. u.), während der niedrige Druck in den peritubulären Kapillaren die Resorption von Flüssigkeit in diesen Abschnitten fördert. Klar wird das, wenn man sich erinnert, dass die glomeruläre Filtration durch Rückhalten der Plasmaproteine in der Kapillare den onkotischen Druck von ~25 mmHg auf ~35 mmHg erhöht, sodass der hohe onkotische Druck in den peritubulären Gefäßen richtiggehend Wasser aus dem Interstitium in die Gefäße saugt.

Autoregulation

Der Perfusionsdruck entlang der Glomerulumkapillarstrecke wird durch Anpassung der prä- und postglomerulären Arteriolenwiderstände relativ konstant gehalten, sodass der renale Plasmafluss (RPF) und die glomeruläre Filtrationsrate (GFR) sich über einen arteriellen Druckbereich von ~80 mmHg bis ~190 mmHg nicht ändern (◘ Abb. 9.2). RPF, GFR, kapillärer hydrostatischer Druck $P_{kap.}$ und Filtrationsfraktion FF (=GFR/RPF) hängen von den arteriolären Widerständen R der Vasa afferentia und Vasa efferentia ab (◘ Abb. 9.2).

> **Merke**
>
> 1. $R_{Vas\,afferens}\uparrow \rightarrow$ RPF, GFR, $P_{kap.}$, FF↓ (anschaulich klar, da treibende Filtrationskraft $P_{kap.}$ abnimmt→ weniger Filtration; ebenso nimmt die Durchblutung bei hohem Widerstand ab).
> 2. $R_{Vas\,efferens}\uparrow \rightarrow$ RPF↓, $P_{kap.}\uparrow$, aber GFR zunächst ↑ ($P_{kap.}\uparrow$ dominiert über RPF↓). Bei höheren Widerständen dann GFR↓ (RPF↓ dominiert über $P_{kap.}\uparrow$, ◘ Abb. 9.2).
> 3. **Achtung:** In vivo ändern sich **beide** Widerstände **meist** gleichsinnig (nicht isoliert!, z. B. Angiotensin II, Sympathikuswirkung→RPF↓, GFR↓ oder ↔), aber
> 4. **Ausnahmen: Angiotensin II-Inhibitoren** und **Angiotensin-Converting-Enzym-Hemmer** (ACE-Hemmer) erzeugen bevorzugt eine **Vasodilatation** im Vas **efferens**→RPF↑, GFR↓. Tubuloglomerulärer Feedback (◘ Tab. 9.3) reguliert bevorzugt Vas afferens (Macula densa [$Na^+\uparrow$]→RPF↓, GFR↓).

Die Mechanismen der **Regulation der glomerulären Durchblutung** beinhalten
- den Bayliss-Effekt,
- tubuloglomeruläres Feedback und
- humorale sowie nerval-vegetative Effekte an Vas afferens und Vas efferens (◘ Tab. 9.3).

9.2 · Niere

Tab. 9.3. Mechanismen und Angriffspunkte der Autoregulation glomerulärer Durchblutung und hormonelle Wirkungen auf renalen Plasmafluss und glomeruläre Filtrationsrate

Mechanismus	Eigenschaften, Besonderheiten		
Bayliss-Effekt	arterieller RR↑→mechanosensitive unspezifische Kationenkanäle öffnen→Depolarisation→spannungsabhängige Ca^{2+}-Kanäle öffnen→Ca^{2+}-Einstrom→$[Ca^{2+}]$↑→Vasokonstriktion→Widerstand↑ (v. a. Vas afferens)→Druckabfall↑.		
Tubuloglomerulärer Feedback (TGF)	Die Na^+-Filtrationsrate des eigenen Glomerulus (erhöht bei Zunahme des arteriellen Drucks) wird negativ rückgekoppelt. arterieller RR↑→$P_{kap.}$↑→GFR↑→distal tubuläre $[Na^+, Cl^-]$↑→MD $[Na^+, Cl^-]$-uptake↑→MD Depolarisation→parakrine Freisetzung vasoaktiver Substanzen (ATP?)→Vasokontraktion (A1-Adenosin-Rezeptor?)→Widerstand Vas **afferens**↑→GFR↓→tubuläre $[Na^+, Cl^-]$↓. **Modulation des TGF:** Sensitivität ↑: AT II, Adenosin, Prostaglandine (PGE_2) Sensitivität ↓: cAMP, ANP, Prostaglandin (PGI_2), Protein↑, NO		
Hormone	**RPF, GFR↑**	**RPF, GFR↓**	**RPF, GFR↔**
	NO, Dopamin, Histamin, Kinine, ACh, Glucagon, ANP, Corticoide, T_3	Adrenalin, NA, Endothelin, Adenosin, Leukotrien, Thromboxan, AT II	ADH, Prostaglandine

MD: Macula densa. ANP: atriales natriuretisches Peptid. AT: Angiotensin. ADH: Antidiuretisches Hormon. NA: Noradrenalin. NO: Stickstoffmonoxid. RR: Blutdruck. RPF: renaler Plasmafluss. GFR: glomerulre Filtrationsrate.

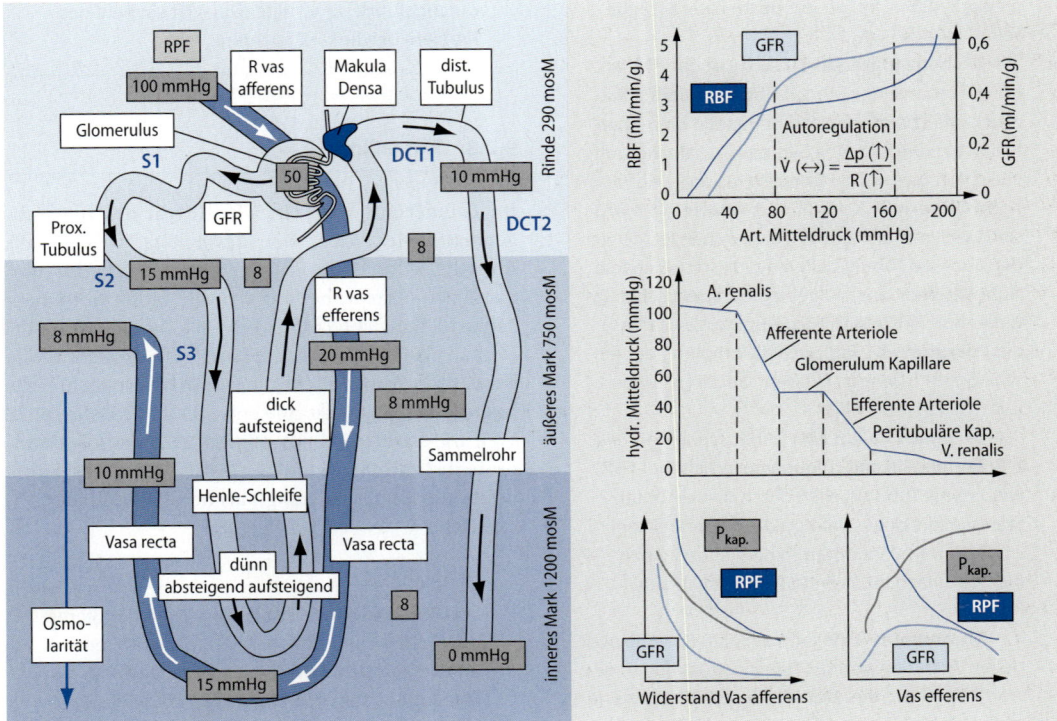

Abb. 9.2. Links: Funktionelle Abschnitte des Nephrons und Anordnung von Tubulus und Vasa recta im Gegenstrom. Gezeigt sind hydrostatische Drücke in einzelnen Abschnitten. **Rechts:** Autoregulation von RBF und GFR (oben), Druckverlauf entlang der Gefäßpassage (Mitte) und Einfluss von Widerständen in Vas afferens und efferens auf RPF und GFR (unten)

> **KLINIK**
>
> **Druckdiurese**: Die Autoregulation in Markgefäßen funktioniert relativ schlecht. Für arterielle Drücke >160 mmHg nimmt die Nierenmarkdurchblutung zu, der Konzentrationsgradient (hypertones Mark) wird ausgewaschen. Damit nimmt die Triebkraft für Wasserresorption im Sammelrohr ab. Bei **arterieller Hypertonie** nimmt die fraktionelle Wasserausscheidung zu.

Die im Verhältnis zur Rindendurchblutung schlechte **Markdurchblutung** sorgt für einen starken Abfall des medullären PO_2, sodass das Mark relativ hypoxisch, hyperkapnisch und sauer ist. Bei zunehmender Hypoxie und Blutdruckabfall verhindert eine **medulläre Vasodilatation** über Prostaglandinbildung eine Unterversorgung. Der erschwerte Abtransport osmotisch wirksamer Stoffwechselprodukte erhält den kortikomedullären Tonizitätsgradienten für die **Harnkonzentrierung** aufrecht.

> **KLINIK**
>
> **Akutes Nierenversagen** (ANV): ANV kann prinzipiell prä- (80%), intra- oder postrenaler Ursache sein.
>
> Wichtige **prärenale Ursache** ist das ANV als Komplikation eines Schocks (**Schockniere**); Blutdruckabfall beim Schock schränkt die Nierenperfusion ein. Die folgende Sympathikusaktivierung verschärft dies noch. »Ohne Perfusion keine Filtration«: **Oligurie** (<20 ml/h) oder **Anurie** (<5 ml/h) sind Leitsymptom. Durch die Gewebehypoxie werden auch die Tubuluszellen hypoxisch geschädigt. Normalisieren sich nach einer therapeutischen Intervention RPF und GFR, so resultiert eine Phase der **Polyurie** (>3 l/Tag), weil die Erholung der geschädigten Tubuluszellen sehr viel länger dauert (bis Wochen möglich!).
>
> Bei **postrenalem ANV** (Abflussbehinderung, z. B. Ureterstein, mit Oligurie bei erhaltener GFR) werden die Tubuluszellen durch den erhöhten Stauungsdruck geschädigt, das Nierenbecken ist dilatiert (im Sonogramm darstellbar). Auch hier folgt nach Intervention eine polyurische Phase.
>
> **Intrarenales ANV** kann direkt in Polyurie übergehen (Filtration normal, Transportfunktionen gestört). **Therapie des akuten Nierenversagens:** je nach Ursache. Diagnostik: auf jeden Fall sofortiger Ultraschall zum Ausschluss eines Harnstaus.
> ▼

Chronische Niereninsuffizienz: Abnahme der Anzahl funktionierender Nephrone (z. B. als Folge von Entzündung, ANV, etc.). Daraus folgt ein Anstieg der harnpflichtigen Substanzen im Plasma mit Hyperkaliämie, Hyponatriämie, Hyperurikämie. Bei **terminaler Niereninsuffizienz** kommt es ferner zu einer Anämie, Hypokalzämie, sekundärem Hyperparathyreoidismus, da Eryhtropoietin(EPO)- und Calcitriolproduktion erloschen sind.

Dialyse ist eine Therapieform bei **terminaler Niereninsuffizienz**. Blut wird aus einer zuvor angelegten **arteriovenösen Fistel** (auf dieser Seite darf beim Dialysepatienten niemals Blutdruck mit Manschette gemessen werden!) kontinuierlich entnommen, über eine semipermeable Austauschermembran geleitet und nach Entfernung der harnpflichtigen Substanzen wieder zurückgeführt. Auch die **Peritonealdialyse** ist möglich. Dialysepatienten müssen ihre Trinkmenge und K^+-Zufuhr streng bilanzieren. Im Vergleich zur Normalbevölkerung tolerieren sie deutlich höhere Plasma-$[K^+]$-Spiegel. Die Dialyse wird in der Regel alle 3 Tage durchgeführt. Ungestillter Durst ist ein häufiges Problem bei diesen Patienten.

9.2.3 Filtration

Im Glomerulus wird ein **Ultrafiltrat** des Bluts abgepresst. Die Porengröße des Filters, welcher aus Endothelzellverband, Basalmembran und Podozytenfortsätzen besteht, beträgt 4–5 nm. Stoffe mit einem Molekulargewicht (MW) bis ~5 kDa sind frei filtrierbar (Wasser, Glucose, Harnstoff), größere Stoffe werden zunehmend schlechter filtriert, wobei hier die **Ladung** des Moleküls eine entscheidende Rolle spielt. Weil die Basalmembran negativ geladene Glycosidproteine enthält, werden positiv geladene Stoffe besser filtriert (Anziehung!) als negativ geladene (Abstoßung).

> **KLINIK**
>
> Bei **Glomerulonephritis** (Entzündung der Glomerulumzellen) nimmt die Filtrierbarkeit größerer und negativ geladener Moleküle zu, da durch die Entzündung der glomeruläre Filter durchlässiger wird und die negativen Ladungen der Basalmembran zerstört werden. Symptom der Glomerulonephritis ist die **Proteinurie** (s. u.).

9.2 · Niere

Der **Siebkoeffizient** gibt an, zu wieviel % ein Stoff glomerulär filtriert wird. Er ist das Verhältnis von Stoffkonzentration im Ultrafiltrat zur Plasmakonzentration. Die Stoff-Filtrierbarkeit ist ferner noch von der Plasmaproteinbindung abhängig. So nimmt z. B. der Siebkoeffizient von Ca^{2+} bei Hyperventilation ab (Alkalose→ Proteinbindung↑→Filtrierbarkeit↓).

Der **Siebkoeffizient** ist 1 für frei filtrierbare Stoffe (Wasser, Harnstoff, Glucose, Na^+, K^+, Cl^-). Inulin (MW ~5,5 kDa) wird zu 98% filtriert, Myoglobin zu 75%, Serumalbumin ~0,01%.

> **Prüfungsfallstricke**
>
> Albumin wird **sehr wohl** filtriert. Zwar betrifft das nur ~0,01% der Plasmamenge (40 g/l), aber dies erfolgt mit einer GFR von ~120 ml/min (180 l/Tag) und es ergibt sich hieraus immerhin noch eine filtrierte Menge von 0,01%×40 g/l×180 l/Tag=750 mg/Tag (bis 4 g/Tag). Hiervon werden 95% tubulär resorbiert; physiologisch sind ~35 mg/Tag im Urin!

Mechanismus der Filtration
Treibende Kraft für die Filtration ist der kapilläre Blutdruck, welcher mit den onkotischen Drücken π nach der **Starling-Gleichung** (Gl. 9.3) zum **effektiven Filtrationsdruck** P_{eff} verrechnet wird. Obwohl die Filtration rein passiv ist, wird die Energie hierfür fern der Nieren vom Herzen aufgebracht. Der hydrostatische Druck, welcher auf der Gegenseite der Kapillare der Filtration entgegenwirkt, ist in der Niere der **Bowman-Kapseldruck** $P_{Bow.}$ (konstant 13 mmHg). Da kaum Proteine filtriert werden, ist der onkotische Druck in der Bowman-Kapsel quasi null:

$$P_{effk.} = (P_{kap.} - P_{Bow.}) - (\pi_{kap.} - \pi_{Bow.}) = P_{kap.} - P_{Bow.} - \pi_{kap.}$$
(Gl. 9.3)

$P_{kap.}$ drückt die Flüssigkeit aus der Kapillare heraus, $\pi_{kap.}$ hält sie zurück, $P_{Bow.}$ drückt sie in die Kapillare hinein.

> **Merke**
>
> $P_{kap.}$ fällt im Verlauf der Glomerulumpassage nur wenig ab (von ~50 mmHg auf ~47 mmHg). Durch die Konzentrierung von Proteinen im Verlauf der Glomerulumpassage (Wasser raus, Proteine bleiben zurück!) nimmt $\pi_{kap.}$ jedoch von initial ~25 mmHg auf ~35 mmHg in der efferenten Arteriole zu. $P_{Bow.}$ bleibt konstant!

Die **glomeruläre Filtrationsrate** (**GFR**) beider Nieren zusammen beträgt ca. **~125 ml/min** (pro 1,73 m² Körperoberfläche). Der Normbereich liegt zwischen **85 ml/min** und **140 ml/min**. Dies entspricht ~180 l/Tag (!). Die globale GFR hängt ab
- vom effektiven Filtrationsdruck P_{eff},
- von der effektiven glomerulären Filterfläche (◘ Abb. 9.3) und
- nicht zuletzt natürlich von der totalen Anzahl funktionstüchtiger Nephrone.

Die effektive Filterfläche setzt sich aus der **hydraulischen Leitfähigkeit** (im Wesentlichen identisch mit dem Siebkoeffizient) und der Lage des **Filtrationsgleichgewichts** zusammen. Letzteres wird v. a. durch den kolloidosmotischen Druck im Blut, aber auch durch die Nierendurchblutung entlang der Glomerulumkapillare verschoben (◘ Abb. 9.3).

Die **Filtrationsfraktion** (FF) gibt den Anteil des renalen Plasmaflusses (RPF) an, welcher durch den glomerulären Filter abfiltriert wurde (glomeruläre Filtrationsrate [GFR]). Sie beträgt normalerweise 20%, d. h. 1/5 des Plasmavolumens wird der glomerulären Kapillare entnommen.

$$FF = \frac{GFR}{RPF} \approx \frac{120\,ml/min}{600\,ml/min} = 20\%$$
(Gl.9.4)

> **Merke**
>
> Bei Hyperproteinämie und erniedrigter RPF wird das **Filtrationsgleichgewicht** nach links verschoben.
>
> Bei Hypoproteinämie und erhöhter RPF wird das **Filtrationsgleichgewicht** nach rechts verschoben.
>
> **Linksverschiebung** heißt, das Filtrationsgleichgewicht wird früher erreicht, im Rest der Kapillare findet dann keine weitere Filtration statt (P_{eff}=0): die GFR sinkt.
>
> Bei erhöhter RPF kommt es zur **Rechtsverschiebung** und die GFR steigt (»viel RPF, viel GFR«). Resorption findet während der Glomerulumpassage quasi **nicht** statt (P_{kap} fällt nur wenig ab!).

Messung der glomerulären Filtrationsrate (GFR)
Die GFR entspricht der **Clearance** C_X (▶ Kap. 9.2.7) von Stoffen X, die frei filtriert, jedoch tubulär weder resorbiert noch sezerniert werden. Zusätzlich darf X nicht renal metabolisiert werden. Die filtrierte Menge erscheint also vollständig im Urin. Dies trifft für das Polysaccharid **Inulin** (MW ~5,5 kDa) oder mit Einschränkungen auch für endogenes **Kreatinin** aus dem

Muskelstoffwechsel zu. Wie in ▶ Kap. 9.2.7 ausgeführt, erhält man die Clearance C_X aus dem Harnzeitvolumen und Konzentration von X in Plasma und Urin.

Problem der GFR-Bestimmung mit **Inulin** ist die Tatsache, dass es exogen per Infusion kontinuierlich zugeführt werden muss, damit der Plasmaspiegel konstant bleibt. Daher ist diese Form der Bestimmung klinisch zu aufwändig.

Die **Kreatinin-Clearance C_{krea}** ist als Maß für die GFR-Bestimmung möglich, aber recht ungenau. Kreatinin wird tubulär zu einem geringen Teil sezerniert. Da die Kreatininproduktion interindividuell und intraindividuell sehr schwanken kann, eignet sich die Kreatinin-Clearance besser als Verlaufsparameter für die Nierenfunktion. Nimmt die GFR nämlich stark ab, so steigt die Plasmakonzentration in gleichem Maße an. Es gibt jedoch einen »Graubereich«, in dem eine Abnahme der GFR noch keinen Anstieg des Kreatinin im Plasma bewirkt.

Beispiel: Bei Verminderung der GFR auf 10 % der Norm nimmt die filtrierte Menge Kreatinin um den Faktor 10 ab, ebenso die Menge im Urin. Durch die reduzierte Filtration nimmt dafür die Plasmakonzentration um das 10-Fache zu (z. B. chronische Niereninsuffizienz).

> **Prüfungsfallstricke**
>
> Kreatinin und Inulin werden glomerulär frei, **nicht vollständig**, filtriert (!!). Da C_{krea}=GFR=120 ml/min=⅕ RPF, gilt, dass von iniital 100% Inulin oder Kreatinin (Nierenarterie) in der Nierenvene noch 80% vorhanden sind (FF 20%).

Primärharn

Das glomeruläre Ultrafiltrat nennt man **Primärharn**. Er ist iso-osmolar zum Blutplasma. Da die negativ geladenen Proteine durch den Filter in der Kapillare zurückgehalten werden, bildet sich ein kapillär-negatives Potenzial von ca. −1,5 mV aus, sodass die Konzentration von einwertigen Kationen im Primärharn geringfügig kleiner (~5%), von einwertigen Anionen etwas höher als im Plasma ist.

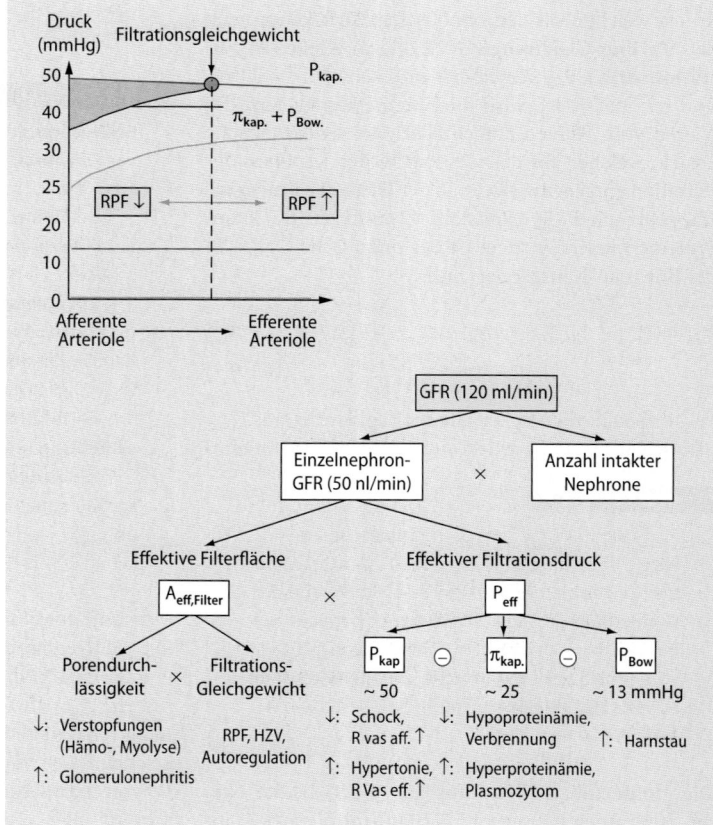

Abb. 9.3. Starling-Kräfte entlang der Glomerulumpassage und Einfluss des renalen Plasmaflusses (RPF) auf das Filtrationsgleichgewicht (links). Faktoren, welche die globale glomeruläre Filtrationsrate (GFR) bestimmen und pathophysiologische Zustände (rechts).

9.2.4 Transport an renalen Epithelien

Prinzipiell verhalten sich renale Epithelien wie die übriger Organe bzgl. ihrer Transportmechanismen (▶ Kap. 1.3). Auf der basolateralen Seite stellt sich mit dem Interstitium ein Ruhemembranpotenzial von -70 mV ein, welches durch die Na/K-ATPase aufrechterhalten wird. Durch deren primär aktive Aktivität wird ferner die intrazelluläre Na^+-Konzentration niedrig gehalten, was die Triebkraft für die **transzelluläre Resorption** von Na^+ liefert.

Durch luminale Na^+-Symport- und Antiport-Carrier wird die Na^+-Resorption an die Resorption anderer Stoffe (z. B. Glucose, Peptide, Aminosäuren v. a. im proximalen Tubulus; K^+, Cl^- v. a. in der Henle-Schleife) oder Stoffsekretion (z. B. H^+ v. a. im proximalen Tubulus) gekoppelt. Durch die luminalen transzellulären Ionentransporte stellt sich ein luminales Potenzial ein, welches von dem basolateralen abweichen kann. Wird z. B. transzellulär viel Na^+ resorbiert (v. a. proximaler Tubulus), fehlen im Tubuluslumen positive Ladungen, das **Transepitheliale Potenzial** (TEP) wird **lumen-negativ** (d. h. durch Nettoresorption v. a. positiver Ionen ist das Potenzial im Tubuluslumen negativ gegenüber dem basolateralen Interstitium geworden).

Der **proximale Tubulus** ist ein **leckes Epithel** mit **Massentransport**, an dem sich nur geringe TEP-Werte (einige mV) einstellen können. Trotzdem bildet dort das lumen-negative TEP früh-proximal die Triebkraft für **parazelluläre Resorption** von Cl^- durch die Schlussleisten des Epithels (negatives Cl- wird vom negativen TEP abgestoßen). Mit zunehmender parazellulärer Cl^--Resorption wird das TEP wieder positiver und bildet gegen Ende des proximaler Tubulus die Grundlage für parazelluläre Ca^{2+}- und Mg^{2+}-Resorption. Zusätzlich werden durch parazellulären Wasserfluss auch immer Ionen mitgerissen und sogar gegen einen elektrochemischen Gradienten resorbiert (»**up-hill solvent drag**«).

In **distalen Tubulusabschnitten** wird das Epithel dichter, und es können größere TEPs aufgebaut werden (z. B. distaler Tubulus bis 25 mV lumen-negativ).

> **Merke**
>
> Das basolaterale Potenzial bleibt bei -70 mV, das luminale ändert sich je nach Resorptionsort und Ionensorte. **Negative TEPs** fördern parazelluläre **Anionen-**, **positive TEPs** parazelluläre **Kationenresorption**. Im proximalen Tubulus wird **immer iso-osmolar** resorbiert.

9.2.5 Resorption, Sekretion

Fragt man nach der Hauptfunktion der Niere, muss man sagen, dass die Niere in Wirklichkeit eine »**Kochsalz-Pumpe**« ist. Der größte Teil der Stoffwechselenergie wird für NaCl-Resorption verbraucht, welche in den Tubulusabschnitten durch verschiedene apikale Transporter und Kanäle (für transzelluläre Resorption) sowie variierende TEPs und solvent drag (für parazelluläre Resorption) unterschiedlich geregelt ist. Pro Tag werden ca. 1,5 kg Kochsalz filtriert (~27 mol), von denen über 99% resorbiert werden müssen. Nur ca. 75–150 mmol Na^+ erscheinen pro Tag im Urin, das macht bei 1–1,5 l Urin eine Konzentration von »nur« 50–100 mM.

> **Prüfungsfallstricke**
>
> Die Na^+-Konzentration im Urin ist normalerweise **nicht** höher als im Plasma!

Entlang der Tubuluspassage werden Salze und Wasser resorbiert:
- Der Quotient der Tubulus- zu Plasmakonzentration von Inulin $(T/P)_{Inulin}$ (wird nicht resorbiert oder sezerniert) ist ein Maß für den tubulär noch **verbleibenden Wasseranteil**,
- dagegen gibt $1-(T/P)_{Inulin}$ die **fraktionelle Wasserresorption** an.

$(T/P)_{Inulin}$ ist glomerulär gleich eins, nimmt im Verlauf der Tubuluspassage immer mehr zu und gibt an, um welchen Faktor Inulin gerade konzentrierter im Vergleich zur Plasmakonzentration vorliegt. Am Ende des proximalen Tubulus beträgt $(T/P)_{Inulin}$ ca. 2,5, was bedeutet, dass ca. 60% des Wassers proximal bereits rückresorbiert wurden (1/2,5=0,4=40%, d. h. noch 40% Wasser sind im Tubulus! Aufpassen mit »resorbiert« und »noch vorhanden«).

> **Merke**
>
> Durch die **iso-osmolare Resorption** ändern sich die Konzentrationen (!) der Elektrolyte im proximalen Tubulus **nicht**. T/P für Glucose und Aminosäuren sind am Ende des proximalen Tubulus quasi Null (fast alles vollständig resorbiert!). Die NaCl-Resorption bleibt etwas hinter der H_2O-Resorption zurück, weshalb $(T/P)_{Na,Cl}$ kleiner als $(T/P)_{Inulin}$ bleibt (für Na^+: ~1,1, Cl^-: ~1,3).

Resorptions- und Sekretionsprozesse entlang des Tubulus

Die tubulären Transportprozesse werden im Folgenden für die einzelnen Stoffe separat besprochen und sind in ◘ Tab. 9.4 zusammengefasst.

NaCl-Resorption

Proximaler Tubulus (~60% der NaCl-Resorption):
- **früh-proximal** v. a. elektroneutraler **Na/H-Antiporter** (NHE3-Carrier) sowie elektrogene **Na$^+$-Symport-Carrier**. Letztere erzeugen ein lumen-negatives Transepitheliales Potenzial (**TEP<0**), welches die Triebkraft für die parazelluläre Cl$^-$-Resorption bildet. Durch TEP wird auch Na$^+$ teilweise parazellulär sezerniert!
- **spät-proximal** erfolgt durch zunehmende Cl$^-$-Resorption eine Umkehr des TEP (**TEP>0**), sodass die parazelluläre Resorption von Kationen (Na$^+$, K$^+$, Mg^{2+}, Ca^{2+}) begünstigt wird.

Henle-Schleife (»**Verdünnungssegment**«, ~20% der NaCl-Resorption):
- **dünner absteigender Teil:** rein **passive** Resorption von Na$^+$, Cl$^-$ und H$_2$O, v. a. parazellulär. H$_2$O-Permeabilität ist hier höher als die NaCl-Permeabilität (P_{H_2O}>P_{NaCl}), sodass bis zur Schleifenspitze die Tubulusflüssigkeit leicht **hyperton** wird.
- **dünner aufsteigender Teil:** rein **passive** Resorption von Na$^+$ und Cl$^-$ (parazellulär), aber **nicht** von H$_2$O, da die Tubuluswand hier wasserdicht wird (P_{H_2O}<<P_{NaCl}).
- **dicker aufsteigender Teil: aktive** NaCl-Resorption transzellulär, **passiv** parazellulär, **keine** H$_2$O-Resorption, Tubuluswand wasserdicht. NaCl wird aktiv über den luminalen **Na/K/2Cl-Kotransporter** elektroneutral aus dem Tubulus gepumpt und hinterlässt bis zum Ende der Henle-Schleife eine **hypotone** Tubulusflüssigkeit (70–150 mOsmM; Verdünnungssegment!). Die gesamte Cl$^-$-Resorption ist hier transzellulär, es findet **kaum** parazelluläre Resorption (TEP>0!) statt. Die Na$^+$-Resorption ist hier ca. zur Hälfte trans- (Na/K/2Cl-Symport), zur Hälfte parazellulär.

> **KLINIK**
>
> **Schleifendiuretika** (z. B. Furosemid): Blocker des Na/K/2Cl-Kotransporters (BSC1-Carrier) in der aufsteigenden Henle-Schleife verursachen eine so genannte **Salurese**. Die Blockade des Carriers sorgt dafür, dass 20% der filtrierten NaCl-Menge, die jetzt nicht mehr resorbiert werden kann, den distalen Tubulus erreicht. Trotz distaler NaCl-Resorption kann der distale Tubulus diese Mengen nicht bewältigen und große Mengen NaCl, Wasser, K$^+$, H$^+$, Mg^{2+} und Ca^{2+} erscheinen im Urin.
>
> **Saluretika** (allg.: Diuretika, die die tubuläre Na$^+$-Resorption hemmen und die Na$^+$-Ausscheidung erhöhen) sind geeignet, akut große Wasser- und Elektrolytmengen auszuscheiden, z. B. Akuttherapie bei Lungenödem, Hyperkaliämie. Als Nebenwirkungen können jedoch Elektrolytentgleisungen auftreten. Gerade bei Furosemid sind hohe Dosen zusätzlich **ototoxisch**, da in der Stria vascularis des Innenohrs ebenfalls der Na/K/2Cl-Carrier blockiert wird (Zusammenbruch des endocochleären Potenzial mit Taubheit!).

Distaler Tubulus (~10% der NaCl-Resorption):
- **Macula densa:** Pars recta des distalen Tubulus. Messung der tubulären NaCl-Konzentration und Anpassung der glomerulären Filtrationsrate (**tubuloglomerulärer Feedback**, s. o.).
- **Früh-distaler Tubulus (DCT1):** NaCl-Resorption transzellulär über apikalen **Na/Cl-Kotransporter TSC** (Thiazid-sensitiver Carrier) und basolaterale Cl$^-$-Kanäle (ClC-Kb). Aldosteron induziert den TSC und stimuliert die basolaterale Na/K-ATPase, sodass die NaCl-Resorption zunimmt. Durch apikale Na$^+$-Resorption wird das TEP negativ→parazelluläre Cl$^-$-Resorption.
- **Spät-distaler Tubulus (DCT2):** hier finden sich Haupt- und Schaltzellen. In den **Hauptzellen** erfolgt eine elektrogene, transzelluläre Na$^+$-Resorption über epitheliale Na$^+$-Kanäle (ENaC). Gleichzeitig wird K$^+$ über apikale K$^+$-Kanäle luminal sezerniert. Der Harn wird hypotoner (tubuläres Na$^+$↓). TEP wird durch die Na$^+$-Resorption negativer (TEP um ca. −20 mV). Dies bildet die Triebkraft für die parazelluläre Cl$^-$-Resorption. Die Tight junctions (▶ Kap. 1) sind hier für Kationen relativ dicht. Die im spät-distalen Tubulus und Sammelrohr noch vorkommenden **Schaltzellen** dienen primär der Protonensekretion (Typ A) oder -resorption (Typ B). Das hierfür benötigte HCO$_3^-$ wird im Austausch mit Cl$^-$ transportiert (s. u. Säure-Basen-Transport u. ◘ Tab. 9.4).

Tab. 9.4. Transzelluläre und parazelluläre Mechanismen der tubulären Elektrolyt- und Stofftransporte (die immer vorhandene basolaterale Na/K-ATPase ist nicht separat aufgeführt)

Stoff	Ort	Transzellulärer Transport		Parazellulärer Transport	Regulation, Besonderheiten
		luminal	basolateral		
NaCl-Resorption	Früh-proximaler Tubulus (S1)	Na^+-**Symport** (D-Glucose, L-AS, Phosphat, Sulfat, Vitamin C, Laktat, Acetat, Citrat etc.) **NHE** (H^+-Sekretion)	$Na^+/3\ HCO_3^-$-**Symport**	TEP<0: Cl^--Resorption, Na^+-Sekretion	Osmotische Diurese behindert NaCl-Resorption, ebenso tubuläre Azidose. Alkalose fördert Na^+-Resorption.
	Spät-proximaler Tubulus (S3)	**NHE3** (H^+-Sekretion) **PDS-Carrier** (org. Base/Cl^--Exchanger)	K^+/Cl^--**Symport** Cl^--**Kanal** HCO_3^-/Cl^--**Exchanger**	TEP>0: Na^+-, Cl^--Res. (solvent drag)	
	Aufsteigende dicke Henle-Schleife	**Na/K/2Cl-Symport** (BSC1-Carrier, elektroneutral) K^+-**Kanal** (K^+-Recycling)	K^+-**Kanal** (K^+-Recycling) Cl^--**Kanal**	TEP>0: Resorption Kationen (v.a. Mg^{2+})	wasserdicht!, BSC1-Carrier durch Furosemid hemmbar→Salurese
	Früh-distaler Tubulus (DCT1)	**Na/Cl-Symport** (TSC-Carrier, elektroneutral)	Cl^--**Kanal** (ClC-Kb)	TEP<0 Cl^--Resorption	wasserdicht. TSC durch Thiazide hemmbar
	Spät-distaler Tubulus (DCT2) und kortikales Sammelrohr	**ENaC-Kanal** (Hauptzellen) K^+-**Kanal** (Hauptzellen)	K^+-**Kanal**	TEP <<0 mV Cl^--Resorption	ENaC wird durch Aldosteron und ADH stimuliert, durch ANP und PGE_2 gehemmt.
K^+-Resorption und K^+-Sekretion	Proximaler Tubulus	K^+-**Kanal** (minimale Sekretion)	K^+/Cl^--**Symport** (S3)	TEP>0 (S3): K^+-Res. (früh-proximal S1: solvent drag)	Na^+-Resorption beeinflusst TEP und solvent drag für K^+
	Henle-Schleife	**Na/K/2Cl-Symport**	K^+-**Kanal**	TEP>0: K^+-Resorption	
	Spät-distaler Tubulus und Sammelrohr	**Hauptzelle:** K^+-**Kanal** (K^+-Sekr.) **Schaltzelle (TypA):** H/K-ATPase (H^+-Sekr., K^+-Res.) **H-ATPase** (H^+-Sekr.)	**Hauptzelle:** K^+-**Kanal** **Schaltzelle (TypA):** K^+-**Kanal** Cl^--**Kanal** HCO_3^-/Cl^--**Exchanger**	TEP<<0 mV K^+-Sekretion	Aldosteron fördert K^+-Sekretion. Azidose, Hypokaliämie, alkalischer Tubulusinhalt fördern K^+-Resorption
Ca^{2+}-Resorption	Proximaler Tubulus, Henle-Schleife, distaler Tubulus	Ca^{2+}-**Kanal** (in distalem Tubulus ECaC-Kanäle)	Ca^{2+}-**ATPase** (primär aktiv, $2Ca^{2+} \leftrightarrow 2H^+$) **3Na/1Ca-Austauscher** (sekundär-aktiv)	TEP>0 und solvent drag (~40 %)	**Proximal:** unreguliert. **Henle-Schleife:** basolateraler Ca^{2+}-Rezeptor hemmt BSC1-Carrier→TEP↓→paraz. Ca^{2+}-Res.↓. **Distaler Tubulus:** PTH, Calcitriol→Ca^{2+}-Res.↑
Mg^{2+}-Resorption	Proximaler Tub., Henle-Schleife	–	–	TEP>0 und solvent drag	Plasma-[Mg^{2+}]↓, PTH, Hypovolämie→Res.↑

Tab. 9.4 (Fortsetzung)

Stoff	Ort	Transzellulärer Transport		Parazellulärer Transport	Regulation, Besonderheiten
		luminal	basolateral		
Glucoseresorption	Früh-proximal (S1)	SGLT2 (Na/Gluc-Symport, elektrogen)	GLUT2 (erleichterte Diffusion)	–	Transportkapazität ab 10 mM überschritten
	Spät-proximal (S3)	SGLT1 (2Na/Gluc-Symport, elektrogen)	GLUT1 (erleichterte Diffusion)	–	
H^+-Sekretion und HCO_3^--Resorption	Proximaler Tubulus	NHX3 (H^+-Sekretion, Na^+-Resorption v.a. spät-proximal)	NBC1 (3 HCO_3^-/1Na^+-Kotransporter) v. a. früh-proximal Cl^-/HCO_3^--**Austauscher** (v. a. spät-proximal)	–	Azidose aktiviert, Alkalose hemmt NHX
	Distaler Tubulus und Sammelrohr	**Schaltzelle Typ A:** H/K-ATPase (H^+-Sekr., K^+-Res.) H^+-ATPase (H^+-Sekretion)	**Schaltzelle Typ A:** Cl^-/HCO_3^--Austauscher (Cl^--Sekretion, HCO_3^--Resorption)	–	**Azidose** induziert Schaltzellen Typ A→H^+-Sekretion↑, HCO_3^-- und K^+-Resorption↑
		Schaltzelle Typ B: Cl^-/HCO_3^--Austauscher (Cl^--Resorption, HCO_3^--Sekretion)	**Schaltzelle Typ B:** H^+-ATPase (H^+-Resorption)		**Alkalose** induziert Schaltzellen Typ B→H^+-Resorption↑, HCO_3^-- und K^+-Sekretion↑

TEP: Transepitheliales Potenzial. PDS: Pendrin-dependent carrier.

> **KLINIK**
>
> **Kaliumsparende Diuretika** hemmen die distal tubuläre Na^+-Resorption, z. B. **Aldosteronantagonisten** (Spironolacton, cave: Wirkung setzt erst nach Tagen ein!), **Amilorid** oder **Triamteren** (hemmen den apikalen ENaC-Kanal). **Wichtig**: Spironolacton wirkt nur, wenn Aldosteron vorhanden ist (kompetitive aldosteronabhängige Hemmung). Amilorid wirkt unabhängig von Aldosteron. **Thiazide** hemmen den distal-tubulären NaCl-Symporter (TSC).

Sammelrohr (~10% der NaCl-Resorption): Das Sammelrohr enthält für die NaCl-Resorption dieselben Transporter wie der spät-distale Tubulus (s. o.).

> **Prüfungsfallstricke**
>
> Die Tubuluskonzentration von Soluten ist am Ende des proximalen Tubulus noch so groß wie die Plasmakonzentration (iso-osmolare Resorption). Antidiurese hat **keinen** Einfluss auf die proximale Resorption. Osmotische Diurese behindert zwar die proximale Resorption, hat aber **keinen** Einfluss auf die proximal-tubuläre Na^+-Konzentration. Die Na^+-Resorption der Henle-Schleife ist vom Harnstrom abhängig: bei höherem Harnstrom wird bei gleichem Gradienten **mehr** Na^+ resorbiert!. Die NaCl-Konzentration ist im Bereich der Macula densa deutlich geringer als im Blutplasma.
>
> Thiazide sind **keine** K^+-sparende Diuretika. Im Gegenteil, es kommt zu einer Hypokaliämie, weil durch die Hemmung der Na^+-Resorption im früh-distalen Tubulus nun im spät-distalen Tubulus und Sammelrohr Na^+ vermehrt im Austausch gegen K^+ resorbiert wird.

Regulation der NaCl-Resorption
Folgende Faktoren regulieren die NaCl-Resorption:
- **Glomerulotubuläre Balance** des proximalen Tubulus mit konstanter Resorptionsfraktion (~60%); bei vermehrter Filtration wird hier auch eine höhere Na^+-Menge resorbiert.
- **GFR-Regulation** (Na^+-Filtration) durch tubuloglomerulären Feedback (Macula densa).
- **Sympathikusaktivierung:** Na^+-Ausscheidung sinkt durch Verminderung der glomerulären Filtrationsrate und Nierendurchblutung, Reninausschüttung (→Aldosteron, AT II-Wirkung) und α-adrenerge Aktivierung des NHE3 (s. o.) im proximalen Tubulus.
- **Aldosteron:** Angriffspunkt ENaC-Kanäle der Hauptzellen im distalen Tubulus und Sammelrohr (→ Offenwahrscheinlichkeit↑). Ebenso werden basale K^+-Kanäle und Na/K-ATPase stimuliert. Aldosteron fördert daher die Na^+-Rückresorption und gleichzeitig die tubuläre K^+- und H^+-Sekretion. Die Freisetzung erfolgt durch Hypovolämie, isotone Dehydratation, GFR↓. Die Wirkung tritt langsam ein (~ 1 h). Aldosteronabhängig wird distal die Resorption von 2–3% der filtrierten Na^+-Menge reguliert.
- **Antidiuretisches Hormon (ADH):** Einbau von AQP2 in die apikale Membran des Sammelrohrs erhöht dessen Wasserpermeabilität mit der Folge einer H_2O-Resorption (**Antidiurese**). Daneben fördert ADH die Na^+-Resorption in der Henle-Schleife (Stimulation des BSC1-Carrier) und Sammelrohr (Stimulation ENaC-Kanäle).
- **Atriales natriuretisches Peptid (ANP)** hemmt die Na^+-Resorption durch eine direkt hemmende Wirkung auf ENaC-Kanäle sowie sekundär durch die Erhöhung der glomerulären Filtrationsrate, corticaler und medullärer Durchblutung (→Auswaschung hypertoner Markgradient) mit der Folge einer **Natriurese**.
- **PGE_2, Bradykinin** hemmen die Na^+-Resorption in Henle-Schleife und Sammelrohr.

Kaliumresorption und -sekretion
K^+ wird frei filtriert (800 mmol/Tag) und im proximalen Tubulus unreguliert zu ~80%, in der Henle-Schleife

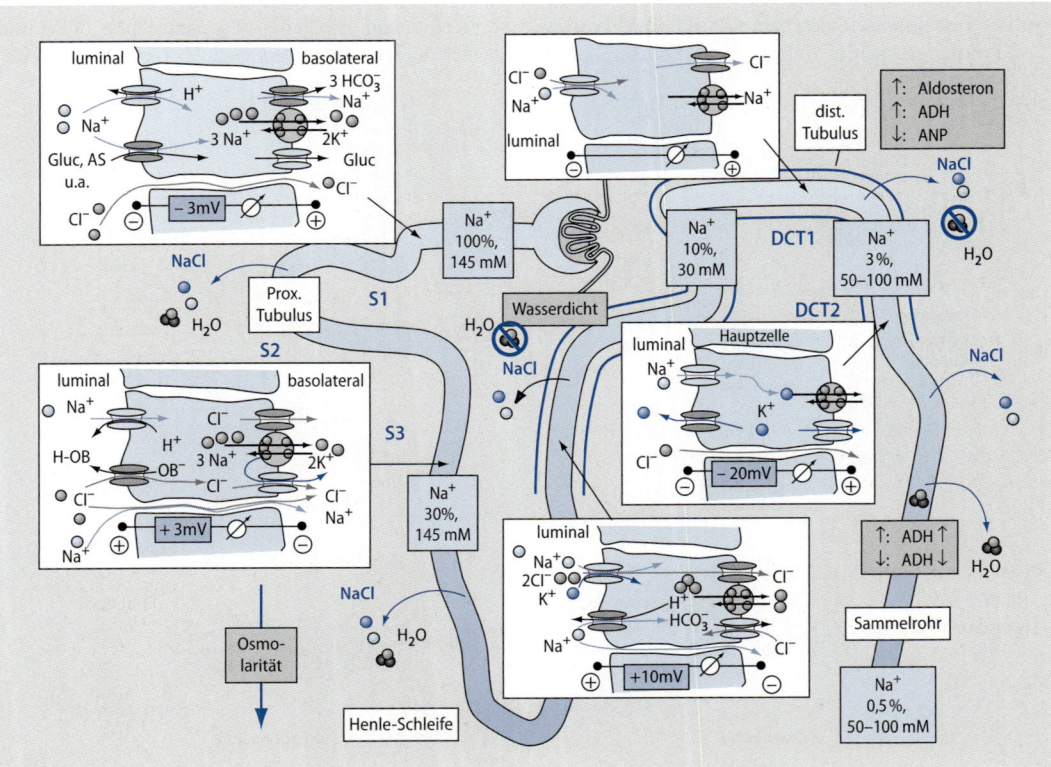

Abb. 9.4. Mechanismen der NaCl-Resorption entlang der Tubuluspassage, tubuläre Na^+-Konzentrationen und hormonelle Regulationen. Beschreibung der einzelnen Mechanismen im Text

zu ~20% resorbiert (Abb. 9.5). Die Resorption im **proximalen Tubulus** erfolgt parazellulär (spät-proximal TEP>0, s. o.). In der aufsteigenden dicken **Henle-Schleife** besorgen der BSC1-Carrier und basolaterale K^+-Kanäle die Resorption (Tab. 9.4). 10% der filtrierten K^+-Menge erreichen den distalen Tubulus. Im **spät-distalen Tubulus** und **Sammelrohr** »kümmern sich« Haupt- und Schaltzellen (Zwischenzellen) weiter um das K^+ (Abb. 9.5, Tab. 9.4):

- **Hauptzellen:** Aldosteronabhängige Na^+-Resorption über ENaC-Kanäle depolarisiert die luminale Membran, dadurch wird K^+ vermehrt über luminale K^+-Kanäle **sezerniert**.
- **Schaltzellen (Typ A)** besitzen sowohl apikale H^+-ATPase als auch H/K-ATPase. K^+ wird primär aktiv an der luminalen Membran und über basolaterale K^+-Kanäle **resorbiert**.

Hauptzellen dienen der K^+-Sekretion (plus Na^+-Resorption), **Schaltzellen** (Typ A) der K^+-Resorption (plus H^+-Sekretion). Die **fraktionelle Exkretion** (FE) hängt von vielen Faktoren ab (Abb. 9.5), von denen die Nahrungs-K^+-Zufuhr, der Harn- und Blut-pH sowie Hormone am wichtigsten sind:

- Die **fraktionelle Exkretion von K^+ sinkt** bei Kaliummangel, Azidose (aber: alkalischer Harn-pH!), Aldosteronhemmung→K^+-Sekretion↓ (Nettoresorption).
- Die **fraktionelle Exkretion von K^+ steigt** bei Kaliumüberschuss, Alkalose (aber: saurer Harn-pH), Aldosteron.

> **Prüfungsfallstricke**
>
> Schleifendiuretika hemmen **nicht** die K^+-Sekretion. Im Gegenteil: der distale Tubulus erhält nun mehr tubuläres Na^+ zur Resorption (BSC1-Carrier blockiert), sodass die K^+-Sekretion sogar zunimmt.

Ca^{2+}-, Mg^{2+}- und Phosphatresorption

Die fraktionelle Exkretion aller 3 Ionen Ca^{2+}-, Mg^{2+}- und Phosphat beeinflussen sich gegenseitig und stehen im Wesentlichen unter hormoneller Kontrolle von PTH, Calcitonin und Calcitriol (▶ Kap. 9.1). Die fraktionelle Exkretion beträgt unter Normalbedingungen für Ca^{2+} ~1–5%, für Mg^{2+} ~5–20% und Phosphat ~2–20% (Tab. 9.5).

Ca^{2+}-Resorption

Ca^{2+} wird **proximal-tubulär** unreguliert zu ~60% resorbiert, davon erfolgen ~40% parazellulär (TEP und solvent drag) und 20% transzellulär (apikaler Ca^{2+}-Ka-

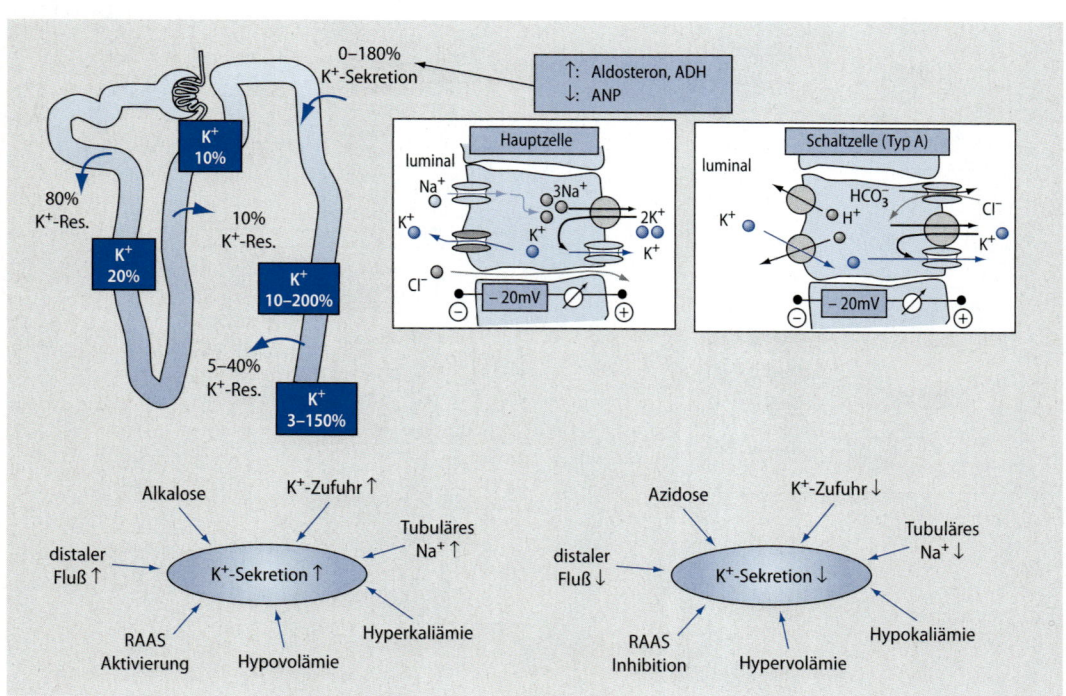

Abb. 9.5. Mechanismen und Regulation des tubulären K^+-Transports. Kanäle und Transporter von Hauptzellen und Schaltzellen (Typ A) im distalen Tubulus und Sammelrohr. Erklärung im Text

nal, basolateral Ca^{2+}-ATPase und 3Na/Ca-Austauscher, ◘ Tab. 9.4) (◘ Abb. 9.6a). Die gleichen Transporter finden sich auch in Henle-Schleife (~25–30% Resorption), distalem Tubulus und Sammelrohr (5–10% Resorption).

In der **Henle-Schleife** wird die Ca^{2+}-Resorption im Wesentlichen durch die Plasma-Ca^{2+}-Konzentration (basolateral!) über einen Ca^{2+}-Rezeptor reguliert: [Ca^{2+}]↑→cAMP↑ (evtl. PKC↑)→Hemmung BSC1-Carrier→TEP↓→parazelluläre Ca^{2+}-Resorption↓.

Im **distalen Tubulus und Sammelrohr** wird die transzelluläre Resorption hormonell über PTH reguliert (ECaC-Kanäle↑).

Mg^{2+}-Resorption

Mg^{2+} wird im proximalen Tubulus nur zu 20–30% resorbiert. Die quantitativ größte Menge wird in der Henle-Schleife resorbiert (~60%). Die Resorption ist fast ausschließlich parazellulär, distal geringgradig auch transzellulär. Die Resorption erhöht sich durch **Parathormon, Hypovolämie, Calcitonin, Mg^{2+}-Mangel**.

Phosphatresorption

Phosphat liegt im Blut zu 80% als HPO$_4^{2-}$ vor. Es wird frei filtriert (**150–250 mmol/Tag**) und zu 80–95%, v. a. proximal-tubulär, über einen luminalen Na$^+$-Symport sekundär-aktiv resorbiert (3Na$^+$ pro Phosphat). Das Transportmaximum ist schon bei normalen Plasmakonzentrationen (0,8–1,4 mM) überschritten (»Überlauf-Ausscheidung«). Tubulär verbleibendes Phosphat liegt im sauren Harn überwiegend als H$_2$PO$_4^-$ vor, da es proximal-tubulär sezernierte Protonen abpuffert (→titrierbare Säure, s. u.).

Die **Phosphatresorption erhöht sich** (= Ausscheidung↓) bei **Hypophosphatämie, Hyperkalzämie, PTH-Mangel, Alkalose**. Über die Phosphatausscheidung können 10–30 mmol/Tag H$^+$ als titrierbare Säure eliminiert werden.

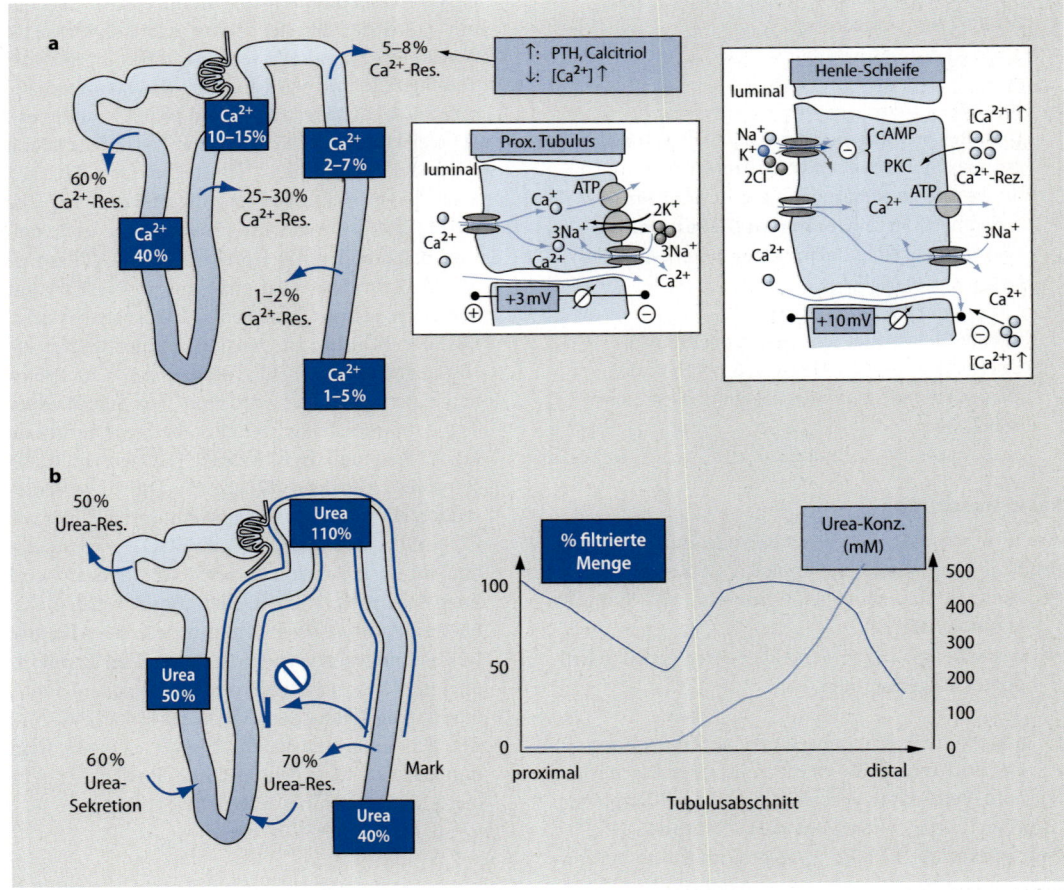

◘ **Abb. 9.6a,b.** Resorption und Sekretion von **a** Calcium und **b** Harnstoff in der Niere

> **Merke**
>
> **Plasma-[Ca^{2+}, Mg^{2+}]**↑→parazelluläre Ca^{2+}-, Mg^{2+}-Resorption↓.
> **Parathormon** → transzelluläre Ca^{2+}-, Mg^{2+}-Resorption↑.

Glucoseresorption

Glucose wird frei filtriert und proximal fast vollständig (nur transzellulär) rückresorbiert. Apikal wird Glucose elektrogen im Na^+-Symport (SGLT), basolateral durch erleichterte Diffusion (GLUT) resorbiert. Achtung: früh- (S1) und spät-proximal (S3) ist dies unterschiedlich realisiert:
- **früh-proximal:** apikal SGLT2, basolateral GLUT2.
- **spät-proximal:** apikal SGLT1, basolateral GLUT1 (»zuerst kommt die 2, als zweites die 1«).

> **Merke**
>
> Der **SGLT2** transportiert 1 Na^+ pro Glucose, der **SGLT1** 2 Na^+ pro Glucose!

> **KLINIK**
>
> **Diabetes mellitus.** Bei Überschreiten des Transportmaximums der Carrier (>10 mM) werden auch distale Anteile einbezogen, Glucose erscheint aber zunehmend im Urin (**prärenale Glukosurie**). Die Glukosurie ist eines der frühesten Symptome eines beginnenden Diabetes.
>
> **Renale Glukosurie:** Schädigung der tubulären Carrier oder der Na/K-ATPase, z. B. bei Hypoxie, renaler Ischämie. In der Regel kommt diese nicht isoliert vor.

Eiweißresorption

Aminosäuren (AS) werden fast vollständig (>90% je nach AS) im proximalen Tubulus resorbiert:
- **Neutrale** und **saure AS** werden im **Na^+-Symport** sekundär-aktiv,
- **basische AS** überwiegend über einen apikalen **Uniporter** aufgenommen.

Es gibt mehrere gruppenspezifische Transporter für AS. **Di- und Tripeptide** werden entweder durch Bürstensaum-**Peptidasen** gespalten und die AS-Fragmente resorbiert oder über **Peptid-H^+-Symport** (PEPT1 früh-proximal, PEPT2 spät-proximal) aufgenommen und intrazellulär gespalten. **Albumin** (und einige Vitamine) wird ATP-abhängig durch rezeptorvermittelte Endozytose resorbiert. Von den **~750 mg/Tag** filtriertem Albumin erscheinen ca. **35 mg/Tag** physiologischerweise im Urin; die Resorption liegt also bei >96%.

Protonensekretion, Bicarbonatresorption
(▶ Kap. 5.10.3)

Die Niere muss fast die gesamte (99,9%) täglich filtrierte Menge HCO_3^- resorbieren (~4500 mmol/Tag) und ca. 40–80 mmol nonvolatile Säuren als Protonen ausscheiden (der größte Anteil an Säureäquivalenten wird täglich als CO_2 abgeatmet, ca. 15.000 mmol, ▶ Kap. 5.10.3). Natürlich werden keine freien Protone ausgeschieden, da der Urin nicht geladen ist! Das zugehörige Anion ist dann Cl^-.

- **Proximaler Tubulus:** Proximal werden ~90% HCO_3^- resorbiert. Triebkraft hierfür sind die über den apikalen Na/H-Exchanger (**NHE3**, ◌ Tab. 9.5) und über eine **H^+-ATPase** (primär-aktiv) sezernierten Protonen (»ohne H^+-Sekretion keine HCO_3^--Resorption!«). Im Tubuluslumen entsteht mit Hilfe der Bürstensaum-Carboanhydrase IV (CA IV) CO_2 und Wasser. CO_2 diffundiert in die Tubuluszelle und wird mithilfe der zytoplasmatischen CA II wieder zu H^+ und HCO_3^- katalysiert. H^+ rezirkuliert tubulär über den NHE. Basolateral wird HCO_3^- über den **NBC1-Carrier** ($3HCO_3^-/1Na^+$) passiv elektrogen resorbiert (◌ Abb. 5.5). Die HCO_3^--Resorption wird proximal v.a. über den Blut-pH reguliert. Die proximale H^+-ATPase ist wichtig, um den Harn anzusäuren (NHE3 kann den Harn-pH nur um einen pH-Wert absenken).
- **Distaler Tubulus:** Im distalen Tubulus werden ca. 10% der filtrierten HCO_3^--Menge resorbiert, Protonen sezerniert. Dies wird von den **Schaltzellen Typ A** bewerkstelligt, welche über eine **luminale H^+-ATPase** und **H/K-ATPase** (H^+ sezerniert, K^+ resorbiert) verfügen (◌ Tab. 9.4). Die zu sezernierenden H^+ entstehen wie gewohnt intrazellulär aus CO_2 und H_2O, das entstehende HCO_3^- wird basolateral im Austausch mit Cl^- resorbiert (d. h. Cl^- wird noch sezerniert). Schaltzellen Typ A werden v. a. bei Blut-**Azidose** vermehrt induziert. Bei **Alkalose** werden hingegen vermehrt **Schaltzellen Typ B** induziert. Diese entstehen aus Schaltzellen Typ A durch spiegelbildlichen Einbau der H^+-ATPase und des Anionenaustauschers. Die H^+-ATPase wird nun basolateral exprimiert und Protonen resorbiert, HCO_3^- luminal sezerniert.

> **Merke**
>
> **Alkalose: proximal:** NHE3 gehemmt, **distal:** Schaltzellen Typ B→H⁺-Sekretion↓→HCO₃⁻-Resorption↓,→Urin-pH↑ (maximal ~8,5).
>
> **Azidose: proximal:** NHE3 stimuliert, **distal:** Schaltzellen Typ A→H⁺-Sekretion↑→HCO₃⁻-Resorption↑ →Urin-pH↓ (minimal ~4,5).
> »Azidose, zuviel **A**cid, Typ **A**«, Alkalose zuviel **B**ase, Typ **B**«.

Bis zu einer Schwellenkonzentration von 28 mM wird HCO₃⁻ vollständig resorbiert, darüber als »Überlauf« ausgeschieden.

> **KLINIK**
>
> **Carboanhydrasehemmer:** CA-Hemmer hemmen die proximale HCO₃⁻-Resorption und induzieren eine milde osmotische Diurese (~5% GFR) mit Alkalisierung des Harns. Sie können eingesetzt werden, um Alkalosen zu behandeln oder um die Löslichkeit von auszuscheidenden Giftstoffen in alkalischem Harn zu erhöhen (z. B. Barbiturate). Häufige Indikationen sind hingegen Glaukom oder akute Pankreatitis.

> **Prüfungsfallstricke**
>
> **CA-Hemmer steigern** die Natriumausscheidung und reduzieren die proximale Resorption (→ Na⁺-Clearance↑, Natriurese). Intrazellulär entstehen dabei **weniger** H⁺, die H⁺-Sekretion nimmt ab, **nicht** zu: es entwickelt sich eine **Azidose**, der Harn wird hingegen alkalischer.
> **Freie H⁺** (mit ihrem entsprechenden Anion!) im Urin sind maximal nur in Konzentrationen von 50–100 μM (!) enthalten, **nicht** mM. Dies entspricht einem Harn-pH von ~4,5. Bei vegetarischer Kost werden weniger H⁺ renal ausgeschieden.
> **Ammoniak** ist mengenmäßig der wichtigste Protonenfänger im Tubulussystem und liegt bei physiologischem pH fast ausschließlich protoniert vor (pK$_S$>9).

Pro Tag werden je nach Nahrung und Stoffwechsel **40–80 mmol H⁺**, jedoch nicht in freier Form, renal ausgeschieden. Protonen werden tubulär an Pufferbasen gebunden und als **titrierbare** und **nicht-titrierbare Säuren** ausgeschieden (▶ Kap. 5.10.3), der Rest als starke Säure aus Elektroneutralitätsgründen zusammen mit Cl⁻ (→HCl im Urin):

> **Merke**
>
> **Titrierbare Säuren:** Phosphat (~80%), Harnsäure, Sulfat, Zitrat (~20%)→~**10–30 mmol/Tag**.
>
> **Nicht-titrierbare-Säure:** Ammoniak→~**20–50 mmol/Tag**. Für jedes als Ammoniak ausgeschiedene H⁺ wird hepatisch ein Bicarbonat eingespart (Harnstoffsynthese, ▶ Kap. 5.10.3).

Harnstoffsekretion und -resorption

Harnstoff ist das wichtigste Endprodukt des Proteinstoffwechsels und wird in der Leber unter Energieverbrauch synthetisiert (▶ Kap. 5.10.3). Im proximalen Tubulus werden 30–50% resorbiert (Diffusion, solvent drag, Transporter?). Im gesamten Verlauf der Henle-Schleife wird Harnstoff aus dem Interstitium ins Tubuluslumen sezerniert (bis zu 60% der filtrierten Menge). Im distalen Tubulus ist die Wand relativ undurchlässig für Harnstoff, sodass durch die weitere H₂O-Resorption seine Konzentration im Harn stark ansteigt (◘ Abb. 9.6b).

Da NaCl im gesamten Verlauf resorbiert wird, löst Harnstoff das Kochsalz im distalen Tubulus als **Haupt-Osmolalitätsfaktor** ab. Im Sammelrohr ist die Wand wieder gut diffundibel für Harnstoff und die weitere Harnstoffresorption geschieht diureseabhängig. Bei **Antidiurese** werden bis zu 70% wieder resorbiert, sodass die fraktionelle Exkretion für Harnstoff im Endurin zwischen 0,4 (Antidiurese) und 0,7 (Diurese↑) betragen kann (300–500 mM).

Durch die Urearesorption im Sammelrohr nimmt die Marktonizität stark zu und bildet so die treibende Kraft für die Harnstoffsekretion in der Henle-Schleife. Die tägliche Harnstoffausscheidung beträgt 20–35 g (300–600 mmol).

Harnkonzentrierung. Harnstoff **zirkuliert** im Nierenmark zwischen Sammelrohr und Henle-Schleife. Die durch Harnstoff verursachte hohe Marktonizität bei Antidiurese ist die treibende Kraft für die Wasserresorption im Sammelrohr und die **Harnkonzentrierung**.

> **Prüfungsfallstricke**
>
> Für die Harnstoffkonzentration gilt: Endurin>Nierenartie>Nierenvene.

Tab. 9.5. Konzentrationen von Stoffen entlang der Nephronabschnitte und Regulationen

Stoff	Na^+	Cl^-	K^+	Mg^{2+}	Ca^{2+}	Krea	H_2O	Albumin	Urea
Siebkoeffizient	1	1	1	~0,5	~0,5	1	1	0,0001	1
Filtrierte Menge $GFR \cdot P_X$	27.000 mmol/d	22.000 mmol/d	800 mmol/d	~100 mmol/d	~220 mmol/d	20 mmol/d	180 l/d	~750 mg/d	900 mmol/d
Konz. Primärharn (100%)	145 mM 100%	110 mM 100%	4,5 mM 100%	0,7 mM 100%	1,5 mM 100%	0,07 mM 100%	180 l/d 100%	4 mg/l 100%	5 mM 100%
Endprox. Tubulus (Konz., %)	145 mM 30%	~120 mM 35%	4,5 mM 20%	~1 mM 75%	~1,3 mM 40%	0,25 mM 100%	72 l/d 40%	0,15 mg/l 4%	5 mM 50%
Ende Henle-Schleife	30 mM 10%	30 mM 10%	10 mM 10%	~0,7 mM 20%	0,8 mM ~10%	0,65 mM 100%	27 l/d 15%	0,4 mg/l 4%	~100 mM 110%
Enddist. Tubulus	~75 mM 3%	50 mM 3–5%	20 mM 10–200%	1–2 mM 10%	0,6–1,2 mM ~5%	~1 mM 100%	9–18 l/d 5–10%	1–1,5 mg/l 4%	~250 mM 110%
Ende Sammelrohr, Endurin	50–150 mM 0,5–5%	50–150 mM 0,5–5%	30–600 mM 3–160%	5–15 mM 5–20%	2–4 mM 1–5%	5–15 mM 100%	1–1,5 l/d 0,5–7%	~30 mg/d ~4%	~400 mM 40%
Regulation	ANP, PGE2, Aldosteron	---	Aldosteron, pH, Diät	PTH, Plasma-$[Mg^{2+}]$	PTH, Calcitonin, Vit.D	GFR	ADH	---	ADH
Hauptresorption	Prox. Tubulus (60%)	Prox. Tubulus (60%)	Prox. Tubulus	Henle-Schleife (60%)	Prox. Tubulus (~60%)	nirgends	Prox. Tubulus (60%)	Prox. Tubulus (>96%)	Prox. Tubulus (30–50%)
Clearance (ml/min)	0,3–1	0,4–1,2	7–150	4–12	1,5–3	50–150 (GFR)	---	0,0004	~0,015

GFR: glomeruläre Filtrationsrate (ml/min). Angenommen wird eine GFR von 120 ml/min. P_X: Plasmakonzentration von X (mM).

> **KLINIK**
>
> **Niereninsuffizienz:** Der Plasma-Harnstoffspiegel (Norm: ~5 mM, 20–45 mg/dl) ist klinischer Parameter für die globale Nierenfunktion. Bei eingeschränkter Funktion ist sowohl die Filtration als auch die Harnstoffsekretion reduziert.

9.2.6 Harnkonzentrierung

In der Niere wird Wasser stets passiv ausgeschieden. Es folgt dabei dem **osmotischen Gradienten**, d. h. dem Na^+, in distalen Abschnitten dem Harnstoff (s. o.). Die Konzentration »freien Wassers« im Plasma wird in Osmorezeptoren gemessen und die Wasserbilanzierung über das **antidiuretische Hormon** (ADH) angepasst (▶ Kap. 9.1).

— Zunahme der Plasma-Osmolarität führt zur ADH-Ausschüttung und Erhöhung der Wasserpermeabilität im Sammelrohr→H_2O-Resorption↑, Harn-Osmolarität↑ (konzentrierter Harn)→**Antidiurese** bis auf ~0,3 ml/min Urinfluss.

— Hemmung von ADH führt zu **Wasserdiurese**, bei der das Sammelrohr für Wasser dicht bleibt→H_2O-Resorption↓, Harn-Osmolarität↓ (hypotoner Harn)→Harnzeitvolumen bis ~20 ml/min.

Mechanismus der Konzentrierung
End-proximal ist der Harn unverändert iston. Im absteigenden Teil der Henle-Schleife wird er durch stärkeren Wasseraustritt ins Interstitium hypertoner, im aufsteigenden dicken Teil der Henle-Schleife hypotoner. Durch die aktive NaCl-Resorption des BSC1-Carriers wird hier ein osmotischer Gradient zwischen Tubulus und Interstitium von ~200 mOsM aufgebaut, welcher durch die Gegenstromanordnung von absteigender, aufsteigender Henle-Schleife und absteigendem Sammelrohr verstärkt wird (**Gegenstrom-Multiplikation**). Dies wird durch die relative Wasserundurchlässigkeit von aufsteigender Henle-Schleife und distalem Tubulus unterstützt, sodass große Mengen von NaCl und Harnstoff (»Harnstoff-Recycling spart Kochsalz«, s. o.) im Interstitium abgelagert werden können (bis **1200 mOsM** im Nierenmark).

Diese bilden die treibende Kraft für die H_2O-Resorption im Sammelrohr unter ADH-Wirkung. Durch die niedrige **Nierenmarkdurchblutung** der Vasa recta bleibt dieser Gradient erhalten. Am Ende des distalen Tubulus ist der Harn maximal hypoton (**~50 mOsM**) und bleibt es auch unter Wasserdiurese.

Urinosmolarität: Pro Tag fallen ca. 600 mmol harnpflichtiger Substanzen im Stoffwechsel an. Die Menge des Urinvolumens, in dem diese ausgeschieden werden, bestimmt letztendlich die Urinosmolarität.

> **Merke**
>
> **Antidiurese** (z. B. H_2O-Zufuhr↓): ADH↑→minimales Harnzeitvolumen (~0,3 ml/min, 0,3% GFR, ~05 l/d)→Urinosmolarität maximal (~1200 mOsM)→Konzentrierung Faktor 4.
> **Wasserdiurese** (z. B. H_2O-Zufuhr↑): ADH↓→ maximales Harnzeitvolumen (~15 ml/min, 20% GFR, ~20 l/Tag)→Urinosmolarität minimal (~30–50 mOsM)→Verdünnung Faktor 10.

9.2.7 Globale Nierenfunktion und Regulation (▶ Kap. 9.2.1 bis 9.2.6)

Die Hauptbestandteile des normalen Endurins sind harnpflichtige Substanzen (Harnstoff, Kreatinin, Ammoniak u. a.). Zu den Elektrolyten ◘ Tab. 9.5. Zur Beurteilung der globalen Nierenfunktion wird die **Clearance** von renal eliminierten Stoffen bestimmt.

> **Merke**
>
> Die **Clearance C_X** ist das Plasmavolumen, welches pro Zeiteinheit **vollständig** von einem Stoff X befreit (»geklärt«) wird. Diese Menge von X erscheint dann im Urin.

Zur Bestimmung der Clearance betrachtet man die **Massenbilanz** des Stoffes X.
— Stoffmenge = Volumen×Konzentration von X.
— Stoffmenge pro Zeit ist dann analog: Volumen/Zeit×Konzentration von X.

Für alle Stoffe X, die in der Niere **nicht** metabolisiert werden (z. B. produziert, wie Erythropoietin, oder abgebaut, wie Diuretika) gilt nach einer einfachen Massenbilanz:

$$\underbrace{arterieller\ Input\ (X)}_{P_{X,art.} \times RPF_{art.}} \quad \text{(Gl. 9.5)}$$

$$= \underbrace{ven\ddot{o}ser\ Output\ (X)}_{P_{X,ven.} \times RPF_{ven.}} + \underbrace{Urin-Output\ (X)}_{U_X \times UZV}$$

Dabei gilt P_X: Konzentration von X, RPF: renaler Plasmafluss in der Nierenarterie oder Nierenvene, U_X: Konzentration von X im Urin und UZV: Harnzeitvolumen.

Da die **Clearance C_X** der »virtuelle« Plasmafluss wäre, bei dem kein venöser Output mehr vorhanden ist (vollständige Klärung→$P_{X,ven.}=0$) wird aus Gl. 9.5:

$$P_{X,art.} \times C_X = U_X \times UZV \Rightarrow C_X = \frac{U_X \times UZV}{P_{X,art.}} \left[ml/min \right]$$
(Gl. 9.6)

Dies ist die **Clearance-Formel**. Für Stoffe, welche bei einer Nierenpassage vollständig aus dem Plasma entfernt werden, ist die Clearance gleich dem renalen Plasmafluss RPF=600 ml/min. Dies trifft für **PAH** (Para-Amino-Hippursäure) zu, welche filtriert und sezerniert wird. Findet nur **Filtration** statt (Inulin, Kreatinin), ist die Clearance gleich der GFR (125 ml/min, ~20% RPF). Das heißt, wäre der renale Plasmafluss »nur« so groß wie die GFR, würden diese Stoffe bei einer Nierenpassage vollständig entfernt werden. Da der renale Plasmafluss aber 5-mal größer ist als die glomeruläre Filtrationsrate (GFR), werden Inulin und Kreatinin nicht vollständig entfernt, sondern erscheinen zu 80% der arteriellen Konzentration noch in der Nierenvene!

> **Merke**
>
> Die **Clearance** C_X bei reiner Filtration entspricht der GFR. Bei **Nettoresorption** nimmt C_X ab (C_X<**GFR**), bei **Nettosekretion** nimmt C_X zu (C_X>**GFR**). Betrachtet man die fraktionelle Exkretion $FE = C_X/GFR$, so gilt für Nettoresorption bzw. -sekretion: **FE<1** (Glucose, Albumin, Na$^+$...) bzw. **FE>1** (PAH, Penicillin…).

> **Prüfungsfallstricke**
>
> **PAH-Clearance** C_{PAH} und FE_{PAH} sind abhängig von der Plasmakonzentration $P_{PAH,art.}$. Bis zu ~0,3 mM beträgt C_{PAH}~RPF, FE_{PAH}~5 und die Auftragung Ausscheidung vs. $P_{PAH,art.}$ ergibt eine Gerade. Für $P_{PAH,art.}$>0,3 mM werden die tubulären Transporter für die Sekretion **gesättigt** und es kann **nicht** alles PAH mehr bei **einer** Nierenpassage vollständig entfernt werden. C_{PAH} und FE_{PAH} sinken mit zunehmendem $P_{PAH,art.}$ ab. In der Auftragung Ausscheidung vs. Plasmakonzentration nimmt die Steigung der Geraden auf Werte von frei filtrierbaren Stoffen ab, da PAH jetzt zusätzlich nur noch über die Filtration ausgeschieden wird.

Die pro Zeiteinheit resorbierte bzw. sezernierte Menge eines Stoffes errechnet sich aus der Differenz der filtrierten ($P_{X,art.} \times GFR$) und der ausgeschiedenen Menge ($U_X \times UZV$). Bei **negativer Differenz** wird X **nettosezerniert** (»mehr ausgeschieden als filtriert«), bei **positiver Differenz netto-resorbiert** (»weniger ausgeschieden als filtriert«).

> **KLINIK**
>
> Anhand der **Clearance** für Kreatinin und Harnstoff wird die globale Nierenfunktion bestimmt. Da C_{Krea}, $C_{Hrnst.}$ exakt nur über 24 h Sammelurin (UZV in Gl. 9.6.) bestimmt werden kann, bestimmt man routinemäßig als erstes Maß nur die Plasmakonzentrationen P_{Krea}, $P_{Hrnst.}$, da bei erniedrigter Clearance die Plasmakonzentration ansteigt (Gl. 9.6.). Da die Kreatininproduktion im Skelettmuskel aber nicht konstant abläuft, kann eine Abnahme der GFR=C_{Krea} bis auf ca. 50% (!!) durch eine geringere Kreatininproduktion kaschiert werden (Atrophie, Bettruhe). Deutliche Anstiege von P_{Krea} sind aber sichere Hinweise auf eine Niereninsuffizienz.

9.2.8 Stoffwechsel und Hormonbildung
(▶ Kap. 9.2.1–9.2.7)

Die meiste Stoffwechselenergie wird in der Niere für die tubulären Transportprozesse verbraucht (Na/K-ATPase). Die **ATP-Produktion** erfolgt in den Tubuluszellen vorwiegend aus Ketonkörpern, freien Aminosäuren und Fettsäuren. Bei Hypoxie erfolgt im Papillenbereich verstärkt anaerobe Glycolyse.

> **Merke**
>
> Glucose wird in der Niere quasi **nicht** verbraucht! Im Gegenteil: Glucose wird renal aus Glutamin sogar gebildet (renale Gluconeogenese).

Bei Azidose ist in der Leber gebildetes Glutamin H$^+$-Vehikel und Ausgangssubstrat für renale Gluconeogenese. Zu renalen Hormonen (Calcitriol, Erythropoietin) ▶ Kap. 9.1.6, ▶ Kap. 2.2. Beide werden in peritubulären Zellen gebildet. Zu renalen Hormonwirkungen (Aldosteron, Katecholamine) s. o.

9.2.9 Ableitende Harnwege (▶ Kap. 14.3)

Schrittmacherzellen im Nierenbecken erzeugen peristaltische Wellen (2–6/min). Der intra-ureterale Druck steigt dabei von basal 0–4 mmHg auf ~15–60 mmHg, was zu einem gerichteten Transport des Urins Richtung Blase führt. Der basale Tonus verhindert Reflux ins Nierenbecken. Die **Ureterperistaltik** wird durch das vegetative Nervensystem moduliert: Sympathikus hemmt die Ureteromotilität, Parasympathikus fördert sie (▶ Kap. 14.3).

> **KLINIK**
>
> Abflussstau (z. B. Ureterstein) führt zu **Harnstau** mit **Koliken**; die Aktivität des Parasympathikus sowie die Uretermotilität steigen an. Ureterkoliken gehören zu den schlimmsten viszeralen Schmerzen! Sie entwickeln sich kolikartig mit einer Crescendo-Charakteristik gefolgt von einer Schmerzpause. Akut lassen sie sich mit Anticholinergika dämpfen (z. B. Butylscopolamin [Buscopan®]). Über Rückstau kann Harnstau zu einem postrenalen Nierenversagen führen. Diagnostisch muss bei Nierenkoliken und schmerzhaften Nierenlagern sofort eine Sonographie durchgeführt werden, um ein gestautes Nierenbecken auszuschließen oder einen Stein/Konkrement zu dokumentieren. Nieren- und Uretersteine können mit einer **Extrakorporalen Stoßwellen-Lithotrypsie (ESWL)** von außen zertrümmert werden (Ultraschall).

Fallbeispiel

Ein 53-jähriger Dachdecker mit »**Zucker**« sucht den Allgemeinarzt zum »Durchchecken« auf. Der Mann gibt an, seit seiner Kindheit an »Zucker« zu leiden. Er spritzt **Insulin** einmal morgens und abends ein Depotpräparat. Die Dosierung sei ihm **vor 2 Jahren** das letzte Mal eingestellt worden, seitdem hat er den Arzt nicht mehr aufgesucht. Er kommt jetzt, weil er seit einigen Wochen einen zunehmenden **Juckreiz und Kribbeln** an Armen und Beinen verspüre. Manchmal wache er nachts auch auf, weil die Decke ein brennendes Gefühl an den Zehen verursache. Er sei nicht mehr so leistungsfähig wie früher und hat häufiger **Kopfschmerzen**. Er **raucht seit 20 Jahren** eine halbe Schachtel Zigaretten täglich. In den letzten 4 Monaten hat er 6 kg Gewicht zugenommen und hat **häufig dicke Beine**, welche auch morgens bestünden.

Sein Blutdruck beträgt **160/95 mmHg**. Der Gluco-Stix des Urins zeigt eine **Glucosurie** an. Im Urin findet sich ferner eine **Albuminkonzentration von 250 mg/l**. Im Serum finden sich folgende Werte:

- **Krea 2,2 mg/dl,**
- **Harnstoff 40 mg/dl,**
- Hb 9,8 g/dl,
- K^+ 5,2 mM,
- Na^+ 132 mM,
- Proteine 56 g/l.

Im Nierensonogramm zeigt sich keine Erweiterung des Nierenbeckens, jedoch beidseits echodichte **kleine Nierenparenchyma**. Unter der Diagnose **diabetische Nephropathie** mit beginnender terminaler **Niereninsuffizienz** und **Polyneuropathie** wird der Patient an ein Dialysezentrum überwiesen. Dort erfolgt die Anlage eines **Dialyseshunts**, über den der Patient in Folge dialysiert wird. Die Hypertonie wird medikamentös behandelt, zur Behandlung der Polyneuropathie zeigen **trizyklische Antidepressiva** gute Wirkung. Die Retentionswerte normalisieren sich unter der Dialyse. Der Patient wird zur Diabetikerschulung geschickt, um eine bessere Einstellung des Diabetes zu erreichen.

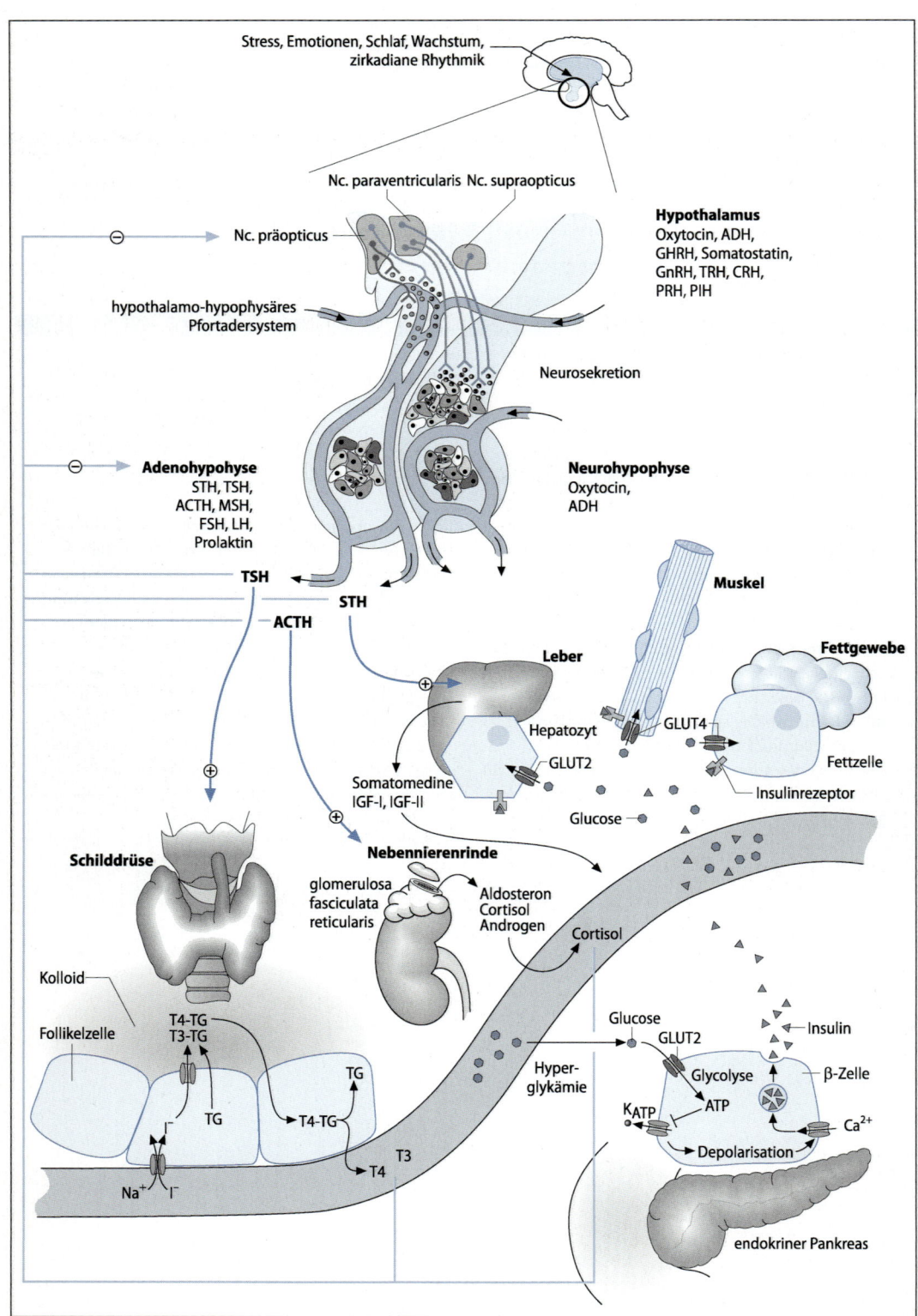

10 Hormonale Regulation

Mind Map

Hormoneinteilung: Über Hormone findet Zellkommunikation endokrin, parakrin und autokrin statt. Hormone induzieren in Zielzellen spezifische Reaktionen sowie einige Hormone in Hormondrüsen die Ausschüttung weiterer Hormone. Peptidhormone entfalten ihre Wirkung über plasmalemmale Rezeptoren und Second-Messenger-Kaskaden. Steroidhormone wirken über zytoplasmatische oder nukleäre Rezeptoren als Transkriptionsfaktoren. Sexualhormone und Corticoide sind Steroidhormone und leiten sich vom Cholesterin ab.

Hormonregelkreise: Hormone sind entweder in einfachen oder sequenziellen Regelkreisen mit meist negativem Feedback organisiert. Zu letzteren gehört die Hypothalamus-Hypophysen-Hormondrüsen-Achse. Drüsenhormone (z. B. Thyroxin, Cortisol, Sexualhormone) dieser Achse stehen unter hypophysärer Kontrolle durch »Tropine« (z. B. TSH, ACTH, LH, FSH), die wiederum unter hypothalamischer Kontrolle von »Liberinen« oder »Statinen« stehen (z. B. GnHR, GHRH, TRH, CRH). Jede Komponente hemmt über kurze und lange negative Feedbacks die vorhergehenden. In einfachen Regelkreisen sind die Hormone des Glucosehaushalts, insbesondere Insulin und Glucagon, eingebunden, welche weitgehend antagonistisch wirken.

Hypothalamus und Hypophyse: Die Adenohypophyse speichert und schüttet 7 Hormone aus (glandotrop: LH, FSH, TSH, ACTH, nicht-glandotrop: MSH, Prolaktin, STH), deren Liberine oder Statine die Hypophyse auf dem hypophysären Pfortaderweg erreichen. Hypothalamische Neurone des Nucleus supraopticus und Nucleus paraventricularis produzieren ADH und Oxytocin, welche die Neurohypophyse direkt auf neurosekretorischem Wege erreichen.

Hormonstörungen: Bei primären Über- oder Unterfunktionen liegt die Ursache in der peripheren Hormondrüse selbst oder in ektopen Produktionen. Das Endhormon ist in diesem Fall erhöht, bzw. erniedrigt, die übergeordneten Hormone gegenläufig supprimiert bzw. stimuliert.

Hormonwirkungen: Für die Endwirkung der Drüsenhormone ist die Einteilung nach metabolischer Wirkung auf die Lipolyse (lipolytisch/antilipolytisch), den Glucosestoffwechsel (diabetogen/antidiabetogen) und den Protein-Anabolismus/-Katabolismus sinnvoll. Wachstumsfördernde Hormone wirken anabol, z. B. STH, Thyroxin, Insulin. Hiervon wirken die ersten beiden diabetogen (erhöhen Blutglucosespiegel) und lipolytisch, Insulin hingegen antidiabetogen und antilipolytisch. Katabole Hormone sind z. B. Glucagon und das Stresshormon Cortisol. Beide wirken ferner diabetogen und lipolytisch. Jedes Hormon hat oftmals viele weitere Wirkungen (Tab. 10.2 bis Tab. 10.4).

10.1 Grundlagen und Allgemeines

10.1.1 Funktionelle Struktur des Hormonsystems

Synthese und Wirkungsmechanismus der Hormone
Hormone im eigentlichen Sinne sind Mediatorsubstanzen, die von Zellen spezialisierter Drüsenorgane **endokrin** ins Blut abgegeben werden und der chemischen Kommunikation dienen. Sie werden in der Regel vor Erreichen ihrer Zielzelle, an der sie an spezifische Rezeptoren binden und ihre Hormonwirkung entfalten, **nicht** inaktiviert. Endokrine Drüsen sind klassischerweise
- die Hypophyse mit Hypothalamus,
- Schilddrüse,
- endokriner Pankreas,
- Nebenniere (Rinde und Mark),
- Gonaden und
- Niere
- Hormone des Gastrointestinaltrakts (▶ Kap. 7).

Manche Botenstoffe wirken vorwiegend **parakrin**, d. h. über den Extrazellulärraum auf nahe Zielzellen, oder **autokrin**, d. h. auch auf die Ursprungszelle, regulierend zurück:
- **Parakrin** wirken v. a. Neurotransmitter und Entzündungsmediatoren (Prostaglandine, Bradykinin, Substanz P),
- **autokrin** hingegen wirken z. B. Neurotransmitter (Noradrenalin, ▶ Kap. 14.3).

Wirken Hormone auf nachgeschaltete Hormondrüsen, nennt man sie **glandotrop** (z. B. ACTH, TSH, LH, FSH). Viele Hormone wirken **nicht-glandotrop**, d.h. direkt ohne Vermittlung einer endokrinen Drüse auf Zielzellen (z. B. STH, ADH, Prolaktin, Oxytocin, Insulin).

Hormonspeicherung
Die Speicherung der meisten Hormone erfolgt intrazellulär in Speichervesikeln (Ausnahme: Thyroxin). Die Hormonfreisetzung ist ein aktiver, Ca^{2+}-abhängiger Prozess, bei dem die Vesikel- und Plasmamembran fusionieren und den Transmitter freisetzen (▶ Kap. 12.4.2).

Hormonrezeptoren
Ihre Wirkung entfalten Hormone in Zielzellen durch Bindung an mehr oder weniger spezifische **Hormonrezeptoren** (z. B. kann Cortisol auch an den Aldosteronrezeptor im distalen Tubulus binden und so mineralocorticoide Wirkung entfalten). Als Rezeptorlokalisation kommen in Frage:

- **Plasmalemmaler Rezeptor:** Hormon-Rezeptor-Komplex aktiviert G-Protein-Kaskade, und die Zellwirkung erfolgt über Second messenger cAMP, cGMP, IP_3 oder DAG. Beispiele: ADH, Adrenalin, PTH, AT II, TRH, ANP, Insulin, IGF-I, IGF-II (allgemein: die meisten Proteohormone).
- **Nukleärer und cytosolischer Rezeptor:** Über diesen Mechanismus wirken die meisten lipophilen Hormone (Steroidhormone). Sie werden im Blut an Proteine gebunden transportiert; anschließend erfolgt die Diffusion durch Plasmamembran und Kernhülle. Der Hormon-Rezeptor-Komplex aktiviert zumeist die Transkription und Proteinbiosynthese. Beispiele: Steroid- und Schilddrüsenhormone.

> **KLINIK**
>
> Bei eingeschränkter **Nieren- oder Leberfunktion** (z. B. Niereninsuffizienz, Leberzirrhose, Hepatitis) sind Hormonwirkungen evtl. verlängert, da die Hormone nur unzureichend eliminiert werden können.
>
> **Ektope Hormonproduktion:** Außer in den spezialisierten Ursprungszellen können manche Hormone in entdifferenzierten Zellen von Tumorgewebe produziert werden (**paraneoplastisches Syndrom**). Sehr häufig ist z. B. das kleinzellige Bronchialkarzinom endokrin unkontrolliert aktiv (z. B. ADH, Insulin, etc.).

Hormonhierarchie und -regelkreise
Die Ausschüttung von Hormonen unterliegt hormonellen Regelkreisen. Einfache Regelkreise bestehen meist in einem **negativen Feeback** des Hormonprodukts oder der hormonbedingten Veränderung in der Zielzelle zurück auf die hormonausschüttende Drüse oder Ursprungszelle (Mind Map). Zum Beispiel wird **Glucagon** bei Hypoglykämie aus A-Zellen des Pankreas ausgeschüttet und bewirkt durch seine diabetogene Wirkung einen Anstieg der Blutglucose (Hyperglykämie), welche einer weiteren Glukagonausschüttung bremsend entgegenwirkt (s. u.).

Häufig beeinflussen mehrere Stimuli ein Hormon, welches selbst Bestandteil mehrerer Regelkreise sein kann. Einige **glanduläre Hormone** (Drüsenhormone, z. B. Aldosteron, Cortisol, T_3, T_4, Östrogen u. a.) stehen unter Kontrolle mehrerer übergeordneter Instanzen, welche als **Hypothalamus-Hypophyse-Drüsen-Achse** bezeichnet werden (◐ Tab. 10.1).

10.1 · Grundlagen und Allgemeines

Hypothalamus
In **kleinzelligen Neuronen** der Nuclei suprachiasmaticus, präopticus, arcuatus, ventromedialis und der periventrikulären Region werden **Releasing-** (RH, »**Liberine**«) und **Inhibiting-Hormone** (IH, »Statine«) gebildet, welche in das **Pfortadersystem** zwischen Hypothalamus und Hypophyse ausgeschüttet werden und ihrerseits die Freisetzung von Hormonen der **Adenohypophyse** (Hypophysenvorderlappen) stimulieren bzw. hemmen. Sie sind allesamt Peptid-Hormone (◘ Tab. 10.1).

Liberine sind:
- TRH (→TSH↑),
- CRH (→ACTH↑),
- GHRH (→STH↑),
- GnRH (→LH↑, FSH↑) und
- PRH (→Prolaktin↑).

Statine sind:
- Somatostatin (→STH↓),
- PIH (→Prolaktin↓).

Großzellige Neurone der Nuclei paraventricularis, supraopticus und infundibularis produzieren die Peptid-Hormone ADH und Oxytocin, welche über axonalen Transport direkt neurosekretorisch zur **Neurohypophyse** (Hypophysenhinterlappen) transportiert, in deren Zellen gespeichert und bei Bedarf ausgeschüttet werden.

> **Merke**
>
> Alles, was auf »-liberin« oder »-statin« endet, wird im **Hypothalamus** gebildet; Somatostatin außerdem noch im Gastrointestinaltrakt (◘ Tab. 10.2).

Hypophyse
In der **Adenohypophyse** werden 7 Hormone (4 glandotrope, 3 nicht-glandotrope, ◘ Tab. 10.1) gebildet:
- In **somatotropen** Zellen entsteht **STH**,
- in **thyreotropen** Zellen **TSH**,
- in **gonadotropen** Zellen LH und FH und
- in **laktotropen** Zellen **Prolaktin**.
- In **kortikotropen** Zellen der Adenohypophyse wird **Pro-Opio-Melanocortin** (sog. POMC) gebildet, welches Pro-Hormon bei der Synthese der Hormone **ACTH, MSH** sowie der Mediatoren β-Lipotropin und β-Endorphin (Schmerzhemmer!) ist. Diese Zellen heißen daher auch **POMC-Zellen** und werden durch CRH stimuliert.

In der **Neurohypophyse** werden zwei Effektorhormone gespeichert (ADH, Oxytocin). Beide sind nichtglandotrop.

◘ Tab. 10.1. Chemische Einteilung von Hormonen in Peptid-, Steroid- und AS-Hormone

Peptidhormone, Proteohormone	**Hypothalamus-Hormone:** Releasing-Hormone (Liberine): GnRH, GHRH, TRH, CRH, PRH. Inhibiting Hormone (Inhibine, Statine): Somatostatin (=SIH), PIH **Hypophysen-Hormone:** **Adenohypophyse** (HVL): Glandotrop→ACTH, (Gylokoproteine:) FSH, LH, TSH Nichtglandotrop→Prolaktin, STH, MSH **Neurohypophyse** (HHL): Oxytocin, ADH **Enterale Hormone:** CCK, Sekretin, Somatostatin, VIP **Mineral- und Wasserhaushalt:** ANP, Calcitonin, PTH **Pankreas- und Metabolismus:** Glucagon, Insulin, Insulin-like Growth factor (Somatomedine: IGF I, II) **Gonaden:** Inhibin, Activin
Steroidhormone	**Sexualhormone:** Östradiol, Progesteron, HCG, Testosteron **Corticoide:** Aldosteron, Cortisol Ca^{2+}**-Haushalt:** Calcitriol (Vitamin D-Hormone)
Aminosäurenhormone	**Transmitterhormone:** Noradrenalin, Adrenalin, Dopamin, Serotonin **Schilddrüsenhormone:** Thyroxin (T_4), Trijodthyronin (T_3)

HVL: Hypophysenvorderlappen, HHL: Hypophysenhinterlappen, RH: releasing Hormon, GnRH: Gonadotropin-RH, GHRH: Growth-hormone RH, TRH: Thyrotropin-RH, CRH: Corticotropin-RH, PRH: Prolaktin-RH, SIH: Somatotropin-Inhibiting Hormon, PIH: Prolaktin-Inhibiting Hormon, FSH: Follikel-stimulierendes Hormon (Follitropin), LH: luteinisierendes Hormon (Lutropin), ACTH: Adreno-corticotropes Hormon (Adrenocorticotropin), TSH: Thyroidea-stimulierendes Hormon (Thyrotropin), MSH: Melanotropin, STH: Somatotropin.

> **Prüfungsfallstricke**
>
> CRH entsteht **nicht** aus POMC, sondern stimuliert dieses. Für Oxytocin und ADH gibt es **kein** Releasing-Hormon. Oxytocin kommt auch beim Mann vor (fördert evtl. Kontraktion der Samenkanälchen).

Hormondrüsen

Die glandulären Zellen der Hormondrüsen werden spezifisch durch »ihre« hypophysären »-tropen« Hormone stimuliert und können nun ihrerseits wiederum peripher wirkende Hormone ausschütten:

- TSH→Schilddrüse (T_3, T_4↑),
- LH und FSH→Gonaden (Follikelwachstum, Spermiogenese, Östrogene↑, Androgene, ▶ Kap. 11),
- ACTH→Nebennierenrinde (Cortisol↑).

Rückkopplung

Jedes Hormon wirkt regulierend (in der Regel negativ, Ausnahmen: Östrogene, Progesteron zyklusabhängig v. a. auf LH, ▶ Kap. 11) auf die vorgeschaltete Hormonachse zurück. Durch **negative Rückkopplung** wird die Hormonproduktion den Bedürfnissen angepasst. Im Falle der hypothalamisch-hypophysären Achse hemmen die Hormone der peripheren Hormondrüse (z. B. Cortisol der Nebennierenrinde) sowohl die Freisetzung der hypophysären »-tropen« als auch ihrer hypothalamischen »-releasing«-Hormone (2-stufige Rückwärtshemmung). Hypophysäre Hormone können nur noch hemmend auf die hypothalamischen rückwirken.

Kompensatorische Hypertrophie und Atrophie von Hormondrüsen

Dauerhaft gesteigerte Stimulation führt zu **Hyperplasie** (Zunahme der Zellzahl) und **Hypertrophie** (Zunahme von Organgröße und -volumen) innerhalb der Hormondrüse (z. B. Struma, s. u.).

> **Prüfungsfallstricke**
>
> Allgemein gilt:
> Tritt innerhalb einer **Hormonachse** eine **Überfunktion** auf, sind ab dem betroffenen Glied alle nachfolgenden Hormone erhöht und alle vorhergehenden Hormone supprimiert (erniedrigt).
>
> Tritt innerhalb einer Hormon-Achse eine **Unterfunktion** auf, sind ab dem betroffenen Glied alle nachfolgenden Hormone reduziert und alle vorhergehenden Hormone stimuliert (erhöht).

Bei **primärer Überfunktion** ist das Endhormon erhöht und die vorgeschalteten Hormone (»-tropine«, »-liberine«) supprimiert (◘ Tab. 10.5).

Bei **primärer Unterfunktion** (Insuffizienz) ist das Endhormon erniedrigt und die vorgeschalteten Hormone erhöht (fehlendes negatives Feedback!).

Bei **sekundärer Überfunktion** sind die nächstübergeordneten Hormone erhöht und als Folge davon auch das Endhormon der Hormondrüse (z. B. autonomes Hypophysenadenom→TSH↑, T_3↑, T_4↑, aber TRH↓).

Bei **sekundärer Unterfunktion** sind die nächstübergeordneten Hormone und Endhormone reduziert, hypothalamische Hormone dann aber erhöht (enthemmt).

> **KLINIK**
>
> Tritt eine **primäre Drüseninsuffizienz** auf, kann das erforderliche Hormon nicht mehr selbst gebildet werden. In vielen Fällen führt dies zu schwerwiegenden, z. T. lebensbedrohlichen Krankheitsbildern, z. B. primäre Schilddrüseninsuffizienz (**Hypothyreose**), primäre Nebennierenrinden-Insuffizienz (**Addison-Krankheit**, ◘ Tab. 10.5). In allen Fällen können die Endhormone substituiert und oral (z. B. Thyroxin, Cortisol) oder parenteral (z. B. Insulin) zugeführt werden. Dies erfordert meist eine lebenslange medikamentöse Therapie mit häufigen Kontrollen der Hormonspiegel entlang der Hormonachse (z. B. TRH, TSH ,T_3, T_4 bei Thyroxin-Medikation).
>
> Hormonüberschuss kann zum einen aus einer unkontrollierten Überfunktion der hormonbildenden Drüse selbst (**autonomes Adenom**) oder im Rahmen eines endokrinen Fremdtumors (**paraneoplastisches Syndrom**) auftreten. Bei jeder Hormonüberfunktion ist die Suche nach einem Primärtumor angezeigt. Manche Tumoren können selbst hingegen Hormonrezeptoren aufweisen und auf Hormontherapie ansprechen (z. B. Antiöstrogene bei Brustkrebs).

10.1.2 Hormoneigenschaften

◘ Tabelle 10.1 zeigt die Einteilung der Hormone nach ihrer chemischen Struktur, ◘ Tabelle 10.2 bis ◘ Tabelle 10.4 fassen die wichtigsten neuroendokrinen Hormone nach Bildungsort, Regulation und Wirkung auf die Zielzellen zusammen.

10.1.3 Signalkette

Weitere Einzelheiten finden sich in vorhergehenden Abschnitten, im GK Biochemie ▶ Kap. 9.1 sowie ▶ Kapitel 14.3 für G-Protein gekoppelte Kaskaden. **G-Proteine** weisen 7 Transmembransegmente auf. Die prinzipielle Signalübertragung an der Plasmamembran erfolgt entweder über:

- **Adenylatzyklase, Guanylatzyklase** ($G_{s/i}$-Protein pathway): cAMP, cGMP ↑ oder ↓→Proteinkinase A↑/↓→Proteinphosphorylierung↑/↓. **Beispiele**: PTH, Cortisol, AT II, ANP, Katecholamine (Noradrenalin und Adrenalin über α_2-, β-Rezeptoren), Dopamin (DA-1: cAMP↑, DA-2: cAMP↓), TSH, ADH (V_2-Rez.).
- **Phospholipase C** (G_q-Protein pathway): IP_3, DAG↑ →$[Ca^{2+}]$↑, Proteinkinase C↑→Ca^{2+}-Wirkungen, Phosphorylierungen. **Beispiele**: Noradrenalin (α_1-Rezeptor), ADH (V_1-Rez.), TRH, AT II.
- **Tyrosinkinase**: intrazelluläre Domäne mit direkter Phosphorylierungsaktivität. **Beispiele**: Insulin, Somatomedine, STH, EPO. Second messenger sind hier Phosphoproteine und der Rezeptor hat nur eine oder evtl. 2 Transmembrandomänen.

10.1.4 Neuroendokrine Signalübertragung

Einzelheiten in ◘ Tabelle 10.2 bis ◘ Tabelle 10.4.

10.2 Wasser- und Elektrolythaushalt (► Kap. 8, 9)

Zu Ca^{2+}-, Phosphat, Kochsalz- und Volumenhaushalt ► Kapitel 8, 9 und ◘ Tabelle 10.5.

10.3 Energiehaushalt und Wachstum

Wachstumshormone

Die hypothalamischen Peptidhormone **Somatoliberin GHRH** (41 AS) und **Somatostatin SIH** (14 AS) regulieren antagonistisch die hypophysäre Ausschüttung des Wachstumshormons **Somatotropin STH** (191 AS) aus POMC-Zellen (◘ Tab. 10.3). Vor allem in Leber und Muskel induziert STH nach Bindung an Tyrosinkinase-

◘ Tab. 10.2. Hypothalamische Releasing- und Inhibiting-Hormone (Hormone, Bildungsort, Ausschüttungsreize und -regulation, Wirkungen auf Zielzellen. +: stimuliert. –: gehemmt)

Hormon	Bildung	Ausschüttung	Wirkung auf Zielzellen
GHRH (Somatoliberin)	Hypothalamus: Nc. präopticus, arcuatus, u. a. Ausschüttung Releasing- und Inhibiting-Hormone in hypophysäres Pfortadersystem.	+: Hypoglykämie, AS, pulsatile Minutenrhythmik (!) –: Cortisol, IGF-I	Wirkung: GHRH-Rezeptor mit $G\alpha_s$-Protein→cAMP↑→Proteinkinase A↑. Adenohypophyse: STH↑.
GnRH		+: Östrogene, pulsatile Freisetzung –: FSH, LH, Sexualhormone	Wirkung: GnRH-Rezeptor, Phospholipase C↑. Adenohypophyse: FSH↑, LH↑.
CRH		+: Stress, Emotionen, zirkadiane Rhythmik, Fieber, Hypoglykämie. –: ACTH, Cortisol	Wirkung: CRH-Rezeptor mit $G\alpha_s$-Protein→cAMP↑ Adenohypophyse: POMC-Zellen→ACTH↑ Zirkadiane Rhythmik: Peak-Ausschüttung morgens (6–8 Uhr), Minimum nachts (24 Uhr)
PIH		+: Saugreiz	Adenohypophyse: Prolaktin↓
PRH		+: Schwangerschaft, Stress, Saugreiz Mamille	Adenohypophyse: Prolaktin↑
TRH	Hypothalamus und Gastrointestinaltrakt (GI) und Pankreas-Betazellen (wenig)	–: TSH, Thyroxin, T_3	Adenohypophyse: TSH↑ (Phospholipase C↑)
Somatostatin (SIH)	Hypothalamus und D-Zellen des Pankreas und Magen-, Darmmukosa; 14 AS-Peptid	+: Sympathikus (β), IGF-I, Hyperglykämie, Hyperlipidämie, AS, –: Katecholamine	Wirkung: inhibitorisches G-Protein → cAMP↓ Adenohypophyse: TSH↓, ACTH↓ GI-Trakt: Insulin↓, Glucagon↓, Gastrin↓, Sekretin↓, hemmt Somatomedine, hemmt Wachstumsprozesse, Prolaktin↓

Tab. 10.3. Hypophysäre Hormone (Hormone, Bildungsort, Ausschüttungsreize und -regulation, Wirkungen auf Zielzellen. +: stimuliert. –: gehemmt)

Hormon	Bildung	Ausschüttung	Wirkung auf Zielzellen
ADH	Hypothalamus: Nc. supraopticus und paraventricularis. Axonaler Transport in Neurohypophyse. ADH: Nonapeptid, Abspaltung aus Präproadiuretin	+: Plasmaosmolarität↑, Hypovolämie, Stress, Angst, sex. Erregung, AT II, Dopamin, Endorphine –: Plasmaosmolarität↓, Hypervolämie, Kälte, Alkohol, GABA	Neurohypophyse: Speicherung und Ausschüttung Adenohypophyse: ACTH↑ Sammelrohr→cAMP↑→luminaler AQP2-Einbau→H_2O-Resorption↑ Glatter Muskel→IP_3→$[Ca^{2+}]$↑→Kontraktion
Oxytocin	Oxytocin: Nonapeptid	+: Cervixdehnung (Geburt, Orgasmus), Saugreiz des Säuglings (konditionierbar, z. B. Schreien des Säuglings!)	Neurohypophyse: Speicherung, Ausschüttung. Brustdrüsenwachstum, Kontraktion Uterus (»Wehen«, Orgasmus) und duktale Milchgänge (Milchejektion)
TSH	Adenohypophyse (Thyreotrope Zellen)	+: TRH, Sympathikus (α), Östrogene –: T_3, T_4, Somatostatin, Dopamin, Glucocorticoide	Follikelzellen Schilddrüse (TSH-Rezeptor→$Gα_s$-Protein→cAMP↑): Iod-Aufnahme↑, Iodinierung Thyreoglobulin↑, Mobilisierung kolloidales Thyreoglobulin, Sekretion T_3/T_4↑, Schilddrüsenhyperplasie
FSH	Adenohypophyse (Gonadotrope Zellen)	+: GnRH –: Inhibin, Östradiol, Progesteron	Frau: Granulosazellen: Follikelwachstum, Inhibin↑, Activin↑, Östrogen↑ (v. a. erste Zyklushälfte). Mann: Sertoli-Zellen: Spermiogenese, Inhibin↑, Androgenaromatisierung, Androgen-bindendes Protein↑
LH	Adenohypophyse (Gonadotrope Zellen)	+: GnRH –: Sexualhormone	Frau: Thekazellen: Androgene↑, Progesteron↑, Ovulation-Initiator. Mann: Leydig-Zellen: Testosteron↑
ACTH	POMC-Zellen Adenohypophyse (corticotrope Zellen)	+: CRH, Sympathikus (α), ADH, AT II, ANP, Interleukine, VIP, CCK, Serotonin, Histamin, Stress, Fieber, zirkadiane Rhythmik. –: Cortisol, Endorphine	NNR→Melanocortin-2-Rezeptor→cAMP↑. Stimuliert Bildung und Freisetzung von Cortisol>Sexualhormone>Aldosteron Lipolyse↑, Insulin-Ausschüttung (↑), Lymphozytenfunktion↓
STH	Adenohypophyse (Somatotrope Zellen) pulsatile Minutenrhythmik (!)	+: GHRH, Sympathikus (α), AS, Hypoglykämie, Dopamin, Serotonin, Stress, SWS-Schlaf, Glucagon, Thyroxin, Östrogene –: Somatostatin, Adrenalin (β), Hyperglykämie, GABA, Hyperlipidämie, Cortisol, Somatomedine, TRH, Kälte, Progesteron, Alter, STH selbst (kurzer Feedback), IGF-I	Zelluläre Wirkung über Tyrosinkinase (JAK/STAT). Eigenwirkung (direkt) und Stimulation von Somatomedinen (indirekt) in Leber und Muskulatur. **Indirekt:** Wachstumsfördernd auf Knorpel, Muskulatur. Stimuliert T-Lymphozyten, Makrophagen **Direkt:** Glucoseaufnahme in Zellen↓ (→Hyperglykämie), Glycolyse↓, Gluconeogenese aus AS↓. **diabetogen, lipolytisch, anabol**
Prolaktin	Adenohypophyse (Mammotrope, Laktotrope Zellen)	+: PRH, Östrogene, Laktation (Saugreiz), Schlaf, Stress, VIP, TRH, Opioide, Glucocorticoide, AT II, Substanz P, ADH. –: Sympathikus (α), PIH, Dopamin, Somatostatin	Wachstum Brustdrüse und Milchgänge, Anovulatorische Phase während Stillzeit (relative Anti-Konzeption). **Nicht** Milchauswurf!

NNR: Nebennierenrinde; TSH: Thyreoidea stimulierendes Hormon; AT: Angiotensin; ACTH: Adrenocorticotropes Hormon; TRH: Thyreotropin-releasing-Hormon; GnRH: Gonadotropin-releasing-Hormon; STH: Somatotropes Hormon; AS: Aminosäuren; PRH: Prolaktin-releasing-Hormon; VIP: vasoaktives intestinales Peptid; ADH: antidiuretisches Hormon; PIH: Prolaktin-inhibiting-Hormon; SWS-Schlaf: slow-wave-sleep (▶ Kap. 20).

Tab. 10.4. Periphere (Drüsen-) Hormone (Hormone, Bildungsort, Ausschüttungsreize und -regulation, Wirkungen auf Zielzellen. +: stimuliert. –: gehemmt)

Hormon	Bildung	Ausschüttung	Wirkung auf Zielzellen
IGF-I, IGF-II	v. a. Leber, Muskulatur, z. T. auch andere Gewebe	+: STH, Hyperglykämie, AS –: Sympathikus (α)	Wirkung über Tyrosinkinaserezeptor. Renale Na$^+$-Resorption↑, Calcitriol↑, Knochenwachstum↑, Kollagenisierung↑, Makrophagen↑, T-Lymphozyten↑
Thyroxin (T$_4$) Trijodthyronin (T$_3$)	Follikelzellen Schilddrüse (intrazellulär+Kolloid), peripher: Dejodierung T$_4$→T$_3$	+: TRH, TSH –: Sympathikus (α)	Wirkung: intranukleäre Rezeptoren→Transkription, Translation↑: Glycolyse↑, Glycogenolyse Leber↑, Lipolyse↑, Hyperglykämie, Hyperlipidämie, Tachykardie, Hypertonie (syst. RR↑, diast. RR↓), Grundumsatz↑, Hyperthermie, kardiale Betarezeptoren↑, RPF↑, GFR↑, Darmmotilität↑, Längenwachstum↑, intellektuelle Entwicklung. **diabetogen, lipolytisch, anabol, sympathikoton**
Insulin	B-Zellen Pankreasinseln (Präproinsulin→Proinsulin→Insulin und C-Peptid)	+: Glucose (Hyperglykämie), AS, Sympathikus (β), GIP, CCK, Sekretin, Glucagon (!), ACTH, STH –: Somatostatin, Sympathikus (α)	Wirkung peripher: Insulinrezeptor Plasmamembran (Tyrosinkinase): Glucoseaufnahme in Muskel-, Fettgewebe↑ (Insulin-sensitiver GLUT4) Aufnahme von FS in Fettgewebe und Speicherung als Triglyceride (Lipolyse↓, Lipidsynthese↑) Leber: Glycolyse↑, Glycogensynthese↑, Gluconeogenese↓, Glycogenolyse↓ Aktivierung Na/H-Exchanger, indirekt Stimulation Na/K-ATPase→zelluläre K$^+$-Aufnahme↑ **antidiabetogen, antilipolytisch, anabol**
Glucagon	A-Zellen Pankreas-Inseln (Präproglucagon→Proglucagon→Glucagon)	+: Hypoglykämie, AS, Sympathikus (β), ACh –: Glucose (Hyperglykämie), FS, GABA, Somatostatin	Wirkung selektiv in der Leber auf Kohlenhydratstoffwechsel→Gα$_s$-Protein→cAMP↑→diabetogen, Glycogenolyse↑, Gluconeogenese↑, Lipolyse↑, Ketonkörperbildung↑ **diabetogen, lipolytisch, katabol**
Cortisol	Zona fasciculata der Nebennierenrinde	+: ACTH, Katecholamine, Stress, Fieber, Arbeit, Schmerzen, Hypotonie, Hypoglykämie	Steroidhormon→Rezeptor intrazellulär! Glucoseaufnahme in Muskel-, Fettgewebe↓ **Leber:** Gluconeogenese↑ **Peripher:** Lipolyse↑, Proteolyse↑ Hyperglykämie, enterale Glucoseresorption↑ **Immunsuppression:** Leukozytose, Monozyten↓, T-Lymphozyten↓, Interleukine↓ **Knochenabbau:** Osteoklasten↑, Osteoblasten↓, enterale CaHPO$_4$-Resorption↓ **Magen:** HCl-Sekretion↑ (ulzerogen!). **Niere:** Mineralocorticoide Wirkung **Fetale Lunge:** Surfactant-Bildung↑ **Herz:** Katecholamin-Sensibilisierung **diabetogen, lipolytisch, katabol**

STH: somatotropes Hormon; TRH: Thyreotropin-releasing Hormon (= Thyreoliberin); TSH: Thyreoidea stimulierendes Hormon (= Thyreotropin); RPF: renaler Plasmafluss; GFR: glomeruläre Filtrationsrate

Tab. 10.5. Hormonstörungen, Ursachen und Befunde

Funktionsstörung		Laborkonstellation	Ursachen	Klinik
Hyperaldosteronismus	primär	$K^+\downarrow$, $Ca^{2+}\downarrow$, $Na^+\uparrow$, Aldosteron$\uparrow$, Renin$\downarrow$	**Conn-Syndrom**: NNR-Adenom (80%), bilat. Hyperplasie (20%), Malignome eher selten	Hypokaliämische Hypertonie, Muskelschwäche, Obstipation, Kopfschmerzen, evtl. Herzrhythmusstörungen, hypertoniebedingte Polyurie
	sekundär	$K^+\downarrow$, $Ca^{2+}\downarrow$, $Na^+\uparrow$, Aldosteron$\uparrow$, Renin$\uparrow$	Überfunktion RAAS, Diuretika-Nebenwirkungen	
Hypercortisolismus	primär	Cortisol$\uparrow$, ACTH$\downarrow$, CRH$\downarrow$	**Cushing-Syndrom**: NNR-Adenom, -Karzinom, ektop (paraneoplastisch), iatrogen (Cortisol-Therapie)	Gewichtszunahme, Stammfettsucht, Mondgesicht, Striae distensae, Seborrhoe, Pergamenthaut, Akne, Muskelschwäche, Muskelatrophie, Infektanfälligkeit, Osteoporose, Hypertonie, Depression, Nierensteine, Apathie, Müdigkeit, Magenulkus
	sekundär	Cortisol$\uparrow$, ACTH$\uparrow$, CRH$\downarrow$	**Cushing-Krankheit (Morbus Cushing):** Hypophysenadenom	
NNR-Insuffizienz (Hypo-cortisolismus)	primär	Cortisol$\downarrow$, ACTH$\uparrow$, CRH$\uparrow$, Aldosteron$\downarrow$, Plasmarenin$\uparrow$, MSH$\downarrow$ (**keine Hyperpigmentierung!**)	**Addison-Krankheit:** Autoimmun, NNR-Karzinom, -Infarkt	Müdigkeit, Abgeschlagenheit, Salzhunger, Exsikkose, Hypotonie, Muskelschwäche, evtl. Pigmentierungsstörungen, metabolische Azidose, evtl adrenogenitales Syndrom, Hypoglykämie, Neutropenie, Lymphozytose, Eosinophilie.
	sekundär	Cortisol$\downarrow$, ACTH$\downarrow$, CRH ($\uparrow$: sekundär, $\downarrow$: tertiär), Aldosteron$\leftrightarrow$, MSH$\uparrow$ (Hyperpigmentierung)	Hypophyseninsuffizienz	
Hyperthyreose	primär	$T_3\uparrow$, $T_4\uparrow$, TSH$\downarrow$, TRH$\downarrow$	Autonomes Schilddrüsenadenom, Autoimmun-Thyreoiditis (**Basedow-Krankheit**)	Stoffwechselsteigerung, Schwitzen, Sympathikotonus$\uparrow$, Tachykardie, Hypertonie, Mydriasis, Herzrhythmusstörungen, Gewichtsverlust, Grundumsatz$\uparrow$, Hyperthermie, Schlaflosigkeit. Hyperthyreote Krise: internistischer Notfall! Akut lebensbedrohlich!
	sekundär	hypophysär: $T_3\uparrow$, $T_4\uparrow$, TSH$\uparrow$, TRH$\downarrow$	Hypophysenadenom	
	tertiär	hypothalamisch: $T_3\uparrow$, $T_4\uparrow$, TSH$\uparrow$, TRH$\uparrow$	Hypothalamische Überfunktion	
Hypothyreose	primär	$T_3\downarrow$, $T_4\downarrow$, TSH und TRH: ($\leftrightarrow$) $\uparrow$	Euthyreote Jodmangelstruma, Zustand nach Thyreoiditis, Karzinom	Stoffwechselverlangsamung, schleichender Verlauf, Kälteintoleranz, Gewichtszunahme, Depression, Müdigkeit, Schlappheit, Bradykardie, Hypotonie, Myxödem
	sekundär	$T_3\downarrow$, $T_4\downarrow$, TSH$\downarrow$, TRH$\uparrow$	Hypophyseninsuffizienz	
	tertiär	$T_3\downarrow$, $T_4\downarrow$, TSH$\downarrow$, TRH$\downarrow$	Hypothalamus: selten	
Hyperinsulinismus		Hypoglykämie, Triglyceride$\downarrow$	Insulinom, fehlerhafte Diabetesbehandlung	Hypoglykämie, Schweißausbruch, Tremor, Unruhe, Agitation, Verwirrtheit, Hypertonie, Tachykardie, Koma
Hypoinsulinismus		Hyperglykämie, Hyperlipidämie	**Diabetes mellitus**	Polyurie, Polydipsie, Sehstörungen, Übelkeit, chron. Langzeitschäden an Gefäßen, Nieren, Augen, Nerven

RAAS: Renin-Angiotensin-Aldosteron-System

10.3 · Energiehaushalt und Wachstum

rezeptoren der Plasmamembran die Bildung von so genannten **Somatomedinen** (IGF-I, IGF-II, Somatomedin C), welche eine Ähnlichkeit mit Insulin aufweisen und ihrerseits in vielen peripheren Geweben Wachstumsprozesse auslösen (◘ Tab. 10.4).

> **Merke**
>
> Knochenwachstum, Muskelwachstum, Proteinsynthese, Zellteilung und Immunsystem werden in der Peripherie **indirekt** durch **Somatomedine** stimuliert. Glycogenolyse, Lipolyse und Hemmung der zellulären Glucoseaufnahme werden durch **STH direkt** ausgelöst. **STH wirkt anabol, diabetogen und lipolytisch.**

Die STH-Ausschüttung wird über einen kurzen **Feedback** durch STH selbst sowie über einen langen Feedback über die Somatomedine gehemmt. IGF-I hemmt zum einen die GHRH- und STH-Ausschüttung direkt zum anderen indirekt über Stimulation der SIH-Ausschüttung (◘ Abb. 10.1). **Somatostatin** (SIH) wirkt peripher entgegengesetzt zu STH (◘ Tab. 10.2, ◘ Tab. 10.3). Neben der GHRH-STH-IGF-Achse wirken wachstumsfördernd auch

- Schilddrüsenhormone,
- Steroide und
- Insulin.

Schilddrüsenhormone

In C-Zellen der Schilddrüse sowie Zellen der Nebenschilddrüse werden Proteohormone des Ca-Phosphat-Haushalts gebildet und reguliert (▶ Kap. 9.1). Die **Follikelzellen** der Schilddrüse hingegen bilden die den Stoffwechsel steigernden Hormone **Thyroxin** (Tetrajodthyronin, T_4) und in geringerem Maße **Trijodthyronin** (T_3). Als Besonderheit werden diese **nicht** intrazellulär, sondern in einem extrazellulären Speicherraum, dem **Kolloid**, an **Thyreoglobulin (TG)** gebunden eingelagert.

TSH-Wirkung

Unter der Einwirkung von TSH wird an der basolateralen Seite der Follikelzellen die Aktivität eines **Na-Jodid-Symporters** (NJS) erhöht, welcher J$^-$ sekundär-aktiv aus dem Blut aufnimmt. Die Aktivierung des TSH-Rezeptors fördert in der Follikelzelle ferner die Bildung von **Thyreoglobulin (TG)**, welches per Exozytose in den Kolloidraum sezerniert wird. Jodid verlässt die luminale Membran durch einen Pendrin-Transporter und wird ebenfalls ins Kolloid abgegeben, wo nach Oxi-

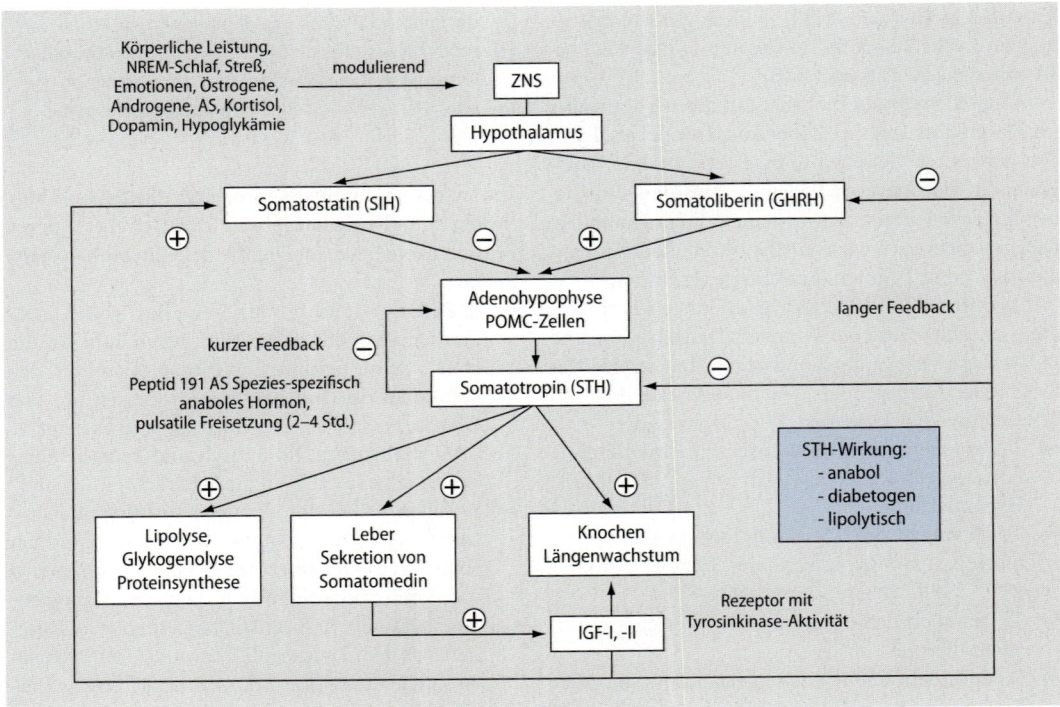

◘ **Abb. 10.1.** Flussdiagramm für die Wachstumshormon-Achse. Erklärung im Text

dation zu elementarem Jod (Peroxidase) die Jodierung von **Tyrosinresten** des TG zu T_3, T_4 und einem kleinen Teil rT_3 (reverses T_3, biologisch inaktiv) stattfindet.

Auf der anderen Seite fördert TSH die Endozytose von iodiertem TG zurück in die Follikelzelle, wo nach Proteolyse des TG T_3 und T_4 aus der Bindung freigesetzt und basolateral in das Blut abgegeben werden können. Zu guter Letzt wirkt TSH an der Schilddrüse wachstumsfördernd (Hyperplasie).

> **Merke**
>
> Thyroxin und Trijodthyronin werden im Kolloid an **Thyreoglobulin** gebunden gespeichert.

Transport und periphere Wirkung der Schilddrüsenhormone

Über 99% von T_3/T_4 wird im Blut gebunden an Proteine transportiert und zwar an **Transthyretin** (Prä-Albumin), Albumin und **Thyroxin-bindendes Globulin (TBG)** (Thyreoglobulin hat im Blut nix verloren!). Die freie T_3/T_4-Konzentration macht weniger als 0,3% aus. Thyroxin hat eine höhere Plasmaeiweißbindung und damit höhere Halbwertszeit (7 Tage) als T_3 (1 Tag). Hierdurch ist der **Thyroxinspiegel** relativ unempfindlich gegen schnelle Änderungen. Da nur das freie Thyroxin in der Peripherie seine Wirkung entfalten kann, kommt dem »freien Thyroxin« (**fT$_4$**) klinisch größere Bedeutung zu als dem Gesamt-T_4 (Gesamt-T_4 plus TBG besitzt aber gleiche Aussagekraft).

Thyroxin selbst ist biologisch nur wenig aktiv, aber im Plasma fast 100-mal höher konzentriert als T_3. In den peripheren Geweben muss T_4 erst zu dem biologisch sehr viel aktiveren T_3 dejodiert werden. Ein kleiner Teil davon wird in unwirksames rT_3 umgewandelt. Dies geschieht nach passiver (!) intrazellulärer Aufnahme von T_4 und T_3 durch (erleichterte) Diffusion.

T_3 diffundiert in den Kern und aktiviert nach Bindung an einen Rezeptorkomplex Transkription und Biosynthese vieler mitochondrialer Enzyme, der Na/K-ATPase, Enzyme der Gluconeogenese, Myosin, β-Rezeptoren u. v. a. Weitere Wirkungen sind:

- T_3 stimuliert den **Stoffwechsel:** Proteinsynthese↑, Glycogenolyse (Leber)↑, Glycolyse↑, Lipolyse↑, Hyperglykämie.
- T_3 stimuliert den **Kreislauf:** Tachykardie, positiv inotrop, Expression kardialer Betarezeptoren↑, RPF↑, GFR↑ (Niere), Sympathikus↑.
- T_3 stimuliert den **Grundumsatz:** Gewichtsverlust, Hyperthermie.
- Schildrüsenhormone sind unerlässlich für normales Knochenlängenwachstum (Kretinismus bei Mangel!) und intellektuelle Entwicklung (Synapsenbildung!).

> **Merke**
>
> Schilddrüsenhormone wirken **diabetogen, anabol, lipolytisch, sympathikoton**.

> **KLINIK**
>
> **Struma:** Schilddrüsenvergrößerung (deskriptiv) unterschiedlicher Ursache, z. B. Jodmangel-Struma (Kropf, euthyreote Struma), Thyreoiditis, Karzinom, Adenom u. a. Symptome: evtl. Druckgefühl, »Kloß im Hals«, Schluckbeschwerden. Mehrere Stadien: **Stadium II** tastbar und sichtbar, **Stadium III** deutlich sichtbar mit Einengung. Jede Struma gehört diagnostisch abgeklärt!
>
> **Euthyreote Struma:** häufig Jodmangel mit T_3/T_4 noch normal oder leicht erniedrigt, TSH kompensatorisch erhöht. Nach Ausschluss eines Karzinoms (**kalter Knoten!**) Jodprophylaxe (200–500 µg/Tag), evtl L-Thyroxin nach T_3/T_4/TSH-Werten. Strumarückbildung meist nach 6 Monaten.

Endokriner Pankreas

> **Merke**
>
> Die Pankreashormone stehen **nicht** unter Kontrolle der hypothalamisch-hypophysären Achse. Regelgröße für **Insulin** und **Glucagon** ist v. a. der **Blutglucose**spiegel. Die Rückkopplung ist für **Insulin positiv** (Glucose↑→Insulin↑), für **Glucagon negativ**.

Die Langerhansinseln des Pankreas enthalten ca. 2 Mio. endokrin aktive Zellen (1–2% des Gewebes), deren Peptidhormone v. a. im Dienste des **Glucosehaushalts** stehen:

- **A-Zellen** (~15%) produzieren **Glucagon:** Glucagon hat antagonistische Wirkungen zum Insulin (s. u.). Seine periphere Wirkung stimuliert den **katabolen Stoffwechsel** zur Mobilisierung von Glucose, sodass der Blutglucosespiegel ansteigt. Es wirkt **diabetogen, lipolytisch und katabol**. Seine Wirkung ist selektiv auf die Leber!
- **B-Zellen** (~80%) produzieren **Insulin** (und Pro-Insulin, C-Peptid, Amylin): Hauptstimulus der Sekretion ist **Glucose** (Mechanismus, s. u.), gefolgt von Aminosäuren und in geringerem Maße Fettsäuren (Abb. 10.2b, Tab. 10.4). Im rauen ER entsteht aus dem Transkriptionsprodukt Prä-Proinsulin durch Abspaltung von Aminosäuren das **Proinsulin**, aus dem durch Abspaltung von C-Peptid **Insulin** entsteht. Insulin besteht aus zwei durch

10.3 · Energiehaushalt und Wachstum

Disulfidbrücken verbundenen Peptidketten (A und B). Insulin entfaltet seine **anabole, antidiabetogene** und **antilipolytische** Wirkung über einen plasmalemmalen Insulinrezeptor (Tyrosinkinase-Familie). Insulin entfernt Glucose über mehrere Mechanismen aus dem Blut (senkt den Glucosespiegel!):

- In der **Leber** werden die Glycogensynthese und Glycolyse stimuliert und die Gluconeogenese aus Aminosäuren gehemmt.
- In **Muskel- und Fettzellen** wird der Insulinabhängige GLUT4-Carrier stimuliert und Glucose zellulär aufgenommen.
- Über indirekte Stimulation der Na/K-ATPase wird Insulin-abhängig auch K^+ aus dem Plasma in die Zellen geshiftet (Leber-, Muskel- und Fettzelle). Die Lipidsynthese ist intrazellulär gesteigert.
- **D-Zellen** (~5%) produzieren **Somatostatin**: die Freisetzung wird stimuliert durch Glucose, Aminosäuren, freie Fettsäuren. Wirkung: **hemmt** parakrin Insulin-Ausschüttung u. a. Hormone (Tab. 7.5).

> **Prüfungsfallstricke**
>
> **Insulin** stimuliert den **anabolen Stoffwechsel** (→Glycogen-, Protein- und Lipidsynthese↑) und reduziert freie Glucose (→Gluconeogenese, Glycogenolyse↓). Insulin hat **keinen** Einfluss auf die (rein passive) enterale Glucoseresorption. In Hepatozyten und Fettzellen führt Insulin zu einer **Hemmung** der Adenylatcyclase (→cAMP↓→Lipolyse↓). In Muskelzellen **stimuliert** Insulin cAMP-spezifische Phosphodiesterasen (→cAMP↓→Glycogenolyse↓).
> Die Glucoseaufnahme in Hepatozyten ist **nicht** insulinabhängig, sondern wird durch Glucose selbst stimuliert (GLUT2).

Mechanismus der Insulinsekretion (Mind Map)

Insulin wird über glucoseabhängige »Überwachung« des zellulären Energiehaushalts mittels Ionenkanälen reguliert. Bei **Hyperglykämie** wird durch insulinunabhängige erleichterte Diffusion vermehrt Glucose in die B-Zelle des Pankreas aufgenommen (GLUT2). Hierdurch wird die Glycolyse angekurbelt und die ATP-Konzentration steigt an. ATP-abhängige K^+-Kanäle der Plasmamembran (K_{ATP}) fungieren nun als Metabo-Sensoren und schließen bei erhöhtem ATP. Als Folge davon fehlt nun (ein Teil) der stabilisierenden Kaliumleitfähigkeit für das Ruhepotenzial, es kommt zur Depolarisation. Mit der Depolarisation öffnen Ca^{2+}-Kanäle und der Ca^{2+}-Einstrom triggert die **Exozytose** der Insulinvesikel.

> **KLINIK**
>
> **Diabetes mellitus** ist eine sehr häufige Erkrankung mit absolutem (Typ I) oder relativem (Typ II) **Insulinmangel** und Glucoseintoleranz. Symptome sind persistierende **Hyperglykämie**, Hyperlipidämie und katabole Stoffwechsellage. Durch das Anfluten von Fettsäuren werden vermehrt Ketonkörper gebildet und eine metabolisch-azidotische Stoffwechsellage stellt sich ein. Akut kann ein ketoazidotisches Koma (**Coma diabeticum**) mit vertiefter, charakteristischer Hyperventilationsatmung resultieren (**Kussmaul-Atmung**). Therapie mit Insulin unter Intensivüberwachung.
>
> - **Typ I Diabetes:** juveniler Diabetes, Autoimmunerkrankung mit Zerstörung von Pankreas-B-Zellen (absoluter Insulinmangel). Therapie durch nahrungsangepasste parenterale **Insulin-Gabe**.
> - **Typ II Diabetes:** Resistenz der peripheren Insulinrezeptoren mit häufig hohen Plasma-Insulinkonzentrationen oder zunehmender Insulininsuffizienz des Inselgewebes. Die letzte Form ist der eigentliche »**Altersdiabetes**« mit Abnahme der Insulinproduktion und zu vielen Fettzellen, welche alle Insulin benötigen. Diese Patienten sind meist adipös. Gewichtsreduktion kann häufig die Glucosetoleranz bessern (»weniger Fettzellen brauchen auch weniger Insulin!«). Therapie des Typ II Diabetes mit Stimulanzien der Insulinausschüttung: **Sulfonylharnstoffe**. Langzeitschäden anhaltender Hyperglykämie betreffen v. a. Gefäße (**diabet. Mikroangiopathie**), Niere (**diabet. Nephropathie**), Auge (**diabet. Retinopathie**) und periphere Nerven (**diabet. Polyneuropathie**).
>
> Vorsicht: Die Unterscheidung hyperglykämisches vs. hypoglykämisches Koma ist klinisch nicht immer eindeutig. Bei unsicherem Koma sofort vorsichtig Glucose verabreichen. Ein hypoglykämisches Koma bessert sich dadurch sehr rasch.

> **Merke**
>
> **Typ I Diabetiker** sind meist dünn, **Typ II Diabetiker** sind meist dick.

Nebennierenrinde

In der Nebennierenrinde werden von kortikal nach innen gebildet:

- **Mineralocorticoide** (Aldosteron, Corticosteron) in der Zona **glomerulosa**.

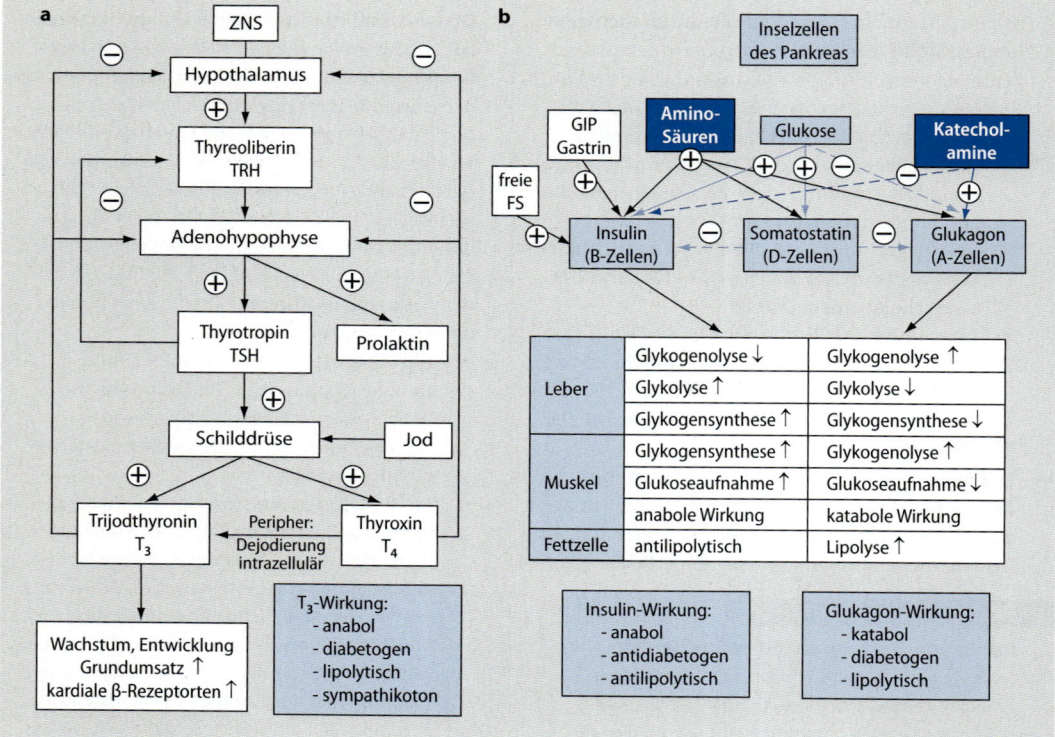

Abb. 10.2a,b. Hierarchie des Schilddrüsenhormonregelkreises (**a**). Regulation des Glucosehaushalts durch endokrinen Pankreas (**b**). Gezeigt sind die wichtigsten Hormonwirkungen auf Kohlenhydrat-, Fett- und Proteinhaushalt

- **Glucocorticoide** (Cortisol, Cortison) in der Zona **fasciculata**.
- **Androgene** (männliche Sexualhormone! Dehydro-Epiandrosteron, Androstendion) in der Zona **reticularis**.

> **Merke**
>
> Von außen nach innen→**g**lomerulosa, **f**asciculata, **r**eticularis *(Merkspruch: »GFR – Salz und Zucker machen sexy«)*

Ausgangssubstanz aller Corticoide ist Cholesterol. Die Gluco- und Mineralocorticoide entstehen aus den Gestagenen in der Nebennierenrinde.

Glucocorticoide

Cortisol ist das wichtigste aktive Glucocorticoid. Cortison wird auch adrenal gebildet (wenig) und kann in der Leber in aktives Cortisol umgewandelt werden. Die Synthese und Ausschüttung von Cortisol (in geringerem Maße auch der Mineralocorticoide und Androgene) der Nebennierenrinde stehen unter Kontrolle von **ACTH** aus POMC-Zellen der Adenohypophyse, welches wiederum durch das hypothalamische **CRH** reguliert wird.

CRH ist sehr speziesspezifisch. CRH wird v. a. durch **Stress**, körperliche Anstrengung und Emotionen ausgeschüttet, die CRH-ACTH-Cortisol-Achse gehört damit zu einer wichtigen Stress-Achse. Dabei ist Cortisol das wichtigste Stresshormon (Fieber, Arbeit, psychischer Stress→Cortisol↑). CRH und ACTH wirken in ihren Zielzellen über Erhöhung von cAMP. Cortisol hemmt über langen Feedback die ACTH- und CRH-Ausschüttung, ACTH über kurzen Feedback die CRH-Ausschüttung (◘ Abb. 10.3).

Glucocorticoidwirkungen: Cortisol hat viele Wirkungen (◘ Tab. 10.3):
- **Stoffwechsel:** Energiebereitstellung: **diabetogene, lipolytische, katabole** Wirkung. Unter Cortisol entwickelt sich eine Hyperglykämie, die hepatische Gluconeogenese ist gesteigert, die Glucoseaufnahme peripher gehemmt. Lipolyse und Proteolyse

10.3 · Energiehaushalt und Wachstum

stellen Fettsäuren und Aminosäuren zur Verfügung. Die enterale Glucoseaufnahme ist erhöht.
- **Immunsystem:** Cortisol wirkt **antiallergisch** (Prostaglandinsynthese↓, Leukotriene↓) und immunsuppressiv (Hemmung Monozyten, T-Lymphozyten, Entzündungsmediatoren).
- **Wundheilung:** Cortisol hemmt die Wundheilung und Kollagensynthese.
- **Niere:** Cortisol hat mineralocorticoide Wirkung und führt zur Na^+- und Volumenretention.
- **Magen:** Cortisol steigert die Magensäure- und hemmt die Schleimproduktion. Es wirkt somit ulzerogen.
- **Skelett:** Cortisol stimuliert Osteoklasten und hemmt Osteoblasten. Der Knochen wird demineralisiert. Es kann zur Osteoporose kommen.

KLINIK

Hypercortisolismus: Cushing-Syndrom mit erhöhter Cortisolproduktion. Dies kann innerhalb der hypothalamisch-hypophysären Achse primär-adrenal (Nebennierenrinden-Adenom), sekundär (Hypophysenadenom, eigentliche **Cushing-Krankheit (Morbus Cushing**!) oder tertiär sein. Daneben kommen ektope ACTH-Produktionen außerhalb der Achse, z. B. bei Bronchialkarzinom, vor.

Iatrogener Cushing kommt vor bei Patienten, welche exogene **Glucocorticoide** zwecks Immunsuppresion (z. B. nach Transplantation) erhalten. Symptome: Müdigkeit, Leistungsknick, Gewichtszunahme, Stammfettsucht, Mondgesicht, Stiernacken, Striae distensae im Bauchbereich, Hypertonie, Ödeme, Osteoporose, Immunschwäche, Infektanfälligkeit, Pergamenthaut, Muskelschwäche, Magenulzera (Tab. 10.5).

Therapie kausal:
- iatrogen: Dosisreduktion,
- Cushing-Krankheit (Morbus Cushing): Adenomresektion,
- ektop: Primärtumorsuche; ggf. Adrenalektomie unter Corticoidschutz (man muss danach nicht weitersubstituieren, da man in der Regel eine zweite Nebennierenrinde auf der anderen Seite hat).

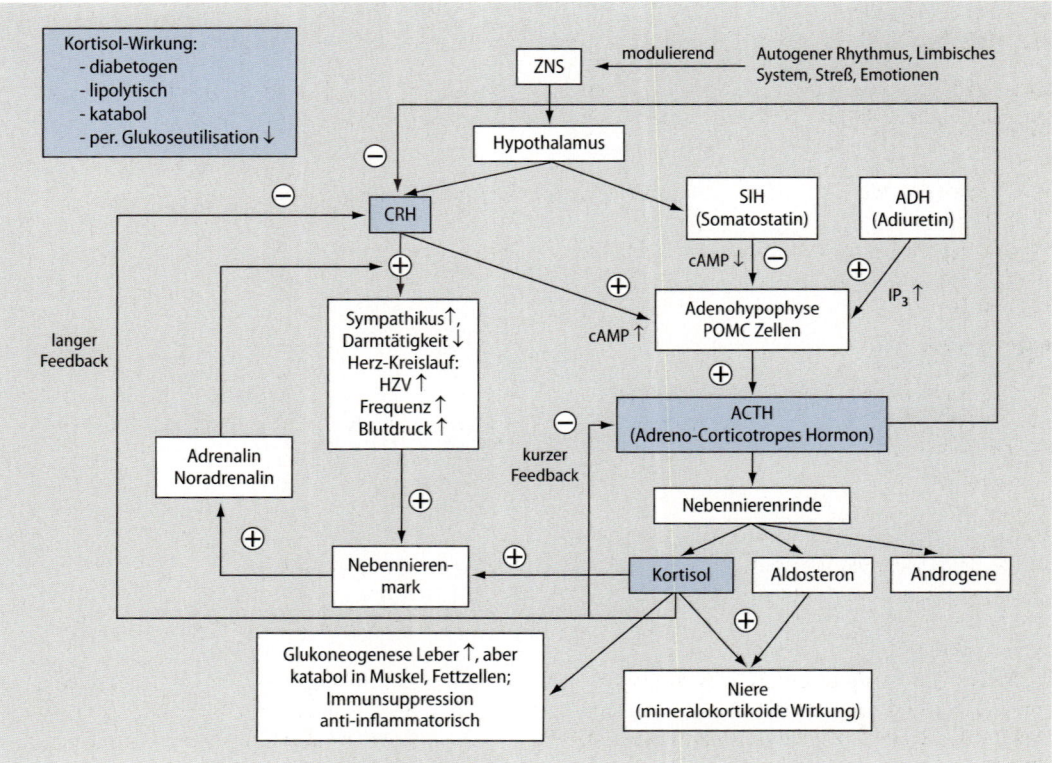

Abb. 10.3. Regulation der Steroidhormone der Nebennierenrinde und Cortisolwirkungen. Erklärung im Text

Mineralocorticoide: ▶ Kap. 9

Androgene: ▶ Kap. 11

Fallbeispiel

Ein 46-jähriger Filialleiter sucht den Hausarzt auf, da er seit einigen Wochen innerlich **unruhig** sei und an **Schlafstörungen** leide. Er sei manchmal nachts »völlig aufgedreht«, »wälze sich hin und her«, auch tagsüber sei er in seinem sehr stressigen Beruf sehr »hibbelig« geworden. Er habe auch in den letzten Monaten 7 kg an **Gewicht verloren**, er **schwitze** häufig, auch wenn er am Schreibtisch sitzt. Letzte Woche sei ihm mehrmals ein »**Herzstolpern**« aufgefallen, welches ihn beunruhigt, und das er abklären möchte.

Bei der körperlichen Untersuchung fällt auf, dass er eine **Tachykardie** von 105/min in Ruhe, eine leichte **Hypertonie** von RR 140/90 mmHg und eine Temperatur von rektal 38°C aufweist. Bei der Palpation der Schilddrüse fällt auf, dass der rechte Lappen leicht vergrößert erscheint, aber schluckbeweglich ist. In der Sonographie der Schilddrüse zeigt sich rechts ein solitärer, scharf abgrenzbarer **Knoten** uneinheitlicher Echogenität. Im Serum findet sich die Konstellation von **erniedrigtem TSH** und stark **erhöhtem fT$_4$**. Es wird ein Schilddrüsen-**Szintigramm** veranlasst, welches die Diagnose eines **autonomen Adenoms** (»heißer Knoten«) verhärtet.

Der Patient wird dem Chirurgen zur subtotalen Schilddrüsenexstirpation rechts vorgestellt. Nach dem elektiven Eingriff normalisieren sich die Laborwerte rasch. Der Patient gibt in der Nachsorge einen Monat später keine Beschwerden mehr an.

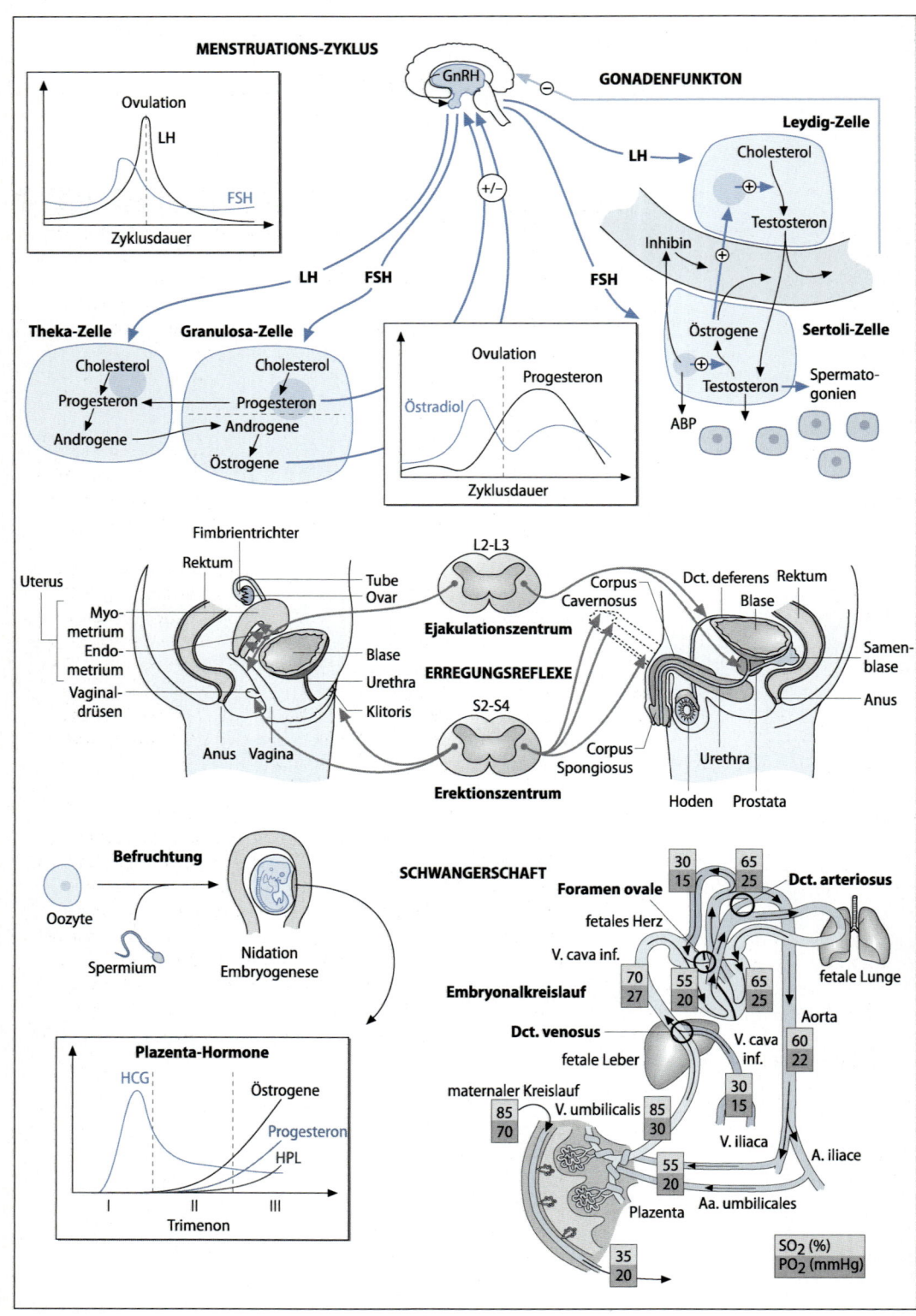

11 Sexualentwicklung und Reproduktionsphysiologie

> **Mind Map**
>
> **Hormonelle Steuerung der Gonaden:** Die Steuerung der Gonaden unterliegt bei beiden Geschlechtern der hypothalamisch-hypophysären Achse. Im Hypothalamus wird GnRH pulsatil ausgeschüttet. Hypophysäres FSH wirkt beim Mann auf die Sertoli-Zellen, bei der Frau auf die Granulosazellen. In beiden Fällen wird hierdurch die Reifung der Gameten stimuliert (Spermiogenese bzw. Follikelreifung). In Granulosa- und Sertoli-Zellen werden ferner Inhibine und Aktivine gebildet, welche negativ bzw. positiv auf übergeordnete Zentren rückkoppeln. LH wirkt beim Mann v.a. auf die Leydig-Zellen, bei der Frau auf die Thekazellen.
>
> **Sexualhormon-Produktion:** LH stimuliert die Bildung der peripher wirksamen Sexualhormone Testosteron bzw. Progesteron. Bei der Frau wird Progesteron auch in den Granulosazellen gebildet und in die Thekazellen transferiert, wo es zu Androgenen transformiert wird. Androgene werden umgekehrt von Thekazellen in Granulosazellen überführt und dort wird Östradiol gebildet, welches auf dem Blutweg auf das Endometrium wirkt. Testosteron koppelt beim Mann negativ, Progesteron und Östradiol bei der Frau zyklusabhängig positiv oder negativ zurück.
>
> **Menstruationszyklus:** Der Menstruationszyklus beginnt mit den Menses, gefolgt von der Reifungsphase einer Follikelkohorte unter FSH-Einfluss. Ein Follikel wird dominant und produziert ansteigende Östradiolmengen. In der ersten Zyklushälfte koppelt Östradiol negativ zurück. Im Endometrium bewirkt es die Proliferationsphase. Die ansteigenden Östradiolwerte koppeln mittzyklisch positiv auf die LH-Freisetzung zurück und induzieren die Ovulation.
>
> Postovulatorisch produziert der Gelbkörper Progesteron, welches negativ rückkoppelt. Im Endometrium bewirkt es die Sekretionsphase. Eine Befruchtung ist infolge der Überlebenszeit von Oozyte und Spermien nur einige Tage postovulatorisch möglich. Die zunehmende LH- und FSH-Hemmung führt zur Rückbildung des Gelbkörpers und löst die Progesteron-Entzugsblutung aus.
>
> **Erregungsreflexe:** Die sexuellen Erregungsreflexe werden für beide Geschlechter in sakralen Erektionszentren parasympathisch und lumbalen Ejakulations- bzw. Orgasmuszentren sympathisch verschaltet.
>
> **Schwangerschaft:** Bei erfolgter Befruchtung nistet sich die Zygote im Endometrium ein. Die frühzeitige HCG-Produktion des Trophoblasten erhält den Gelbkörper im ersten Trimenon, bis die Plazenta ausgebildet ist und selbst Progesterone produziert. Die Progesteron- und Östrogenkonzentrationen steigen kontinuierlich im Schwangerschaftsverlauf an. HPL bereitet die Brustdrüse zur Laktation vor. Die normale Schwangerschaft dauert 40 Wochen.
>
> **Fetaler Kreislauf:** Der fetale Kreislauf wird durch 3 Shunts charakterisiert (Ductus venosus, Ductus arteriosus, Foramen ovale), welche das Herzzeitvolumen an der unbelüfteten Lunge sowie an Teilen der Leber bypassen. Zu- und Abfuhr von Blut erfolgen von der Plazenta über eine Umbilikalvene und zwei Umbilikalarterien. Die Kreislaufrichtung entspricht der postnatalen, die Sauerstoffverhältnisse sind jedoch invers. Die fetale Sättigung wird durch fetales HbF bei erniedrigtem O_2-Partialdruck gewährleistet.

11.1 Geschlechtsfestlegung und Pubertät

Das **Geschlecht** wird zum einen **genotypisch** durch die Geschlechtschromosomen X und Y (Gonadendeterminierung) und zum anderen **phänotypisch** durch die peripheren Wirkungen der Sexualhormone festgelegt. Bei Vorliegen eines Y-Chromosoms werden Hoden angelegt; fehlt das Y-Chromosom, werden weibliche Gonaden angelegt. Die Gonaden werden paarig angelegt.

Gonadendeterminierung

Als Primordialstrukturen werden in jedem Embryo der **Wolff-Gang** (Ductus mesonephricus) und der **Müller-Gang** (Ductus paranephricus) angelegt.

Bei Vorliegen eines **Y-Chromosoms** produzieren die embryonalen Testes **Androgene** (Leydig-Zellen), welche die Bildung von Nebenhoden, Samenleiter und Samenbläschen aus dem Wolff-Gang stimulieren. Die **Sertoli-Zellen** hingegen produzieren ein **Anti-Müller-Hormon**, welches die Apoptose entlang des Müller-Gangs auslöst, sodass dieser degeneriert: es entwickelt sich das männliche innere Genitale.

Das **weibliche innere Genitale** resultiert gerade aus dem Fehlen der Testes: ohne Androgene fehlt die Stimulation des Wolff-Gangs (dieser degeneriert), ohne Sertoli-Zellen entsteht kein Anti-Müller-Hormon, d. h. der Müller-Gang bleibt: es entwickelt sich das weibliche innere Genitale.

> **Merke**
>
> **Normaler männlicher Genotyp: XY: Testes** (Androgene, Anti-Müller-Hormon). **Wolff-Gang**: Nebenhoden, Samenleiter und -bläschen.
>
> **Normaler weiblicher Genotyp: XX: Ovarien**. **Müller-Gang**: Tuben, Uterus, Cervix, obere Vagina. Merkspruch: »Hr. Wolff und Fr. Müller«.

Äußeres Genitale

Androgenabhängig schließt sich die Urethralfalte beim **Mann**, die Urethra wächst mit dem Genitalhügel aus und bildet den **Penis** (lange Harnröhre). Die Testes deszendieren androgenabhängig durch eine Peritonealduplikatur in das Skrotum aus Temperaturgründen aus der Bauchhöhle heraus.

Bei der **Frau** bleibt die Urethralfalte offen (Androgenmangel!) und bildet die inneren Schamlippen. Der Genitalhügel wächst ebenfalls nicht aus und bildet die **Klitoris**. Das Skrotum entspricht beim weiblichen Embryo den äußeren Schamlippen.

> **Merke**
>
> Mann versus Frau: Penis entspricht Klitoris, **Skrotum** entspricht **Labia majoris**, Periurethralfalte entspricht Labia minoris, Testes entsprechen Ovar.

Zerebrale Sexualprägung

Unter dem Einfluss der Androgene wird im Bereich dimorpher Kerne im Diencephalon der männliche Habitus indirekt über Aromatisierung zu Östradiol (!) ausgebildet. Das heißt aus Androgenen entstehen im ZNS Östrogene, welche das Gehirn in Richtung männliche Ausrichtung prägen. Warum bei Frauen Östrogene das Gehirn nicht maskulinisieren, ist nicht klar *(aber klingt interessant)*.

> **KLINIK**
>
> **Eunuchen:** Nach Kastration mit fehlender **Androgenbildung** ist der Schluss der Epiphysenfugen verzögert und es resultiert eunuchoider Hochwuchs. Da die sekundären Geschlechtsmerkmale fehlen, haben diese Individuen eine hohe Stimme und keinen Bartwuchs.

Pubertät

Die Pubertät wird eingeleitet durch einen Wechsel der pulsatilen, hypothalamischen GnRH-Ausschüttung von ausschließlich in den Tiefschlafphasen hin zu einer Ausschüttung unabhängig von den Schlafphasen. Die langsame Erhöhung der FSH- und LH-Spiegel im Blut leitet die vermehrte gonadale Aktivität des Erwachsenen ein. Mit der Bildung der Sexualhormone (Testosteron bzw. Östrogene) werden die **sekundären Geschlechtsmerkmale** ausgebildet.

> **Merke**
>
> **Sekundäre Geschlechtsmerkmale**
> **Mann: Eiweißanabole Androgenwirkung** führt zu Wachstum der Muskulatur, Längenwachstumsschub, Stimmbruch (Kehlkopfwachstum), männlichem Behaarungstyp (über Dihydrotestosteron, DHT).
>
> **Frau:** Beginn der **Menstruationszyklen** mit Ovulation. Östrogene induzieren u. a. weibliche Schambehaarung und Brustwachstum.

> **Prüfungsfallstricke**
>
> **Nicht** Testosteron, sondern das in den Haarfollikeln reduzierte **Dihydrotestosteron** (DHT) stimuliert den männlichen Haarwuchs.

11.2 Weibliche Sexualhormone

Generell bilden **beide** Geschlechter sowohl männliche als auch weibliche Sexualhormone, jedoch in unterschiedlichen Mengen. Als Steroidhormone wirken sie über intrazelluläre Rezeptoren als nukleäre **Transkriptionsfaktoren** (▶ Kap. 10.1). Cholesterin ist die gemeinsame Ausgangsbasis. Aus **Pregnenolon** entsteht Progesteron oder Androgen, **Progesteron** wird weiter zu Androstendion hydroxyliert (GK Biochemie, ▶ Kap. 9).

> **Merke**
>
> Aus den **Androgenen** werden durch Aromatisierung die **Östrogene** gebildet (Östradiol, Östron, Östriol).

Ovarielle weibliche Sexualhormone werden in den **Thekazellen** (Progesteron, Androgene!) und **Granulosazellen** gebildet (Progesteron, Östrogene, Inhibin, Activin, ◘ Tab. 11.1). Bemerkenswert ist, dass die Östrogensynthese der Granulosazellen z. T. durch die Aufnahme und Aromatisierung von Androgenen gedeckt wird, welche von benachbarten Thekazellen sezerniert werden (Mind Map).

Die Sexualhormone wirken im langen Feedback auf die GnRH- (Hypothalamus) sowie LH- und FSH-Ausschüttung (Adenohypophyse, ◘ Tab. 10.3) zurück. Bei diesem Feedback ist
- **Inhibin** stets hemmender,
- **Activin** stets fördernder Natur (beide wirken v. a. hypophysär zurück).

Östrogene und **Gestagene** koppeln zyklusabhängig sowohl positiv als auch negativ zurück (s. u.).

> **Prüfungsfallstricke**
>
> **LH** wirkt v. a. auf die Thekazellen, **FSH** v. a. auf die Granulosazellen.

Östrogen- und Gestagenwirkungen

In der Peripherie wirken Östrogene fast überall, da die meisten Zellen Östrogenrezeptoren exprimieren. Thekazellen enthalten **keine** Aromatase (deshalb müssen Androgene an die Granulosazellen zur Bildung von Östradiol übergeben werden!).
- **Genitale Östrogenwirkungen**: Wachstum des Endometriums (**Proliferationsphase**) und der Milchdrüsengänge, Kontraktion des Myometriums, Follikelreifung. Weibliche sekundäre Geschlechtsmerkmale. Vaginale Epithelzellabschilferung (glycogenreich, daher Substrat für Döderlein-Bakterien: Ansäuerung Vagina, pH-Barriere), Cervixschleim dünnflüssig.
- **Genitale Gestagenwirkungen: Sekretionsphase** des Endometriums (2. Zyklushälfte), Relaxation des Myometriums (v. a. Ende der Schwangerschaft!), Cervixschleimkonsistenz dickflüssiger (»spinnbarer Cervixschleim« als Penetrationsbarriere für Spermien).
- **Extragenitale Östrogenwirkungen**: Protein**anabolismus**, Lipolyse↑, Knochenwachstum↑, Mineralisierung↑, mineralocorticoide Wirkung, prothrombotisch (!), antiarteriosklerotisch (HDL↑, LDL↓), Epiphysenschluss beschleunigt.
- **Extragenitale Gestagenwirkungen:** Protein**katabolismus**, Atmungsantrieb↑, Hyperthermie, Grundumsatz↑, Übelkeit, Erbechen (v. a. Schwangerschaft!), mineralocorticoide Wirkung.

11.3 Menstruationszyklus

Der Menstruationszyklus beginnt per Definition mit dem 1. Tag der Regelblutung, welche normalerweise 4 Tage dauert. Es lässt sich ein ovarieller Zyklus von einem Endometriumzyklus abgrenzen. Im **Endometrium** schließen sich
- **Menses** (Tag 1–4),
- **Proliferationsphase** (Tag 4–14) und
- **Sekretionsphase** (Tag 15–28) aneinander an.

Im Ovar wechseln **Follikelphase** (Tag 1–14) und **Lutealphase** (Tag 15–28) einander ab, mit der **Ovulation** als Übergang (~14.Tag). Der normale Zyklus dauert somit ca. 28 Tage. Während des Zyklus ändern sich die Sexualhormone und ihre Regelkreise in charakteristischer Weise (◘ Abb. 11.1):
- **Follikelphase (Proliferative Phase):** Reifung einer Kohorte an Oozyten unter **FSH-Wirkung**. Die zunehmende Östradiolproduktion der Follikel hemmt zunehmend die FSH-Sekretion (Östradiol steigt an, FSH nimmt ab während Follikelphase: negativer Feedback). Das Endometrium proliferiert unter der Östradiolwirkung. Da noch kein Gelbkörper vorhanden ist, bleiben die Progesteronspiegel niedrig.
- **Ovulation:** Der am weitesten entwickelte Follikel (**Graaf-Follikel**) produziert plötzlich hohe Mengen an Östradiol um den 13. Tag (Peak ~24 h vor Ovulation). Dies erhöht sprunghaft die Sensitivität der Hypophysenzellen für GnRH, sodass ein **steiler LH-Peak** resultiert (positive Rückkopplung, ◘ Abb. 11.1), welcher zur Ruptur des Follikels und Ausstoß der Oozyte in die Tuben führt. FSH hat auch einen Peak kurz vor der Ovulation.

◘ **Tab. 11.1.** Männliche/weibliche und plazentäre Sexualhormone, Bildungsorte und Wirkung

Bildungsort		Hormon	Stimuliert durch, Zielorgane, Wirkung, Inaktivierung, Regelkreis
Mann: Testes	Leydig-Zellen	Androgene, Testosteron	**Stimuliert durch** LH; eigentlich wirksame Form ist 5-DHT: Reduktion von Testosteron in Zielorganen **Bluttransport** v. a. gebunden an SHBG, Albumin **Wirkung** (periphere Androgenrezeptoren): Spermatozytenreifung (nach Aromatisierung zu Östrogenen in Sertoli-Zellen), Fructose↑ Samenflüssigkeit, eiweißanabol, Knochenbildung, Muskelhypertrophie, Bartwuchs, Seborrhö, Libido **Inaktivierung** in Peripherie und Leber zu 17-Ketosteroiden **Feedback:** Hemmung GnRH, LH (nicht direkt FSH!) über langen Feedback
	Sertoli-Zellen	Inhibin, Activin, Östrogen	**Stimuliert durch** FSH **Bluttransport** v. a. proteingebunden **Wirkung:** Inhibin hemmt, Activin stimuliert FSH-Freisetzung, Östrogene entstehen in Sertoli-Zellen u. a. durch Aufnahme (mittels ABP) und Aromatisierung von Testosteron (aus Leydig-Zellen): Spermatogenese
Frau: Ovar	Thekazellen	Androgene, Gestagene, Progesteron	**Stimuliert durch** LH; Sekretion v.a. durch Gelbkörper in 2. Zyklushälfte (~25 mg/d) **Bluttransport**: v. a. gebunden an Albumin, SHBG **Androgenwirkung**: werden über ABP in Granulosazellen geschleust und dienen dort der Östrogensynthese **Gestagenwirkung**: genital: Sekretionsphase im Zyklus, Vorbereitung der Nidation ins Endometrium extragenital: **katabol**, Hyperthermie, Atemantrieb **Feedback:** positiver und negativer Feedback zu GnRH, LH!
	Granulosazellen	Inhibin, Activin, Östradiol (Follikelphase), Progesteron (Lutealphase)	**Stimuliert durch** FSH **Bluttransport**: v.a. gebunden an Albumin, SHBG **Östrogenwirkung**: genital: Proliferation Endometrium und Milchdrüsengänge extragenital: **anabol**, lipolytisch, prothrombotisch **Feedback**: positiver und negativer Feedback zu GnRH und FSH. Inhibin nur negativ, Activin nur positiv auf FSH!
Plazenta		HCG (humanes Choriongonadotropin)	Bildung ab 2. SSW, Wirkung wie hypophysäres LH: erhält Corpus luteum vital (»Corpus graviditatis«) sowie Östrogen- und Progesteronsekretion im 1. Trimenon aufrecht. Verhindert vorzeitige Uteruskontraktionen.
		HPL (humanes plazentäres Laktogen)	Wirkung ähnlich HCG: erhält Corpus luteum vital. Zusätzlich somatotrope Wirkung im Feten (fetales Wachstum), laktotrope (Mammogenese, Vorbereitung der Laktation) und diabetogene Wirkung bei der Mutter
		Östrogen, Progesteron	Progesteronbildung bis zu 250 mg/d, in dieser Konzentration auch die ausgeprägten emetischen Wirkungen der Frühschwangerschaft (Übelkeit, Erbrechen) Plazentares Östriol stammt aus Androgenen der fetalen NNR (ab 12. SSW)

5-DHT: 5-Dihydrotestosteron. SHBG: Sexualhormonbindendes Globulin. ABP: Androgenbindendes Protein

- **Lutealphase (Sekretionsphase):** Unter der LH-Wirkung produziert das **Corpus luteum** vermehrt Progesteron. Die Granulosazellen schalten in der Lutealphase nun teilweise von Östradiol- auf Progesteronproduktion um, sodass der Progesteronspiegel stärker ansteigt als der Östradiolspiegel. Hierdurch wird nun die hypophysäre LH-Ausschüttung gehemmt. Unter Progesteron geht das Endometrium in die **Sekretionsphase** über (Abb. 11.1). Durch die LH-Hemmung wird der Gelbkörper immer weniger stimuliert und bildet sich bei erfolgloser Nidation bis zum ~22. Tag zurück. Der Progesteronentzug führt zur Konstriktion der Spiralarterien des Endometriums mit Abstoßung der oberflächlichen Schichten; es folgt die Menses ab dem 28. Tag. Die hypothalamische GnRH-Hemmung nimmt ab und ein neuer Zyklus kann beginnen (FSH-Anstieg).

> **Merke**
>
> Die Regelblutung ist eine **Progesteronentzugsblutung**. Nach der Ovulation nimmt die basale **Körpertemperatur** um ca. 0,5°C zu (Progesteroneffekt).

> **Prüfungsfallstricke**
>
> Östradiol wird sowohl in Follikel- als auch Lutealphase produziert. Östradiol verändert **nicht** den hypothalamischen Temperatursollwert. Sowohl der Follikel als auch der Gelbkörper enthalten Theka- und Granulosazellen.

> **KLINIK**
>
> **Menstrualblut:** Die Menses ist eine hyperfibrinolytische Blutung. Da einige Gerinnungsfaktoren im Endometrium abgebaut werden, ist das Menstrualblut flüssig und gerinnt **nicht**!
>
> **Kontrazeption:** Sammelbegriff für verschiedene Methoden zur Verhinderung einer Befruchtung und/oder einer Nidation.
>
> **Basaltemperaturmethode:** Messung der Basaltemperatur (morgens, rektal). Durch den durch Progesteron induzierten Temperaturanstieg kann die Ovulation abgeschätzt werden. Da die Oozyte unbefruchtet normalerweise 18–24 h überlebensfähig ist, die Spermien unter günstigen Bedingungen aber 3–4 Tage befruchtungsfähig bleiben,
> ▼
>
> beträgt die »gemeinsame Fruchtbarkeit« 4–5 Tage. Für den Zeitraum 4 Tage vor bis 1 Tag nach der Ovulation ist daher bei »natürlicher Verhütung« Sexualkarenz anzusetzen (»*je mehr Tage Karenz man dazunimmt, desto sicherer, klar?*«). Die Methode ist unzuverlässig, da die Temperatur durch viele Umstände gestört werden kann (Infekt, Stress).
>
> **Orale Kontrazeptiva:** häufigste praktizierte Form der hormonellen Kontrazeption. Ziel ist die Hemmung der Follikelreifung und Ovulation bei möglichst erhaltener Endometrialfunktion. In den ersten 21 Zyklustagen wird ein niedrigdosiertes Östrogen-Progesteron-Mischpräparat eingenommen, welches einen schwangerschaftsähnlichen Zustand simliert, in dem die FSH- und LH-Ausschüttung gehemmt wird und keine Follikel heranreifen können. Die variierenden Dosen von Östrogen und Progesteron sind dabei möglichst so angepasst, dass das Endometrium weiterhin in der 1. Hälfte proliferiert und in der 3. Woche die Progesteronwirkung überwiegt (Sekretionsphase). In der 4. Woche wird ein Placebo oder Eisenpräparat eingenommen, woraufhin sich die Menses normal als Progesteronentzugsblutung einstellt.
>
> Es gibt vielfältige Präparate, welche sich nur durch die relativen Östrogen/Gestagenverhältnisse unterscheiden. Ausnahme ist die so genannte **Mini-Pille**, welche nur Progesteron und kein Östrogen enthält. Nebenwirkungen können hier jedoch Zwischenblutungen sein, weshalb die Indikationen speziell sind. Orale Kontrazeptiva eignen sich ferner zur Behandlung von Hyperandrogenisierungssyndromen (z. B. Hirsutismus) oder bei unregelmäßiger/übermäßiger Ovartätigkeit (z. B. polyzystische Ovarien, Endometriose).

11.4 Androgene

Bildungsorte. Androgene werden beim Mann LH-abhängig in den **Leydig-Zellen** der Testes gebildet (Tab. 11.1). Von hier aus werden sie zum einen ins Blut ausgeschüttet, wo sie in der Peripherie nach Reduktion zu Dihydrotestosteron (DHT) ihre typisch androgenen Wirkungen (Tab. 11.1) entfalten. Zum anderen werden sie über Bindung an androgenbindendes Protein (ABP) in die Sertoli-Zellen aufgenommen. Dort werden sie zu **Östrogenen** aromatisiert, welche die **Spermatogenese** stimulieren *(aufpassen!)*.

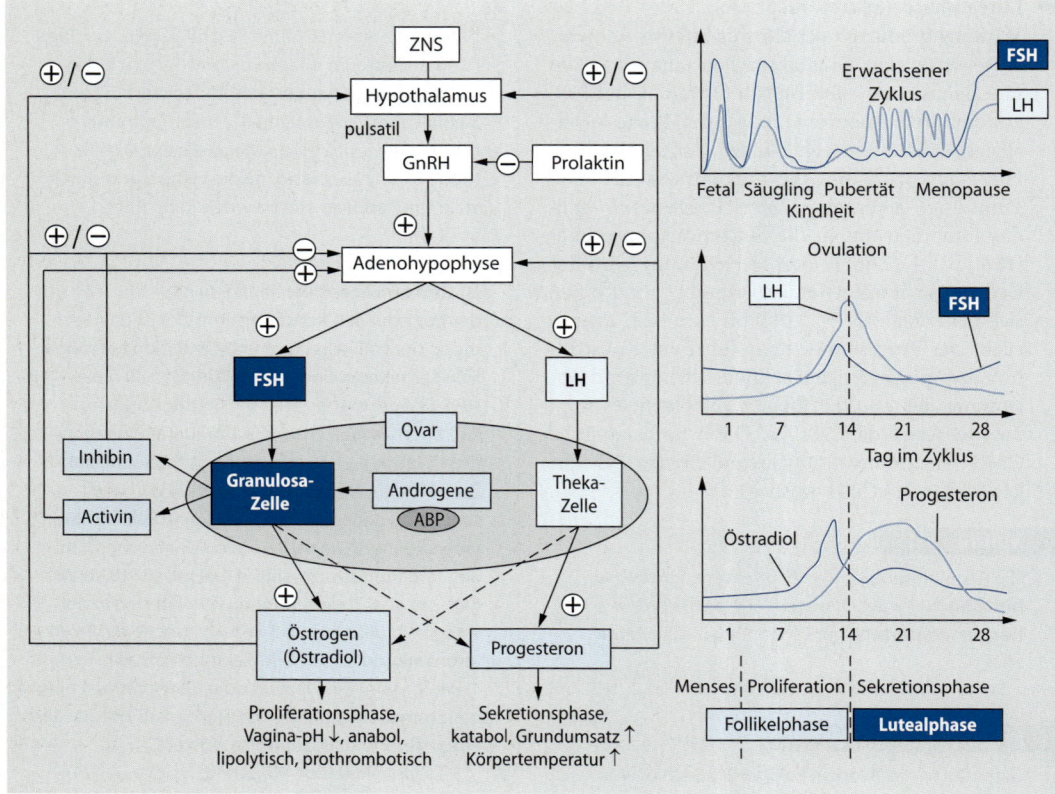

Abb. 11.1. Regelkreis der ovariellen Sexualhormone (links). Zeitliche Konzentrationsverläufe von FSH, LH, Östradiol und Progesteron im Verlauf des normalen Zyklus sowie Verlauf der Follitropine und Luteotropine in den einzelnen Lebensabschnitten (rechts)

Die Östrogene wirken ferner wieder auf die Leydig-Zellen zurück und stimulieren dort Androgen- und Proteinsynthese. Androgene werden ferner noch in der NNR (Zona reticularis) gebildet. Zu Wirkungen ▶ Kap. 11.1 und ◘ Tab. 11.1.

> **Merke**
>
> **Testosteron**spiegel unterliegen zyklischen Tagesschwankungen mit Maximum am Morgen (daher auch häufiger morgendliche Erektionen!). Testosteron steigert die Fructosekonzentration in der Samenflüssigkeit. Es stimuliert die Sertoli-Zellen für die Spermatozytenreifung, während **FSH** die Spermiogenese (über lokale Östrogene!) steuert und die Leydig-Zellen mit LH-Rezeptoren ausstattet.

11.5 Gameten

GK Biologie, ▶ Kap. 1.15 (Meiose); GK Anatomie, ▶ Kap. 1 (Embryologie)

11.6 Kohabitation und Befruchtung

Der Vorgang der »In vivo«-**Kohabitation** (erfordert eigentlich keine weiteren Erläuterungen) setzt die Intaktheit sexueller Erregungsreflexe bei Mann und Frau voraus, nämlich **Erektion** und **Ejakulation** (**Orgasmusphase**):
- **Erektion:**
  - Mann: Vasodilatation der pericavernösen Arteriolen, Füllung des Schwellkörpers mit Peniserektion.
  - Frau: Schwellen der Klitoris, Drüsenaktivierung mit seröser Transsudation (Gleitfähigkeit der Vagina steigt).

- Ejakulation (Orgasmus):
  - Mann: rhythmische Kontraktionen des M. bulbocavernosus (3–10) mit Auswurf des Spermas.
  - Frau: Öffnen des Muttermundes, Uterusaufrichtung und -kontraktionen, Oxytocinausschüttung.

> **Merke**
>
> Die **Erektion** wird parasympathisch über das Sakralmark, der Orgasmus wird sympathisch über das Lumbalmark vermittelt.

> **KLINIK**
>
> Bei **lumbalem Querschnittsyndrom** ist das lumbale Ejakulationszentrum zerstört. Eine Erektion ist über den sakralen Reflexbogen noch möglich (rein reflektorisch, nicht über zentralnervöse Stimuli!), aber kein Orgasmus.

11.7 Schwangerschaft

Wird die Eizelle bis maximal 24 h nach der Ovulation befruchtet, bildet sich noch in der Tube die **Zygote** aus. Diese wandert entlang der Tube Richtung Uterus und nistet sich dort in das Endometrium ein (**Nidation**). Die Penetration des **Trophoblasten** in das Endometrium gleicht der einer invasiven Infiltration und Wachstums. Durch proteolytische Enzyme wird die Endometriumwand angedaut. Der Trophoblast wird zunächst rein diffusiv ernährt, bis sich der **Synzytiotrophoblast** mit der fetoplazentaren Einheit ausbildet.

Hormonproduktion

Nidation und Ausbildung der **Plazenta** sind nur möglich, wenn die Plasma-Östradiol- und Progesteronspiegel hoch sind. Die zum Zykluszeitpunkt abfallenden Konzentrationen an FSH und LH werden nun durch Bildung von **HCG** (Human Chorionic Gonadotropin, ◘ Tab. 11.1) aus dem **Trophoblasten** kompensiert, welches LH-Wirkung besitzt und die Progesteronbildung im Gelbkörper im ersten Trimenon aufrechterhält (höchste Konzentration ~10. SSW). Ohne HCG würde die abfallende Progesteronproduktion des Gelbkörpers zur Menses führen und eine Schwangerschaft verhindern. Zusätzlich stimuliert es die fetale NNR zur Androgenproduktion (s. u.).

> **Prüfungsfallstricke**
>
> Progesteron und Östrogene fallen **nicht** in irgendeinem Trimenon ab!
>
> HCG ist dem LH, **nicht** dem FSH oder Östradiol funktionell ähnlich!
>
> Im 2. Trimenon spielt der Gelbkörper **keine** Rolle mehr, die HCG-Werte fallen auf basale Werte ab.

Ab der 5. SSW produziert die Plazenta **HPL** (humanes plazentares Laktogen, ◘ Tab. 11.1), welches die Brustdrüsenentwicklung der Mutter und das Wachstum des Embryo fördert (somatomedinähnliche Wirkung!).

Ab der ~8. SSW löst die Plazenta den Gelbkörper als Hauptproduktionsort für **Progesteron** ab. Progesteronspiegel steigen im Verlauf der Schwangerschaft kontinuierlich an (bis 100 ng/ml). Die Plazenta produziert große Mengen **Östrogene** im Verlauf der Schwangerschaft, die sie aber **nicht** selbst herstellen kann (keine Hydroxylasen!). Die fetale Nebennierenrinde nimmt mit der ~12. SSW die **Androgenproduktion** auf (DHEA), welche als Substrat für die Aromatisierung zu **Östrogenen** (v. a. Östriol, Östradiol, Östron) dann zur Plazenta transportiert werden (Plazenta enthält Aromatasen!). Daneben produziert die Plazenta eine ganze Reihe von weiteren Hormonen selbst: TSH, Plazentaprotein, CRH, GHRH, GnRH, Neurotensin, Substanz P, Somatostatin etc.

> **Merke**
>
> Das mütterliche Östrogen stammt ab dem 2. Trimenon aus der **fetalen Nebennierenrinde**, deren Androgene plazentar aromatisiert werden.

> **KLINIK**
>
> **Schwangerschaftstest:** Nach Ausbleiben der Menses produziert der Trophoblast schon hohe Mengen an HCG, welches im Blut oder Urin (Teststreifen) nachgewiesen werden kann und eine Frühschwangerschaft bestätigt.
>
> **Schwangerschaftsdauer:** Eine normale Schwangerschaft dauert ca. 40 Wochen (entspricht 10 Menseszyklen oder 9 Zeitmonaten).
>
> **Plazentaschranke:** Die Plazentaschranke trennt die maternalen Zottenkapillaren von den fetalen Kapillaren. Sie ist durchgängig für O_2, CO_2, Nährstoffe, fetale Stoffwechselendprodukte, aber auch für Pathogene wie Alkohol, Viren (Masern,
>

Röteln) und Immunglobuline vom Typ IgG (**nicht** IgM!).

Die **pränatale Diagnostik** umfasst Ultraschall sowie evtl. Amniozentese (Amnionpunktion). Durch letztere kann z. B. ein Neuralrohrdefekt durch Nachweis erhöhter Konzentrationen an α-Fetoprotein (AFP) diagnostiziert werden.

11.8 Fetus

Im **fetalen Kreislauf** (Mind Map) ist die Verteilung der O_2- und CO_2-Partialdrücke entgegengesetzt zum postnatalen Kreislauf. Pränatal fließt O_2-angereichertes Blut von der **Umbilikalvene** *(Anzahl: eine!)* zum einen über die V. portae in die Leber und in die V. cava inferior (in Mind Map nicht gezeigt), zum anderen direkt über den Ductus hepaticus (venosus) in die V. cava. Vom rechten Herzen gelangt es zum einen direkt über das **Foramen ovale** zum linken Vorhof, zum anderen über den **Ductus arteriosus** von der A. pulmonalis unter Umgehung der Lunge direkt in die Aorta.

> **Prüfungsfallstricke**
>
> Pränatal ist der **rechtsventrikuläre Druck** größer als der linksventrikuläre.

Da die fetale Lunge nicht belüftet ist, wird sie auch nicht perfundiert; die hypoxische Vasokonstriktion des Euler-Liljestrand-Reflexes bedingt einen hohen pulmonalen Gefäßwiderstand, der das Blut über Kurzschluss-Shunts direkt in den großen Kreislauf »bypasst«. Von den Femoralarterien zweigen **2 Umbilikalarterien** zurück zur Plazenta ab, welche desoxygeniertes Blut zur Plazenta transportieren.

> **Merke**
>
> Pränatal ist die Richtung des Blutstroms genauso wie postnatal, nur die Oxygenierungsverhältnisse sind umgekehrt. In der Umbilikalvene hat das Blut nur einen PO_2 von ~30 mmHg, aber aufgrund der höheren Affinität des fetalen Hb eine SO_2 von ~85%. Der Fetus lebt in einem Zustand chronischer Hypoxie und hat deshalb einen relativ höheren Hämatokrit (▶ Kap. 2.2). Der CO_2-Transfer von fetalem zu maternalem Blut wird durch zunehmende Hyperventilation der Mutter im Verlauf der Schwangerschaft begünstigt (Progesteronwirkung).

11.9 Geburt

Die mit der Schwangerschaft ansteigenden Östrogenspiegel sensibilisieren den Uterus für die kontraktile Wirkung von Oxytocin. Durch lokale Bildung von **Prostaglandinen** und **Relaxin** wird der Muttermund erweitert, durch ansteigende Ausschüttung von hypophysärem Oxytocin wird **Wehentätigkeit** ausgelöst. Die tonische Erhöhung der Myometriumsspannung übt einen Druck auf die Fruchtblase aus, welche zunächst platzt (»**Fruchtwasserabgang**«) und den Fetus durch die Cervix uteri austreibt. Lokale mechanorezeptive Relaxationsreflexe unterstützen diesen Vorgang *(sehr vereinfachte Darstellung der Geburt, füllt später ganze Kapitel in den Gyn-Büchern!).*

Nach der Geburt gibt's einen Klaps auf den Po (!) und dann kommt der schwierigste Atemzug des Lebens. Das **Abnabeln** von der Nabelschnur führt zu einem starken Anstieg des arteriellen PCO_2, welcher das Atemzentrum maximal stimuliert. Durch die erste **Atemexkursion** wird die Lunge entfaltet, der Widerstand im kleinen Kreislauf sinkt dramatisch ab und das Blut aus dem rechten Ventrikel wird nun Richtung Lunge und nicht mehr durch die Shunts geleitet (hier hängt nun der höhere TPR [totaler peripherer Widerstand] dran!).

Durch den Druckabfall im kleinen Kreislauf dreht sich die Stromrichtung von linkem zu rechtem Herzen um und verschließt funktionell das Foramen ovale. Der bindegewebige Verschluss folgt erst in den ersten Lebenswochen. Der periphere Kreislaufwiderstand bleibt durch die Geburt quasi unverändert (steigt evtl. leicht an durch Wegfall der Plazentaperfusion).

> **Merke**
>
> Mit Geburt und Entfaltung der Lunge findet im **Ductus arteriosus** und **Foramen ovale** eine Strömungsumkehr statt. Die Oxygenierungsverhältnisse kehren sich nun auch um. Arteriell liegt dann ein hoher PO_2 vor, venös ein niedriger PO_2.

11.10 Laktation

Während der Schwangerschaft wird die Laktation bereits durch HPL und Prolaktin vorbereitet (**Drüsenproliferation**), durch die sehr hohen Progesteronspiegel aber noch gehemmt. Mit dem Wegfall der Plazenta fallen Östrogen- und Progesteronspiegel drastisch ab und erlauben die **Milchsynthese** durch Prolaktin. Mit dem Anlegen des Säuglings werden über Mechanorezeptoren nerval-spinale Reflexbögen geschaltet, welche

- zum einen **inhibierend** auf die **Dopaminfreisetzung** hypothalamischer Neurone des Nc. arcuatus,
- zum anderen **stimulierend** auf die **Oxytocinfreisetzung** im Nc. paraventricularis und Nc. supraopticus wirken.

Dopamin als Prolaktin-Inhibiting-Faktor hemmt normalerweise die Prolaktinfreisetzung, sodass eine Hemmung von Dopamin die Prolaktinfreisetzung fördert.

> **Merke**
>
> Saugreiz des Säuglings: Dopamin↓, Prolaktin↑, Oxytocin↑.
> **Prolaktin** fördert die **Laktogenese**, **Oxytocin** die **Milchejektion**. Der **Milchejektionsreflex** ist konditionierbar (Schreien des Säuglings!).

Zusammensetzung der Muttermilch: Im Vergleich zu Kuhmilch ist die menschliche Muttermilch ärmer an Proteinen (~10 g/l vs. ~35 g/l) und Ca^{2+} (~300 mg/l vs. ~1200 mg/l), dafür aber fettreicher (~45 g/l vs. ~35 g/l). Im Gegensatz zu Kuhmilch enthält sie viele Immunzellen (Makrophagen, Neutrophile, Lymphozyten), IgA, IgD.

11.11 Alter

Bei der Frau ist der ovarielle Follikelvorrat begrenzt. Da pro Zyklus nur ein Follikel dominant wird, aber eine Kohorte von Follikeln reift und nach der Ovulation zugrunde geht, werden viele Follikel pro Zyklus verbraucht. Mit abnehmender Follikelzahl wird der Zyklus schließlich unregelmäßig und sistiert am Schluss ganz. Die letzte Regelblutung nennt man **Menopause**, daran schließt sich die **Post-Menopause** an.

Da Östradiole und Progesterone wegfallen, steigt die Gonadotropinsekretion sprunghaft an und bleibt hoch (◉ Abb. 11.1). Dies verursacht oft Klimakteriumsbeschwerden. Beim Mann bleiben Hodenfunktion und Spermatogenese bis ins hohe Alter bestehen.

> **KLINIK**
>
> **Klimakterium:** Beschwerden im Klimakterium leiten sich von den hohen LH-Wirkungen ab. Symptome: u. a. Hitzewallungen, Flush. Die fehlende anabole Östrogenwirkung kann zu Osteoporose führen. **Hormonsubstitutionstherapie:** die Gabe niedrigdosierter Östrogene kann einer Osteoporose entgegenwirken, die Nebenwirkungen sind aber abzuwägen (Brustkrebsrisiko, Schlaganfälle, Thromboembolien).

> **Fallbeispiel**
>
> Bei einer 28-jährigen Frau war nach Ausbleiben der Menses ein **Schwangerschaftstest** im Urin und Blut mit hohen HCG-Werten **positiv** ausgefallen. Eine in der 5. SSW durchgeführte Becken-Sonographie zeigt noch keine sicheren Hinweise auf eine intrauterine Schwangerschaft. In der darauf folgenden Woche entwickelt die Patienin **einseitige Spannungsschmerzen** der linken Seite und **vaginale Sickerblutungen**, weshalb sie beunruhigt den Arzt aufsucht. Der Uterus erscheint bewegungsschmerzhaft, der Douglas-Raum wird rektal getastet und ist von teigiger Konsistenz.
>
> Im **Sonogramm** zeigt sich dieses Mal eine **starke Auftreibung des linken Eileiters** und Flüssigkeit im Douglas-Raum. Die HCG-Bestimmung im Blut ist zwar positiv, aber der Wert rückläufig zum Vorbefund. Fieber besteht nicht, die Bauchdecke ist weich, Abwehrspannung nicht erkenntlich. Das Blutbild zeigt Anzeichen einer Anämie.
>
> Aufgrund der Befunde wird bei der Patientin eine **subakut verlaufende Extrauteringravidität** im Bereich der Ampulle diagnostiziert. Da die abfallenden HCG-Werte bereits eine Beeinträchtigung der Frucht bedeuten, ist ein Tubarabort wahrscheinlich. Bei der Patientin wird endoskopisch eine Entfernung des ektopen Embryo durchgeführt und die Tuben mikrochirurgisch rekonstruiert. Die Patientin trägt keine weiteren Folgen davon und ihre Fertilität wird nicht beeinträchtigt.

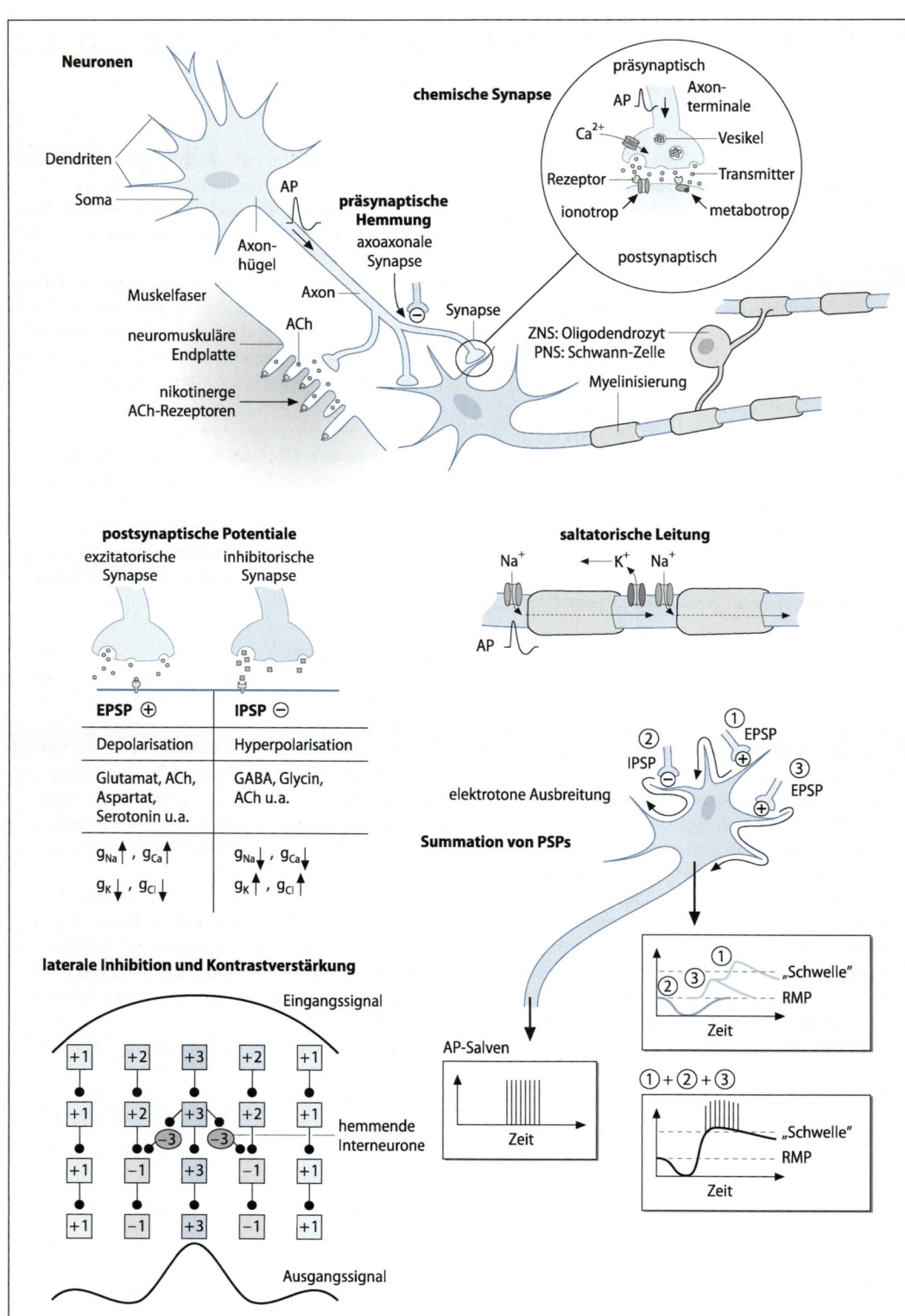

12 Funktionsprinzipien des Nervensystems

Mind Map

Elektrotone Potenziale und Aktionspotenziale: Neurone im zentralen und peripheren Nervensystem dienen der Signalübertragung über mitunter weite Strecken. Entlang der Axonmembran werden unterschwellige und hyperpolarisierende Membranpotenzialänderungen elektroton, überschwellige als Aktionspotenziale geleitet. Elektrotone Ausbreitung ist passiv, Aktionspotenziale setzen die Aktivierung spannungsgesteuerter Na^+- und K^+-Kanäle voraus. Die Nervenleitgeschwindigkeit nimmt mit Dicke und Membranwiderstand der Faser zu, mit dem Innenwiderstand ab.

Membran-Zeitkonstante und -Längskonstante: Die Membranzeitkonstante ist das Produkt aus Membrankapazität und Membranwiderstand und gibt die Zeit für eine 63%ige Umladung der Membran an. Sie liegt im Bereich von 5–50 ms. Die Längskonstante gibt an, nach welcher Entfernung ein Potenzial auf ~37% seines Ursprungswerts abgefallen ist.

Myelinisierung: Myelinproduzierende Zellen sind peripher Schwann-Zellen, zentral Oligodendrozyten. Erstere sind regenerationsfähig, letztere nicht. Durch Myelinisierung wird im Bereich der Internodien elektroton geleitet, an den Schnürringen das Aktionspotenzial wieder aufgefrischt. Myelinisierte Axone leiten um bis das 100-Fache schneller als unmyelinisierte. Zwischen 2 Schnürringen herrschen geschlossene Stromschleifen. Durch refraktäre Na^+-Kanäle kann sich ein Aktionspotenzial nicht zurück ausbreiten.

Transmitterfreisetzung: An der Axonterminale wird ein Aktionspotenzial in eine Transmitterfreisetzung umgewandelt. Spannungsabhängige Ca^{2+}-Kanäle öffnen, der Ca^{2+}-Einstrom triggert die Fusion präformierter Transmittervesikel an der Membran und löst die Synapsin-Bindung von Vesikeln an Aktinfilamente.

Postsynaptische Transmitterwirkung: Postsynaptisch binden Transmitter an ihre Rezeptoren und initiieren ionotrope oder metabotrope Wirkung. Exzitatorische Transmitter (Glutamat, Aspartat, ACh) induzieren eine Depolarisation und ein EPSP, inhibitorische (GABA, Glycin) eine Hyperpolarisation oder reduzieren eine Depolarisation und bewirken hierdurch ein IPSP. Postsynaptische Potenziale (PSP) breiten sich entlang der Dendriten über das Soma zum Axonhügel elektroton aus.

Summation: Räumliche und zeitliche Summation vieler synaptischer Inputs entscheidet über die Auslösung eines Aktionspotenzials.

Synaptische Plastizität: Glutamaterge Synapsen sind durch NMDA- und AMPA-Kanäle in der postsynaptischen Membran mit Mechanismen eines »zellulären Gedächtnis« verknüpft. NMDA-Kanäle sind durch Mg^{2+} von außen blockiert und werden erst nach ausreichender Vordepolarisation durch AMPA-Kanal-Aktivierung geöffnet. Der folgende massive Ca^{2+}-Einstrom sorgt in der Folge für anhaltend erhöhte intrazelluläre Ca^{2+}-Konzentration und beeinflusst viele zelluläre Mechanismen.

Neuronale Signalverarbeitung: Durch Verknüpfungen von Neuronenketten untereinander können Signale moduliert werden. Laterale Inhibition verstärkt durch Aktivierung von hemmenden Interneuronen zwischen linearen Ketten den Kontrast unterschiedlicher Signale.

12.1 Ionenkanäle (▶ Kap. 12.3.2)

12.2 Ruhemembranpotenzial
(▶ Kap. 1.5.1)

12.3 Signalübertragung in Zellen

12.3.1 Passive elektrische Eigenschaften

Elektrische Signale werden im Nervensystem, aber auch in Muskelfasern, entlang von Membranen und im Zytoplasma weitergeleitet. Nicht umsonst gleicht die Morphologie von Nervenfasern oder Axonen derjenigen von elektrischen Kabeln, die Leitung von Ionenströmen lässt sich auch gleichermaßen durch die so genannte **lineare Kabeltheorie** beschreiben. Unterschwellige, depolarisierende Reize sowie alle hyperpolarisierenden Reize werden als **elektrotonische Potenziale** weitergeleitet. Hierbei entsteht kein Aktionspotenzial (!). Überschwellige Reize in Form von Aktionspotenzialen werden viel verlustärmer geleitet (s. u.).

Membranschaltkreis

Die Zellmembran einer Nerven- oder Skelettmuskelfaser lässt sich beschreiben als Flächennetzwerk von Parallelschaltungen
- Ohmscher Membranwiderstände R_m (**spezifischer Membranwiderstand**, typische Ruhe-Werte: 2–8 kΩcm²) und
- Membrankondensatoren C_m (**spezifische Membrankapazität**, typische Werte: 1–3 μF/cm²), wie in ◘ Abb. 12.1a angedeutet (**RC-Element**).

Die RC-Glieder sind intrazellulär durch den zytoplasmatischen Widerstand R_i (**innerer spezifischer Längswiderstand**, typische Werte: 100–400 kΩcm), außen durch den Widerstand R_o (**externer Widerstand**, in der Regel vernachlässigbar) miteinander gekoppelt.

Elektrotonus

Der Potenzialverlauf bei unterschwelligen Reizen wird als **Elektrotonus** bezeichnet. Stromschleifen müssen immer geschlossen sein, deshalb liegt extrazellulär die Referenzelektrode nun auf einem negativen Potenzial (Kathode). Die austretenden K⁺-Ionen fließen zur Kathode und schließen den Kreis. Die **Zeitkonstante** τ der Membranumladung beträgt:

$$\tau = R_m \times C_m \qquad (\text{Gl. 12.1})$$

> **Merke**
>
> Am Anfang einer Membranumladung fließt **kapazitiver Strom** (exponenziell). Erst wenn der Kondensator umgeladen ist, fließt nur noch **Ohm'scher Strom**. Typische Werte für τ sind 5–50 ms. Je kleiner τ, desto schneller kann die Membran umgeladen werden und desto schneller breiten sich Potenzialänderungen über die Membran aus (»*kleines τ, gutes τ!*«)

> **Prüfungsfallstricke**
>
> Bei intrazellulär injizierten depolarisierenden Reizströmen fließt K⁺ aus der Zelle hinaus, bei hyperpolarisierenden K⁺ in die Zelle hinein.

Ausbreitung eines Elektrotonus

Ströme breiten sich zwischen erregten und unerregten Stellen über Membran und Zytoplasma nach einem festen Schaltkreis aus. Der injizierte Strom I_0 (◘ Abb. 12.1a) fließt auch seitlich ins Zytoplasma ab, weil die Nachbarschaft immer noch auf dem negativeren Ruhemembranpotenzial liegt. Dieser Strom heißt **Leitungsstrom** I_i und fließt über den Innenwiderstand R_i. Hierdurch wird die Nachbarschaft auch wieder depolarisiert, allerdings etwas weniger, weil auf dem Weg dorthin ja Verluststrom über die Membran abgezweigt wurde. Das heißt, die Spannung V_m nimmt mit wachsender Entfernung von der Einstichstelle immer mehr ab, bis der gesamte Strom über die Membran abgeflossen ist. Dann endet die elektrotone Ausbreitung.

Wendet man eine schlaue Theorie an (»*lineare Kabeltheorie*«), kann man zeigen, dass bei elektrotoner Ausbreitung die Membranspannung exponenziell abfällt (◘ Abb. 12.1a). Der Abstand x von der Reizstelle x=0, an dem die ursprüngliche Erregung (Spannung) auf 1/e abgefallen ist, bezeichnet die **Längskonstante** λ. λ beschreibt eine Dämpfung und wird durch folgende Formel beschrieben (»*und jetzt die Formel, natürlich auch aus der linearen Kabeltheorie*«):

$$\lambda = \sqrt{\frac{d \times R_m}{4 R_i}} \qquad (\text{Gl.12.2})$$

Dabei gilt: d ist der Faserdurchmesser. Bei großem λ kann sich ein elektrotones Potenzial relativ weit ausbreiten, bevor es gedämpft wird. Ist λ hingegen klein, versiegt es schnell. In dicken Fasern ist deshalb die räumliche Ausbreitung besser.

12.3 · Signalübertragung in Zellen

> **Merke**
>
> Je kleiner der Innenwiderstand R_i, je größer der Faserdurchmesser d und der Membranwiderstand R_m, desto größer ist λ. Das heißt: $R_m\uparrow$, $d\uparrow$, $R_i\downarrow \rightarrow \lambda\uparrow$ (»*großes λ, gutes λ!*«). Amplitude **und** Anstiegssteilheit des Elektrotonus nehmen mit zunehmender Entfernung vom Reizort ab. Bei einem unmyelinisierten Säugernerven von 1 μm Dicke beträgt λ typischerweise ~0,2 mm und variiert in Zellen zwischen 0,1 mm und 5 mm.

> **Prüfungsfallstricke**
>
> Bei Erregung der Zelle ändern sich durch Kanäle lediglich die Membranwiderstände, die Kapazität wird durch Erregung nicht beeinflusst. λ ist **nicht** abhängig von der Länge des Axons. Je höher R_i und C_m, je kleiner R_m und d, desto größer der Verluststrom I_m über die Membran bei elektrotoner Ausbreitung.

Leitungsgeschwindigkeit

Die **Fortleitungsgeschwindigkeit** *v* elektrotoner Potenziale (und auch von Aktionspotenzialen) hängt von λ und τ ab. Kleines τ heißt schnelle Umladung und Weiterleitung. Da aber die Kapazität C_m sich physiologischerweise nicht akut ändern kann (nur durch Einbau oder Abbau von Membranen!) wird z. B. beim Aktionspotenzial der Membranwiderstand R_m durch Öffnen von Na$^+$-Kanälen stark abgesenkt und τ dadurch verkleinert. Gleichzeitig nimmt dabei aber auch λ ab. »Großes λ ist aber gut«, woraus ersichtlich ist, dass die Fortleitung in dicken Fasern (großes d) besser ist als in dünnen, da der Längswiderstand abnimmt.

Im Nervensystem wird die Leitungsgeschwindigkeit noch durch die **Myelinisierung** optimiert. Hierbei werden bis zu ~300 Lagen von Myelinscheiden um das Axon gewickelt und dadurch eine Reduktion der Verlustströme I_m über die Membran erreicht (ähnlich einer elektrischen Isolierung). In myelinisierten Fasern strömt ein Strom im Wesentlichen längs durch das Zytoplasma (I_i in ◘ Abb. 12.1b).

> **Merke**
>
> **Myelin** wird im peripheren Nervensystem von **Schwann-Zellen** gebildet, im ZNS ausschließlich von **Oligodendrozyten**. Schwann-Zellen können nach Verletzungen im peripehrn NS regenerieren, Oligodendrozyten **nicht**! Die Leitungsgeschwindigkeit ist bei **marklosen** (nichtmyelinisierten) Fasern proportional zu $\sqrt{\lambda}$, in markhaltigen Fasern proportional zu λ und damit größer.

> **Prüfungsfallstricke**
>
> λ nimmt mit der Myelinisierung zu, **nicht** ab! Durch die Myelinisierung nimmt der Membranwiderstand mit jeder Umwicklung zu (bessere Abdichtung), die Kapazität mit jeder Umwicklung ab (»noch'ne Kondensatorplatte drauf...«)$\rightarrow R_m\uparrow$, $C_m\downarrow \rightarrow \tau \leftrightarrow$.

Elektrotonisch werden Potenziale überall dort geleitet, wo **keine** Aktionspotenziale ausgelöst werden können, weil keine (oder nur sehr wenige) spannungsgesteuerte Na$^+$-Kanäle vorhanden sind. Dies ist der Fall in
- Sinnesrezeptoren (Rezeptorpotenzial, s. u.),
- Dendriten und
- in myelinisierten Bereichen der Axone.

Wie eine Signalleitung in myelinisierten Nerven über eine Strecke größer als λ dennoch möglich ist, steht in ▶ Kap. 12.3.3.

> **KLINIK**
>
> **Parästhesien** bei degenerativen oder entzündlichen Markscheidenveränderungen beruhen auf einer Störung der Isolation durch das Myelin. Geht die Myelinscheide verloren, liegt »*das Kabel blank*« und das Axon kann im Verlauf an Stellen gereizt werden, an denen normalerweise kein Reiz auftritt. Die durch unphysiologische oder zufällig auftretende Reizungen entstehenden Gefühlsstörungen bezeichnet man als Parästhesien. Sie können Kribbel, Stechen, »Ameisenlaufen« oder Taubheitsgefühl hervorrufen. Kälte verschafft meist Linderung, da die Kanalaktivität von Na$^+$- und K$^+$-Kanälen herabgesetzt wird.

12.3.2 Aktionspotenzial (▶ Kap. 1.5)

12.3.3 Fortleitung des Aktionspotenzials

Saltatorische Signalleitung

Zur Signalübertragung über weite Strecken (z. B. Rückenmark-Fuß ~1 m) ist die elektrotone Signalleitung denkbar ungeeignet, obwohl die Stärke des Signals durch die Amplitude des Elektrotonus kodiert werden könnte. Das Problem ist aber, dass im Abstand 4λ eine ursprüngliche Potenzialdifferenz nur noch ~2 % (e^{-4} = 0,018) beträgt und damit ein Signal höchstens im cm-Bereich weit käme! Die Lösung ist das Aktionspotenzial (AP), welches mit einer konstanten Amplitude von Membranstück zu Membranstück aktiv »weitergereicht« wird. Dies macht die Leitungsgeschwindigkeit v aber langsamer (s. o.).

In **markhaltigen Nervenfasern** geht es schneller: **saltatorische Signalleitung** (◘ Abb. 12.1b). Die Axone sind hierbei immer abschnittsweise von einer Markscheide umgeben und durch Bereiche ohne Markscheide unterbrochen. Saltatorisch heißt diese Art der Signalleitung, weil Aktionspotenziale immer nur im Bereich der Schnürringe gebildet werden.

Ranvier-Schnürringe sind demnach die Bereiche des Nerven **ohne** Myelinisierung; **Internodien** sind die Bereiche des Nerven **mit** Myelinisierung (zwischen den Schnürringen!). Aktionspotenziale werden nur im Bereich der Schnürringe gebildet, da hier die Dichte spannungsabhängiger Na^+-Kanäle hoch ist. Das Aktionspotenzial wird dann im Bereich der Internodien elektroton über den Innenwiderstand geleitet.

> **Prüfungsfallstricke**
>
> In den Internodien gibt es **keine** Aktionspotenziale, da durch die Myelinisierung R_m so hoch ist, dass dort praktisch **kein** Strom über die Membran fließt. Die Na^+-Kanaldichte ist im Bereich der Internodien **nicht** hoch, sondern niedrig (»wozu sollte man die auch brauchen unter der Myelinschicht?«). Sie ist hoch an den Schnürringen (ca. 1000-fach höher als in marklosen Nerven), das Aktionspotenzial wird dort wieder »aufgefrischt«.
>
> Die elektrotonische Leitung ist **nicht** verlustfrei, dafür aber schneller als die Fortleitung eines Aktionspotenzials. Die Amplitude eines Aktionspotenzials nimmt entlang eines Nerven überhaupt nicht ab, die eines elektrotonischen Potenzials aber wohl. Die Axonmembran liegt nur im Bereich der Schnürringe frei, **nicht** im Bereich der Internodien!

Informationskodierung

Da die Amplitude eines Aktionspotenzials im Verlauf der Leitung entlang des Axons (im Normalfall) konstant bleibt, lässt sich hierüber keine Information kodieren. Die Stärke eines Reizes wird vielmehr **frequenzkodiert**, d. h. ein starker Reiz führt zu einer hohen Aktionspotenzialfrequenz.

Nervenfaserklassen

Die Leitungsgeschwindigkeit spiegelt Grad der Myelinisierung, Faserdicke, Innenwiderstand und Längskonstante wider (s. o.). In Abhängigkeit von der Leitungsgeschwindigkeit teilt man die vorkommenden Nervenfasertypen in 3 Klassen A–C nach **Erlanger und Gasser** ein (Nobelpreis 1944 für Medizin/Physiologie). Die A-Klasse lässt sich weiter in vier Subtypen Aα–Aδ gliedern, welche nach **Lloyd und Hunt** auch mit I–IV bezeichnet werden (◘ Tab. 12.1).

Prinzip der Neurographie

Als Neurographie bezeichnet man eine klinische Methode zur Messung der **Nervenleitgeschwindigkeiten** (NLG) und **Summenaktionspotenziale** (CAP: »compound action potentials«). Auf das Hautareal über einem Nerven (z. B. N. ulnaris, N. medianus) wird ein Stimulator aufgesetzt, welcher aus Kathode und Anode besteht, und über den eine Spannung auf Haut und Subkutangewebe appliziert werden kann (◘ Abb. 12.1c). Durch das negative Potenzial der Kathode wird der Extrazellulärraum negativer, unter der Anode positiver zum Referenzpotenzial ohne Stimulation (0 mV extrazellulär!). Hierdurch wird die Potenzialdifferenz zwischen Intra- und Extrazellulärraum unter der Kathode kleiner, unter der Anode größer (◘ Abb. 12.1c).

Eine Annäherung des Intra- an das Extrazellulärpotenzial entspricht aber einer **Depolarisation**, eine

◘ **Tab. 12.1.** Einteilung der Nervenfaserklassen nach Erlanger und Gasser (A–C) und Lloyd und Hunt (I-IV) sowie deren Vorkommen und Eigenschaften

Fasertyp	Vorkommen	Myelin?	D (µm)	v (m/s)
Aα (Ia, Ib)	Motor-Afferenzen zu extrafusaler Muskulatur (Aα) Primäre Muskelspindelafferenzen (Ia), Golgi-Sehnenorgan-Afferenzen (Ib)	ja	13–20	~100 (70–120)
Aβ (II)	Sensible Fasern, Mechanorezeptoren der Haut (Aβ) Sekundäre Muskelspindelafferenzen (II)	ja	6–12	~50 (30–70)
Aγ	Muskelspindelefferenzen (Fusimotorik)	ja	~5	~30 (15–40)
Aδ (III)	Sensible Schmerz- (scharfer Schmerz!) und Temperaturafferenzen (kalt!)	ja	1–5	~20 (5–30)
B	Präganglionäre, sympathische und parasympathische Fasern	ja	~3	~10 (3–15)
C (IV)	Marklose, sensible Schmerz- (dumpf!) und Temperaturafferenzen (warm), sympathisch-postganglionäre Fasern, ◘ Tab. 16.1.	nein	0,1–1,5	~1 (0,5–2)

v: Leitungsgeschwindigkeit; d: Durchmesser

Entfernung davon einer **Hyperpolarisation**, weshalb eine Depolarisation generell nur an der Kathode auftritt. Bei genügend großer Reizstärke werden unter der Kathode liegende Axone überschwellig erregt und Aktionspotenziale ausgelöst.

Mit zunehmender Reizstärke werden immer mehr Axone rekrutiert und die Amplitude des **Summenaktionspotenzial** CAP wird größer (im Gegensatz zum Aktionspotenzial eines einzelnen Axons, welches immer gleich groß ist!). Bei **supramaximaler Stimulation** sind alle Axone rekrutiert und die CAP-Amplitude erreicht einen Maximalwert (Abb. 12.1c). Ausgehend von dem Kathodenareal breiten sich CAPs nach beiden Richtungen aus.

> **Merke**
>
> **Aber beachte:** An der Anode liegt ein hyperpolarisierendes Potenzial an, d. h. die CAPs, welche sich in Richtung Anode ausbreiten, »fallen dort in ein Potenzialloch« und das CAP wird abgeschwächt oder ganz blockiert: **Anodenblock**.

In die andere Richtung (also von der Kathode ausgehend weg von der Anode) kann das CAP sich ungestört ausbreiten, deshalb muss die Ableitelektrode auch auf der Gegenseite der Anode platziert werden. Aus dem Abstand Stimulationskathode und Ableitelektrode (Maßband!) l und der zeitlichen Latenz der Stimulation bis zur Registrierung der Erregung Δt lässt sich die NLG berechnen (NLG=l/Δt).

Orthodrome, antidrome Leitung: Leitung in physiologische Richtung des Nerven, z. B. nach distal bei motorischen, nach proximal bei sensiblen, nennt man **orthodrom**. Die Gegenrichtung ist **antidrom**.

> **KLINIK**
>
> Die **Neurographie** ist geeignet, um zu unterscheiden zwischen
> - Erkrankungen der Markscheiden (**demyelinisierend**, z. B. Multiple Sklerose, Guillain-Barré-Syndrom) und
> - Erkrankungen der Axone (**Axonopathien**, z. B. diabetische Polyneuropathie).
>
> Bei Demyelinisierung ist die NLG erniedrigt, bei Axonopathien ist die NLG unverändert, aber die maximale CAP-Amplitude reduziert (weniger intakte Axone vorhanden).
>
> **Multiple Sklerose** ist eine entzündliche Erkrankung des zentralen (!!) Nervensystems mit ▼
>
> Schädigung der Oligodendrozyten und Demyelinisierung. Schwann-Zellen des peripheren Nervensystems sind nicht betroffen! Die Ätiologie ist multifaktoriell. Zugrunde liegt eine aufgehobene Immuntoleranz gegenüber Gliazellen und vermutlich auch gegenüber einiger Neuronengruppen mit Aktivierung autoreaktiver T-Lymphozyten im Gehirn. Der Verlauf ist häufig schubweise, aber auch chronisch progrediente Formen sind möglich. Durch die Zerstörung von Myelinscheiden treten Leitungsverzögerungen, Versiegen von Aktionspotenzialen (Leitungsblöcke) und Überspringen von Erregungen auf benachbarte Axone auf (so genannte **ephaptische Leitung**, ähnlich wie zwei blanke Kabel, die sich berühren). Die Symptome leiten sich vom Befallsmuster ab.
>
> Prädilektionsstellen sind die Peri-Balkenregion (Verlauf von corticospinalen Fasern), Kleinhirnregion und segmentale Rückenmarksbereiche.
>
> **Symptome:** Neuritis N. optici mit Doppelbildern, Sehstörungen, vertikale Blickparese, spastische Paresen, evtl. Inkontinenz, Ataxie bei Kleinhirnbefall, Gangstörungen, segmentale Paresen bei spinalem Befall.
>
> **Diagnostik:** Im Schub entzündliche Herde im MRT, reduzierte NLG zentraler Bahnen (transkranielle Magnetstimulation!), periphere reduzierte NLG sprechen gegen das Vorliegen einer MS (oder zusätzlich periphere Zweiterkrankung).
>
> **Therapie:** Therapeutisch wird Immunsuppression versucht, z. B. IFN-1β, Copaxone, Mithoxantron zur Schubprophylaxe.
>
> **Prognose:** Verlorene Myelinscheiden im ZNS sind dauerhaft weg! Bei chronisch progredienter Form kommt es im Verlauf zu immer mehr Ausfällen bis zur Rollstuhlpflicht und Pflegebedürftigkeit. Es wurden vor einigen Jahren spezifische Marker gefunden (Pentapeptid), welche Schübe ankündigen könnten; somit könnte eine Therapie schneller eingeleitet werden.

12.3.4 Intrazellulärer Transport (▶ Kap. 1.3.3) und Neuroglia

Im Zellsoma synthetisierte Proteine, Transmitter und Transmittervorstufen (z. B. Cholin) werden über axo-

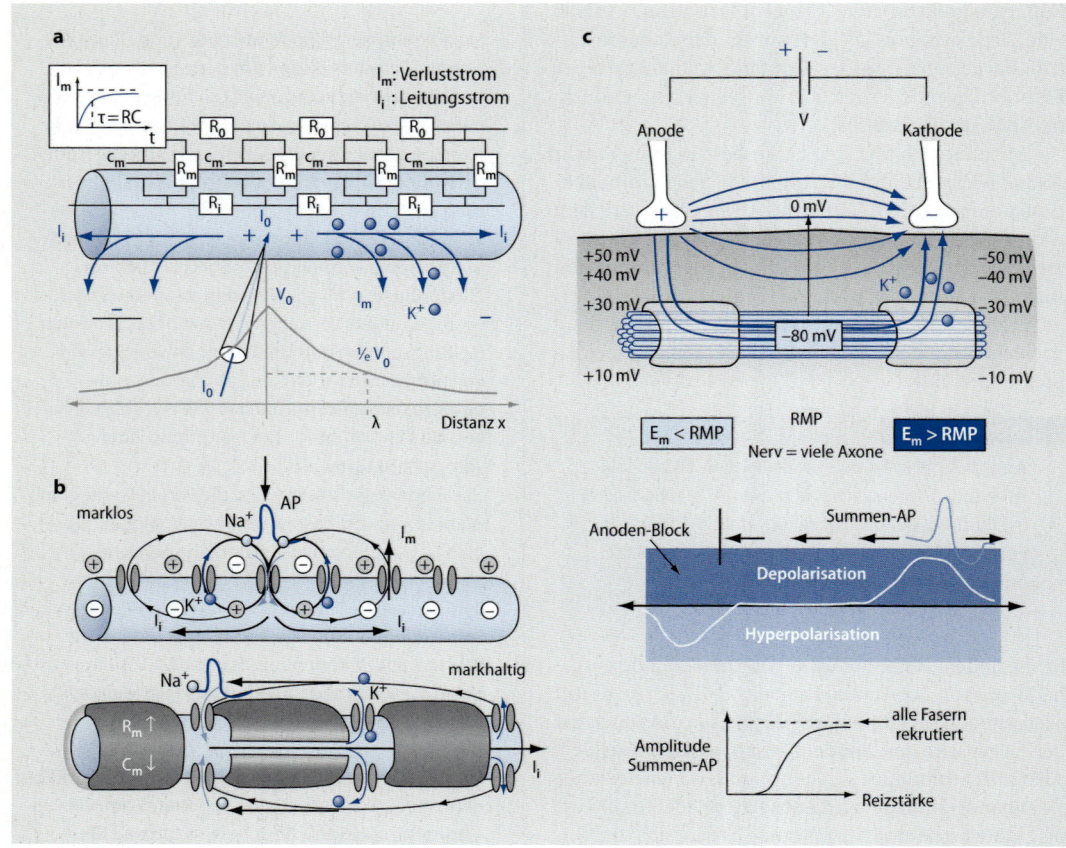

Abb. 12.1a–c. **a** Elektrotone Signalausbreitung hyperpolarisierender oder unterschwellig depolarisierender Potenziale entlang des Membranschaltkreises und exponenzieller Abfall mit der Distanz. **b** Leitung von Aktionspotenzialen (AP) an marklosen Fasern und saltatorische Leitung in markhaltigen Fasern. **c** Prinzip der extrazellulären Nervenreizung (z. B. bei Neurographie). Depolarisationen und Summenaktionspotenziale entstehen nur an der Kathode und breiten sich ortho- und antidrom aus. An der Anode ist das Potenzial hyperpolarisiert und ein Anodenblock kann resultieren. Mit steigender Reizstärke nimmt die Amplitude durch Rekrutierung von Axonen bis zu einem Maximalwert zu (I_i: Längsstrom entlang des Axoplasmas, I_m: Membranverluststrom. λ: Längskonstante)

nalen Transport entlang von Mikrofilamenten und Tubuli unter Energieaufwand (ATP) transportiert (▶ Kap. 1.2.3).

Neuroglia

Gliazellen bilden interstitielles Stützgewebe im Nervensystem ektodermalen Ursprungs. Sie füllen den Raum zwischen Gefäßen und Neuronen aus und haben neben mechanischer Stabilisierung nutritive und phagozytische Funktionen. Das gliale Gewebe bilden

— im ZNS **Astrozyten** (Makroglia) und **Oligodendrozyten** (Mikroglia) und
— im peripheren Nervensystem die **Schwann-Zellen**.

Neben der Myelinbildung (Oligodendrozyten, Schwann-Zellen) dient Gliagewebe v. a. der extrazellulären Elektrolythomöostase. Durch starke neuronale Aktivität wird der enge Extrazellulärraum mit K^+ angereichert und verarmt an Na^+ (Aktionspotenziale der Neurone), was mit der Zeit zu Membrandepolarisation und neuronaler Lähmung führen würde. Gliazellen nehmen K^+ aus dem Extrazellulärraum auf und puffern so zu starke K^+-Schwankungen ab. Durch die direkte elektrische Kopplung von Gliazellen (Gap junctions) kann der Strom depolarisierter Gliazellen über andere abfließen.

> **Merke**
>
> Gliazellen haben eine höhere Dichte an K^+-Kanälen als an Na^+-Kanälen. Sie sind **nicht** erregbar, da die Na^+-Kanaldichte **nicht** ausreicht, um Aktionspotenziale auszulösen. Neuronen sind im Gegensatz zu Gliazellen in der Regel nicht spontan regenerationsfähig (es wurden jedoch neuronale Stammzellen im Hippocampus gefunden, an denen noch intensiv geforscht wird).

> **Prüfungsfallstricke**
>
> Wie alle Zellen mit K^+-Diffusionspotenzial depolarisieren Gliazellen bei Anstieg der extrazellulären K^+-Konzentration. Gliazellen setzen **keine** Transmitter frei.

12.4 Signalübertragung zwischen Zellen

12.4.1 Prinzipien synaptischer Übertragung

Synapse
Zellverbindungen zur Signalübertragung nennt man Synapsen. Prinzipiell finden sich 2 Synapsentypen:
- **elektrische Synapsen** (Gap Junctions) (▶ Kap. 1.2.4) und
- **chemische Synapsen** (Synapsen im engeren Sinne).

Chemische Synapse: Charakteristikum ist die indirekte Kopplung von prä- und postsynaptischer Membran über einen synaptischen Spalt (bis ca. 50 nm). **Präsynaptisch** befindet sich die Axonterminale, an der ein ankommendes Aktionspotenzial die Ausschüttung eines Transmitters induziert (s. u.). Der Transmitter diffundiert über den synaptischen Spalt (Diffusionszeit ~1 ms) an die **postsynaptische Membran** und bindet dort an einen spezifischen Rezeptor.

Die Liganden-Rezeptor-Bindung aktiviert den Rezeptor, welcher als Effektor an der postsynaptischen Membran spezifische Reaktionen, meist in Form veränderter Ionenleitfähigkeiten, auslöst (z. B. hemmende Transmitter führen postsynaptisch zu $g_K\uparrow$, $g_{Na}\downarrow$, $g_{Cl}\uparrow$, s. u.).

> **Merke**
>
> **Vorteile** der chemischen Synapse:
> 1. gerichteter Signalfluss nur von prä- nach postsynaptisch.
> ▼

> 2. spezifisch **inhibitorische** oder **exzitatorische** Wirkung je nach spezifischem Transmitter.
> 3. Möglich ist eine Transmittersubstitution als therapeutisches Prinzip (z. B. Parkinson-Krankheit: Dopamin) oder eine pharmakologische Blockade durch »falsche Transmitter«.
>
> **Nachteilig** ist die Signalverzögerung durch Diffusion (0,5–1 ms), es tritt kein sofortiger Effekt ein!

12.4.2 Transmitterfreisetzung

Transmitter
An chemischen Synapsen wird die Signalübertragung durch Transmitter bewerkstelligt.

Peptid-Transmitter (z. B. biogene Amine) werden meist im Soma des Neurons synthetisiert und als **Vesikel** über die Mikrotubuli zur Synapse transportiert, wo sie ans Zytoskelett (Aktin) als Vesikelspeicher angeheftet werden.

Non-Peptid-Transmitter (z. B. ACh) können vor Ort in der präsynaptischen Terminale synthetisiert werden.

Vesikel: Im Soma synthetisierte Transmitter werden durch Abschnürung im Golgi-Apparat in Vesikeln verpackt. In der Axonterminale synthetisierte Transmitter müssen dort in Vesikel verpackt werden. Dies geschieht über eine primär-aktive H^+**-ATPase** in der Vesikelmembran, welche das Vesikelinnere ansäuert. Getrieben durch die Protonenmotorische Kraft (*im Vesikel viele Protonen, die raus wollen*) werden Transmittermoleküle dann im Austausch gegen H^+-Ionen aus dem Zytosol in die Vesikel aufgenommen (◘ Abb. 12.2).

> **Merke**
>
> Synapsen können **verschiedene Transmitter** beherbergen. Sogar in einzelnen Vesikeln kommen verschiedene Transmitter vor (Prinzip der Kotransmitter, s. u.). Synaptische Vesikel sind 40–200 nm groß und können mehrere Tausend Transmittermoleküle enthalten (z. B. 6.000–10.000 ACh Moleküle pro Vesikel in motorischen Nervenendigungen). Durch das kleine Vesikelvolumen ist die Transmitterkonzentration darin sehr hoch (0,2–0,6 mol/l).

Transmitterfreisetzung
Die Freisetzung von Transmittern aus Axonterminalen ist auf Ca^{2+} angewiesen. Ein Aktionspotenzial, welches die Axonterminale erreicht, triggert die Öffnung **span-**

nungsabhängiger Ca^{2+}-Kanäle (P-, Q-, N-Typ). Durch den Ca^{2+}-Einstrom aus dem Extrazellulärraum werden
- zum einen schon an der Membran angedockte Vesikel zur Fusion gebracht (nur dieser Anteil an Vesikeln steht für die nächste Transmitterfreisetzung zur Verfügung),
- zum anderen werden angeheftete Speichervesikel aus der Zytoskelettbindung an Aktin durch Ablösen von **Synapsin** freigesetzt (◘ Abb. 12.2).

Synapsin wird hierbei **Ca^{2+}-Calmodulin**- und cAMP-abhängig phosphoryliert. An der präsynaptischen Membran präformierte Vesikel besitzen in ihrer Membran die Proteine **Synaptotagmin** und **Synaptobrevin**.

Synaptobrevin geht eine (kurze = brevis) Bindung mit zwei Proteinen der präsynaptischen Membran ein (**Syntaxin+SNAP-25 = SNARE-Komplex**), sodass der Vesikel verankert wird.

Strömt nun bei einem Aktionspotenzial Ca^{2+} ein, kann dieses an **Synaptotagmin** (»Kontakt«) binden, welches dann die Fusion beider Membranen und die Exozytose des Transmitters auslöst. Unter ATP-Hydrolyse wird der SNARE-Komplex gelöst und der Vesikel kann sich wieder nach innen ablösen (»Membran-Recycling«). Das Ca^{2+} wird nach dem Aktionspotenzial wieder über primär-aktive (plasmalemmale Ca^{2+}-ATPase, **PMCA**) oder sekundär-aktive (3Na/1Ca-Exchanger) nach extrazellulär transportiert (◘ Abb. 12.2).

Transmitter-Quanten: Die Transmitterfreisetzung ist gequantelt, da jeder Vesikel eine relativ konstante Anzahl Transmittermoleküle enthält, d. h. die Übertragungsstärke kann nur in ganzzahligen Vielfachen dieser Quanten stattfinden. Dies ist z. B. als **Miniatur-Endplatten-Potenzial (MEPP)** an der neuromuskulären Endplatte messbar. Die Freisetzung von einzelnen Vesikeln geschieht hier auch spontan!

> **Merke**
>
> Je höher die **Aktionspotenzialfrequenz** und länger die Aktionspotenzialdauer, desto größer und länger ist die **Membrandepolarisation** und desto größer sind Ca^{2+}-Einstrom und Transmitterfreisetzung: Kodierung der Aktionspotenzialfrequenz in Signalstärke. Je höher das extrazelluläre Ca^{2+} ist, desto größer ist der Ca^{2+}-Einstrom. Extrazelluläres Mg^{2+} hemmt den Ca^{2+}-Einstrom.

Post-tetanische Potenzierung ist die einfachste Form eines synaptischen »Gedächtnisses«: mehrmalige starke präsynaptische Erregung führt zu anhaltender Erhöhung von Ca^{2+} und Transmitterfreisetzung.

> **KLINIK**
>
> Hemmstoffe der synaptischen Transmitterfreisetzung sind:
>
> **Tetrodotoxin, Saxitoxin** blockieren neuronale Na^+-Kanäle und damit das Aktionspotenzial.
>
> **ω-Conotoxin** blockiert neuronale Ca^{2+}-Kanäle und verhindert den Ca^{2+}-Einstrom. Dieses Gift kommt in australischen Meeres-Schneckenarten vor, die auch für den Menschen tödlich sein können.
>
> **Botulinustoxin** ist das Toxin des Anaerobiers Clostridium botulinum; es kommt bei Lebensmittelvergiftungen vor, z. B. durch alte Konserven. Das Toxin spaltet Proteine der Exozytose (Synaptobrevin, SNAP-25, Syntaxin), was die Transmitterfreisetzung komplett schon in ng-Mengen hemmt (!). **Symptome** treten bis 24 h nach Intoxikation auf und beinhalten Sehstörungen, Doppelbilder, Übelkeit, Muskelschwäche und Lähmung mit Areflexie, in schweren Fällen Atemlähmung. Im Spätstadium ist keine Rettung mehr möglich. **Therapie:** Im Verdachtsfall sollte schon polyvalentes Antitoxin verabreicht werden. In geringen Dosen wirkt das Toxin lediglich lokal und wird klinisch sogar zur Behandlung von muskulärem Schiefhals bewusst appliziert.
>
> **Tetanustoxin** ist das Toxin des Anaerobiers Clostridium tetani, die Infektion erfolgt über verschmutzte Wunden (ubiquitärer Keim). Das Toxin wird von somatomotorischen Axonen lokal aufgenommen und retrograd ins Motoneuron transportiert, wo es nach Transzytose von hemmenden Interneuronen aufgenommen wird und dort die Freisetzung von Glycin durch Synaptobrevin-Spaltung blockiert. Die Wirkung tritt nach 4–14 Tagen ein und ist ähnlich einer **Strychninvergiftung** (Glycinhemmung) mit Enthemmung der Motorik und Muskelkrämpfen, Streckkrämpfen bei erhaltenem Bewusstsein. Frühzeichen ist ein grimassenartiges Verziehen der Gesichtsmuskulatur (»Risus sardonicus«). **Therapie:** Wundreinigung, Antibiose, humanes Anti-Toxin, evtl. Intensivtherapie (»*ist alles vermeidbar, wenn man sich schön brav impfen lässt.*«).

12.4.3 Transmitter

Transmittergruppen

Haupt-Neurotransmitter: Die Haupt-Neurotransmitter im zentralen Nervensystem lassen sich einteilen in
- **Aminosäuren** (GABA, Glycin, Glutamat, Aspartat),
- **Katecholamine** (Adrenalin, Noradrenalin, Dopamin),

- **Monoamine** (Katecholamine und ACh, Serotonin, Histamin) und
- **Peptide** (Substanz P, Enkephaline, Angiotensin II, VIP, β-Endorphin, Neurotensin u. a.).

Zusätzlich kommen noch **Metabotransmitter** (Adenosin, ATP) und gasförmige Transmitter (NO) vor (◘ Tab. 12.3).

> **Merke**
>
> Wichtigster **erregender** Transmitter im ZNS ist **Glutamat**. Wichtigster **inhibitorischer** Transmitter im ZNS ist **GABA**.
> **Glycin** ist Haupttransmitter vieler **inhibitorischer** Synapsen, v. a. im Rückenmark.
> **ACh** ist erregender Transmitter an der neuromuskulären Endplatte, aber auch im ZNS und vegetativen Ganglien (▶ Kap. 14), am Herzen dafür hemmend. Neuropeptide wirken meist modulierend auf die Signalübertragung.

Kotransmitter: An manchen Synapsen wird nicht nur ein Transmitter, sondern es werden meist modulierende Peptidtransmitter zusammen mit dem Haupttransmitter ausgeschüttet (Prinzip der Kotransmission). Diese wirken aber über andere Rezeptoren der postsynaptischen Membran. Als Kotransmitter von Glutamat findet sich häufig Substanz P, von Glycin häufig Neurotensin. ACh, Dopamin, NA, GABA, Serotonin können häufig mit verschiedenen Neuropeptiden kolokalisiert sein.

Postsynaptische Transmitterwirkungen

Ein ausgeschütteter Transmitter diffundiert über den synaptischen Spalt zur postsynaptischen Membran und muss dort an einen spezifischen Rezeptor binden (»ohne Rezeptor keine Wirkung!«). Für die postsynaptische Wirkung gibt es **2 prinzipielle Möglichkeiten**:
- **Ionotrope Wirkung:** Der Rezeptor selbst ist ein modifizierter Ionenkanal, welcher durch die Bindung des Transmitters geöffnet wird: **ligandengesteuerter Ionenkanal**. Beispiele sind
    - nikotinerger ACh-R an Muskelendplatte,
    - GABA-Wirkung an $GABA_A$-Rezeptor (Cl^--Kanal),
    - Glutamatwirkung an NMDA-Rezeptor (unspez. Kationenkanal), ◘ Tab. 12.3.
- **Metabotrope Wirkung:** Der Rezeptor selbst ist kein Ionenkanal, sondern Teil eines (oder gekoppelt an) G-Proteins (s. u., ▶ Kap. 12.4.6).

Rezeptorspezifität

Rezeptoren sind nicht nur ausschließlich für den natürlich vorkommenden Transmitter (Ligand) spezifisch, sondern können auch strukturähnliche und andere Substanzen binden. Nach der Wirkung unterscheidet man:
- **Agonisten:** Stoffe, welche am Rezeptor dieselbe Wikrung entfalten wie der natürliche Ligand (»Rezeptormimetika«). Beispiel: Nikotin wirkt neben ACh an nikotinergen ACh-Rezeptoren.
- **Antagonisten:** Stoffe, welche am Rezeptor binden, die erwünschte Wirkung unterbinden oder sogar die Bindung des natürlichen Liganden verhindern (**kompetitive Hemmung**, z. B. Curare für nikotinerge ACh-R [=N_1-ACh-R], Atropin für muskarinerge ACh-R).

> **KLINIK**
>
> »**Falsche Transmitter**«: Die Rezeptorpharmakologie ist ein Potpourri für spezifisch-medikamentöse Beeinflussung von Synapsen. Viele Antagonisten der N-ACh-R an der neuromuskulären Endplatte werden für die Muskelrelaxation in der Anästhesie eingesetzt: Tubo-Curarin, Succinylcholin (s. u.). Zentral dämpfende Psychopharmaka binden z. B. am $GABA_A$-Rezeptor-Kanal und erhöhen die Cl^--Leitfähigkeit. Interessanterweise binden Barbiturate und Benzodiazepine dort **nicht** am GABA-Rezeptor, vielmehr existieren am Kanal eigene Rezeptoren für diese Substanzen, obwohl sie in der Natur gar nicht vorkommen! (»*Irgendwie bekommt man den Eindruck, dass jemand die Notwendigkeit für dämpfende Psychopharmaka geahnt haben muss...*«). Manche Drogen greifen als Psychodrogen vermutlich in den Serotoninstoffwechsel ein, z. B. LSD, Ecstasy.

Steuerung der Transmitterwirkung

Solange der Transmitter am Rezeptor wirkt, stehen manche Synapsen nicht für neue Übertragungsprozesse zur Verfügung (**Refraktarität**). Die **Wirkdauer** wird im Wesentlichen durch Mechanismen der Transmitterinaktivierung beschränkt:
- **enzymatischer Abbau:** z. B. wird ACh an der neuromuskulären Endplatte innerhalb von Bruchteilen von ms von der **Cholinesterase** gespalten. Cholinesterasehemmer (z. B. Physostigmin) erhöhen daher die ACh-Wirkung. Ferner erfolgt der Noradrenalinabbau im Extrazellulärraum durch COMT, intrazellulär durch MAO (▶ Kap. 14.2.3).
- **Re-uptake** in präsynaptische Terminale: dazu kommt es z. B. bei Glutamat im ZNS. Viele Psychopharmaka sind Re-uptake-Hemmer (z. B. hemmt

Imipramin die Wiederaufnahme von Katecholaminen an noradrenergen Synapsen und hat besitzt dadurch antidepressive Wirkung).
- **Abtransport:** Noradrenalin, ACh und andere Transmitter werden z. T. über die Extrazellulärflüssigkeit abtransportiert und gelangen über das Blut in die Leber, z. T werden sie durch umliegende Zellen (z. B. Glia) aufgenommen und entfernt.

Die **Transmitterwirksamkeit** wird ferner gesteuert durch:
- **Desensitisierung:** die fortdauernde Transmitterbindung führt zu Konformationsänderungen am Kanal mit Abnahme der Kanalöffnung und Wirkung.
- **Rezeptorplastizität:** abhängig vom Transmitterangebot kommt es bei Überangebot zu Rezeptor-down-Regulation, bei Unterangebot zu Rezeptor-up-Regulation, um die Sensitivität konstant zu halten.
- **Autoinhibition:** Transmitter binden auch an präsynaptische Rezeptoren, welche die weitere Transmitterfreisetzung hemmen (z. B. α_2-Rezeptoren, ▶ Kap. 14.2, ◨ Tab. 14.5).

12.4.4 Übertragung an der motorischen Endplatte

Endplattenmorphologie
Die motorische Endplatte ist der synaptische Endigungsbereich der motorischen Nervenfasern an einzelnen Muskelfasern. Die Endbereiche des Motoaxons zweigen sich in mehrere Axonfortsätze auf, welche mit mehreren Muskelfasern individuelle Synapsen eingehen (**Motorische Einheit**).

Ein Motoaxon innerviert daher mehrere Muskelzellen, jede adulte Muskelzelle hat aber stets nur eine Synapse mit einem einzigen Nerven. Im Gegensatz dazu sind in der Embryonalzeit noch mehrere Synapsen pro Muskelfaser von verschiedenen Axonen angelegt, die sich aber postnatal zurückbilden.

Als Besonderheit ist die postsynaptische Membran der Muskelzelle in tiefe Faltungen (einige µm) aufgeworfen: **postjunktionale Faltungen**. In den Faltungen befinden sich durch die Oberflächenvergrößerung dicht gedrängt, viele **nikotinerge ACh-Rezeptorkanäle** (N_1). Daneben finden sich hier auch viele spannungsgesteuerte Na^+-Kanäle, die durch die Erregung das Aktionspotenzial direkt in das transversotubuläre System leiten können.

Endplattenpotenzial
Der Transmitter des Motoaxons ist ACh (Kotransmitter Glutamat). Durch ein Aktionspotenzial wird ACh in den synaptischen Spalt ausgeschüttet, bindet an die N_1-ACh-Rezeptoren und öffnet diese als **unspezifische Kationenkanäle**. Hierbei müssen 2 ACh-Moleküle pro N_1-Rezeptor binden. Der Na^+-Einstrom und K^+-Ausstrom depolarisieren die Muskelfasermembran (Gleichgewichtspotenzial ~0 mV).

Dieses depolarisierende **Endplattenpotenzial** ist ein exzitatorisches postsynaptisches Potenzial (EPSP). Dieses Endplattenpotenzial ist umso größer, je mehr ACh ausgeschüttet wird und N_1-Kanäle öffnen. Es breitet sich elektroton zum lateralen Bereich der postjunktionalen Faltungen aus. Auf dem Weg befinden sich spannungsgesteuerte Na^+-Kanäle (Na_v1,4 im adulten Muskel). Erreicht das Endplattenpotenzial die Schwelle für diese Kanäle, kann ein Aktionspotenzial ausgelöst werden und die **elektromechanische Kopplung** wird initiiert.

> **Prüfungsfallstricke**
>
> Bindung von ACh an der Endplatte löst zunächst ein Endplattenpotenzial aus. Spannungsgesteuerte Na^+-Kanäle befinden sich auch im Bereich der postjunktionalen Faltungen. Erst die Aktivierung der Na^+-Kanäle erzeugt ein Aktionspotenzial.

> **KLINIK**
>
> Zu den Erkrankungen der neuromuskulären Übertragung gehört die **Myasthenia gravis.** Hier kommt es zur Produktion zirkulierender Antikörper gegen postsynaptische N_1-ACh-R mit Blockade der neuromuskulären Übertragung. In 15% der Fälle ist diese Erkrankung mit einem Thymom assoziiert. **Symptome:** Muskuläre Schwächen (extraokuläre und generalisierte Formen) und muskuläre Ermüdung, Doppelbilder, Ptosis. Typisches Symptom sind herabhängende Augenlider, v. a. nach mehrmaligem Öffnen und Schließen. **Therapie:** Immunsuppressiva, ACh-Esterase-Hemmer (dies auch diagnostisch als Pyridostigmin-Test mit Besserung der Symptome).
>
> **Muskelrelaxantien** sind in der Anästhesie eingesetzte Substanzen zur Muskelrelaxation:
> - Nichtdepolarisierende Relaxantien (z. B. Tubo-Curarin) blockieren N_1-ACh-R ohne intrinsische Aktivität,
> - depolarisierende Relaxantien (z. B. Succinylcholin) öffnen initial den Rezeptorkanal und initiieren ein Aktionspotenzial mit generalisierter Muskelzuckung. Danach erfolgt eine Blockade mit Dauerdepolarisation.
> ▼

ACh-Esterase-Hemmer, z. B. Physostigmin, erhöhen die ACh-Wirkung durch Hemmung des Abbaus. Hierdurch lässt sich eine Narkose gezielt mit kompetitiven N_1-ACh-R-Blockern beenden. Durch **Insektizide, Parathion** kommt es zu einer stark wirksamen, irreversiblen Hemmung der ACh-Esterase mit generalisiert erhöhter ACh-Wirkung. **Symptome** bei Vergiftung sind Muskelzuckungen, Bradykardie, Rhythmusstörungen, Lungenödem. Gefürchtet sind weniger die N_1-ACh-Wirkungen als die muskarinergen Wirkungen im vegetativen NS. **Therapie** erfolgt durch hochdosierte Atropin-Gabe, evtl. ist die Reaktivierung der ACh-Esterase mit Obidoxim möglich.

bran ebenfalls wieder elektrische Signale erzeugen, welche dann entlang der Dendriten und der Membran des Zellsomas zum Axonhügel geleitet werden. Hierzu werden entweder **ionotrop** oder **metabotrop** Ionenkanäle geöffnet oder geschlossen und durch Änderungen der Membranleitfähigkeit für bestimmte Ionen entweder depolarisierende oder hyperpolarisierende **postsynaptische Potenziale (PSP)** erzeugt. So erzeugen

- **erregende Transmitter** (z. B. Glutamat, ACh an nikotinergen Rezeptoren) eine Erhöhung von Na^+-Leitfähigkeiten, welche ein **exzitatorisches postsynaptisches Potenzial (EPSP)** in Form von Depolarisation bedingen,
- **hemmende Transmitter** (z. B. Glycin, ACh an manchen muskarinergen Rezeptoren) eine Erhöhung von Cl^- oder K^+-Leitfähigkeiten, welche ein **inhibitorisches postsynaptisches Potenzial (IPSP)** bedingen.

12.4.5 Ligandengesteuerte Übertragung an zentralen Synapsen

Postsynaptische Potenziale
Zur schnellen Übertragung elektrischer Signale müssen die Neurotransmitter an der postsynaptischen Mem-

☐ Tab. 12.2 und ☐ Abb. 12.2 fassen die Änderungen der Leitfähigkeiten zusammen.

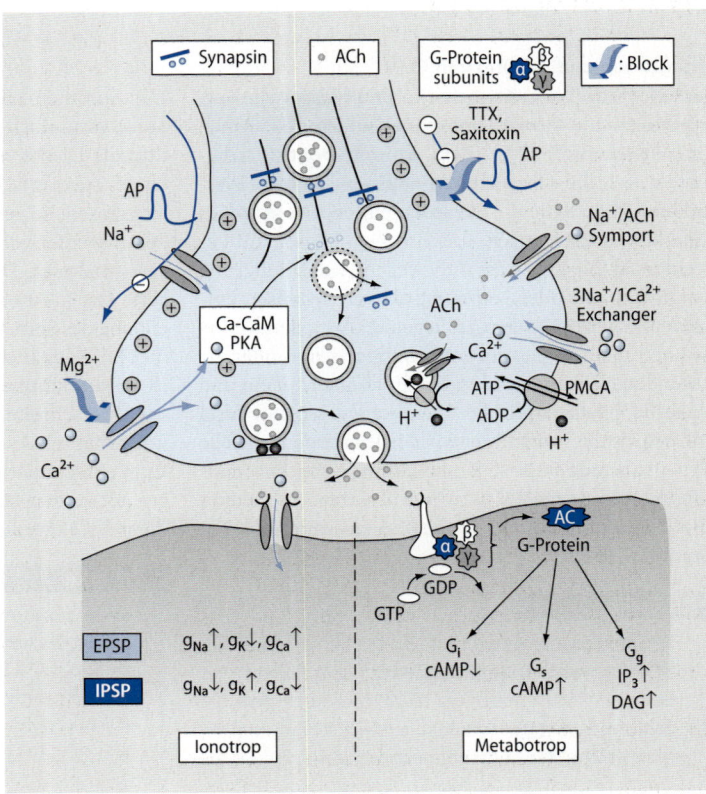

☐ **Abb. 12.2.** Mechanismen der synaptischen Übertragung an chemischen Synapsen: Mechanismus der durch ein Aktionspotenzial induzierten präsynaptischen Transmitterexozytose und postsynaptisch ionotropen oder metabotropen Transmitterwirkung. Erklärung im Text

Tab. 12.2. Leitfähigkeitsänderungen bei EPSPs und IPSPs

PSP	Ionenströme und Leitfähigkeiten
EPSP	**Depolarisierende Ionenströme:** $g_{Na}\uparrow$, $g_K\downarrow$, $g_{Ca}\uparrow$, g_{Cl} abhängig vom E_{Cl} (EPSP bei $g_{Cl}\uparrow$ für E_{Cl} positiver als RMP, $g_{Cl}\downarrow$ für E_{Cl} negativer als RMP).
IPSP	**Hyperpolarisierende Ionenströme:** $g_{Na}\downarrow$, $g_K\uparrow$, $g_{Ca}\downarrow$, g_{Cl} abhängig vom E_{Cl} (IPSP bei $g_{Cl}\uparrow$ für E_{Cl} negativer als RMP, $g_{Cl}\downarrow$ für E_{Cl} positiver als RMP).

RMP: Ruhemembranpotenzial. E_X: Gleichgewichtspotenzial für Ion X. g_X: Leitfähigkeit für Ion X.

> **Merke**
>
> Abhängig von der Art der postsynaptischen Ionenkanäle, welche durch den Transmitter aktiviert werden, ist die Wirkung auf das PSP entweder erregend (**EPSP**) oder hemmend (**IPSP**).

> **Prüfungsfallstricke**
>
> Maßgeblich für die Wirkung der Cl⁻-Leitfähigkeit ist das Gleichgewichtspotenzial für Cl⁻ der betreffenden Zelle (Tab. 12.2). In der Regel ist in Neuronen E_{Cl} etwas negativer als das Ruhemembranpotenzial.

Integration und Leitung von PSPs

Jede Nervenzelle besitzt viele Tausend synaptische Verbindungen mit terminalen Axonen anderer Neuronen im Bereich ihrer Dendriten. An den Dendriten befinden sich die so genannten »**Spines**«, knotige Auftreibungen, welche die Synapsen bilden. Diese Spines sind keinesfalls statisch, sondern können sich auf besonders aktive Synapsen zubewegen (Konsolidierung von Synapsen) oder von nicht-aktiven Synapsen entfernen (»Verbindungen stilllegen«). An jedem Spine können mehrere Axone von inhibitorischen oder erregenden Neuronen enden. Daher können auf ein und dieselbe postsynaptische Membran erregende und inhibitorische Transmitter wirken, je nachdem, welche Synapse gerade aktiv ist. Sind mehrere Synapsen simultan oder zeitversetzt aktiv, summieren sich daher die PSPs räumlich und zeitlich zu einem komplexen Summen-PSP.

> **Merke**
>
> **EPSPs** verstärken die Amplitude des Summen-PSP, **IPSPs** schwächen diese ab (Abb. 12.3a). Für das Summen-PSP ist neben der räumlichen auch die zeitliche Summation maßgeblich (wie schnell kommen welche Transmitter hintereinander?).

Elektrotone Signalausbreitung von PSPs

Die Überlagerung von EPSPs und IPSPs ist ein wichtiges Prinzip neuronaler Signalmodulation (z. B. postsynaptische Hemmung, s. u.). Ein EPSP bedeutet noch lange nicht ein Aktionspotenzial! Die Amplitude eines einzelnen EPSP hängt von der Anzahl der transmitterbesetzten postsynaptischen Kanäle ab und hat typischerweise **Amplituden** im Bereich **100 µV bis 10 mV** und eine **Dauer** von **5–100 ms**. Deshalb müssen sich viele EPSPs summieren, um ein Aktionspotenzial auslösen zu können.

> **Prüfungsfallstricke**
>
> Ein einzelnes EPSP kann **kein** Aktionspotenzial auslösen. PSPs gehorchen **nicht** dem Alles-oder-Nichts-Prinzip.

Das Summen-PSP kann an den Dendriten und am Soma vermutlich keine Aktionspotenziale auslösen, da dort die Dichte von spannungsgesteuerten Na⁺-Kanälen sehr gering ist (aber nicht Null!). Dafür können aber langsamere, so genannte **Ca²⁺-Aktionspotenziale** ausgelöst werden, ähnlich wie in glatter Muskulatur im Intestinaltrakt. Die Summen-PSPs und evtl. aufgelagerte Ca²⁺-Aktionspotenziale aller Dendriten müssen entlang des Somas zum Axonhügel geleitet werden, wo die Na⁺-Kanaldichte sprunghaft ansteigt. Diese Leitung ist für die Summen-PSPs **elektrotonisch**.

Überschreitet nun die Summe von PSPs vieler Dendriten am Axonhügel die Schwelle der Na⁺-Kanäle, kann ein schnelles Na⁺-Aktionspotenzial ausgelöst und geleitet werden. Die räumliche und zeitliche Summation dient der Konsolidierung synaptischer Übertragung.

> **Merke**
>
> Bei der elektrotonen Ausbreitung zum Axonhügel nimmt die Amplitude der Summen-PSPs weiter ab (▶ Kap. 12.3). So wird gewährleistet, dass nur deutlich erregende Signale auch ein Aktionspotenzial auslösen. Die notwendige Summation vieler EPSPs
>
>

für ein Aktionspotenzial ist ein Sicherheitsmechanismus, der gewährleistet, dass Aktionspotenziale nur bei vielen erregenden Inputs über die Dendriten (im Sinne eines positiven Synergismus) ausgelöst werden können.

- **Schritt 5**: GTP-Hydrolyse beendet die α-GTP-Wirkung und Untereinheiten assoziieren wieder zum G-Protein mit α-GDP.

> **Merke**
>
> G_s: cAMP↑, G_i: cAMP↓, G_q: IP_3, PKC↑.

12.4.6 Second messenger gesteuerte Übertragung an chemischen Synapsen

Prinzip der Metabotropen Wirkung
Bindung des Liganden aktiviert eine **G-Protein-Kaskade**, welche über **Second Messenger** (cAMP, PKA, Ca^{2+}) entweder indirekt Kanäle öffnet, schließt oder andere zelluläre Reaktionen bewirkt. Beispiele sind muskarinerger ACh-R im vegetativen Nervensystem, $GABA_B$-Rezeptor, Dopamin, ◘ Tab. 14.3. Second-Messenger-Kaskaden amplifizieren Rezeptorsignale und wirken somit im Sinne einer **Empfindlichkeitssteigerung**.

Die G-Protein-Kaskade bezeichnet die **Signaltransduktion** im eigentlichen Sinne und wird an vielen Synapsen des ZNS durch Transmitter (z. B. ACh, Glutamat, Dopamin, ◘ Tab. 12.3, ▶ Kap. 14.2) oder Hormone (◘ Tab. 10.4) mit Übertragungszeiten im Bereich von ~100 ms aktiviert.

Kaskadewege: Es gibt prinzipiell 3 große G-Protein-Kaskaden (◘ Abb. 12.2), die sich in ihrer α-Untereinheit des G-Proteins unterscheiden:
- G_s-**Proteine** (»s« für stimulierend) aktivieren die Adenylatzyklase (AC) und erhöhen cAMP, welches die Proteinkinase A (PKA) aktiviert.
- G_i-**Proteine** (»i« für inhibierend) hemmen die AC und senken cAMP und PKA-Aktivität.
- G_q-**Proteine** aktivieren über Phospholipase C (PLC) die Bildung von IP_3 und Di-Acylglycerol (DAG). IP_3 setzt Ca^{2+} aus dem endoplasmatischen Retikulum über IP_3-Rezeptoren frei, DAG aktiviert die Proteinkinase C (PKC).

Ablauf der G-Protein-Kaskade:
- **Schritt 1**: Das ruhende G-Protein hat stets ein **GDP** gebunden (kein GTP!).
- **Schritt 2**: Nach Transmitteraktivierung des Rezeptors wird das GDP an der α-Untereinheit durch ein **GTP** ausgetauscht.
- **Schritt 3**: Das G-Protein dissoziiert vom Rezeptor, α-GTP und βγ-Untereinheit trennen sich.
- **Schritt 4**: Beide Untereinheiten können getrennt mit ihren jeweiligen Effektoren interagieren (AC, PLC, s. o.).

12.4.7 Wirkmechanismen verschiedener Transmitter

GABA (Gamma-Amino-Buttersäure): GABA ist der wichtigste inhibitorische Transmitter von ZNS-Interneuronen, Purkinje-Zellen des Kleinhirns und der meisten sonstig hemmenden Neurone im ZNS. Der $GABA_A$-Kanal ist ein pentamerer, **ligandengesteuerter Anionenkanal**, dessen Bindung an GABA die Leitfähigkeit für Anionen (Cl^- und HCO_3^-) erhöht und ein IPSP erzeugt (◘ Tab. 12.3 für $GABA_{A,C}$). Die synaptische Hemmung im ZNS muss streng reguliert werden, da zuviel Hemmung zu Bewusstseinsverlust und Koma, zu wenig Hemmung zu zerebralen Krampfanfällen führen kann (Epilepsie).

Daher sind zentral dämpfende Psychopharmaka häufig GABA-Mimetika, welche am $GABA_A$-Rezeptor wirken.

> **KLINIK**
>
> **Barbiturate** (z. B. Phenobarbital) verlängern die Öffnungsdauer, **Benzodiazepine** (z. B. Diazepam) erhöhen die Öffnungsfrequenz des Kanals und induzieren damit Hemmung. Beide Substanzklassen werden durch GABA selbst in ihrer Wirkung potenziert und sind für sich nur schwach wirksam. Diazepam ist sehr gut geeignet, einen akuten Epilepsieanfall zu durchbrechen.

Glycin: Der Glycinrezeptor ist wie $GABA_A$ ein pentamerer ligandengesteuerter Anionenkanal. Glycin ist Transmitter inhibitorischer Synapsen von **Renshaw-Zellen** des Rückenmarks, welche **rekurrente Hemmung** von α-Motoneuronen bewirken (▶ Kap. 15.4). Ferner kommen diese ionotropen Cl^--Kanäle auch zur Modulation von NMDA-Antworten im Hippokampus vor.

> **KLINIK**
>
> Wegfall der rekurrenten Hemmung von Motoneuronen durch **Krampfgifte** wie Strychnin führt zu starken Muskelkrämpfen.

Glutamat: ist der wichtigste exzitatorische Transmitter im ZNS (mind. 50% der Synapsen, v. a. Hippocampus, Telencephalon). Es gibt drei ionotrope und mehrere metabotrope Rezeptorklassen (◘ Tab. 12.3). An allen wirkt neben Glutamat auch Aspartat erregend. Die Transmitterwirkung wird durch präsynaptischen Re-uptake und in Astroglia beendet (keine enzymatische Spaltung!). NMDA und AMPA-Rezeptoren vermitteln auf zellulärer Ebene ein Modell eines synaptischen Gedächtnisses (s. u.).

Histamin ist ein wichtiger Modulator im Säugerhirn, v. a. im Bereich des hinteren Hippocampus. Histamin reguliert u. a. Vigilanz, motorische Aktivität, Nahrungsaufnahme, Schlaf-Wach-Rhythmus (»*nicht umsonst machen viele Antihistaminika müde!*«).

Serotonin (5-Hydroxy-Tryptophan, 5-HT) kommt als Transmitter v. a. im Gastrointestinaltrakt, nur zum kleinen Teil im ZNS vor. Seine Wirkung ist dort aber umso wichtiger, da es über metabotrope und ionotrope Rezeptoren (◘ Tab. 12.3) in vielen Bereichen modulatorisch erregend wirksam ist (v. a. Raphekerne mit Projektion zu Limbischem System). Klinisch hat sich gezeigt, dass der Serotoninstoffwechsel bei **Depression** stark vermindert ist, sodass Depression manchmal sogar als Serotoninmangelzustand beschrieben wird. Inaktiviert wird es durch Re-uptake, welcher durch Antidepressiva (z. B. Amitryptilin) gehemmt wird, und die so die Serotoninwirkung verstärken.

Dopamin: Für Dopamin sind 5 Rezeptoren bekannt, von denen D_1 und D_2 die wichtigsten sind (◘ Tab. 12.3). Seine Bedeutung liegt v. a. im Transmittermangel in dopaminergen Neuronen der Substantia nigra, welcher das Krankheitsbild der **Parkinson-Krankheit** erzeugt (▶ Kap. 15.6). Dopaminrezeptoren sind alle metabotrop.

Adenosin, ATP sind als Neurotransmitter an Blutdruckregulation in Gehirn und Niere und am Schlaf-Wach-Rhythmus beteiligt. Sie wirken über **Purinozeptoren** mit höchster Affinität zu metabotropen P_1-Rezeptoren. ATP wirkt v. a. über P_2-Rezeptoren, wobei P_{2X} ionotrop, P_{2Y} metabotrop ist. Purinozeptoren sind auch so genannte **Metabozeptoren** und überwachen die metabolische Situation in Muskel und Herz.

Noradrenalin, Adrenalin: ▶ Kap. 14.2.

Stickstoffmonoxid (NO) wird als kurzlebiger (~Sekunden) gasförmiger retrograder Transmitter z. B. in glutamatergen erregenden Synapsen gebildet. Postsynaptischer Ca^{2+}-Einstrom stimuliert die NO-Synthetase, welche Ca^{2+}-Calmodulin-abhängig aus Arginin NO abspaltet. NO diffundiert schnell im Zytosol und kann über den synaptischen Spalt in präsynaptische Varikositäten zurückdiffundieren, wo es die Transmitterausschüttung modulieren kann, zumindest aber die Guanylatzyklase aktiviert. NO wirkt auch vasodilatierend auf Hirngefäße.

12.4.8 Synaptische Plastizität

Synaptische Plastizität oder »synaptisches Gedächtnis«

Synaptische Plastizität oder »synaptisches Gedächtnis« kann an erregenden Synapsen vom glutamatergen Typ mittels eines speziellen Zusammenspiels von **NMDA**- und **AMPA**-Rezeptorkanälen in der postsynaptischen Membran realisiert werden. In Ruhe herrscht an der postsynaptischen Membran das negative Ruhemembranpotenzial (RMP) und beide Kanäle sind geschlossen.

◘ Tab. 12.3. Transmitter und ihre Wirkmechanismen im ZNS

Transmitter	Kriterium	Ionotrope Synapsen	Metabotrope Synapsen
Acetylcholin	Synonym	Nikotinerge Synapsen, Rezeptoren	Muskarinerge Synapsen, Rezeptoren
	Vorkommen	Motorische Endplatte (N_1) Präganglionär autonome Ganglien (N_2), ZNS	Postganglionär parasympathisch (M_1–M_5) ZNS
	Postsynapt. Wirkung	ACh bindet an Rezeptorkanal $g_K\uparrow$ und $g_{Na}\uparrow$: Depolarisation (EPSP)	ACh bindet an G-Protein-Rezeptor Second-Messenger-Kaskade, G_i, G_q, $g_K\uparrow$
	Freisetzung	Botulinustoxin, Mg^{2+} blockt, Beta-Bungarotoxin fördert	Mg^{2+} blockt
	Rezeptoragonist	Nikotin (N_1, N_2). Succinylcholin, Decamethonium (N_1) als depolarisierende Muskelrelaxanzien.	Muskarin, Pilokarpin
	Rezeptorantagonist	kompetitiv: Alpha-Bungarotoxin, Curare (N_1), Hexamethonium (N_2)	kompetitiv: Atropin, Scopolamin nichtkompetitiv: Chinidin

12.4 · Signalübertragung zwischen Zellen

■ Tab. 12.3 (Fortsetzung)

Transmitter	Kriterium	Ionotrope Synapsen	Metabotrope Synapsen
GABA	Vorkommen	GABA$_A$, GABA$_C$ GABA$_A$ als wichtigster inhibitorischer Rezeptor im ZNS, Interneurone, Cerebellum, GABA$_C$ relativ selten im ZNS	GABA$_B$ Vorkommen im ZNS (relativ häufig!)
	Wirkung	GABA bindet an Rezeptorkanal $g_{Cl}\uparrow$, $g_{HCO_3^-}\uparrow \rightarrow$ Hyperpolarisation (IPSP)	GABA bindet an G-Proteinrezeptor präsynaptisch: $g_{Ca}\downarrow$, Transmitterfreisetzung$\downarrow$ postsynaptisch: $g_K\uparrow$, Hyperpolarisation, IPSP
	Rezeptor-agonist	GABA$_A$: Benzodiazepine, Barbiturate	Baclofen
	Rezeptor-antagonist (Konvulsiva!)	kompetitiv: Bicucullin (GABA$_A$) nicht-kompetitiv: Picrotoxin (GABA$_{A,C}$)	kompetitiv: Phaclofen
Glycin	Vorkommen	GlyR wichtigster Rezeptor in Renshaw-Zellen des Rückenmarks (Hemmung von Alpha-Motoneuron), Modulator im ZNS (Hippokampus)	
	Wirkung	Glycin bindet an GlyR-Kanal $g_{Cl}\uparrow \rightarrow$ Hyperpolarisation (IPSP)	–
	Rezeptor-agonist	Taurin	
	Rezeptor-antagonist (Krampfgifte!)	kompetitiv: Strychnin nicht-kompetitiv: Picrotoxin	
Glutamat	Vorkommen	Wichtigste erregende Synapsen im ZNS. NMDA-R und AMPA-R v. a. im Hippokampus assoziiert mit Lernprozessen. Alle induzieren EPSPs	
	Rezeptor-klassen	NMDA-Rezeptor (5 Subtypen) AMPA-Rezeptor (4 Subtypen) Kainat-Rezeptor (5 Subtypen)	mind. 8 Rezeptoren mGluR$_{1-8}$
	Wirkung	NMDA: $g_{Na}\uparrow$, $g_K\uparrow$, $g_{Ca}\uparrow$ (langsam) AMPA: $g_{Na}\uparrow$, $g_K\uparrow$, $g_{Ca}\uparrow$ (schnell) Kainat: $g_{Na}\uparrow$, $g_K\uparrow$ (schnell) $\rightarrow$ Depolarisation, EPSP	IP$_3$/DAG$\uparrow$: Depolarisation, EPSP, Proteinsynthese$\uparrow$
Serotonin (5-HT)	Vorkommen	90% in enterochromaffinen Zellen des Gastrointestinaltrakts. Im ZNS v. a. Raphekerne mit Projektionen zu limbischem System, Thalamus, Kleinhirn	
	Rezeptortypen und Wirkung	5-HT$_3$: postsynapt. g_K und/oder $g_{Ca}\uparrow$	5-HT$_1$: cAMP$\downarrow$, 5-HT$_2$: IP$_3$/DAG$\uparrow$ 5-HT$_{4-7}$: cAMP$\uparrow$
	Agonist	LSD (Halluzinogen!), Alpha-Methyl-5-HT	
	Antagonist	LSD, Methysergid (Mutterkornalkaloid)	
Dopamin	Vorkommen		Synapsen der Basalganglien, limbisches System, Hypophyse, peripher in Niere
	Wirkungen	–	D$_{1,5}$: cAMP$\uparrow$, D$_{2-4}$: cAMP$\downarrow$, D$_3$: $g_{Ca}\downarrow$
	Rezeptor-agonist		Bromocriptin
	Rezeptor-antagonist		Haloperidol (z. B. Haldol®, Neuroleptikum)

G$_S$: stimulierendes G-Protein (cAMP$\uparrow$). G$_i$: inhibitorisches G-Protein (cAMP$\downarrow$). G$_q$: G-Protein mit DAG, IP$_3$-Aktivierung.
EPSP: exzitatorisches postsynapt. Potenzial. IPSP: inhibitorisches postsynapt. Potenzial. NMDA: N-Methyl-D-Aspartat.
AMPA: α-Amino-3-hydroxy-5-methyl-4-isoxazol-Propionsäure.

Das Besondere am NMDA-Kanal ist, dass positiv geladene Mg^{2+}-Ionen bei negativem Membranpotenzial in die Pore »eingesaugt« werden und diese blockieren (»**Mg^{2+}-Block**«, ◘ Abb. 12.3b). Wird nun durch ein präsynaptisches Aktionspotenzial Glutamat freigesetzt, bindet dieses an beide Rezeptorkanäle und öffnet diese. Durch den AMPA-Kanal strömen Na^+ und Ca^{2+} ein, K^+ aus und depolarisieren die Membran. Obwohl der NMDA-Kanal auch Glutamat bindet, versperrt bei negativen Potenzialen Mg^{2+} weiterhin die Pore. Erst wenn die AMPA-Vordepolarisation eine gewisse Schwelle überschritten hat, wird Mg^{2+} durch das elektrostatisch abstoßende positivere Membranpotenzial aus der Pore verdrängt (◘ Abb. 12.3b). Nun können auch depolarisierende Ionenströme durch den NMDA-Kanal fließen und die postsynaptische Membran wird stark depolarisiert.

> **Merke**
>
> Die AMPA-Vordepolarisation entblockt die NMDA-Pore potenzialabhängig. Das EPSP wird verlängert und $[Ca^{2+}]_i$ erhöht. Die Amplitude des Summen-EPSP hängt damit von der vorigen Aktivität ab: **synaptisches Gedächtnis**.

Langzeitpotenzierung (LTP)

Langzeitpotenzierung findet v. a. an glutamatergen Synapsen von Pyramidenzellen und **Hippokampus** statt. Die Menge an präsynaptisch freigesetztem Transmitter steigt mit jedem präsynaptischen Aktionspotenzial bei erhöhter Aktionspotenzialfrequenz. Diese rein **präsynaptische Plastizität** überdauert den eigentlichen Reiz nur sehr kurz (Sekunden bis Minuten). NMDA-Kanäle fixieren jedoch »**use-dependent**« postsynaptisch lang anhaltend (Tage oder Wochen im Hippokampus) die »Erinnerung« an eine starke Reizung oder Reizserie.

Das durch geöffnete NMDA-Kanäle vermehrt einströmende Ca^{2+} und die starke Erhöhung von $[Ca^{2+}]_i$ bewirkt intrazellulär auch Phosphorylierungen, Enzymaktivierungen und Änderungen von Transkriptionsraten durch Aktivierungen von **Ca^{2+}-Calmodulin-Kinase** (CaMK) und **Proteinkinase C** (PKC). CaMK wirkt z. B. über **Calcineurin** hemmend auf **Proteinphosphatase 1**. Beispielsweise werden nach vorausgehender starker Reizung vermehrt Glutamatrezeptoren exprimiert und so die Sensitivität erhöht. Durch Aktivierung der NO-Synthase wird vermehrt NO als retrograder Messenger produziert, welcher nach Aufnahme in die präsynaptische Terminale die Transmitterfreisetzung erhöhen kann.

Langzeitdepression (LTD)

LTD kann in denselben Synapsen des **Hippokampus** entstehen, in denen auch LTP entsteht. Das entscheidende Kriterium ist hierbei einfach die Stimulationsfrequenz. In beiden Fällen (LTD, LTP) wird der Effekt über Aktivierung von NMDA-Rezeptoren und Ca^{2+}-Einstrom reguliert. Im Falle der LTP ist der $[Ca^{2+}]_i$-Anstieg sehr hoch, im Falle der LTD eher moderat. Hierdurch wird die **Proteinphosphatase** aktiviert, welche synaptische Proteine dephosphoryliert und damit abschwächt.

LTD kommt ferner in einer anderen Variante auch im **Kleinhirn** vor. Bei **gleichzeitiger Aktivierung** (!) von **Purkinjezellen** durch **Kletterfasern** (aktivieren AMPA/Kainat-Rezeptor) **und Parallelfasern** (aktivieren metabotropen Glutamatrezeptor) wird die Purkinjezelle für Stunden unstimulierbar durch Parallelfasern.

> **Merke**
>
> **LTP:** Hippokampus: $[Ca^{2+}]_i \uparrow\uparrow \rightarrow$ Aktivierung CaMK, PKC, Calcineurin, NO.
>
> **LTD:** Hippokampus: $[Ca^{2+}]_i (\uparrow) \rightarrow$ Aktivierung Proteinphosphatase; Kleinhirn: Aktivierung mGluR $\rightarrow$ IP_3/DAG$\uparrow \rightarrow [Ca^{2+}]_i \uparrow \rightarrow$ NO$\uparrow \rightarrow$ cGMP$\uparrow \rightarrow$ AMPA/Kainat-Desensitisierung.

12.5 Signalverarbeitung im Nervensystem

12.5.1 Elementarmechanismen

Zu räumlicher und zeitlicher Summation erregender und hemmender Synapsen: ▶ Kap. 12.4.5.

Postsynaptische Hemmung

Diese wird nach den o. g. Prinzipien durch inhibitorische Synapsen vermittelt, welche die postsynaptische Membran hyperpolarisieren, es folgen IPSPs. Die komplexe Summe aus IPSPs und EPSPs moduliert dabei letztlich die ausgehende Aktionspotenzialfrequenz. Die Verteilung dieser Synapsen (in Clustern, nahe des Axonhügels) bestimmt auch maßgeblich die Wirkung postsynaptischer Hemmung.

Präsynaptische Hemmung

Dieser komplexere Hemmechanismus spielt v. a. eine Rolle für die Hemmung spinaler Motorik (▶ Kap. 15.4) und blockiert gezielt einzelne synaptische Eingänge. Die präsynaptische Axonterminale geht dabei eine weitere Synapse mit einem hemmenden **Interneuron** (IN) ein (so genannte **axoaxonale Synapse**). Wird dieses

12.5 · Signalverarbeitung im Nervensystem

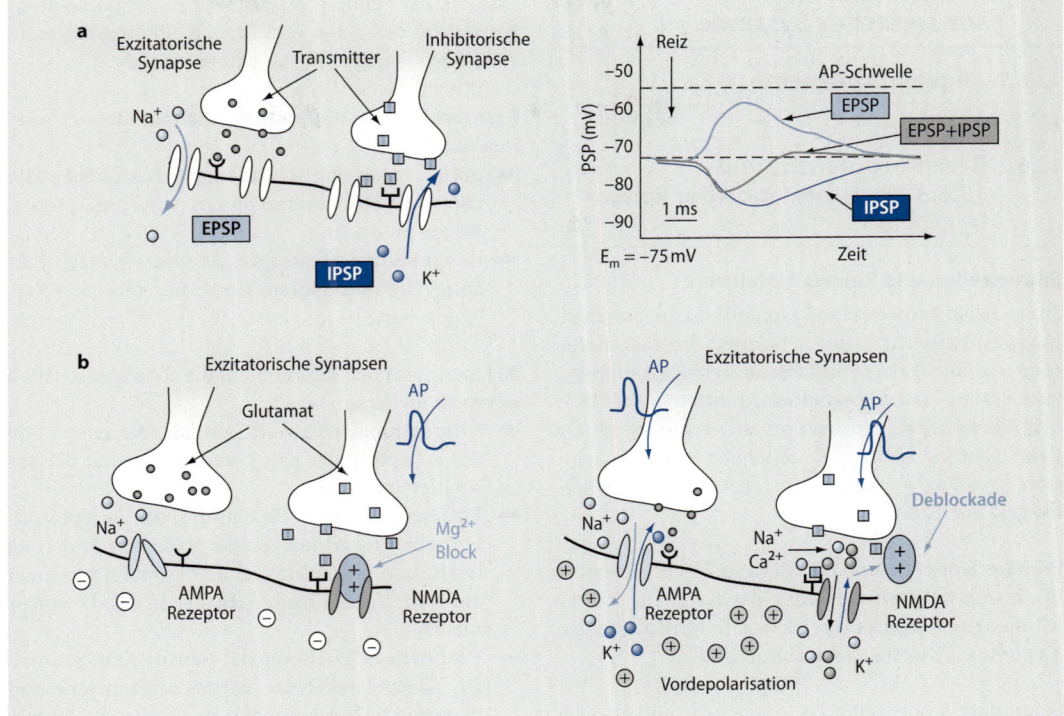

Abb. 12.3a,b. **a** Summation von EPSPs und IPSPs zu einem Summen-PSP. **b** Mechanismus der zellulären Plastizität glutamaterger Synapsen. Erklärung im Text

IN erregt, so wird ein hemmender Transmitter (in der Regel GABA) auf die Axonterminale ausgeschüttet und hyperpolarisiert die Membran dort (z. B. über $GABA_B$), sodass ein ankommendes Aktionspotenzial an der Axonterminale abgeblockt wird und die Haupt-Synapse somit stumm bleibt. Als Beispiel wird ein α-Motoneuron (postsynaptisches Neuron) durch eine Ia-Faser erregt (Axonterminale präsynaptisches Neuron). Aktivierung hemmender IN (Transmitter Glycin) hemmt nun die Axonterminale der Ia-Faser und damit präsynaptisch das Motoneuron.

Neben Hemmung treten auch Bahnungsmechanismen an Synapsen auf. Verstärkung zweier synaptischer Eingänge an einer Zelle nennt man **heterosynaptische Bahnung**. Prä- und postsynaptische Formen kommen vor.

12.5.2 Verarbeitung in Neuronenpopulationen

Neuronenpopulationen sind im Sinne **neuronaler Netze** in vielfältiger Weise miteinander verknüpft. Die einfachste Anordnung mehrerer Neuronen ist die **lineare Kette**, bei der die Neurone hintereinandergeschaltet sind. Hierbei sind keine retrograden oder lateralen Signalmodulationen möglich (keine Vernetzung). Beispiele sind autonome Ganglien. **Kollaterale Vernetzung** ist die Regel im ZNS, v. a. Konvergenz und Divergenz:

- Bei **Konvergenz** läuft das Signal aus parallelen Ketten in einer oder wenigen zusammen. Signalkonvergenz bedeutet immer Verlust räumlicher Feininformation.
- Bei **Divergenz** wird das Signal einer linearen Kette auf weitere parallele übertragen und moduliert deren Signale.

Beispiel für **retrograde Hemmung** über Interneurone ist die Renshaw-Hemmung im Rückenmark, Beispiel für **anterograde Hemmung** sind intestino-intestinale Reflexe des Magens. Durch **laterale Inhibition** ist **Kontrastverschärfung** benachbarter Signalketten möglich (Mind Map).

12.6 Funktionsprinzipien sensorischer Systeme

12.6.1 Allgemeine Aspekte (▶ Kap. 16.1)

12.6.2 Rezeptorpotenzial und
12.6.3. Transformation der Reize
(▶ Kap. 16.1)

Sinneszellen und Reizweiterleitung

Sinneszellen besitzen eine Rezeptorstruktur, auf die sie für spezifische Reize mit der geringsten Reizenergie reagieren und diese in elektrische Signale (Aktionspotenziale) umwandeln: **Signaltransduktion** (▶ Kap. 16.1). Prinzipiell reagieren Rezeptoren auch auf unspezifische Reize, aber mit höheren Reizenergien (z. B. »mechanischer Druck auf den Augapfel erzeugt auch Lichtempfindungen, Sternchen o. ä.«).

Primäre Sinneszellen: Die Sinneszelle enthält neben der rezeptiven Struktur selbst das Axon zur Weiterleitung von Aktionspotenzialen, z. B. Muskelspindeln, Vater-Paccini-Körperchen, Geruchszellen.

Sekundäre Sinneszelle: Die Sinneszelle enthält nicht selbst das Axon, sondern Aktionspotenziale werden durch synaptische Übermittlung des Rezeptorpotenzials in EPSPs einer postsynaptischen Membran geleitet, welche das Axon enthält; z. B. Photorezeptoren, Haarzellen der Cochlea, Geschmackszellen.

Reiztransduktion und -transformation: Der adäquate Reiz aktiviert
- entweder **mechanisch gesteuerte Kationenkanäle** (Beispiel: Mechanorezeptoren, Pressorezeptoren, ▶ Kap. 16.1) oder
- durch Second-Messenger gesteuerte Kanäle (Beispiel: Photorezeptoren, Chemorezeptoren, ▶ Kap. 17.2, ▶ Kap. 19.1).

Abhängig von der Reaktion auf die Reizeigenschaften unterscheidet man:
- **Proportionalsensor** (P-Sensor): Die Amplitude des Rezeptorpotenzials korreliert nur mit der absoluten Reizstärke.
- **Differenzialsensor** (D-Sensor): das Rezeptorpotenzial korreliert nur mit der zeitlichen Änderung des Reizniveaus. Wenn der Reiz konstant auf einem anderen Niveau bleibt, registriert der D-Sensor nichts.
- **Proportional-Differenzial-Sensor** (PD-Sensor): das Rezeptorpotenzial reagiert auf **tonische** und **dynamische** Reizkomponente. Dies ist das Prinzip der meisten afferenten Rezeptoren.

Fallbeispiel

Nach einem **grippalen Infekt** entwickelt sich bei einem 30-jährigen Mann innerhalb von 3 Tagen eine **Schwäche beider Beine**, v. a. der Oberschenkel und Hüftbeuger, sodass er nicht mehr ohne Hilfe aufstehen kann. Im Verlauf zweier weiterer Tage treten auch **schmerzhafte Lähmungen** an Unterarmen und Händen auf, sodass er nicht mehr greifen kann. Er wird akut in eine neurologische Klinik eingewiesen.
  Es werden **symmetrische**, an unterer Extremität proximal, an oberer Extremität **distal betonte Paresen** bestätigt. **Eigenreflexe** sind beidseits **erloschen**. Das **Verteilungsmuster** erscheint **radikulär**. Bei der klinisch-neurophysiologischen Untersuchung finden sich **verlangsamte** motorische und sensible **Nervenleitgeschwindigkeiten** an N. ulnaris, N. peroneus und N. medianus beidseits. Die **transkranielle Magnetstimulation** zur Testung zentraler Bahnen ist unauffällig. Im **Liquor** findet sich eine mäßige Erhöhung von Proteinen und Zellzahl.
  Es wird die Diagnose eines **Guillain-Barré-Syndroms**, einer peripheren **Polyneuroradikulitis**, gestellt. Bei dieser Erkrankung handelt es sich um eine **multifokale radikuläre Entzündung** der Spinalwurzeln und proximalen Nervensegmenten mit Verlust von Myelinscheiden. Bei dem Patienten wird eine Plasmapherese eingeleitet, bei der jeden zweiten Tag ein Teil des Serums gegen Humanalbumin ausgetauscht wird. Unter dieser speziellen Therapie verbessert sich der Allgemeinzustand des Patienten innerhalb von einer Woche. Die Paresen sind rückläufig und eine Rehabilitationsmaßnahme kann angeschlossen werden.

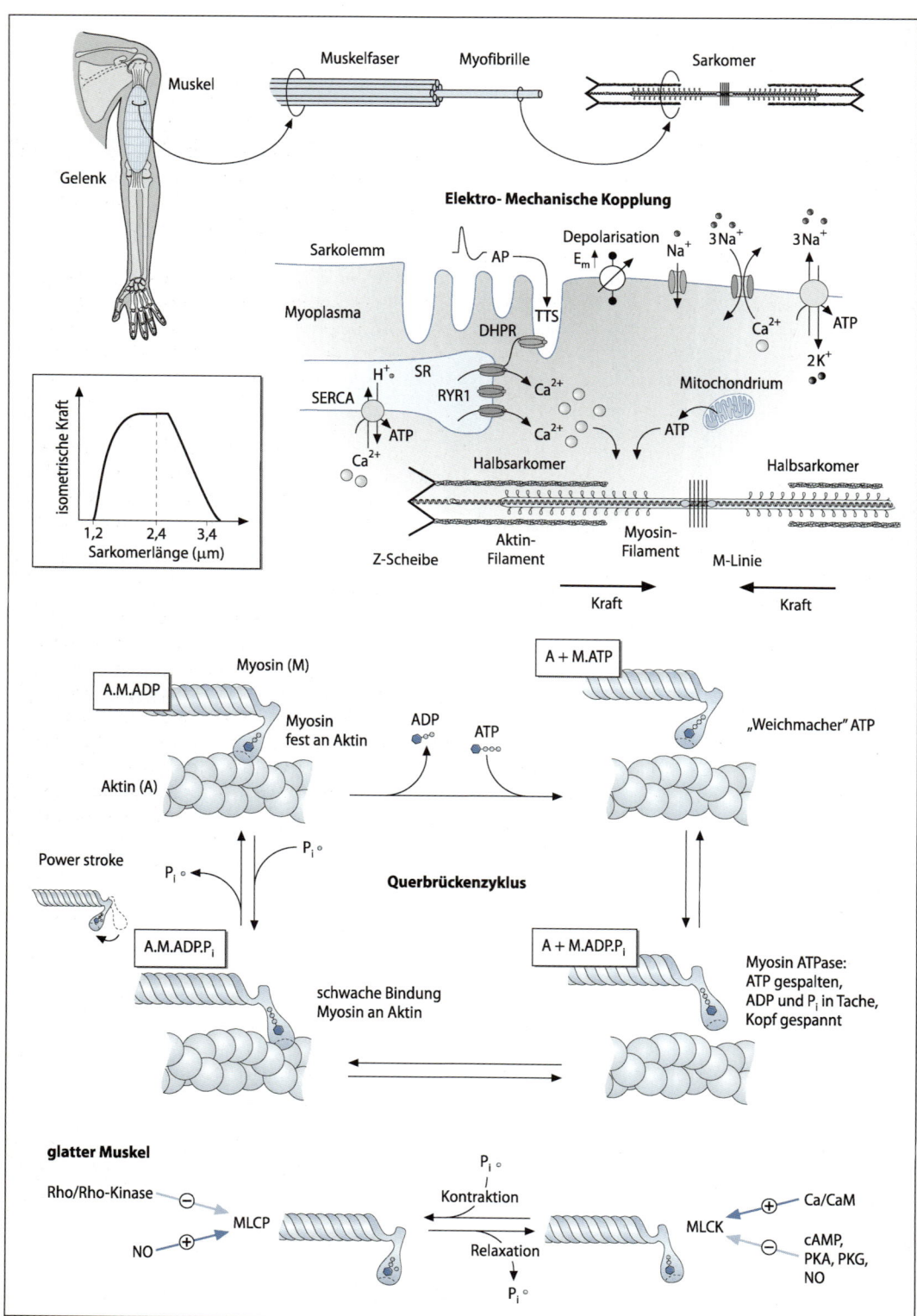

13 Muskulatur

> **Mind Map**
>
> **Sarkomer:** Das Sarkomer ist die kleinste kontraktile Einheit des Skelett- und Herzmuskels. Es besteht aus den kontraktilen Motorproteinfilamenten Myosin und Aktin und etlichen Strukturproteinen, von denen Titin und Nebulin wesentlich die Sarkomerstruktur festigen. Titin ist verantwortlich für die Elastizität bei passiver Dehnung. Normale Ruhesarkomerlängen im Skelettmuskel betragen ca. 2,2 µm.
>
> **Elektromechanische Kopplung:** Aktionspotenziale werden schnell im transversotubulären System (TTS) ins Faserinnere geleitet. Im Bereich der Triaden kommen sich die Membranen von TTS und longitudinalem System (sarkoplasmatisches Retikulum, SR) sehr nahe. Das SR dient als intrazellulärer Ca^{2+}-Speicher. L-Typ Ca^{2+}-Kanäle im TTS (DHPR) sind im Skelettmuskel mechanisch mit SR-Freisetzungskanälen vom Typ RYR1 verbunden. Letztere werden durch Depolarisation geöffnet. Das aus dem SR ausströmende Ca^{2+} erhöht das myoplasmatische $[Ca^{2+}]$ und initiiert den Querbrückenzyklus. Extrazelluläres Ca^{2+} ist für die Kontraktion im Skelettmuskel nicht notwendig.
>
> **Querbrückenzyklus:** Durch erhöhtes $[Ca^{2+}]$ wird der Troponin-Tropomyosin-Komplex von der Myosinbindungsstelle am Aktin wegrotiert, sodass Myosinköpfe nun binden können. Nach einer Kontraktion ist Myosin am Aktin fest gebunden und die Nukleotidtasche des Myosins im Rigorzustand leer. Bindung von ATP löst den Myosinkopf vom Aktin ab. Die Myosin-ATPase-Aktivität des Kopfs spaltet ATP zu ADP und P_i. Der Myosinkopf geht zunächst eine schwache Bindung mit Aktin unter Vorspannung des Kopfs, nach Abspaltung des P_i eine feste Bindung mit Rotation des Kopfs ein, welche das Aktinfilament ca. 5–10 nm Richtung M-Linie zieht. Die willkürliche Kontraktion von Muskeln wird durch asynchrone Aktivität der Myosinköpfe gewährleistet.
>
> **Kontraktionsformen:** Bei isometrischen Kontraktionen verkürzt sich der Muskel nicht, aber erzeugt maximale Kraft. Bei isotonen Kontraktionen ist das Verhalten genau umgekehrt. Die meisten physiologischen Kontraktionen sind Unterstützungskontraktionen aus isometrischer und auxotoner Phase.
>
> **Glatter Muskel:** Im glatten Muskel ist keine strenge Sarkomerstruktur zu sehen. Der Querbrückenzyklus läuft analog zum Skelettmuskel ab, jedoch muss hierzu der Myosinhals durch Myosin-Leichte-Ketten-Kinase (MLCK) phosphoryliert werden. Die MLCK wird durch den Ca^{2+}/Calmodulin-Komplex aktiviert und eine Kontraktion erfolgt. NO und cAMP hemmen die MLCK und es folgt eine Relaxation. Der Antagonist der MLCK, die MLCP, dephosphoryliert das Myosin und erzeugt Relaxation. Sie wird durch Rho/Rho-Kinase gehemmt, durch NO stimuliert.

13.1 Allgemeine Muskelphysiologie

13.1.1 Myofilamente

Zu den **Myofilamenten** gehören im Sarkomer des quergestreiften Skelett- und Herzmuskel die filamentösen **Motorproteine Aktin** und **Myosin** sowie die nichtkontraktilen Filamente **Titin** und **Nebulin** (◘ Abb. 13.1, ◘ Tab. 13.1).

Sarkomer

Das Sarkomer ist die kleinste funktionelle Einheit des quergestreiften Muskels. Ein Muskel besteht aus mehreren Tausend **Muskelfasern** (einzelne Zellen!), welche sich von Sehne zu Sehne spannen und mehr als 10 cm lang sein können. Jede einzelne Muskelfaser hat einen Durchmesser beim Säuger zwischen 20 μm und ~100 μm und besteht aus mehreren hundert **Myofibrillen** (Durchmesser ~1–2 μm), in denen mehrere hundert Grundeinheiten, das **Sarkomer**, in Serie geschaltet sind.

Jedes Sarkomer hat in Ruhe eine mittlere Länge von ca. 2–2,5 μm und zeichnet sich lichtmikroskopisch durch helle (**isotrope Bande, I-Bande**) und dunkle (**anisotrope Bande, A-Bande**) Bereiche aus. Ein Sarkomer erstreckt sich von Z-Linie zu Z-Linie. Im Sarkomer sind die dicken Myosin- (mehrere Hundert) und dünnen Aktinfilamente parallel ausgerichtet, sodass sie sich überlappen und teleskopartig ineinanderschieben können. Neben den Myofilamenten (s. o.) enthält das Sarkomer noch eine Vielzahl (!) von Zytoskelett- und Signalproteinen.

Sarkomerabschnitte: An der **Z-Linie** werden Aktinfilamente zweier benachbarter Sarkomere, welche sich entgegengesetzt ausgerichtet in die Halb-Sarkomere erstrecken, an **α-Aktinin** verankert (◘ Abb. 13.1). In der Sarkomermitte werden die Myosinfilamente zweier Halb-Sarkomere ein und desselben Sarkomers an der **M-Linie** entgegengesetzt ausgerichtet an **Myomesin** verankert.
- Die **I-Bande** enthält die Z-Linie, Aktinfilamente, Nebulin und die elastische Region des Titins.
- Die **A-Bande** enthält den Aktomyosinkomplex (Überlappungsbereich), Nebulin, myosinbindende Proteine (z. B. MyoBP-C) und die starre Titinregion.
- Die **H-Bande** innerhalb der A-Bande enthält die Myosinfilamente ohne Überlappung mit Aktin.

Titin durchzieht das gesamte Sarkomer, **Nebulin** nur die Länge der Aktinfilamente.

> **Merke**
>
> Länge der Aktinfilamente eines Halb-Sarkomers ~1 μm, Durchmesser ~8 nm (!). Länge der Myosinfilamente eines ganzen Sarkomers ~1,6 μm, Durchmesser ~13 nm (!). Die Filamentlängen ändern sich bei Kontraktion **nicht**! Die Aktin- und Myosinfilamente zeigen eine typische 6:1-Anordnung, d. h. ein Myosinfilament wird hexagonal von sechs Aktinfilamenten umgeben.
>
> **Faustregel:** Pro Muskelfaser gibt es mehrere hundert Myofibrillen mit mehreren hundert Sarkomeren. Pro Sarkomer gibt es mehrere hundert Myosinfilamente und ca. 2,5-mal so viele Aktinfilamente.

Tubuli und Organellen

Das **sarkoplasmatische Retikulum (SR)** durchzieht als **longitudinales System** die Myofibrille. Es ist intrazellulär gelegen (!) und dient als Ca^{2+}-Speicher. Das **transversotubuläre System (TTS)** durchzieht als **transversales System** die Muskelfaser senkrecht zur Faserachse. Es stellt eine Fortführung des Extrazellulärraums in das Muskelinnere durch Invagination des Sarkolemms zur schnellen Ausbreitung des Aktionspotenzials in das Faserinnere dar (»ansonsten würde die Muskelfaser außen viel früher kontrahieren als innen!«). Nach Außen hin beträgt die Öffnung des TTS ca. 50 nm.

Die Schnittstelle zwischen SR-Membran und TTS-Membran nennt man **Triade**. Hier findet die **elektromechanische Kopplung** (s. u.) statt. Im Säugermuskel finden sich 2 Triaden pro Sarkomer nahe der Z-Linien. Adulte Skelettmuskelfasern enthalten viele **Zellkerne**, welche subsarkolemmal gelegen sind. Herzmuskelzellen enthalten nur einen Zellkern (!). **Mitochondrien** (Durchmesser ~2 μm) sind zwischen den einzelnen Myofibrillen im Bereich über den dicken Filamenten gelagert, um die Diffusionswege für ATP zu der Myosin-ATPase kurz zu halten.

Gleitfilament-Theorie (»sliding-Filament«): Myosinköpfe und Aktin gehen Querbrücken ein, in deren Verlauf bei Anwesenheit von Ca^{2+} und ATP Kraft erzeugt wird (Querbrückenzyklus, s. u.). Das am Myosinköpfchen induzierte Drehmoment zieht das Aktinfilament pro »Ruderschlag« mit einer »step size« von ca. 5–10 nm in Richtung der M-Linie (also zur Sarkomermitte hin!).

Tab. 13.1. Muskelproteine und ihre Funktion (Ausschnitt aus der Vielzahl von bekannten Sarkomerproteinen)

Protein	Eigenschaften und Funktion
Aktin	G-Protein: 42 kDa, Polymerisierung zu F-Aktin. Hauptbestandteil dünner Filamente. ~20% Gesamtmuskelproteingehalt. **F-Aktin** besteht aus 2 verdrillten α-Helices. Länge ~1 µm, Dicke ~8 nm. Ganghöhe ~38 nm. Länge wird an Z-Linien-Ende durch CapZ, am anderen Ende durch Tropomodulin reguliert (Kappenproteine). 3 Isoformen: α-Aktin im Muskel, β- und γ-Aktin im Zytoskelett anderer Zellen.
Troponin	Kooperativer Regulatorproteinkomplex aus 3 Untereinheiten an dünnen Filamenten. **Troponin T**→30 kDa, verankert den Tn-Komplex am Aktinfilament durch Bindung an TM; postulierter Mediator der Ca^{2+}-Sensitivität der Akto-Myosin-ATPase **Troponin C**→18 kDa, Calmodulin-ähnliches Protein, kann bis zu 4 Ca^{2+} binden. »Ca^{2+}-Schalter«, d. h. Bindung an Ca^{2+} ändert Konformation mit Tn I und Tropomyosin→Freigabe der Myosinbindungsstelle **Troponin I**→20 kDa, hemmende Untereinheit («inhibitory») des Tn-Komplexes, hemmt Myosin-ATPase-Aktivität »in vitro«. Bindung in Ruhe an Aktin. Affinität zu Aktin↓, zu Tn T↑ durch Ca^{2+}-Aktivierung von Tn C.
Tropomyosin	~37 kDa, Anordnung in Form zweier verdrillter α-Helices entlang der F-Aktin-Furche gelegen. Blockiert in Ruhe die Myosinbindungsstelle am Aktinfilament. Wird bei Ca^{2+}-Aktivierung durch den Tn-Komplex transloziert und gibt Bindungsstelle frei. TM-Aktin-Bindung erhöht die »Steifheit« der dünnen Filamente und verhindert deren Fragmentierung→wichtiger Regulator der Aktinstabilität und -filamentlänge
Tropomodulin	~40 kDa, Kappenprotein der Aktinfilamente an den der M-Linie zugewandten Enden; reguliert die Aktinfilamentlänge
α-Aktinin	~100 kDa, Hauptprotein der Z-Linie, verknüpft F-Aktinfilamente an der Z-Linie
Dystrophin	~427 kDa, ca. 5% Gesamtmuskelproteingehalt. Subsarkolemmal gelegen, verknüpft es über den dystrophinassoziierten Glycoproteinkomplex der Membran nach außen die Extrazellulärmatrix mit dem Zytoskelett durch Bindung an Aktin. Verleiht der Muskelzelle mechanische Stabilität und eine Art »*mechanisches Gedächtnis*« für die Position innerhalb der Extrazellulärmatrix nach der Kontraktion! Verknüpfungen mit Ionenkanälen scheinen zu bestehen. Bei **Duchenne-Muskeldystrophie** fehlt Dystrophin aufgrund eines genetischen Defekts vollständig.
Myosin	Familie mit mindestens 18 Klassen. Muskelmyosin ist Myosin Typ II mit 490 kDa→2 schwere Ketten (Myosin heavy chain MHC II: je 205 kDa) plus 4 leichte Ketten (Myosin light chains MLC: je ~20 kDa). Molekularer Motor. ~40% Gesamtmuskelproteingehalt. **MHC: Kopfregion** (S1→Bindungsstelle für Aktin, ATP, 2 MLC: Hebelarmregion), **Halsregion** (S2), **Schaftregion** (leichtes Meromyosin) **MLC:** 2 Paare pro Myosinfilament, jedes Paar enthält eine »essenzielle« und eine »regulatorische« Kette Myosin ist eine ATPase!
MyoBP-C	~140 kDa; Expression nur im Muskel entlang des zentralen Bereichs der Myosinfilamente; Regulation der Myosinfilamentdicke
Titin	Größtes bisher identifiziertes Protein 3–3,8 MDa (Mega!), durchzieht das gesamte Halb-Sarkomer (von Z- bis M-Linie!) mit Immunglobulin- und Fibronektindomänen (90%). I-Band-Bereich fungiert als molekulare, elastische Feder→passive Rückstellkraft bei Muskeldehnung. A-Band-Bereich→»Lineal für Myosinfilamente«
Nebulin	600–900 kDa. Durchzieht das Sarkomer von Z-Linie bis zu den Aktinenden (Abschluss durch Tropomodulin)→»Lineal für Aktinfilamentausrichtung«, nicht dehnbar; Hinweise für Modulation der Aktin-Myosin-Interaktion
Calmodulin, Caldesmon, Calponin	Regulatorproteine der glatten Muskulatur (dort kein Troponin!). Calmodulin entspricht dem Troponin C der quergestreiften Muskulatur mit Bindung von bis zu 4 Ca^{2+}. Caldesmon ist parallel zu TM den Aktinfilamenten angelagert. Calponin bindet auch an Aktin

Tn: Troponin. TM: Tropomyosin. MHC: Myosin-heavy-chain. MLC: Myosin-light-chain.

> **Merke**
>
> Bei Kontraktion bleibt die **A-Bande** konstant, die **I-Bande** nimmt ab, weil die Z-Linie Richtung Sarkomermitte gezogen wird. Die **H-Bande** nimmt ab, weil sich Aktin Richtung M-Linie schiebt.

KLINIK

Duchenne Muskeldystrophie: Nonsense-Mutationen im Bereich des Dystrophin-Gens auf dem X-Chromosom führen zu völligem Fehlen von Dystrophin (Typ Duchenne) oder Teilen des Proteins (Typ Becker mit milderem Verlauf). Die fehlende Stabilisierung des intrazellulären Zytoskeletts an die äußere Matrix reduziert die mechanische Membranstabilität und verändert womöglich Ionenkanäle und elektromechanische Kopplung. Vermehrt eintretendes Ca^{2+} verursacht Nekrosen durch Aktivierung von Proteasen. Degenerations- und Regenerationszyklen können parallel sogar in derselben Zelle ablaufen.

Die Patienten (meist Knaben) fallen im Kleinkindesalter durch Hüftstreckparesen auf. Im Verlauf von Jahren nimmt das funktionelle Muskelgewebe immer mehr ab, sodass Rollstuhlpflicht und Tod durch Atemlähmung resultiert. An Gentherapiekonzepten wird fieberhaft geforscht.

Querbrückenzyklus (Mind Map)

Der Querbrückenzyklus ist die molekulare Grundlage der Sarkomerverkürzung und Kraftentwicklung. Er läuft im quergestreiften Muskel nach Erhöhung des myoplasmatischen Ca^{2+} durch die **elektromechanische Kopplung** (s. u.) ab, solange $[Ca^{2+}]_i$ hoch und ATP vorhanden ist. Im glatten Muskel kann er erst nach Phosphorylierung des Myosinhalses stattfinden (s. u.). Einzelne Myosinköpfe (S1) gehen Bindungen mit je einer Bindungsstelle am Aktin ein und durchlaufen den

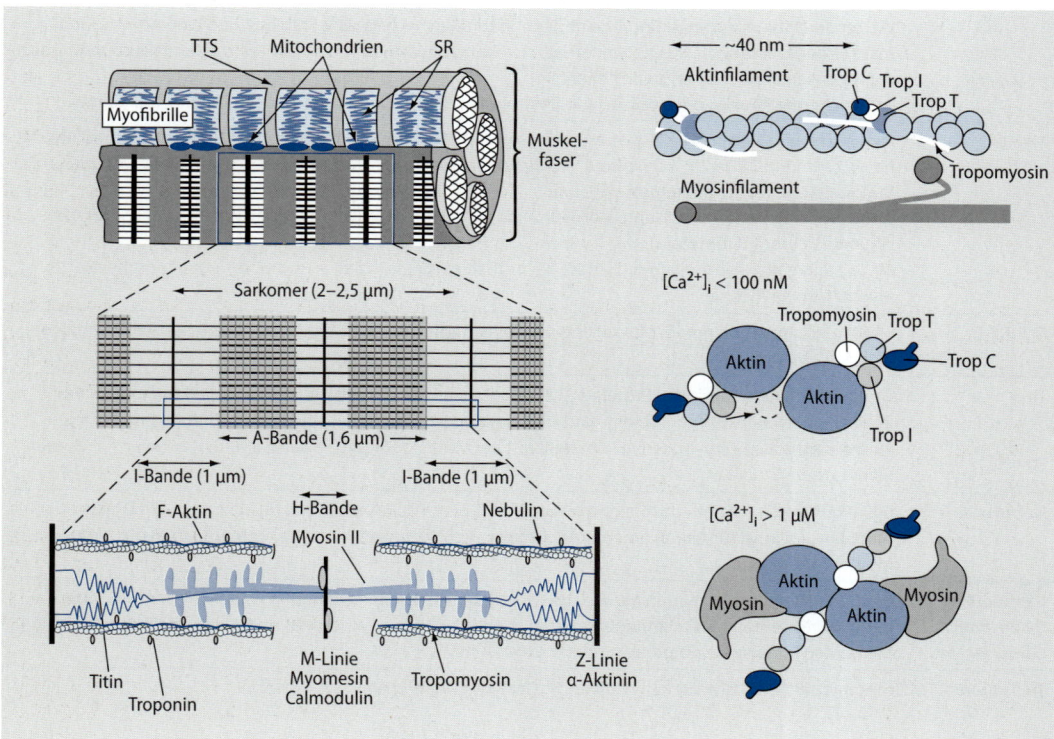

Abb. 13.1. Aufbau und Organisation des Skelettmuskels. Myofibrillen enthalten mehrere hundert Sarkomere in Serie, welche die kontraktilen und nichtkontraktilen Filamentsysteme enthalten. Die Banden ergeben sich aus den Aktin-, Myosin und Aktomyosinbereichen. Myosinköpfchen gehen mit Bindungsstellen am Aktin Querbrücken ein, nachdem der Regulatorkomplex aus Troponin-Tropomyosin diese Ca^{2+}-abhängig freigegeben hat; Details im Text

Zyklus in mehreren Schritten ausgehend vom **Rigorzustand**:

1. **Rigorzustand**: Der Myosinkopf ist von vorheriger Kontraktion noch an Aktin (A) gebunden, Myosin (M) enthält kein ATP, sondern ist Nukleotid-frei. Die Querbrücke ist fest gebunden. Zustand der Querbrücke: M•A (»•« bedeutet hier gebunden). Es handelt sich nur um einen kurzen Zwischenzustand, da sofort ATP gebunden wird.
2. **Ablösung des Myosinkopfs:** Die Bindung von ATP in die Nukleotidtasche des Myosins verringert die Affinität von Myosin zu Aktin und der Aktomyosinkomplex löst sich. Querbrückenzustand: A+M•ATP (»+« bedeutet hier »separat«). Da ATP die Bindung löst, nennt man dies seine »**Weichmacherfunktion**«.
3. **ATPase-Aktivität des Myosinkopfs:** Das katalytische Zentrum des Myosinkopfs spaltet ATP in ADP und P_i, welche **beide** in der Tasche verweilen! Hierdurch kommt es zu einer Konformationsänderung des Myosinkopfs mit Drehung des Hebelarms in Richtung Z-Linie, bis der Myosinkopf unter einer neuen Bindungsstelle am Aktin zu liegen kommt. Querbrückenzustand: A+M•ADP•P_i.
4. **Schwacher Aktomyosinkomplex:** Durch die Nähe zu einer neuen Bindungsstelle lagert sich der Myosinkopf ans Aktin an und geht eine schwache Bindung ein (noch keine Kraftentwicklung!). Querbrückenzustand: A•M•ADP•P_i.
5. **Hochaffiner Komplex, Phosphatabspaltung und »Power-Stroke«:** Der Aktomyosinkomplex geht in eine starke Bindung über. Hierdurch wird die Affinität zum P_i niedriger, es wird abgespalten und diese Konformationsänderung bewirkt eine **Hebelrotationsbewegung** im S1-Segment des Myosins (**30°–40°**), welche das Aktin ca. **5–10 nm** Richtung M-Linie zieht. Hierbei wird eine Kraft von ca. **5 pN** erreicht. Querbrückenzustand: A•M•ADP.
6. **ADP-Abgabe:** Nach Abgabe von ADP ist der Anfangszustand (Rigor) wieder erreicht, die Bindung des Aktomyosinkomplexes wird dann erst wieder durch ATP-Aufnahme gelöst. Querbrückenzustand: A•M.

> **Merke**
>
> **ATP** löst die Querbrücke aus dem Rigorzustand→ »**Weichmacher-Funktion**«. ATP-Spaltung durch **Myosin-ATPase** spannt den Myosinkopf vor. Der Kraftschlag erfolgt durch die Abgabe von P_i, **nicht** von ADP!

Zyklusfrequenz: Die Geschwindigkeit und Zyklusfrequenz im Skelettmuskel hängt von der Myosinisoform ab. Es gibt mehrere Isoformen in Form von schnellen und langsamen Myosinen (▶ Kap. 13.2). Eine Querbrücke kann den Zyklus 10- bis 100-mal pro Sekunde durchlaufen. Je höher die Zyklusfrequenz, desto höher die Verkürzungsgeschwindigkeit.

> **KLINIK**
>
> **Totenstarre→Rigor mortis.** Die Totenstarre resultiert aus der Abnahme von ATP durch die zelluläre Hypoxie des frisch verstorbenen Organismus. Hierdurch verbleiben Querbrücken im Rigorzustand. Die Muskeln und Gelenke erscheinen steif. Nach 30 min bis zu Stunden (Außentemperatur!) setzen autolytische Prozesse ein, welche zur Lösung der Totenstarre führen, da die Muskelproteine sich zersetzen.

Dehnungsabhängigkeit der Kraftentwicklung

Analog zum p-V Arbeitsdiagramm am Herzen kann man beim Muskel ein Kraft-Längen-Diagramm angeben (◘ Abb. 13.2a). Die Ruhedehnungskurve repräsentiert die passiv elastischen Rückstellkräfte mit zunehmender Dehnung, welche v. a. durch Titin gebildet werden. Die **Ruhedehnungskurve** (RDK) kann nur am isolierten Muskel erhoben werden, da »in vivo« Muskelspindelreflexe mit der passiven Dehnung interferieren. Die Steigung der RDK gibt auch hier den Elastizitätskoeffizienten an, der Kehrwert die Compliance.

Die Kurve der **aktiven isometrischen Maximalkraftentwicklung** ist die Differenz der **isometrischen Maximakurve** und der RDK. Sie hat die Form einer Glocke mit einem Maximum bei physiologischen Sarkomerruhelängen 2,2–2,7 µm und nimmt dies- und jenseits davon ab, allerdings nicht so rasch wie beim Myokard. Bei kleinen Sarkomerlängen (SL) schieben sich die Filamente ineinander und behindern sich, bei großen SL wird die Überlappung der Querbrücken immer geringer und die Kraft nimmt ebenfalls ab.

Verkürzungsgeschwindigkeit

Zwischen Kraftentwicklung und Verkürzungsgeschwindigkeit besteht ein umgekehrt proportionaler Zusammenhang. Je mehr Kraft erzeugt werden muss, desto langsamer ist die Kontraktion, je weniger Kraft erzeugt werden muss, desto schneller ist sie. Paradebeispiel sind die beiden Extreme:

- **isometrische Kontraktion**→nur Kraftentwicklung, keine Verkürzung, ergo Verkürzungsgeschwindigkeit Null.
- Gegenteil: **isotone Kontraktion**→keine äußere Kraftentwicklung, maximale Geschwindigkeit. Der Zusammenhang wird in der so genannten **Hill-Kurve** wiedergegeben.

13.1.2 Sarkolemm

Elektromechanische Kopplung

Die Membran des Sarkolemms und der Einstülpungen des **transversotubulären Systems** (TTS) enthält die für die Leitung des Aktionspotenzials notwendigen spannungsgesteuerten Na^+- und K^+-Kanäle, analog zur Situation am Myokard (◨ Abb. 3.2). Zusätzlich ist die stabilisierende Cl^--Leitfähigkeit im TTS größer als im Bereich der Oberflächenmembran. Im Gegensatz zum Myokard sind die **DHP-Rezeptorkanäle** (L-Typ spannungsgesteuerte Ca^{2+}-Kanäle) des Skelettmuskels fast ausschließlich im TTS gelegen. Ihre α-Untereinheit ist vom Typ $α_{1S}$ und anders als im Herzen (dort $α_{1C}$).

Im Skelettmuskel agieren die Ca^{2+}-Kanäle unter physiologischen Bedingungen während einer **normalen** Kontraktion **nicht** als leitende Kanäle! Vielmehr detektieren sie die Spannung im TTS und machen während der sehr kurzen Depolarisation des normalen Muskelaktionspotenzials (Dauer: 5–10 ms) nur eine kurze Rotationsbewegung durch. Im Skelettmuskel sind die DHPR mechanisch über Proteinschleifen (»the foot«) mit den **Ryanodinrezeptoren** des SR verbunden (RYR1). Die Rotationsbewegung der DHP-Rezeptorkanäle »zieht« über die Proteinschleife bildlich gesprochen den RYR1-Kanal auf und Ca^{2+} strömt aus dem SR ins Myoplasma. Diesen Mechanismus nennt man **elektromechanische Kopplung** (ec-coupling).

Im Gegensatz zum Herzen ist dafür kein Ca^{2+}-Einstrom aus dem Extrazellulärraum notwendig (»*gibt es auch bei einer Einzelzuckung nicht, da das AP viel zu kurz ist, um die DHPR tatsächlich ganz zu öffnen!*«). Das erhöhte myoplasmatische $[Ca^{2+}]_i$ triggert dann den Querbrückenzyklus. Ca^{2+}-Ionen binden an Troponin C, wodurch Troponin I vom Aktin wegrotiert wird. Dadurch zieht Troponin T Tropomyosin aus der Bindungsfurche und der Myosinkopf kann nun binden. Der Querbrückenzyklus (s. o.) läuft ab.

> **Merke**
>
> Die Kontraktion des Skelettmuskels benötigt **kein** Ca^{2+} von außen! DHP-Rezeptorkanäle und RYR sind durch Proteinschleifen direkt im Skelettmuskel miteinander verbunden (im Herzen nicht!). Troponin **C** bindet **C**a^{2+}, Troponin **T** bindet **T**ropomyosin, Troponin I bindet Aktin.

Weitere Funktionen der DHP-Rrezeptorkanäle: Den DHP-Rezeptorkanälen kommt unter gewissen Umständen eine Auffüllfunktion für Ca^{2+} zu, wenn durch hochfrequente Stimulation DHP-Rezeptorkanäle evtl. kurzzeitig in einen leitenden Zustand übergehen und Ca^{2+} von außen reinlassen. Die **Regulation** der DHP-Rezeptorkanäle (Ca_v1: Skelettmuskel, Ca_v2: Myokard) ist über Phosphorylierung durch Proteinkinase A möglich.

> **KLINIK**
>
> **Myotonie:** Myotonien sind Erkrankungen des Skelettmuskels, welche durch vermehrte Steifigkeit der Muskulatur mit reduzierter willentlicher Relaxierung oder episodischen Muskelschwächen gekennzeichnet sein können. Sie gehören zur Gruppe der **Kanalerkrankungen** und sind genetischer Ursache.
>
> Bei manchen Formen liegt eine Störung der Inaktivierung mutierter Natriumkanäle vor (**Paramyotonia congenita**), sodass eine persistierende Depolarisation bleibt, die häufiger Aktionspotenziale bei noch normalen Kanälen und damit AP-Salven induziert. Bei anderen Formen ist die Leitfähigkeit von Cl^--Kanälen gestört (**Myotonia congenita**), sodass das Membranruhepotenzial destabilisiert wird und ebenfalls Dauerdepolarisationen resultieren können. Kausale Therapien sind nicht möglich.
>
> **»Muskelkater«:** schmerzhafte Läsionen bei Überbeanspruchung der Muskulatur (v. a. bei exzentrischen Kontraktionen! s. u.) treten nach 1–2 Tagen auf (»Muskelkater«). Ursache sind Mikroläsionen des Sarkolemms, welche zu erhöhtem Ca^{2+}-Einstrom in Muskelzellen mit Aktivierung von Proteasen und Zellschwellungen und evtl. lokalen Nekrosen führen, sowie Z-Linien-Abrisse, welche die Kontraktilität beeinflussen. Hierdurch resultieren ödematöse Schwellungen des entzündeten Muskelgewebes mit Freisetzung von Schmerzmediatoren. Mit Laktatbildung hat der Muskelkater **nichts** zu tun, zum Zeitpunkt des Auftretens von Muskelkater ist bereits alles Laktat schon lange aus dem Muskel abtransportiert worden.

13.1.3 Sarkoplasmatisches Retikulum (SR)

13.1.4 Sarkoplasma

Ryanodinrezeptoren

Das SR (longitudinales System) verläuft parallel zu den Myofibrillen und dient als intrazellulärer Ca^{2+}-Speicher, in dem das SR-$[Ca^{2+}]_i$ sub-millimolare Konzentrationen (~0,5 mM) annimmt. Die Freisetzung erfolgt im Myokard rein durch Ca^{2+} getriggert (»Ca^{2+}-induzierte Ca^{2+}-Freisetzung«, RYR2). Im Skelettmuskel hingegen erfolgt sie initial durch direkte Kopplung von RYR1 an DHPR, wobei auch Ryanodinrezeptoren an der SR-Oberfläche, welche keine Verbindung zu DHPR im TTS haben, durch Ca^{2+}-Ausstrom benachbarter RYR1 geöffnet werden können. Diese so genannten »Ca^{2+}-activation sites« haben eine hohe Affinität zu Ca^{2+} und verstärken damit die Ca^{2+}-Freisetzung.

Beendet wird die Freisetzung durch Ca^{2+}-Ionen selbst, und zwar durch Bindung an die niederaffinen »Ca^{2+}-inactivation sites« bei nun hohem myoplasmatischem $[Ca^{2+}]_i$. Hierdurch werden die RYR1 geschlossen und eine zu hohe Ca^{2+}-Freisetzung verhindert. Mg^{2+}-Ionen hemmen die Freisetzung. Am glatten Muskel wird die Freisetzung durch RYR3 oder IP_3-Rezeptoren induziert.

Ca^{2+}-Pumpe und Gegenionen-Kanäle

Die Kontraktion wird dadurch beendet, dass die Freisetzungskanäle schließen und Ca^{2+} aus dem Sarkoplasma wieder entfernt wird. Ca^{2+}-Ionen werden durch eine Ca^{2+}-Pumpe im SR, der **SERCA**, primär-aktiv wieder ins SR zurückgepumpt (1 Ca^{2+} gegen 1 H^+!). Hierbei werden Protonen und vermutlich andere Kationen aus Elektroneutralitätsgründen im Austausch mit Ca^{2+} oder durch Kanäle aus dem SR ausgeschleust, da sonst der Aufbau eines positiven SR-Potenzials die weitere Aufnahme von Ca^{2+} behindern würde (so genannte »**Gegenionentheorie**«).

Die Kinetik der SERCA ist zu langsam, um Ca^{2+}-Ionen schnell aus dem Sarkoplasma zu entfernen. Daher werden diese zunächst an Ca^{2+}-Pufferproteine zwischengebunden (z. B. Parvalbumin, v. a. bei kleinen Säugern), von denen aus Ca^{2+} verzögert an die SERCA abgegeben werden kann. Innerhalb des SR binden die Proteine **Calsequestrin** und **Calreticulin** einen Großteil des freien Ca^{2+} ab.

Regulation der Erschlaffung: Die SERCA wird durch **Phospholamban** gehemmt. Dieses wird durch **Proteinkinase A** phosphoryliert und gehemmt, sodass die SERCA z. B. durch β-Stimulation im vegetativen NS enthemmt wird (positiv lusitrope Wirkung am Herzen, Tab. 3.2).

> **KLINIK**
> **Maligne Hyperthermie**: ▶ Kap. 8.2.2.

13.1.5 Energieumwandlung

ATP-Bereitstellung: Zur Energiebereitstellung und -umstellung in der Muskulatur bei Arbeit ▶ Kap. 6.1.1, ▶ Kap. 6.1.2. Kreatinphosphat ist der wichtigste intrazelluläre Puffer für ATP. Letzteres wird in der **Lohmann-Reaktion** durch Phosphatübertrag auf ADP resynthetisiert. In der Erholungsphase wird Kreatin wieder zu Kreatinphosphat resynthetisiert. ATP entsteht ferner aus anaerober und aerober Glycolyse, β-Oxidation von Fettsäuren (v. a. unter Adrenalinwirkung) und direkter Phosphorylierung durch Adenylatzyklase. Durch alle Mechanismen (Tab. 6.1) wird der ATP-Spiegel selbst unter schwerer Arbeit fast konstant aufrechterhalten.

> **Merke**
> Die Glucoseaufnahme in Muskelzellen ist im Wesentlichen insulinabhängig (GLUT-4). Im Hungerzustand ist die Glukoseaufnahme gering (Insulin↓). Oxidation von Fettsäuren und Ketonkörpern (aus der Leber!) ist dann wichtigster Energieträger.

> **Prüfungsfallstricke**
> Insulin stimuliert in Muskulatur und Fettgewebe die Lipidsynthese (antilipolytische anabole Wirkung, Tab. 10.4).

13.2 Quergestreifte und glatte Muskulatur

13.2.1 Allgemeine Grundlagen

Kontraktionsaktivierung

Durch die **elektromechanische Kopplung** wird das myoplasmatische Ca^{2+} erhöht (s. o.). Die **Latenz** zwischen AP und Kontraktion beträgt ca. 20 ms (Dauer der Kopplung!). In Skelett- und Herzmuskel agiert der Troponinkomplex (Troponin C) als Ca^{2+}-Schalter zur Freigabe der Myosinbindungsstelle am Aktin. In der glatten Muskulatur ist dies **Calmodulin**, welches als Ca^{2+}-Calmodulin-Komplex (CaM) die Bindungsstelle freischaltet.

Ferner muss der Querbrückenzyklus im glatten Muskel (**nicht** in Skelett- und Herzmuskel!) durch Phosphorylierung des Myosinhalses »erlaubt« werden. Dies geschieht dort über Aktivierung der **Myosin-Leichte-Ketten-Kinase (MLCK)**, die mit ihrem Antagonisten, der **Myosin-Leichte-Ketten-Phosphatase (MLCP)** im Gleichgewicht steht (s. u.).

Steuerung der Kraftentwicklung (Twitch und Tetanus)

Bei der Einzelzuckung (Twitch) wird das myoplasmatische Ca^{2+} zwischen APs wieder vollständig ins SR

zurückgepumpt. Eine Verstärkung der Muskelkraft erfolgt über mehrere Mechanismen:
- **zeitliche Summation (Superposition):** Erhöhung der AP-Frequenz einer motorischen Einheit (Aα-Motoaxon plus seine innervierenden Muskelzellen)→Kraftsteigerung.
- **Räumliche Summation:** Rekrutierung von α-Motoneuronen und damit zusätzlicher motorischer Einheiten→Kraftsteigerung.
- **α-γ-Koaktivierung** (▶ Kap. 15.4.3): γ-Aktivierung der Muskelspindeln bei willkürlicher Kontraktion zieht die Spindel auseinander und erhöht die Aktivität in den Ia-Spindelafferenzen, welche im Rückenmark monosynaptisch erregend auf den Agonisten schalten→Kraftsteigerung.
- **Vordehnung und Ca^{2+}-Sensibilisierung:** die Überlappung der Filamente bestimmt den Grad der maximalen Kraftentwicklung (bei ca. 2,2–2,7 μm, ◘ Abb. 13.2a). Durch die Ruhedehnung wird auch die Sensitivität der Troponine gegenüber Ca^{2+} moduliert.
- **Muskelquerschnitt:** längerfristige Regulation der Muskelkraft durch Muskelfaserhypertrophie und Querschnittszunahme. Bei Säugermuskeln besteht eine Maximalkraft von ca. 40–100 N/cm².

Tetanus: Wird bei zeitlicher Summation die AP-Frequenz immer höher, hat die SERCA nicht genügend Zeit, zwischen den Reizen Ca^{2+} zurückzupumpen, sodass $[Ca^{2+}]$ länger erhöht bleibt und mit den Reizen auch weiter zunimmt. Die **Krafttransienten** addieren sich zunächst zum **unvollständigen** und schließlich **vollständigen Tetanus** auf, bei dem die Kraft ein maximales Plateau aufweist (◘ Abb. 13.2b). Bei dieser willkürlichen Dauerkontraktion ist die Kraft 2- bis 10-mal höher als bei der Einzelzuckung.

> **Merke**
>
> Vollständiger Tetanus ist **nur** beim Skelettmuskel möglich, da hier das AP um einen Faktor 20–50 kürzer ist als der Krafttransient (5–10 ms vs. ~200 ms). Durch die asynchrone Tätigkeit der Querbrücken fällt die Kraft **nicht** ab. Beim glatten Muskel wird durch die lang anhaltenden Ca^{2+}-Aktionspotenziale ein hoher **Dauertonus** erreicht.

> **Prüfungsfallstricke**
>
> Durch Erhöhung der ACh-Menge an der neuromuskulären Endplatte wird die Kraft **nicht** gesteigert, lediglich die Auslösung eines Muskel-APs wird ▼

gefördert (»*ein AP macht noch keine Superkräfte!*«). Vollständiger Tetanus ist im Myokard **nicht** möglich, da das AP fast genauso lang dauert wie die Kontraktion.

Tetanische Fusionsfrequenz ist die Aktionspotenzialfrequenz, ab der die hervorgerufenen Kontraktionen zu einem **Tetanus** verschmelzen. Für einen Tetanus muss das Intervall zwischen aufeinander folgenden Aktionspotenzialen kürzer als ~30% der Kontraktionsdauer sein. Bei schnellen Muskelfasern (Typ IIB) ist die tetanische Fusionsfrequenz deshalb höher als bei langsamen Fasern (Typ I), man muss also schneller hintereinander reizen.

Kontraktionsformen

Im Skelettmuskel sind mehrere Kontraktionsformen möglich (◘ Abb. 13.2a):
- **Isometrische Kontraktion:** Kraftentwicklung ohne Verkürzung. Jegliche Form der reinen Haltearbeit. Senkrechte Linie im Kraft-Längen-Diagramm.
- **Isotonische Kontraktion:** Verkürzung des Muskels bei konstanter Spannung bzw. Kraft. Die isotonische Kontraktion ist eigentlich nur am isolierten Muskel ohne Vorlast möglich (im Organismus hängt am Muskel meist ein Gelenk mit einer Last dran, sodass Gewichtskraft der Last und Muskelkraft entlang der Muskellängsachse quasi nie zusammenfallen!). Waagrechte Linie im Kraft-Längen-Diagramm.
- **Auxotone Kontraktion:** Verkürzung des Muskels bei sich ändernder Spannung. Physiologischerweise sind eigentlich die meisten Kontraktionen auxoton, bei denen eine Last durch einen Muskel um ein Gelenk gedreht wird (z. B. Hantelgewicht stemmen!). Nach der isometrischen Phase zur Aufnahme der Gewichtskraft ändert sich die Komponente der Last in Richtung der Muskelkraft mit zunehmender Drehung. **Positiv auxotonisch**→Last nimmt während Kontraktion zu. **Negativ auxotonisch**→Last nimmt während Kontraktion ab.
- **Unterstützungskontraktion:** Kombination aus isometrischer Kontraktion bis zur Aufnahme des Gewichts und anschließender isotoner (bei kleinen Winkeländerungen im Gelenk) oder auxotoner Phase (bei großen Winkeländerungen).
- **Anschlagszuckung**: Zunächst rein isotone Kontraktion ohne Kraftentwicklung bis zum Muskelanschlag, danach rein isometrische Kontraktion, z. B. Kauen, Aufeinanderbeißen der Zähne.

- **Exzentrische Kontraktion:** Verkürzt sich der Muskel unter Kontraktion, so ist diese **konzentrisch**. Bei **exzentrischer Kontraktion** ist die Gegenkraft so groß, dass der Muskel trotz Kontraktion gedehnt wird. Tägliches Beispiel ist treppab oder bergab gehen. Hierbei ist die abzufedernde Gewichtskraft so groß, dass die Muskulatur v. a. der Kniegelenke besonders stark beansprucht wird. Exzentrische Kontraktionen sind belastend für den Muskel und führen unter Umständen zu Rissen und Schmerzen.

> **Prüfungsfallstricke**
>
> Der Muskelinnendruck wird mit zunehmender Kraft bei **Haltearbeit** immer größer und die Durchblutung wird stark gedrosselt und sistiert bei 30–40% Maximalkraft quasi (kann nur ca. 4 min aufrechterhalten werden). Bei 10% Maximalkraft kann bei Haltearbeit der O_2-Bedarf des Muskels **nicht** mehr gedeckt werden. Bei Haltearbeit erzeugte Energie wird vollständig in Wärme umgewandelt, **keine** äußere Arbeit! Bei rein isometrischer Arbeit ist daher der Wirkungsgrad Null!

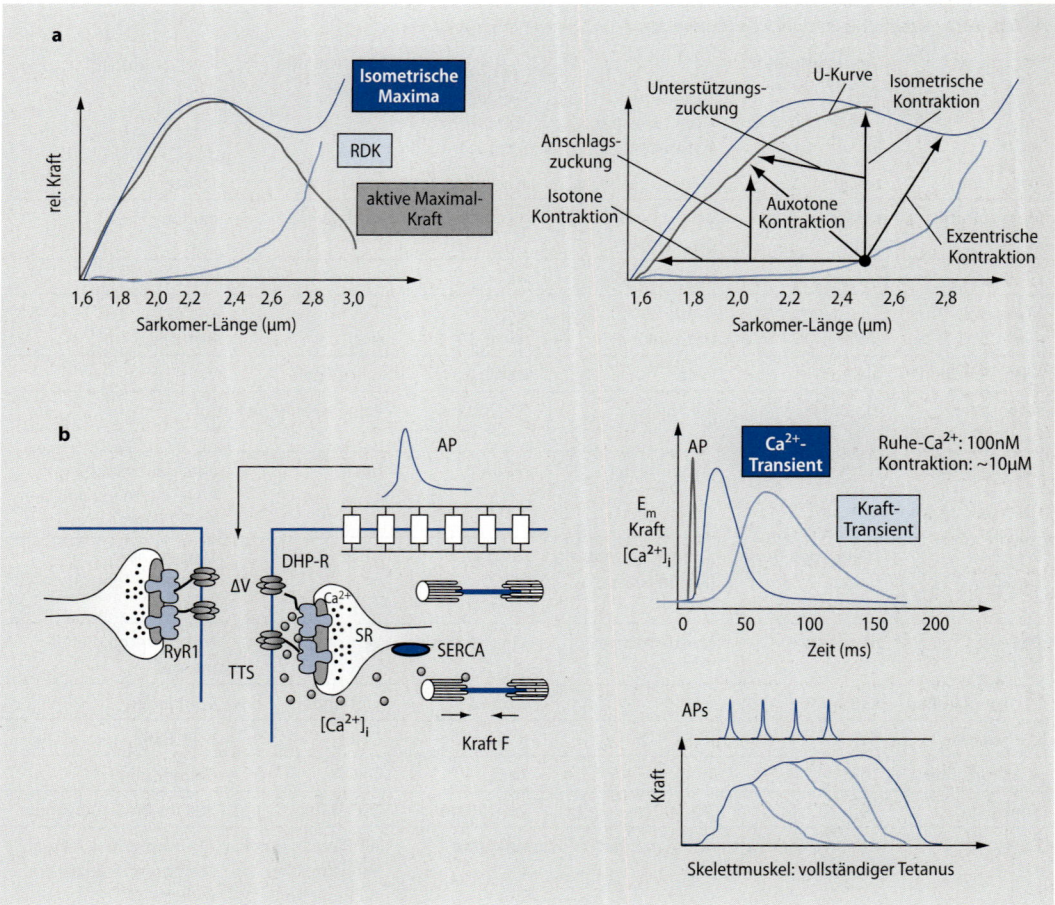

Abb. 13.2a,b. a Links: Ruhedehnungskurve (RDK), isometrische Maxima-Kurve und aktive Maximalkraft (Differenz beider Kurven). Rechts: verschiedene Kontraktionsformen im Kraft-Längen-Diagramm. **b** Mechanismus der elektromechanischen Kopplung im Skelettmuskel (links), Zeitabfolge von AP, Ca^{2+}- und Kraft-Transient sowie Superposition zum Tetanus bei repetitiver Reizung. Erklärung im Text

13.2.2 Skelettmuskel
(▶ Kap. 6.3.2, ▶ Kap. 13.1)

Fasertypen

Abhängig von der Expression von Isoformen der Myosin-schwere-Ketten (MHC) unterscheidet man **langsame »rote« (MHC I)** und **schnelle »weiße« Muskelfasern (MHC II**, »*hat nichts mit dem MHC aus Kap. 2 zu tun!*«). Die Geschwindigkeit bezieht sich auf deren Myosin-ATPase-Aktivität und ist ein Maß dafür, wie schnell der Querbrückenzyklus durchlaufen werden kann. ◘ Tabelle 13.2 fasst u. a. die wichtigsten Unterschiede der Fasertypen im Skelettmuskel zusammen.

- **Langsame Muskelfasern** sind rot (Myoglobin↑), oxidativ, ermüden nur sehr langsam und sind deshalb wichtig für Ausdauer- und Haltearbeit. Sie werden von kleinen Motoneuronen über dünne Axone versorgt. Ihre motorischen Einheiten sind klein.
- **Schnelle Fasern** sind weiß (Myoglobin↓), glycolytisch (Typ IIB) oder gemischt glycolytisch-oxidativ (Typ IIA), anfälliger für Ermüdung (v. a. Typ IIB) und eher geeignet für Schnellkraft. Sie werden von großen Motoneuronen mit dicken Axonen versorgt. Ihre motorischen Einheiten sind groß (bis ~1000 Muskelfasern pro Axon).

◘ **Tab. 13.2.** Unterschiede zwischen Skelett-, Herz- und glatter Muskulatur

Parameter	Skelettmuskel			Herzmuskel	Glatter Muskel
	Typ I »slow-twitch«	**Typ IIA** »fast twitch oxidative«	**Typ IIB** »fast twitch fatiguable«		
Ermüdung	resistent	weniger resistent	ermüdbar	resistent	resistent
Metabolismus	oxidativ	gemischt oxidativ/glycolytisch	glycolytisch	oxidativ	oxidativ
Glycogen	niedrig	ausreichend	viel	normal	normal
Myoglobin	↑ (rot)	↔ bis ↑ (rot/pink)	↓ (weiß)	↑ (rot)	↔ bis ↑ (rot/pink)
Mitochondrien	viele	viele	wenig	mittel/viele	viele
Tetanische Fusionsfrequenz	10–20 Hz	50–150 Hz	50–200 Hz	keine tetanische Fusion	
Kapillarisierung	hoch	mittel/hoch	niedrig	hoch	lokalisationsabhängig, keine eigenen Kapillaren bei Gefäßmuskulatur
Typische Funktion	Haltearbeit (Ausdauer)	schnelle Bewegung (Schnellkraft)	Ausdauer	Ausdauer	Dauertonus langsame Tonusänderungen
Beispiel	M. soleus	M. quadriceps	Mm. interossei	Ventrikelmyozyt	Myometrium, Gefäßmuskel
Phospholamban	vorhanden	fehlt	fehlt	vorhanden	vorhanden
Ca^{2+}-release	RYR1	RYR1	RYR1	RYR2	IP_3R, RYR3
»Ca^{2+}-Schalter«	Tn C_1	Tn C_2	Tn C_2	Tn C_1	Calmodulin
Kontraktion	100–200 ms	20–100 ms	20–100 ms	200–400 ms	200 ms bis Dauertonus
Erregung	Aktionspotenzialtransienten durch neuromuskuläre Erregung			AP-Plateau durch Schrittmacher, Gap junction Kopplung	AP-Transienten, Plateaus, Membranpotenzialwellen Ca^{2+}-AP's (!)
ec-coupling	DHPR-Kopplung (TTS) an RYR1 (SR)			Ca^{2+} Influx via DHPR triggert RYR2-Öffnung	Ca^{2+}-Influx via DHPR und »store-operated« channels, Ca^{2+}-Freisetzung aus ER durch IP_3.

Tn: Troponin

> **Merke**
>
> In vielen Muskeln kommen beide Fasertypen nebeneinander vor, es gibt auch Zwischentypen (so genannter embryonaler Typ).

13.2.3 Herzmuskel (▶ Kap. 3.1)

13.2.4 Glatter Muskel

Der Querbrückenzyklus selbst läuft im glatten Muskel analog zum Skelettmuskel ab. Die Steuerung und Struktur im glatten Muskel sind jedoch verschieden.

Kontraktionsvielfalt: Organspezifisch muss glatter Muskel **phasisch-rhythmische** (z. B. Peristaltik) sowie **tonische Dauerkontraktionen** (z. B. Sphinkteren, Gefäße) und Mischformen bewerkstelligen können. In den verschiedenen Organen ist glatter Muskel deshalb unterschiedlich spezialisiert. Die ATPase-Aktivität des Myosins ist sehr niedrig (bis 1000-mal langsamer als im Skelettmuskel). Daher ist glatter Muskel sehr langsam.

Struktur: Glatter Muskel besitzt **keine** transversalen und longitudinalen Tubuli in der Form der Skelettmuskelzelle, daher auch keine Triaden und keine Kopplung zwischen DHP-Rezeptorkanälen und RYR. Das SR im glatten Muskel (ER) durchzieht die Zelle irregulär mit Kaliberschwankungen von subsarkolemmal bis tief in die Zelle hinein. **Membrankaveolae** (»Membranbuchten«) scheinen eine Rolle bei der elektromechanischen Kopplung zu spielen. Neben Aktin- und Myosinfilamenten enthält glatter Muskel **intermediäre Filamente**, welche an den so genannten »**Dense Bodies**« zu einem mechanischen Zytoskelettnetzwerk verknüpft sind. Hier sind auch die Aktinfilamente angeheftet, sodass die Aktinmyosininteraktion bei Kontraktion wie der Bewegung eines Scherengitters mit Angelpunkten an den »Dense Bodies« gleicht.

> **Merke**
>
> Endplatten gibt es nicht im glatten Muskel.
> Aktinfilamente enthalten Tropomyosin, aber kein Troponin, welches evtl. durch **Caldesmon** und **Calponin** am Filament substituiert wird.
> Myosin ist geringer, Aktin reichlicher vorhanden als im Skelettmuskel.

Single/Multi-Unit Typen: Man unterscheidet funktionell 2 Typen von glatten Muskeln:

- Beim **Single-Unit-Typ** sind viele Muskelzellen durch Gap junctions mit geringem Widerstand gekoppelt, sodass viele Zellen schnell in einen funktionell gleichen Zustand geschaltet werden können (ähnlich beim Myokard!). Vorkommen in **phasisch-rhythmischen Muskeln** von Darm, Uterus, Gallengang und Harnleiter. Sie besitzen eine **myogene Spontanaktivität**, welche durch sympathische Synapsen, lokale (mechanische Dehnung, NO, Endothelin, Thromboxan u. v. m.) und humorale (Noradrenalin, Adrenalin, ADH, Angiotensin II usw.) Mediatoren moduliert werden.
- Muskelzellen vom **Multi-Unit-Typ** kontrahieren im Verband unabhängig voneinander. Vorkommen z. B. in M. ciliaris, Irismuskeln. Sie sind nur wenig (oder gar nicht) spontan-aktiv und unterliegen einem **neurogenen Tonus** durch vegetative Innervation.
- Mischformen: In den meisten makroskopisch glatten Muskeln finden sich Mischformen.

Elektromechanische Kopplung: Das zytosolische Ruhe-$[Ca^{2+}]$ liegt bei 10–100 nM und kann bei den unter Umständen sehr langen Kontraktionen Werte bis in den Bereich von 10^{-4}–10^{-3} M annehmen. Das Membranpotenzial kann langsam oszillieren und Membranerregung ist eher von langsameren Ca^{2+}-Aktionspotenzialen getragen, welche sich über Gap junctions ausbreiten. Ca^{2+}-Einstrom durch L-Typ-Ca^{2+}-Kanäle sowie »store-operated channels« induziert Ca^{2+}-Freisetzung aus dem SR über RYR3. Zusätzlich sind **Signalkaskaden** sehr wichtig: G_q-Protein-vermittelte IP_3-Bildung setzt Ca^{2+} aus dem SR durch »IP_3-release«-Kanäle frei (z. B. Noradrenalinwirkung über α_1-Rezeptoren, ◘ Abb. 14.2).

Myosinphosphorylierung: Der Querbrückenzyklus muss im glatten Muskel durch Phosphorylierung des Myosins erst freigegeben werden. Vier Ca^{2+}-Ionen binden an **Calmodulin (CaM)**, der Komplex **Ca^{2+}/CaM** aktiviert dann die **Myosin-light-Chain-kinase MLCK** (Holoenzymkomplex), welche dann die leichte Kette des Myosins phosphoryliert (ATP-Verbrauch!) und den Querbrückenzyklus aktiviert. Als Gegenspieler zur MLCK fungiert die **Myosinphosphatase MLCP**, welche Myosin desphosphoryliert und die Kontraktion beendet. Im intermediären Spannungszustand vieler glatter Muskeln herrscht ein Gleichgewicht zwischen MLCK und MLCP.

Bei Beendigung der Kontraktion wird Ca^{2+} ins SR zurückgepumpt oder aus der Zelle transportiert (Na/Ca-Exchanger, PMCA), die abfallende Ca^{2+}-Konzentration führt zu einem Überwiegen der MLCP und Dephosphorylierung des Myosins mit Beendigung des Querbrückenzyklus.

Tab. 13.3. Regulation der Kontraktion glatter Muskulatur über MLCK und MLCP

Enzym	Muskeltonus	Regulation
MLCK	+: Kontraktion	ATP, Adenosin, Angiotensin II, Endothelin, Depolarisation, Dehnung, Noradrenalin (α_1-Wirkung): →[Ca^{2+}]$_i$↑→Ca^{2+}/CaM-Komplex aktiviert MLCK
	–: Relaxation	Adrenalin, NA (β_2-Wirkung), cAMP, Proteinkinase A, NO, Proteinkinase G →Phosphorylierung MLCK inaktiviert diese
MLCP	+: Ca^{2+}-Desensitivierung, Myosin-Dephosphorylierung↑ (Relaxation)	NO→cGMP↑→Proteinkinase G
	–: Ca^{2+}-Sensitivierung, Myosin-Dephosphorylierung↓ (Kontraktion)	NA (α_1-Wirkung), Angiotensin II, ADH, Oxytocin, Serotonin: 1. Rho/Rho-Kinase-Aktivierung (s. a. 4.1.5.) oder 2. Proteinkinase C (über α_1-Wirkung→PLC, DAG↑) →MLCP-Phosphorylierung→MLCP-Inaktivierung

Prüfungsfallstricke

cAMP senkt die MLCK-Aktivität und führt zu Relaxation.

Merke

Phosphorylierung von MLCK oder MLCP bedeutet Inaktivierung des Enzyms!
MLCK-Phosphorylierung↑ (z. B. cAMP, β_2, VIP)→MLCK-Aktivität↓→Ca^{2+}-Desensitivierung→**Relaxation**.
MLCP-Phosphorylierung↑ (z. B. Proteinkinase C, Rho/Rho-Kinase)→Ca^{2+}-Sensitivierung→**Kontraktion**.
cAMP erhöht ferner die Rückaufnahme von Ca^{2+} ins SR und senkt damit den zytosolischen Ca^{2+}-Spiegel.

Vegetative Regulation und Ca^{2+}-Sensitivierung (Abb. 14.2): MLCK und MLCP unterliegen der Regulation durch das vegetative NS. Aktivierung der MLCK erhöht den Muskeltonus, Hemmung erniedrigt ihn (Relaxation). Den Einfluss der MLCP auf die Kontraktilität bezeichnet man als **Ca^{2+}-Sensitivierung**. Hemmung der MLCP führt zu vermehrter Myosinphosphorylierung (MLCK überwiegt nun!) und erhöhter Ca^{2+}-Sensitivität. Die wesentlichen Regulationen sind in Tabelle 13.3 zusammengefasst.

Fallbeispiel

Ein 3-jähriger Junge wird dem Kinderneurologen vorgestellt, da er zusehends Probleme beim **Aufrichten aus der Hocke** und Aufstehen zeige. Der Junge war nach Angaben der Mutter »immer ein Leichtgewicht« gewesen, sei in der Entwicklung gegenüber anderen Kleinkindern etwas zurückgeblieben, aber sonst nicht weiter auffällig gewesen. Der Junge hat jedoch auffällig **dicke Waden**, welche sich innerhalb von Monaten gebildet haben.

Klinisch zeigen sich **proximal betonte Paresen** der Beckengürtelmuskulatur und der Schultern, beim Aufstehen aus der Hocke zeigt der Junge das typische **»Gowers«-Phänomen**, indem er sich an sich selbst nach oben in den Stand abstützt. Aufstehen mit vorgehaltenen Armen ist nicht möglich. Die **Reflexe** sind beidseits symmetrisch in allen Etagen auslösbar. Im Serum finden sich stark **erhöhte CK-Werte**.

Bei Verdacht auf **Muskelsdystrophie** und zum Ausschluss anderer Myopathien wird eine Muskelbiopsie veranlasst. In der Immunfluoreszenzdarstellung zeigt sich völliges Fehlen von dystrophinpositiven Fasern.

Bei dem Jungen wird die Diagnose einer progressiven Muskeldystrophie vom **Typ Duchenne** gestellt. Die genetische Analyse der Mutter zeigt im X-Chromosom keinen auffälligen Befund und schließt diese als Konduktorin aus. Auch die Familienanamnese ist blande. Es handelt sich hierbei wahrscheinlich um eine neu aufgetretene **Mutation im X-Chromosom** des Kindes, welche die Expression von Dystrophin unterbindet. Die Erkrankung hat eine infauste Prognose. Eine **kausale Therapie** ist noch nicht verfügbar. Der Junge wird symptomatisch begleitend in den Folgejahren versorgt.

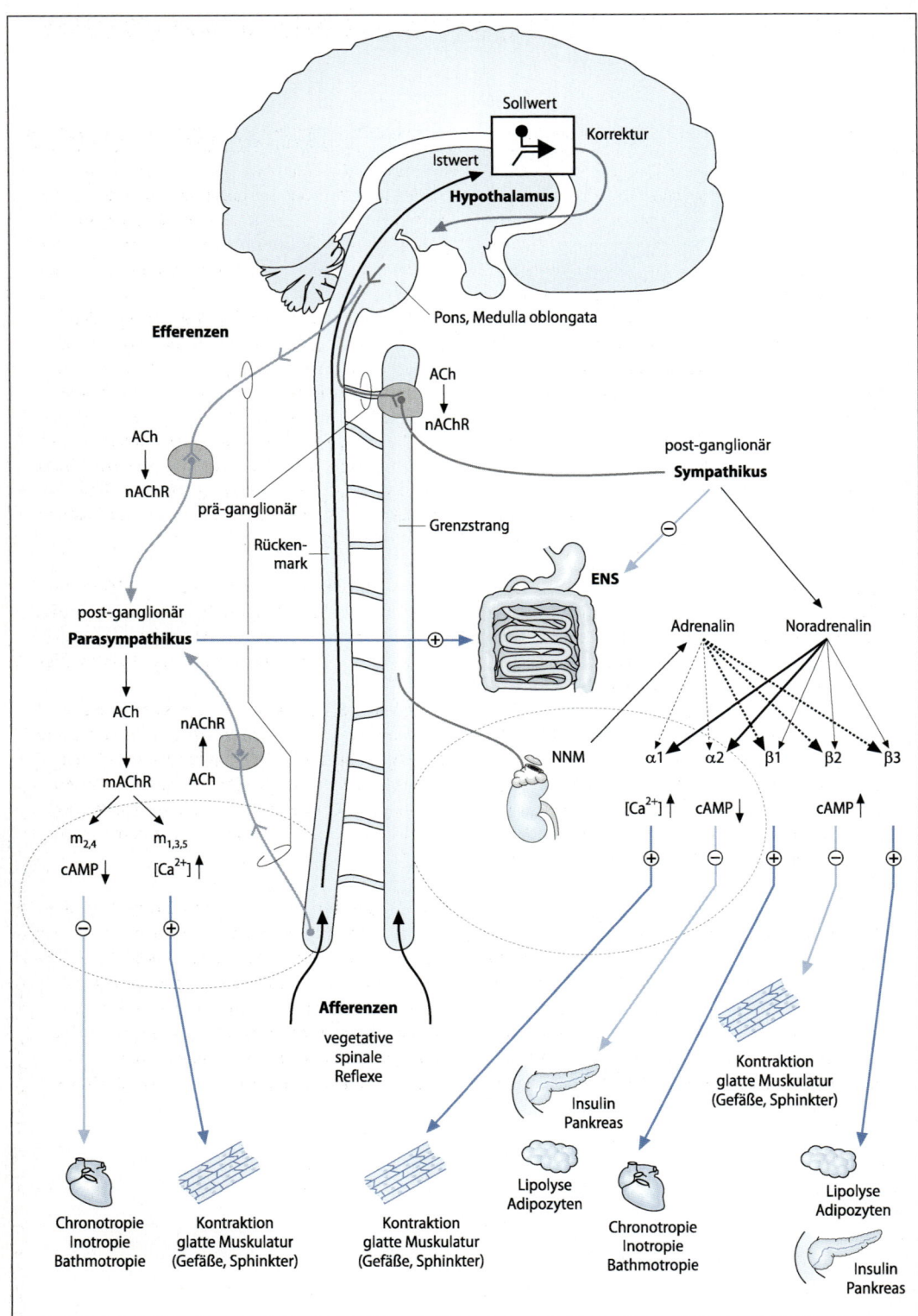

14 Vegetatives (autonomes) Nervensystem

> **Mind Map**
>
> **Komponenten des vegetativen Nervensystems (VNS):** Das vegetative (autonome) Nervensystem (VNS) kontrolliert im Zusammenspiel von Sympathikus (leistungsfördernd), Parasympathikus (erholungsfördernd) und enterischem Nervensystem (gastrointestinal) die unwillkürliche innere Homöostase des Körpers. Temperaturregulation, Chemoregulation, Verdauung, Kreislauf etc. werden hierbei durch übergeordnete Zentren in Hypothalamus und limbischem System gesteuert. Der Parasympathikus bildet den kraniosakralen, der Sympathikus den thorakolumbalen Bereich des peripheren VNS.
>
> **Bahnen und Transmitter:** Die peripher verlaufenden efferenten Fasern beider Systeme werden in einem peripheren Ganglion umgeschaltet, dessen Transmitter Acetylcholin (ACh) ist. Die postganglionären Fasern ziehen zum Zielorgan, wo sie den Transmitter Noradrenalin (NA, Sympathikus) oder Acetylcholin (Parasympathikus) freisetzen. Die sympathische Innervation von Schweißdrüsen und Nebennierenmark (NNM) nimmt eine Sonderstellung ein.
>
> **Enterisches Nervensystem (ENS):** Das ENS ist nicht streng organisiert, enthält viele Peptidtransmitter und nimmt funktionell die Rolle eines komplexen Ganglions ein. Reflexe im ENS laufen meist lokal im Plexus myentericus und submucosus ab, können aber durch Sympathikus und Parasympathikus moduliert werden.
>
> **Rezeptoren:** Die spezifische Transmitterwirkung von NA und ACh wird über prä- und postsynaptische Rezeptoren vermittelt. Cholinerge Rezeptoren im VNS sind entweder nikotinerg (nAChR) oder muskarinerg (m_1–m_5). Nikotinerge Rezeptoren sind Kationenkanäle (ionotrop), muskarinerge Rezeptoren G-Protein gekoppelt (metabotrop). nAChR im VNS (N2) sind nicht identisch mit nAChR an der neuromuskulären Endplatte (N1). Adrenerge Rezeptoren unterteilen sich in α– und β-Rezeptoren, welche alle metabotrop sind. α-Rezeptoren haben eine höhere Affinität zu NA, β-Rezeptoren zum Nebennierenmarkshormon Adrenalin.
>
> **Cholinerge und adrenerge Wirkungen:** In vielen Organen haben Sympathikus und Parasympathikus antagonistische Wirkung. Organe, welche nicht parasympathisch innerviert werden, können durch adrenerge Rezeptoren antagonistisch gesteuert werden (α–Wirkung vs. β-Wirkung). Die Aktivierung der einzelnen Rezeptoren führt nicht überall zur gleichen Effektorreaktion. Diese hängt in den verschiedenen Organen von der G-Protein-Kaskade und den nachgeschalteten Enzym- und Kanalreaktionen ab.
>
> **Vegetative Reflexe:** Über afferente Fasern bilden sich vegetative spinale und supraspinale Reflexbögen aus, welche schnelle Anpassungsreaktionen ermöglichen, z. B. Kreislaufreflexe bei Orthostase oder Pupillenreflex.
>
> **Übergeordnete Zentren:** Wichtiger Integrator der vegetativen Funktionen ist die Medulla oblongata und die Pons, insbesondere Nucleus tractus solitarii und ventrolaterale Medulla, welche den zentralen Grundsympathikotonus vorgeben. Die Barorezeptoren bilden hier einen inhibitorischen Eingang (Barorezeptorenreflex).
>
> **Homöostase:** Die übergeordneten Zentren Hypothalamus und limbisches System üben durch Vorgabe von Sollwerten für Parameter des inneren Milieus (z. B. Temperatur, Osmolalität) und resultierende Handlungsantriebe Einfluss auf die zielgerichtete Korrektur von Homöostaseabweichungen aus. Sollwertverschiebungen (z. B. bei Fieber) können zu vegetativen Korrekturanpassungen führen (Schüttelfrost vs. Schwitzen).

14.1 Morphologische Grundlagen, Entwicklung und funktionelle Komponenten des VNS

Das **vegetative Nervensystem (VNS)**, manchmal auch **autonomes Nervensystem (ANS)** genannt, kontrolliert die viszerale Homöostase (metabolisch, kardiopulmonal, sekretorisch, thermisch etc.) **ohne direkte** willkürliche Kontrolle (im Gegensatz zum somatomotorischen System). Das VNS entsteht embryonal aus dem Neuroektoderm und besteht **efferent** aus den klassischen Anteilen:
- **Sympathikus** (Transmitter: Noradrenalin [NA]; Ausnahme: Schweißdrüsen, dort Acetylcholin, ACh),
- **Parasympathikus** (Transmitter: Acetylcholin) und
- dem **enterischen Nervensystem** des Magendarmtrakts (**ENS**).

Die Synapsen des ENS setzen nichtklassische Transmitter, so genannte **NCNA-Transmitter** (non-cholinerg-non-adrenerg) frei (z. B. VIP, vasoaktives intestinales Peptid, ▶ Kap. 7). Daneben existieren auch viele cholinerge Neurone im ENS.

> **Merke**
>
> Funktionen des **ENS** laufen autonom ab und bleiben auch nach Durchtrennung sympathischer und parasympathischer Fasern erhalten (→lokales Nervensystem). Sympathikus und Parasympathikus besitzen modulierende Eigenschaften auf Synapsen des ENS (z. B. Hemmung der Peristaltik bei Sympathikusaktivierung).
> **Sympathikus**→ergotrope Wirkung (leistungsfördernd)
> **Parasympathikus**→trophotrope Wirkung (erholungsfördernd)

Zentrale und periphere Organisation
Das letzte **zentrale** Neuron, dessen Axon zum peripher gelegenen Ganglion zieht, ist das **präganglionäre Neuron**. Die Lage von Neuron und Ganglion sind bei Sympathikus und Parasympathikus verschieden (s. u.). Im peripheren Ganglion erfolgt die synaptische Umschaltung auf das **postganglionäre** Neuron (*»dieses liegt im Ganglion«*). Der Transmitter hier ist **immer** ACh, der postganglionäre Rezeptor ein nAChR (nikotinerger Kationenkanal).

Das postganglionäre Axon zieht in peripheren autonomen Nerven zum Zielorgan, hier erfolgt die synaptische Umschaltung auf die Zielzelle. Transmitter bei sympathischen Nerven ist hier stets NA *(»Ausnahme Schweißdrüsen: ACh!)*, bei parasympathischen Nerven ACh.

Organisation im ENS
Das **ENS** besteht aus einer Ansammlung von Nervenplexus im Gastrointestinaltrakt. Es ist rein peripher organisiert mit modulierenden Eingängen von Sympathikus und Parasympathikus. Hierbei ist jedoch zu beachten, dass die Plexus sowohl von präganglionären als auch postganglionären sympathischen/parasympathischen Fasern synaptisch versorgt werden. Die Plexus des ENS fungieren somit sowohl als riesige periphere **Ganglien** als auch als Ziel-»Zellen« im Sinne des klassischen VNS. In den Plexus des ENS (Plexus myentericus, submucosus) finden sich afferente, efferente und Interneurone mit einer Vielzahl von Transmittern (▶ Kap. 14.2.3).

> **Merke**
>
> Zum **VNS** gehören neben efferenten Fasern auch afferente Fasern. Diese verlaufen in der Regel zusammen mit somatosensiblen Afferenzen im Spinalnerv zum Rückenmark (Sympathikus, sakraler Parasympathikus) oder in den Hirnnerven (kranialer Parasympathikus) zu Eingängen in den entsprechenden Kerngebieten (z. B. Pressorezeptoren→ N. X; periphere Chemorezeptoren→Nn. IX, X). Die afferente Organisation entspricht der somatosensiblen, d. h. das afferente Neuron ist im Spinalganglion oder in den Hirnnervenkernen gelegen.

14.1.1 Funktionelle anatomische Organisation des VNS

Abbildung 14.1 zeigt den Aufbau des klassischen VNS in Sympathikus (**thorakolumbaler Bereich**) und Parasympathikus (**kraniosakraler Bereich**) sowie periphere Umschaltstationen und Faserverläufe einiger Organe. Tabelle 14.1 fasst die sympathische und parasympathische efferente Innervation, die Ganglien und die wesentlichen Organwirkungen zusammen.

> **Merke**
>
> Wesentliche **Ausnahmen** des allgemeinen Schemas sind:
> - **Schweißdrüsen**: sympathische Innervation, aber Transmitter ist ACh (muskarinerge Rezeptoren).
> - **Nebennierenmark**: sympathische Innervation chromaffiner Zellen des NNM setzt (Nor-)Adrenalin frei. Transmitter ist hier ACh, der Rezeptor ein nAChR. Das NNM nimmt die Rolle des peripheren Ganglions ein.

14.1 · Morphologische Grundlagen

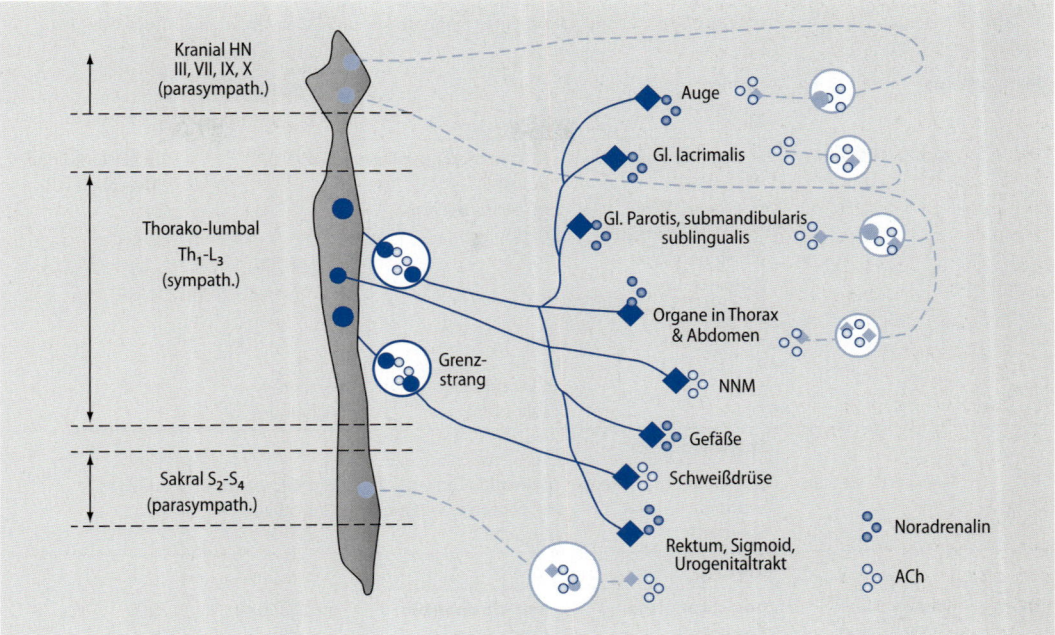

Abb. 14.1. Zentrale und periphere Organisation von Sympathikus (thorakolumbaler Bereich) und Parasympathikus (kraniosakraler Bereich). Die präganglionären sympathischen Fasern werden entweder in paravertebralen Grenzstrangganglien oder prävertebralen (mesenteriale, hypogastrische, pelvine) Ganglien organfern auf postganglionäre Neurone umgeschaltet. Die parasympathische Umschaltung erfolgt organnah entweder in pelvinen intramuralen oder kranialen parasympathischen Ganglien (detaillierte Auflistung ▢ Tab. 14.1)

Verlauf efferenter sympathischer peripherer Fasern

Präganglionäre sympathische Neurone liegen im Seitenhorn (intermediolaterale Kolumne) des Rückenmarks (Th 1–L3). Die Axone der sympathischen Neurone treten aus der Vorderwurzel aus und verlaufen zunächst zusammen mit somatomotorischen Fasern der α- und γ-Motoneurone im Spinalnerven als Ramus communicans albus (myelinisierte B-Fasern, ~10 m/s, weiß!) zum nächsten paravertebralen Ganglion.

Paravertebrale Ganglien bilden den sympathischen Grenzstrang über Th 1–L3 hinaus (z. B. Gg. cervicale superior). Die ankommenden präganglionären sympathischen Axone haben im Ganglion genau **eine von drei** Möglichkeiten:
- synaptische Umschaltung auf postganglionär im selben segmentalen paravertebralen Ganglion.
- Durchzug zu anderen Segmenten und Verschaltung dort im paravertebralen Ganglion.
- Durchzug zu **prävertebralen Ganglien** der Aorta und im Splanchnikusgebiet (z. B. Mesenterialganglien) und Verschaltung dort.

Prävertebrale Ganglien: vor der Aorta und den großen Arterien gelegen. Sie wirken allgemein modulatorisch auf das ENS ein.

Postganglionäre sympathische Neurone: Austritt der postganglionären Axone aus den paravertebralen Ganglien als **Ramus communicans griseus** (nichtmyelinisiert, grau!). Der weitere Verlauf erfolgt im Spinalnerv. Bei Austritt aus prävertebralem Ganglion erfolgt der Verlauf in Splanchnikusnerven.

> **Merke**
> Die **sympathische Umschaltung** von prä- auf postganglionär erfolgt **organfern** im Grenzstrang oder prävertebralem Ganglion→**postganglionäre sympathische Axone sind lang**!

Verlauf efferenter parasympathischer peripherer Fasern

Präganglionäre parasympathische Neurone liegen in den Kerngebieten von Medulla, Pons, Mittelhirn und Sakralmark (S2–S4). Die zugehörigen Axone verlaufen

◘ **Tab. 14.1.** Vegetatives Nervensystem: efferente Innervation durch Sympathikus und Parasympathikus, deren Ganglien und Wirkungen am Organ

Sympathikus		Organ		Parasympathikus	
		Auge			
Th_1	Ggl. cervicale sup.	M. dilatator pupillae (Mydriasis)	M. constrictor pupillae (Miosis)	Ggl. ciliare	N. III (Nc. Edinger-Westphal)
		M. ciliaris (Merke: schwache sympathische Innervation vorhanden!)	M. ciliaris (Akkomodation)		
		M. levator papebrae (Lidheber)	–		
		–	Gl. lacrimalis (Tränensekretion)	Ggl. pterygopalatinum	N. VII
		Speicheldrüsen			
Th_1	Ggl. cervicale sup.	Salivation↑ ($β_2$-Adrenozeptoren: visköser Speichel)	Salivation↑ (m_1-Cholinozeptoren: wässriger Speichel)	Ggl. submand. Ggl. oticum	N. VII N. IX
		Herz			
Th_1–Th_5	Paravertebrale Grenzstranggranglien und Ggl. stellatum	**pos. chronotrop, dromotrop** ($β_1$→$Gα_s$→cAMP↑) **pos. inotrop** (cAMP↑ und L-Typ Ca^{2+}-Kanäle→$[Ca^{2+}]_i$↑), **pos. lusitrop** (cAMP↑→Phospholamban-Inaktivierung→SERCA-Aktivität↑)	**neg. chronotrop, dromotrop** (m_2→$G_iβγ$→GIRK K^+-Aktivierung→E_m hyperpolarisiert), **leicht neg. Inotrop (nur Atria)** (m_2→$Gα_i$→cAMP↓→$[Ca^{2+}]_i$↓)	Intrakardiale Ganglien	N. X
Th_1–L_3	Para- und prävertebrale sympathische Ganglien	**Gefäße**			
		Vasokonstriktion	Vasodilatation	Pelvine Nn. splanchnici	S_2–S_4
		Noradrenalin ($α_1$→$Gα_q$→IP_3/DAG↑→$[Ca^{2+}]_i$↑) ($α_2$→$Gα_i$→AC↓→cAMP↓→MLC-Kinase↑)→Kontraktion glatter Muskelzellen der meisten Gefäße	Acetylcholin (m_2-Rezeptor präsynaptisch noradrenerge Neurone→$Gα_i$→AC↓→cAMP↓) (m_3-Rezeptor Endothel→$Gα_q$→IP_3/DAG↑→$[Ca^{2+}]_i$↑,PLC↑→NO-Synthese↑→Relaxation Myozyt)→Vasodilatation erektiler, intestinaler, rektaler und einiger zerebraler Blutgefäße bei intaktem Endothel		
		Niere und Nebenniere			
Th_9–Th_{10}	Ggl. aortico-renale	**Niere:** Reninfreisetzung↑, Na^+-Resorpt.↑, arterioläre Konstriktion (efferent>afferent), RPF↓, GFR (↓)	–	–	–

14.1 · Morphologische Grundlagen

Tab. 14.1 (Fortsetzung)

Sympathikus		Organ		Parasympathikus	
Th$_{11}$	Präganglionäre Fasern	**NNM:** Sekretion Adrenalin und Nordarenalin enterochromaffine Zellen	–	–	–
~Th$_5$–L$_2$	Ggl. mesent. sup./inf. Ggl. coeliacum	**Gastrointestinaltrakt**			
		Darmmotilität↓	Darmmotilität↑ Vasodilatation intestinal und rektal, Magensaftsekretion↑, Gallensekretion↑	Plexus coeliacus Nn. splanchnici pelvici	N. X S$_1$–S$_3$
L$_1$, L$_2$ (L$_3$)	Plexus pelvicus	**Urogenitaltrakt**			
		Blase: Relaxation M. detrusor (β$_2$) Kontraktion innerer Sphinkter (α$_1$-Rezeptor)→Kontinenz	**Blase:** Kontraktion M. detrusor (m-Rezeptoren, direkt!) Relaxation innerer Sphinkter (indirekt: ACh hemmt NA-Ausschüttung postganglionärer adrenerger Neurone!)→Miktion	Nn. splanchnici pelvici	S$_2$–S$_4$
	Ggl. mesent. inf.	**Genital:** Mann: Ejakulation Frau: Kontraktionen	**Genital:** Mann: Erektion, Sekretion Frau: Klitorale Vergrößerung, Sekretion	Nn. splanchnici pelvici	

β$_{1/2}$: β-adrenerge Rezeptoren. α$_{1/2}$: α-adrenerge Rezeptoren. m$_{1–5}$: muskarinerge Rezeptoren (ACh). Gα$_{s,i,q}$: α-Untereinheit G$_{s,i,q}$-Protein. G$_{i,s,q}$βγ: βγ-Untereinheit G$_{s,i,q}$-Protein. cAMP: zyklisches AMP. GIRK: G-Protein vermittelte ›inward rectifier‹ K$^+$ Kanäle. E$_m$: Membranpotenzial. [Ca^{2+}]$_i$: intrazelluläre Ca^{2+}-Konzentration. MLC: Myosin-Leicht-Kette. PLC/DAG: Phospholipase-C/Diacylglycerol. NNM: Nebennierenmark. Ggl. Ganglion. SERCA: sarko-endoplasmatisch-retikuläre Ca^{2+}-ATPase.

im N. III, N. VII, N. IX, N. X und in pelvinen Splanchnikusnerven. Die Umschaltung auf postganglionäre Neurone erfolgt in terminalen Ganglien. Organverteilung ▯ Tabelle 14.1.

> **Merke**
>
> **Parasympathische Umschaltung** erfolgt **organnah→parasympathische postganglionäre Axone sind kurz!**

Verlauf afferenter sympathischer und parasympathischer Fasern

Afferenzen

Der prinzipielle Aufbau der afferenten vegetativen Fasern für das klassische VNS entspricht dem der somatischen Afferenzen (▶ Kap. 16). Die Axone **vegetativer Afferenzen** verlaufen entweder zusammen mit **Spinalnerven** (z. B. sympathische Afferenzen) oder **pelvinen Nerven** (sakraler Parasympathikus) zur **Hinterwuzel** des Rückenmarks (RM) oder mit Hirnnerven (v. a. N. IX, X) zu kranialen Hirnstammkerngebieten. Die zugehörigen Neurone liegen im ersten Fall im Spinalganglion, im letzteren in Hirnnervenganglien (z. B. Ggl. nodosum, petrosum).

> **Merke**
>
> Der überwiegende Teil der vegetativen Afferenzen ist **marklos**. Für die Afferenzen existiert **keine** streng fixe Anordnung vergleichbar der efferenten Bahnen bzgl. Anzahl der Umschaltungen und Transmitter.

Afferent vegetative Qualitäten lassen sich grob einteilen in:
- **»Klassisch vegetative« physiologische Organafferenzen:** Physiologische, vegetative Reize der Presso-, Baro- (Dehnungszustand innerer Organe), Osmo- (Osmolarität), Chemo- (pO_2, pCO_2, pH) oder Temperaturrezeptoren werden in der Regel in parasympathischen Nerven geleitet.
- **»Unphysiologische« nozizeptive Organafferenzen:** Starke Organreizungen äußern sich in Schmerzreizen. Afferenzen der meisten viszeralen Nozizeptoren verlaufen zusammen mit sympathischen Nerven und werden im Hinterhorn des Rückenmarks umgeschaltet.

> **Merke**
>
> Die meisten viszeral afferenten Fasern verlaufen im N. X und überwachen den Zustand der inneren Organe von Thorax und Abdomen. Der N. vagus besitzt mehr afferente als parasympathisch efferente Fasern. **Viszerotopische Anordnung** viszeraler Schmerzen besteht auf spinaler und Hirnstammebene, **nicht** jedoch im Cortex. Die spinale Topik sorgt dafür, dass der viszerale Schmerz zentral mit einem Hautareal (Spinalnerv) assoziiert wird (übertragener Schmerz).

14.2 Zelluläre und molekulare Mechanismen der Signaltransduktion im VNS

14.2.1 Synaptische Übertragung

Pharmakologische Transmitter- bzw. Rezeptoragonisten werden als -mimetika bezeichnet, pharmakologische Transmitter- bzw. Rezeptorantagonisten werden als -lytika bezeichnet.

> **Prüfungsfallstricke**
>
> Neuromuskuläre nAChR-Antagonisten (z. B. Curare) sind **keine** Parasympatholytika, da die somatomotorische Innervation **nicht** über den Parasympathikus erfolgt!

Organwirkungen
Die Organwirkungen des klassischen VNS werden **postganglionär** durch die Transmitter **Acetylcholin** (Parasympathikus) und **Noradrenalin** (Sympathikus) bestimmt. Zusätzlich sympathisch auf postganglionäre Adrenozeptoren wirkt der humorale Transmitter Adrenalin, der durch Sympathikusaktivierung aus enterochromaffinen Zellen des NNM freigesetzt wird.

> **Merke**
>
> Im vegetativen Ganglion ist der Neurotransmitter **immer** ACh, sowohl für den Sympathikus als auch für den Parasympathikus (präganglionärer Transmitter). Der Rezeptor ist ein nAChR vom Typ N2, welcher sich in der Substruktur von dem der neuromuskulären Endplatte unterscheidet (N1).

◻ Tabelle 14.2 fasst die Charakteristika der sympathischen/parasympathischen efferenten Innervation und Transmitter zusammen.

> **Merke**
>
> ACh wirkt postsynaptisch an **cholinergen**, NA und Adrenalin an **adrenergen** Rezeptoren.

◻ **Tab. 14.2.** Zusammenfassung von Lokalisation, Myelinisierung, Transmitter und Rezeptoren des parasympathischen und sympathischen VNS

	Sympathisch präganglionär	Sympathisch postganglionär	Parasympathisch präganglionär	Parasympathisch postganglionär
Zellkörper	Seitenhorn, RM Th_1–L_3	Prä- und paravertebrale Ganglien	Hirnstamm, Sakralmark	terminale Ganglien, organnah
Myelinisierung	Ja	nein	ja	nein
Neurotransmitter	ACh	NA (cave: Schweißdrüse!)	ACh	ACh
Postsynapt. Rezeptor	nAChR (N2) (ionotroper Kationkanal)	adrenerg (α_1, α_2, β_1, β_2, β_3)	nAChR (N2) (ionotroper Kationkanal)	mAChR (metabotrop, G-Protein vermittelt)

14.2.2 Informationsübertragung von postganglionären Axonen auf Zielorgane

Cholinerge Rezeptoren

Nikotinerge cholinerge Rezeptoren: nAChR, z. B. neuromuskuläre Endplatte (N1), postsynaptische Membran des peripheren Neurons in den parasympathischen **und** sympathischen Ganglien (Umschaltung prä- auf postganglionär, N2), haben eine ionotrope Wirkung, d. h. sie aktivieren unspezifische Kationenkanäle mit Membrandepolarisation.

> **Merke**
>
> **Ganglionäre nAChR (N2)** werden durch ACh, Nikotin, Tetra-Methyl-Ammonium **stimuliert**, durch Hexamethonium (»Ganglienblocker«) **blockiert**. Es gibt klinisch **keine** Indikation für ganglionäre nAChR-mimetika/-lytika, da diese unspezifisch das VNS beeinflussen!

Muskarinerge cholinerge Rezeptoren: m_1–m_5-AChR haben eine metabotrope Wirkung (◘ Tab. 14.3).

> **Merke**
>
> Die Organverteilung der muskarinergen Rezeptoren ist sehr heterogen (◘ Tab. 14.1) mit post- und präsynaptischem Vorkommen im VNS. Präsynaptische m-Cholinozeptoren hemmen in der Regel als so genannte »**Autorezeptoren**« die weitere Transmitterfreisetzung (= negatives Transmitter-Feedback).

> **Prüfungsfallstricke**
>
> **m**uskarinerg→**m**etabotrop, nikotinerg→ionotrop.

Cholinerge Wirkung: Der Effekt von ACh ergibt sich aus der Rezeptorexpression in den verschiedenen Zielzellen. Die meisten Gewebe exprimieren mehrere Rezeptortypen gleichzeitig, »Down- und Up«-Regulation (dynamische Abnahme/Zunahme der Rezeptorkonzentration) sind möglich und beeinflussen den Transmittereffekt.

> **Merke**
>
> Viele parasympathisch innervierte glatte Muskelzellen (→Bronchien, Blutgefäße, Schwellkörper) besitzen hohe Dichten an m_1/m_3-AChR, deren Aktivierung zu Erhöhung von $[Ca^{2+}]_i$ führt (z. B. Bronchokonstriktion (→Atemwegswiderstand↑).

> **KLINIK**
>
> **Atropin:** Unspezifischer m_1–m_5-Antagonist (Parasympatholytikum); systemische Applikation wirkt **anticholinerg** mit Mundtrockenheit, »**Sicca**«-Symptomatik (= trockene Augen), Tachykardie, Aufhebung einer Bradykardie. Atropin ist wichtiges Notfallmedikament bei bradykarden Rhythmusstörungen und bei Reanimation!
>
> **Alkylphosphatvergiftung:** Atropin ist absolute Indikation bei Vergiftungen mit indirekten Parasympathomimetika, z. B. Alkylphosphaten, Eserin, da hier eine maximal vegetativ parasympathikotone Stoffwechsellage mit Bradykardie, Herzrhythmusstörungen, Hypersalivation, Magendarmkrämpfen und Miosis vorliegt (→Diagnostik: stecknadelkopfgroße Pupillen!).
>
> **Asthma bronchiale:** Asthma bronchiale ist primär eine **entzündliche** Erkrankung mit sekundären Bronchospasmen, welche durch inflammatorische Mediatoren (z. B. Zytokine, Leukotriene, Histamin) ausgelöst werden (intrazelluläres $[Ca^{2+}]_i$↑) und **nicht** durch erhöhte ACh-Wirkung an m-Cholinozeptoren! Daher werden bei der Therapie des Asthma bronchiale auch **keine** Parasympatholytika angewandt (→systemische Nebenwirkungen!), sondern β_2-Sympathomimetika (s. u.) bzw. Phosphodiesterasehemmer (diese erhöhen cAMP→Bronchodilatation, ◘ Tab. 14.1). Jedoch sind **inhalative Anticholinergika** indiziert bei **nichtentzündlich** chronisch erhöhtem Atemwegswiderstand (z. B. bei COPD = chronic obstructive pulmonary disease).

Adrenerge Rezeptoren

Rezeptorenklassen: Adrenerge postsynaptische Rezeptoren der Erfolgsorgane gliedern sich in α- und

◘ **Tab. 14.3.** Bevorzugt ablaufende Signalkaskaden und zelluläre Wirkung der metabotropen muskarinergen Rezeptoren

$m_1/m_3/m_5 \rightarrow G\alpha_q \rightarrow PLC \rightarrow IP_3/DAG \uparrow \rightarrow [Ca^{2+}]_i \uparrow$
$m_2/m_4 \rightarrow G\alpha_i \rightarrow AC\downarrow \rightarrow cAMP\downarrow$; oder $\beta\gamma$-Aktivierung (◘ Tab. 14.1)
PLC: Phospholipase C. $[Ca^{2+}]_i$: intrazelluläre Ca^{2+}-Konzentration. AC: Adenylatzyklase. cAMP: zyklisches AMP. G: G-Protein. IP_3: Inositoltriphosphat. DAG: Diacylglycerol. $\beta\gamma$: modulatorische Untereinheit G-Protein-Komplex.

β-Rezeptoren. Aufgrund pharmakologischer Wirkungen erfolgt Untergliederung in α_1-, α_2-, β_1-, β_2- und β_3-Rezeptoren.

> **Merke**
>
> α_2-Rezeptoren kommen auch präsynaptisch als »**Autorezeptoren**« vor. Sie hemmen die weitere Transmitterfreisetzung sowohl aus den eigenen, postganglionär sympathischen Nervenendigungen, als auch die ACh-Freisetzung evtl. benachbarter postganglionärer parasympathischer Nervenendigungen (negativer Transmitterfeedback, s. u.). Präsynaptische β_2-Rezeptoren steigern die NA-Freisetzung.

Alle adrenergen Rezeptoren entfalten ihre Wirkung metabotrop über G-Proteine (Tab. 14.4).

> **Merke**
>
> Aktivierung aller β-Rezeptoren führt **immer** zu Erhöhung von cAMP!

Aktiviert werden adrenerge Rezeptoren endogen durch die Sympathomimetika **Noradrenalin** (Neurotransmitter des Sympathikus) und **Adrenalin** (Hormon des NNM).

> **Prüfungsfallstricke**
>
> Adrenalin ist **kein** Neurotransmitter des Sympathikus, wohl aber medullärer Effektor der Sympathikusaktivierung des NNM. Als sympathikusvermitteltes Hormon wirkt es dann auf dem Blutweg auf adrenerge Rezeptoren.

Die Affinitäten beider Agonisten auf die Rezeptoren ist unterschiedlich (Abb. 14.2).

Tab. 14.4. Signalkaskade und zelluläre Wirkung der metabotropen adrenergen Rezeptoren

$\alpha_1 \rightarrow G\alpha_q \rightarrow PLC \rightarrow IP_3/DAG\uparrow \rightarrow [Ca^{2+}]_i\uparrow$
$\alpha_2 \rightarrow G\alpha_i \rightarrow AC\downarrow \rightarrow cAMP\downarrow$ oder $\beta\gamma$-Aktivierung
$\beta_1 \rightarrow G\alpha_s AC\uparrow \rightarrow cAMP\uparrow \rightarrow PKA\uparrow$
$\beta_2 \rightarrow G\alpha_s \rightarrow AC\uparrow \rightarrow cAMP\uparrow \rightarrow PKA\uparrow$
$\beta_3 \rightarrow G\alpha_s \rightarrow AC\uparrow \rightarrow cAMP\uparrow \rightarrow PKA\uparrow$

PLC: Phospholipase C. $[Ca^{2+}]_i$: intrazelluläre Ca^{2+}-Konzentration. AC: Adenylatzyklase. cAMP: zyklisches AMP. PKA: Proteinkinase A.

> **Merke**
>
> **N**oradrenalin→höhere Affinität zu α-Rezeptoren als zu β-Rezeptoren.
>
> **A**drenalin→höhere Affinität zu β-Rezeptoren als zu α-Rezeptoren (zu merken: N α A β=«Naß«).
>
> α_1- und β_1-Rezeptoren kommen **nur** auf der postsynaptischen, α_2- und β_2-Rezeptoren sowohl auf der postsynaptischen als auch auf der präsynaptischen Membran vor (Tab. 14.5)

Wirkungsmuster: Die adrenerge Wirkung von NA oder Adrenalin hängt letztlich von der **Rezeptordichte**, der **Rezeptordynamik** (s. u.) und der **organspezifischen Verteilung** der verschiedenen Rezeptoren ab. Es ist falsch zu sagen, Adrenalin wirke in niedrigen Konzentrationen nur auf β-Rezeptoren und in hohen nur auf α-Rezeptoren, da ein einzelner Rezeptor nicht »weiß«, wie hoch die Konzentration von Adrenalin im Extrazellulärraum ist!

Es ist vielmehr so, dass bei niedrigen Adrenalinkonzentrationen zunächst die β-Rezeptoren gesättigt werden (höhere Affinität) und Adrenalin in physiologischen Dosen vasodilatatorisch wirkt (β_2), gleichzeitig aber über β_1-Rezeptoren den kardialen Output erhöht (Schlagvolumen×Herzfrequenz [SV×HF]). Erst, wenn β-Rezeptoren überwiegend abgesättigt sind, wirkt Adrenalin vermehrt über α_1-Rezeptoren (Vasokonstriktion).

> **KLINIK**
>
> Warum ist **Adrenalin** ein Notfallmedikament zur Reanimation? Die applizierte Dosis ist um Größenordnungen höher als die physiologische und führt zu Vasokonstriktion! Die Vasokonstriktion ist hier wichtiger als die β-Wirkung am Herzen bei niedriger Dosis, da dem Schockpatienten der periphere Perfusionsdruck fehlt. Es hat keinen Sinn, das Herzzeitvolumen (HZV) zu stimulieren *(SV×HF)*, wenn dieses in einem TPR von Null »versiegt«.

14.2.3 Synthese und Abbau der cholinergen und adrenergen Überträgerstoffe

Acetylcholin

Synthese und vesikuläre Verpackung von ACh findet in terminalen Nervenendigungen statt. Die vesikuläre ACh-Konzentration beträgt ~150 mM (6000–10.000 Moleküle pro Vesikel). Die Synthese erfolgt **außerhalb** des Vesikels aus Cholin und Acetyl-CoA durch Cholinacetyltransferase. Der Transport in die Vesikel geschieht

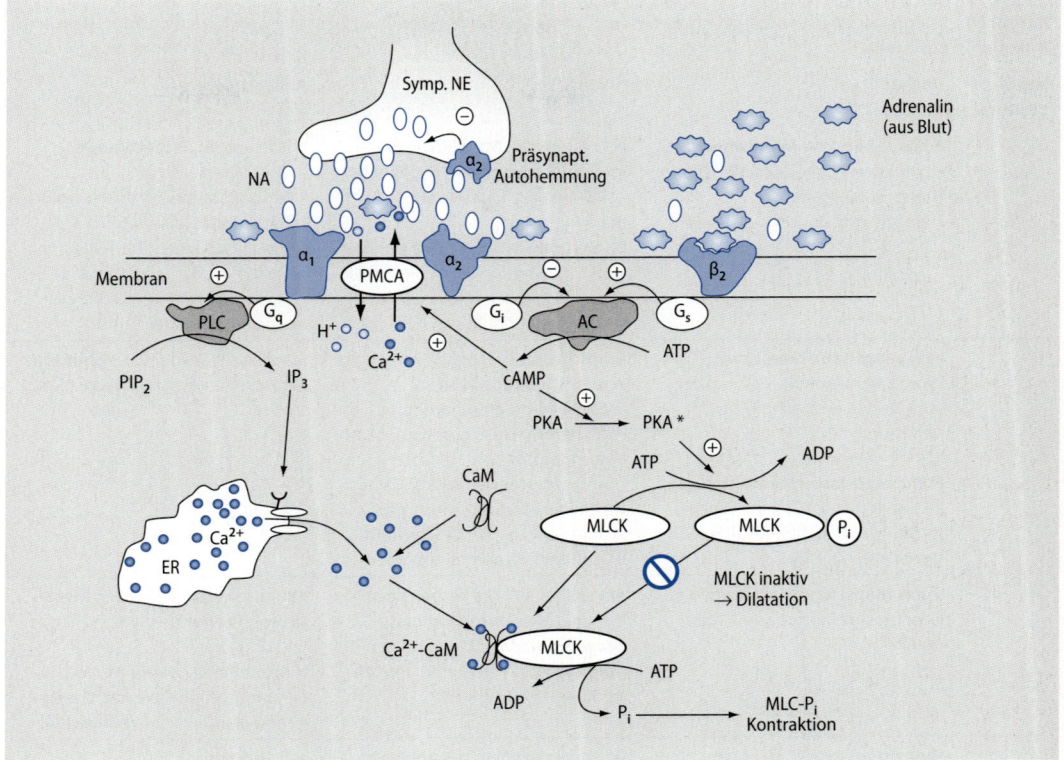

Abb. 14.2. Adrenerge Rezeptorwirkungen an der glatten Muskulatur. α_1-Rezeptoren erhöhen $[Ca^{2+}]_i$. Ca^{2+} aktiviert über den Ca^{2+}-CaM (Calmodulin) Komplex die MLCK (Myosin-Light-Chain-Kinase). Die Phosphorylierung der MLC initiiert den Querbrückenzyklus im glatten Muskel. β_2-Rezeptoren führen über cAMP-Erhöhung und Proteinkinase A (PKA)-Aktivierung zu Phosphorylierung und Inaktivierung der MLCK→Relaxation. Ferner wird eine PMCA (plasmalemmale Ca-ATPase) aktiviert, welche $[Ca^{2+}]_i$ erniedrigt. α_2-Rezeptoren wirken an der Muskelzelle **nicht direkt dilatatorisch**, da sie cAMP erniedrigen und die Inaktivierung der MLCK gehemmt wird. Der dilatatorische Effekt kommt durch Autohemmung (präsynaptische α_2-Rezeptoren hemmen NA-Freisetzung und damit α_1-Wirkung) sowie zentrale Wirkung (Hemmung Sympathikotonus im Nc. Tractus solitarii) zustande. NE: Nervenendigung. PKA*: aktivierte PKA

---

durch einen ACh-H$^+$-Austauscher, nachdem Protonen vorher primär-aktiv durch eine ATPase in die Vesikel gepumpt wurden.

Nach der Freisetzung (▶ Kap. 12) erfolgt die ACh-Inaktivierung durch ACh-Esterase im synaptischen Spalt.

Noradrenalin

Synthese und Inaktivierung von NA findet in noradrenergen Neuronen statt. Die Synthese von Adrenalin aus NA findet **nur** im NNM statt. Tyrosin wird aus dem Blut in das Terminalretikulum der sympathischen Nervenendigung aufgenommen und zu NA umgewandelt. Der Transport in Speichervesikel erfolgt durch ATP und benötigt Mg^{2+}. Freisetzung (**Exozytose**) erfolgt durch Depolarisation, die Transmitterwirkung erfolgt dann postsynaptisch und präsynaptisch (α_2-negatives Feedback > β_2-positives Feedback; Affinität beachten!).

Die **Inaktivierung** erfolgt durch aktive Wiederaufnahme (~90%) in Varikosität und Vesikel. Nichtvesikuläres NA wird durch Monoaminooxidase desaminiert (→durch MAO-Hemmer blockierbar! [MAO: Monoaminooxidase]). 10% des NA werden ins Blut aufgenommen und in der Leber durch Katechol-O-Methyl-Transferase (COMT) methyliert und weiter zu Vanillinmandelsäure abgebaut.

Tab. 14.5. Organspezifische prä- und postsynaptische Adrenozeptorenverteilung, Rezeptorwirkung sowie Agonisten- und Antagonistenwirkungen

Adreno-zeptor	Vorkommen	Agonisten	Antagonisten
α_1	**Postsynaptische Membran:** v. a. glatter Muskel (Gefäße, Uterus, Ureter, Sphinkteren) →Kontraktion	NA>Adrenalin: Notfallmedikament im Schock, Hypotonie, Reanimation. →RR-Anstieg, Tachykardie, Arrhythmie. **Phenylephrin** (lokale Anwendung zum Abschwellen der Schleimhaut durch Vasokonstriktion, z. B. Nasentropfen), Mydriatikum.	z. B. **Prazosin, Phentolamin** →Antihypertensivum →Vasodilatation, Nachlastsenkung, z. T auch Vorlastsenkung Notfallmedikament bei hypertoner Krise (z. B. Katecholaminexzess, Phäochromozytom = katecholaminproduzierender Tumor)
α_2	**Präsynaptische Membran:** sympathische und parasympathische Nervenendigung (Autohemmung) **Postsynaptische Membran:** Pankreas (Insulin↓), Darmlängsmuskulatur (Erschlaffung), Fettgewebe (Lipolyse↓)	**Clonidin:** präsynaptisch wirkendes Antisympathotonikum →Stimulation präsynaptischer α_2-R. hemmt NA-Freisetzung (Autohemmung) →antihypertensive Wirkung v. a. zentralnervös: Stimulation postsynaptischer α_2-R. (NTS) hemmt peripheren Sympathikotonus	Manche Alkaloide, z. B. **Yohimbin.** Klinisch nicht gebräuchlich.
β_1	**Postsynaptische Membran:** Herz (positiv inotrop), JGA Niere (Renin↑)	Adrenalin>NA, »kardioselektive β-Mimetika« (**Dobutamin, Isoproterenol**), Medikament der Intensivstation (akute Herzinsuffizienz, Pumpversagen).	Kardioselektive β-Blocker: **Metoprolol, Atenolol**→Sympathikuswirkung↓ Indikation: Tachyarrhythmien, Sekundärprophylaxe nach Herzinfarkt (kardialer O_2-Verbrauch↓)
β_2	**Präsynaptische Membran:** sympathisch (nur!) Nervenendigung (NA-Freisetzung↑) **Postsynaptische Membran:** Pankreas (Insulin↑), Darmlängs-, Bronchialmuskulatur (Erschlaffung), Sphinkteren (Erschlaffung), Fettgewebe (Lipolyse↑)	Adrenalin > NA, so genannte »bronchoselektive β-Mimetika« (klassische Asthmamedikamente, Sprays!): **Terbutalin, Fenoterol, Salbutamol.** Indikationen: Asthma bronchiale (Bronchodilatation), Tokolytika (Wehenhemmer)	z. B. **Butoxamin** klinisch nicht eingesetzte Stoffe
β_3	**Postsynaptische Membran:** Fettzellen (Lipolyse↑)	Adrenalin>NA	klinisch nicht eingesetzte Stoffe

NA: Noradrenalin, JGA: Juxtaglomerulärer Apparat, NTS: Nc. tractus solitarii.

Anwendung

Indirekte Sympathomimetika/-lytika beeinflussen die Synthese- und Inaktivierungswege von NA.

- **Indirekte Sympatholytika:** zentralnervös und präsynaptische Angriffspunkte (Synthese, Speicherung, Freisetzung). Antisympathotonika haben antihypertensive Wirkung!
  - **Reserpin** hemmt die vesikuläre NA-Aufnahme durch ATPase-Hemmung der Protonenpumpe →zentraler NA-Mangel mit Nebenwirkungen: Sedation, Depression, Appetitsteigerung.
  - **Clonidin** stimuliert präsynaptisch α_2-Rezeptoren und hemmt dadurch die NA-Freisetzung. Stimulation postsynaptischer α_2-Rezeptoren im Nc. tractus solitarii senkt den peripheren Sympathikotonus.
- **Indirekte Sympathomimetika:** prä- und postsynaptischer Angriff durch Aufnahme-, MAO- und COMT-Hemmung. Damit erfolgt eine Erhöhung der NA-Wirkung!
  - Die **periphere Wirkung** entspricht erhöhter Sympathikuswirkung.
  - **Zentralnervöse Wirkung:** psychische Veränderung, Aufmerksamkeit↑, Konzentrationsfähigkeit↑, Appetitzügler (klassische Wirkung der Amphetamine!).

- MAO-Hemmer und Wiederaufnahmehemmer (z. B. Imipramin) sind als Antidepressiva (zentraler NA-Mangelzustand) oder Antiparkinson-Medikamente einsetzbar (denn bei der Parkinson-Krankheit überwiegen zentrale cholinerge Transmitter).
- COMT-Hemmer haben klinisch keine Bedeutung.

Praxis: angewandte Aufnahmehemmung. **Amphetamine** wurden im 2. Weltkrieg bei Piloten eingesetzt (so genannte »Fliegerschokolade«!). Amphetamine wirken als zentrale Psychostimulanzien durch Abnahme der NA-Konzentration in Vesikeln; sie verfügen über ein hohes Abhängigkeitspotenzial und führen rasch zu Toleranzentwicklung.

Kolokalisation von Transmittern, Nichtklassische Transmitter im VNS

Im vegetativen Nervensystem sind neben den klassischen Transmittern NA und ACh noch weitere nichtklassische Transmitter in den Nervenendigungen kolokalisiert, welche zusammen ausgeschüttet werden. Die wichtigsten sind in ◘ Tab. 14.6 zusammengefasst.

Transmittermodulation

Kolokalisation und Kotransmission modulieren die Wirkung der klassischen Transmitter. Als Beispiel bewirkt **ATP** eine Kontraktion glatter Muskelzellen über purinerge Rezeptoren (**Purinozeptoren**: P_{2X}→ligandengesteuerter Ionenkanal; P_{2Y} und P_{2U}→G-Protein-gekoppelt)→$[Ca^{2+}]_i$↑).

Ferner bewirkt **NO** Relaxation an glatten Muskelzellen. Seine Bildung erfolgt in Endothelzellen durch Stimulierung der NO-Synthase. Nach Diffusion in Myozyten erfolgt Aktivierung der Guanylylzyklase mit cGMP↑.

VIP (vasoaktives intestinales Peptid) bewirkt verzögerte Relaxation an glatten Muskelzellen über cAMP↑ oder $[Ca^{2+}]_i$↓.

◘ **Tab. 14.6.** Mit NA und ACh kolokalisierte nichtklassische Transmitter im VNS

Klassische Transmitter	Kolokalisierte Transmitter
NA	ACh, NO, ATP, VIP, Neuropeptid Y, Opioid Peptide
ACh	Substanz P, CGRP

VIP: vasoaktives intestinales Peptid. CGRP: calcitonin-gene related peptide.

14.3 Funktionelle Organisation des VNS

14.3.1 Vegetative Steuerung

Efferent somatomotorische Innervation

Die somatomotorisch efferente Innervation von Skelettmuskulatur ist rein exzitatorisch (»jawohl!«). Der Transmitter ist ACh und bewirkt postsynaptisch durch Bindung an nACh-Rezeptoren ein exzitatorisches postsynaptisches Potenzial (EPSP; ► Kap. 12.4.5). nAChR des Skelettmuskels werden durch Muskelrelaxanzien blockiert.

Efferent vegetative Innervation

Im Gegensatz zur somatomotorischen finden sich bei der efferenten Innervation der Organe im vegetativen NS (◘ Tab. 14.1):
- antagonistische Wirkungen Sympathikus/Parasympathikus, z. B. Pupille, Lunge, Herz, Gastrointestinaltrakt.
- synergistische Wirkungen Sympathikus/Parasympathikus, z. B. in Speicheldrüsen.
- alleinige Innervation durch Sympathikus: z. B. Schweißdrüsen (postganglionär ACh), Leber (postganglionär Noradrenalin: Glycogenstoffwechsel, Gluconeogenese), NNM (präganglionär sympathisch→nAChR!), Niere (sympathischer Einfluss auf GFR, RBF, prä- und postglomerulärer Widerstand, ► Kap. 9), Blutgefäße (Vasokonstriktion).
- alleinige Innervation durch Parasympathikus: z. B. Tränendrüse.

> **KLINIK**
>
> Nebenwirkung vieler Anticholinergika: trockener Mund, z. B. bei Therapie von Koliken mit N-Butyl-Scopolamin (Buscopan®).

> **Merke**
>
> Ausnahme der sympathischen Gefäßinnervation sind erektile Gefäße des Schwellkörpers, Speicheldrüsengefäße sowie regionale Gefäße im Gehirn. Hier wird über muskarinerge Cholinozeptoren parasympathisch eine Vasodilatation bewirkt!

Rezeptordynamik

Die Rezeptordichte/-sensitivität kann durch das Transmitterangebot erhöht (Up-Regulation) oder erniedrigt (Down-Regulation) werden.

> **Merke**
>
> Hohes Transmitterangebot→Down-Regulation→Begrenzung der Transmitterwirkung→Adaptation. Niedriges Transmitterangebot→Up-Regulation→Erhaltung der Sensitivität.

Adrenerge Organwirkung ist nicht gleich adrenerge Organwirkung

Die adrenergen Organwirkungen des Katecholamins Adrenalin und des Neurotransmitters NA hängen von der spezifischen Rezeptorverteilung ab und sind an vielen Organen antagonistisch (◘ Tab. 14.7). Ist keine antagonistisch adrenerge Innervation vorhanden, wird die antagonistische Wirkung in der Regel (aber nicht immer: z. B. Speicheldrüsen!) durch den Parasympathikus vermittelt (z. B. Herz, Pupillenreaktion, ◘ Tab. 14.1).

Es gilt also: α- und β-Wirkungen können antagonistisch, synergistisch oder isoliert (ohne adrenerges Pendant) sein. In isoliert adrenergen Fällen liefert zumeist der Parasympathikus die antagonistische Wirkung (◘ Tab. 14.1).

Notfallreaktion: Adrenalin (v. a. β-Wirkung) bewirkt eine Notfallreaktion des Körpers (»Fight-or-flight-response«). Die Wirkungen können daraus abgeleitet werden, dass der Körper maximal auf Glucoseverfügbarkeit eingerichtet wird→**diabetogene** (Glycogenolyse↑, Gluconeogenese↑), **katabole** und **lipolytische** Wirkung. Zusätzlich wird bei dieser Notfallreaktion durch Sympathikusaktivierung lokal die β-Wirkung durch Adrenalin auf den Pankreas (Insulinsekretion↑) durch NA-Ausschüttung (α-Wirkung→Insulinsekretion↓) aufgehoben, sodass netto **keine** Hypoglykämie, sondern eine **Hyperglykämie** resultiert. Eine Hypoglykämie würde sonst das Gehirn beeinträchtigen→(»*der fliehende Körper muss nicht nur fliehen können, sondern sein Gehirn muss auch wissen, wohin*!«).

◘ Tab. 14.7. Organspezifität α- und β-mimetischer Wirkungen

Organ	α-Wirkung	β-Wirkung
Gefäße: Koronarien Meiste Gefäße (Arteriolen)	Kontraktion (**α₁**, spärlich vorhanden) Kontraktion (**α₁**), v. a. Haut	Dilatation (**β₂>β₁**)! Dilatation (**β₂>β₁**), auch Gefäße in Skelettmuskulatur
Uterus	Kontraktion (**α₁**)	Relaxation (**β₂>β₁**)
Bronchialmuskulatur	Kontraktion (**α₁**)	Relaxation (**β₂>β₁**)
Magendarmtrakt: Längsmuskulatur Sphinkteren	–Kontraktion (**α₁**) –Relaxation (**α₂**), Hemmung ACh Freisetzung cholinerger NE Kontraktion (**α₁**)	Relaxation (**β₂>β₁**) Relaxation (**β₂>β₁**)
Fettgewebe (Lipolyse)	Hemmung (**α₂**)→antilipolytisch	Erhöhung (**β₂>β₁**)→lipolytisch
Pankreas (Insulin Betazellen)	Hemmung (**α₂**) →diabetogen, Hyperglykämie	Erhöhung (**β₂>β₁**) →antidiabetogen, Hypoglykämie
Leber (Glycogenolyse, Gluconeogenese)	Erhöhung (**α₁**) →Hyperglykämie, katabol	Erhöhung (**β₂>β₁**) →Hyperglykämie, katabol
Skelettmuskel (Gluconeogenese)	–	Erhöhung (**β₂>β₁**) →vermehrte Laktatbildung!
Speicheldrüsen	Erhöhung HCO₃⁻-Sekretion (nur **α₁**)	Erhöhung Amylasesekretion (nur **β₁**)
Niere (Reninsekretion)	–	Erhöhung (**β₂>β₁**)
M. dilatator pupillae	Kontraktion (**α₁**)	–
Mastzellen (Histaminsekretion)	Erhöhung (**α₂**)	Hemmung (**β₂>β₁**)→Mastzellstabilisatoren!
Herz	–	**β₁**: pos. inotrop, chronotrop, dromotrop
NE: Nervenendigung-		

14.3 · Funktionelle Organisation des VNS

Sympathikus und Parasympathikus modulieren das enterische NS (▶ Kap. 7.6)

Enterisches NS umfasst Ganglienzellen im Plexus myentericus (Auerbach) und submucosus (Meißner).

Parasympathikus→Muskeltonus↑, Peristaltik↑, Drüsensekretion↑ (m-Cholinozeptoren).

Sympathikus→Muskeltonus↓, Peristaltik↓, Drüsensekretion↓, Vasokonstriktion, Durchblutung↓.

> **Merke**
>
> An Sphinkteren im Magendarmtrakt wird der Sphinktertonus konstriktorisch vom Sympathikus über α_1-Rezeptoren bestimmt.

14.3.2 Vegetative Reflexe

Gemäß der Innervationsmuster von Sympathikus und Parasympathikus gibt es rein spinal-vegetative, (z. B. Defäkations-, Miktionsreflex, genitale Reflexe) und pontine/mesencephale Reflexe (z. B. Vagusreflexe, Barorezeptoren-, Chemorezeptorenreflex). Die spinalen Reflexe können unter supraspinaler Kontrolle stehen.

> **Prüfungsfallstricke**
>
> Sympathische Reflexe werden primär spinal (thorakolumbal), parasympathische Reflexe primär pontin oder sakral geschaltet.

Wichtige vegetative Reflexe sind im Folgenden dargestellt: der Pupillenreflex, Baroreflex, gastrointestinale Reflexe, Defäkationsreflex, Miktionsreflex, viszerokutane Reflexe.

Pupillenreflex

Regelgröße ist die auf die Retina einfallende Lichtmenge. Der Pupillenreflex besteht aus afferentem (▶ Kap. 17.4) und efferentem Schenkel (◘ Tab. 14.8). Die **Pupillengröße** wird efferent durch Sympathikus (Mydriasis) und Parasympathikus (Miosis) geregelt. Vom afferenten Teil der Sehbahn bestehen Verbindungen zum Hypothalamus und zum Nc. Edinger-Westphal. Diese sind efferente Ausgangsstationen für sympathische und parasympathische Regulation (◘ Tab. 14.8).

> **Merke**
>
> Schreckgeweitete Pupillen sind Teil einer emotionalen Angstreaktion mit starker Smpathikusaktivierung (z. B. bei »fight-or-flight« Syndrom).

> **KLINIK**
>
> **Horner-Syndrome:** Ptosis, Miosis, Anhidrosis (trockene Haut der Stirn). Der häufig zitierte Enophthalmus ist ein Symptom bei manchen Primaten (eher **nicht** beim Menschen!)
>
> **Diagnostik mithilfe von Pupillenreflexen:** Beleuchtung des Auges führt zu Miosis (direkte und indirekte Reaktion). Pupillenreaktion ist wichtig in der Hirntoddiagnostik und bei Verdacht auf raumfordernde Prozesse, da N. III bei Hirndrucksteigerung lange vor Beeinträchtigung höherer zerebraler oder vegetativer Funktionen betroffen ist.
>
> Häufige Nebenwirkungen von **Halluzinogenen** (LSD, Ecstasy) ist eine Pupillenerweiterung. »Stecknadelkopfgroße Pupillen« (maximale Miosis) müssen an **Opiatvergiftung** denken lassen! Ver-
> ▼

◘ **Tab. 14.8.** Effektoren und Verschaltung der für den Pupillenreflex benötigten sympathischen und parasympathischen Reflexbögen

Effektor	System	Efferente Schaltung	Adäquater Reiz
M. dilatator pupillae (Pupille groß) **Mydriasis**	Sympathikus	1. Neuron Hypothalamus (Axon zieht zu intermediolateraler spinaler Kolumne) →Umschaltung auf 2. Neuron (= prä-ganglionär; Axon zieht durch Ggl. stellatum zu Ggl. cervicale sup.) →Umschaltung auf 3. Neuron (= post-ganglionär; Axon zieht entlang A. carotis int.) →Innervation von Müller Lidheber, M. dilatator pupillae, Schweißdrüsen der Stirn	Abnahme retinaler Lichtmenge
M. constrictor pupillae (Pupille klein) **Miosis**	Parasympathikus	1. Neuron Nc. Edinger-Westphal (präganglionär) →Hirnnerv III (Occulomotorius) →Umschaltung auf 2. Neuron im Ggl. ciliare (postganglionär) →postganglionäre Fasern zum M. constrictor pupillae	Zunahme retinaler Lichtmenge

giftungen mit Insektiziden (Alkylphosphaten) rufen neben starker Miosis auch immer Reaktionen einer generalisierten Parasympathikusaktivierung hervor, z. B. Hypersalivation, Magendarmkrämpfe, Erbrechen, Herzrhythmusstörungen.

Baroreflex

Hirnstammreflex; Barorezeptorenafferenzen von Aorten- und Karotissinus verlaufen mit dem N. vagus zum Hirnstamm und bilden im Nc. tractus solitarii (NTS) **den im Wesentlichen einzigen hemmenden Input** für sympathikotone Neurone. Akuter Blutdruckabfall (z. B. Orthostase, Blutverlust) wird mit verminderter Hemmung des sympathischen Grundtonus beantwortet. Dies entspricht einer Sympathikusaktivierung.

Merke

Der Grundtonus des Sympathikus wird supraspinal in Kerngebieten der Pons aufrechterhalten. Ohne diesen sind sympathisch präganglionäre Neurone des Rückenmarks **nicht** oder nur gering aktiv.

Gastrointestinale Reflexe

Diese Reflexe verlaufen auf verschiedenen Ebenen; lokale und spinale Reflexe→intestinointestinal, intestinokolonisch, kolokolonisch. Sie wirken als Schutzreflexe. Sympathische Schutzreflexe laufen z. B. bei Darmwanddehnung ab. Es kommt zu spinaler Sympathikusaktivierung und Relaxation der Darmmuskulatur→**Exner-Reflex** (»*Die sympathischere Darmwand gibt nach*«).

Defäkationsreflex

Muskuläre Komponenten ◘ Tab. 14.9.

Miktionsreflex

Ablauf des Miktionsreflexes

Corticale und suprapontine Zentren inhibieren den Miktionsreflex durch Hemmung der präganglionären parasympathischen Neurone zum M. detrusor (muskuläre Komponenten ◘ Tab. 14.9)! Durch **intravesikulären Druckanstieg** wird das Blasenvolumen akkomodativ vergrößert und der Druck durch die **sympathische Relaxation** des M. detrusor wieder gesenkt auf Werte um 5–10 cm H_2O (gleichzeitig steigt der Tonus des inneren Sphinkters und gewährleistet Kontinenz).

Die pelvinen Splanchnikusnerven enthalten die wichtigsten **Afferenzen** zur Auslösung des Miktionsreflexes. Bis zu einem variablen Schwellenvolumen speichert die Blase. Bei weiterer Volumenzunahme erfolgt **steiler Druckanstieg**. Übersteigt dieser eine sehr variable Schwelle (interindividuell und intraindividuell verschieden), aktivieren Dehnungsrezeptoren Afferenzen zur ventrolateralen **Formatio reticularis**.

Signalisiert das ZNS »okay« (Toilette da?), erfolgt der **supraspinale Reflexbogen**: Umschaltung auf absteigende spinale Efferenzen und **Enthemmung** der Parasympathikuswirkung führt zu Kontraktion des

◘ **Tab. 14.9.** Muskuläre Komponenten von Rektum und Blase, vegetative Innervation und Zuordnung für Kontinenz und Entleerung

Funktion	Muskeln Rektum und Anus		Muskeln Blase und Sphinkter	
	Sympathikus (Kontinenz)		**Sympathikus (Kontinenz)**	
Kontinenz Füllphase	Rektummuskulatur (glatt) L_1–L_2→Hemmung, Relaxation	Sphinkter ani internus (glatt) L_1–L_2→tonisch kontrahiert (α_1-Rez.)	M. detrusor vesicae (glatt) L_1–L_2→Hemmung, Relaxation	Sphinkter vesicae internus (glatt) L_1–L_2→tonisch kontrahiert (α_1-Rez.)
	Somatomotorisch		**Somatomotorisch**	
	Sphinkter ani ext. (Skelettmuskel) S_2–S_4→N. pudendus→Kontraktion (neuromuskulär: ACh, gehört nicht zum VNS!)		Sphinkter vesicae ext. (Skelettmuskel) S_2–S_4→N. pudendus→Kontraktion (Neuromuskulär: ACh, gehört nicht zum VNS!)	
	Parasympathikus (Defäkation)		**Parasympathikus (Miktion)**	
Entleerung	Rektummuskulatur S_2–S_4→Kontraktion	Sphinkter ani internus S_2–S_4→Relaxation	Detrusormuskulatur S_2–S_4→Kontraktion	Sphinkter vesic. int. S_2–S_4→Relaxation
	Somatomotorisch		**Somatomotorisch**	
	Sphinkter ani ext.→willkürliche Dilatation durch suprapontine Hemmung N. pudendus		Sphinkter vesicae ext.→willkürliche Dilatation, suprapontine Hemmung N. pudendus	

M. detrusor und steilem intravesikalen Druckanstieg. Corticale Zentren hemmen Efferenzen im N. pudendus zu Sphincter externus→Erschlaffung. Öffnung des inneren Sphinkters erfolgt hauptsächlich **druckpassiv**.

Willkürliche Kontraktion der Bauchmuskeln unterstützt Miktion (und Defäkation) durch Erhöhung des intraabdominellen Drucks.

> **Merke**
> Volle Blase und kein Ausweg?→Sympathikusaktivierung schafft Abhilfe (Relaxation des M. detrusor, Kontraktion des M. sphincter internus), z. B. durch Herumlaufen, »Hibbeln«.

Viszerokutane Reflexe (viszerosympathisch, viszerosensibel, Abb. 14.3)
Viszerale Afferenzen von inneren Organen können spinal umgeschaltet werden auf
- sympathisch-vasokonstriktorische Neurone desselben Segments mit Beeinflussung von Vaso-, Pilomotorik und Sudation des entsprechenden Dermatoms.
- Neurone der kutanen Sensibilität im zugehörigen Dermatom mit Hyperästhesie und Hyperalgesie (▶ Kap. 16).
- Neurone, die nozizeptive Afferenzen aus dem entsprechenden Dermatom ins ZNS leiten (**übertragener Schmerz**). Diese Dermatome für nozizeptive viszerale Organafferenzen nennt man **Head-Zonen** (▶ Kap. 16).

Es existieren auch Umkehrungen dieser Reflexe als kutanoviszerale Reflexe, z. B. Beeinflussung innerer Organe bei Akkupunktur, Akkupressur.

> **KLINIK**
> **Head-Zonen für Myokardinfarkt** sind linker Arm, Schulter, Unterkiefer (vgl. Cholezystitis→ rechte Schulter).
>
> Die viszeralen Reflexe sind an die Intaktheit der peripheren Nerven geknüpft. Bei Polyneuropathien können die Reflexe abgeschwächt sein oder fehlen. Daher gilt bei **diabetischer Polyneuropathie:** möglich ist ein »stummer Herzinfarkt«: Schmerzen und sympathische Reaktionen können völlig fehlen!

> **Merke**
> Spinale vegetative Reflexe sind polysynaptisch!

Querschnittsyndrom
Für das Verständnis der Querschnittsymptomatik ist wichtig, dass die spinalen somatischen und vegetativen Reflexe unter tonisch inhibitorischer Kontrolle des unteren Hirnstamms stehen! Man unterteilt zeitlich nach Querschnitt 2 Phasen:
- **akutes Querschnittsyndrom (spinaler Schock):** Unterbrechung aller Afferenzen vegetativer Reflexe, die unter pontiner und höherer Kontrolle stehen und für den koordinativen Reflex benötigt werden. Ab der Höhe des Querschnitts kaudal besteht eine schlaffe Lähmung mit Areflexie (Eigen- und Fremd-

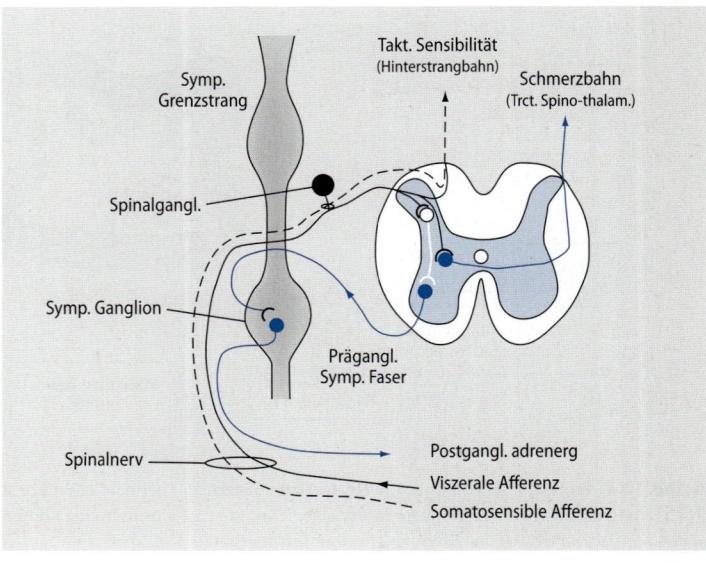

Abb. 14.3. Schematisch vereinfachte Darstellung viszerosympathischer und viszerosensibler spinaler Reflexe. Der Einfachheit halber sind nicht alle polysynaptischen Verknüpfungen gezeigt

reflexe!), keine Kontrolle über Miktion, Defäkation (Inkontinenz): Harnretention mit Überlaufblase. In Läsionshöhe bandförmige Hyperalgesie (Reizhyperästhesie, -algesie), kaudal Aufhebung der Sensibilität.
- **chronisches Querschnittsyndrom**: Reaktivierung spinaler Reflexzentren mit fehlenden supraspinal inhibitorischen Einflüssen→spastische Parese/Plegie, Hyperreflexie, Reflexblase und -darm (sakrale Reflexzentren reaktiviert, reflektorische Entleerung bei Füllung, Restharn!).

14.3.3 Supraspinale pontine Kontrolle des VNS

Neben den präganglionären parasympathischen Kernen sind in der Pons viele weitere Kerngebiete an der Kontrolle des Vegetativums beteiligt. Diese umfassen den **Nc. tractus solitarii** (NTS), **medulläre Raphekerne, Formatio reticularis, Nc. parabrachialis, ventrolaterale Medulla** und **Locus coeruleus**.

Eines der wichtigsten Kerngebiete ist der NTS, der Eingänge aller peripheren Chemorezeptoren, Barorezeptoren und nichtnozizeptive Afferenzen der Thorakal- und Abdominalorgane erhält (◘ Abb. 14.4). Viszerale Afferenzen, v. a. vom N. X, sind viszerotopisch angeordnet (respiratorisch, kardiovaskulär, gastrointestinal). Der NTS steht integrativ auch mit vielen zentralen und pontinen Kerngebieten in Kontakt. Wichtigstes **sympathisches Ausgangsgebiet** ist die **ventrolaterale Medulla** (VLM), deren Kerne die sympathische Grundaktivität des Sympathikotonus in den Hinterseitenstrangbahnen zu den präganglionären sympathischen Neuronen der intermediolateralen Kolumne vermitteln.

> **KLINIK**
>
> Bei Sinustachyarrhythmien kann eine (behutsame!) Karotis-Druckmassage indiziert sein und schnell die Herzfrequenz normalisieren. Anwendung des Barorezeptorenreflex: Druck auf die Karotis erhöht die Impulsrate der Barorezeptoren, welche negativ auf NTS und den Sympathikotonus im VLM wirken →weitere Inhibition des peripheren Sympathikotonus mit negativ chronotroper Wirkung.
>
> **Aber beachte**: Karotis-Druckmassage **niemals (!)** beidseits durchführen, da plötzlicher Blutdruckabfall und evtl. Asystolie resultieren kann (z. B. Synkopen bei zu engen Hemdkragen!). Dies ▼

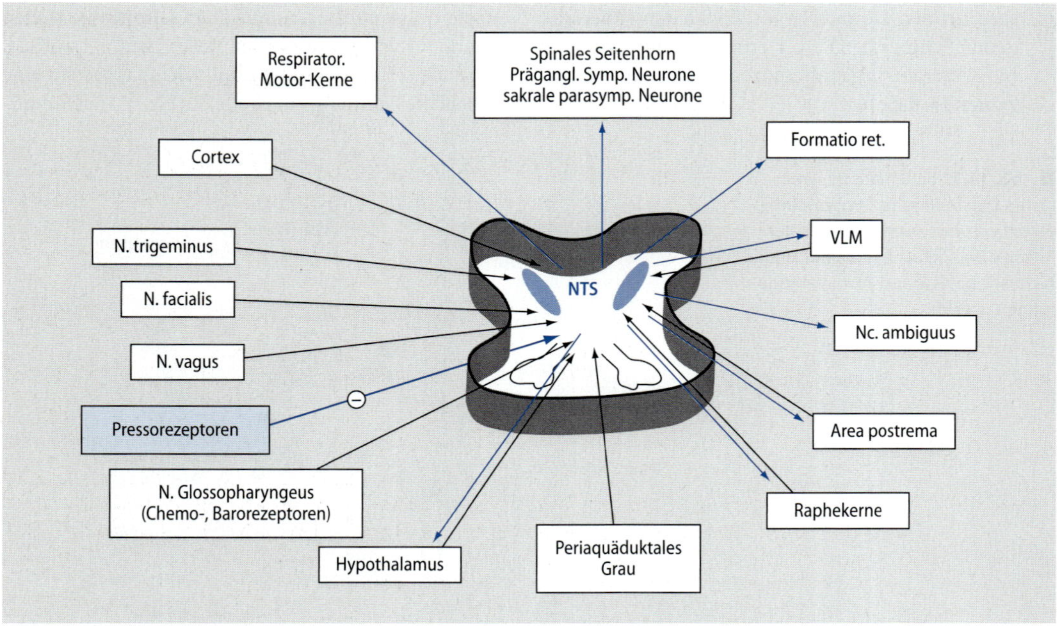

◘ **Abb. 14.4.** Projektionen von und zum **Nc. tractus solitarii** (NTS) zur Regulation der vegetativen Homöostase. Die Eingänge aus den verschiedenen Kerngebieten werden integrativ verrechnet und bestimmen so den sympathischen Grundtonus in den Kernen der ventrolateralen Medulla (VLM)

ist übrigens auch die Wirkung von »Handkantenschlägen« bei Selbstverteidigungstechniken.
Eingänge der Chemorezeptoren (v. a. $PCO_2\uparrow$, pH$\downarrow$) wirken stark aktivierend auf den Sympathikotonus. Klinisch korreliert eine Hyperkapnie und Azidose mit Atemantrieb, Tachykardie, Überleitungsstörungen, Schwitzen, Angst (»Atemnot«).

Hirnstammsyndrome (-infarkte)

Durch die spezielle Anatomie der Gefäßversorgung der Hirnstammbereiche ist die Symptomatik der Infarkte stark von der Lokalisation und dem Vorhandensein von Kollateralen abhängig und daher nicht einheitlich. Grob teilt man in Mittelhirn-, Pons- und Medulla-oblongata-Syndrome ein. Wichtig ist die Hirnnervendiagnostik zur topologischen Eingrenzung.

Beispielhaft seien erwähnt:
- Wallenberg-Syndrom (dorsolaterales Medullaobongata-Syndrom): ipsilaterale Ausfälle der N. V, IX, X, Horner-Syndrom, Hemiataxie,
- »Locked-in«-Syndrom: A. basilaris-Syndrom mit spastischer Tetraplegie, Bulbärparalyse (Unfähigkeit zu sprechen, zu schlucken), Strecksynergismen, aufgehobener Kornealreflex.

KLINIK
Beim »**Locked-in**«-Syndrom sind Bewusstsein, Hören, Sehen und Sensibilität intakt. Es bestehen **keine** Einschränkungen der kognitiven Fähigkeiten! Der Patient ist gefangen (**locked-in**) in seinem Körper, bekommt alles mit und kann sich nicht bemerkbar machen! (»*schrecklich, schrecklich!*« DD zu appallischem Syndrom: dort sind Bewusst-▼

sein und kognitive Funktion erloschen!). Vegetative Reflexe sind stets intakt.

Appallisches Syndrom (persistierend vegetativer Zustand, »Wachkoma«). Chronische Dezerebration nach schwerer Schädigung des Neocortex oder Mittelhirnsyndrom mit erhaltener Hirnstammfunktion (Hirnstamm-Organismus). Nach Phase des Komas erwacht der Patient scheinbar wieder, ist jedoch nicht mehr fähig, zur Umwelt Kontakt aufzunehmen. **Symptome:** Schlaf-Wach-Rhythmus normalisiert, erhaltene Kreislauf-, Atem- und sonstige vegetative Hirnstammreflexe, leerer Blick, geöffnete Augen (bei Koma: geschlossene Augen!) ohne Fixation. Optokinetischer Nystagmus evtl. erhalten. Streckspasmen, Kontrakturen, Pyramidenbahnzeichen. Der Zustand kann über Jahre stabil sein!

14.3.4 Hypothalamische und limbische Steuerung des VNS

Vegetative Homöostase
Die suprapontine Kontrolle der vegetativen Homöostase wird im Wesentlichen vom **Hypothalamus** (v. a. Nc. paraventricularis) und dem **limbischen System** (Gyrus cinguli, parahippocampalis, paraterminalis) bewerkstelligt. ▢ Tabelle 14.10. stellt die wichtigsten Unterschiede beider Systeme gegenüber.

Merke
Nahrungsmangel signalisiert »Hunger« (kephale Phase), schon vor dem Essen wird Magensäure-▼

▢ **Tab. 14.10.** Hypothalamische und limbische Steuerung vegetativ-homöostatischer Funktionen

	Hypothalamus	Limbisches System
Projektionen zu	Raphekerne, NTS, zentrales Höhlengrau, locus coereleus, dorsale Vaguskerne, Nc. ambiguus, spinales Seitenhorn, limbisches System	Hypothalamus, Amygdala, Septumkerne, Hippocampus, Frontalhirn (wenige)
Funktion	Koordination und Integration autonomer Afferenzen: Sollwerte für Wasserhaushalt, Temperatur, Sexualität, Appetenz, Vigilanz, Motivation, zirkadiane Rhythmik →Aktivierung vegetativer Regulationsmuster und Empfindungsbildung	Steuerung emotionaler Verhaltensweisen, Orientierung, Aufmerksamkeit, Lernprozesse
Hauptwirkung	Homöostatische Regulation und subjektive Empfindung (Hunger, Durst, kalt, heiß)	Aktivierung der Verhaltensmuster zur Homöostase (motorische Reaktion)

sekretion und Magenmotilität aktiviert und die Durchblutung im Gastrointestinaltrakt erhöht.

Wassermangel (Zunahme der Plasmaosmolalität) signalisiert Durst und aktiviert Trinkverhalten durch ADH-Ausschüttung.

Wut, emotionale Erregung, Angst und Stress führt hypothalamisch gesteuert zu allgemeiner Sympathikusaktivierung mit »fight-or-flight response« (Mydriasis, RR-Anstieg, Tachykardie, Glycogenolyse etc.).

Übergeordnete Regulation des Essverhaltens
Im Hypothalamus befindet sich das »Sattheitszentrum« (**ventromedialer Hypothalamus**) und das »Hungerzentrum« (**lateraler Hypothalamus**). Das Essverhalten wird reguliert durch:
- **orexigene** (Orexin A und B, Neuropeptid Y, Noradrenalin, GABA→Hungerzentrum) und
- **anorexigene** Faktoren (Cholezystokinin CCK, Corticotropin CRH→Sattheitszentrum).

Kurzfristige Feedbackmediatoren sind z. B. CCK (orexigene Faktoren↓, anorexigene Faktoren↑→ hemmt den Hunger) und Insulin (→Glucose↓→orexigene Faktoren↑→verursacht Hunger).

Langfristig wird das Essverhalten z. B. von Leptin aus Adipozyten reguliert, welches den Fettgehalt des Körpers widerspiegelt. Leptin reguliert orexigene Faktoren herunter und anorexigene herauf (→viel Leptin hemmt den Hunger).

Fallbeispiel

Ein **79-jähriger Patient** klagt über zunehmende Beschwerden beim **Wasserlassen**. Er berichtet über **schwachen Strahl**, häufiges Wasserlassen kleiner Portionen (**Pollakisurie**). Der Urin ist stark konzentriert, der Patient berichtet, »er trinke wenig, damit er nicht häufig Wasserlassen muss«.

Bei der rektalen Untersuchung fällt eine **vergrößerte Prostata** auf. Der Patient bekommt einen $α_1$-**Blocker**, um den Tonus des inneren Blasensphinkters zu senken. Nach einem Kaffeekränzchen an einem heißen Sommertag wenige Tage später **kollabiert** er beim Aufstehen.

Er wird in die Notaufnahme der Inneren Medizin aufgenommen. Er zeigt **stehende Hautfalten** und einen Hämatokrit von 0,64. Leukos, Erys, Serum Na^+ und K^+ sind erhöht. Der Patient erhält eine intravenöse **Infusionstherapie**, unter welcher sich das Blutbild normalisiert. Er wird angehalten, eine Mindestflüssigkeitsmenge von 2 l/Tag zu sich zu nehmen, nachdem die linksventrikuläre Pumpfunktion kontrolliert wurde. In der Folgezeit stabilisiert sich der Hauttugor, Wasserlassen ist unter Fortführung der Medikation verbessert.

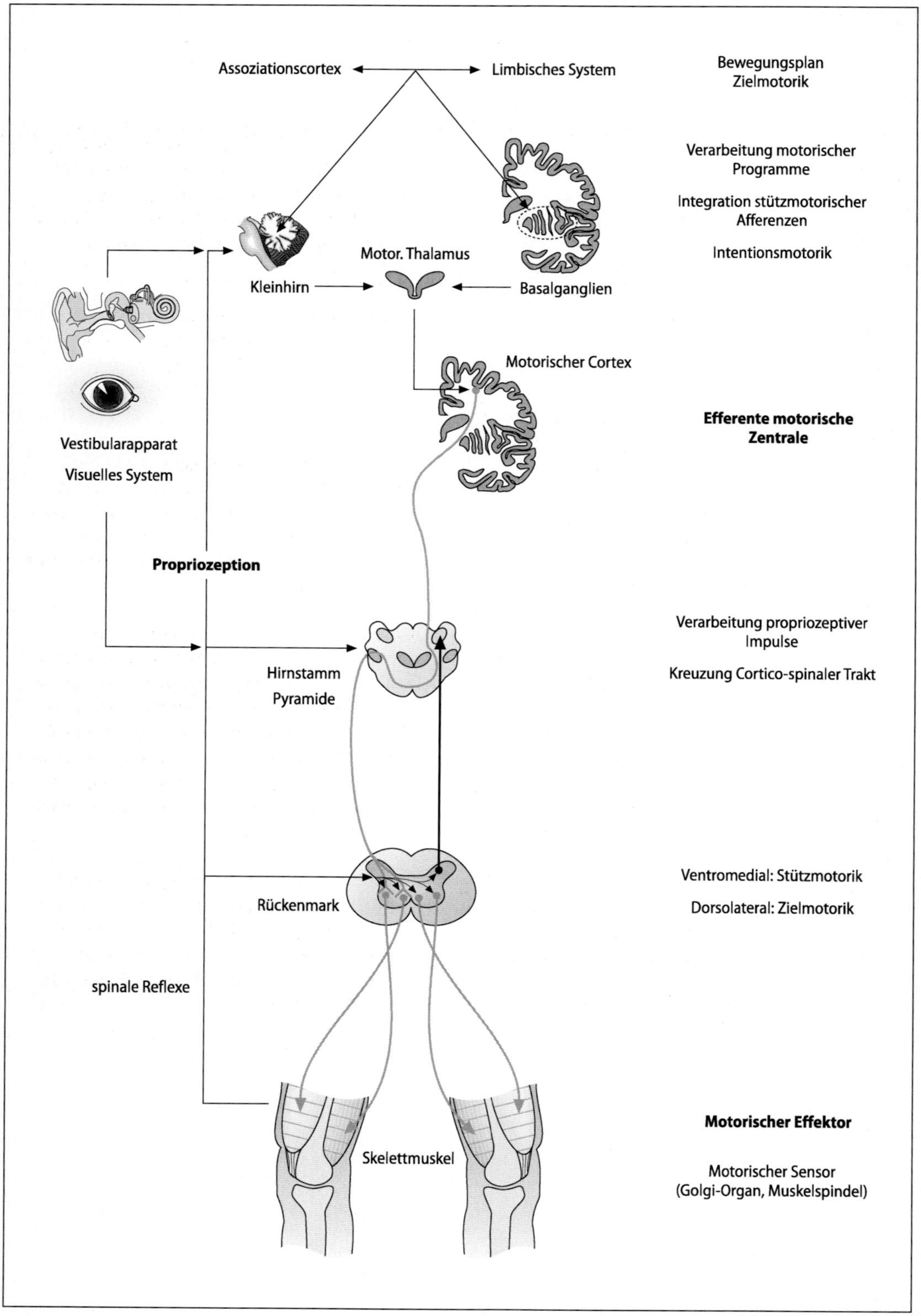
Assoziationscortex
Limbisches System
Bewegungsplan
Zielmotorik
Verarbeitung motorischer Programme
Integration stützmotorischer Afferenzen
Intentionsmotorik
Motor. Thalamus
Kleinhirn
Basalganglien
Motorischer Cortex
Efferente motorische Zentrale
Vestibularapparat
Visuelles System
Propriozeption
Verarbeitung propriozeptiver Impulse
Kreuzung Cortico-spinaler Trakt
Hirnstamm
Pyramide
Ventromedial: Stützmotorik
Dorsolateral: Zielmotorik
Rückenmark
spinale Reflexe
Motorischer Effektor
Skelettmuskel
Motorischer Sensor
(Golgi-Organ, Muskelspindel)

15 Motorik

> **Mind Map**
>
> **Corticale Aktivierungsschleifen:** Zielgerichtete Willkür- und unwillkürliche Reflexmotorik sind auf verschiedenen Ebenen konzeptionell organisiert. Willkürmotorik setzt bestimmte Programmschleifen im Neocortex in Gang, welche in Gebieten des limbischen Systems und des Assoziationscortex ihren Ausgangspunkt nehmen und über Einbeziehung von Basalganglien und Kleinhirn Informationen bzgl. Bewegungsplan und Koordination einholen. Aktivierung der Basalganglien (Striatum) disinhibiert den motorischen Thalamus und ermöglicht das Bewegungsprogramm. Störungen der Basalganglien führen zu Erkrankungen wie Parkinson-Krankheit oder Chorea Huntington.
>
> **Kleinhirn:** Die Kleinhirnrinde ist wesentlich einfacher strukturiert als der Neocortex und erhält nur erregende Zuflüsse, gibt dafür aber nur hemmende Signale von den Purkinje-Zellen weiter. Dementsprechend hemmt das Kleinhirn den motorischen Thalamus. Das Resultat aus beiden Instanzen wird über Thalamus und motorischen Cortex an deszendierende Bahnen des corticospinalen Trakts übermittelt, in dem Bewegungen somatotrop organisiert sind. Störungen des Kleinhirns führen zu Ataxien oder Nystagmen.
>
> **Motorische Bahnen:** Der Verlauf der Bahnen in der Capsula interna prädisponiert für Halbseitenlähmungen der Gegenseite bei ischämischen Prozessen, da die in der Pyramide kreuzenden Bahnen dadurch ausfallen. Neben den Pyramidenbahnfasern entspringen auch Fasern aus Kerngebieten der Pons, welche im Rückenmark zunächst ipsilateral deszendieren. Fasern der Zielmotorik verlaufen bevorzugt im dorsolateralen System, die der Stützmotorik im ventromedialen System des Rückenmarks. Synaptische Verbindungen im Rückenmark sind in der Regel polysynaptisch über Interneurone, im Falle der Feinmotorik sogar monosynaptisch zu spinalmotorischen Neuronen geschaltet.
>
> **Muskelsensoren:** Änderungen der Muskellänge und -spannung durch Aktivierung der Motoneurone oder passiv durch Zug werden durch die propriozeptiven Sensoren, Muskelspindel (Länge) und Golgi-Organ (Spannung), registriert.
>
> **Muskeleigenreflex:** Der Muskeleigenreflex ist ein monosynaptischer Dehnungsreflex, bei dem die Muskellänge des Agonisten stabilisiert werden soll. Passive Dehnung des Muskels aktiviert monosynaptisch Agonistenmotoneurone und hemmt disynaptisch Antagonistenmotoneurone.
>
> **Fremdreflexe:** Fremdreflexe hingegen sind immer polysynaptisch und müssen nicht segmental begrenzt bleiben. Beim Beuge- und gekreuzten Streckreflex werden z. B. durch nozizeptive Reize ipsilaterale Flexoren und kontralaterale Extensoren erregt und die jeweiligen Antagonisten gehemmt. Sinn und Zweck ist es, die Extremität durch Beugung von der Gefahr weg zu entfernen. Lokomotion ist beispielhaft eine alternierende Anwendung des Beugereflexes.
>
> **Lähmungen:** Ausfälle des ersten zentralen Motoneurons führen immer zu Hyperreflexie und spastischer Lähmung, Ausfälle des zweiten (spinal-peripheren) Motoneurons zu Areflexie und schlaffer Lähmung. Reflex- und Kraftprüfung sind wichtige diagnostische Maßnahmen in der Neurologie.

15.1 Programmierung der Willkürmotorik

Programmentwurf

Planung und Ablauf der Willkürmotorik ist ein komplexes Zusammenspiel neuronaler **Bewegungsprogramme**. Diese werden zentral durch **corticale Schleifen** induziert und schließlich in die peripher deszendierenden Bahnen eingespeist, um fokussiert eine oder mehrere Endmuskelgruppen zu aktivieren. Das motorische Programm wird kontinuierlich durch Feedback-Mechanismen neu modifiziert, um adäquat auf Änderungen der Körper- und Gelenkstellung im Raum, mit dem Ziel erfolgsgerichteter Bewegung, zu reagieren (z. B. erfolgreiches Spielen eines Musikinstruments). Am Anfang des motorischen Programms (z. B. Spielen eines Schlagzeug-Solos) steht der Entschluss, eine zielgerichtete Bewegung durchzuführen (**Motivation**).

> **Prüfungsfallstricke**
>
> Motivation entsteht u. a. in **subcorticalen** Gebieten von zentralem Höhlengrau, limbischem System, **nicht** im Assoziationscortex oder prämotorischen Cortex!

Corticale Motorik-Schleifen

Die **Umsetzung des Bewegungsantriebs** (»ich spiele jetzt ein Drum-Solo«) in einen Bewegungsplan (»wie spiele ich eigentlich?«) erfolgt in Rindenfeldern des Assoziationscortex, v. a. dem **posterioren parietalen Cortex (Area 5, 7)** und **präfrontalen Cortex**. Hier werden auch somato-sensorische Informationen komplex mitverarbeitet (»wo ist eigentlich meine Hand gerade?; Wie weit zur Trommel?; Wie schwer ist der Stock?«). Der präfrontale Cortex erstellt insbesondere mögliche Bewegungsmuster, Alternativpläne und Strategien, aufgrund derer eine **Bewegungsentscheidung** getroffen wird (»zuerst schlage ich die Basstrommel und dann die kleine Trommel an. Klingt gut…«).

Die Entscheidung wird an den **prämotorischen Cortex (Area 6)** weitergereicht, der das eigentliche Bewegungsprogramm (»zuerst Handgelenkflexoren, dann Extensoren aktivieren«) erstellt. Die **Koordination**, Aktivierung und Hemmung von cortical repräsentierten Bewegungsmustern wird von hier aus über **Basalganglien- und Kleinhirnschleifen** (s. u.) verarbeitet und erreicht über den **motorischen Thalamus** den eigentlichen **motorischen Cortex (Area 4)**.

Die hier entspringenden ersten zentralen Motoneurone machen nur ca. ein Drittel der deszendierenden **Pyramidenbahnfasern** aus, welche die **spinalen Motoneurone** ansteuern. Die restlichen Pyramidenbahnfasern erhalten Eingänge auch aus **Area 6** (prämotorischer = supplementär-motorischer Cortex) und sensorischem Gyrus postcentralis (Area 1, 3). Die Motoneurone im Rückenmark (RM) werden z. T. direkt monosynaptisch, z. T. polysnyaptisch über **Interneurone** innerviert. Zusätzlich zu den beabsichtigten Muskelgruppen werden in der Regel noch eine Vielzahl weiterer Muskelgruppen aktiviert, z. B. Augenfolgebewegungen bei Änderungen der Körperorientierung, etc.

> **Merke**
>
> Die **motorische Schleife** verläuft wie folgt: subcorticale Kerngebiete→Assoziationscortex→prämotorischer Cortex (A6)→Basalganglien, Kleinhirn (Neocerebellum!)→Thalamus→Motorcortex (A4)→ spinalmotorische Bahn→Muskel.
> Basalganglien und Kleinhirn werden **nicht** hintereinander, sondern parallel efferent aktiviert und projizieren getrennt in den motorischen Thalamus!

Die zeitliche Abfolge von zentralmotorischen Aktivierungsmustern lässt sich durch cortical abgeleitete Potenziale nachvollziehen→**Prämotorisch corticale Potenziale**:
1. **Bereitschaftspotenzial:** ~1 s vor Willkürbewegung auftretend. Negatives corticales Potenzial, ohne deutlich regionalen Schwerpunkt. Maximum über posteriorem parietalem Cortex.
2. **Prämotorpotenzial:** ~100 ms vor Willkürbewegung Abklingen des bilateralen Bereitschaftspotenzials (prämotorische Positivierung). Maximum über präzentralem Cortex (Area 4/6).
3. **Motorpotenzial:** ~50 ms vor Willkürbewegung mit Maximum über dem Projektionsort der zu aktivierenden Muskelgruppe (kontralateraler Gyrus präcentralis!)→Pyramidenbahnaktivierung.

15.2 Motorische Repräsentation auf dem Cortex

15.2.1 Primärer Motorischer Cortex (Area 4)

Organisation

Synonym für den primären motorischen Cortex: M1-Region. Lokalisation im Gyrus präcentralis. Es besteht enge Nachbarschaft zum prämotorischen (= supplementär-motorischen) Cortex A6 und zum somatosensorischen Cortex S1 (= Gyrus postcentralis, ◻ Abb. 15.1). Die zentrale Repräsentation der Körpermuskulatur (eigentlich der zugeordneten Bewegun-

15.2 · Motorische Repräsentation auf dem Cortex

gen!) ist auf der Area 4 **somatotop**. Elektrische Reizung des zentral somatomotorischen Rindenfeldes führt in den meisten Fällen zu Muskelzuckungen der Gegenseite (!).

> **Prüfungsfallstricke**
>
> Im Cortex sind **nicht** individuelle Muskeln, sondern Bewegungen und Bewegungsmuster repräsentiert!
> Die Pyramidenbahnfasern zu den spinalen Motoneuronen erhalten **nicht** die meisten Zugänge aus dem primärmotorischen Cortex (nur ~30%), sondern aus Area 1, 2, 3, 6 (sensorischer Cortex und motorischer Assoziationscortex!).

■ Abbildung 15.1 zeigt die sensomotorischen Rindenfelder des Neocortex, die mikroskopische 6er-Schichtung sowie die zentrale Repräsentation der Bewegungen durch kontralaterale Muskelgruppen auf Area 4. Gezeigt sind auch die deszendierend pyramidalen Bahnsysteme (Pyramidenbahn, genauer: corticospinaler Trakt). Die meisten Fasern des **dorsolateralen corticospinalen Trakts** (CST) kreuzen in Höhe der Pyramide zur Gegenseite, die meisten Fasern des **ventromedialen CST** deszendieren ipsilateral und kreuzen dann zum größten Teil im Spinalsegment. Fasern des in pontinen Kernen entspringenden **extrapyramidalen Systems** deszendieren ipsi- oder kontralateral.

> **Merke**
>
> Feinmotorische Muskelbewegungen sind im **Humunculus** überproportional groß repräsentiert (»Riesen-Hände«, großer Mund und Zunge), stammnahe Muskulatur ist sehr klein repräsentiert. Die distalen Muskelgruppen sind nahe der Falx cerebri, die Füße im Sulcus centralis, Gesicht und Hände im Bereich des temporoparietalen Cortex.

> **KLINIK**
>
> **Mantelkantensyndrom:** meist durch gutartige Tumoren (Meningeome) im Bereich der Falx cerebri verursachte Lähmungssyndrome, einseitig (kontralateral!), beidseitig, symmetrisch oder asymmetrisch, je nach Lokalisation. Typisch sind gesteigerte Eigenreflexe (Affektion des ersten Motoneurons). Nach Tumorsanierung Rückbildung möglich.

Zytoarchitektonischer Aufbau

Der motorische Cortex ist wie der restliche Neocortex in 6 Schichten aufgebaut (■ Abb. 15.1). ■ Tabelle 15.1 fasst die wichtigsten Zellen und Eigenschaften der Schichten zusammen.

> **Merke**
>
> Ein Großteil der Fasern des corticospinalen Trakts ist unmyelinisiert (90%) und leitet langsam.

Plastizität

Die Neurone des **primärmotorischen Cortex** sind etwa 50–100 ms vor einer intendierten Bewegung aktiv. Die Neurone kodieren hier **nicht nur** die Kraft einer Bewegung, sondern auch Richtung und Geschwindigkeit. Bei Hirnläsionen nimmt daher nicht nur die Kraft, sondern auch die Dynamik von Bewegungen ab.

Hierbei ist dem **motorischen Cortex** aber eine gewisse Plastizität zuzuschreiben, welche auch beim Erwachsenen noch vorhanden ist. Bei umschriebenen Hirnläsionen im motorischen Cortexbereich können benachbarte Neurone die z. T. fehlende Motorfunktion übernehmen, indem Verbindungen zu bestehenden Fasertrakten der ausgefallenen Pyramidenzellen aussprossen. Die Plastizität des Motorcortex ist eine

■ **Tab. 15.1.** Schichten des motorischen Cortex, Zellen und wesentliche Eigenschaften

Schicht	Zellen	Wesentliche Eigenschaften
I	Molekularschicht, kaum Zellen	i. W. Dendritenschicht (Eingänge)
II, III	Äußere Körnerschicht, Pyramidenzellen (klein), äußere Pyramidenschicht	Assoziationsfasern (ipsilateraler Cortex), Komissurenfasern (kontralateraler Cortex)
IV	Körnerzellen, Sternzellen, innere Körnerschicht	Hemmende Interneurone, Sternzellen erregend, hauptsächlich laterale Synapsen
V	Pyramidenzellen (groß), innere Pyramidenschicht	Projektion zu subcorticalen Kernen (Thalamus, Nc. ruber, Pons) und corticospinaler Trakt.
VI	Fasertrakte, Korbzellen, Spindelzellen	Hauptsächlich Fasertrakte aus oberen Schichten, nur geringe Zelldichte

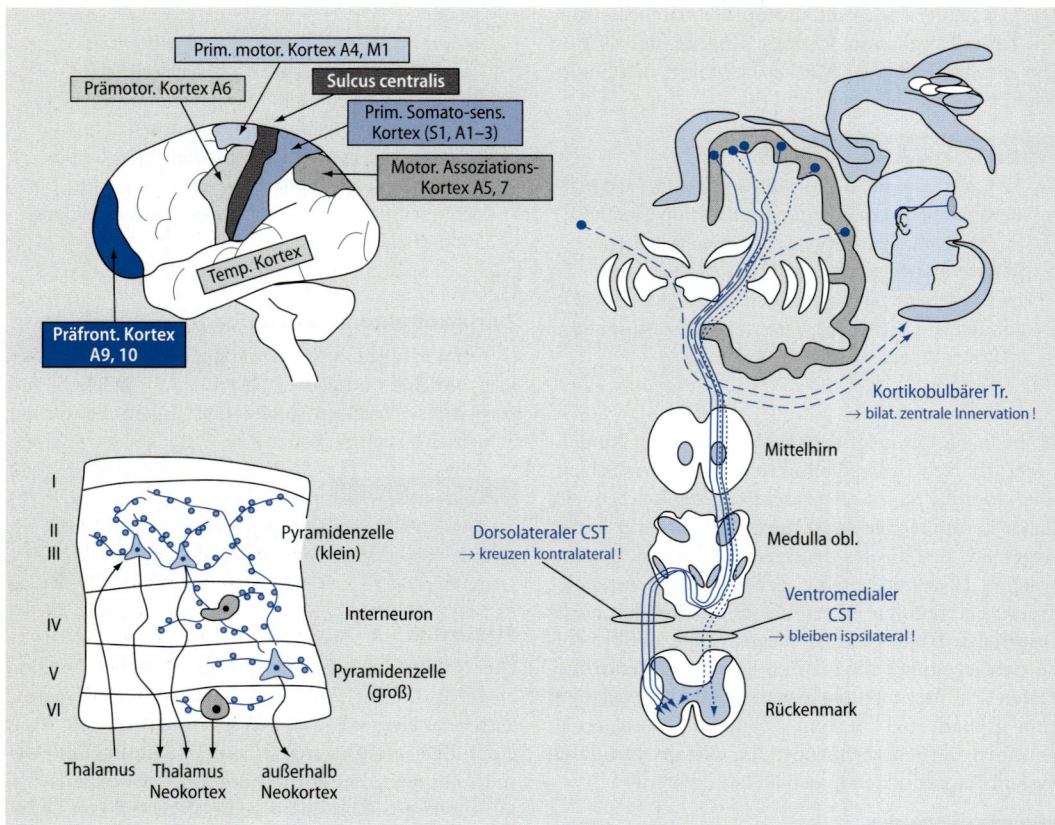

Abb. 15.1. Lokalisation der sensomotorischen Rindenfelder (oben links), Zytoarchitektur des sensomotorischen Neocortex (unten links) sowie zentralmotorisch somatotope Repräsentation in Area 4 (rechts). Ebenfalls gezeigt ist der Verlauf der Pyramidenbahnen im **dorsolateralen corticospinalen Trakt** (CST), welche im Bereich der Medulla oblongata primär zur Gegenseite kreuzen, sowie des **ventromedialen CST**, dessen Fasern primär ungekreuzt ipsilateral deszendieren, um dann auf spinaler Ebene zu kreuzen (Betonung auf primär! Abweichungen sind möglich!). Die zentrale Innervation der Hirnnervenkerne (Trigeminus, Hypoglossus, Facialis) erfolgt bilateral durch die Fasern des **corticobulbären Trakts**

wesentliche Voraussetzung der Rehabilitation nach Schlaganfall oder Tumorsanierung.

15.2.2 Prä- und supplementärmotorischer Cortex

Die Lokalisation des prä- und supplementärmotorischen Cortex (PSMK, Area 6) zeigt ◻ Abbildung 15.1. Seine Aktivierung bei Bewegungssequenzen erfolgt zeitlich **vor** dem Motorcortex. Allerdings entspringen auch ca. 30% der Pyramidenbahnfasern in Neuronen dieses Cortexareals, v. a. distal betonte Rumpf- und Extremitätenabschnitte, welche direkt durch Stimulation der Area 6 kontrahieren können. Die eigentlich integrative Aufgabe des PSMK liegt in der Planung des **zeitlichen Ablaufs komplexer Willkürbewegung** sowie komplex koordinierter beidhändiger Bewegungen.

Afferenzen kommen vom Thalamus, Basalganglien und Kommisurenfasern. **Efferenzen** bestehen zum primärmotorischen Cortex und direkt zu Pyramidenbahnen sowie über Komissurenfasern zur kontralateralen Cortexhälfte.

15.2.3 Motorischer Assoziationscortex

Die Lokalisation des motorischen Assoziationscortex (MAK, Area 8) zeigt ◻ Abbildung 15.1. Wesentliche Aufgaben bestehen im Bereich von Strategiefindung und -änderung sowie Planung der zeitlichen Anordnung der **Bewegung im Gesamtkontext** (Beginn und Ende).

Die Verschaltungen des MAK sind diffus und reziprok. Es bestehen z. B. Verbindungen zum limbischen System, Amygdala, Komissur, parietalen und temporalen Cortex sowie medialen Thalamus.

> **KLINIK**
>
> Ausfallsymptome MAK äußern sich in unterschiedlichen Formen von **Apraxie**, d. h. Störung der zeitlichen Ausführung von Bewegungsmustern oder zweckgerichtetem Umgang mit Objekten (z. B. Ohrputzen mit Zahnbürste). **Perseveration**: Wiederholen und Verhaften an Bewegungssequenzen.

15.3 Efferente Projektion der motorischen Cortices

15.3.1 Prinzipielle Verschaltungsmuster

Die wichtigsten Verschaltungen des motorischen Cortex sind in ◘ Tabelle 15.2 aufgeführt. Prinzipiell lassen sich unterscheiden:
- Assoziationssysteme,
- Komissurensysteme,
- subcorticale Schleifen und
- subcortical deszendierende Projektionen.

15.3.2 Projektion in subcorticale Gebiete

Bahnen
Efferente Fasern des motorischen Cortex projizieren ausgehend von den **Pyramidenzellen** (Lamina V) sowohl direkt hinab ins Rückenmark als **corticospinaler Trakt** (CST→**direkte Bahnen**) als auch zu **Thalamus** (corticothalamischer Trakt), Formatio reticularis (corticoretikulärer Trakt), Hirnstammkernen (corticobulbärer Trakt) und Pons (corticopontiner Trakt)→**indirekte Bahnen**.

◘ **Tab. 15.2.** Afferenzen und Efferenzen der motorischen Cortices

Afferenzen aus	Efferenzen zu
Assoziationscortex	Pyramidenbahnfasern
Kontralaterale Hemisphäre (Komissurenfasern)	Pons→Kleinhirn
Kleinhirn (über ventrolateraler Thalamus) und Basalganglien	Ventrolateraler Thalamus, Basalganglien

> **Merke**
>
> Der Begriff **Pyramidenbahn** für den CST ist physiologisch eigentlich **nicht** korrekt, da er die Projektionsfasern beschreibt, welche durch die Pyramide verlaufen. Hierzu gehören aber auch Teile des corticopontinen und corticobulbären Systems.

Verlauf des corticospinalen Trakts
Die Pyramidenbahnfasern und der corticobulbäre Trakt verlaufen in der **Capsula interna** zum Mesencephalon zwischen Thalamus, lateralem Ventrikel und Basalganglien. Die somatotope Gliederung bleibt in der Capsula interna erhalten. Die **ventralen Bahnen** (Teil des ventromedialen Systems) enthalten bevorzugt Fasern, welche die Rumpf- und proximale Extremitätenmuskulatur innervieren (v. a. **Extensorentonus!**), die **lateralen Bahnen** (Teil des dorsolateralen Systems) bevorzugt Fasern zu distal-feinmotorischen Muskelgruppen (v. a. **Flexorentonus!**) (◘ Tab. 15.3). Der Hauptanteil der CST-Fasern **kreuzt in Höhe der Pyramide** zur Gegenseite.

Die Lokalisation und **Somatotopie** ist wichtig bei der Diagnostik von **Schlaganfällen**, welche häufig die Fasern innerhalb der Capsula interna betreffen. Die corticobulbären Bahnen liegen am weitesten lateral in der Capsula interna. Die bilateralen Äste vereinigen sich und innervieren zusammen die oberen motorischen Hirnstammkerne (bilaterale zentrale Innervation!).

> **Merke**
>
> Der **direkte corticospinale** Weg über den CST ermöglicht die direkte monosynaptische Ansteuerung von peripheren Muskelgruppen, welche möglichst nicht durch indirekte Schleifen modifiziert werden sollen, z. B. individuelle schnelle Fingerbewegungen, Präzisionsbewegungen, während der **indirekte Weg** über Pons und Vestibulariskerne mehr das grobmotorische Gesamtbewegungsprogramm repräsentiert.
>
> Die meisten Fasern des CST sind unmyelinisiert. Fasern für **distale Feinmotorik** sind jedoch myelinisiert, da hier schnelle Leitung notwendig ist!

Spinale Umschaltung: Die corticalen Neurone der Pyramidenbahn (Pyramidenzellen) bilden das »**erste Motoneuron**« der motorischen Efferenz. Im Rückenmark absteigend schalten einige dieser Pyramidenbahnfasern auf das spinale α-Motoneuron (»**zweites Motoneuron**«) um, welches peripher eine **motorische Einheit** innerviert. Die meisten absteigenden Bahnen enden jedoch vorher an **prämotorisch hemmenden Interneuronen** (▶ Kap. 15.4), bevor diese auf die α-Motoneurone umgeschaltet werden. Anhand der Klinik können Läsionen des ersten oder »zweiten Motoneurons« gut unterschieden werden.

> **KLINIK**
> Läsion des **ersten corticalen Motoneurons** oder Pyramidenbahn→**spastische Parese**.
> Läsion des **»zweiten Motoneurons«** (α-MN) oder peripher motorischen Nervs→**schlaffe Parese**.

Praxis. Der dorsolaterale CST ist bei Geburt noch nicht voll ausgebildet, z. B. kann ein Säugling keine Fingerpräzisionsbewegungen durchführen. Die Myelinisierung des Tractus corticospinalis erfolgt postpartal!

> **KLINIK**
> **Schlaganfall**: »**Apoplex**«; Infarkt einer Gehirnarterie, meistens A. cerebri media (Mediainfarkt). Pathophysiologisch liegt ein ischämischer Infarkt (Verschluss) oder hämorrhagischer Infarkt (Blutung) vor. **Den** Apoplex gibt es nicht! Es handelt sich um verschiedene intrakranielle Ischämien unterschiedlichster Ätiologie, Infarktmuster, Zeitdauer und Pathogenese.
> ▼

Capsula-interna-Syndrom: In den allermeisten Fällen sind v. a. mediale Anteile der Kapsel betroffen und führen zu kontralateraler Lähmung von Rumpf- und proximaler Extremitätenmuskulatur (**spastische Hemiparese**). Durch den Ausfall des distalen Extensorentonus überwiegen die Flexoren mit allmählichen Kontrakturen (Spitzfuß! Angewinkelte Arme!). Da die Bahn des ersten Motoneurons betroffen ist, resultiert eine **spastische Lähmung** mit erhöhtem Muskeltonus. Proximal ist eher der Extensorentonus erhöht, distal eher der Flexorentonus. Hyperreflexie resultiert durch das Wegfallen der zentral deszendierenden Fasern, welche spinal auf (zumeist hemmende) prämotorische Interneurone schalten. Bei ausgedehnteren Infarkten sind auch die Flexoren der distalen Muskulatur betroffen. Ist auch der **corticobulbäre Trakt** betroffen, so ist z. B. Stirnrunzeln durch die zentrale Restinnervation von Fasern der Gegenseite noch möglich (bilaterale zentrale Innervation!).

Läsionssyndrome

Symptomatik bei Unterbrechung der corticalen efferenten Projektion auf verschiedenen Höhen. Hier wird grob unterschieden zwischen:
- **Hemisphärenläsion:** distal betonte Paresen mit Störung von Feinmotorik.
- **Hirnstammläsion:** proximale Paresen mit Haltestörung, distale Feinmotorik wenig gestört.

Tab. 15.3. Einteilung der supraspinal deszendierenden Bahnen in **ventromediales System** und **dorsolaterales System**. Beide Systeme enthalten sowohl Anteile des **direkten deszendierenden Wegs** (CST, Pyramidenbahnen) als auch des **indirekten Wegs** (extrapyramidales System)

Bahnsystem	Kerngebiete	Bahnen & Funktion
Ventromediales System	Vestibulariskerne, Formatio reticularis, Cortex Im RM ventromediale Anordnung: Regulation von Körperhaltung u. Bewegung, Feedback-Kontrolle durch vestibulo- u. retikulospinale Verbindungen	1. Lat. Tractus vestibulospinalis (Nc. Deiters): Extensorentonus, Stützmotorik 2. Tractus reticulospinalis (Formatio reticularis): Modulation der Haltemotorik 3. Ventraler Tractus corticospinalis: Extensorentonus für Rumpf, proximale Extremität, Stand-, Gangmotorik 4. Medialer Tractus vestibulospinalis: Kopfhaltung, Halsreflexe, vestibuläre Kontrolle, Koordination von Auge-Kopf
Dorsolaterales System	Motorischer Cortex, Nc. ruber, Formatio reticularis. Im RM dorsolaterale Anordnung: Regulation von Zielmotorik, v. a. distale Extremitätenmuskeln	1. Tractus rubrospinalis (Nc. ruber): zielmotorische Aktivierung distaler Flexoren 2. Tractus reticulospinalis: Hemmung interneuraler Reflexe 3. lateraler Tractus corticospinalis: polysynapt. Aktivierung Flexoren, distale Feinmotorik, monosynapt. Verbindungen für hohe Präzision einzelner Fingerbewegungen (Greifbewegungen! = Flexionen)

Tr.: Tractus. Nc.: Nucleus. RM: Rückenmark.

Läsionshöhe:
- corticale Monoparese: Umschriebene Läsion des motorischen Cortex.
- kapsuläre Hemiparese: Läsion auf Höhe der Capsula interna.
- Dezerebration: ▶ Kap. 15.5.3.
- Tetraparese, gekreuzte Hirnnervenläsion bei Hirnstammläsion.
- Tetraparese bei hoher Halsmarkläsion (Unterbrechung deszendierender Bahnen beider Seiten).

15.4 Neuronale Systeme des Rückenmarks

15.4.1 Neuronentypen und ihre Lage

Spinale Motoneurone

Abbildung 15.2 zeigt die **spinale Topologie** wichtiger motorischer Neurone (z. B. α-Motoneurone) und prämotorischer Interneurone sowie beispielhafte Verschaltungen mono- und disynaptischer Reflexbögen (▶ Kap. 15.4.2). Die α-Motoneurone liegen im Vorderhorn und sind hier somatotop gegliedert. Sie sind die Zielneurone der Willkürmotorik und der unwillkürlich ablaufenden Eigen-/Fremdreflexe (s. u.).

> **Merke**
>
> **Lage der α-Motoneurone:** je medialer das Motoneuron, desto proximaler der Erfolgsmuskel. Extensoren werden medialer als Flexoren innerviert. Das α-MN und seine innervierten Muskelfasern bilden die so genannte **Motorische Einheit**. Das **Innervationsverhältnis** (= Zahl der Muskelfasern pro Neuron) ist ein Maß für die Feinjustierbarkeit eines Muskels (kleines Verhältnis→hohe Feinjustierung, z. B. Augenmuskeln 5–10, M. glutaeus ~ 1000).

Nichtmotorische spinale Neurone

Präganglionäre Neurone des VNS (▶ Kap. 14) befinden sich im Seitenhorn, Interneurone in der medialen Kolumne. **Interneurone** sind meist hemmender Natur und werden zwischen eine Afferenz und das motorische Erfolgsneuron geschaltet, um die zugehörige motorische Einheit zu hemmen (s. u.). Ihr Transmitter ist in vielen Fällen das **inhibitorische GABA** und im Sonderfall der **Renshaw-Zellen Glycin** (▶ Kap. 15.4.5). Neurone aszendierender Bahnen (z. B. spinozerebellärer Trakt) liegen im seitlichen Hinterhorn.

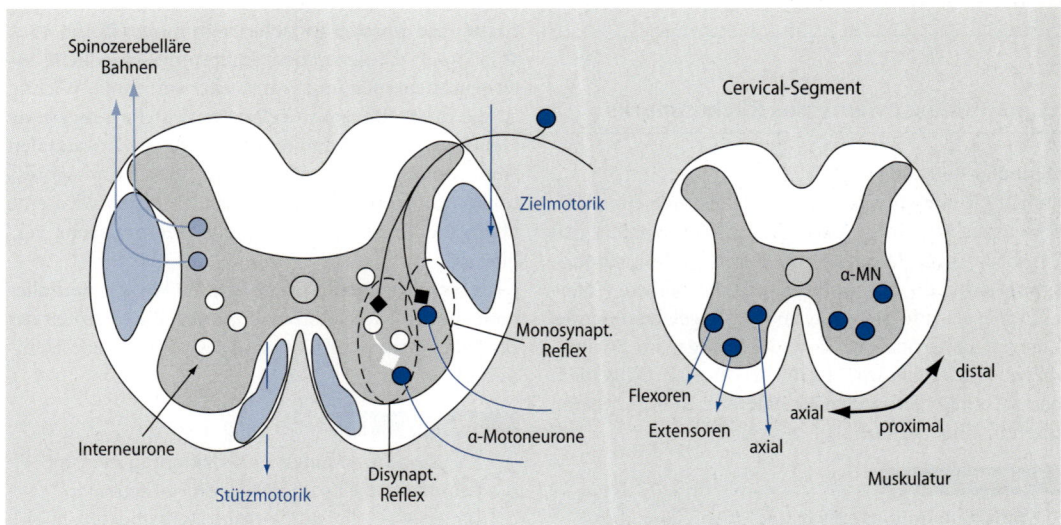

Abb. 15.2. Neuronentypen und ihre Lage im Rückenmark. Gezeigt sind die Motoneurone des Vorderhorns und die prinzipielle Verschaltung einfacher mono- und disynaptischer Reflexbögen. Hemmende Interneurone befinden sich in der medialen Kolumne. Deszendierende Bahnen der Stützmotorik verlaufen im ventromedialen, Fasern der Zielmotorik im dorsolateralen System auf spinaler Ebene. Gezeigt ist ebenso die spinal somatotop motorische Anordnung der α-Motoneurone

> **Merke**
>
> Die innervierenden Motoneurone sind **nicht** einheitlich:
>
> **α-Motoneurone** sind dick (~10 μm), leiten schnell (60–100 m/s) und versorgen die Arbeitsmuskulatur (= extrafusale Muskulatur)→**Skelettomotoneurone**.
>
> **γ-Motoneurone** sind dünn (~5 μm), leiten langsamer (~30–40 m/s) und innervieren die intrafusale Muskulatur der Muskelspindel. Sie sind wichtig für die Einstellung des Längensensors→**Fusimotoneurone**.

> **KLINIK**
>
> **Läsionen des α-Motoneurons** führen **immer** zu einer schlaffen Lähmung mit Areflexie und Muskelatrophie.
>
> **EMG (Elektromyogramm)**: Ableitung der Aktivität motorischer Einheiten mit in den Muskel eingestochenen Nadelelektroden (Summen-Muskelaktionspotenziale ~200 μV, ~10 ms). Normal: In Ruhe keine Aktivität, mit steigender Willkürinnervation zeigt sich eine zunehmende Entladungszahl bis zu einem anschwellenden Interferenzmuster (Lehrbücher der Neurologie).

15.4.2 Reflexsysteme des Rückenmarks

»Spinaler Reflex«
Stereotype efferente Reaktion, welche durch eine Afferenz ausgelöst wird. Je nach Anzahl der synaptischen Umschaltungen (afferent auf efferent) gibt es **monosynaptische**, **di-** und **polysynaptische Reflexe** (Interneurone als integrierende, in der Regel hemmende, Zentren). Interneurone sind viel häufiger im Rückenmark als Motoneurone (~30- bis 40-mal). Allgemein besteht ein Reflex aus Sensor, Afferenz, Reflexzentrum, Efferenz und Effektor.

> **Merke**
>
> **Muskeldehnungsreflexe** sind Eigenreflexe und **monosynaptisch** verschaltet. Afferenter Sensor der Muskellänge (Spindel, s. u.) und efferenter Effektor der Muskellänge (extrafusale Fasern) liegen im selben Muskel (z. B. Patellarreflex). Die enge Beschränkung auf ein spinales Segment ermöglicht ▼

eine Höhenlokalisation spinaler Schäden durch Eigenreflextestung (◨ Tab. 15.4).

Muskelfremdreflexe sind in der Regel polysynaptisch verschaltet und verlaufen häufig über mehrere Segmente. Sensor und Effektor liegen **nicht** im selben Muskel (z. B. Bauchhautreflex)!

Reflexverarbeitung in interneuronalen Systemen (propriospinale Neurone)

Das spinale Reflexzentrum erhält die Afferenzen aus der Hinterwurzel oder zusätzlich von zentral deszendierenden Bahnen. Die Signale werden vor Ausgabe an Motoneurone der Vorderwurzel in **propriospinalen Interneuronenzentren** verarbeitet (Ausnahme: monosynaptischer Dehnungsreflex, Eigenreflex, s. u.). Sinn und Zweck ist das ›Feintuning‹ des spinalen Output durch negatives Feedback (◨ Abb. 15.2).

Propriospinale Neurone sind Neurone, denen spinale Eigenfunktionen zugrunde liegen, wie z. B. Lokomotionsrhythmusgeneratoren oder Neurone vegetativer und somatischer Reflexe. Zum **Eigenapparat** zählen ferner Bahn- und Komissurenneurone aus der anderen Rückenmarkshälfte oder anderen Segmenten.

Hemmungen

Nach dem Hemmprinzip unterscheidet man **präsynaptische** und **postsynaptische** Hemmung (◨ Abb. 15.3, ◨ Tab. 15.5). Diese werden durch unterschiedliche Interneuronentypen und Transmitter vermittelt. Wichtig ist die durch **Renshaw-Zellen** vermittelte **rekurrente Hemmung**, welche durch Aktivierung von Kollateralen eines Motoneurons hemmend auf dieses und agonistische Motoneurone zurückwirkt. Dadurch wird eine überschießende Aktivierung des Motoneurons verhindert.

Zentral deszendierende Bahnen wirken modulierend auf den Kraft-Output ein, wobei die Mehrheit der zentralen Bahnen inhibitorisch wirkt (zentrale Hemmung).

> **Merke**
>
> Das Toxin **Strychnin** ist ein **Glycinantagonist** und hemmt v. a. die rekurrente Renshaw-Hemmung. Daher leitet sich seine Wirkung als Krampfgift ab: bei der Intoxikation führt eine überschießende Agonistenaktivierung zu Muskelkrämpfen.

15.4 · Neuronale Systeme des Rückenmarks

Tab. 15.4. Spinale Topik und Beschreibung wichtiger Muskeleigenreflexe, Fremdreflexe und pathologischer Reflexe

Reflexsystem	Eigenschaften	Wichtige Reflexe	Spinale Topik
Eigenreflexe	Auslöse- und Erfolgsorgan sind gleicher Muskel. Reflexweg monosynaptisch. Reflexweg eng spinal segmental. Durch zentrale Bahnung verstärkbar (Jendrassik-Handgriff, Zähnebeißen). Keine Habituation (nicht erschöpfbar)	Radius-Periost-Reflex (Schlag auf Radius→Ellbogenflexion)	C5/C6→N. radialis
		Biceps-brachii-Reflex	C5/C6→N. musculocutaneus
		Tricepsreflex	C7/C8→N. radialis
		Patellarreflex	L3/L4→N. femoralis
		Achillesreflex	S1/S2→N. tibialis
Fremdreflexe	Auslöse- und Erfolgsorgan sind verschieden. Reflexweg polysynaptisch verschaltet. Reflexweg kann über mehrere RM-Segmente verlaufen. Summation unterschwelliger Reize. Habituation (Abschwächen der Reflexantwort bei fortlaufender Reizung→ Schwellenveränderungen)	Beugereflex (▶ Kap. 15.4.5)	
		Bauchhautreflex (Kontraktion Bauchmuskeln bei Bestreichen der Haut)	Th6–Th12→Nn. Intercostales, ilioinguinalis
		Hustenreflex, Niesreflex	Medulla obl.→N. X
		Schluckreflex, Saugreflex	Pons, Medulla obl.→N. IX
		somatovegetative Reflexe (z. B. Schmerztachykardie)	Medulla obl.→Sympathikus↑
		Lidschlusscorneal-Reflex	Pons→N. VII
		Analreflex	S3–S5→N. pudendus
Pathologische Reflexe	So genannte »Pyramidenbahnzeichen« weisen auf Schädigung der deszendierend hemmenden Bahnen hin.	**Babinski-Reflex** (patholog. Reflex, beim Säugling vorhanden): Dorsalflexion große Zehe bei Bestreichen der Fußsohle	Pyramidenbahnläsion
	Automatismen und Primitivreflexe bei supranucleärer Läsion, corticopontine Bahnen, Basalganglien.	Saugreflex bei Bestreichen der Mundspalte	Ausgeprägte, diffuse Cortexschädigung (z. B. appallisches Syndrom)
		Greifreflex bei Bestreichen Handinnenfläche	Diffuse Frontalhirnschädigung

Tab. 15.5. Prä- und postsynaptische Vorwärts- und Rückwärtshemmung im propriospinalen Neuronennetzwerk, Interneuronentypen (IN) und Transmitter

Präsynaptische Hemmung	**Rückwärtshemmung:** betrifft die gleiche Afferenz (z. B. Ib→Ib) und dient der Kontrastanhebung. Interneurone der präsynaptischen Hemmung benutzen GABA
	Vorwärtshemmung: Unterdrückung störender segmentaler Eingangssignale (z. B. Ib hemmt Ia)
Postsynaptische Hemmung	**Rückwärtshemmung:** v. a. rekurrente Renshaw-Hemmung zwischen agonist. und synergist. Motoneuronen (**Agonistenhemmung**, v. a. Stützmotorik) oder Hemmung inhibitorischer Interneuronen der Antagonisten (**Antagonistenaktivierung**!). Transmitter: Glycin
	Vorwärtshemmung: Antagonistenhemmung über Aktivierung inhibitorischer Interneurone der Antagonisten durch Ia-Afferenzen, welche auch die Agonisten direkt aktivieren (s. monosynapt. Eigenreflex). **Zentrale Agonistenhemmung** über zentral deszendierende Bahnen, welche agonistenhemmende Renshaw-Zellen aktivieren

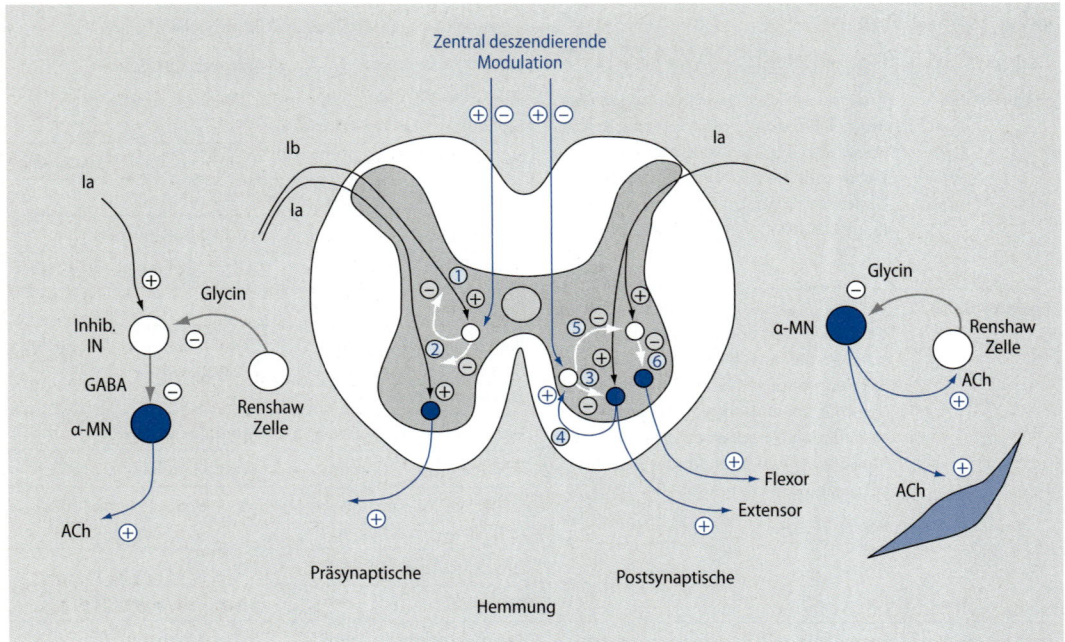

Abb. 15.3. Spinale Verarbeitung in propriospinalen Neuronensystemen verschiedener hemmender Interneurone (IN) für präsynaptische (1, 2) und postsynaptische (3–6) Hemmung. Hemmung kann in Vorwärtsrichtung (2, 3, 6) oder Rückwärtsrichtung auftreten (1, 4, 5). Inhibitorische Interneurone benutzen in der Regel den **Transmitter GABA**. Ausnahme bildet die zahlenmäßig überwiegende Population der **Renshaw-Neurone**, welche den inhibitorischen Transmitter **Glycin** ausschütten. Die Renshaw-Hemmung ist v. a. wichtig für die rekurrente Hemmung agonistischer und synergistischer Motoneurone (rechte Vergrößerung) sowie Hemmung von inhibitorischen Interneuronen der reziproken Hemmung und damit Antagonistenaktivierung. Zentral deszendierende Bahnen wirken modulierend sowohl exzitatorisch als auch inhibitorisch ein

15.4.3 Reflexsystem der Muskelspindelafferenzen

Muskelspindeln

Skelettmuskulatur kann aktiv verkürzt oder passiv (bzw. durch aktive Verkürzung des Antagonistenmuskels) verlängert werden (▸ Kap. 13). Es gilt:
- Unter **isometrischen** Bedingungen ändert sich die Muskellänge **nicht**, die Kraftentwicklung (Spannungsentwicklung an den Sehnenendigungen) ist maximal.
- Bei rein **isotoner** Kontraktion wird **keine** Kraft entwickelt, der Muskel verkürzt sich maximal bei gleich bleibender Spannung.

Physiologische Kontraktionen (und auch passive Dehnungen) stellen eine Mischform dar, unter der sich Länge **und** Spannung am Muskel ändern! Diese **beiden** Parameter werden gemessen und spinal verarbeitet, um Information über den Muskelzustand zu erhalten und zu regeln. Innerhalb der Arbeitsmuskelfasern (willkürlich innerviert durch Aα-Fasern) gibt es spindelförmige Bindegewebskapseln, bestehend aus einem sensiblen Zentrum (freie Nervenendigungen) und 3–10 modifizierten Muskelfasern an den **Polen** der Kapsel. Diese Spindelfasern (**intrafusale Muskelfasern**) sind parallel zur Arbeitsmuskulatur (**extrafusale Fasern**) angeordnet (◘ Abb. 15.4). Bei Kontraktion des Muskels wird die Muskelspindel gestaucht, bei Dehnung wird sie gedehnt.

> **Merke**
>
> Die **Muskelspindel** ist der Sensor der **Muskellänge**. Dehnung der Spindel (= Zunahme der Muskellänge) ist der adäquate Reiz für die Erregung der Spindelafferenzen.

Die Spindel besitzt 2 Typen von Intrafusalfasern: **Kernkettenfasern** und **Kernsackfasern**.

15.4 · Neuronale Systeme des Rückenmarks

> **Merke**
>
> **Kernkettenfasern:** v. a. statischer Längensensor (P-, Proportionalsensor), registriert Muskeldehnung. Sie enthalten schnelle Ia-Afferenzen (dick) und langsamere II-Afferenzen (dünn).
>
> **Kernsackfasern:** statischer und phasischer Längensensor (dynamischer PD-, Proportional-Differenzialsensor), registriert Muskeldehnung und Geschwindigkeit der Dehnung, v. a. schnelle Ia-Afferenzen.

Muskeleigenreflex: Dehnung des Muskels führt über eine Aktivierung der Ia-Muskelspindel-Afferenzen zu **monosynaptischer**, über Typ-II-Afferenzen zu **polysynaptischer Aktivierung** der α-Motoneurons des gleichen Muskels (autogene Aktivierung, Eigenreflex, ■ Abb. 15.4) und zu **disynaptischer Hemmung** des Antagonisten (Ia-Afferenz, nicht gezeigt in ■ Abb. 15.4, ■ Tab. 15.6).

> **Merke**
>
> **Muskeleigenreflex**→direkte **monosynaptische α-Agonisten-Aktivierung** und **disynaptische reziproke Antagonisten-Hemmung**. Ziel ist die **Längenstabilisierung**.
>
> **Aufrechter Gang als Anwendung des monosynaptischen Eigenreflexes:** im Stand werden Extensoren der großen Gelenke gravitationsbedingt gedehnt (v. a. M. quadriceps femoris, M. gluteus)→ monosynaptische Kontraktion der Strecker mit reziprok-antagonistischer Hemmung der Beuger wirkt der Gravitation entgegen und stabilisiert den aufrechten Gang! In Extensoren findet man relativ viele Typ I-Muskelfasern (tonisch, niedrige Schwelle) und hohe Ia-α-Synapsendichte! Der gravitationsbedingte Grundtonus ist in Extensoren höher als in Flexoren.

α-γ-Koaktivierung

Bei Kontraktion des Muskels wird die Muskelspindel gestaucht. Dabei nimmt die Impulsfrequenz der Muskelspindel-Ia-Afferenzen ab (adäquater Reiz ist Dehnung!). Daher würde bei Muskelverkürzung eine so genannte »**Spindel-Pause**« resultieren. Um eine Längenmessung auch bei Verkürzung zu gewährleisten, sind die Pole der Muskelspindeln motorisch durch **γ-Motoneurone** innerviert (dünne Fasern, 30–40 m/s). Bei **willkürlicher** Aktivierung der α-Motoneurone und Muskelverkürzung werden auch die γ-Motoneurone zentral durch deszendierende Bahnen mitaktiviert (→ **α-γ-Koaktivierung**, ■ Abb. 15.4). Hierdurch wird die Stauchung der Muskelspindel durch Dehnung des aktiven Zentrums ausgeglichen und die Längensensitivität bleibt bei aktiver Kontraktion erhalten (→Sollwertverstellung)!

> **Prüfungsfallstricke**
>
> Die α-γ-Koaktivierung erfolgt in der Regel parallel deszendierend bei Willkürmotorik. Eher **nicht** erfolgt γ-Aktivierung bei Reflex-α-Aktivierung, jedoch besteht eine große Variabilität→beim monosynaptischen Reflex erfolgt **keine strikte** α-γ-Kopplung!

Bei der **isotonen Kontraktion** wäre die Ia-Afferenz-Frequenz konstant (keine Spindelpause!), da durch α-γ-Koaktivierung die Sensitivität erhalten bleibt (doch kommen isotone Kontraktionen der Skelettmuskulatur quasi nicht vor, ▶ Kap. 13.2.1).

Bei der **isometrischen Kontraktion** erfolgt keine Verkürzung des Muskels, aber eine zunehmende Dehnung der Spindel durch α-γ-Koaktivierung mit Zunahme der Aktivität v. a. in den statischen Kernsack- und Kernkettenfasern.

Klinische Reflextestung und -registrierung

Klinisch werden Muskeldehnungsreflexe durch Reizung der Ia-Rezeptoren (Spindeln = adäquater Reiz)

■ **Tab. 15.6.** Wirkungen der Muskelreflexafferenzen

Afferenz	Eigenschaften
Ia	Intrafusale Kernketten- und v. a. Kernsackfasern, Erregung bei phasischer und statischer Muskeldehnung→monosynaptische Agonistenaktivierung, disynaptische Antagonistenhemmung→Verkürzung des gedehnten Muskels, servomotorische Afferenz des Muskeleigenreflexes
II	Intrafusale Kernkettenfasern, Erregung bei statischer Muskeldehnung (registriert Muskellänge, aber nicht zeitliche Längenänderung!), polysynaptische Erregung des Agonisten→tonischer Dehnungsreflex, Flexorreflex, Propriozeption
Ib	Golgi-Sehnenorgan, serielle Anordnung zum Muskel, Erregung bei Muskelspannung (aktive Verkürzung), phasisch und statische Reize→disynaptische Hemmung des Agonisten, disynaptische Aktivierung des Antagonisten

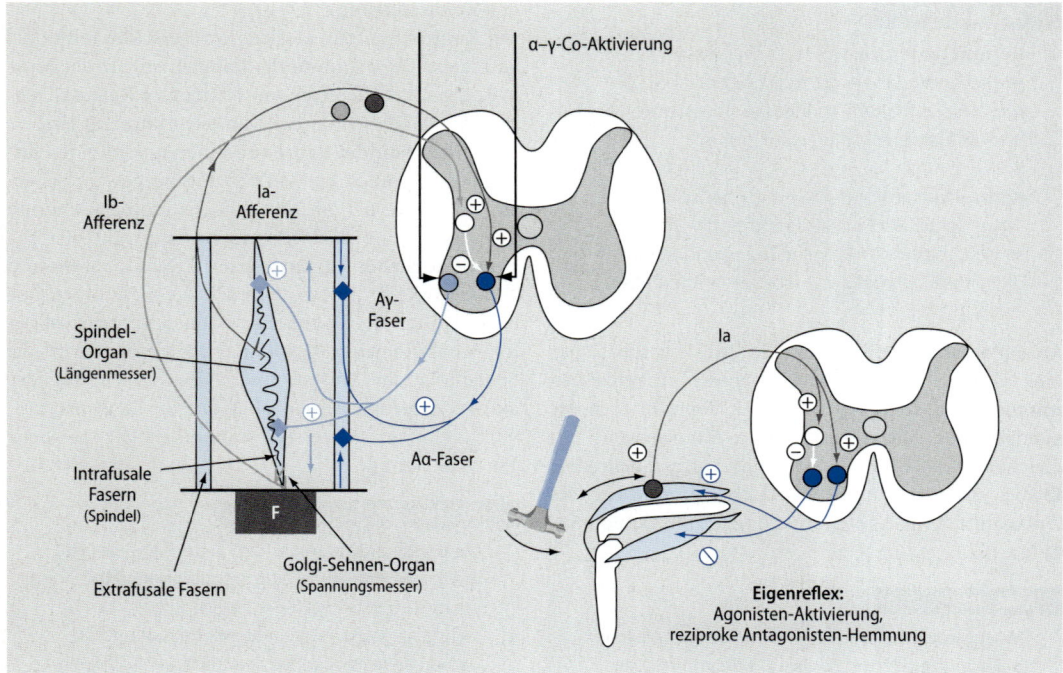

Abb. 15.4. Sensoren, Verschaltung und Effektoren spinaler Motorik und Muskeleigenreflexe. Links, Anordnung der Längen- und Spannungssensoren in **Muskelspindel** und **Golgi-Organ** im Verhältnis zu extrafusaler Muskulatur und Verschaltung der Afferenzen. Ia-Spindel-Afferenzen aktivieren den Agonisten bei Muskeldehnung und hemmen den Antagonisten (reziproke Antagonistenhemmung, rechts). Bei willkürlicher Innervation wird durch zentrale α-γ-Koaktivierung die Längenrezeptorsensibilität durch γ-Motoneuronaktivierung intrafusaler Muskelfasern erhalten. Rechts, Reflexablauf des monosynaptischen Muskeldehnungsreflex (Eigenreflex)

oder isolierter Reizung der Ia-Fasern (elektrisch) ausgelöst (z. B. Patellarsehnenreflex). Man unterscheidet:
1. **T-Reflex:** Phasische Reflexantwort nach Muskeldehnung (Hammerschlag dehnt Muskel und aktiviert Muskelspindel!). Klinische Beobachtung: Kontraktion des M. quadriceps. Elektrische Registrierung des T-Reflexpotenzials mit einer Latenz von 20–40 ms erfolgt mittels Hautelektroden (Afferenzlänge, Temperaturabhängigkeit beachten!). Latenzzeitverlängerungen finden sich bei Demyelinisierung oder synaptischer Störung. Die Amplitude korreliert mit der Reizstärke→Rekrutierung von Einheiten!
2. **H-Reflex (Hoffmann-Reflex):** Der H-Reflex testet die Intaktheit des monosynaptischen Reflexbogens relativ unabhängig von Rezeptoreinflüssen (Abb. 15.5). Die **elektrische Reizung** des N. tibialis und EMG-Ableitung über dem Agonisten führt oberhalb einer Schwellenreizstärke zu einer motorischen H-Welle als Ausdruck des intakten Reflexbogens (orthodrome synaptische Reflexantwort). Die Latenz setzt sich zusammen aus Nervenleitgeschwindigkeit (Ia und Aα) und Transmitterzeit (~1 ms) und ist verlängert bei demyelinisierenden Erkrankungen und synaptischen Störungen. Bei zunehmenden Reizstärken werden die Aα-Fasern direkt gereizt und eine frühere M-Welle erscheint (Reiz über afferenten Schenkel braucht länger als über den direkt efferenten Schenkel). Zusätzlich breitet sich der Reiz entlang der Aα-Fasern auch antidrom aus und interferiert destruktiv mit dem ankommenden afferenten Signal der Ia-Fasern. Daher nimmt die H-Welle mit der Reizstärke wieder ab. Die M-Welle nimmt mit der Reizstärke durch Faserrekrutierung zu.

> **Merke**
>
> Der Patellarsehnenreflex ist ein Muskeldehnungsreflex und **kein** Sehnenreflex. Es erfolgt idealerweise **keine** Antwort der Golgi-Organe auf den Hammerschlag! Die Antwort resultiert aus der Erregung der Spindelafferenzen bei Dehnung des Muskels.

15.4 · Neuronale Systeme des Rückenmarks

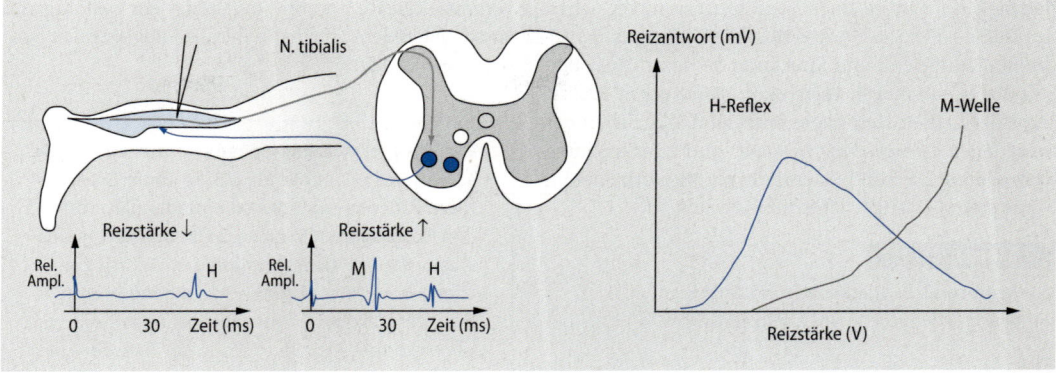

Abb. 15.5. Klinische Testung des Eigenreflexbogens mittels direkter elektrischer Nervenreizung und Neurographie (Hoffmann-Reflex). Erklärung im Text

> **KLINIK**
> **Neuronale Einstellung des Muskeltonus:** Bei Abfall der α-Motoneuronaktivität resultiert **muskulärer Hypotonus** mit Paresen. **Muskulärer Hypertonus** resultiert hingegen bei Ausfall hemmender Mechanismen v. a. der zentral deszendierenden Bahnen→Spastik, gesteigerte Eigenreflexe (▶ Kap. 15.9).

15.4.4 Reflexsystem der Golgi-Sehnenorgane

Die **Golgi-Sehnenorgane** bestehen aus freien Nervenendigungen in einer Bindegewebskapsel, welche **seriell** zu ~25 extrafusalen Muskelfasern aus ~10 motorischen Einheiten geschaltet sind. Hierdurch ist auch eine Messung von Rekrutierung möglich. Der **adäquate Reiz** für ihre Erregung ist ein **Anstieg der Muskelspannung** bei Kraftentwicklung des Gesamtmuskels und wird über **Ib-Fasern** afferent geleitet.

> **Merke**
> Golgi-Sehnenorgane liegen in Serie mit der extrafusalen Muskulatur. Reizung erfolgt bei **zunehmender** Dehnung und Kontraktion (Schwelle ist sehr viel höher als bei Muskelspindelafferenzen). Reizung ist **maximal bei isometrischer Kontraktion, keine Reaktion** erfolgt dagegen **auf isotone Kontraktion** bei gleichbleibender Spannung→Golgi-Sehnenorgane sind Kraftrezeptoren.

Zentrale Reflexverschaltung: Da Golgi-Sehnenorgane aktiviert werden, wenn die mechanische Spannung im Agonisten zunimmt, ist es sinnvoll, den Agonisten als Reaktion zu hemmen und den Antagonisten zu aktivieren→**autogene Hemmung** als spannungsstabilisierende Funktion. Die **autogene Hemmung über Ib-Afferenzen** verläuft **mindestens disynaptisch**! (Es gibt vermutlich keine monosynaptischen Verbindungen der Ib-Afferenzen!). Gleichzeitig werden die Antagonisten über mehrere Interneurone aktiviert.

> **Merke**
> **Vergleich Ia-, Ib-Reflexe:**
> **Muskelspindeln** (Ia-Afferenzen) hemmen die Antagonisten→reziproke Hemmung.
> **Golgi-Organe** (Ib-Afferenzen) hemmen die Agonisten→autogene Hemmung.

15.4.5 Reflexsystem der Beugereflexe

Fremdreflexe
Beugereflexe sind die bekanntesten Vertreter der **polysynaptischen Fremdreflexe** (◘ Tab. 15.4), deren Verschaltung sich über mehrere Rückenmarksegmente erstrecken kann. Der Beugereflex ist im Sinne eines Schutzreflexes (Fluchtreflex, Schmerzreflex) zu verstehen, da bei seiner Auslösung eine ganze Extremität von einer Gefahrenquelle »weggezogen« (gebeugt) wird. Gleichzeitig wird die kontralaterale Extremität zur Stabilisierung gestreckt (**gekreuzter Streckreflex**).
◘ Abbildung 15.6 zeigt die zentrale Verschaltung des Beugereflexes. Die Reflexzeit liegt mit 20–30 ms deutlich höher als die des monosynaptischen Eigenreflexes!

Beispiel: Ein Tritt auf einen Nagel führt zum Wegziehen des Beins→Flexion im ipsilateralen Fußgelenk, Kniegelenk, Hüftgelenk und Streckung des kontralateralen Standbeins→Kniegelenkstrecker, Hüftstrecker. Anfassen einer heißen Herdplatte führt zum Wegziehen des betroffenen Armes *(Weg-Beugen!)* und zur Streckung des anderen. Die kontralaterale Streckung wirkt hier im Sinne einer Gleichgewichtsstabilisierung.

> **Merke**
>
> **Ipsilateral:** Beugeraktivierung, Streckerhemmung→Entfernen von der Noxe.
>
> **Kontralateral:** Beugerhemmung, Streckeraktivierung→Rumpfstabilisierung.

Der Beugereflex wird durch Mechanoafferenzen der Gruppe III und IV sowie über nozizeptive Afferenzen auf Rückenmarkebene ausgelöst (**multimodale Konvergenz**). Die Rezeptoren sind daher sehr vielfältig und entsprechen dem Spektrum der somatoviszeralen Sensorik (▶ Kap. 16).

> **KLINIK**
>
> Der Flexorreflex ist rein spinal und läuft auch **ohne** supraspinale Kontrolle ab, z. B. im Koma. Bei komatösen Patienten wird das Komastadium u. a. durch den Flexorreflex auf Schmerzreize beurteilt (Komastadium I–II). In tiefen Komastadien (IV) mit Zeichen irreversibler zentraler Schädigungen erlischt auch der Flexorreflex. Auch bei der Anästhesie wird der Flexorreflex zur Beurteilung der Tiefe der Anästhesie genutzt.

> **KLINIK**
>
> **Lokomotion**, d. h. aufrechter Gang, ist in seiner einfachsten Ausführung eine wiederholt wechselseitige Anwendung des Beuge- und gekreuzten Streckreflexes. Man stelle sich vor, erst rechts, dann links usw. auf einen spitzen Gegenstand zu treten. Auf der ipsilateralen Seite resultiert jeweils die Schwung-, auf der kontralateralen die Standphase. Ohne supraspinale Kontrolle ist somit ein rudimentäres Gehen möglich. Dies macht man sich bei spastischer Lähmung nach Pyramidenbahnläsion zunutze, bei welcher der Patient lernen kann, durch Ausnutzung der spinalen Beugerreflexe auf seiner »Spastik zu gehen«. Der spastische Extensorentonus ermöglicht dabei eine Standphase. Der spastische Gang ist sehr charakteristisch und zeichnet sich durch relativ steifes Gehen aus.
>
> Bei **Störung der zentralen Modulation** (z. B. entzündliche Erkrankungen, Multiple Sklerose) kann die Hemmung wegfallen und schon leichte Berührung ganze **Massenreflexe** mit **Beugesynergien** hervorrufen. Hyperreflexie findet sich auch bei lokalen Entzündungen der Rezeptoren, wobei das Schwellenverhalten der Rezeptoren sich ändert (z. B. leichtes Berühren einer entzündeten Hautstelle mit Ödem führt schon zum Wegziehen, der gleiche Reiz bei gesunder Haut würde keinen Reflex auslösen).

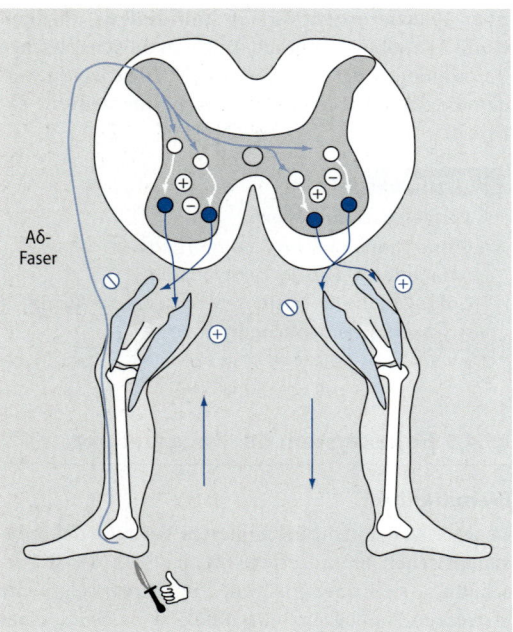

Abb. 15.6. Beuge- und gekreuzter Streckreflex als Beispiel eines Fremdreflexes. Die Afferenzen von Mechano- oder Nozizeptoren werden spinal über mehrere Interneurone **ipsilateral** hemmend auf Strecker und aktivierend auf Beuger sowie über Komissurenfasern **kontralateral** hemmend auf Beuger und aktivierend auf Strecker übertragen. Die Rückenmark-Komissurenfasern müssen nicht im gleichen Segment bleiben, sondern können aszendierend oder deszendierend andere Rückenmarksegmente mit einbeziehen

15.5 Motorische Funktionen des Hirnstamms

15.5.1 Augenmotorik

Nystagmus und vestibulo-okulärer Reflex

An jedem Auge setzen 3 Paare von antagonistischen Augenmuskeln an, welche in den Ebenen der vestibulären Bogengänge liegen. Der Augapfel ist als Kugelgelenk gelagert. Durch das Zusammenwirken der verschiedenen Augenmuskeln lässt sich in der Frontalebene ein 360°-Blickfeld einstellen (anatomische Blickrichtungen). Der Abgleich vestibulärer Eingänge und okulomotorischer Ausgänge im Hirnstamm gewährleistet die Konstanz der Fixation bei Stellungsänderungen von Kopf und Rumpf im Raum.

Kompensatorische Augenbewegungen in Form von **vestibulären** und **optokinetischen** Reflexen laufen in Form von **Sakkaden** (rasche Fixationsaufnahme) und langsamen **Zielfolgebewegungen** ab. Dieses stereotype Programm wird als **Nystagmus** bezeichnet, dessen Richtung nach der **Sakkade** festgelegt wird. Bewegungen der Umwelt und des Körpers relativ zueinander verursachen verschiedene Nystagmusformen. Auslöser dieses **vestibulo-okulären Reflexes (VOR)** sind Dreh- und Linearbeschleunigungen des Kopfs. Die langsame Augenfolgebewegung soll die retinale Bewegungsunschärfe korrigieren. Sakkaden werden im Hirnstamm generiert (auch in Bewusstlosigkeit!), Zielfolgebewegungen werden im Cortex generiert (präfrontales Augenfeld).

Der VOR ist im Hirnstamm über 3 Neurone verschaltet (◘ Abb. 15.7):
1. Utrikulopetale ispsilaterale Auslenkung erregt vestibuläre Kernneurone mit Hemmung ipsilateraler und Erregung kontralateraler Abduzenskerne.
2. Abduzens-Motoneurone aktivieren den lateralen ipsilateralen Augenmuskel.
3. Abduzens-Interneurone erregen über den Lemniscus medialis den medialen kontralateralen Augenmuskel.

Dieses Schema gewährleistet die synchronisierte Bewegung beider Augen über die Hirnstammverschaltung auch außerhalb von Sakkaden.

Der einfachste (physiologische) **Nystagmus** ist derjenige, bei dem nur die horizontalen Augenmuskeln beteiligt sind. »**Eisenbahn-Nystagmus**«: Linear-Beschleunigungs-Nystagmus, bei dem ein entgegen der Fahrtrichtung vorbeisausendes Objekt fixiert wird (→Augenfolgebewegung entgegen der Fahrtrichtung). Verschwindet es aus dem Blickfeld, erfolgt die Sakkade in Fahrtrichtung (= entgegen der Richtung des bewegten Objekts jenseits des Fensters!), um ein neu ankommendes Objekt fixieren zu können.

Für den **rotatorischen Nystagmus** gilt: beginnt eine Rotationsbewegung des Kopfs, verfolgt die langsame Augenfolgebewegung das verschwindende Ob-

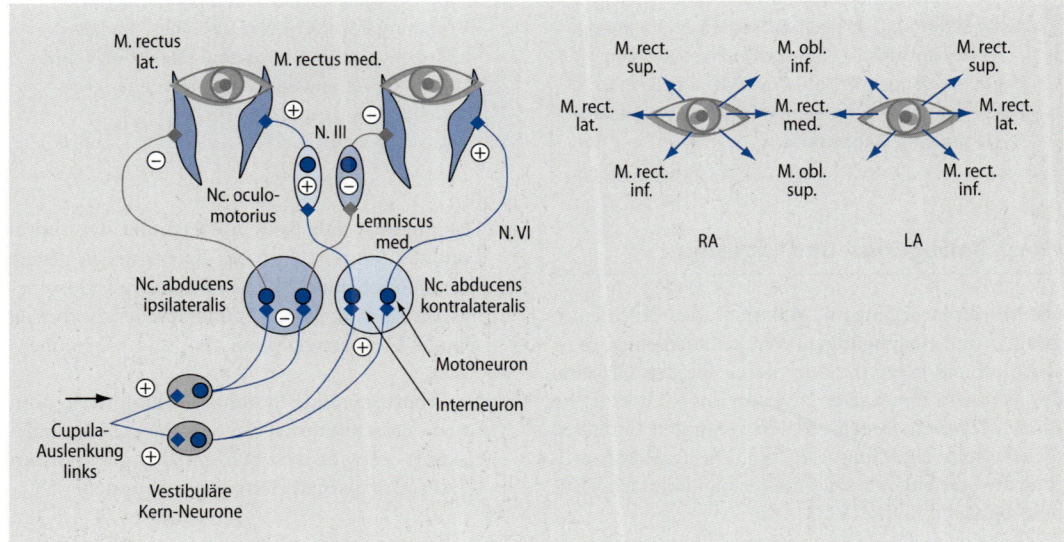

◘ **Abb. 15.7.** Neuronale Verschaltung des vestibulo-okulären Reflexes (VOR) im Hirnstamm, welcher die koordinierte gleichsinnige Bewegung beider Augen und damit die Binokularität erhält (links). Rechts sind die Hauptzugrichtungen der 6 Augenmuskeln gezeigt

jekt entgegen der Drehrichtung (»man versuche, sich dies vorzustellen!«), die Sakkade erfolgt dann in Drehrichtung.

> **Merke**
>
> **Eisenbahn-Nystagmus**: optokinetischer Nystagmus→Sakkade in Fahrtrichtung.
> **Rotatorischer Nystagmus**→Sakkade in Drehrichtung!

Vertikale Nystagmen kommen physiologisch auch vor, wenngleich seltener (»welcher Zug fährt schon nach oben?«). Beispiel hierfür: Man beobachte ein Lineal, welches nach oben bewegt wird: die Augenfolgebewegung erfolgt nach oben, die Sakkade nach unten.

> **Merke**
>
> Die **Sakkade** geht **immer entgegen** der Richtung des bewegten Objekts, welches mit dem Auge beobachtet wird!

> **KLINIK**
>
> **Spontan-Nystagmen** sind **nicht** physiologisch und deuten auf eine zentral- oder peripher-vestibuläre Störung hin! Wichtigstes Symptom vestibulärer Erkrankungen mit Sakkadenbeteiligung ist der **Drehschwindel**, z. B. bei **Kinetose** (z. B. Seekrankheit): sensorischer Konflikt von optokinetischen, vestibulären u. somatosensorischen Reizen→Schwindel, Übelkeit, Erbrechen, Nystagmen.
> **Labyrinthitis** ist eine entzündliche Reizung der Bogengänge mit Drehschwindel, Übelkeit, **Reiz**-Nystagmus zur **gleichen** Seite, später **Ausfall**-Nystagmus zur **Gegenseite**.

15.5.2 Bewegungs- und Lagesinn

Die **Vestibularorgane** mit **Makula** (Linearbeschleunigungs-) und **Bogengängen** (Winkelbeschleunigungssensoren) enthalten die Rezeptoren für den Lagesinn des Kopfs im Raum. Der Lagesinn des Rumpfs ist im propriozeptiven System der Extremitäten enthalten (Muskelspindeln, Golgi-Organe). Die Funktionsprüfung des vestibulären Lagesinns erfolgt über den vestibulo-okulären Reflex (VOR, s. o.).

Reizungen des Vestibularorgans führen zu Nystagmen (**vestibulärer Nystagmus**), welche klinisch durch Beobachtung oder elektrische Ableitung der Bulbusaktivität (**Nystagmographie**) bei Ausschalten der Fixation (starkes Plus-Glas→Frenzel-Brille) geprüft werden (▶ Kap. 17.1.3). Zusätzlich kann auch durch Spülen des äußeren Gehörgangs mit warmem und kaltem Wasser ein Nystagmus ausgelöst werden (kalorischer Nystagmus).

> **Merke**
>
> **Kalorischer Nystagmus.** Spülen mit warmem Wasser→Nystagmus zur gleichen Seite. Spülen mit kaltem Wasser→Nystagmus zur anderen Seite.
> **Eselsbrücke:** »Weg von der Kälte, hin zur Wärme«.

15.5.3 Vestibulariskerne und motorische Funktionen

Im Hirnstamm werden in den vestibulären und retikulären Kernen zusammen mit propriozeptiven Eingängen wichtige Informationen zur Haltungs- und Positionsregulation von Kopf, Rumpf und Extremitäten verarbeitet und der periphere Muskeltonus über Stell- und Haltereflexe via deszendierende Bahnen eingestellt.

> **Merke**
>
> Stütz-, Gang-, und Zielmotorik sind spinal angelegt, aber supraspinale Signale des Hirnstamms sind essenziell für die korrekte Durchführung (ventromediales und dorsolaterales System).
> **Mittelhirnkerne** (oberer Hirnstamm) regulieren bevorzugt die Stellreflexe, **Ponskerne** (unterer Hirnstamm) bevorzugt die Haltereflexe und den Muskeltonus im Stand. **Posturale Reaktion** nennt man die Aktivierung der Extensoren gegen die Schwerkraft (▶ Kap. 15.8.2).

Es gilt:
- Das **dorsolaterale System** entstammt v. a. suprapontinen Zentren (Nc. ruber→rubrospinaler Trakt, Formatio reticularis med.→Tractus reticulospinalis, Cortex, lateraler CST) und aktiviert bevorzugt **distale Flexorengruppen** (α- und γ-Motoneurone).
- Das **ventromediale System** entstammt v. a. pontinen Zentren (Formatio reticularis lat., Vestibulariskerne→Tractus vestibulospinalis) und aktiviert bevorzugt **proximale Extensorengruppen**!

Die Vestibulariskerne erhalten ferner zerebelläre Zuflüsse aus dem Nc. fastiguus zur Koordinationsfeinabstimmung, welche v. a. hemmende Einflüsse auf Extensoren-Motoneurone ausüben→**cerebellofugale Hemmung**!

> **KLINIK**
>
> **Stell- und Haltereflexe** sind v. a. bei akuten Störungen des Gleichgewichts wichtig. Klinisch prüft man Stellreflexe, indem man dem stehenden Patienten bei geschlossenen Augen einen kleinen Schub verabreicht und damit das Gleichgewicht akut stört. Beim Gesunden wird durch Schub nach hinten der Extensorentonus, bei Schubs nach vorne der Flexorentonus der Beine erhöht. Krankhafte Befunde ergeben sich z. B. bei Parkinson-Krankheit, Kleinhirnerkrankungen, Multipler Sklerose.
>
> **Hirnstammsyndrome** sind schwerwiegende Beeinträchtigungen der Hirnstammkerne (z. B. ischämisch: Wallenberg-Syndrom, traumatisch) und betreffen neben wichtigen vegetativen Funktionen (▶ Kap. 14) v. a. die Motorik. Bei **Dezerebrierungsstarre** liegt eine interkolliruläre Hirnstammdurchtrennung vor mit
> - **erhöhter Aktivität spinaler Extensorenmotoneurone** (Wegfall der cerebellofugalen Hemmung, Übergewicht der lateralen Vestibulariskerne Nc. Deiters).
> - **erniedrigter Aktivität spinaler Flexorenmotoneurone** (Wegfall des dorsolateralen Systems).
>
> Derartige Patienten präsentieren sich mit **Streckspasmen**. In der Notfallmedizin ist das Auftreten von Streckspasmen ein Hinweis auf Hirnstammschädigung mit schlechter Prognose.

15.5.4 Andere motorische Funktionen des Hirnstamms

Neben den oben genannten Funktionen sind im Hirnstamm weiterhin motorische Zentren zur Auslösung von Schluckreflexen, Erbrechen, Magenmotorik, Atmungsregulation sowie wichtiger vegetativer Regulationen lokalisiert (▶ Kap. 5, ▶ Kap. 7, ▶ Kap. 14).

15.6 Basalganglien

15.6.1 Verschaltung/Informationsfluss

Die **Basalganglien** sind Teil der **cortico-thalamo-corticalen Rückkopplungsschleife**, welche ausgehend von den assoziativen Rindenfeldern und dem prämotorischen Cortex der Vorausplanung komplexer Bewegungen dient (GK Anatomie, ▶ Kap. 9.8.2). In diesem Sinne sind Basalganglien und Kleinhirn 2 parallel geschaltete motorische Zentren (◘ Abb. 15.8) mit neocorticalem Input und thalamischem Output, wobei die efferente Verschaltung zum Thalamus aber grundsätzlich verschieden von der des Kleinhirns ist.

> **Merke**
>
> Der motorische **Thalamus** erhält verschiedene Signale aus Kleinhirn und Basalganglien. **Kleinhirnkerne** projizieren **erregend** auf den motorischen Thalamus **(Glutamat)**, Basalganglien **hemmen** den Thalamus **(GABA)**! Die **Basalganglien sind kein »extrapyramidales System«** (dieser klinisch unsaubere Begriff bezieht sich auf nichtcorticospinale Bahnsysteme, z. B. von Hirnstammkernen ausgehend zum Rückenmark)!

Die Basalganglien bestehen aus mehreren Kerngebieten:
- **Striatum** = Nc. caudatus (vorwiegend kognitiv, okulomotorisch) **und Putamen** (vorwiegend skelettomotorisch). Durch Fasertrakte verbunden überbrücken diese die Capsula interna.
- **Globus Pallidum**→lateral: Pars externa, medial: Pars interna.
- **Substantia nigra**→Pars compacta (viele dopaminerge Neurone) + Pars reticulata.
- **Nc. subthalamicus**

Phasische und tonische Motorik: Die corticalen Rückkopplungsschleifen über Aktivierung verschiedener Basalganglienkerne ergeben unterschiedliche Bewegungsqualitäten.
- Über das **Pallidum** wird die **phasisch kinetische** Motorik geschaltet (phylogenetisch älter).
- Über das **Striatum** wird primär die **tonische Haltemotorik** geschaltet (diese reift post partum erst voll aus!).

> **Merke**
>
> Die **Motorik eines Neugeborenen** ist eine Pallidummotorik und ist **hyperkinetisch-hypoton**!

Verschaltung der Basalganglienkerne

Die interne Verschaltung der Basalganglien ist äußerst komplex und verwirrt Jeden (»der Autor sinnierte einmal 3 Stunden über die Hemmung der Hemmung der Aktivierung usw«.).

Über **nur eine** weitere Umschaltung projiziert das Striatum zum motorischen Thalamus via Pallidum (Pars interna) oder Substantia nigra (Pars reticularis)→ **direkter Weg** (◘ Abb. 15.8).

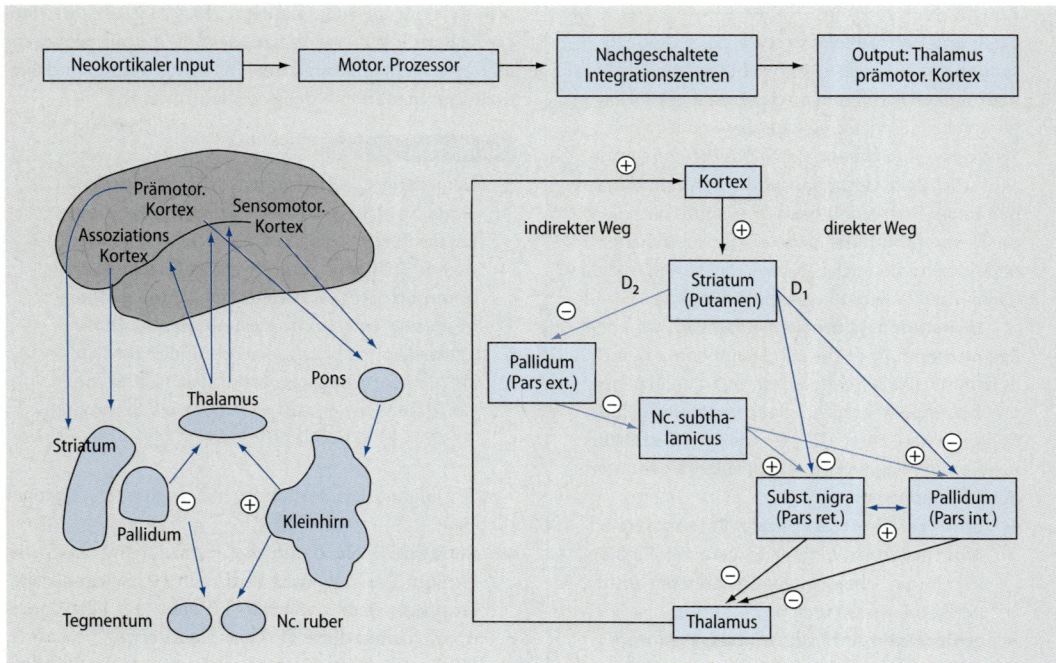

Abb. 15.8. Funktionelle Organisation und interne Verschaltung der Basalganglien. Die Basalganglien sind ein motorisches Integrationszentrum, welches parallel zum Kleinhirn aufgerufen wird, aber im Gegensatz zu diesem hemmend auf den motorischen Thalamus projiziert. In der Verschaltung der Kerngebiete existieren ausgehend vom Striatum ein **direkter** und ein **indirekter Weg**, welche unterschiedlich durch Dopamin angesprochen werden. Erklärung im Text

Über **mehrere** Umschaltungen führt der Weg zum Thalamus via Pallidum (Pars externa), Nc. subthalamicus und Substantia nigra (Pars reticulata)→**indirekter Weg**.

Funktionelle Rückkopplungsschleifen bestehen für:
- **Skelettmotorik:** prämotorischer Cortex→Striatum (Putamen)→Pallidum (Pars interna)→Substantia nigra (Pars reticulata)→Thalamus→supplementärmotorischer Cortex→Striatum,
- **Okulomotorik:** präfrontaler Cortex→Striatum (Nc. caudatus)→Pallidum (Pars interna)→Substantia nigra (Pars reticulata)→Thalamus→frontales Augenfeld→Striatum,
- **Kognitiv:** wie Okulomotorik, aber Ausgang zu präfrontalem Cortex.
- Es gibt auch eine **direkte** Rückkopplungsschleife vom Thalamus zum Striatum!

> **Merke**
>
> Die Substantia nigra **(Pars compacta)** enthält die dopaminergen Neurone, welche auf das Striatum schalten (D_1-, D_2-Rezeptoren s. u.).

15.6.2 Verarbeitungsprinzipien

Transmitter: In den Basalganglien gibt es primäre und Cotransmitter (Tab. 15.7). Letztere, zumeist Neuropeptide, haben längere Wirkdauern als die primären Aminosäuretransmitter und dienen der Wirkungsverstärkung und -verlängerung.

Aktivierende und hemmende Verschaltungssysteme

Das wesentliche Funktionsprinzip der Hintereinanderschaltung der Basalganglienkerne ist die **Disinhibition**. Was machen die Basalganglien also? Anhand von Abbildung 15.8 soll die Funktion Schritt für Schritt nachvollzogen werden:

1. **Ohne corticalen Input** fehlt die Aktivierung des Striatum (weniger »+«). Das **Striatum** hemmt die Substantia nigra (reticularis) und Pallidum internum im direkten, Pallidum externum im indirekten Weg. Für den **direkten Weg** ergibt sich daraus: weniger Hemmung (= Aktivierung) von Pallidum internum/Substantia nigra (reticulata)→mehr Hemmung des Thalamus. Im **indirekten Weg** er-

Tab. 15.7. Transmitter der Basalganglien und deren Funktion

Transmitter	Lokalisation und Eigenschaften	Projektionsweg
Glutamat (erregend)	corticostriale, thalamostriale, subthalamicus Neurone	Cortex→Striatum (+) Nc. subth.→Pallidum int., S. nigra ret. (+)
GABA (hemmend)	striatale Projektionsneurone, Pallidum, S. nigra Pars reticulata Kotransmitter: Substanz P, Enkephalin, Dynorphin (?)	Striatum→Pall. ext./int. (−) Pall. ext.→Nc. subthal. (−) Pall. int→Thalamus (−) Striatum→S. nigra ret. (−) S. nigra ret.→Thalamus (−)
Dopamin	S. nigra (Pars compacta) -fördert über D_1-Rezeptoren GABA/Substanz-P Neurone -hemmt über D_2-Rezeptoren GABA/Enkephalin-Neurone	S. nigra compacta→Striatum
ACh (erregend)	striatale Interneurone, exzitatorisch muskarinerge Wirkung	Synapsen zu striatalen Projektionsneuronen

Nc.subth.: Nucleus subthalamicus. int.: internum. ext.: externum. S: Substantia. ret.: reticulata. Pall.: Pallidum.

gibt sich: weniger Hemmung von Pallidum externum (= Aktivierung) hemmt den Nc. subthalamicus mehr→weniger Aktivierung (= Hemmung) von Pallidum internum/Substantia nigra (reticulata)→mehr Aktivierung des Thalamus. **Ein gehemmter Thalamus aktiviert den motorischen Cortex weniger; ein aktivierter Thalamus hemmt den motorischen Cortex weniger.**

2. Erfolgt ein **corticaler Input** an die Basalganglien, d. h. eine Erregung des **Striatum**, führt dies zu mehr Hemmung von Pallidum internum/Substantia nigra (reticulata) im **direkten Weg** und damit folgt weniger Hemmung (gehemmte Hemmung) des Thalamus→Aktivierung des motorischen Cortex. Im **indirekten Weg** ergibt sich vermehrte Hemmung im Pallidum externum→weniger Hemmung des Nc. subthalamicus→mehr Aktivierung von Pallidum internum/Substantia nigra (reticulata)→mehr Hemmung des Thalamus.

> **Merke**
>
> **Disinhibitionsprinzip** beider Wege→Serienschaltung zweier inhibitorischer Neurone wirkt erregend auf das dritte **(Disinhibition!).**
> **Alleinige Aktivierung des direkten Wegs erregt motorischen Thalamus** (Putamen hemmt Pallidum internum/Substantia nigra→hemmt Thalamus weniger).
> **Alleinige Aktivierung des indirekten Wegs hemmt motorischen Thalamus** (Putamen hemmt Pallidum externum→hemmt Nc. subthalamicus weniger→erregt Pallidum internum/Substantia nigra mehr→hemmt Thalamus mehr).

Es ist logisch, dass **nicht** beide Wege gleichzeitig in gleichem Maße angesteuert werden können, da sonst **Nichts** passiert (der direkte Weg enthemmt den Thalamus in dem Maße, wie der indirekte Weg ihn hemmt). Die Regulation der beiden Wege erfolgt z. B. über **Dopamin.**

Was macht **Dopamin** also?
- **Dopamin fördert Zugang zur Disinhibition im direkten Weg (D_1)**→Erregung des thalamocorticalen Zugangs.
- **Dopamin hemmt Zugang zur Nettoinhibition im indirekten Weg (D_2)**→Hemmung der Hemmung (= Erregung) des thalamocorticalen Zugangs.

Willkürmotorik wird cortical dadurch ermöglicht, dass Dopamin den **Gating-Mechanismus** der Basalganglien im direkten Weg begünstigt, d. h. den motorischen Thalamus wie ein Tor zum Cortex öffnet.

15.6.3 Störungen der Motorik

Störungen der Basalganglienmotorik manifestieren sich z. B. in den Krankheitsbildern **Parkinson-Krankheit** (Schüttellähmung) und **Chorea Huntington** (»Veitstanz«) aus dem Formenkreis der hypokinetischen bzw. hyperkinetischen Syndrome.

> **KLINIK**
>
> **Parkinson-Krankheit**: Degeneration der dopaminergen Neurone der Substantia nigra compacta, sodass durch den Wegfall des Dopamins die För-
> ▼

derung des direkten und die Hemmung des indirekten Wegs sistiert und die skelettmotorische Schleife gehemmt wird. Dies erklärt die typischen Symptome der **Akinese, mimische Starre** und z. T. die **Rigidität der Muskulatur**. Parkinsonpatienten haben einen typisch **kleinschrittigen Gang** und einen ausgeprägten **Ruhetremor**, der bei Intentionsbewegungen besser wird (im Gegensatz zu Kleinhirnerkrankungen s. u.). Durch die Beeinträchtigung kognitiver Schleifen tritt häufig Depression auf. Da der direkte und indirekte Weg natürlicherweise die Motorik aktivieren bzw. hemmen, teilt man die Parkinsonsymptomatik in **Plus- und Minussymptome** ein: **Akinese, Mikrographie, Bradykinese und Amimie sind Minussymptome, Tremor und Rigor sind Plussymptome**. Letztere können nicht durch den Ausfall von dopaminergen Neuronen erklärt werden. Dies zeigt, dass die Erkrankungsmechanismen komplexer sein müssen und auch cholinerge Systeme miteinbeziehen. **Therapie:** Substitution durch L-Dopa ist möglich. Da ein Übergewicht zentral cholinerger Neurone besteht, werden auch Anticholinergika mit Erfolg eingesetzt.

▼

Chorea Huntington: Degeneration hemmender Neurone des Striatums mit Überwiegen der Disinhibition im direkten Weg. Es resultieren überschießende, rasche und hypotone Bewegungen. Chorea Huntington ist eine genetische Erkrankung, die obligat tödlich verläuft (genetische Beratung!)

15.7 Cerebellum

15.7.1 Verschaltung / Informationsfluss

Das Cerebellum stellt die wichtigste **parallel** zu den Basalganglien ablaufende Schaltstelle zur Koordination von Bewegungen dar (Abb. 15.8) (GK Anatomie, ▶ Kap. 9.5). Beim Primaten besitzt es eine ausgeprägte Hemisphäre (**Neocerebellum**, laterale Abschnitte, Abb. 15.9). Die synaptische Verschaltung der Neurone des Neocerebellums findet im Kleinhirn-(KH)-Cortex statt, welcher zytoarchitektonisch dreischichtig aufgebaut ist (↔ Neocortex: 6-schichtig): **Körner-, Purkinje- und Molekularschicht** (von innen nach außen). Afferenzen und Efferenzen sind in Abb. 15.9 und Tab. 15.8 dargestellt.

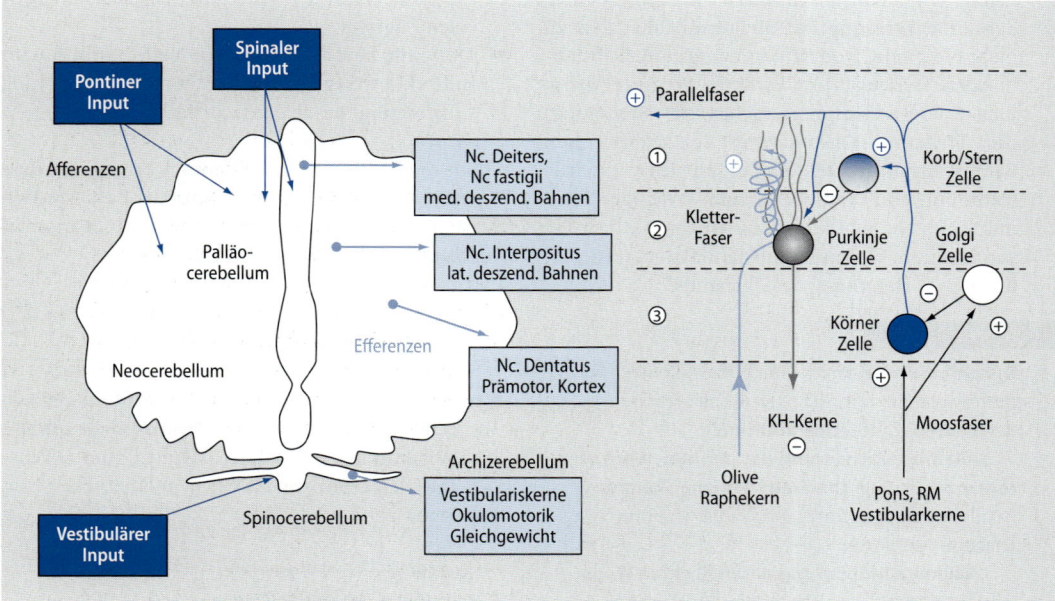

Abb. 15.9. Funktionelle Unterteilung des Kleinhirns mit Afferenzen und Efferenzen (links). Rechts: Dreischichtung des Kleinhirncortex (①:Molekular-, ②: Purkinje-, ③: Körnerschicht) mit den wichtigsten Zellen und deren Verschaltung. Es gibt nur **einen Ausgang** aus dem Kleinhirn (hemmend) und **zwei Eingänge** (erregend). Innerhalb der **Rinde** sind die **Körnerzellen die einzig erregenden** Zellen

Tab. 15.8. Schichtung, Zellen und Verschaltungen der Kleinhirnrinde. (+): erregend; (–): hemmend

Schicht	Zellen	Verschaltungen
Körnerschicht	Körnerzellen; größte homogene Neuronenpopulation des ZNS. Golgi-Zellen	Moosfasern (Input)→Körnerzellen (+: Glut., ACh) Moosfasern (Input)→Golgi-Zellen (+: Glut., ACh) Golgi-Zelle→Körnerzelle (-: GABA)
Purkinje-Schicht	Längsangeordnete Purkinje-Zellen (Axone zu cerebellären und lateralen Vestibulariskernen)	Purkinje-Zelle→Kleinhirnkerne (Nc. dentatus, emboliformis, fastiguus, globosus) [-: GABA] **Merke:** einziger Output aus Kleinhirnrinde!
Molekularschicht	Axone der Körnerzellen (Parallelfasern), Dendriten der Purkinje-Zellen und Interneurone (Korb-, Sternzelle).	Kletterfaser (Input)→Purkinje-Zell-Dendriten (+: Glut, Aspartat) Körnerzelle→Parallelfaser→Purkinje-Zelldendriten (+: Glut) Körnerzelle→Parallelfaser→Sternzelle (+: Glut) Körnerzelle→Parallelfaser→Korbzelle (+: Glut) Sternzelle/Korbzelle→Purkinje-Zelldendrit (-: GABA)

Glut: Glutamat; ACh: Acetylcholin.

Wichtige Schlussfolgerungen sind:
1. Es gibt **zwei Eingänge** (Afferenzen→**Moosfasern** aus Pons, Vestibular- und Rückenmarkkernen, **Kletterfasern** aus Olive und Raphekernen), welche generell **erregend** sind (Glutamat).
2. Es gibt nur **einen Ausgang** (Efferenz→**Axone der Purkinje-Zellen** zu Kleinhirnkernen→Nc. dentatus, emboliformis, globosus, fastiguus), und der ist auch noch **hemmend** (GABA).
3. Die Verschaltungen der **Neurone** der Kleinhirnrinde sind inhibitorisch mit der einzigen Ausnahme der Körnerzellen!
4. Moosfasern aktivieren die Körnerzellen, welche über Parallelfasern die Purkinje-Zellen aktivieren (eine Parallelfaser pro Purkinje-Zelle→erhebliche räumliche Summation nötig!). Kletterfasern aktivieren Purkinjezellen mit ~200 Synapsen pro Purkinje-Zelle→Kletterfasern erregen Purkinje-Zellen sehr leicht!

15.7.2 Verarbeitungsprinzipien

Koordinationsspezifität: Das Kleinhirn enthält phylogenetisch 3 distinkte Strukturen mit verschiedenen Funktionen:
- **Koordination** von Gleichgewichts- und Okulomotorik erfolgt im **Archicerebellum** (Nodulus, Flocculus),
- Rumpf- und Gangmotorik im **Palläocerebellum** (Vermis) und
- Willkürmotorik im **Neocerebellum** (laterale Kleinhirnhemisphären, Pontocerebellum).

Die Afferenzen und Efferenzen sind in ◘ Abbildung 15.9 dargestellt.

Das Pontocerebellum erhält von zentral eine **Efferenzkopie** des Bewegungsprogramms und verrechnet diese mit einer **Afferenzkopie** aus der Peripherie. Dabei wird die Abweichung zwischen Ist- und Soll-Programm über den Thalamus an den motorischen Cortex übermittelt.

Prüfungsfallstricke

Die Kleinhirnrinde ist eine **hemmende** Instanz für die in den Kernen verarbeitete Motorik!

15.7.3 Störungen der Motorik

Cerebelläre Kleinhirnstörungen betreffen v. a. die Koordination zwischen motorischem Programm und Ausführung (**Ataxie**). Abhängig von der Lokalisation ergeben sich spezifische Symptome. Störungen der Kleinhirnrinde zeigen Koordinationsstörungen der distalen Feinmotorik wie **Intentionstremor** (Tremor beim Greifen und Fingerbewegungen), **Dysmetrie** (fehlerhafte Abstandsabschätzung beim Greifen), **Adiadochokinese** oder Dysdiadochokinese (Unfähigkeit oder Schwierigkeiten, schnell aufeinander folgende Bewegungen auszuführen) oder der Sprache (gestörte Artikulation).

Merke

Da motorisch efferente Kleinhirnsignale hemmender Natur sind (Purkinje-Zellen→GABA), führen Kleinhirnstörungen evtl. zu erhöhtem Muskeltonus (muskuläre Hypertonie).

15.8 Integrale motorische Funktionen des Zentralnervensystems

15.8.1 Laufen und Gehen

Wie in ▶ Kap. 15.4.5 angedeutet, lässt sich Gehen als eine alternierende Anwendung des Beuge- und gekreuzten Streckreflexes verstehen. Anstelle von nozizeptiven Afferenzen übernehmen **spinale Lokomotions-Rhythmusgeneratoren**, welche in jeweils wechselseitigen Halbzentren angeordnet sind, die Steuerung und Auslösung des Reflexes. Untere und obere Extremität sind zusätzlich in jeder Phase gegenläufig verschaltet.

In der **Standphase** wird das Standbein gestreckt und das Schwungbein gebeugt, um den Fuß vom Boden abhebend nach vorne aufzusetzen. Beim Aufsetzen löst nun der Fußkontakt mit dem Boden den afferenten Schenkel des Beugereflexes der gleichen Seite aus und das andere Bein wird gebeugt. Während das Schwungbein gebeugt und nach vorne bewegt wird (**Schwungphase**), wird die ipsilaterale obere Extremität gestreckt und nach hinten bewegt, die kontralaterale obere Extremität nach vorne bewegt (Mitschwingen des anderen Arms!).

> **Merke**
>
> Beim Gehen schwingen Arme und Beine **gegenläufig** zueinander! Die Beine sind beide durch den Beugereflex verschaltet, während ein Bein mit dem kontralateralen Arm gekreuzt verschaltet ist.
>
> Was ist der Sinn dieser Verschaltung beim Gehen? Durch die gegenläufige Bewegung von Armen und Beinen wird der Schwerpunkt stabil gehalten. Man versuche, dies willentlich auszuprobieren: bewegt man jeweils Arm und Bein derselben Seite nach vorne, so entstehen beim Gehen halbkreisförmige Watschelbewegungen.

15.8.2 Stehen und Gleichgewicht

Posturale Reaktion

Der Stand wird gegen externe Störungen durch **posturale Reaktionen** stabilisiert. Hierunter versteht man sukzessive Aktivierung von Muskelgruppen, welche der Störung entgegenwirken und nach einem sequenziellen Muster von distal nach proximal aktiviert werden.

Beispiel: Stößt man eine aufrecht stehende Person von hinten an, wird ihr Schwerpunkt nach vorne verlagert, und sie droht, zu stürzen. Durch die Vorwärtsbewegung wird eine **posturale Reaktion** mit dem Ziel der Rückwärtskompensation ausgelöst: zuerst eine Aktivierung der distalen Unterschenkelstrecker (Gastroknemius, ~100 ms Latenz), dann der Oberschenkelbeuger (~120 ms), Hüftgelenkstrecker, paraspinale Rückenmuskulatur (~140 ms), Nackenmuskulatur (~150 ms).

Das lässt sich ausprobieren: posturale Reaktion bei der nächsten S-Bahn-Fahrt (»oder was sonst häufig anhält, in die Kurve geht usw.«) ausprobieren, indem man mit geschlossenen Augen im Fahrzeug steht. Mit jeder Beschleunigung, Abbremsung und Kurve erfolgt eine posturale Reaktion, welche ganz automatisch abläuft. Man versuche einmal, darauf zu achten!

> **Merke**
>
> **Posturale Reaktion:** Aktivierungsschema von Muskeln zur Standstabilisierung. Bei **Vorwärtsbewegung**→Aktivierung dorsaler Muskelgruppen. Bei **Rückwärtsbewegung**→Aktivierung ventraler Muskelgruppen.

15.8.3 Ergreifen eines Gegenstandes

Präzisionsfingermotorik

Cortical ist die Handmotorik in Bewegungsprogrammen (**nicht** in Muskelgruppen!) auf einem relativ großen Gebiet des kontralateralen Cortex repräsentiert. Dies korreliert mit der großen Anzahl von Bewegungsfreiheitsgraden aus 16 Gelenken und der Vielzahl involvierter Muskeln. Ein Teil der Handmuskeln, v. a. der distalen Fingermuskulatur, ist beim Menschen **monosynaptisch** durch Pyramidenbahnen mit dem Cortexareal verbunden (**corticomotoneurales System**). Dies erlaubt im Gegensatz zu anderen Primaten den so genannten »**Präzisionsgriff**« oder »**Pinzettengriff**«, welcher die Opposition von Daumen und Zeigefinger beschreibt.

Die Kontrolle und Koordination der Greifkraft in der Feinmotorik hängt u. a. wesentlich von der Handsensibilität ab (Kraft und Wirkung werden erfühlt und feinjustiert!). Der Präzisionsgriff ist an die Intaktheit des corticospinalen Trakts (CST) gebunden.

> **Merke**
>
> Beim **Neugeborenen** ist die Myelinisierung der Pyramidenbahnen im CST und die monosynaptische Verknüpfung zu der Feinmotorik noch nicht abgeschlossen (postnatale Reifungsphase). **Säuglinge** verfügen noch **nicht** über einen Präzisionsgriff! Wie bei den meisten Primaten sind hier erst nur polysynaptische Verbindungen zu den Motoneuronen ausgebildet, welche einen groben »**Massengriff**« erlauben.

Der **Massengriff** ist durch gemeinsamen Fingerschluss und Umklammerung eines Objekts gekennzeichnet.

15.8.4 Motorisches Lernen

(»*Alles muss man selber lernen…! Wer kennt das nicht? Vom Schnürsenkel binden bis zum Schlagzeug spielen mit vier Extremitäten unabhängig voneinander!*«). Das fehlerfreie Ausüben neuer, aber auch alter motorischer Programme setzt das **Training von Bewegungssequenzen** voraus. Hierzu wird im prämotorischen Programm die Bewegungssequenz zunächst geplant und über die motorischen Schleifen initiiert. Gerade bei neuartigen Programmen (z. B. Erlernen von Klavier-Fingerübungen) wird die zu lernende Bewegung langsamer als im späteren Kontext ausgeführt. Die initiierte Bewegung wird durch periphere Sensoren (z. B. Propriozeptoren, Muskelspindeln) erfasst und durch aufsteigende Bahnen rückgekoppelt. Hierbei erfolgt Feedback zu Fehlererkennungssystemen, z. B. Kleinhirn, Thalamus und assoziative Rindenfelder, welche Abweichungen der Stabilität und **Koordination** vom Plan erfassen und korrigieren. **Reflexkorrektur** findet auf spinaler und Hirnstammebene statt.

Wird die Abweichung von ausgeführter und beabsichtigter Bewegung durch Vergleich des Programms mit den Feedbackinformationen immer kleiner, ist die Bewegung erlernt und wird in einem »**sensomotorischen Gedächtnis**« gespeichert. Hierbei werden anscheinend Bereiche des prämotorischen und v. a. des Assoziationscortex nach dem neuen Bewegungsmuster synaptisch fixiert (▶ Kap. 20) (*Bei einer Drummer-Session erzählte der bekannte Schlagzeuger Chester Thompson [spielte u. a. bei Frank Zappa] dem Autor, dass Üben ein, wie er es nannte,* »**Muscle Memory**« *hinterlässt, d. h. die Muskeln wissen, was zu tun ist. Dies hat den Autor tief beeindruckt*). Motorisches Training (Fertigkeiten) erfordert hohe Konzentration (logisch!). Durch die Fokussierung tritt häufig bald zentrale und periphere Ermüdung ein.

> **KLINIK**
>
> Manche Bewegungsprogramme müssen ontogenetisch in einem engen Zeitfenster erlernt werden. Das **binokulare Sehen** beispielsweise ist an eine koordinierte Fixation beider Augen gekoppelt und **muss** erlernt werden! Bei frühkindlichem Schielen ist eine Schielbehandlung mit alternierendem Abdecken beider Augen zum Fixationstraining **beider** Augen nur in einem engen Zeitfenster (evtl. 3.–5. Lebensjahr) möglich. Danach kann räumliches Sehen **nicht** mehr erlernt werden.

15.8.5 Sprache

Stimmbildung: Durch Oszillation der Stimmlippen werden Schallschwingungen im Kehlkopf erzeugt (**Phonation**). Diese bilden die Grundlage der **Stimmbildung**, sind an die Atmung gekoppelt (in der Regel wird während der Exspiration gesprochen) und entstehen durch feinmotorische Justierung der inneren Kehlkopfmuskeln. Diese feinen Muskelspannungen decken einen Frequenzbereich von mehreren Oktaven ab, je nach Trainingszustand (Stimmbildungslehre, Gesangsunterricht).

Die **Artikulation** des phonierten Schalls findet im Nasenrachenmundraum statt. Phonation und Artikulation werden im motorischen Sprachzentrum (Broca-Zentrum) der sprachdominanten Hemisphäre (▶ Kap. 20) reguliert.

15.9 Störungen der Motorik

15.9.1 Muskeltonus

Der **Muskeltonus** ist von immenser Bedeutung bei der Einstellung der Muskelkraft gegen äußere Belastung. Stehen erhöht beispielsweise den Muskeltonus der proximalen Strecker durch Anwendung des Eigenreflexes bei schwerkraftbedingter Muskeldehnung. Der Muskeltonus wird durch Rückkopplung eingestellt und unterliegt zentral deszendierend hemmenden Bahnen (▶ Kap. 15.4). Der **Muskelgrundtonus** wird klinisch an der **willkürlich entspannten** Extremität geprüft. ◘ Tabelle 15.9 fasst wichtige Ursachen muskulärer Hypertonien und Hypotonien zusammen.

> **KLINIK**
>
> **Prüfen des Muskeltonus:** an entspannter Extremität werden gezielt Gelenke des Patienten **un**rhythmisch schnell hin- und herbewegt (passive Bewegung!). Normalbefund: Lockere, weiche Beweglichkeit. Pathologisch sind **muskuläre Hypertonie** (Spastik, Rigor, Zahnradphänomen, s. u.) und **muskuläre Hypotonie** (schlaffe Muskulatur, Gelenke überstreckbar). Pathologische Zustände des Muskeltonus gehen auch mit einer reduzierten Auslösbarkeit der Eigenreflexe einher. Bei Hypotonie muskulärer und nervaler Ursache (Motoneurone bei spinalem Schock oder kontraktile Filamente bei Myopathie) sowie bei Hypertonie (nerval z. B. Spastik bei Multiple Sklerose, Rigor bei Parkinson-Krankheit, muskuläre Ursachen viel seltener, z. B.
> ▼

bei Myotonien) ist der efferente Schenkel des Eigenreflexes beeinträchtigt. Wichtige Ausnahme bilden spastische Lähmungen bei Ausfall deszendierend hemmender Bahnen mit gesteigerten Eigenreflexen (s. u.).

15.9.2 Spastik

> **Merke**
>
> Die Spastik ist geprägt durch die klinische Trias: **muskuläre Hypertonie, gesteigerte Eigenreflexe und erhöhter Dehnungswiderstand der Muskulatur**! Typisch ist das so genannte **Taschenmesserphänomen** bei passivem Durchbewegen der Gelenke mit deutlichem Widerstand am Anfang, welcher dann plötzlich nachlässt.

Zentrale Spastik: Bei reinem Befall des corticospinalen Trakts resultiert eine **zentrale spastische Lähmung** mit Verlust der Feinmotorik (monosynaptische Lähmung) und Wegfall der deszendierend hemmenden Inputs zu den α-Motoneuronen (α-Spastik). Durch fehlende Hemmung auf γ-Motoneurone (γ-Spastik) werden die Muskelspindeln vorgedehnt und deren Sensibilität für Dehnungsreflexe erhöht (→gesteigerte Eigenreflexe!).

Beispielhafte Erkrankungen, welche mit Spastik einhergehen, sind Ischämien der Capsula interna oder spastische Lähmungen nach Rückenmarkquerschnitt (◘ Tab. 15.9).

15.9.3 Tremor

Tremor bezeichnet eine **unwillkürliche Zitterbewegung** der Muskulatur, welche nieder-, mittel (4–7 Hz) oder hochfrequent (>7 Hz) sein kann. Sie stellt in der Regel eine Erkrankung der Reafferenz an den motorischen Cortex dar, also von Basalganglien oder Kleinhirn. Essenzielle Formen ohne zentrale Beteiligung kommen auch vor und sprechen gut auf Betablocker an (z. B. Propranolol).

> **KLINIK**
>
> Leitsymptom für Basalganglienerkrankung (z. B. **Parkinson-Krankheit**) ist der **Ruhetremor**: dieser nimmt bei Intentionsbewegungen ab.
> Bei **Kleinhirnerkrankungen** findet sich typischerweise der **Intentionstremor**: dieser tritt bei Zielbewegung verstärkt auf und verschwindet in Ruhe.

Ferner finden sich medikamenteninduzierte Tremorformen bei Neuroleptikatherapie, welche nach Absetzen sistieren. Psychogene Tremorformen lassen sich durch sorgfältige Anamnese eruieren.

15.9.4 Querschnittsverletzung des Rückenmarks

Bei Querschnittsverletzung tritt nach zeitlicher Abfolge folgendes Querschnittsyndrom auf:
- **Akuter Querschnitt:** Phase des **spinalen Schocks** mit Ausfall sämtlicher Reflexe und Plegie **im und unterhalb** des betroffenen Segments!

◘ **Tab. 15.9.** Symptome muskulärer Hypotonie, Hypertonie und wichtige nervale und muskuläre Ursachen

Muskuläre Hypotonie		Muskuläre Hypertonie	
Klinisch: Tonusverlust, Atrophie, Hypo- bis Areflexie. Beim passiven unrhythmischen Durchbewegen der Gelenke sind diese ohne Widerstand überstreckbar, Schwerkraft ist aktiv kaum oder nicht überwindbar (Plegie).		Klinisch: Erhöhter Muskeltonus, evtl. Hypertrophie, Hyporeflexie. Beim passiven Durchbewegen der Gelenke je nach Ursache Spastik (Taschenmesserphänomen), Rigor (zunehmender Widerstand), Zahnradphänomen (bei Parkinson-Krankheit)	
Nervale Ursachen: Poliomyelitis spinaler Schock periphere Nervenläsion Vitamin-B-Mangel	**Muskuläre Ursachen:** Intensivpatienten Myopathie (Critical Illness Myopathie) Proteolytische Myopathie mitochondriale Myopathie Hyperkaliämisch-periodische Paralyse Myasthenie Duchenne-Dystrophie	**Nervale Ursachen:** Tetanus Parkinson-Krankheit Multiple Sklerose Pyramidenbahnläsion Dezerebrierung chron. RM-Querschnitt Capsula-Interna-Ischämie	**Muskuläre Ursachen:** Myotonia congenita maligne Hyperthermie

- **Chronischer Querschnitt:** nach ca. 6 Wochen (1–6 Monate) im Anschluss:
  - Oberhalb der Läsion: normale Reflexe, normaler Muskeltonus.
  - Läsionshöhe: Plegie, Reflexe erloschen.
  - Unterhalb der Läsion: Hyperreflexie (Fehlen hemmend deszendierender Bahnen), Massenreflexe (Aussprossung erregend segmentaler Afferenzen an degenerierte absteigende Bahnen→»Sprouting«), pathologische Reflexe (Reaktivierung von Primitivreflexen, z. B. Babinski), Spastik (spastische Lähmung mit muskulärer Hypertonie).

Fallbeispiel

Ein 25-jähriger **Motorradfahrer** wird nach einem Unfall, bei dem er von seiner Maschine gerissen und gegen eine Bordsteinkante geschleudert wurde, vom Notarzt aufgefunden. Der Mann ist ansprechbar, klagt über stechende Schmerzen im linken Arm, **fühlt aber seine Beine nicht**. Der Helm wird vorsichtig entfernt und eine Halskrause angelegt. **Pupillenreaktionen** sind **regelrecht** und der **Blutdruck stabil** 100/70 mmHg bei tachykardem Puls. Er erhält eine Infusion und wird in die nächste Neurologische Klinik gebracht.

Bei Aufnahme zeigt sich eine **beidseitige Areflexie** von Achilles-, Patellar- und Adduktorenreflex. Auch der Kremasterreflex ist negativ, der **Bauchhautreflex** jedoch **beidseits positiv**. Sensibilität ist **beidseits** ab Inguinalband absteigend **aufgehoben**. Beidseits zeigt sich eine **proximal betonte Plegie** der unteren Extremität. Klinisch wird die Diagnose eines **spinalen Schocks** in Höhe Th12–L1 gestellt. Im MRT zeigt sich eine **Zertrümmerung** der oberen LWS.

Als Akutmaßnahme erhält der Patient einen **suprapubischen Blasenkatheter**, Analgesie sowie **Thromboseprophylaxe**. Kreislauf und Atmung bleiben in der Folge stabil, der Patient wird frühzeitig einer intensiven Ergo- und Physiotherapie zugeführt. Nach 8 Wochen zeigen sich erstmals **lebhafte Reflexe der Beine**. Im Verlauf lernt der Patient die reflexhafte Entleerung von Blase und Mastdarm durch Beklopfen der Bauchdecke und erhält nach einer Rehabilitationsmaßnahme eine Umschulung im EDV-Bereich.

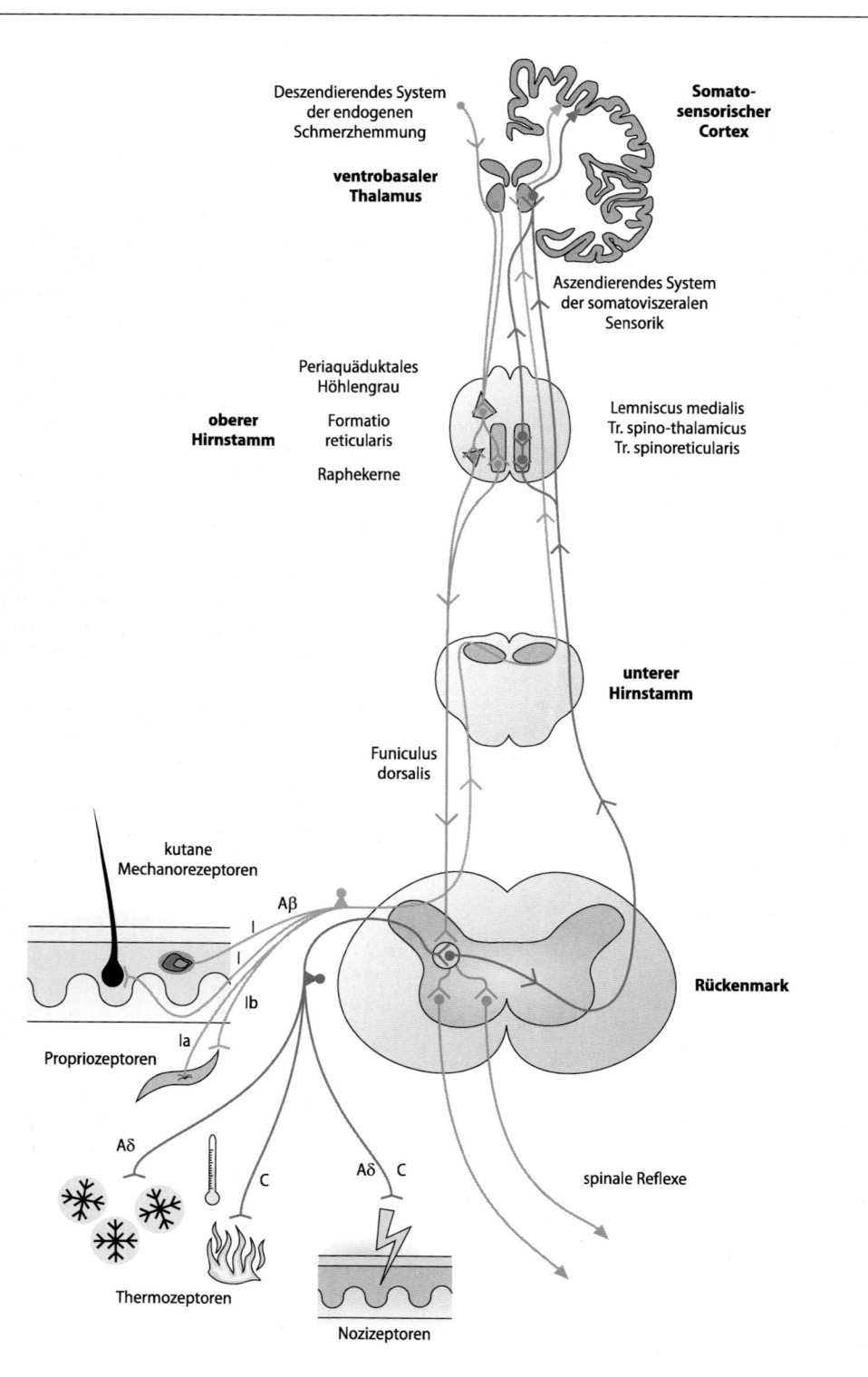

16 Somatoviszerale Sensorik

> **Mind Map**
>
> **Somatoviszerale Sensorik:** Die somatoviszerale Sensorik verarbeitet und leitet taktile, mechanische, thermische und nozizeptive Sinnesmodalitäten der Oberflächen- (Haut), Tiefen- (Gelenke, Muskeln) und Eingeweidesensibilität von peripheren spezifischen Rezeptoren über afferente periphere und Spinalnerven nach zentral ins Rückenmark, Hirnstamm, Thalamus und Cortex.
>
> **Rezeptortypen und Qualitäten:** Mechanozeption der Haut vermittelt verschiedene Qualitäten (Druck, Druckänderung, Vibration) und verfügt über mehrere Rezeptorstrukturen. Merkel-Zellen und Ruffini-Körperchen sind Drucksensoren, Meissner-Körperchen sind Geschwindigkeitssensoren und Pacini-Körperchen sind Vibrationssensoren. Das Adaptationsverhalten eines Rezeptors bestimmt seine Fähigkeit, Geschwindigkeiten (rasche Adaptation) oder konstante Drücke (langsame Adaptation) aufzulösen.
>
> **Innervation und rezeptives Feld:** Die Innervationsdichte eines afferenten Hautnerven gibt sein peripheres rezeptives Feld an. Die Größe rezeptiver Felder lässt sich mit der Zweipunktschwelle bestimmen. Die Raumschwellen sind für verschiedene Modalitäten und Qualitäten verschieden über die Körperoberfläche verteilt. Für Berührung sind sie proximal höher (größere Raumschwelle, z. B. Rumpf) als distal (niedrige Raumschwelle, Finger). Für Thermozeption existieren Kalt- und Warmrezeptoren. Schmerz wird über freie Nervenendigungen registriert (Nozizeptoren). Taktile Afferenzen leiten schneller als thermo- und nozizeptive Afferenzen.
>
> **Afferenzen und zentrale Umschaltung:** Die Afferenzen laufen in peripheren Nerven zu Spinalnerven in die Hinterwurzel des Rückenmarks. Besonders im Bereich von Nervenplexus erfolgt eine segmentale Überlappung von Fasern aus mehreren Spinalnerven auf ein Rückenmarksegment (Dermatome). Bei Ausfall eines peripheren Nerven resultiert eine Anästhesie im Versorgungsgebiet, bei Ausfall eines Wurzelsegments hingegen eine Ausdünnung des Dermatoms.
>
> Im Rückenmark werden taktile und propriozeptive Afferenzen ipsilateral im Hinterstrang ohne Umschaltung zu Hirnstammkernen geleitet. Dort erfolgt eine Umschaltung und Kreuzung zur Gegenseite mit Aufstieg zum ventrobasalen Thalamus. Schmerz- und Temperaturafferenzen werden auf ein sekundäres Rückenmarksneuron und ipsilateral weiter auf sympathisch präganglionäre Neurone und Motoneurone geschaltet oder kreuzen zur Gegenseite, um im Vorderseitenstrang zu Thalamus, Tektum oder Formatio reticularis zu ziehen. Vom Thalamus aus erfolgt die somatotope Leitung zu Cortexarealen des somatosensorischen Cortex S1 und S2, welcher in Kolumnen organisiert ist. Hand-, Finger- und Mundbereiche sind im sensiblen Homunculus überproportional groß repräsentiert.
>
> **Nozizeption und Entzündung:** Schmerz ist eine Sinnesempfindung bei schädlichen Noxen mit dem Ziel protektiver Maßnahmen. Bei Gewebeläsionen werden Entzündungsmediatoren freigesetzt, welche Nozizeptoren sensibilisieren oder »stumme« aktivieren. Ferner schütten Nozizeptoren Mediatoren aus, welche eine neurogene Entzündung fördern und das Immunsystem aktivieren. Die Entzündung ist gekennzeichnet durch Rubor, Calor, Dolor, Tumor und Functio laesa. Peripher wirkende Analgetika hemmen die Bildung von Entzündungsmediatoren (v. a. Prostaglandine). Motorische Reaktionen sind z. B. Schonhaltung. Auf zentraler Ebene werden Schmerzzellen des Rückenmarks sensibilisiert, aber auch tonisch deszendierend von Kernen des periaquäduktalen Höhlengraus gehemmt (endogene Schmerzhemmung). Die endogene Schmerzhemmung deszendiert weitgehend ipsilateral im Funiculus dorsalis ins Rückenmark. Opioide greifen an den spinalen Schmerzverarbeitungsprozessen an und reduzieren die zentrale Schmerzleitung.

16.1 Funktionelle und morphologische Grundlagen

16.1.1 Einteilung, Modalitäten und Qualitäten

Die somatoviszerale Sensibilität umfasst in Abgrenzung von den klassischen Sinnesmodalitäten (Gehör, Sehen, Geruch, Geschmack) die weitere Aufspaltung des fünften klassischen Sinnes »Tasten« sowie die Nozizeption (**Schmerzsinn**). Je nach Lage der taktilen Rezeptoren in Haut, Gelenken und Muskeln sowie inneren Organen wird der Tastsinn aufgeteilt in die **Modalitäten**
- Oberflächensensibilität (**Hautsensibilität**),
- Tiefensensibilität (**Propriozeption**) und
- Eingeweidesensibilität (**Viszerozeption**).

Die Oberflächensensibilität teilt sich in die Submodalitäten **Mechanozeption** und **Thermozeption** auf. Wahrscheinlich gibt es eine derartige Aufteilung auch für die Viszerozeption. Die Abgrenzung zu viszeraler Nozizeption ist hier aber nicht scharf.

> **Merke**
>
> Jede Modalität (z. B. Oberflächensensibilität) besitzt ein Spektrum von Qualitäten (z. B. Berührung, Vibration, Kälte), welche quantifiziert werden können (z. B. Kälte→Temperatur 0–10°C).

◨ Tabelle 16.1 gibt einen Überblick über die Aufteilung der Modalitäten und Qualitäten der somatoviszeralen Sensorik.

Afferente Leitung: Die von den Rezeptoren erzeugten **Rezeptorpotenziale** werden wie gewohnt (▶ Kap. 12.6) über peripher afferente Nerven dem Rückenmark als Aktionspotenziale zugeleitet und über aufsteigende spinale Bahnen der zentralen Verarbeitung (**sensorischer Cortex**) zugänglich gemacht. Die **peripheren afferenten Nerven** des somatoviszeralen Nervensystems enthalten schnell leitende (myelinisierte) A-Fasern (Aβ, Aδ, ◨ Tab. 16.1) und im Wesentlichen langsam leitende (marklose) C-Fasern (~90%) sowie im Bereich der afferenten Innervation der Muskulatur Afferenzen der Propriozeption (Ia-, Ib-Fasern, ▶ Kap. 15).

◨ **Tab. 16.1.** Modalitäten, Qualitäten, Rezeptoren und Fasern der somatoviszeralen Sensorik

Klassische Sinnesmodalitäten: Gehör, Geruch, Tastsinn, Sehen, Geschmack

Somatoviszerale Sensibilität→Tastsinn- und Schmerzsinn-Modalitäten

Oberflächensensibilität Hautsensibilität		Tiefensensibilität Propriozeption	Eingeweidesensibilität Viszerozeption		Schmerzsinn Nozizeption
Submodalitäten:			**Submodalitäten:**		
Mechanozeption	Thermozeption		Mechanozeption	Chemozeption	
Qualitäten: Berührung, Druck, Vibration	**Qualitäten:** Wärme, Kälte	**Qualitäten:** Gelenkstellung, Muskelspannung (Kraft), Muskellänge	**Qualitäten:** Druck	**Qualitäten:** Osmolarität, pH, pCO$_2$	**Qualitäten:** Schmerz
Rezeptoren: Merkel-, Ruffini-, Meissner-, Pacini-Zellen, Haarfollikel	**Rezeptoren:** Kaltrezeptoren, Warmrezeptoren	**Rezeptoren:** Muskelspindel, Golgi-Organe, Mechanozeptoren Haut und Gelenke	**Rezeptoren:** Barorezeptoren, Pressorezeptoren	**Rezeptoren:** Osmorezeptoren, Chemorezeptoren	**Rezeptoren:** Nozizeptoren (freie Nervenendigungen)
Fasern: Aβ-Fasern (myelinisiert 30–70m/s)	**Fasern:** Kalt: Aδ-Fasern (myelinisiert, 10–30 m/s) Warm: C-Fasern (marklos, 1–3 m/s)	**Fasern:** Aα-Fasern (Ia,Ib) (myelinisiert ~100m/s) Aγ-Fasern (markhaltig, ~30–50 m/s)	**Fasern:** C-Fasern über N. vagus zum Hirnstamm oder Nn. splanchnici und Grenzstrang zum Rückenmark		**Fasern:** Aδ-Fasern (schneller, scharfer Schmerz) C-Fasern (dumpfer Schmerz)

16.1 · Funktionelle und morphologische Grundlagen

> **Merke**
>
> Der überwiegende Teil der **Afferenzen** peripherer somatoviszeraler Nerven sind langsame C-Fasern! Etwa die Hälfte aller C-Fasern sind **efferente Fasern** des vegetativen Nervensystems (▶ Kap. 14).

Erregungsschwellen: Die einzelnen Afferenzen besitzen unterschiedliche Erregungsschwellen. So sind z. B. Schmerzafferenzen in der Regel höherschwelliger (kleiner Durchmesser→hoher Widerstand, marklos) als Afferenzen der Oberflächensensibilität.

> **KLINIK**
>
> **Anästhesieformen**
>
> Bei der **Oberflächenanästhesie** wird ein Lokalanästhetikum direkt auf Schleimhäute aufgebracht. Dieses hemmt (bei den meisten Präparaten, z. B. Lidocain) durch Blockade der Na^+-Kanäle schnell die Entstehung von Aktionspotenzialen an Nozizeptoren (evtl. auch der Mechanozeptoren, Thermozeptoren→dumpfes, warmes oder kaltes Gefühl nach Oberflächenanästhesie).
>
> Bei der **Regionalanästhesie** oder **Leitungsanästhesie** wird hingegen eine Leitungsblockade peripherer afferenter Nerven (bei höherer Dosierung auch motorischer Nerven) durch perinervale Infiltration (Injektion des Anästhetikums um den Nerven) bewirkt. Die Nervenleitung wird sequenziell blockiert: **Differenzialblock**→Modalitäten der Nerven werden in typischer Reihenfolge betäubt. Zunächst Blockade sympathischer Fasern (→Vasodilatation und Warmwerden der Haut) gefolgt von Schmerzfasern, dann Temperatur, Berührung und zuletzt die Motorik. Dies beruht auf unterschiedlichen Diffusionsbarrieren der einzelnen Fasern, wobei Diffusion um dünne, marklose Fasern (C-Fasern: Tiefenschmerz, postganglionäre autonome Nerven) schneller erfolgt als um dicke myelinisierte. Je dicker ein Nerv ist, desto höher ist die notwendige Anästhetikakonzentration zur Blockade.

Es gibt **2 verschiedene Schmerzleitungssysteme**:
1. rasch leitendes Schmerzsystem über Aδ-Fasern (scharfer Schmerz),
2. langsam leitendes C-Faser-System (»*dumpfer, tiefer Schmerz*→»*langsam und c-äh*«).

Da Aδ-Fasern dick und myelinisiert sind, verschwindet bei Anästhesie zuerst der dumpfe Schmerz und dann der scharfe Schmerz.

16.1.2 Rezeptive Strukturen

Aufbau und Funktion

Die rezeptiven Sensoren der somatoviszeralen Sensibilität bestehen aus den **peripheren Endigungen**, Axonen oder Dendriten afferenter Nervenfasern, welche entweder frei (z. B. Schmerzafferenzen) oder eingebettet in Hilfsstrukturen (z. B. Merkel-Zellen, Pacini-Körperchen, Muskelspindeln) vorliegen. Die **Rezeptormorphologie** bedingt die Rezeptoreigenschaft, d. h. die vorwiegend begrenzte Empfindlichkeit auf eine Reizform (adäquater Reiz) mit niedriger Energie (**unimodal**). Bei höheren Reizenergien reagieren viele Rezeptoren auch auf andere Reize (**polymodal**).

Mechanoelektrische Signaltransduktion

Abbildung 16.1a zeigt schematisch die rezeptive Struktur eines **Mechanorezeptors** (z. B. Pacini-Körperchen, s. u.). Die Umwandlung mechanischer Reize (z. B. Druck) in elektrische Impulse wird durch die Einbettung der Nervenendigungen in **Zytoskelett**- und extrazelluläre Matrixkomponenten gewährleistet. Durch Verflechtung von Zytoskelettfasern mit Kationenkanälen können diese durch Druck geöffnet werden. Druck auf die Membranoberfläche wird dabei in eine **Scherkraft** übersetzt, welche die Kanäle quasi »aufzieht«. Diese Form von Ionenkanälen nennt man **mechanosensitive Kanäle**.

Die Erhöhung der Leitfähigkeit für Na^+-Ionen (und auch K^+) sorgt für die Ausbildung eines **depolarisierenden Rezeptorpotenzials (RP)** (**Generatorpotenzial**; Ausnahme: hyperpolarisierendes RP retinaler Photorezeptoren), welches **elektroton** zum ersten Schnürring (bei markhaltigen Fasern) geleitet wird. Dort ist die Dichte von spannungsabhängigen Na^+ Kanälen besonders hoch. Wird die Erregungsschwelle überschritten, resultiert ein Aktionspotenzial (AP), welches entlang der afferenten Faser zentralwärts geleitet wird.

> **Merke**
>
> Jeder Rezeptortyp hat einen Empfindlichkeits- und Arbeitsbereich, welcher lokal durch Mediatorsubstanzen (z. B. bei Entzündung: Serotonin, Histamin, Prostaglandin, Kinine) verändert werden kann. Hierdurch erklärt sich z. B. die erhöhte Mechanosensibilität in entzündeten Gebieten (schon leichte Berührung wird als stark empfunden). Einige komplexe Sensoren erreichen eine Veränderung des Arbeitsbereichs durch efferente Kontrolle, z. B. Muskelspindeln durch γ-Innervation (▶ Kap. 15).

Tab. 16.2. Organspezifische Verteilung der somatoviszeralen Sensoren und ihr Verhältnis zu afferenten Faserklassen

System	Nozizeptor	Viszerozeptor	Propriozeptor	Thermozeptor	Mechanozeptor	
Haut	√ Aδ-, C-Fasern →subepidermal	–	–	Warmrezeptor (C-Fasern) Kaltrezeptor (Aδ, C-Fasern) →subepidermal Dermal: Haarfollikel und Ruffini-Körperchen →Aα, Aβ-Fasern	**behaarte Haut** **Subepidermal:** Tastscheibe	**unbehaarte Haut** **Subepidermal:** Merkel-Zelle, Meissner-Körperchen (Aα, Aβ) **Dermal:** freie NE, Ruffini-Körperchen (Aα, Aβ) **Subdermal:** Pacini-Körper (Aβ)
Gelenke	√ Aδ-, C-Fasern	–	√ Stellungssensoren Aβ-Fasern	–	–	
Innere Organe	√ Aδ-, C-Fasern	√ Aδ-, C-Fasern	–	–	√ Barorezeptoren (C-Fasern über N. vagus)	
Muskeln	√ Aδ-, C-Fasern	–	√ Muskelspindel (Aα, Aβ→Ia-Fasern) Golgi-Organe (Aα→Ib-Fasern)	–	–	

NE: Nervenendigung.

Rezeptives Feld und Zweipunktschwelle

Das **periphere rezeptive Feld** ist das periphere (Haut-) Areal eines afferenten Nerven, welches mit Sensoren bestückt ist. Erregung der Sensoren dieses Feldes erzeugt Aktionspotenziale in diesem afferenten Nerven. Die **Zweipunktschwelle** ist ein Maß für das räumliche Auflösungsvermögen eines Reizpaares (▶ Kap. 16.2.3). Sie resultiert zum einen aus der peripheren Rezeptordichte, aber auch aus dem Maß der zentral neuronalen Verschaltung (laterale Hemmung, ▶ Kap. 12.6). Sie ist für verschiedene Modalitäten getrennt messbar.

16.1.3 Afferente und zentrale Strukturen

Tabelle 16.2 fasst die organspezifische Verteilung der verschiedenen Sensortypen der somatoviszeralen Sensibilität zusammen.

Innervationsgebiete

Die gesamte somatoviszerale Sensibilität ist gemäß der segmentalen Gliederung des Rückenmarks topographisch in der Peripherie geordnet. Zu jedem **Hautnerven** gehört in der Peripherie ein umschriebenes **peripher nervales Innervationsgebiet**.

Hiervon ist streng der Begriff des **Dermatoms** abzugrenzen! Ein Dermatom ist das zu einem **Hinterwurzelsegment** gehörige peripher **sensible Innvervationsgebiet**. Das Dermatom ist ein sehr viel großflächigeres sensibles Gebiet als das eines peripheren Nerven, da viele sensible Afferenzen in eine Hinterwurzel einmünden.

Innerhalb der Spinalnerven findet beim Wachstum der Spinalganglienaxone in Richtung Peripherie eine Umbündelung und Auffächerung der Afferenzen statt, sodass Fasern eines peripheren Nerven in mehrere Hinterwurzeln projizieren können. Dies ist besonders in Bereichen von **Nervenplexus** der Fall. Durch diese Auffächerung (z. B. in Faszikeln) überlappen sich Dermatome benachbarter Rückenmarksegmente z. T. stark und sind **nicht** scharf voneinander abgegrenzt (z. B. L_2–L_4).

> **Merke**
>
> Durchtrennung eines **peripheren sensiblen Nerven** führt zu umschriebenem Sensibilitätsausfall mit **Anästhesie** (!), Durchtrennung eines **Hinterwurzelsegments** (oder äquivalent: eines Spinalnerven) führt **nicht** zum gleichen umschriebenen Sensibilitätsausfall, sondern zu einer Ausdünnung der Innervation mit Anstieg der Zweipunktschwelle (Abnahme der räumlichen Auflösung mit **Hypästhesie**). Anteile des peripheren Nerven aus benachbarten Hinterwurzelsegmenten können die Innervationslücke z. T. kompensieren.

> **KLINIK**
>
> Die Kartierung der Hinterwurzelsegmente in periphere Dermatome spielt in der **neurologisch-topischen Diagnostik** der Spinalisierungssyndrome eine wichtige Rolle. Sie kann **nicht** exakt hergeleitet werden (»*sorry, leider Auswendiglernen*«).
>
> **Karpaltunnelsyndrom:** häufigste periphere Engpass-Neuropathie mit mechanischer Kompression des N. medianus im Verlauf unterhalb des Retinaculum flexorum (z. B. bei Schwellung, Arthritis, Arthrose, Diabetes mellitus). Klinisch Parästhesien der ersten dreieinhalb Finger von radial auf der palmaren Seite (plantar: erste zweieinhalb Finger!). Durch Beklopfen des Karpaltunnels auslösbare elektrisierende Schmerzen. Therapie: In der Regel chirurgische Entlastung (Spaltung des Retinaculum), evtl. konservativ Cortison.

Spinale Verschaltung somatoviszeraler Afferenzen

Die somatoviszeralen Afferenzen treten alle über das segmentale Rückenmarkshinterhorn ein (»*das erste afferente Neuron ist stets und immer das Spinalganglion!*«) (◨ Abb. 16.1b). Von hier aus werden die Afferenzen unterschiedlich in der grauen Substanz über erregende Synapsen weiterverschaltet oder direkt ohne Umschaltung dem **ipsilateralen aufsteigenden Hinterstrangsystem** (Tractus cuneatus, Tractus gracilis) zugeleitet (taktile Mechanozeption der Haut und Propriozeption). Das Hinterhorn ist in **Schichten nach Rexed** eingeteilt (Laminae I–VI). Afferenzen aller Modalitäten enden relativ spezifisch in den verschiedenen Schichten:

- Neurone, welche selektiv von Thermo- und Nozizeptoren erregt werden und multirezeptive Neurone→Lamina I, II, V.
- Neurone, welche von Mechanozeptoren der Haut erregt werden→Lamina III, IV.
- Neurone, welche von Gelenk- und Propriozeptoren erregt werden→Lamina VI.

Bei der Umschaltung im Hinterhorn auf die **sekundären Neurone** wird das rezeptive Feld meist vergrößert. Es findet auch **Konvergenz** statt, d. h. Afferenzen aus verschiedenen Organen (z. B. nozizeptive Afferenzen der Haut und aus inneren Organen) oder verschiedener Modalitäten werden auf dasselbe spinale Neuron umgeschaltet. Bedeutsam ist dies v. a. für die »Umlokalisation« von Afferenzen innerer Organe, welche in Form von **Head-Zonen** innere Organe auf die Körperoberfläche abbildet.

Verlauf nach spinaler Verschaltung

Als mögliche Ausgänge nach spinaler Verschaltung auf sekundäre Rückenmarkneurone sind möglich:

- **Kreuzung zur Gegenseite** ins Vorderseitenhorn und Aufstieg der Afferenzen im **Vorderseitenstrang** zur Formatio reticularis (Tractus spinoreticularis), Thalamus (Tractus spinothalamicus) oder Mittelhirn (Tractus spinotectalis). Im Vorderseitenstrang werden Temperatur- und Schmerzafferenzen der Gegenseite transportiert.
- Aufsteigende und absteigende Verbindungen von propriospinalen Afferenzen zu Nachbarsegmenten (wichtig für Fremdreflexe→Beugereflex, ▶ Kap. 15.4.5). Polysynaptisch!
- Erregende Projektion auf segmentale Motoneurone.
- Erregende Projektion auf sympathische präganglionäre Neurone (▶ Kap. 14). Hierdurch wird auch lokale Vasokonstriktion der Hautgefäße bei Erregung von Kaltrezeptoren desselben Hautgebiets ausgelöst.

> **Merke**
>
> Im **Hinterseitenstrang** werden **taktile** und **propriozeptive** Afferenzen der **ipsilateralen Seite** geleitet (direkte Leitung ohne spinale Umschaltung, 1. Neuron im Spinalganglion).
>
> Im **Vorderseitenstrang** werden v. a. **thermische** und **nozizeptive** Afferenzen der **kontralateralen** Seite geleitet (spinale Umschaltung auf sekundäres Neuron im Hinterhorn, Lamina I, II, V und Kreuzung zur Gegenseite). Sexuelle Empfindungen werden teilweise auch hier geleitet (beim Orgasmus).

> **KLINIK**
>
> **Dissoziierte Empfindungsstörung »Brown-Sequard-Syndrom«:** Spinalisierungssyndrom bei segmentaler Halbseitenläsion im Rückenmark. Bei Befall der Vorderwurzel resultiert eine ispilaterale motorische Lähmung. Bei Befall der Hinterwurzel findet sich für sensible Afferenzen unterhalb der Läsion eine **ipsilaterale** Störung des Tast- (Hypästhesie, Anästhesie) und Stellungssinns (bei geschlossenen Augen können Gelenkstellungen nicht benannt werden→Bewusstwerdung der Propriozeption gestört) durch Ausfall des **ipsilateralen Hinterstangsystems**. **Kontralateral** findet sich unterhalb der Läsion ein Ausfall der Temperatur- und Schmerzempfindung (Analgesie) durch Ausfall des **ipsilateralen Vorderseitenstrangsystems**.

Praxis. Beim **Brown-Sequard-Syndrom** ergeben sich interessante Konstellationen: auf der motorisch gelähmten Seite wird Berührung nicht, Schmerz aber sehr wohl empfunden! Auf der motorisch gesunden Seite wird Berührung, aber kein Schmerz oder Temperatur empfunden. Bei diesen Patienten sind daher z. B. Schutzreflexe der nicht gelähmten Extremität gestört: Da Schmerz nicht empfunden wird, muss die nicht gelähmte Seite immer bewusst beobachtet werden, da z. B. unbemerkte Verbrennungen möglich sind. Die gelähmte Seite wiederum kann Schmerz empfinden, aber nicht bewegt werden!

Deszendierende Kontrolle

Kontrolle der spinalen synaptischen Übertragung und damit die Einstellung des Arbeitsbereichs der Afferenzen ist durch modulierende, deszendierende Bahnen und spinale Interneurone möglich (prä- und postsynaptische Hemmung, ▶ Kap. 15.4, ▶ Kap. 16.6 »endogene Schmerzhemmung«).

Leitungsbahnen und corticale Projektion

Hinter- und Vorderseitenstrang werden im Verlauf unterschiedlich verschaltet (◘ Abb. 16.1c). **Hinterstrangbahnen** erreichen ipsilateral die **Hinterstrangkerne** (Nucleus cuneateus et gracilis) in der Medulla oblongata, wo sie umgeschaltet werden (hier ist das 2. Neuron, »*Sie erinnern sich?*« Das erste ist im Spinalganglion), zur Gegenseite kreuzen und dort im **Lemniscus medialis** hauptsächlich zum **posterolateralen ventrobasalen Thalamuskern (VPL)** ziehen (aber auch zum posteromedialen, VPM, welcher v. a. Afferenzen aus dem Gesicht erhält, s. u.).

Die **segmentale Anordnung** spinaler Afferenzen geht in den Hirnstammkernen in eine **somatotope Gliederung** über, welche im Thalamus und somatosensorischen Cortex beibehalten wird. Bei der Umschaltung in den Hinterstrangkernen findet auch weitere **Konvergenz** statt, die **Rezeptorspezifität** wird beibehalten (nur Afferenzen derselben Rezeptorart konvergieren).

Vorderseitenstrangbahnen der Gegenseite ziehen entweder direkt in Gebiete des unspezifischen Thalamus (→Tractus spinothalamicus, ◘ Abb. 16.1c) oder münden im Hirnstamm in Kerne der **Formatio reticularis** ein (Tractus spinoreticularis), wo sie multipel umgeschaltet werden. Die Formatio reticularis wird somatosensorisch als **unspezifisches System** bezeichnet (im Gegensatz zum spezifischen System der Hinterstrangkerne) mit unscharfen Beziehungen zu Vigilanz, Affektion, Schlaf, EEG. Somatotopie ist hier sehr viel geringer ausgeprägt als im Hinterstrangsystem (Schmerz ist sehr viel weniger gut somatotop lokalisiert als Berührung, »*es tut immer mehr weh, als es nötig wäre*«). Die Weiterleitung der Afferenzen erfolgt von hier aus hauptsächlich zu **unspezifischen** Komplexen des **Thalamus** (z. B. **intralaminäre Kerne**) und zum **limbischen System** (affektive Zuordnung von Empfindungen). Ferner ziehen Fasern im Tractus spinotectalis zum Mittelhirn.

> **Merke**
>
> Die **Hinterstrangbahnen** kreuzen im Hirnstamm zur Gegenseite, die **Vorderseitenstränge** schon auf Spinalebene.

Die sensiblen Afferenzen des **N. trigeminus** schließen sich ausgehend von den Trigeminuskernen im Hirnstamm ebenfalls den Fasern zum Thalamus an, wobei nur mechanozeptive Afferenzen des Gesichts im Lemniscus medialis verlaufen.

> **KLINIK**
>
> Nozizeptive Aktivierung serotoninerger Raphekerne bewirkt eine absteigende Hemmung des nozizeptiven Flusses im Hinterhorn→selektive endogene Analgesie durch Opioidpeptid-aktivierte Interneurone (Transmitter: Enkephalin, β-Endorphin, ▶ Kap. 16.6).

Thalamocorticale Projektion

Von den Thalamuskernen ausgehend besteht eine bidirektionale Projektion der Afferenzen zum primären somatosensorischen Cortex im **Sulcus postcentralis** (S1→Brodmann Areale 1, 2, 3a, 3b) oder **Sulcus lateralis** (S2). Die Somatotopie im thalamocorticalen System ist für die Berührungssensibilität streng organisiert. Der **VPL** enthält taktile Afferenzen des **kontralateralen Rumpfs** (dorsaler VPL) und der **Extremitäten** (lateroventraler VPL). Der **VPM** enthält taktile Afferenzen

16.1 · Funktionelle und morphologische Grundlagen

aus dem **kontralateralen Gesichtsbereich** vom sensiblen Trigeminuskern und Tractus trigeminothalamicus (in Abb. 16.1c nicht gezeigt).

> **Merke**
>
> Die **Somatotopie** des **somatosensorischen Cortex S1** ist ähnlich derjenigen im motorischen Cortex ausgeprägt. Von medial nach lateral folgen: genital, untere Extremität, proximale obere Extremität, distale obere Extremität, Gesicht, Kiefer, Zunge, Rachen der **kontralateralen** Seite. Die Sensibilität der Hände und der perioralen Region ist überproportional groß vertreten. Die Somatotopie ▼

im Areal **S2** ist weniger straff organisiert (Füße hinten, Gesicht vorne) und teils bilateral angelegt.

Efferente Verbindungen

Efferente Verbindungen vom S1-Cortex bestehen:
- zu motorischem Cortex→Bewegungs-Feedback;
- zu Thalamus, Hinterstrangkernen, spinalem Hinterhorn→modulierende Bereichseinstellung;
- zu kontralateralen S1-, S2-Bereichen über Komissurenfasern→Integration beidhändiger Sensibilität;
- zu parietalem Assoziationscortex→Verknüpfung sensibler Information verschiedener Modalitäten zu einem Gesamtbild.

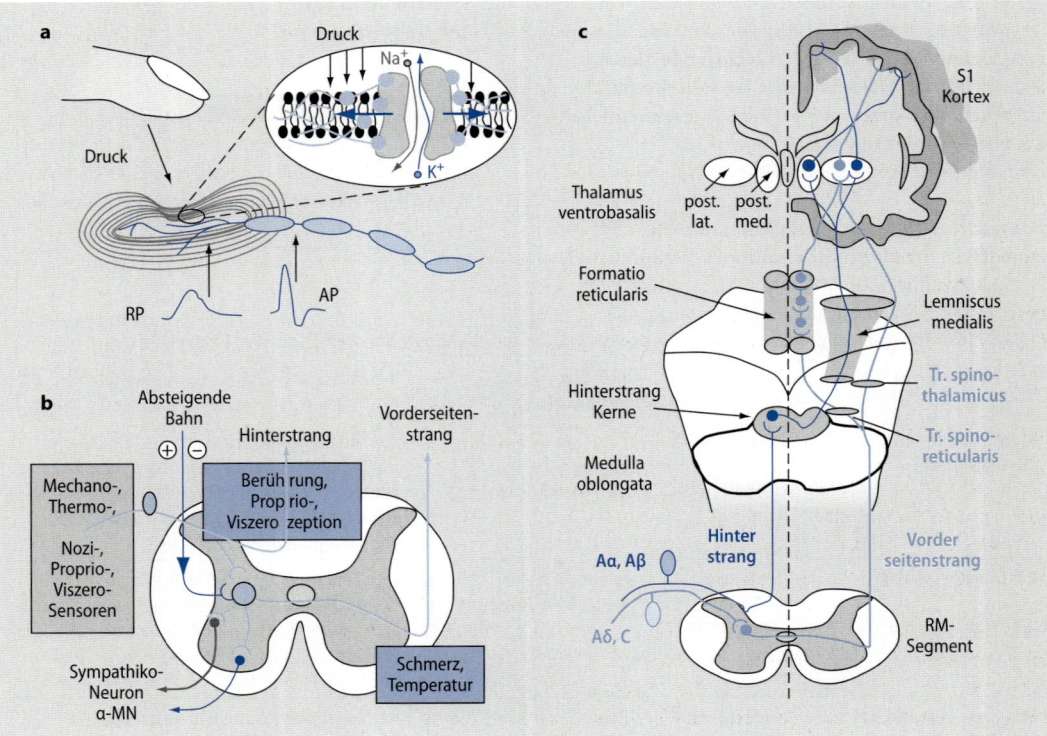

Abb. 16.1a–c. Periphere und zentrale Komponenten der somatoviszeralen Sensibilität. **a** Peripherer Mechanozeptor (z. B. Pacini-Körperchen), welcher auf Druck mit einem Rezeptorpotenzial RP reagiert. Bei Überschreiten der Schwelle im ersten Schnürring wird ein Aktionspotenzial AP ausgelöst. **b** Spinale Organisation und Verschaltung der Afferenzen, welche über das Hinterhorn eintreten. Im Hinterstrang wird ipsilateral v. a. Berührung und Propriozeption, im Vorderseitenstrang v. a. Schmerz und Temperatur nach synaptischer Umschaltung und Kreuzung zur Gegenseite geleitet. **c** Zentrale Leitungstopologie der Afferenzen. Hinterstrangbahnen schalten in den Hinterstrangkernen um und kreuzen zur Gegenseite, wo sie im Lemniscus medialis zum spezifischen Thalamus verlaufen. Nicht gezeigt sind die Afferenzen aus den Trigeminuskernen, welche ebenfalls zum spezifischen Thalamus ziehen. Afferenzen des Vorderseitenstrangs ziehen u. a. zur Formatio reticularis und werden nach mehreren Umschaltungen oder direkt über direkte spinothalamische und spinotektale Bahnen zum unspezifischen Thalamus und limbischen System geleitet. Der spezifische Thalamus projiziert somatotop zum primären somatosensorischen Cortex S1

16.2 Tastsinn

16.2.1 Qualitäten

16.2.2 Eigenschaften der Sensoren

16.2.3 Funktionelle Organisation

Nach ihrem unterschiedlichen Ansprechen auf taktile Reize, gemessen an Druckänderungen auf die Hautoberfläche (z. B. Eindrücken eines Stempels), unterscheidet man verschiedene funktionelle Antwortcharakteristika, denen auch bestimmte Rezeptortypen zugeordnet werden können (◘ Tab. 16.3).

> **Merke**
>
> **Proportionalsensoren** (P-Sensoren) registrieren **nur** (!) die absolute Eindringtiefe, die Aktionspotenzialfrequenz am Nerven ist hierzu proportional.
> **Differenzialsensoren** (D-Sensoren) registrieren **nur** die Änderung der Eindringgeschwindigkeit oder -beschleunigung.

Das Abnehmen der Erregung eines Rezeptors bei konstantem Reiz nennt man **Adaptation**. P-Sensoren messen die Intensität der Erregung und adaptieren langsam: **P-Sensoren = SA-Sensoren** (slowly adapting). **D-Sensoren** adaptieren schnell und messen die Geschwindigkeit (»*wer schnell adaptiert, hat's eilig*«): **RA-Sensoren** (rapidly adapting).

Bei sehr schneller Adaptation messen D-Sensoren die Beschleunigung: **PC-Sensoren** (Pacini-Körperchen, Vibrationskörperchen).

> **Merke**
>
> Die Adaptationsrate eines Mechanosensors der Haut bestimmt seine Zugehörigkeit zu Intensitätssensoren (unbehaarte Haut: **Merkel-Zelle, Ruffini-Körperchen**, behaarte Haut: **Tastscheibe, Ruffini-Körperchen**), Geschwindigkeitssensoren (unbehaarte Haut: **Meissner-Körperchen**, behaarte Haut: **Haarfollikel**) und Beschleunigungssensoren (**Pacini-Körperchen**).

> **Prüfungsfallstricke**
>
> »Berührung« ist ein Vorgang, bei dem sich ein Objekt taktil schnell der Haut nähert und wieder entfernt. Demnach werden die Geschwindigkeitssen-
> ▼

◘ Tab. 16.3. Mechanozeptoren der Haut mit Lokalisation, Sensortyp (Adaptationsverhalten) und Reizantwort

Mechanosensor	Lokalisation	Sensortyp und Adaptation	Reizantwort, sonstige Eigenschaften
Merkel-Zellen **Tast-Scheiben**	unbehaarte Haut behaarte Haut →subepidermal	P-Sensor, Intensitätssensor SA-I (slowly adapting)	Druckrezeptoren; erfassen Druckstärke und -dauer **senkrecht** zur Hautoberfläche! Bei rascherer Reizzunahme zusätzlich Druckgeschwindigkeit. Ohne Reiz nicht aktiv. Markhaltiges Axon schließt sich an (Aβ)
Ruffini-Körperchen	behaarte und unbehaarte Haut →im Corium gelegen	reiner P-Sensor SA-II (slowly adapting)	Druckrezeptoren; erfassen v. a. Dauerdeformationen. Adäquater Reiz: Hautdehnung. Spontan aktiv, beantworten auch Kältereiz. Aufbau ähnlich der Golgi-Sehnenorgane→intrakapsuläre terminale Nervenfasern
Meissner-Körperchen **Haarfollikel** (= Berührungsrezeptoren)	unbehaarte Haut behaarte Haut →im Corium gelegen	Reine D-Sensoren (Geschwindigkeitssensor), schnell adaptierend RA (rapidly adapting)	Berührungsrezeptoren; reagieren auf bewegte mechanische Hautreize (Geschwindigkeit der Hautdeformation). Konstanter Druckreiz wird nicht beantwortet. Reaktion auch auf niederfrequente Vibration (1–200 Hz). Terminale NE
Pacini-Körperchen	behaarte und unbehaarte Haut →in Subkutis gelegen	Beschleunigungssensor, sehr schnell adaptierend PC-Sensor	Reaktion nur auf Beschleunigung der Hautdeformation→Vibration von ~60–600 Hz. Vibrationsoptimum bei ca. 250 Hz, jenseits davon Abnahme der Reizantwort. Schalenartige lamelläre Anordnung (Schwann-Zelle und mittiges Axon→lamelläres Filter)

NE: Nervenendigungen.

soren – Meissner-Körperchen und Haarfollikel – bevorzugt gereizt (Berührungsrezeptoren!). Pacini-Körperchen werden hier **nicht** typischerweise bevorzugt erregt, da keine Vibration (oder nur minimal) vorliegt!

Das Auflösungsvermögen des Tastsinns ist an verschiedenen Stellen des Körpers unterschiedlich und wird durch die Zweipunktschwelle oder Raumschwelle quantifiziert (s. o.).

> **Prüfungsfallstricke**
>
> **Hohe Zweipunktschwelle**: niedriges räumliches Auflösungsvermögen→niedrige periphere Rezeptorendichte und/oder hohe zentrale Konvergenz!
>
> **Niedrige Zweipunktschwelle**: hohes räumliches Auflösungsvermögen→hohe periphere Rezeptorendichte und/oder niedrige zentrale Konvergenz!

Bei der Zweipunktschwelle kann man die **simultane** (gleichzeitige Stimuli) und die **sukzessive** (zeitlich getrennte Stimuli) unterscheiden.

Die **sukzessive Raumschwelle** ist häufig kleiner als die **simultane Raumschwelle** am gleichen Ort→ das sukzessive Auflösungsvermögen ist besser als das simultane!

> **Prüfungsfallstricke**
>
> Die (simultane) Raumschwelle für verschiedene Hautareale ist am höchsten am Rücken (~50–70 mm) und nimmt ab in der Reihenfolge: Rücken > proximale Extremitäten (~70 mm) > Stirn (~25 mm) > Handfläche (~10 mm) > Zungenrand (~8 mm) > periorale Haut (~5 mm) > Fingerspitze (~2 mm) > Zungenspitze (~1 mm).
>
> Die Zweipunktschwelle ist an Zunge und Fingerspitze klein→Auflösung hoch. Denkfehler vermeiden: hohe Raumschwelle = niedriges Auflösungsvermögen, **nicht** hohes Auflösungsvermögen!

16.2.4 Besonderheiten des Tastsinns der Hand

Sensibilitätsmuster
Beim Tastvorgang der Finger werden alle Arten von Mechanozeptoren erregt und die Information zentral verarbeitet. Die feine Handsensibilität ist Voraussetzung für die perfekte Koordination des motorischen Pinzettengriffs (▶ Kap. 15.8.3), bei dem die Feinregulierung der Kraft an den Gegenstand blind erfolgen kann. Die Zunahme der Hautsensibilität von der Handfläche zu den Fingern (Zweipunktschwelle↓) beruht in erster Linie auf ca. 3-fachem Anstieg der Dichte der Meissner-Körperchen (RA-Afferenzen) und Merkel-Zellen (SA-I-Afferenzen), wobei die Dichte der Pacini-(PC-) Afferenzen) und Ruffini-Körperchen (SA-II) relativ konstant bleibt.

> **Merke**
>
> Die Dichte der SA-I- und RA-Rezeptoren ist proportional zum räumlichen Auflösungsvermögen (umgekehrt proportional zur Zweipunktschwelle!). SA-II- und PC-Rezeptoren bleiben relativ konstant verteilt und haben relativ große rezeptive Felder.

Der Tastsinn an der Hand (wie auch der perioralen Region) ist deshalb so besonders, weil die Signale sehr sicher ins ZNS übertragen werden sollen.

> **Prüfungsfallstricke**
>
> Die rezeptiven Felder corticaler Neurone für die Hand sind **klein**, die thalamische und corticale Repräsentation ist **groß**!

16.3 Temperatursinn

16.3.1 Warm-/Kaltsensoren

16.3.2 Funktionelle Organisation

Der Temperatursinn wird durch Warm- und Kaltrezeptoren in der Haut vermittelt. Die Areale um die Rezeptoren sind temperaturunempfindlich. Die Rezeptoren sind ähnlich der Mechanozeptoren unterschiedlich verteilt. Insgesamt sind Kaltpunkte häufiger als Warmpunkte im gleichen Hautbereich. Dies spiegelt wohl die Notwendigkeit wider, schnell auf einen Temperaturabfall adäquat mit Wärmeproduktion (Muskelzittern) reagieren zu können. Die größte Dichte von Thermozeptoren (v. a. Kaltrezeptoren) findet sich in thermisch besonders exponierten Arealen bzw. Arealen mit ungünstiger Oberflächen-Volumen-Relation (→schnelleres Abkühlen, ▶ Kap. 8.2), z. B. Gesicht und Hände, weniger am Rücken.

> **Merke**
>
> Kaltpunkte sind viel häufiger als Warmpunkte, in der Handfläche z. B. ~10-fach mehr. Das Gesicht enthält mehr Kaltpunkte (15–20/cm²) als die Handinnenfläche (<5/cm²). **Extremitäten** sind **kälteempfindlicher** als der Rumpf→»kalte Füße, kalte Hände«.

Thermozeptoren zeigen eine statische und eine dynamische Aktivitätskomponente (PD-Sensor). Bei **thermischer Indifferenztemperatur** (31°C–36°C auf ~15 cm² Haut) tritt im Dauerzustand weder Warm- noch Kaltempfindung auf, obwohl beide Rezeptoren eine geringe statische Entladungsrate zeigen. Außerhalb dieser Temperaturzone tritt subjektiv Warm- oder Kaltempfindung durch Aktivitätsänderung der Rezeptoren auf.

> **Merke**
>
> Die Aktivität der Rezeptoren bei dauerhaft gleichen Hauttemperaturen (keine Änderung) wird durch deren **statische Temperaturkennlinie** beschrieben: Das Aktivitätsmaximum der **Kaltrezeptoren** liegt bei 25–27°C und nimmt für niedrigere und höhere Temperaturen ab (bis 42°C). **Warmrezeptoren** beginnen ihre Aktivität bei 30°C, haben ein Maximum bei ca. 47°C und fallen dann schnell mit der Aktivität bis ~50°C ab.

Praxis. Kaltrezeptoren haben keine Aktivität mehr bei 42°C, zeigen aber ab ~50°C nochmals einen Aktivitätsanstieg: paradoxe Kaltempfindung bei plötzlichen »Heiß«-Reizen (z. B. heißes Wasser!). Bei höheren Temperaturen werden zunehmend hitzeempfindliche Nozizeptoren erregt und die Temperaturempfindung geht in Schmerzempfindung über.

Abkühlung/Erwärmung
Die dynamische Komponente der Rezeptoren tritt bei Abkühlung oder Erwärmung auf. Bei Abkühlung antworten Kaltrezeptoren dynamisch **immer** mit einer Zunahme der Aktivität und Warmrezeptoren **immer** mit einer Abnahme der Aktivität. Die dynamische Aktivitätszunahme der Kaltrezeptoren findet auch dann statt, wenn das statische Maximum schon durchlaufen wurde (statische Aktivitätsabnahme für Temperaturen <25°C). Bei Erwärmung erfolgt alles genau umgekehrt.

Warm- und Kaltrezeptoren sind langsam adaptierende Rezeptoren (SA-I), deren dynamische Aktivität sich langsam innerhalb von ~30 s an die statische Kennlinienaktivität annähert.

16.4 Tiefensensibilität

Die Typisierung von Propriozeptoren (Muskelspindeln, Sehnenorgane), afferenten und efferenten Einstellungen sowie die biologische Bedeutung der Tiefensensibilität für Körperstellung und Kontrolle der Motorik ist an anderer Stelle bereits abgehandelt (▶ Kap. 15).

16.5 Viszerale Sensorik

16.5.1 Periphere und zentrale Sensoren

16.5.2 Viszerale Sensibilität

16.5.3 Reflexe

Viszerale Sensoren umfassen
- die peripher im Nervensystem gelegenen Sensoren für arteriellen und zentralvenösen Gefäßdruck (Barorezeptoren, Volumenrezeptoren) sowie arteriellen pO_2 (periphere Chemorezeptoren),
- Dehnungssensoren in der Wand der Hohlorgane (Lunge, Blase, Rektum, Magen) sowie
- im Zentralnervensystem gelegene Sensoren für den arteriellen pCO_2, pH (zentrale Chemorezeptoren) und Osmorezeptoren.

Ihr Beitrag zu **bewusster Empfindung** der gemessenen Größen ist unterschiedlich. Die Afferenzen aller peripheren Sensoren werden in langsamen C-Fasern dem **Hirnstamm** zugeführt. Auf dem Wege dorthin verlaufen sie wie folgt:
- entweder direkt im N. vagus (gastrointestinale Dehnungssensoren, Barorezeptoren, Lungendehnungsrezeptoren),
- N. glossopharyngeus (Barorezeptoren, periphere Chemorezeptoren) oder
- über spinal aufsteigende Bahnen (z. B. Afferenzen von Blase und Mastdarm über das Sakralmark, ▶ Kap. 14).

Im Hirnstamm werden zum einen die Impulse für deszendierend hemmende Bahnen in supraspinalen Reflexbögen errechnet (z. B. äußerer Sphinkter von Blase und Rektum), zum anderen über Weiterleitung der Afferenzen an Thalamus und limbisches System eine bewusste Empfindung erreicht (z. B. »Blase ist voll«). Hierdurch wird zielgerichtetes Verhalten gesteuert (→Toilette suchen).

Afferenzen von Barorezeptoren, Lungendehnungsrezeptoren und Chemorezeptoren hingegen werden auf Hirnstammebene verrechnet und gelangen **nicht** in dem Maße zu Bewusstsein wie die Afferenzen von Blase, Darm und Magen. Die Verhaltensreaktionen sind mehr oder weniger diffus, z. B. Durst für Osmorezeptoren; Luftnot, Schwindel, Angst oder einfach diffus unangenehme Empfindungen für Chemorezeptoren und Barorezeptoren. Über die ausgelösten zielgerichteten Verhaltensweisen, aber auch stereotype autonom motorische Reaktionen (z. B. Erbrechen, Diarrhoe, Obstipation, Niesen, Singultus) üben die viszeralen Sensoren einen wichtigen Beitrag zur **Homöostase** des Organismus aus. Dies wird über viszerale Reflexbögen auf spinaler und supraspinaler Ebene erreicht (▶ Kap. 14.3.2, ▶ Kap. 14.3.4: Vegetative Reflexe, Regulation von Essverhalten, Körpergewicht).

16.6 Nozizeption

16.6.1 Nozizeptorerregung

Nozizeption als Schutzmechanismus
Nozizeption ist die durch gewebsschädigende Noxen ausgelöste Aktivierung des nozizeptiven Systems von der peripheren Rezeptorzelle über die spinalen Neurone aufsteigend zum Hirnstamm, Thalamus und Cortex. **Schmerz** ist die mit Nozizeption verbundene subjektive Sinnesempfindung. Schmerzempfindung ist als Schutzsinn zur Abwendung schädigender Reize oder Minimierung bereits stattgefundener Gewebsschäden durch schmerzbedingte Reaktionen (z. B. motorische Schonhaltung, Wegzieh-Reflex→Flexorreflex, ▶ Kap. 15.4.5, oder vegetative Reaktionen) aufzufassen.

Daneben gehören zur Schmerzempfindung affektive (unlustbetonte Emotion), kognitive (Schmerzbewertung anhand früherer Erfahrungen, Einordnung in den Kontext) und sensorische Komponenten (Analyse des Schmerzprofils in Dauer, Stärke usw.).

Schmerzrezeptoren
Nozizeptoren sind freie Nervenendigungen, welche durch mechanische, aber auch thermische (→thermosensitive Nozizeptoren) und chemische Reize (→Entzündungsmediatoren) erregt werden (**polymodale Nozizeptoren**).

Daneben gibt es auch **monomodale Nozizeptoren** sowie **stumme Nozizeptoren**, welche unter normalen Bedingungen durch nozizeptive Reize nicht erregt werden können, sondern erst nach Sensibilisierung durch Entzündungsmediatoren (→Rekrutierung von Nozizeptoren, s. u.).

> **Merke**
>
> Alle Nozizeptoren sind **hochschwellige** Rezeptoren. Die Nozizeptorschwelle kann durch Entzündungsmediatoren herabgesetzt und »**stumme Nozizeptoren**« damit aktiviert werden. Hieraus erklärt sich auch die erhöhte Schmerzempfindung bei Entzündung.

Lokalisation und Leitung
Nozizeptoren sind quasi in allen Geweben vorhanden (**Ausnahme:** Gehirn! Das Gehirn ist **nicht** schmerzempfindlich!). Nach der Lokalisation teilt man Schmerzen ein in somatischen Oberflächen- und Tiefenschmerz sowie viszeralen Tiefenschmerz (Tab. 16.4). Charakteristisch ist der »**zweizeitige**« Verlauf des Oberflächenschmerzes, bei dem ein erster, scharf abgrenzbarer und stechender Schmerz von einem dumpferen, diffusen und anhaltenden Schmerz gefolgt wird. Ersterer wird über schnelle Aδ-Fasern, der langsame Schmerz über C-Fasern geleitet.

Tiefenschmerzen werden in der Regel nur über C-Fasern geleitet. Sie erscheinen dumpf und diffus.

> **Prüfungsfallstricke**
>
> Die Nozizeptoren der Haut sind als Schmerzpunkte über die gesamte Haut verteilt. Sie sind **nicht** spontan aktiv! Schmerzempfindlichkeit findet sich nur in Epidermis und Dermis, **nicht** in der Subkutis. C-Nozizeptoren sind häufiger als A-Nozizeptoren.

> **Merke**
>
> Nozizeptoren adaptieren langsam bei überschwelliger, **nichtschädigender** Reizung. Bei **schädigender** Reizung adaptieren sie **nie**!
>
> **Beispiel:** Ein **heißes Fußbad** wird einige Minuten nach Adaptation der thermosensitiven Nozizeptoren nicht mehr als so schmerzhaft empfunden wie zu Beginn, obwohl die Füße richtig rot werden (»*beim nächsten Saunabesuch ausprobieren!*«).

Transduktionsmechanismen der Nozizeptoren
Mechanische nozizeptive Reize werden wahrscheinlich durch mechanische Öffnung von Kationenkanälen (analog wie in Abb. 16.1a) geöffnet.

Hitzereize werden durch den **Vanilloid-Rezeptor (VR1)** vermittelt, welcher einen Kationenkanal öffnet. Aktiviert wird er durch **Capsaicin**, welches auch im Pfeffer enthalten ist (typische, brennende Schmerzempfindung).

Tab. 16.4. Schmerzformen und wichtige Eigenschaften

Schmerzform	Wichtige Eigenschaften
Somatischer Oberflächenschmerz	Durch freie NE in der Haut (Epidermis, Dermis) ausgelöst. Erster Schmerz: hell, scharf, gut lokalisiert→polymodale A-Nozizeptoren (spitze, mechanische, thermische, chemische Reize), markhaltige schnelle Aδ-Fasern; klingt nach Sistieren der Noxe schnell ab Zweiter Schmerz: dumpf, anhaltend, ausstrahlend→C-Nozizeptoren, marklose langsame C-Fasern. Häufig über Entzündungsmediatoren sensibilisiert oder aktiviert; nach Sistieren der Noxe noch lange anhaltend
Somatischer Tiefenschmerz	Durch freie NE in Muskeln, Knochen, Bindegewebe, Gelenkkapseln ausgelöst. C-Nozizeptoren: dumpf, schlecht lokalisierbar, häufig mit Aktivierung von vegetativen Reaktionen oder motorischer Schonhaltung (z. B. Myositis, Arthritis)
Viszeraler Tiefenschmerz	Durch freie NE in inneren Organen ausgelöst. C-Nozizeptoren: dumpf, diffus (Ausnahme: Gefäßschmerz, plötzlicher Gefäßverschluss→heftig einschneidender Schmerz, z. B. bei Aortendissektion!). Bei Hohlorganen (Ureter, Darm) häufig auch mit Koliken verbunden. Vegetative Begleitsymptomatik sowie Übertragung des Schmerzempfindens auf zugeordnete Dermatome (Head-Zonen)

NE: Nervenendigung.

Die größte Heterogenität weist die Chemosensibilität der Nozizeptoren auf (Tab. 16.5), über welche eine Sensibilisierung und Aktivierung stummer Nozizeptoren stattfinden kann. Über Gewebeschädigung wird eine Vielzahl von Entzündungsmediatoren freigesetzt (Tab. 16.5), welche die Schwellenempfindlichkeit der Nozizeptoren herabsetzen. Hierdurch reagieren diese nun auch auf nichtnozizeptive Reize und verstärken den Schmerz→**Hyperalgesie**.

Entzündung

Neben der afferenten Reizung der Nozizeptoren durch **Entzündungsmediatoren** setzen diese bei repetitiver Reizung aktiv Substanzen frei, welche die Entzündung unterhalten (→neurogene Entzündung, Abb. 16.2). Hierbei handelt es sich im Wesentlichen um **Substanz P, Neurokinin A** und **CGRP** (calcium-gene-related-peptide). Diese wirken auf lokale Blutgefäße und erhöhen deren **Permeabilität** (→entzündliche Exsudation), ferner auf Mastzellen und immunkompetente Zellen, welche ihrerseits den Entzündungsmediator Histamin (Gewebshormon) und Zytokine freisetzen.

Durch die pathophysiologischen Mechanismen lassen sich leicht die klassischen **Entzündungszeichen** erklären: Die Aktivierung der Nozizeptoren erzeugt Schmerzen: **Dolor**. Die Vasodilatation erzeugt eine Hyperperfusion mit Rötung: **Rubor**. Die erhöhte Gefäßpermeabilität erzeugt ein Ödem mit Verhärtung des Gewebes: **Tumor**. Die lokalen Immunprozesse erwärmen das Gewebe: **Calor**. Insgesamt resultiert eine Funktionseinbuße: **Functio laesa**.

Tab. 16.5. Mediatoren und Rezeptoren, der nozizeptiven Chemosensibilität, welche die Schmerzschwelle bei Entzündungen herabsetzen

Histamin (Histaminrezeptor)
Bradykinin (Bradikininrezeptor)
ATP (P2X-Rezeptor)
Leukotrien, Prostaglandin (Prostaglandin-E-Rezeptor)
Zytokine (Glykoprotein-130-Rezeptor)
Serotonin (5-Hydroxy-Tryptophan-Rezeptor)
Neurokinin (NK1-Rezeptor)
CGRP (CGRP-Rezeptor)
H^+ (ASIC, acid sensing ion channel)
K^+

> **Prüfungsfallstricke**
>
> **Substanz P** wird **nicht** aus geschädigtem Gewebe freigesetzt und wirkt **nicht** auf Nozizeptoren. Es wird umgekehrt von Nozizeptoren freigesetzt und induziert eine neurogene Entzündung.

Schmerzmediatoren

Viele der Entzündungs- und Schmerzmediatoren werden im verletzten Gewebe peripher gebildet. Insbesondere werden Prostaglandine durch **Cyclooxygenase-2** (COX-2) aus **Arachidonsäure** gebildet (Angriffspunkt peripherer Analgetika, Abb. 16.2). **Prostaglandine** aktivieren Nozizeptoren über Prostaglandin-E_2-Rezep-

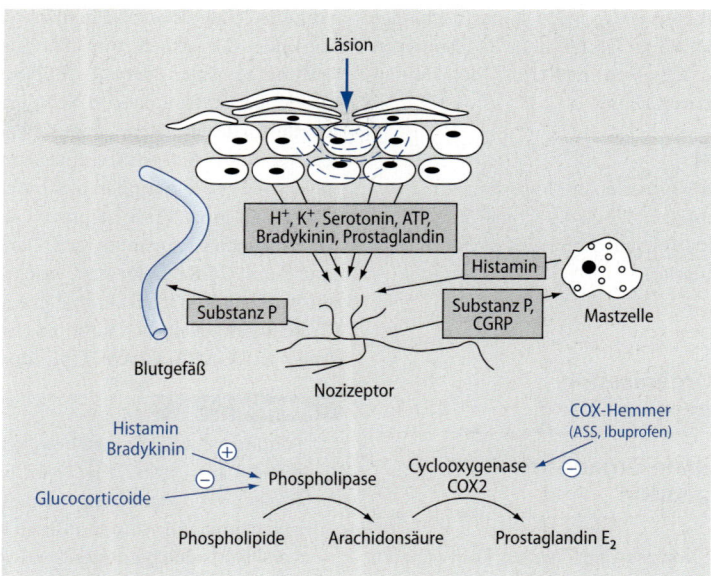

Abb. 16.2. Oben: Entzündungsreaktionen bei Gewebeläsion mit Freisetzung von Entzündungsmediatoren und Nozizeptorerregung. Neben Aktivierung stummer Nozizeptoren sensibilisieren die Entzündungsmediatoren die Nozizeptoren und senken die Schmerzschwelle. Diese aktivieren das Immunsystem durch Substanz P und CGRP und induzieren eine neurogene Entzündung durch Vasodilatation und Permeabilitätserhöhung der Blutgefäße. Es resultieren die klassischen Entzündungszeichen. Unten: Die periphere Prostaglandinsynthese kann durch COX-Hemmer unterbunden werden. Diese Stoffe (ASS, Ibuprofen) sind nichtsteroidale Antiphlogistika und Analgetika

toren. COX-2 kommt ferner im Rückenmark vor und trägt auch zur zentralen Schmerzsensibilisierung bei.

> **KLINIK**
>
> **COX-Hemmer** sind **die** wichtigsten nichtsteroidalen antiinflammatorischen und analgetischen Medikamente, welche bei leichten bis mittelstarken Schmerzen eingesetzt werden. Durch die COX-Blockierung werden Schmerzen und Entzündung reduziert. Unspezifische COX-Hemmer sind z. B. ASS und Ibuprofen. COX-1 bildet Prostaglandin zum Schutz der Magenschleimhaut vor Magensäure. Blockade von COX-1 und COX-2 erklärt die Nebenwirkungen von ASS und Ibuprofen: Gastritis und Magenulzera. Sie dürfen daher bei diesen Erkrankungen **nicht** in analgetischer Dosierung (z. B. 500 mg ASS) verwendet werden, da Magenblutungen resultieren können. Wichtige Nebenwirkung von ASS ist ferner die Hemmung der Thrombozytenaggregation mit Verlängerung der Blutungszeit.
>
> Bestehen Kontraindikationen gegen unspezifische COX-Hemmer, sind spezifische COX-2-Hemmer zu bevorzugen. Diese wirken antiinflammatorisch und analgetisch, weil entzündungsbedingtes Prostaglandin peripher hauptsächlich über die Isoform COX-2 gebildet wird.

16.6.2 Nervenläsionen

Neuralgien: Nervenläsionen resultieren in neuropathischen oder **neuralgischen Schmerzen**. Hierbei ist gleich, ob die Nervenleitung im Bereich des peripheren Verlaufs (z. B. Trigeminusneuralgie, N. ulnaris-Syndrom) oder der Hinterwurzel (z. B. Lumbago) geschädigt oder irritiert wird. Der Schmerz ist plötzlich einschießend und scharf. Ein schädigender Reiz an peripheren Nozizeptoren besteht dabei nicht!

Die Schmerzempfindung wird cortical in das rezeptive periphere Feld projiziert (**projizierter Schmerz**), als ob die Noxe von Nozizeptoren aus diesem Bereich gekommen und über den Nerv geleitet worden wäre.

Praxis: Ein gängiges Beispiel für einen **projizierten Schmerz** ist der N. ulnaris-Schmerz, welcher auftritt, wenn man z. B. den Nerven im Sulcus ulnaris schädigt (z. B. Anschlagen an einer Tischkante). Es resultieren Schmerzen und Parästhesien im Bereich des kleinen Fingers und der ulnaren Hand.

> **Merke**
>
> Bei **projizierten Schmerzen** ist das periphere rezeptive Feld **nicht** geschädigt, die Schmerzempfindung des neuropathischen Schmerzes wird cortical in dieses Feld projiziert.

16.6.3 Spinale Organisation der Nozizeption

16.6.4 Supraspinale Organisation der Nozizeption

Neben peripheren Nozizeptorafferenzen konvergieren auch andere Primärafferenzen auf spinale nozizeptive Rückenmarkneurone. Dies trifft v. a. für viszerale C-Faser-Schmerzafferenzen zu, welche zusammen mit taktilen Hautafferenzen konvergieren und so die Grundlage des **übertragenen Schmerzes** bilden.

> **Merke**
>
> **Übertragener Schmerz:** viszerosomatische Konvergenz ist die Grundlage der Hautkartierung viszeraler Schmerzen→**Head-Zonen** (z. B. Schmerzausstrahlung als Folge von Koronarinsuffizienz und -ischämie in linken Arm, Unterkiefer, Schulter).

Spinale Modulation
Ferner enden taktile Hautafferenzen auch an **Interneuronen**, welche hemmend auf die nozizeptiven Rückenmarkszellen wirken. Dieser Mechanismus liegt der sogenannten »**Gate-control-Theorie**« der Schmerzleitung zugrunde, die erklärt, warum transkutane elektrische Reizung sensibler Nerven (**TENS:** transkutane elektrische Nervenstimulation) Schmerzerleichterung verschafft. An der spinalen synaptischen Übertragung nozizeptiver Reize sind mehrere Neurotransmitter beteiligt (Tab. 16.6). Die peripheren Schmerzafferenzen schütten im Rückenmark präsynaptisch **Glutamat** als wichtigsten erregenden Transmitter aus. Daneben werden **Substanz P** und **CGRP** freigesetzt, welche analog zu peripheren Nozizeptoren auch zentral eine Sensibilisierung der Rückenmarkszellen herbeiführen. Inhibitorische Transmitter sind **GABA, Glycin, Opioidpeptide** (Tab. 16.6).

> **Merke**
>
> Periphere Entzündungen bewirken sowohl peripher als auch zentral eine Sensibilisierung von Nozizeptoren. Das rezeptive Schmerzareal wird dadurch um den Entzündungsherd vergrößert und beinhaltet auch gesundes Gewebe→**sekundäre Hyperalgesie**.

> **Prüfungsfallstricke**
>
> Der Phantomschmerz ist Folge einer **corticalen** Reorganisation und **kein** Nervenläsionsschmerz.

Supraspinale afferente Schmerzleitung
Die supraspinale afferente Schmerzleitung verläuft analog Abbildung 16.1 entweder über das spinoretikuläre System (Formatio reticularis) oder direkt zum Thalamus (Tractus spinothalamicus). Der Schmerz erlangt Bewusstheit und Bewertung (Assoziationsfelder, limbisches System).

Praxis. Der thalamocorticale Zugang ist im Schlaf blockiert. Schmerz wird nicht über das spinothala-

Tab. 16.6. Wichtige Transmitter der spinalen synaptischen Übertragung von Nozizeption

Erregender Transmitter	Hemmender Transmitter
– **Glutamat**: wichtig für spinale Plastizität bei chron. Schmerzen, wirkt postsynaptisch auf AMPA und NMDA Rezeptoren. – **Substanz P**: zentrale Sensibilisierung – **CGRP**: zentrale Sensibilisierung – **Spinale Prostaglandine**: zentrale Sensibilisierung – **Neurokinin A**: zentrale Sensibilisierung	– **GABA** wirkt postsynaptisch auf Cl$^-$-Kanäle. – **Glycin** wirkt postsynaptisch auf Cl$^-$-Kanäle. – **Serotonin**: tonisch deszendierende Hemmung – **Noradrenalin**: tonisch deszendierende Hemmung – **Dopamin**: tonisch deszendierende Hemmung – **Enkephalin, Dynorphin, Endomorphin**: endogene Neuropeptide der spinalen und supraspinalen Schmerzhemmung (z. B. in Raphekernen und zentralem Höhlengrau, β-Endorphin→Transmitter im Hypothalamus), binden an Opioidrezeptoren, hemmen die postsynaptische Glutamatwirkung

mische System an den Cortex weitergeleitet. Der Zugang zum Cortex muss erst über die Formatio reticularis freigeschaltet werden, was bei starken Schmerzreizen über das retikuläre System geschieht (Weckfunktion von Schmerzen). Die Narkose entspricht in ihrer Wirkung einem kontrollierten Schlafzustand, in welchem die Weckfunktion des retikulären Systems gedämpft ist!

16.6.5 Endogene Schmerzhemmung und zentrale Analgetika-Therapie

Endogene Anästhesiesysteme
Spinale Rückenmarksneurone der Nozizeption stehen (analog z. B. zu zentral motorischen, ▶ Kap. 15.4) unter modulatorischen Einflüssen deszendierender Bahnen, welche v. a. aus Hirnstammgebieten entspringen. Zentrale Rolle spielen hierbei das **periaqäduktale Höhlengrau** und **Raphekerne**, welche mit vielen suprapontinen Gebieten im Wechselspiel stehen (Thalamus, lmibisches System).

Die Bahnen steigen spinal im **dorsolateralen Funiculus** ab und bilden v. a. hemmende Synapsen mit sekundären Rückenmarksneuronen, aber auch erregende Synapsen mit Interneuronen (deszendierende Bahnung und Hemmung). Die **endogene Hemmung** beruht auf tonisch deszendierender Hemmung der Rückenmarkszellen über inhibitorische Opioidtransmitter, welche z. B. die postsynaptische Membran hyperpolarisieren und die Schmerzschwelle anheben.

> **Merke**
> Die **deszendierende Schmerzhemmung** verläuft **ipsilateral**.

KLINIK

Synthetische Opioide sind zentrale Analgetika zur Behandlung starker und stärkster Schmerzen. Sie sind z. B. fester Bestandteil der Akuttherapie bei Herzinfarkt (adäquate Schmerzbehandlung!). Nebenwirkungen sind zentrale Atemdepression und Übelkeit. Die Opiodwirkung lässt sich durch Opioidantagonisten sofort aufheben (z. B. bei suizidaler Dosis von Opioiden). **Naloxon** ist ein häufig eingesetzter Opioidantagonist, der auch partiell agonistische Wirkung besitzt.

Opioide haben **keine** prophylaktische Wirkung bei zu erwartenden Schmerzen, sie wirken modulatorisch hemmend auf die zentralen Nozizeptorzellen, d. h. diese müssen erst einmal durch Schmerzreize aktiviert worden sein. Nebenwirkung aller Opioide ist eine Miosis durch Aktivierung der Okulomotoriuskerne. Stecknadelkopfgroße Pupillen sind pathognomonisch für Opioidintoxikation (große Pupillen sprechen dagegen).

Die meisten Opioide wirken ferner spasmogen und dürfen **nicht** bei Koliken verabreicht werden. Opioidrezeptoren befinden sich auch am Darm und hemmen dort die Darmmotilität. Daher ist jede chronische Opioidtherapie mit einer Laxanziengabe zu kombinieren (Opioidobstipation). Übrigens sind die Opioidrezeptoren am Darm Ziel des Medikaments Loperamid (z. B. Imodium®) zur Behandlung von Durchfällen.

Strategien der Analgetikatherapie
Neben der peripheren und zentralen medikamentösen Therapie kommen abhängig vom Wirkort zusätzlich nichtmedikamentöse Strategien (physikalische Maßnahmen: Wärme, Kälte, Krankengymnastik, Akupunktur; Schmerzverarbeitung: Psychotherapie) zur Anwendung.

> **Fallbeispiel**
>
> Ein 43-jähriger Koch wird nach einem »Küchenunfall« in die Notaufnahme der Chirurgie gebracht. Der Patient ist ansprechbar und orientiert, hat aber **starke Schmerzen**, da ihm ein Topf mit mehreren Litern heißer Suppe über den rechten Unterarm vergossen wurde. Präklinisch wurde bereits mit **kaltem Wasser** die Extremität gekühlt, darunter trat eine leichte Linderung der Schmerzen ein; die Schmerzen werden allerdings jetzt wieder stärker.
>
> Der rechte Unterarm ist ab Ellbogen abwärts nässend, tiefrot und sehr warm. Aufgrund der ausgedehnten **Blasenbildung** und der starken Schmerzen wird eine **Verbrennung zweiten Grades** diagnostiziert, bei der die Schmerzafferenzen und die Mikrozirkulation noch intakt sind. Kleine Nadelstiche resultieren in kleinen Blutungen. Der Patient erhält zur adäquaten Schmerztherapie ein **zentral wirksames Analgetikum** (Piritramid 0,1–0,2 mg/kg KG oder Fentanyl 0,1 mg bei 70 kg KG – cave: Atemdepression). Nach **Wundreinigung** wird ein steriler Wundverband angelegt. Aufgrund des Flüssigkeitsverlusts über die Wundfläche erhält der Patient **Infusionssubstitution**.
>
> In den folgenden Tagen erscheint das Wundgebiet geschwollener und entzündet. Neben den täglichen Wundverbänden wird der Patient zur Kühlung angehalten und zusätzlich eine antiinflammatorische Therapie mit **peripher wirksamen Analgetika** begonnen (Ibuprofen 800 mg bei Bedarf) und das zentral wirkende Analgetikum abgesetzt. Im Verlauf geht die Schwellung und Entzündung zurück. Die Verbrennung heilt in der Folge narbenlos aus.

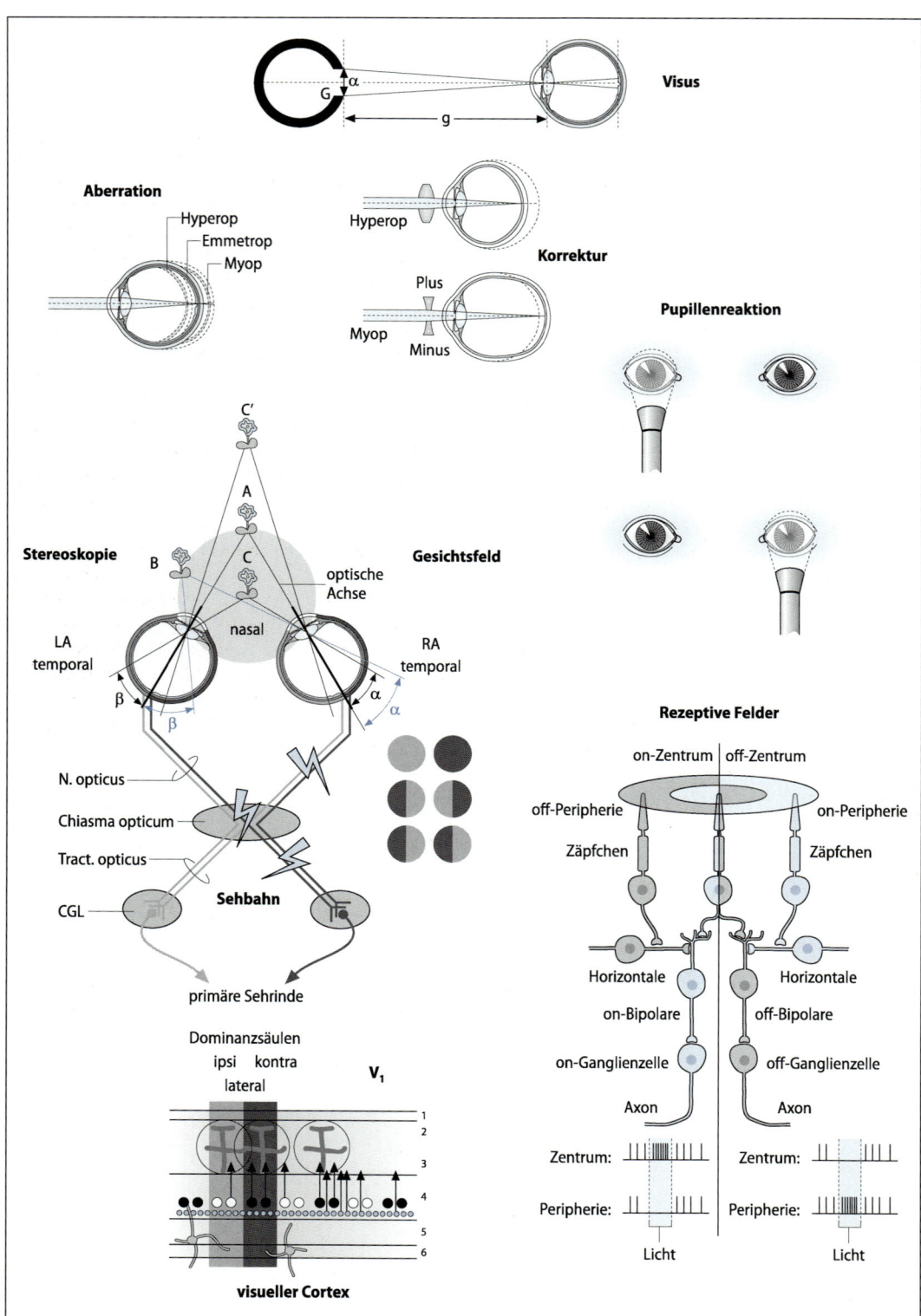

17 Visuelles System

> **Mind Map**
>
> **Dioptrischer Apparat, Brechkraft und Akkomodation:** Der dioptrische Apparat des Auges besteht aus Cornea (~43 dpt), Kammerwasser, Linse und Glaskörper. Die Brechkraft des fernakkomodierten Auges beträgt ~59 dpt und nimmt bei Akkomodation entsprechend der Akkomodationsbreite zu. Diese ist durch die Differenz zwischen Fern- und Nahpunkt bestimmt; sie nimmt mit dem Alter ab. Akkomodation hat die Wirkung einer Sammellinse, die Brechkraft der Linse nimmt zu. Bei Akkomodation wird die Pupille enger (Tiefenschärfe nimmt zu) und beide Augen konvergieren (stereoskopische Fixation).
>
> **Kurzsichtigkeit und Weitsichtigkeit:** Bei Achsenametropien stimmt das Verhältnis von Länge der optischen Achse zu Brechkraft nicht. Bei Myopie (Kurzsichtigkeit) ist der Bulbus meist zu lang oder die Brechkraft zu stark. Das Bild eines unendlich entfernten Gegenstandes wird vor der Retina scharf abgebildet. Nahe Gegenstände werden scharf gesehen. Korrektur erfolgt durch Minus-Linsen. Bei Hypermetropie (Weitsichtigkeit) ist die Situation umgekehrt, Korrektur erfolgt durch Plus-Linsen. Die Akkomodationsbreite ist in beiden Fällen nicht verändert. Bei Presbyopie (Altersweitsichtigkeit) nimmt sie jedoch aufgrund nachlassender Linsenelastizität ab.
>
> **Phototransduktion:** Die Photorezeptoren der Retina sind dem Lichteinfall abgewandt. Sie sind bei Dunkelheit depolarisiert, und ihr Transmitterstrom ist hoch. Bei Beleuchtung hyperpolarisieren sie, und der Transmitterstrom wird gehemmt. Die Phototransduktion beinhaltet Photoisomerisation von Photopigmenten, Aktivierung von G-Proteinen und Phosphodiesterasen. Auf retinaler Ebene findet eine Bildvorverarbeitung durch rezeptive Felder statt.
>
> **Sehbahn:** ON-Ganglienzellen werden durch Belichtung von ON-Zentrum-Rezeptorzellen erregt, durch Belichtung von OFF-Zentrum-Rezeptorzellen gehemmt. Zentrum und Peripherie des rezeptiven Feldes sind antagonistisch verschaltet. Im Verlauf der Sehbahn kreuzen temporale Gesichtsfeldhälften im Chiasma opticum. Im Tractus opticus verlaufen Afferenzen korrespondierender Netzhauthälften zum Corpus geniculatum laterale (CGL). Hier werden Fasern zum Prätektum (Pupillenreaktion) und zur primären Sehrinde weitergegeben. Im visuellen Cortex erfolgt Informationsverarbeitung nach Form, Farbe, Bewegung und Tiefe in corticalen Säulen. Dreidimensionaler räumlicher Seheindruck ist eine Sehleistung des Gehirns.

17.1 Dioptrischer Apparat

17.1.1 Physikalische Grundlagen

17.1.2 Auge als optisches System

Psychophysik
Das visuelle System (also die Augen) sind das Sinnessystem mit der größten Reichweite (aber nicht mit der größten Empfindlichkeit, dies leistet das Gehör). Die **Modalität** »Gesichtssinn« besitzt die kontinuierlich skalierten Qualitäten hell, dunkel und Farben. Adäquater Reiz sind Photonen im Wellenlängenbereich von 400 nm (blau) bis ~750 nm (rot). Darunter schließt sich der energiereiche UV-Bereich, darüber der energiearme Infrarot-Bereich an (GK Physik, ▶ Kap. 6.4).

Komponenten der Optik
Der **dioptrische Apparat** des Auges ist ein komplex zusammengesetztes optisches System mit mehreren lichtbrechenden Medien und Oberflächen (Helmholtz war so begeistert vom Auge, dass er, »hätte ihm Jemand dieses denkbar schlechte Gerät angeboten, es dankend abgelehnt hätte«). ◘ Tabelle 17.1 fasst die einzelnen Komponenten zusammen. Die Gesamtbrechkraft D des fernakkomodierten Auges beträgt ~59 dpt. Dies entspricht anatomisch beim **emmetropen** Auge (normalsichtig) der folgenden bildseitigen Brennweite (Abbildungsgleichung für das fernakkomodierte Auge, ◘ Abb. 17.1):

b=f=1/D=1/59 dpt=16,9 mm
(b: Bildweite, f: Brennpunkt in m)

Die Konstruktion des komplexen Strahlengangs im **realen Auge** erfordert mindestens 2 Hauptebenen und Knotenpunkte. Beim **reduzierten Auge** werden Cornea und Linse durch nur eine brechende Oberfläche mit Krümmungsradius ~5,4 mm und einem Medium (n=1,33) ersetzt. Hier gibt es dann nur noch einen Knotenpunkt K, welcher genau der Brechkraft von 59 dpt entsprechend, 16,9 mm vor der Retina liegt (also knapp hinter der Linse) (◘ Abb. 17.1). Die Abbildungsgleichung für eine flache Linse lautet:

$$\frac{n}{f} = D = \frac{1}{b} + \frac{1}{g} \qquad \text{(Gl. 17.1)}$$

Es gilt dabei: b: Bildweite, g: Gegenstandsweite, n: Brechungsindex, D: Brechkraft.

Bildgrößen
Ein endlicher Gegenstand wird im reduzierten Auge umgekehrt auf die Netzhaut projiziert. Die Bildgröße B ergibt sich aus dem Strahlensatz durch die Gegenstandsgröße G und -weite g (Bildweite b→Abstand Knotenpunkt zu Retina, ist ja immer 16,9 mm). Ebenso lässt sich der Winkel, unter dem ein Gegenstand im Auge abgebildet wird, aus G und g berechnen (◘ Abb. 17.1).

> **Merke**
>
> Ein Objekt, welches unter einem Sehwinkel von 1° noch erkannt wird, entspricht einer Ortsauflösung von ~300 μm auf der Fovea (tg 1=G/g=B/b=B/16,9 mm). Man spricht dann von einem **Visus** von 1 (100% Sehschärfe).

> **KLINIK**
>
> Bei Entfernung von Linsen (**Katarakt**) musste vor den Zeiten der Kunstlinsen-Implantation (s. u.) die fehlende Brechkraft von 19 dpt durch eine so genannte »Star-Brille« ausgeglichen werden. Da diese Brille wie eine Lupe vor der Hornhaut wirkt, erscheinen Gegenstände ~25% größer und näher.

> **Prüfungsfallstricke**
>
> Die vordere Brennweite des reduzierten Auges im fernakkomodierten Zustand (~59 dpt) beträgt ~17 mm (1/59 dpt=0,017 m; 1 im Zähler, weil der Brechungsindex von Luft gleich 1 ist). Parallele Strahlen, welche von der Retina reflektiert werden (z. B. diffuse Beleuchtung bei indirektem Augenspiegeln), werden ~17 mm vor dem Auge gebün-
> ▼

◘ **Tab. 17.1.** Brechungsindex (n), Brechkraft (D), Abstand von Retina der einzelnen optischen Komponenten im Auge in der Reihenfolge des Lichtwegs bei fernakkomodiertem Auge

Medium	n	D (dpt)	Abstand Retina (mm)
Luft	1	--	>24,4
Cornea (Vorderfläche)	1,37	47	24,4
Cornea (Rückfläche)	1,37	–4	~23,8
Kammerwasser	1,33	–3	23,8–20,8
Linse	~1,4 nicht homogen	19	20,8–17,2 Vorderfläche – Rückfläche
Glaskörper	1,336	–	<17,2

delt. Die hintere Brennweite beträgt aber ~23 mm bei gleicher Gesamtbrechkraft, weil im reduzierten Auge der Brechungsindex als ~1,34 angenommen wird→1,34/59 dpt=0,023 m. Vordere und hintere Brennweite sind also **nicht** gleich.

Achtung: Brennweite (oder Fokus) gibt den Abstand von der Hauptebene an, in dem parallel (!) einfallendes Licht gebündelt wird. Die Hauptebene im reduzierten Auge liegt knapp hinter der Cornea (noch ~23 mm zur Retina). Der Knotenpunkt hat mit parallel einfallendem Licht nichts zu tun! Bei parallel einfallendem Licht gibt es **keinen** Knotenpunkt.

17.1.3 Abbildungsfehler

17.1.4 Akkomodation

Sphärische Aberration
Jede **sphärische Linse** unterliegt Abbildungsfehlern (Abberrationen), welche die punktförmige Abbildung stören oder verhindern. Die **sphärische Abberration** resultiert aus der Krümmung der Linse (im Randbereich stärker gekrümmt als zentral)→am Rand wird Licht stärker gebrochen. Ein Punkt wird nur auf einen Punkt abgebildet, wenn die Strahlen nahe der optischen Achse verlaufen, also möglichst nicht am Rand. Beim Auge ist dies bei enger Pupille gut erfüllt (<3 mm), da die Randbereiche ausgeblendet sind. Aber bei Dämmerung und Nacht (»*ja bei Nacht..*«.) ist die Pupille weit, deshalb interferieren gebrochene Strahlen aus den Randbereichen der Linse mit denen nahe der optischen Achse und verschlechtern das Bild, es wird unscharf (die Pupillengröße reguliert also die Abbildungsqualität).

> **Merke**
> Bei weiter Pupille ist die Abbildungsqualität gegenüber enger Pupille durch sphärische Aberration reduziert (»*kein Wunder, dass **asphärische Linsen** in der Fotografie teurer und besser als sphärische sind, Helmholtz hatte wohl Recht*«).
> Jeder kennt es... Was macht man instinktiv, wenn man in der Dämmerung (oder einen entfernten Punkt) schärfer sehen will? Man kneift die Augen zusammen und verengt damit den Bereich der Linse, der zur Abbildung genutzt wird→sphärische Aberration reduziert.

Chromatische Aberration
Unterschiedliche Wellenlängen (Farben) werden unterschiedlich stark gebrochen (**Dispersion**). Generell ist der Brechungsindex im sichtbaren Bereich für kleinere Wellenlängen größer. Blau wird stärker gebrochen (d. h. blaue Strahlen vereinigen sich vor der Retina), rot wird weniger stark gebrochen (Fokus hinter der Retina). Dies spielt unter ausreichenden Lichtbedingungen jedoch fast keine Rolle (Rezeptorempfindlichkeit im blauen Bereich geringer).

Ferner tritt im Auge **Streuung** an dispergierten Teilchen auf (Schwebeteilchen, v. a. im Glaskörper), welche als »fliegende Mücken« imponieren (»*Glaskörpertrübungen, besonders gut sichtbar beim Blick auf weißen Hintergrund, v. a. wenn man älter wird*«).

Refraktionsanomalien
Die häufigsten Abbildungsfehler sind **Refraktionsanomalien**. Neben dem **Defokus** (Myopie, Hyperopie) treten auch Aberrationen höherer Ordnungen auf, von denen nur noch der **Astigmatismus** (Stabsichtigkeit) durch eine Brille oder Kontaktlinse korrigierbar ist.

Beim Defokus besteht ein Missverhältnis zwischen Brechkraft des dioptrischen Systems und Bulbuslänge. Die Bezeichnungen **Myopie** und **Hyperopie** beziehen sich auf die Lage des Bild-Brennpunkts bzgl. der Retina bei **fernakkomodiertem Auge** (flache Linse, entspanntes Schauen):

- Bei Myopie wird parallel einfallendes Licht vor der Retina fokussiert, auf die Retina fallen divergierende Strahlen, das Bild ist unscharf.
- Bei Hyperopie liegt der Brennpunkt hinter der Retina (◘ Abb. 17.1).

> **Merke**
> Der **Myope** ist kurzsichtig→Fokus **vor** der Retina→**Bulbus zu lang** oder **Brechkraft** der Linse im Vergleich zur Bulbuslänge **zu groß**.
> Der **Hyperope** ist weitsichtig→Fokus **hinter** Retina→Bulbus zu **kurz** oder Brechkraft zu **gering** (»**weite** Sicht aber **kurzer** Bulbus«).

> **KLINIK**
> Parallel einfallendes Licht wird beim **Myopen** vor der Retina fokussiert→**Minus**-Glas zur Fernsichtkorrektur. Um ohne Brille Gegenstände scharf abbilden zu können, muss der Myope den Fokus weiter zur Retina schieben, indem er näher an die Gegenstände herangeht (Gegenstandsweite g verringern→Bildweite vergrößern)→»**Kurzsichtigkeit**«.
> ▼

Der **Hyperope** bekommt ein **Plus**-Glas oder entfernt sich ohne Korrektur von Gegenständen, um den Fokus hinter der Retina nach vorne zu schieben→»**Weitsichtigkeit**«.

> **Merke**
> Der **M**yope bekommt **M**inus.

Fernpunkte

Der Fernpunkt (FP) des **emmetropen** (normalsichtigen) Auges liegt im Unendlichen. Der FP des **Myopen** liegt näher am Auge im Endlichen, der FP des **Hyperopen** liegt weiter weg im »Hyper-Unendlichen«. Ein FP von x m entspricht einer **Myopie** von $+1/x$ dpt und wird durch ein $-1/x$ dpt Glas korrigiert.

Da der FP des Hyperopen weiter weg liegt (»»*Hyper-unendlich«…weit weg*««), akkomodiert dieser schon beim Blick in die Ferne (»Plus«-Glas kann der Hyperope durch Akkomodation selbst dazugeben). Ist die **Akkomodationsbreite** ausgeschöpft, ist sein Nahpunkt (NP) erreicht (dieser ist weiter weg als beim Emmetropen). Um zum gewünschten NP zu gelangen (z. B. Leseabstand), braucht er deshalb ein externes »Plus-Glas« (»*auch Brille genannt*«), dessen Stärke der Differenz seines Ist-Nahpunkts und des Soll-Nahpunkts entspricht (z. B. NP bei 1 m, soll aber bei 20 cm liegen→ zusätzlich: 5 dpt–1 dpt=+4 dpt).

> **Merke**
> Fernvisus schlecht→Verdacht auf **Myopie**, Lesevisus schlecht→Verdacht auf **Hyperopie**.

> **KLINIK**
> Zur Bestimmung einer **Refraktionsanomalie** misst man den Nah- (NP) und Fernpunkt (FP) oder besser den Nah- und Fernvisus. In der Praxis meint man aber nicht den Visus im Nahpunkt, da ja der Nahpunkt bei jedem individuell verschieden sein kann (z. B. beim Myopen viel näher am Auge als beim Hyperopen). Man testet die Sehschärfe in zwei ausgezeichneten Punkten, nämlich Leseabstand (~30 cm→Lesevisus) und Ferne (»*5–7 m, entspricht dem Abstand, den man beim Autofahren scharf sehen sollte, bevor Jemand auf dem Kühler liegt*!«).
> Bei einer Myopie von +2 dpt. (Brechkraft zu stark bei Myopie→Korrektur mit −2 dpt. ergibt ▼
> Null) ist der Fernpunkt bei 0,5 m (1/2 dpt.) und der Fernvisus wird sehr schlecht sein. Durch Vorhalten verschiedener Korrekturgläser wird das Glas für den besten Visus ermittelt.

Astigmatismus

Der Astigmatismus bezieht sich in der Regel auf die Brechkraftverhältnisse der Cornea. Die Cornea ist **keine** Kugelscheibe, sondern eher ein Schnitt durch einen gebogenen Zylinder (also ein Torus, **kein** Ellipsoid, wie man manchmal liest). Die Brechkraft der toroiden Cornea lässt sich durch die zwei Krümmungsradien (manchmal auch in Anlehnung an eine Ellipse unkorrekterweise als Hauptachsen bezeichnet) beschreiben. Physiologisch ist die vertikale Brechkraft ~0,5 dpt größer als die horizontale→**physiologischer Astigmatismus**. Der Astigmatismus führt dazu, dass ein Punkt **nicht** als Punkt, sondern als Linie auf der Retina abgebildet wird.

> **KLINIK**
> Beim **regulären Astigmatismus** stehen die Hauptachsen senkrecht aufeinander, beim **irregulären Astigmatismus** stehen sie irgendwie aufeinander. »**Mit der Regel**« ist ein Astigmatismus, wenn die vertikale Brechkraft größer als die horizontale ist, »**gegen die Regel**« im umgekehrten Fall. Korrigierbar mit einer Brille ist nur der reguläre Astigmatismus, der irreguläre kann nur durch Kontaktlinse korrigiert werden.

Akkomodation

Die fernakkomodierte (flache) Linse (19 dpt) vereinigt parallel einfallendes Licht in der Fovea. Rückt ein Gegenstand näher an das Auge heran, wandert sein Bildpunkt bei gleichbleibender Brechkraft des Systems ebenfalls in gleicher Richtung hinter die Retina (Abbildungsgleichung Gl. 17.1→wird g kleiner, d. h. endlich, z. B. 1 m, so wird b größer, wenn D gleich bleibt). Da die Bildweite anatomisch vorgegeben ist (b=16,9 mm, ◘ Abb. 17.1), muss die Brechkraft zunehmen, um das Bild hinter der Retina wieder auf die Fovea »vorzuholen«→durch die **Akkomodation** wird der Bereich scharfen Sehens zwischen Nahpunkt (dicke Linse) und Fernpunkt (flache Linse) eingestellt.

Die Akkomodation erfolgt durch Kontraktion des M. ciliaris (Parasympathikus), die Zonulafasern entspannen und die Linse wird aufgrund der Eigenelastizität (nimmt im Alter ab!) kugeliger und die Brechkraft nimmt zu (im Alter nicht mehr so stark!). Die Span-

17.1 · Dioptrischer Apparat

nung der Zonulafasern (M. ciliaris erschlafft) und der Augeninnendruck flachen die Linse ab. Die Regelgröße, welche bei der Akkomodation eingestellt wird, ist die scharfe retinale Punktabbildung.

> **Merke**
>
> **Linsenbrechkraft**→Gleichgewicht zwischen Eigenelastizität (Krümmung↑, D↑→Nah-Akkomodation) und Zonulafaserspannung (Krümmung↓, D↓→Fern-Akkomodation). Nah-Akkomodation ist ein aktiver muskulärer Prozess (Parasympathikus→M. ciliaris) und deshalb ermüdend (»*Lesen ist anstrengend auf Dauer!*«). Bei der Naheinstellungsreaktion kommt es gleichzeitig zu einer Konvergenzreaktion beider Augen und Miosis (Parasympathikus→kleinere Blende erhöht Schärfentiefe).

> **KLINIK**
>
> Bei beginnender **Hyperopie** kann der Hyperope die erforderliche Zunahme der Brechkraft (»Plus-Glas«) durch Akkomodation erbringen. Schon beim Fernblick schaut der Patient deshalb nicht entspannt, sondern akkomodiert. Hyperope klagen daher häufig über Kopfschmerzen, welche nachts und morgens nach dem Aufstehen noch nicht vorhanden sind, aber im Laufe des Tages zunehmen (richtungsweisend in der Anamnese für eine Hyperopie!).

Akkomodationsbreite und Presbyopie

Die **Akkomodationsbreite** ist das Brechkraft-Intervall zwischen Fern- und Nahpunkt (z. B. Fernpunkt bei 5 m, Nahpunkt bei 10 cm→Akkomodationsbreite $1/0{,}1$ dpt$-1/5$ dpt$=10-0{,}2$ dpt$=9{,}8$ dpt). Die Akkomodationsbreite kann beim Kleinkind 15–20 dpt betragen und nimmt mit dem Alter jenseits der 30 stark ab→**Presbyopie** »Altersweitsichtigkeit« (50-jährig ~2 dpt→Nahpunkt bei ½ m=0,5 m). Durch eine Sammellinse (»Plus-Glas«, Lesebrille) wird der Nahpunkt wieder in Lese-Abstand gerückt.

> **Merke**
>
> Die **Akkomodationsbreite** ist bei reiner Myopie und Hyperopie **nicht** verändert. Bei Altersweitsichtigkeit nimmt die Akkomodationsbreite ab, der Nahpunkt rückt weg.

> **KLINIK**
>
> Da Säuglinge eine sehr hohe Akkomodationsbreite haben können, liegt ihr NP sehr nahe am Auge→Akkomodation von 16 dpt entspricht $1/16$ m~6,25 cm! Säuglinge können daher wirklich ihre Nasenspitze quasi scharf sehen (»*ist ja auch sehr interessant dort*«). Da aber die Akkomodation mit einer Konvergenzbewegung verbunden ist, sieht es für Eltern häufig so aus, als schiele das Kind (Einwärts-Schielen beidseits). Bei Blick in die Ferne stehen die Augen dann wieder parallel.

☐ Tabelle 17.2 fasst die Unterschiede der Myopie, der Hyperopie und der Presbyopie zusammen.

☐ Tab. 17.2. Unterschiede von Myopie, Hyperopie und Presbyopie

Befund	Brennpunkt (parallel einfallende Strahlen)	Bulbuslänge L	Brechkraft/ Bulbuslänge D/L	Akkomodationsbreite	Nahpunkt NP Fernpunkt FP	Therapie
Myopie (Kurzsichtigkeit)	vor Retina	zu lang	↑	↔	NP+FP rücken um gleichen dpt-Wert ans Auge heran	Streulinse (Minus-Glas)
Hyperopie (Weitsichtigkeit)	hinter Retina	zu kurz	↓	↔	NP+FP rücken um gleichen dpt-Wert vom Auge weg	Sammellinse (Plus-Glas)
Presbyopie (Altersweitsichtigkeit)	Ferne Objekte→auf Retina Nahe Objekte→hinter Retina	↔	↓ für nahe Objekte	↓	Eigenelastizität Linse↓ →NP rückt weg	Plus-Glas zum Lesen (Lesebrille)

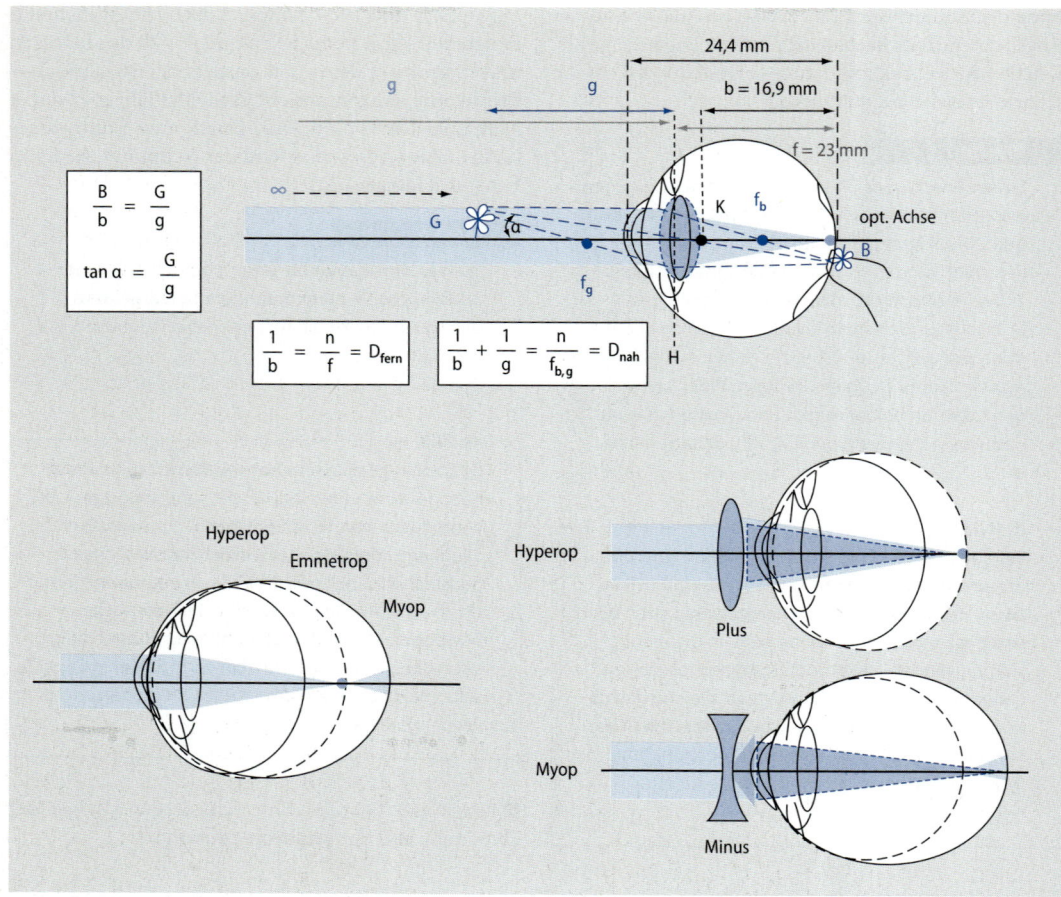

◻ **Abb. 17.1.** Abbildung, Defokus und Korrektur im reduzierten Auge. Oben, Abbildung aus dem Unendlichen (fernakkomodiert, grau) und eines nahen Objekts (nahakkomodiert, blau) (B: Bildgröße, b: Bildweite, G: Gegenstandsgröße, g: Gegenstandweite, n: Brechungsindex, f: Brennpunkt, D: Brechkraft)

KLINIK

Katarakt: Bei Linsentrübungen wird die Linse durch Einlagerungen optisch dichter und trübe. Die Transparenz nimmt ab und es fällt weniger Licht auf die Retina. Ferner nimmt meist die Brechkraft der getrübten Linse zu, es entsteht eine **Katarakt-Myopie**. Eine Katarakt wird durch operative Entfernung der Linse und Implantation einer Kunstlinse therapiert. Da die Kunstlinsen (noch) nicht ihre Brechkraft ändern können, kann nicht mehr akkomodiert werden. Gemäß der Gesamtbrechkraft der Linse gibt es jetzt nur noch eine Entfernung, welche exakt scharf abgebildet wird, für die anderen Bereiche braucht der Patient eine Brille. Der Patient ▼

kann aber wählen, ob er ohne Brille nah oder fern scharf sehen möchte (wichtig bei beruflicher Tätigkeit). Man wird ihm die Kunstlinse auf diesen Bereich anpassen und die Brille für den anderen Bereich.

17.1.5 Pupille

Blende und Akkomodation

Die Pupille regelt den Lichteinfall auf die Retina (zur Steuerung, Lokalisation motorischer Kerne und vegetative Regulation ▶ Kap. 14.3.2). Da die Pupille wie eine Lochblende wirkt, nimmt bei enger Pupille die **Tiefen-**

17.1 · Dioptrischer Apparat

schärfe zu (»*Ausprobieren→mit einem Nagel ein kleines Loch genüsslich in das nächste Prüfungsblatt stechen und hindurchschauen. Schon sieht die Welt schärfer aus…*«). Dies ist v. a. auch wichtig bei der **Akkomodation**, bei der die Brennweite und damit die Tiefenschärfe abnimmt (»*fotografiert einer meiner Leser noch mit Spiegel-Reflex-Kameras?*«). Deshalb wird die Pupille bei Akkomodation eng gestellt (**Naheinstellungsreaktion**). Bei weiter Pupille nimmt nicht nur die Tiefenschärfe, sondern auch die Sehschärfe durch sphärische Aberration stark ab (Dämmerungssehen).

Regelkreis
Die **Pupillenreaktion** ist ein Regelkreis mit der Regelgröße **Beleuchtung**, der Störgröße Beleuchtungsänderung und dem Stellglied Pupillengröße. Die zentrale Verschaltung wird über den Nc. Edinger-Westphal geregelt; zur efferenten Bahn ▶ Kap. 14.3.2, zur afferenten Bahn ▶ Kap. 17.3.2. Bei der **direkten Pupillenreaktion** verengt sich die Pupille des beleuchteten Auges (ipsilateral), bei der **indirekten (konsensuellen) Pupillenreaktion** die Pupille des kontralateralen, unbeleuchteten Auges.

> **KLINIK**
> **Pupillen-Testung:** Afferenter (sensorischer) und efferenter (motorischer) Schenkel müssen an jedem Auge getrennt untersucht werden. Eine **einseitig efferente** Störung liegt vor, wenn bei Beleuchtung beider Augen ungleich große Pupillen vorliegen→**Anisokorie**. Die gestörte Pupille ist diejenige, welche bei Beleuchtungswechsel beider Augen (z. B. Abdecken–Aufdecken beider Augen) die kleinere Reaktionsamplitude zeigt. Reagieren beide Pupillen auf starke Beleuchtungswechsel (hell-dunkel) zu wenig, liegt eine **beidseitig efferente** Störung vor. Der **afferente** Schenkel wird durch alternierende Wechselbelichtung beider Augen geprüft, denn bei Blindheit eines Auges sind beide Pupillen bei diffuser Beleuchtung gleich weit (→ipsilateral direkt+ kontralateral indirekte Reaktion!). Ist **ein** Auge **afferent** gestört, so sind bei dessen Beleuchtung die direkte Reaktion und die indirekte am anderen Auge erloschen, die Pupille reagiert jedoch bei Beleuchtung des anderen Auges (indirekte Reaktion). Bei motorischer Störung reagiert das betroffene Auge weder bei Beleuchtung des ipsilateralen noch des kontralateralen Auges (◘ Tab. 17.3).
> ◘ Tabelle 17.3 zeigt auch (unterer Teil), dass man sowohl direkte und konsensuelle (indirekte) Reaktion am Auge beobachten muss, um eine eindeutige Diagnose zu erhalten.

◘ **Tab. 17.3.** Differenzialdiagnostik der Pupillenreaktionsstörungen bei direkter und konsensueller (indirekter) Reaktion auf Beleuchtung

Test	Normalreaktion	Pathologisch	Diagnose
Diffuse Beleuchtung beider Augen	Beide Pupillen gleich groß →Isokorie	Anisokorie	Efferente Störung des Auges mit kleinerer Reaktionsamplitude
Beleuchtung RA	Pupillenverengung RA (direkte Reaktion)+LA (konsensuelle Reaktion)	1. Keine direkte oder konsensuelle Reaktion 2. keine direkte, aber konsensuelle Reaktion 3. direkte, aber keine konsensuelle Reaktion	1. afferente Störung RA 2. efferente Störung RA 3. efferente Störung LA
Beleuchtung LA	Pupillenverengung LA (direkte Reaktion)+RA (konsensuelle Reaktion)		1. afferente Störung LA 2. efferente Störung LA 3. efferente Störung RA
Test	**Beobachtung nur direkte Reaktion**		**Mögliche Diagnosen**
Beleuchtung RA	Normal: Verengung	Keine/gestörte Verengung	afferente Störung RA efferente Störung RA
Beleuchtung LA	Normal: Verengung	Keine/gestörte Verengung	afferente Störung LA efferente Störung LA

LA: linkes Auge, RA, rechtes Auge.

17.1.6 Augeninnendruck

Kammerwasser
Das Kammerwasser entsteht im Ziliarepithel durch Ultrafiltration und aktive Sekretion→**Blut-Kammerwasser-Schranke**. Es wird in die **Hinterkammer** sezerniert. Es fließt dann zwischen Linse (welche sie durch Diffusion ernährt, die adulte Linse besitzt **keine** Gefäße) und Iris-Rückseite durch die Pupille in die **Vorderkammer** und wird im Trabekelwerk des Kammerwinkels über den **Schlemmkanal** ins venöse Blut resorbiert (~2 mm³/min). Im Gleichgewicht zwischen Produktion und Resorption bildet sich ein positiver Druck aus, welcher den Augapfel in Form hält. Der Augeninnendruck schwankt tageszeit- und lageabhängig und sollte 20 mmHg (2,6 kPa) nicht überschreiten (14–20 mmHg). Da bei Kontraktion des M. dilatator pupillae sein Muskelwulst sich in den Kammerwinkel zurückzieht, kann bei anatomisch engem Kammerwinkel der Abfluss akut behindert werden (Abdrücken des Schlemmkanals oder des Trabekelwerks) und zu einem akuten intraokulären Druckanstieg führen (**akutes Winkelblock-Glaukom**, s. u.).

> **KLINIK**
>
> **Glaukom:** Dieses Krankheitsbild geht mit einer Erhöhung des Augeninnendrucks einher. Durch Druckschädigungen des Sehnerven kann es hierbei zu Gesichtsfeldausfällen oder sogar Erblindung kommen. Es gibt verschiedene Formen des Glaukoms:
>
> **Offenwinkelglaukom** ist die chronische Form, bei dem der Kammerwinkel »offen« ist, also nicht verlegt oder zu eng (»**Glaucoma simplex**«). Trotzdem liegt eine Abflussstörung oder Überproduktion (seltener) vor, der Druck ist mäßig erhöht (20–30 mmHg). **Symptome** können jahrelang fehlen, da schleichende Gesichtsfeldausfälle durch zentrale Mechanismen kompensiert werden können. **Therapie** durch Miotika (→enge Pupille, besserer Abfluss), medikamentöse Senkung der Produktion (→β-Blocker, Carboanhydrasehemmer) oder Erweiterung des Trabekelwerks (Laseroperation).
>
> **Akutes Winkelblock-Glaukom** tritt v. a. bei anatomisch engem Kammerwinkel auf (z. B. Hyperopie mit zu kurzem Bulbus und relativ großer Linse→Pupillarblock möglich, Linse drückt sich an Irisrückfläche und behindert Abfluss in Vorderkammer (»*diagnostische Pupillenerweiterung bei engem Kammerwinkel ist böse kontraindiziert* (Approbation in Gefahr...)«). **Symptome:** Akuter Druckanstieg bis auf Werte um 60–80 mmHg mit starken Kopfschmerzen, Sehstörungen, Hornhautödem, Bindehautrötung. Der Bulbus ist tastbar verhärtet (»Steinauge«)→augenärztlicher Notfall. **Therapie:** Miotika, hyperosmolare Infusion, Carboanhydrasehemmer (systemisch). Im Vergleich zum Glaucoma simplex weniger gefährlich, da es aufgrund der starken Schmerzen sofort bemerkt wird.
>
> **Sekundäre Glaukomformen** (z. B. Verklebungen nach Trauma).

17.1.7 Tränen

Pro Minute werden ca. 2,5 μl Tränen pro Auge gebildet (parasympathisch N. VII). Der **Tränenfilm** enthält lysozymale (bakteriostatisch), muzinöse und Lipidanteile und wird durch den Lidschlag über der Cornea verteilt (Lidschlagfrequenz ~30–40/min). Der **Lipidfilm** befindet sich an der Oberfläche und verhindert zu schnelles Austrocknen. Die Tränensekretion dient v. a. der diffusiven Ernährung der Hornhaut, welche physiologischerweise keine Gefäße enthält. Tränen sind durch ihre hohe Kaliumkonzentration salzig.

Die Cornea ist sehr sensibel von freien Nervenendigungen des N. V innerviert und löst bei Reizung den **Cornealreflex** aus (so z. B. der normale Lidschlag bei drohendem Austrocknen des Tränenfilms, Fremdkörperreflex).

17.1.8 Augenmotorik

Zu Sakkaden, Augenmuskeln, motorischen Kernen und okulären Reflexen ▶ Kap. 15.5.1.

17.2 Signalverarbeitung in der Retina

17.2.1 Aufbau der Retina

Das Licht muss in der Retina mehrere transparente Schichten von Stütz-, Pigment- und neuronalen Zellen durchqueren, um an den Photorezeptoren (~120 Mio Stäbchen und ~7 Mio Zapfen) eine Erregung auszulösen (zur genauen Morphologie der ~200 μm dicken Retina: GK Anatomie, ▶ Kap. 10.3.4).

17.2 · Signalverarbeitung in der Retina

Photorezeptoren

Die **Photorezeptoren** bilden das eigentliche Sinnesepithel (1. Neuron der Bildwahrnehmung) in der **äußeren Körnerschicht** (bei dieser Namensgebung begleitet man das Licht vom Glaskörper = »innen« zum Pigmentepithel = »außen«). Photorezeptoren sind Zapfen und Stäbchen:

- **Zapfen** sind morphologisch kürzer, aber mit einem Durchmesser von ~2 μm dünner als Stäbchen. Ihre höchste Dichte liegt foveal bzw. parafoveal. Zapfen sind für **photopisches Sehen** zuständig, und ihre Dichte nimmt jenseits 10° parafoveal quasi auf Null ab.
- **Stäbchen** haben einen Durchmesser von ~3 μm. Ihre Dichte nimmt von foveal nach ~15° parafoveal um ca. das 5-Fache zu, um dann zur Peripherie hin leicht abzufallen. **Skotopisches Sehen** (Dämmerungssehen) durch die Stäbchen findet demnach im Wesentlichen in der Netzhautperipherie statt.

> **Prüfungsfallstricke**
>
> In der Fovea gibt es sehr wohl auch Stäbchen (weniger eben).

Retinale Versorgung

Die Photorezeptoren werden diffusiv über das **Pigmentepithel** (seinerseits über die **Choroidea**→Ziliararterie) versorgt. Die Außenglieder der Rezeptoren enthalten **Rezeptorscheibchen**, welche permanent neugebildet und von der Basis zur Spitze transportiert werden, wo sie von den Pigmentepithelzellen phagozytiert werden (Tagesrhythmik: Stäbchen morgens, Zapfen abends). Die inneren Schichten der Netzhaut (bis zu innerer Körnerschicht: **bipolare Zellen**) werden durch die Netzhautgefäße (Zentralarterie) versorgt (→Autoregulation).

Die Zellen der inneren Netzhautschichten bilden Systeme
- der **vertikalen** (Bipolarzellen, Ganglienzellen) retinalen Bildverarbeitung und
- der **horizontalen** (laterale Interneurone: Amakrin-, Horizontalzellen) retinalen Bildverarbeitung (► Kap. 17.2.3).

17.2.2 Transduktionsprozess

Der Phototransduktionsprozess ist ein Zusammenspiel der **Membran der Rezeptorscheibchen** und der **Außenmembran des Photorezeptors.** Die Membran der Rezeptorscheibchen enthält den Sehfarbstoff **Rhodopsin** in Stäbchen mit Absorptionsmaximum ~500 nm und **Zapfenopsin** in Zapfen mit verschiedenen Absorptionsmaxima→drei Zapfensorten für Trichromasie, s. u.; die **Außenmembran des Photorezeptors** enthält neben Na/K-ATPase und Na/Ca-Austauscher den cGMP-abhängigen Na^+-Kanal. ◘ Tabelle 17.4 fasst die Membran-

◘ **Tab. 17.4.** Verteilung der Membrankomponenten der Photorezeptoren und Schritte der Phototransduktion

	Scheibchenmembran	Außenmembran des Photorezeptors
Komponenten	**Rhodopsin** (Stäbchen: Absorptionsmaximum ~500 nm) **Zapfenopsin** (Zapfen: Absorptionsmaximum ~450 nm blau, ~560 nm grün, ~600 nm rot) **Transducin**→G-Protein **PDE**	Na/K-ATPase NaCaX cGMP abhängiger Na^+-Kanal (leitet auch Ca^{2+}) Transmittervesikel (Glutamat), hauptsächlich Innenglied des Photorezeptors (→zur Bipolarzelle)
Dunkelheit	Rhodopsin stabil, GDP-Molekül an Transducin (α-Einheit) gebunden, PDE inaktiv	cGMP an Na^+-Kanal gebunden →Na^+-Kanal offen→Na^+, Ca^{2+}-Einstrom (»Dunkelstrom«) →Depolarisation →Na^+-Extrusion durch Na/K-ATPase und NaCaX →im Gleichgewicht Dauerdepolarisation (E_m –30mV) →Transmitterfreisetzung↑
Belichtung	Stereoisomerisation Rhodospin (11-cis zu all-trans) →Bildung Metarhodopsin II (kaskadenartig, schnell ~ms) →Aktivierung von Transducin (GTP-Bindung) →Aktivierung PDE →Hydrolyse cGMP zu 5'GMP	Schließung des Na^+-Kanals durch cGMP-Hydrolyse →Blockade des Dunkelstroms →Hyperpolarisation auf E_m~ –70 mV (Na/K-ATPase und NaCaX) →Transmitterfreisetzung↓

E_m: Membranpotenzial, PDE: Phosphodiesterase, NaCaX: Na^+-Ca^{2+}-Exchanger.

prozesse der Phototransduktion im Dunkeln und bei Belichtung zusammen.

> **Merke**
>
> Der Sehfarbstoff ist in der Membran eines intrazellulären Membransystems, der **Scheibchen**, lokalisiert und **nicht** in der Rezeptormembran (Außenmembran). Dort ist der metabotrope Na^+-Kanal, welcher durch cGMP als Second messenger von innen offen gehalten wird. Die **photoelektrische Kopplung** findet zwischen Scheibchen- und Außenmembran statt.

> **Merke**
>
> **Transmitterfreisetzung** ist bei Dunkelheit **hoch**, bei **Licht niedrig** (cGMP↓). Während der Belichtung resultiert durch die G-Protein-Kaskade eine sehr hohe Signalverstärkung der Photonenenergie. Ein Meta-Rhodopsin aktiviert ~5000 Transducine, eine Phosphodiesterase hydrolysiert ~2000 cGMP-Moleküle. Deshalb ist das System so hochempfindlich. **Merkspruch:** Der Transmitter ruft »Licht aus!«

Photochemische Adaptation: Nach der **Photoisomerisation** muss das 11-cis-Retinal wieder aus dem all-trans-Retinal in einer Dunkelreaktion regeneriert werden, damit es für die nächste Photoreaktion verfügbar ist:

$$11-cis-\text{Retinal} \underset{dunkel}{\overset{Licht}{\rightleftarrows}} all-trans-\text{Retinal}$$

Diese Reaktion führt im Pigmentepithel über das Zwischenprodukt **Vitamin A**.

> **Merke**
>
> Die Helladaptation verschiebt das Reaktionsgleichgewicht nach rechts zu geringerer Photosensibilität.
> Die Dunkeladaptation verschiebt das Reaktionsgleichgewicht nach links zu höherer Photosensibilität.

Adaptation
Der Resyntheseprozess (**photochemische Dunkeladaptation**) dauert nach Bleichung des 11-cis-Retinals ca. 1 h, dabei nimmt die Empfindlichkeit um 7 log-Stufen zu. Die Helladaptation geht sehr viel schneller (2–5 min), da hier nur der Farbstoff gebleicht und in all-trans-Retinal überführt werden muss. Bei sehr rascher Lichtexposition des dunkeladaptierten Auges resultiert eine **Blendung** mit Bleichung des Farbstoffs, bis die neue Empfindlichkeit angepasst ist.

Weitere Mechanismen der **Dunkeladaptation** beruhen auf Weitstellung der Pupille sowie auf Vergrößerung der **rezeptiven Felder** der retinalen Ganglienzellen→Erhöhung der Lichtempfindlichkeit, aber Abnahme der Sehschärfe. Bei **Helladaptation** werden die rezeptiven Felder wieder kleiner, die Sehschärfe nimmt zu, das Stäbchensehen wird gehemmt.

> **Merke**
>
> Bei Dunkelheit muss die Sensitivität gegenüber weniger Licht ansteigen (Dunkeladaptation) und daher das Gleichgewicht auf Seiten des 11-cis-Retinals liegen. **Merkspruch:** »cis«→**c**ann **i**mmer **s**ehen«.

Retinale Sehschärfe (Visus)
Als retinale Sehschärfe bezeichnet man den reziproken Wert des minimalen **Einfallswinkels**, unter dem zwei Punkte ins Auge einfallen müssen, um noch getrennt aufgelöst werden zu können. Normal: 1 Winkelminute→1'=1/60° entspricht einem Visus von 1 (100%). Wird der Winkel größer, wird der Visus entsprechend schlechter (kleiner), da der Gegenstand hierdurch größer werden muss, um die zwei Punkte noch getrennt sehen zu lassen (Abb. 17.2b)→2'= Visus 1/2.

Bei fester Gegenstandsgröße G hängt der Einfallswinkel natürlich von der Gegenstandsweite g ab. Man lasse in Abbildung 17.2 den Ring näher ans Auge heranwandern. Dadurch vergrößert sich der Winkel; der Visus nimmt ab, wenn die Person den Gegenstand erst in diesem Abstand scharf sieht (»umgekehrt, was tut man also, wenn man schlecht sieht? Man geht gefälligst näher ran!«).

Es gibt einen **photopischen Visus** (Zapfensehen) und einen **skotopischen Visus** (Stäbchensehen). Der skotopische ist sehr viel schlechter als der photopische (die Fovea ist beim skotopischen Sehen blind!). Nach parafoveal nimmt der Visus sehr schnell ab (Verschaltung der Rezeptoren mit größeren rezeptiven Feldern, s. u.). Auf der Retina entspricht in der Fovea der bestmögliche Visus dem Abstand der Rezeptoren (Zapfen). Zwei Punkte werden noch als getrennt aufgelöst, wenn zwischen zwei erregten Zapfen mindestens ein unerregter liegt (neuere Ansichten sagen »wenn das Signal zwischen zwei benachbarten Rezeptoren signifikant unterschiedlich ist«) → mittlerer Zapfenabstand ~2,5 µm (in der Foveola sind sogar noch kleinere Werte möglich, dort ist auch ein Visus von 2–3 theoretisch möglich). Klinisch wird der Visus mit **Landolt-Ringen** geprüft (Abb. 17.2b).

17.2.3 Neuronale Verarbeitungsprozesse

Flimmerfusionsfrequenz
Die Flimmerfusionsfrequenz ist die Bildfolgefrequenz, ab der Bildsequenzen fusionieren, d. h. die Einzelbilder **nicht** mehr wahrgenommen werden. Sie ist stark abhängig von der Helligkeit→bei Dunkeladaptation (Stäbchensehen) ~25 Hz, bei Helladaptation bis 100 Hz (also Zunahme mit der Helligkeit). Daraus erklärt sich, dass leuchtschwache Projektionen mit 25 Hz ausreichend sind, um eine Fusion zu bewirken (Fernseher), lichtstarke Monitore aber mit einer höheren Bildwiederholrate arbeiten müssen (~60–100 Hz).

17.2.3 Neuronale Verarbeitungsprozesse

ON-OFF-Neurone
Nicht jede Erregung der Photorezeptoren (**Hyperpolarisation**) wird als Erregung an die Axone des N. opticus (**Depolarisation**) 1:1 weitergegeben. Vielmehr findet auf retinaler Ebene eine neuronale Bildvorverarbeitung in **rezeptiven Feldern (RF)** der Bipolar- und Ganglienzellen durch hemmende und erregende **vertikale** (von den Photorezeptoren auf die Bipolaren) und **laterale** (Horizontalzellen und Amakrine) Synapsen statt.

Neurone (Ganglienzellen), welche bei Belichtung des zugehörigen Photorezeptors **depolarisieren**, sind »ON«-Neurone (Hellsystem), bei **Hyperpolarisation** »OFF«-Neurone (Dunkelsystem). Die OFF-Neurone depolarisieren bei Abdunkeln.

> **Prüfungsfallstricke**
>
> Die Bezeichnung ON-OFF bezieht sich **nicht** auf die Photorezeptoren selbst. Diese hyperpolarisieren ja bei Belichtung **immer**. ON-OFF bezieht sich auf das zweite (bipolare) und dritte (Ganglienzelle) ▼

Neuron und ist eine Folge der synaptischen Verschaltungen. ON-OFF-Bipolare gibt es nur im Zapfensystem, bei Stäbchen gibt es nur eine Sorte von Bipolaren (»Stäbchen-Bipolare«). Die weitere Verarbeitung findet hier über Amakrinzellen statt.

> **Merke**
>
> Aktionspotenziale treten erst am Ganglienzellaxon auf, **nicht** vorher (vorher nur Rezeptorpotenziale)!

Rezeptive Felder
Aufgrund der Konvergenz vieler Photorezeptoren auf eine Bipolar- oder Ganglienzelle (nur in Foveola 1:1-Überleitung) bilden sich **rezeptive Felder (RF)** aus, d. h. deren Aktivität wird von einem bestimmten Rezeptorareal bestimmt (◘ Tab. 17.5). Die RF sind in etwa konzentrisch und bei Ganglienzellen größer als bei Bipolarzellen (da mehrere Bipolare wiederum auf eine Ganglienzelle konvergieren können). In einem RF von Ganglienzellen unterscheidet man ein Zentrum und eine Peripherie (◘ Abb. 17.2c, ◘ Tab. 17.5):

- **Beleuchtung** der Photorezeptoren im **Zentrum** erhöht deren Ganglienzellaktivität→**ON-Zentrum**,
  Abdunkeln der Photorezeptoren im **Zentrum** erhöht deren Ganglienzellaktivität→**OFF-Zentrum**;
- **Beleuchtung** der Rezeptoren der **Peripherie** hemmt die Aktivität derselben Ganglienzelle→**OFF-Peripherie**.
  Abdunkeln der Rezeptoren der **Peripherie** hemmt die Aktivität derselben Ganglienzelle→**ON-Peripherie**.

◘ **Tab. 17.5.** Ganglionäre Impulsraten (IR) bei Beleuchtung der zentralen, peripheren oder beider Anteile von ON- und OFF-Neuron rezeptiven Feldern (RF) (◘ Abb. 17.2c)

RF-Typ	Zentrum	Peripherie	diffus
ON-Zentrum (= OFF-Peripherie)	Licht an→IR↑ (ON-Erregung) Licht aus→IR↓ (OFF-Hemmung)	Licht an→IR↓ (ON-Hemmung) Licht aus→IR↑ (OFF-Erregung)	Licht an→IR↔(evtl.↑) Licht aus→IR↔(evtl.↓)
OFF-Zentrum (= ON-Peripherie)	Licht an→IR↓ (ON-Hemmung) Licht aus→IR↑ (OFF-Erregung)	Licht an→IR↑ (ON-Erregung) Licht aus→IR↓ (OFF-Hemmung)	Licht an→IR↔(evtl.↓) Licht aus→IR↔(evtl.↑)

Die Reaktionen bei diffuser Beleuchtung erklären sich aus einer relativen Dominanz der Zentrumsantwort gegenüber der Peripherie.

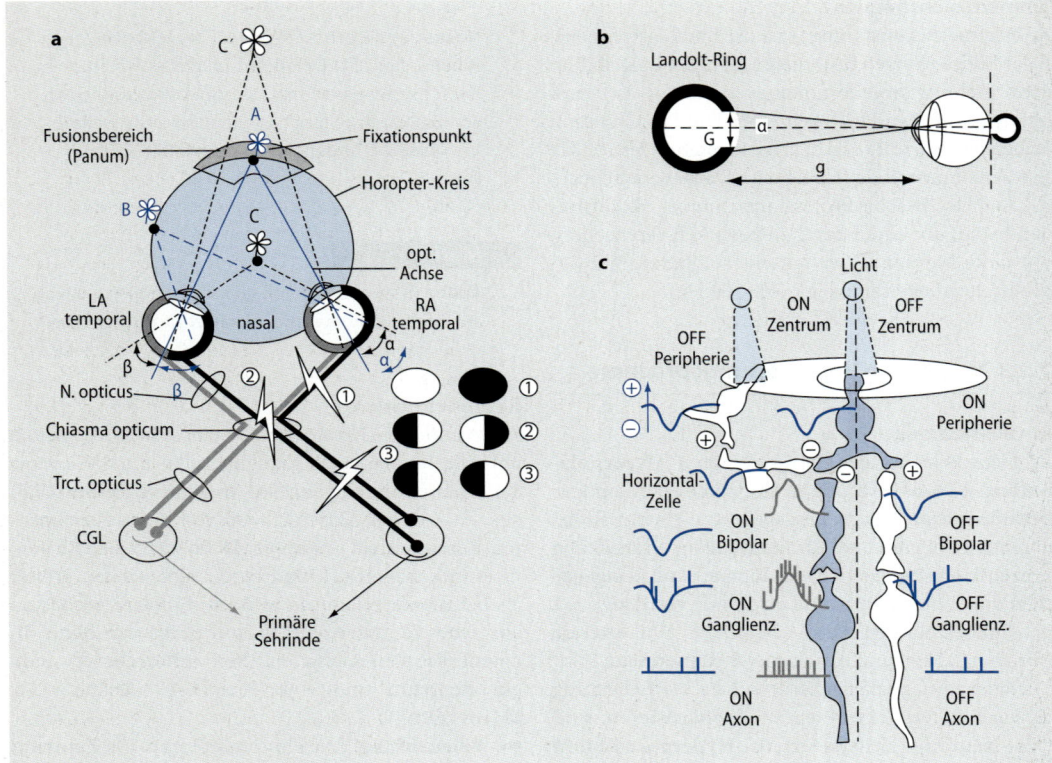

Abb. 17.2a–c. a Sehbahn und Horopter. Alle Punkte auf dem Horopter-Kreis fallen in beiden Augen auf korrespondierende Netzhauthälften und können zentral zu einem stereoskopischen Bild fusioniert werden. In gewissem Maße trifft dies auch für Punkte außerhalb des Horopter im **Panum**-Bereich zu, wenn die **Querdisparation** (Winkelabweichung nicht korrespondierender Netzhauthäften) nicht zu groß ist. Axone nasaler Netzhauthälften (temporale Gesichtsfelder) kreuzen im Chiasma zur Gegenseite. Blitze deuten Unterbrechungen der Sehbahn und Nummerierung entsprechende Gesichtsfeldausfälle beider Augen an. **b** Retinale Sehschärfe (Visus). Bestimmung über Landolt-Ringe. Aussparung der Größe G im Abstand g fällt unter dem Winkel α ein. **c** Retinale Verschaltung der ersten drei Neurone in ON- (links) und OFF-Zentrum rezeptiven Feldern des Zapfen-Systems (peripheres Neuron nur im linken Fall gezeigt). Gezeigt sind ebenfalls die Rezeptorpotenziale (Rezeptorzelle, Bipolare, Ganglienzelle) sowie die Aktionspotenzialfrequenz (Ganglienzelle) bei Beleuchtung der jeweiligen Areale. Beleuchtung Zentrum→ Hyperpolarisation Rezeptorzelle mit gleichsinniger Weitergabe an OFF-Zentrum-Bipolare (Hyperpolarisation, blau) bzw. invertierte Weitergabe bei ON-Zentrum-Bipolaren (Depolarisation, grau). Links gezeigt ist die Reaktion bei Beleuchtung der OFF-Peripherie mit gleichsinniger Weitergabe an Horizontalzelle und Hemmung des ON-Zentrum Neurons (Hyperpolarisation, blau)

> **Merke**
>
> Laterale Hemmung durch **Zentrum-Peripherie-Antagonismus:** zu jedem RF gehören nachgeschaltet entweder ON- **oder** OFF-Zentrum-Neurone, welche jeweils durch Beleuchtung bzw. Abdunkeln des Zentrums erregt werden. Neurone der Peripherie sind über **lateral hemmende Interneurone** (Horizontalzelle) mit dem Zentrum antagonistisch verschaltet, sodass zu einem ON-Zentrum eine OFF-Peripherie gehört und umgekehrt→ **Kontrastverschärfung** auf retinaler Ebene.

> **Prüfungsfallstricke**
>
> Ein RF besitzt entweder ein ON-Zentrum oder ein OFF-Zentrum, **nicht** beides. Die Peripherie ist stets antagonistisch verschaltet.

17.2.4 Retinale Mechanismen des Farbensehens

Farben: Physikalisch existieren keine Farben. Die Farbempfindung ist das Ergebnis der neuronalen Verarbeitung von Absorptionsmustern dreier Farbstoff-(Zapfen-)-Systeme (RGB: Rot-Grün-Blau), hierdurch sind 2 Mio Farbnuancierungen möglich (Farbtöne+Sättigung +Helligkeit).

> **Merke**
>
> Das helladaptierte Auge kann Farbtöne wahrnehmen, das dunkeladaptierte nur Helligkeit (Graustufen).

Mechanismen der Farbwahrnehmung

Die spektrale Empfindlichkeit ist für Blau bei ~420 nm, Grün ~540 nm und Rot ~570 nm am größten (vgl. Stäbchen-Rhodopsin ~500 nm). Nach der **trichromatischen Farbtheorie** (Young, Helmholtz, Maxwell) lässt sich jede Farbe durch additive Mischung der 3 monochromatischen Wellenlängen darstellen. Dieser Theorie folgen die Rezeptorzellen. Retinal entsteht der Farbeindruck durch **additive Farbmischung** der Erregungsbeiträge der 3 Zapfensorten.

Retinale Farbverarbeitung

Die neuronale Verarbeitung der farbspezifischen Photorezeptoren in den Ganglienzellen folgt hingegen der **Gegenfarbtheorie von Hering**: Jede Farbzapfensorte bildet das Zentrum eines rezeptiven Feldes für ihre Farbe. Diese rezeptiven Felder haben eine Peripherie, welche sich unterschiedlich zusammensetzen kann und damit die Information der Farbempfindung unterschiedlich kodiert:
- gleichfarbige ON-Zentrum-OFF-Peripherie-Felder kodieren nur Helligkeit.
- Gegenfarbenneuronen-Felder (grün-ON-Zentrum-rot-OFF-Peripherie, rot-ON-Zentrum-grün-OFF-Peripherie usw.) verarbeiten retinal die Zapfensignale antagonistisch weiter zu Helligkeit und Farbe.
- Doppelgegenfarb-Neuron-RF kodieren den Farbkontrast.

> **Merke**
>
> Die Gegenfarbe von Rot wird durch Grün-Zapfen kodiert. Bei Blau-Zapfen wird die Gegenfarbe Gelb durch das Zusammenspiel von Rot- und Grün-Zapfen bestimmt.

> **KLINIK**
>
> **Achromasie:** kompletter Ausfall der Zapfenfunktion mit Monochromasie. Reduzierter Visus bei Tag (~0,1), Zentralskotom, Photophobie. Rezessiver Erbgang, selten.
>
> Farbsinnstörungen sind erworben (Erkrankungen der Netzhaut und des Sehnerven) oder vererbt→Häufigkeit bis 8% (Männer) und <1% (Frauen). Man unterscheidet Farbschwächen (-anomalien) oder -blindheit (-anopie) für Rot (**Protanomalie, Protanopie**), Grün (**Deuteroanomalie, -anopie**) und Blau (**Tritanomalie, -anopie**). Blaustörungen sind viel seltener. Der Erbgang der Rot- und Grün-Erkrankungen ist X-chromosomal rezessiv (deshalb sind Männer so häufig betroffen).
>
> Dichromaten sind für viele Berufe ungeeignet. Prüfung der Farbtauglichkeit erfolgt mit **Farbtafeln** oder mit dem **Anomaloskop** (Diagnostik für Rot-Grün-Störung). Beim Anomaloskop betrachtet der Patient einen Halbkreis, welcher aus dem gelben Licht einer Natrium-Dampflampe bestrahlt wird. Er soll nun einen komplementären Halbkreis so durch Zugabe von Rot- und Grün-Licht einstellen, dass er beide Halbkreise gleich hell und gleichfarbig sieht. Der Rot-(Grün)-Schwache wird dementsprechend mehr Rot (Grün) zumischen als der Normal-Farbsichtige.

17.3 Zentrale Repräsentation des visuellen Systems

17.3.1 Gesichtsfeld

17.3.2 Verlauf der Sehbahn

Der Raumbereich, der bei fixiertem Kopf und Blick mit einem Auge wahrgenommen werden kann, ist das **monokulare Gesichtsfeld (GF)**. Das GF ist temporal größer als nasal, ebenso nach oben größer als nach unten. Bereiche des GF, welche nicht gesehen werden können, nennt man **Skotome** (Gesichtsfeldausfälle). Ein physiologisches Skotom ist der »**blinde Fleck**« (Papilla N. optici).

Der blinde Fleck befindet sich stets auf der **Retina nasal** der optischen Achse (◘ Abb. 17.2a), das zugehörige Skotom befindet sich **temporal im GF** (14–18° parafoveal). Der blinde Fleck wird durch das GF des anderen Auges beim binokularen Sehen kompensiert (Überlagerung der GF beider Augen). Das ist deshalb möglich, weil sie nicht auf korrespondierenden Netzhauthälften beider Augen liegen (◘ Abb. 17.2a, ▶ Kap. 17.4.5).

> **Prüfungsfallstricke**
>
> GF-Ausfälle haben ihr retinales Korrelat **immer** auf der Gegenhälfte (temporal↔nasal).
> Das Blickfeld ist größer als das GF, da es den visuellen Raum abdeckt, der durch Augenbewegungen erreicht werden kann. Messung des Blickfeldes ist nicht geeignet, um Skotome aufzudecken.

> **KLINIK**
>
> **Perimetrie** ist die Messung des GF durch statische und kinetische Perimetrie zur Diagnostik von Skotomen. Bei fixiertem Auge werden in einem Perimeter (weiße Halbkugel, in welcher der Patient sitzt) entweder Lichtpunkte definierter Größe, Helligkeit und Farbe (**chromatische Perimetrie**) statisch (**statische Perimetrie**) innerhalb der Kugelfläche projiziert oder von außen nach innen langsam bewegt (**kinetische Perimetrie**). Bei geradeaus fixiertem Auge gibt der Patient an, ab wann er einen Punkt wahrnimmt. Entsprechende Grenzpunkte werden zu »Höhenlinien« gleicher Leuchtdichten, Farben, statisch oder kinetisch verbunden.
> Wichtige Skotome sind z. B. das **Bjerrum-Skotom** (Bogenskotom, parazentrales Skotom) bei chronischem Glaukom, welches sich bogenförmig im oberen Zentralbereich ausdehnt. Es wird lange nicht bemerkt, da es bei langsamer Progredienz zentral kompensiert werden kann. Die Perimetrie ist hier eine wertvolle Hilfe zur Frühdiagnostik.
> **Zentralskotome** treten auf bei Neuritis N. optici, Makuladegeneration, Zentralarterienverschluss, Makulablutung.

Verlauf der Sehbahn

Die Axone des 3. retinalen Neurons (1. Neuron: Photorezeptor, 2. Neuron: Bipolarzelle, 3. Neuron: Ganglienzelle) ziehen als **N. opticus** zum Chiasma (prächiasmatische Läsionen→Amaurosis, monokulare GF-Ausfälle) (◘ Abb. 17.2a). Dort kreuzen Fasern **nasaler Netzhauthälften zur Gegenseite** (entspricht temporalen GF, deshalb ist besonders bei Raumforderungen im Chiasmabereich typisch die **bitemporale Hemianopsie**, ◘ Abb. 17.2a), **temporale Netzhauthälften bleiben ispsilateral**.

> **Merke**
>
> Ausnahme von der gekreuzten Projektion bilden innere Fasern der Foveola, welche beidseitig repräsentiert werden.

Nach dem Chiasma verlaufen dann Fasern **korrespondierender Netzhauthälften** (Gesichtfelder) im **Tractus opticus** nach Abgabe von Fasern zur **prätektalen** oberen Vierhügelplatte (Colliculi superiores) zum Corpus geniculatum laterale (**CGL**). Läsionen im Tractus führen zu **homonymer Hemianopsie**.

Im CGL erfolgt die Umschaltung auf das 4. Neuron (monosynaptisch, genikuläre Schaltzellen) und Projektion (**Radiatio optica**) in den **primär visuellen Cortex** (Area 17). Die **Retinotopie** benachbarter Netzhautareale bleibt durchgehend erhalten (Fovea centralis→ hinterer Okzipitalpol).

> **KLINIK**
>
> **Visuell evozierte Potenziale (VEP)**: Unipolare Ableitung der corticalen Aktivität entlang der Sehbahn. Gleichzeitig besteht darin auch eine objektive Methode zur Überprüfung der Sehfähigkeit: objektive Visusbestimmung (bei Erblindung ist das VEP erloschen, Simulanten können sicher identifiziert werden). Monokular werden alternierende Schachbrettmuster angeboten. Die Signalableitung erfolgt okzipital über dem visuellen **Cortex**. Das überlagerte EEG wird durch Mittelung vieler synchronisierter Einzelmessungen herausgerechnet. Es treten frühe (primäre Musteranalyse) und späte Wellen (höhere Verarbeitungsprozesse) auf. Wichtig sind die Latenzen der Peaks. Da morphologisch die Länge der Axone wenig variiert, spiegeln Latenzverlängerungen eine Abnahme der zentralen Leitungsgeschwindigkeit wieder→wichtiges Kriterium zur Diagnose bei **Multipler Sklerose** (zentrale Demyelinisierung).

17.4 Informationsverarbeitung in der Sehbahn

17.4.1 Verschaltung der Sehbahn

Spezifische Erkennungssysteme

Nach der retinalen Vorverarbeitung durch die Struktur der rezeptiven Felder und der horizontalen Systeme erfolgen in CGL, Prätektum und visuellem **Cortex** weitere Verarbeitungsprozesse. Die vor dem CGL zum **Prätektum** (Colliculus superior) abzweigenden Fasern dienen der Steuerung von Blickmotorik und Pupillenreflex. Die großen rezeptiven Felder der prätektalen Region sind daher besonders zur richtungsbestimmten **Bewegungsanalyse** geeignet (**Magnozelluläres-System, M-System**, s. u.). Sie erhält auch somatosensorische, auditorische und rückgekoppelte Eingänge aus dem visuellen **Cortex** und dient somit auch als Zentrum des »visuellen Greifreflexes« (z. B. Blick in Richtung eines Geräuschs).

Im CGL erfolgt die getrennte Verschaltung
- von Zellen des **magnozellulären** Systems (schnell, großzellig) für das **Bewegungssehen** und
- von Zellen des **parvozellulären** Systems (**P-System**, langsam, kleinzellig) für die **Farb- und Mustererkennung**.

Korrespondierende Netzhautstellen werden hier gemeinsam verschaltet (◘ Abb. 17.3)

17.4.2 Retina

In der Retina finden sich 3 Hauptklassen von Ganglienzellen (◘ Tab. 17.6).

17.4.3 Corpus geniculatum laterale (CGL)

Spezifische Schichtung
Im CGL werden korrespondierende Netzhauthälften des ipsi- und kontralateralen Auges (**gekreuzte Projektion**) retinotop in 6 Schichten fast alternierend umgeschaltet (◘ Abb. 17.3):

- **CGL-Schichten 1+2** erhalten Fasern des retinalen **M-Systems** zur Bewegungsanalyse (#1: kontralaterales, #2: ipsilaterales Auge),
- **Schichten 3–6** erhalten Fasern des retinalen **P-Systems** (alternierend ipsilateral – kontralateral) zur Form- und Farbanalyse.

Als **Radiatio optica** projizieren die Fasern des nun 4. Neurons v. a. in Schicht 4 und 6 des primären visuellen **Cortex** V_1. Über **corticofugale Fasern** erfolgt eine topografisch spezifische Rückkopplung von V_1 (Schicht 5+6) zum CGL (Schicht 6) zur Modulation von Gesichtfeldregionen (Zuwendung zu »interessanten« GF-Regionen, Unterdrückung von »uninteressanten«).

17.4.4 Visuelle Cortices (V_1, V_2)

Die funktionelle Einteilung der Schichten des 3 mm dicken primär visuellen **Cortex** zeigt ◘ Tabelle 17.7.

Primär corticale Verarbeitung: Im Cortex V_1 besteht eine hohe **Reizspezifität** der einzelnen Zellen, welche in Kolumnen angeordnet sind, für Orientierung, Bewegungsrichtung, Länge. Diese bilden **okuläre Dominanzsäulen**, welche durch einen spezifischen Reiz eines Auges bevorzugt erregt werden. In **Hyperkolumnen**

◘ **Tab. 17.6.** Ganglienzellklassen der Retina und ihre Eigenschaften für die retinale Bildverarbeitung

Ganglienzellart	Eigenschaften
M-Zellen (α-Zellen, Müller-Zellen)	~10% der Ganglienzellen; bilden magnozelluläres System; große Zellen, schnelle Leitung; große rezeptive Felder, phasische Lichtantwort, Bewegungserfassung, Projektion in CGL (Schicht 1+2) und visuellen **Cortex**
P-Zellen (β-Zellen)	~80% der Ganglienzellen; bilden parvozelluläres System; kleine Zellen, langsame Leitung; kleine rezeptive Felder, tonische Lichtantwort, Farb- und Formerfassung; Projektion in CGL (Schicht 3–6) und visuellen **Cortex**
Heterogene Gruppe (γ-Zellen)	~10% der Ganglienzellen, kleine Zellen, große rezeptive Felder; Projektion ins Mittelhirn

◘ **Tab. 17.7.** Schichten des Cortex V_1, Eingänge, Ausgänge und corticale Bildverarbeitung

Schicht(en)	Eigenschaften
I	corticocorticale Verbindungen
II, III	Eingänge: Axone aus Schicht IV. Ausgänge: corticale Fasern zu V_2. Intracorticale (horizontal in Kolumnen) Verarbeitung von Farbe, Form
IV	Haupteingänge: Fasern des P-Systems (Schicht 4C) und M-Systems (4B) des CGL. Ausgänge zu V_2, V_3. Intracorticale Verarbeitung von Bewegung, Raum.
V, VI	Eingänge Axone aus CGL (VI); Ausgänge→Pyramidenzellen mit Fasern zu CGL und Colliculi sup. (corticofugale Fasern)

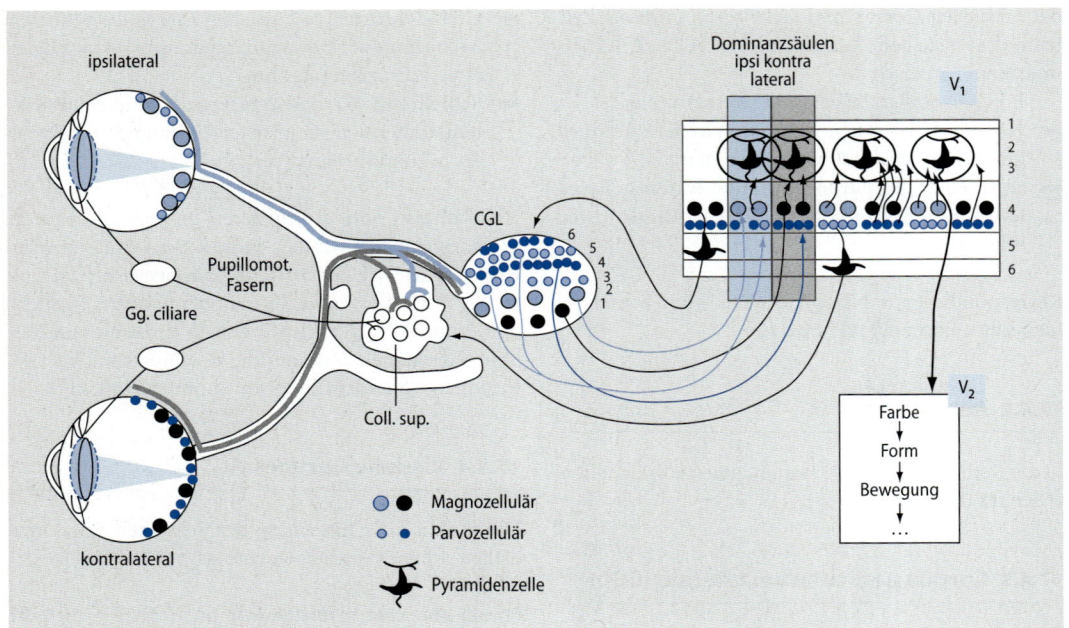

Abb. 17.3. Informationsverarbeitung entlang der Sehbahn. Retinale Fasern des M-, bzw. P-Systems korrespondierender Netzhautbereiche werden zu den Colliculi superiores und zum CGL geleitet. Von hier erfolgt Umschaltung und Leitung zur jeweiligen Schicht 4 der Area V_1. Im primär visuellen Cortex erfolgt sowohl reizspezifische Weiterverarbeitung bei erhaltener Retinotopie als auch Weitergabe an höhere **cortical**-visuelle Zentren. Ebenso findet sich corticofugale Rückkopplung zum CGL und den Colliculi superiores

wird die Reizspezifität beider okulärer Dominanzsäulen für korrespondierende Punkte des GF analysiert. Im visuellen Cortex werden die Reizqualitäten parallel weiterverarbeitet.

Afferenzen zu **temporalen Assoziationscortices** (über V_4) bearbeiten inhaltsbezogene Aspekte der Wahrnehmung (»*Wie? Form, Farbe, Orientierung*«), zu **parietalen Cortices** räumliche koordinative Aspekte (»*Wo? Bewegung, Lage*«).

> **KLINIK**
>
> **Agnosien** betreffen einen spezifischen Aspekt der parallelen Verarbeitung im visuellen System. Läsion V_4→**corticale** Monochromasie.

17.4.5 Tiefenwahrnehmung, räumliches Sehen

Monokulare Tiefenwahrnehmung

Tiefenwahrnehmung oder räumliches Sehen ist auf verschiedenen Ebenen möglich. Monokulare Tiefenwahrnehmung beruht auf Mechanismen der

- Verdeckung (ein verdeckter Gegenstand ist weiter weg),
- Bewegungsparallaxe (nahe Gegenstände verschieben sich schneller als entfernte),
- Perspektive und Konvergenz der Linien (Linien konvergieren auf einen Fluchtpunkt),
- Licht und Schatten (je näher, desto gesättigter die Farben) und
- der scheinbaren Objektgröße aufgrund Erfahrung (ist ein Auto kleiner als ein Kind, wird das Auto wohl weiter weg sein).

Binokulares (beidäugiges) Sehen und Tiefenwahrnehmung

Durch die horizontal unterschiedliche Lage der Augen (**Stellungsparallaxe**) sind die Bilder beider Augen **seitlich versetzt** *(Man teste dies mit dem »springenden Daumen« → Daumen vor dem Körper fixieren und die Augen abwechselnd öffnen)*. Es gibt 3 Stufen des Binokularsehens:

1. **Simultansehen:** gleichzeitige Wahrnehmung zweier verschiedener Bilder durch die Netzhäute beider Augen→Doppeltsehen (**Diplopie**).
2. **Fusion: corticale** Fähigkeit, Bilder korrespondierender Netzhauthälften zu **einem** Seh-Eindruck

zu verschmelzen. Dies ist eine Bildverarbeitungsleistung des Gehirns! Ist diese gestört, landet man bei 1.
3. **Stereoskopie:** höchste Stufe des Binokularsehens. Eine dreidimensionale, räumliche Tiefenwahrnehmung resultiert aus der **corticalen** Interpretation **querdisparativer Punktabbildungen**.

Horopter, Querdisparation und Panum-Fusionsareal
Man studiere nun ◘ Abbildung 17.2a *sehr gut* (oberer Teil). Fixiert man mit beiden Augen einen Punkt im Raum (Punkt A), so werden alle Punkte, die auf dem Kreis (**Horopter-Kreis**), welcher durch die Knotenpunkte beider Augen und den fixierten Punkt verläuft, auf **korrespondierende Netzhauthälften** beider Augen abgebildet (z. B. Punkt B in ◘ Abb. 17.2a). Der Kreis ist für fixierte Objekte in der Ferne größer als für nahe (deshalb liegen bei Fernakkomodation mehr Punkte des Raums auf dem Horopter und können zu einem Bild fusioniert werden). Punkte auf korrespondierenden Retinahälften haben denselben Ortswert und werden im Gehirn zu einem Bild verarbeitet (**Fusion**).

Die **Querdisparation** ist der Winkel, unter dem das retinale Bild des Gegenstandes von der optischen Achse abweicht (Winkel α und β in ◘ Abb. 17.2a). Für alle Punkte auf dem Horopter ist dieser Winkel in beiden Augen gleich groß und im gleichen Drehsinn ausgerichtet (→Punkt B liegt auf dem Horopter, hierzu gehört im linken Auge Winkel β nach nasal und im rechten Auge Winkel α nach temporal; in beiden Fällen von der optischen Achse entgegen dem Uhrzeigersinn abgetragen, fällt damit auf korrespondierende Netzhauthälften).

> **Prüfungsfallstricke**
> Beidäugig fixierte Punkte weisen **keine** retinale Querdisparation auf (fixieren heißt ja, der Punkt liegt direkt auf der optischen Achse).

Doppelbilder
Alle Punkte, außerhalb (Punkt C') oder innerhalb (Punkt C) des Horopters werden auf **nichtkorrespondierende** Netzhauthälften abgebildet (es wird immer noch Punkt A fixiert!). Für nahe Objekte (Punkt C) ist die Querdisparation in beiden Augen nach temporal auswärts gerichtet (Winkel α, β), für ferne Objekte (Punkt C') nach nasal einwärts gerichtet. Bis zu einer Winkelsumme von ~15 Winkel**minuten** ($\alpha+\beta$) können die Bilder von nichtkorrespondierenden Retinahälften zu einem Bild fusioniert werden. Für größere Winkelsummen resultiert ein Doppelbild (**Diplopie**).

Praxis: Diplopie ausprobieren→man fixiere einen Gegenstand in der Ferne, strecke den Daumen aus und fixiere weiterhin den fernen Punkt. Der Daumen liegt jetzt weit innerhalb des Horopters und fällt unter einer sehr großen Querdisparation auf nichtkorrespondierende Retinahälften. Der Daumen wird doppelt gesehen!

Tiefenwahrnehmung
Querdisparation kann in einem kleinen Bereich (**Panum-Fusionsareal**) für die **Tiefenwahrnehmung** genutzt werden. Für Winkelsummen bis ~20 Winkel**sekunden** werden beidseits nach temporal gerichtete Querdisparationen mit der Interpretation »näher als«, für nasal gerichtete mit »ferner als« zentral verknüpft.

> **KLINIK**
>
> **Strabismus (Schielen):** Überbegriff für verschiedene Störungen, die mit Abweichungen der optischen Achse einhergehen.
>
> **Begleitschielen:** Erkrankung des Kindesalters, bei welcher der Schielwinkel bei Augenbewegungen gleich bleibt. Es besteht die Gefahr der **Schiel-Amblyopie** (Schwachsichtigkeit), wenn zentral bevorzugt das dominante Auge zur Fixation herangezogen wird. **Therapie** durch alternierende **Okklusionstherapie**, d. h. man zwingt das schielende Auge durch Abdeckung des dominanten zur Fixationsaufnahme.

Fallbeispiel

Ein Notarzt wird zu einem 60-jährigen Patienten gerufen, der über stärkste, dumpf **pochende Kopfschmerzen** klagt. Zusätzlich bestehen Übelkeit und **Magendarmkrämpfe**. Alles hätte plötzlich begonnen, nachdem er wegen einer Enteritis einige Dragees N-butyl-Scopolamin (Buscopan®, **Anticholinergikum**) genommen hatte. Dem Arzt fällt auf, dass das **rechte Auge** des Patienten **stark gerötet** ist. Dieser gibt an, **Nebel** und **Schleier** zu sehen. Der **Augapfel ist steinhart**, die **Pupille geweitet**.

Der Patient bekommt bei Verdacht auf einen **akuten Glaukomanfall** intravenös 500 mg Acetazolamid (z. B. Diamox®, ein Carboanhydrasehemmer) sowie Pilocarpin-Augentropfen (**Miotikum**) in 15-minütigem Abstand verabreicht. Der Patient wird in eine Augenklinik gebracht, die Therapie mit Miotika fortgesetzt. Hier wird auch eine **flache Augenkammer** diagnostiziert und eine periphere **Laser-Iridotomie** zur Verbesserung des Kammerwasserabflusses durchgeführt. In der Folge normalisiert sich der Augeninnendruck auf 16 mmHg.

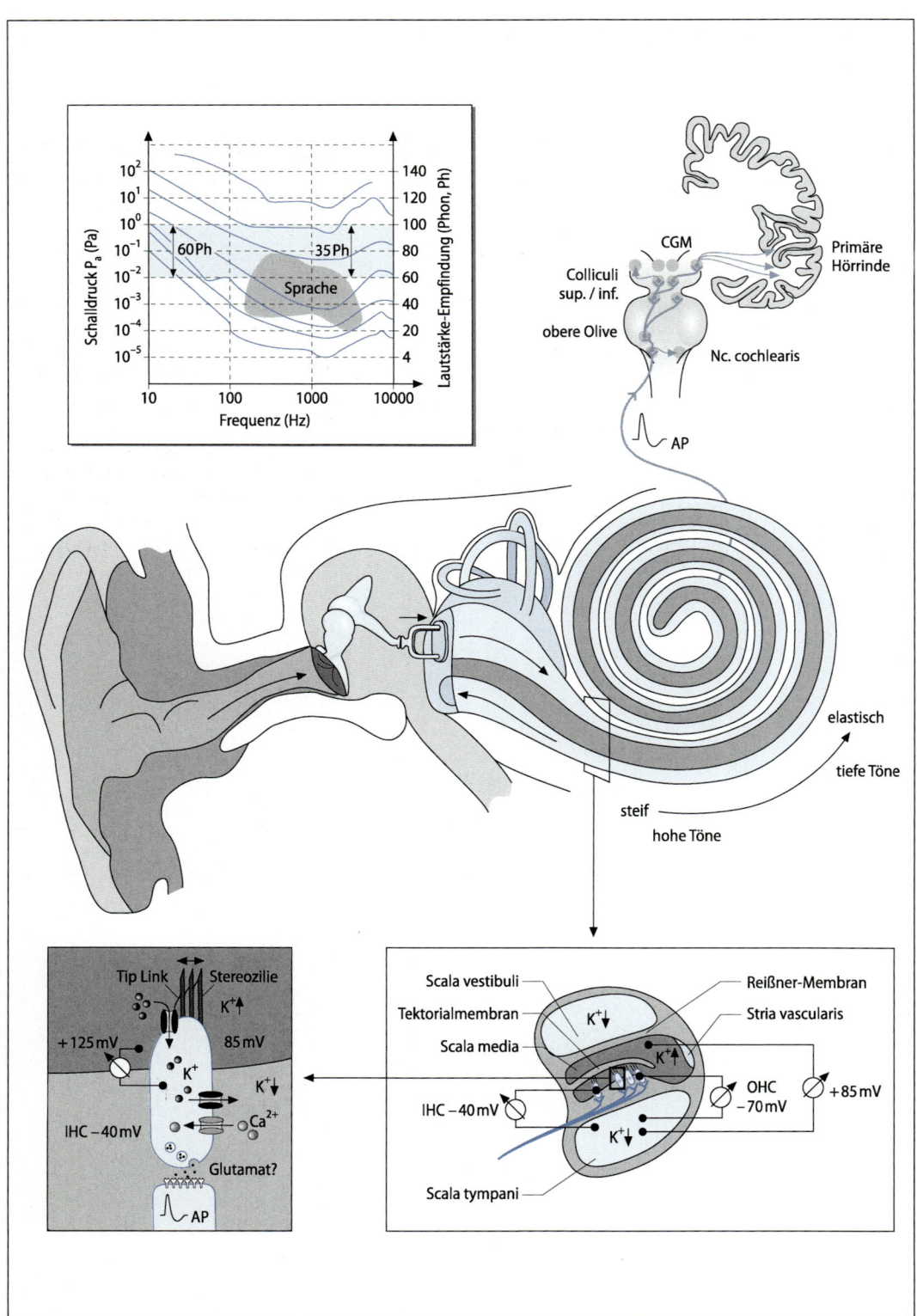

18 Auditorisches System

> **Mind Map**
>
> **Gehör und Schallwandlung:** Das Gehör ist das Sinnesorgan mit der geringsten Unterschiedsschwelle. Schalldruckwellen versetzen Trommelfell und Knöchelchenkette in Schwingung, passen den Wellenwiderstand an den der Perilymphe im Innenohr an und verstärken die Schallübertragung. Im Innenohr wird eine Wanderwelle induziert, welche tonotop frequenzabhängig ein Ortsmaximum besitzt. Die Basilarmembran schwingt dort maximal.
>
> **Tonotopie:** Tiefe Töne werden am Helicotrema (hohe Elastizität), hohe Töne nahe der Basis abgebildet (geringe Elastizität).
>
> **Mechanoelektrische Kopplung:** Durch Abscherungen der Sinneshärchen werden die äußeren Haarzellen depolarisiert und können mechanisch hochfrequent kontrahieren. Dies erleichtert die Erregung der inneren Haarzellen bei geringen Schallintensitäten. Die Perilymphe ist K^+-arm, die Endolymphe K^+-reich. Das endocochleäre Potenzial beträgt zwischen +125 mV und +155 mV. Bei Erregung der Sinneszellen strömt K^+ aus dem Endolymphraum in die Zellen ein. Die Depolarisation bewirkt eine Transmitterausschüttung zu den afferenten Hörnervenfasern. Erst dort wird ein Aktionspotenzial generiert.
>
> **Die Hörbahn:** Die zentrale Hörbahn besteht aus mehreren Neuronenketten, welche gekreuzt und ungekreuzt verlaufen. Die Lautstärkeempfindung ist bei festen Schalldruckpegeln frequenzabhängig mit einem Optimum für niedrige Schalldruckpegel im Sprachbereich.

18.1 Physiologische Akustik

18.1.1 Grundbegriffe

18.1.2 Testverfahren

Psychophysik und Physik des Gehörs

Das Gehör ist das Sinnesorgan mit der höchsten Auflösung (**nicht** mit der höchsten Reichweite, dies ist das Auge). Die Unterschiedsschwelle, d. h. zwei verschiedene Töne noch unterscheiden zu können, ist frequenzabhängig und beträgt bei 1 kHz 0,3% (d. h. 1000 Hz und 1003 Hz können unterschieden werden→relative Frequenz-Unterschiedsschwelle 0,003=0,3% bei 1 kHz).

Der physikalisch adäquate Reiz ist die Schallwelle (longitudinale Druckwelle mit Ausbreitungsgeschwindigkeit ~330 m/s in Luft, ~1200 m/s in Wasser) mit einer Druckamplitude (**Schalldruck**) p_x, welche über viele Größenordnungen variieren kann, und einer Frequenz f, welche die Tonhöhe ausmacht. Frequenzverdopplung bedeutet Oktavierung.

> **Merke**
>
> Lauter Ton = viel Schalldruck, hoher Ton = hohe Frequenz.

Zur besseren Handhabung bezeichnet der **Schalldruckpegel** L das Verhältnis des Schalldrucks p_x zu einem willkürlichen Referenzdruck von $p_0 = 2 \times 10^{-5}$ Pa:

$$L = 10 \cdot \log \frac{I_x}{I_0} \cong 10 \cdot \log \left(\frac{p_x}{p_0}\right)^2 = 20 \cdot \log \frac{p_x}{p_0} \ [dB]$$

(Gl. 18.1)

Einheit des Schalldruckpegels ist das Dezibel dB (SPL). Die Schallintensität ist das Quadrat des Schall**drucks** $I = p_x^2$ (**nicht** des Pegels!).

> **Merke**
>
> Jede weitere Verzehnfachung des **Schalldrucks** p_x (=100-fache Intensität) bedeutet eine Zunahme des **Schallpegels** L um 20 dB. Zunahme um 60 dB heißt also $10^3 \times p_x$. Eine Verdopplung von p_x erhöht L um ca. 6 dB.

Empfindlichkeit

Das Ohr erfasst Schalldruckpegel zwischen 0 dB und ca. 130 dB (**nicht** gleichzusetzen mit Lautstärken, s. u.). Die Schwellenintensität beträgt ~10^{-16} W/cm² (Fläche des Trommelfells ~1 cm²). Dies entspricht tympanalen Auslenkungen von der Amplitude des Durchmessers eines Wasserstoffatoms. Der hörbare Frequenzbereich liegt zwischen ~20 Hz und ~20 kHz.

Mit dem Alter (chronische Lärmbelastung) entsteht zusehends **Schwerhörigkeit** für höhere Frequenzen ab ~5 kHz (**Presbyakusis**).

Lautstärke-Empfindung

Die dB-Skala ist **nicht** frequenzbereinigt. Bei gleichem Schalldruckpegel werden unterschiedliche Frequenzen subjektiv als unterschiedlich laut empfunden. Im **Tonaudiogramm** kann man den Schalldruckpegel bei verschiedenen Frequenzen so lange variieren, bis man unterschiedliche Tonhöhen als gleich laut empfindet. Man erhält dann die **Hörkurve**, in der die Punkte gleicher Lautstärke-Empfindung als **Isophone** im Frequenzbereich dargestellt sind (Abb. 18.1). Der für Sprache wichtige Hörbereich liegt zwischen ~2 kHz und 5 kHz bei einer Lautstärke von ~40–70 phon.

> **Prüfungsfallstricke**
>
> dB und phon ist **nicht** dasselbe! Die Phon-Skala entspricht der dB-Skala definitionsgemäß nur bei 1 kHz. Die Hörschwelle liegt bei 4 phon (=4 dB bei 1 kHz). 0 dB beträgt die Hörschwelle nur bei ~2 kHz (Abb. 18.1).

Praxis. Weil die Isophonen für tiefe Frequenzen so stark ansteigen, braucht man für die gleiche Lautstärke-Empfindung hier mehr Schalldruck als für hohe Frequenzen. Das spiegelt sich im Preis für Musikverstärker wieder, Bässe sind teurer als hohe Frequenzen (»*je teurer die Anlage, desto mehr haut der Bass rein*«).

> **Merke**
>
> Gleiche Erhöhung des Schalldruck**pegels** L wird bei tiefen Tönen lauter empfunden als bei hohen Tönen (enge Isophonenlage im unteren Frequenzbereich). Im Beispiel der Abbildung 18.1 ist ein Intervall für L zwischen 60 dB und 100 dB SPL gezeigt. Bei ~20 Hz werden hier 3 Isophonenlinien übersprungen (→60 Ph), während bei ~4000 Hz nur ca. 1,5 Isophonenlinien (→~35 Ph) übersprungen werden.

Binaurales Hören nutzt die Laufzeitdifferenzen des Schalls für beide Ohren zur Richtungsbestimmung aus (im sub-ms Bereich!). Da die Schallgeschwindigkeit in Wasser jedoch 4-mal größer als in Luft ist, werden die Laufzeitdifferenzen unter Wasser zu klein zum Richtungshören *(beim Tauchen kann man Schlall so gut wie nicht orten!)*.

18.1 · Physiologische Akustik

Audiologische Testverfahren
Zur Testung des Hörvermögens werden verschiedene Methoden eingesetzt:
- subjektive Methoden sind Stimmgabelverfahren nach Weber, Rinne; Tonaudiometrie,
- objektive Methoden sind Tympanographie, Stapedius-Reflexprüfung, Hirnstammaudiometrie BERA, Elektrocochleographie EcochG, otoakustische Emissionen OAE, Rekruitment-Tests u. a.).

Die wichtigsten sind in ◘ Tabelle 18.1 zusammenfassend dargestellt.

> **Merke**
> Weber lateralisiert in das Ohr mit der **Schallleitungsstörung**. Der Ton wird über Knochenleitung dem Innen- und Mittelohr zugeleitet, kann ▼

◘ Tab. 18.1. Subjektive und objektive audiologische Testverfahren

Test	Durchführung	Aussagen und Befunde
Stimmgabeltest nach Weber	Schwingende Stimmgabel (Kammerton a'=440 Hz) auf Scheitel aufsetzen. Angabe, ob Ton mittig oder auf einem Ohr lauter gehört wird (**Lateralisation**).	**Normalbefund:** mittig, keine Lateralisation **Pathologisch:** Lateralisation Weber lateralisiert zur Schallleitungsstörung hin oder von der Schallempfindungsstörung weg.
Stimmgabeltest nach Rinne	Stimmgabel auf Mastoid aufsetzen und Ton ausklingen lassen. Dann Gabel vor Ohr halten. Beidseitig getrennt durchführen.	**Normalbefund:** Ton wird vor Ohr wieder gehört (LL>KL)→»**Rinne positiv**«. **Beachte:** Rinne positiv auch bei Schallempfindungsstörung **Pathologisch:** Ton wird nicht mehr gehört→»Rinne negativ«→Störung der LL am getesteten Ohr (=Schallleitung↓)
Tonschwellenaudiometrie	Über Kopfhörer werden unterschwellige Töne verschiedener Frequenz angeboten. Anheben der Lautstärke, bis subjektiv Ton gehört wird→Luftleitung. Vibrationsaufsatz am Mastoid testet Knochenleitung. Separate Testung jedes Ohrs. Notwendige Lautstärke über Hörschwelle gibt Hörverlustlautstärke an	**Normalbefund:** kein Hörverlust, LL und KL eng zusammen (KL liegt über LL im Audiogramm). **Pathologisch:** Für viele Krankheiten charakteristische Verläufe. LL abgesenkt bei Schallleitungsstörung, (◘ Abb. 18.1c). Knalltrauma mit Innenohrschaden führt zu Absenkung beider Kurven zwischen 3–5 kHz (C5-Senke)
Recruitment	Unterscheidung cochleäre (OHC) vs. retrocochleäre (neurale) Störung. **Prinzip:** OHC haben Vorverstärkerfunktion bis ~60 dB, ab 60 dB direkte Reizung der IHC. Nachregulieren der Lautstärke überschwelliger Töne am kranken Ohr bis Lautheitsempfinden gleich zum gesunden Ohr.	**Positives Recruitment:** Lautstärkedifferenz re./li. bei steigender Lautstärke immer kleiner→Schaden der OHC; sobald IHC direkt gereizt werden, kein Lautstärkeunterschied mehr empfunden (z. B. Pat. mit OHC-Schaden hört in der Disco beidseitig gut!). **Negatives Recruitment:** Lautstärkeunterschied bleibt erhalten, Schaden retrocochleär.
BERA (Hirnstammaudiometrie)	Objektive Testung der Signalleitung entlang Hörbahn (Säuglinge, unkooperative Pat., etc.). Nach Klickreizen werden akustisch evozierte Potenziale zwischen Cochlea und Hirnstamm abgeleitet. Eliminierung EEG durch Mittelung.	**Normal:** Latenzen der Welle V bei hohem Reizpegel 5–6 ms. **Pathologisch:** niedrige Amplituden (Neurinom), ausgefallene Potenziale (IHC-Schaden)
EcochG (Elektrocochleographie)	Ableitung der Mikrofonpotenziale der IHC über dem Promontorium.	Ableitung hauptsächlich von distalen Anteilen des N. cochlearis (Welle I)
OAE (Oto-akustische Emission)	Cochleärer Schall, welcher durch Kontraktionen der OHC erzeugt und über äußeren Gehörgang nach außen geleitet wird. Spontan oder evoziert auftretend (Klickreiz)→Maximum 1,5 kHz–3 kHz	Objektiv, billig, nichtinvasiv, hohe Sensitivität. **Normal:** Schall nach Klickreiz ableitbar **Pathologisch:** Keine Schalle ableitbar (auch bei 2% der Normalbevölkerung), OHC-Schaden

LL: Luftleitung, KL: Knochenleitung; OHC: äußere Haarzellen, ICH: innere Haarzellen.

aber aufgrund der Leitungsstörung das Mittelohr nicht verlassen (Ursachen: Cerumen, Paukenerguss, Fremdkörper). Der Schall wirkt daher länger und stärker auf das Innenohr ein, da die Schallenergie nicht nach außen abgestrahlt werden kann (Hören ist keine Einbahnstraße! Schall muss auch wieder aus dem Ohr raus).

Weber lateralisiert von einer Schallempfindungsstörung weg, d. h. wird der Ton z. B. im rechten Ohr besser gehört, liegt eine Schallempfindungsstörung links vor (Innenohrerkrankung), wenn das linke Ohr das »kranke« ist.

Normalbefund: Weber symmetrisch und Rinne positiv.

Praxis. Schallleitungsschwerhörigkeit und Lateralisation lässt sich ausprobieren: wenn man den äußeren Gehörgang mit einem Finger abdichtet und anfängt zu summen, hört man sich lauter im selben Ohr.

Prüfungsfallstricke

Weber oder Rinne für sich alleine genommen sind **nicht** geeignet, zwischen Schallleitungs- oder Schallempfindungsschwerhörigkeit zu unterscheiden; die Kombination aus beiden Tests ist nötig. Empfindungsstörung kann **nicht** weiter in cochleär oder retrocochleär unterteilt werden (→BERA, EcochG, OAE notwendig).

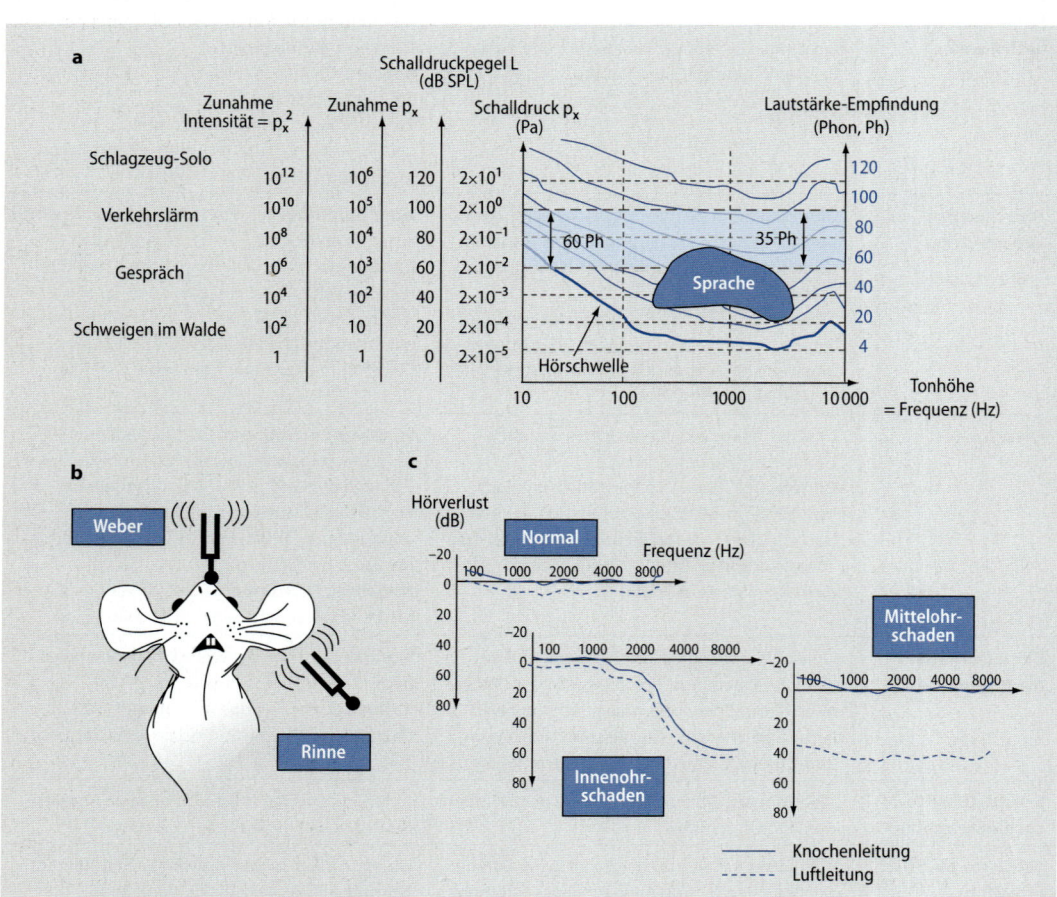

Abb. 18.1a–c. a Hörbereich mit Schalldruckpegel und frequenzabhängiger Lautstärke-Empfindung (**Isophone**). **b** Stimmgabeltests nach Weber und Rinne zur Unterscheidung Schallleitungs- vs. Schallempfindungsstörung. **c** Charakteristische Befunde der Luft- und Knochenleitung in der Tonaudiometrie. Erklärungen im Text

18.2 Gehörgang und Mittelohr

Äußere Mechanik

Schon die Schallleitung im äußeren Gehörgang und Mittelohr ist durch ihre Mechanik auf den Hauptsprachbereich optimiert. Der äußere Gehörgang entspricht einer halboffenen Pfeife mit einer Resonanzfrequenz bei 2–5 kHz. Schall versetzt das Trommelfell in Schwingungen, welche über die Gehörknöchelchenkette (Resonanzfrequenz ~1 kHz) an das ovale Fenster (Steigbügelplatte) weitergegeben werden.

> **Merke**
>
> Die **Compliance** des Tympanons ist nur bei ausgeglichenem Druck zwischen Paukenhöhle und Atmosphäre optimal→Druckausgleich über **Eustachio-Röhre** mit Rachen (Gähnen, Schlucken).

Impedanzanpassung

Die Schallübertragung unterliegt der **Impedanzanpassung**, d. h. aufgrund unterschiedlicher Wellenwiderstände von luftgefüllter Pauke (Impedanz↓) und flüssigkeitsgefüllter Cochlea (Impedanz↑) würde der Schall bei reiner Luftleitung ohne Gehörknöchelchenschwingung (z. B. perforiertem Trommelfell) gar nicht erst ins Innenohr gelangen, sondern durch das dichtere Medium quasi vollständig reflektiert werden.

Diese Schallverstärkung erfolgt zum einen über das Verhältnis der Fläche von Tympanon zu ovalem Fenster (~22:1, bei gleicher Auslenkung heißt das nach Druck = Kraft/Fläche mehr Druck am ovalen Fenster, weil die Fläche kleiner ist). Zum anderen erfolgt eine Verstärkung durch gekoppelte Rotations- und Transversalschwingungen der Knöchelchen (v. a. bei 1 kHz). Hier ist durch aktiv muskuläre Mechanismen (→ M. stapedius→N. facialis) sogar eine Reduktion der Übertragung möglich (**Ossicular lever effect:** Steifheit der Knöchelchenkette nimmt durch Stapediuskontraktion zu).

> **KLINIK**
>
> **Stapediusreflex:** durch laute Beschallung (insbesondere bei plötzlichem Knall) wird der Stapediusreflex ausgelöst, der zu einer zunehmenden Steifheit von Knöchelchen und einer Abnahme der Trommelfell-Compliance führt→intrinsischer Gehörschutz. Mit dem Tympanogramm ist die Compliance messbar: objektiver Gehörtest. Bei peripherer **Fazialisparese** ist der Reflex ausgefallen und es resultiert **Hyperakusis**.

> **Otosklerose** ist eine Erkrankung mit Knochenumbau und Verknöcherung im Bereich des ovalen Fensters. Die Fixierung des Stapes führt zu einer Abnahme der Schallleitung mit Schwerhörigkeit v. a. im Sprachbereich, da die Resonanz der Knöchelchen gestört ist.

18.3 Innenohr

18.3.1 Auditives System

Räume, Flüssigkeiten und Potenziale

Abbildung 18.2 gibt die funktionellen Zusammenhänge im Innenohr wieder. Die Cochlea enthält die mit **Perilymphe** (Ultrafiltrat des Plasmas, K^+-arm) gefüllten Räume **Scala vestibuli** und **Scala tympani**, welche im Helicotrema ineinander übergehen. Die Scala vestibuli geht vom ovalen Fenster aus (Potenzial 0 mV), die Scala tympani vom runden Fenster (Potenzial ~0 mV) (GK Anatomie, Abb. 11.3).

Dazwischen liegt die mit **Endolymphe** gefüllte **Scala media** (K^+-reich, Potenzial +85 mV). Diese enthält das **Corti-Organ** mit 3 Reihen **äußerer Haarzellen** (Potenzial –70 mV, keine Sinneszellen!) und einer Reihe **innerer Haarzellen** (Potenzial –40 mV, sekundäre Sinneszellen!). Letzere sind eingebettet in Stützzellen (Abb. 18.2b). Seitlich der Scala media befindet sich die **Stria vascularis**, die die Endolyphe produziert.

> **Merke**
>
> Endolymphe ist **kein** Ultrafiltrat des Plasma, sondern K^+ wird aktiv in die Scala media sezerniert (über ähnliche Na/K/2Cl-Kotransporter wie in der Henle-Schleife).

Praxis. Es stellt sich die Frage, warum das Potenzial der Endolymphe (K^+↑) positiv gegenüber der Perilymphe ist. In Zellen (innen K^+↑) ist das Potenzial doch negativ gegenüber außen! Das liegt daran, dass das endolymphatische Potenzial **kein** Diffusionspotenzial ist, da zwischen Endo- und Perilymphe keine Diffusion stattfindet! Daher ist die Nernst-Gleichung hier **nicht** anwendbar. Das Potenzial der Endolymphe wird aktiv durch K^+-Sekretion aufgebaut, deshalb nennt man es auch die »Batterie des Innenohres«. Analog lässt sich der Beitrag der Na/K-ATPase zum Ruhemembranpotenzial einer Zelle auch **nicht** mit der Nernst-Gleichung berechnen!

> **KLINIK**
>
> **Schleifendiuretika** (Furosemid) hemmen die endolymphatische K^+-Sekretion und führen zu Störungen des endocochleären Potenzials (zwischen Endolymphe +85mV und innere Haarzellen –40 mV→+125 mV) mit Hörstörungen.

Haarzellen: Die Haarzellen besitzen bis zu 100 **Stereozilien** pro Zelle (keine Kinozilien, die sind in Cupula und Makula-Organen). Über den Haarzellen befindet sich die **Tectorialmembran** (in Endolymphe), mit der manche der Stereozilien der äußeren Haarzellen (aber **nicht** der inneren Haarzellen) verbunden sind.

> **Prüfungsfallstricke**
>
> Die äußeren Haarzellen sind selbst keine Sinneszellen (besitzen aber ca. 10% Afferenzen zum N. cochlearis mit unbekannter Funktion). Ihre Aufgabe besteht in einer Vorverstärkerfunktion für die Erregung der inneren Haarzellen bei geringen Lautstärken durch aktive Kontraktion bei Erregung (→kontraktiles Protein »**Prestin**«). Die äußeren Haarzellen erhalten hauptsächlich Efferenzen, durch die ihre Empfindlichkeit eingestellt wird.

Cochleäre mechanomechanische Signalwandlung (Wanderwellentheorie)
Bei Auslenkung des Stapes gegen das ovale Fenster (positiver Schalldruck) erfolgt eine Kompression der Perilymphe in der Scala vestibuli (◘ Abb. 18.2a). Da diese inkompressibel ist, erfolgt die Auslenkung der Scala media nach unten und eine Ausgleichsauslenkung des runden Fensters am Ende der Scala tympani gegen die luftgefüllte und kompressible Paukenhöhle.

Die negative Phase der Schallwelle bewirkt die umgekehrte Auslenkung (◘ Abb. 18.2c). Es resultiert eine lokale Schwingung der Scala media, welche sich als **Wanderwelle** (Theorie nach Bekesy) ausbreitet. Die Amplitude der Basilarmembranauslenkung (Transversalwelle) nimmt von der Basis (ovales Fenster) zur Spitze (Helicotrema) hin zu, erreicht ein Maximum und fällt dann auf Null ab (Wanderwelle). Dies ist ein aktiver Vorgang. Passiv würde die Welle hydrodynamisch im Verlauf einfach nur gedämpft werden.

Für den Verlauf der Welle sind 3 Mechanismen verantwortlich:
- Die Elastizität der Basilarmembran nimmt von der Basis zur Spitze hin zu (Steifigkeit nimmt ab!)→ Eigenfrequenz nimmt ab→**tonotope** Abbildung: hohe Frequenzen (hohe Töne) nahe der Basis↔ niedrige Frequenzen (tiefe Töne) nahe Helicotrema.
- Die Basilarmembranbreite und die bewegte Perilymphmasse nehmen von der Basis zur Spitze hin zu.
- Am Ort der Eigenfrequenz resultiert eine aktive Kontraktion der äußeren Haarzellen durch das kontraktile Protein **Prestin** (verstärkt Wellenamplitude um bis zu 100-fach).

Erregung der Haarzellen
Die Auslenkung der Scala media bewirkt eine Scherbewegung der äußeren Haarzellen, von denen einige an die Tectorialmembran gekoppelt sind. Dies führt zur Öffnung von **mechanosensitiven K^+-Kanälen** an der Oberfläche der äußeren Haarzellen und aufgrund der positiven Potenzialdifferenz (+85 mV-(–70 mV)=+155 mV) zu einem K^+-Einstrom aus der Endolymphe in die äußeren Haarzellen verbunden mit einer Depolarisation und aktiver hochfrequenter Kontraktion (Prestin).

Die hierdurch verursachte Endolymphströmung im subtectorialen Raum (◘ Abb. 18.2c) führt zur Stereozilienabscherung der inneren Haarzellen (**fluid coupling theory**) und Depolarisation derselben schon bei geringen Lautstärken→Vorverstärkerfunktion der äußeren Haarzellen (**recruitment**). Bei starken Lautstärken erfolgt eine direkte Reizung der inneren Haarzellen durch Auslenkung der Basilarmembran.

> **Merke**
>
> Das **endocochleäre Potenzial** für äußere Haarzellen beträgt ca. +155 mV, für innere Haarzellen ca. +125 mV.

> **Prüfungsfallstricke**
>
> Das K^+-Gleichgewichtspotenzial zur Scala media beträgt sowohl für äußere Haarzellen als auch für innere Haarzellen ~0 mV (K^+-Konzentration intrazellulär und Scala media ungefähr gleich!).

Signaltransduktion
Das in die inneren Haarzellen einströmende K^+ wird nach basolateral über verschiedene K^+-Kanäle wieder in den Extrazellulärraum abgegeben (**nicht** in Endolymphe!)→**Repolarisation**. Während der Depolarisationsphase öffnen Ca^{2+}-Kanäle und initiieren die Transmitterfreisetzung (**Glutamat**) zu den Hörnerv-Afferenzen (◘ Abb. 18.2d). Hier werden dann Aktionspotenziale (AP) generiert (in den äußeren Haarzellen und inneren Haarzellen werden **keine** Aktionspotenziale, sondern Rezeptorpotenziale generiert).

Die **Tonhöhe** wird zentral durch die **Ortsselektivität** kodiert→**Tonotopie**, d. h. tiefe Töne gehören zu

18.3 · Innenohr

Afferenzen von inneren Haarzellen nahe des Helicotrema. Die Lautstärke wird durch die AP-Frequenz kodiert (mehr Schallpegel→stärkere Basilarmembranschwingungen→mehr Zilienabscherung→mehr Depolarisation→Rezeptorpotenzial länger depolarisiert→ höhere AP-Frequenz).

> **Merke**
> Die Aktivität der äußeren Haarzellen lässt sich in Form von abgestrahlten Schallwellen mit charakteristischem Frequenzspektrum als **otoakustische Emissionen** im äußeren Gehörgang ermitteln (▶ Kap. 18.1).

KLINIK

Schalltrauma: Hörschäden durch anhaltende Beschallung hoher Pegel (je höher der Pegel, desto geringer die Expositionszeit, z. B. Schallimpuls→ Knall). Folgen sind Haarzellverlust, Zilienschäden etc. mit Innenohrschwerhörigkeit. Manifeste Schäden sind irreversibel. Es ergeben sich charakteristische Absenkungen in der Tonaudiometrie (▶ Kap. 18.1.2).

Cochlea-Implantat: elektronische Prothese bei Vollertaubung oder angeborener Taubheit. Sie wird chirurgisch in die Cochlea vorgeschoben und besitzt viele Mikroelektroden, welche bei Schallreizen afferente Nervenfasern stimulieren können (Funktionalität des N. cochlearis zwingende Voraussetzung). Sehr gute Erfolge, taube Kinder können hiermit sogar ihre Muttersprache lernen.

Meniere-Krankheit: Einreißen der Reißner-Membran, Durchmischung von Endo- und Perilymphe→ Depolarisation der innren Haarzellen mit Ohrgeräuschen (**Tinnitus**, meist einseitig, evtl. fluktuierender Hörverlust). Ferner entstehen Drehschwindel, Schwerhörigkeit und Nystagmus (▶ Kap. 15.5.2).

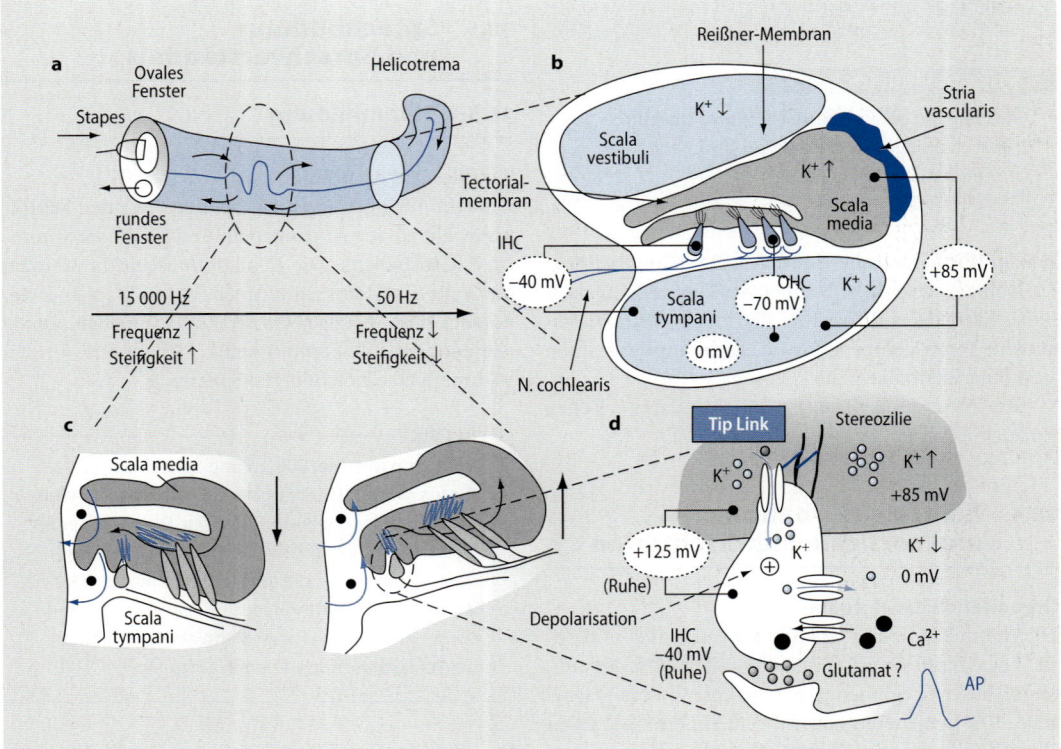

Abb. 18.2a–d. Physiologie des Innenohrs. **a** Cochlea, Tonotopie, Elastizität und Wanderwelle. **b** Funktionelle Anatomie von Scala vestibuli, tympani und media mit zugehörigen Potenzialen. **c** Auslenkungen der Basilarmembran durch Wanderwelle. **d** Signaltransduktion der inneren Haarzellen

18.3.2 Vestibuläres System (▶ Kap. 15.5)

Das Vestibularsystem gehört zum Innenohr, mit dem es durch den Ductus reuniens verbunden ist. Funktionell resultieren 2 Teilorgane:
- **Bogengangsorgane:** 3 endolymphgefüllte Ringschläuche senkrecht in den 3 Raumebenen→Messung von Drehbeschleunigungen
- **Makulaorgane:** horizontales (**Utriculus**) und vertikales (**Sacculus**, →»senkrecht«) Statolithenorgan→Messung von Linearbeschleunigungen.

Die (sekundären) Sinneszellen ragen mit Sinneshärchen (Stereozilien und **eine** Kinozilie) in eine Gallerte hinein (Cupula bei Bogengangsorganen→gleiche Dichte wie Endolymphe).

> **Merke**
>
> Der **Utriculus** der horizontalen Bogengänge liegt **medial der Cupulae**.
> Deflektion der Stereozilien **in Richtung** Kinozilie bewirkt AP-Frequenz-Anstieg im N. vestibularis, Deflektion weg von Kinozilie bewirkt eine Abnahme; die seitliche Deflektion hat keine Wirkung.

> **Prüfungsfallstricke**
>
> Auslenkung der Cupula **in Richtung Utriculus** führt zu **erregender** Deflektion (→utriculopetal erregt, utriculofugal hemmt).

Praxis. Wird die linke Cupula nach rechts Richtung Utriculus ausgelenkt, z. B. initial bei Kopfdrehung nach links, führt das zu Erregung der linken Vestibularisaktivität (= utriculopetal) sowie Hemmung der rechten Vestibularisaktivität (= utriculofugal).

Zu Nystagmus und vesibulo-okularem Reflex ▶ Kap. 15.5.2.

18.4 Zentrale Hörbahn und corticale Repräsentation

Organisation der Hörbahn
Die zentrale Hörbahn ist komplex verschaltet und besteht aus mindestens 5 (bis 7) Neuronen. 90% der afferenten Fasern beginnen jeweils an einer inneren Haarzelle, 10% projizieren auf mehrere äußere Haarzellen (Funktion unbekannt). 90% der efferenten Fasern enden ausschließlich an äußeren Haarzellen (→Verstellen der Empfindlichkeit). Das erste afferente Neuron liegt im ipsilateralen **Ggl. spirale** und gehört zur **peripheren Hörbahn**. Die **zentrale Hörbahn** beginnt mit Synapsen zum **Nc. cochlearis**; von diesem aus laufen Fasern gekreuzt und ungekreuzt
- zu anderen Kernbereichen des Nc. cochlearis (anterior/posterior),
- zur **oberen Olive** und/oder weiter
- zum **Nc. lemniscus lateralis**.

Vom Nc. lemniscus lateralis ziehen Fasern zum **Colliculus inferior**, weiter zum **Corpus geniculatum mediale** (CGM) und endlich zur **primären Hörrinde**, welche also stets Signale aus beiden Ohren erhält. Im Nc. cochlearis sind die Signale noch sehr ähnlich zu den Primärafferenzen, im Colliculus inferior werden Frequenzbereiche und Schallmuster ausgewertet (**Periodizitätsanalyse**). Die obere Olive analysiert Laufzeit- und Intensitätsunterschiede (binaural), der Thalamus und die Hörrinde Hörmuster.

Bei Störungen leiten sich charakteristische Symptome ab (Schädigung von Teilen der primären Hörrinde→auditive Agnosie; Schädigung der oberen Olive→Richtungshören gestört).

18.5 Sprachbildung und Sprachverständnis

18.5.1 Stimmbildung

Funktionelle Anatomie
Die Stimmbänder verlaufen beidseits von den **Schildknorpeln** zu den **Aryknorpeln** und geben die Stimmritze (**Glottis**) frei. Die Kehlkopfmuskeln bestimmen die Weite der Glottis zum Atmen (weit→M. cricoarytenoideus post., einziger Öffner!) und Sprechen (eng→alle anderen Kehlkopfmuskeln). Mm. vocales in den Stimmlippen erhöhen deren Spannung.

> **KLINIK**
>
> **Rekurrensparese**: Öffnen und Schließen der Glottis gestört. Die betroffene Stimmlippe verweilt in Paramedian-Stellung. Einseitige Parese hat eine heisere Stimme zur Folge (Rekurrens der Gegenseite vermag noch die dortige Stimmlippe zu bewegen), beidseitige Parese verursacht Dyspnoe (enge Glottis). Eine Parese kann als Komplikation bei Schilddrüsenoperationen auftreten.

Der **Exspirationsdruck** bestimmt die Stimm-Lautstärke, der anatomische Resonanzraum die Stimmlage. Die Stimmhöhe resultiert aus Vorspannung und Länge der Stimmbänder, Sprache (**Artikulation**) aus der Modifizierung der Laute durch Nasen-Rachen-Mund-Raum (→Störungen: Dysarthrien).

Zu motorischen Rindenarealen für Sprache und Aphasien ▶ Kap. 20.1.2; GK Anatomie, ▶ Kap. 9.7.3, GK Psychologie, ▶ Kap. 1.4.3.

Visuelle und auditorische Sprachverarbeitung wird vom **Gyrus angularis** bewerkstelligt (→Störungen führen zu Leitungsaphasie: Vorgesprochene Wörter können nicht wiederholt werden).

18.5.2 Sprachverständnis

Das Sprachverständnis ist cortical in Assoziationsfeldern des Temporallappens lokalisiert (Wernicke-Felder, Area 22; ▶ Kap. 20.1.3)

Fallbeispiel

In der Silvesternacht kommt ein junger Mann in die HNO-Ambulanz, weil er einen seltsamen **Druck auf dem rechten Ohr** habe und nicht richtig hört. »Es klingt alles **dumpf** auf dieser Seite, wie durch Watte«. Er gibt an, mit Freunden **Knallkörper** entzündet zu haben, dabei sei einer direkt **neben seinem Ohr explodiert**. Das äußere Ohr erscheint unauffällig. Mit der **Stimmgabel** wird beim Weber-Versuch der Ton im linken Ohr lauter gehört als rechts (= Schallempfindungsstörung rechts). Rinne ist beidseitig positiv. Im **Tonaudiogramm** wird rechts eine Senke für Knochen- und Luftleitung bei 5 kHz um 40 dB festgestellt. Das **Recruitment** ist auf der betroffenen Seite positiv.

Es wird eine **Innenohrschwerhörigkeit** mit Affektion der **äußeren Haarzellen** diagnostiziert. Therapie des Knalltraumas wird in der Folge mit durchblutungsfördernden Medikamenten ohne Erfolg versucht. Das Druckgefühl nimmt nach einigen Tagen ab, die **Schwerhörigkeit** bleibt **irreversibel**.

19 Chemische Sinne

Mind Map

Geschmack: Geschmack und Geruch gehören zu den spezifischen chemischen Sinnen. Geschmackssinneszellen sind sekundäre Sinneszellen, welche in Geschmacksknospen angeordnet sind. Es gibt 5 Geschmacksqualitäten, von denen »salzig«, »Umami« und »sauer« über ionotrope, »süß« und z. T. auch »bitter« über metabotrope Transduktion vermittelt werden. Bitter hat als Warnempfindung die geringste Schwelle. Der Geschmackssinn adaptiert schnell und komplett. Seine Afferenzen werden regional scharf umgrenzt von den Hirnnerven VII, IX und X zum Nc. solitarius geleitet. Vagusreflexe (Würgen, Husten) werden hier über den Hirnstamm verschaltet, aufsteigende Bahnen erreichen via Thalamus die primäre Geschmacksrinde in Operculum und Inselregion.

Geruch: Geruchssinneszellen sind primäre Sinneszellen der Regio olfactoria. Pro Sinneszelle wird nur ein Rezeptortyp exprimiert, der aber auf verschiedene Duftstoffe ansprechen kann. Die Signaltransduktion erfolgt über G-Proteine. Die Axone verlaufen als Fila olfactoria in Markscheiden gebündelt durch die Siebbeinplatte und erreichen als N. olfactorius die Glomerula des Bulbus olfactorius beider Seiten, wo eine Vorverarbeitung der Geruchsafferenzen stattfindet. Die Mitralzellen beider Seiten hemmen sich gegenseitig. Sie bilden den Bulbusausgang als Tractus olfactorius zum primären olfaktorischen Cortex, von dem aus Verbindungen zum limbischen System, Thalamus; Inselregion und orbitofrontalen Cortex bestehen.

19.1 Grundlagen der chemischen Sinne

19.1.1 Einteilung, morphologische Grundlagen und sensorische Funktionen

19.1.2 Schutzreflexe, viszerale und sekretorische Reflexe

Zu den spezifischen chemischen Sinnen gehören **Geschmack** und **Geruch** (spezifische Sinnesrezeptoren). Daneben gibt es einen unspezifischen chemischen Sinn, welcher über freie Nervenendigungen (z. B. nozizeptive Schleimhautreizungen) vermittelt wird.

Die chemischen Sinne sind spezifisch über Reizstoffe testbar. Chemische Reizung der Schleimhäute von Augen, Nase und Mund wird über **trigeminale Nervenfasern** vermittelt, welche brennende und schmerzende Sensationen an die Trigeminuskerne vermitteln. Hierüber wird auch die Sensation »scharf« vermittelt (gehört **nicht** zu den Geschmacksqualitäten). Freie Nervenendigungen des chemischen Sinns anderer Bereiche gehören zu Temperatur- oder Schmerzafferenzen, die über den Vorderseitenstrang verlaufen (▶ Kap. 16.3, ▶ Kap. 16.6).

> **Merke**
>
> »Scharf«, z. B. die Wirkung von **Capsicain** (Inhaltsstoff von Pfeffer) ist eigentlich eine Schmerzempfindung, welche über Freisetzung von **Substanz P** aus freien Nervenendigungen im Mundraum vermittelt wird. Über trigeminale Reizung können hier auf Hirnstammebene auch sekretorische Reflexe verschaltet werden→Augentränen, Schwitzen bei scharfem Essen.

Schutzreflexe: Die chemischen Sinne sind in wichtige Schutzreflexe eingebunden, z. B. Würge-, Brech-, Nies- und Hustreflex. Letzterer ist ein wichtiger Schutz vor Aspiration (bei Störungen, z. B. zentralnervöser Art, resultieren Verschlucken und Aspirationspneumonien).

Wirkradius: Geschmack ist ein Nahsinn und testet die Nahrung auf »gut« (angeborene Zuneigung zu »süß« und »salzig«) oder »giftig« (Abneigung zu »sauer« und »bitter«). Geruch ist ein Fernsinn, der gelöste Gase registriert, aber auch ein Nahsinn, da er den Geschmack unterstützt (z. B. geschmackloses Essen bei Schnupfen!). Eine Gegenüberstellung von Geschmack und Geruch zeigt ◻ Tabelle 19.1.

Für Geruch und Geschmack gilt: Die **Erkennungsschwelle** ist größer als Wahrnehmungsschwelle. Im Bereich der Wahrnehmungsschwelle können z. B. Geschmacksstoffe nicht spezifisch erkannt werden (NaCl schmeckt im Bereich der Wahrnehmungsschwelle salzig und süß). Die Geschmackserkennung ist stark temperaturabhängig (z. B. kaum noch bei 0°C→in Eiswasser kann man fast alles hineinfüllen); das Geruchsvermögen ist weniger stark temperaturabhängig.

Praxis. Die Temperaturabhängigkeit des Geschmacks lässt sich gut ausprobieren: Eisgekühlte Softdrinks (»damit macht man Werbung…«.) versus warme Softdrinks (»Igitt, damit macht keiner Werbung«). Im Gegenzug: Rotwein schmeckt bei 16–18°C am intensivsten (Blume), Rotwein aus dem Kühlschrank ist schon fast ein Sakrileg!

> **Prüfungsfallstricke**
>
> **Geschmack:** Jede Geschmacksqualität kann prinzipiell überall wahrgenommen werden (süß z. B. auch am Zungengrund). Die **Fadenpapillen** enthalten **keine** Geschmackszellen. Der N. trigeminus versorgt nur sensibel, nicht sensorisch (Geschmack) die Schleimhäute von Mund und Zunge. Weniger als die Hälfte der Geschmackszellen liegen auf der Zunge, der Rest in Schleimhaut von Wangen, Gaumen, Rachen (dort ohne Knospen). In einer Geschmackspapille befinden sich Sinneszellen für verschiedene Geschmacksqualitäten. Die Geschmackszellen sind in der Regel nicht spontanaktiv.
>
> **Geruch:** Der Geruchssinn adaptiert **nicht** vollständig, d. h. ein schlechter Geruch wird immer noch (aber weniger intensiv) wahrgenommen. Bei Ruheatmung gelangt nur ein winziger Teil der Duftstoffe in der Luft zur Regio olfactoria (2%), beim Schnüffeln (Wirbelbildungen) steigt der Anteil. Jede Zilie kann auf mehrere Duftstoffe reagieren (nicht auf alle), aber jede Sinneszelle exprimiert nur eine Sorte von Rezeptorproteinen. Einzelne Axone sind marklos, die Fila olfactoria aber markhaltig. Die Geruchszellen sind meist spontanaktiv.

19.2 Geschmack

19.2.1 Geschmacksqualitäten und Psychophysiologie des Geschmacks

19.2.2 Sensoren

Geschmacksqualitäten, Schwellen, Transduktionsmechanismen ◻ Tabelle 19.1. »Bitter« als Warnfunktion des

19.2 · Geschmack

Tab. 19.1. Charakteristika von Geschmack und Geruch

	Geschmack	Geruch
Qualitäten	5 Grundqualitäten: **süß** (v. a. Zungenspitze), **salzig** (v. a. Zungenspitze, -grund), **sauer** (seitliche Zunge), **bitter** (v. a. Zungengrund), **Umami** (japan. »lecker«, v. a. Glutamat)	Ca. 10.000 Duftqualitäten 7 typische Geruchsklassen: **blumig, ätherisch** (Birnen), **kampherartig, schweißig, faulig, moschusartig, stechend**
Schwellen, Adaptation	**Absolutschwelle** (<Erkennungsschwelle): Geschmacksstoffe obligat wasserlöslich. **süß**→org. Stoffe (100 mM – 1 μM), Glucose hat höhere Schwelle als Fructose, Saccharose, Alkohole. **sauer**→Protonen (mM) **salzig**→~mM, wasserlösliche Salze **bitter**→niedrigste Schwelle! (Gefahrenstoffe), Strychnin, Nikotin, Coffein (μM) **Unterschiedsschwelle**→schlecht (20–30%) **Adaptation**→schnelle, komplette Adaptation (~1 min)	**Absolutschwelle:** sehr niedrig, wenige Moleküle (~10^9/ml Luft) Duftstoffe müssen gasförmig und löslich im Nasenschleim sein. **Adaptation**→langsam (~ 4 min) und inkomplett (30–40% Restaktivität). **Beeinflussung**→gegenseitige Kreuzreaktion von Riechstoffen (Geruchintensität von Mischungen geringer als Einzelkomponenten)
Sinneszellen, Verteilung	**Sekundäre Sinneszellen** (umgewandelte Epithelzellen) ohne Axon. 10–50 Sinneszellen in Geschmacksknospen (daneben Stütz-, Basalzellen). **Lebensdauer** ~10–15 Tage, Erneuerung durch Basalzellen. ca. 10.000 Geschmacksknospen (Zunge und Gaumen): **Pilzpapille**→vordere Zunge (Chorda tympani, N. VII) **Blattpapille, Wallpapille**→hinteres Zungendrittel (N. IX+N. VII) Gaumen, Zungengrund→N. vagus und Spüldrüsen zwischen den Papillen	**Primäre bipolare Sinneszellen** mit Axon, Dendrit in Schleimhaut mit 5–20 Zilien. ~10 Mio. Sinneszellen in Riechepithel (Stützzellen, Bowman-Drüse→Schleim, bedeckt Zilien). **Lebensdauer** ~60 Tage (ausgereifte Neurone mit mitotischer Teilung!) Jede Zilie ist für viele Geruchsqualitäten sensibel, aber nur eine Sorte Rezeptorpotein pro Sinneszelle! Sinneszellen können spontanaktiv sein.
Afferente Nerven	Aδ- und marklose C-Fasern N. V (~70%)→sensibel (scharf, brennend) N. VII, IX, X (~30%)→sensorisch (Geschmack)	dünnste Nervenfasern (0,2 μm) Individuelle Axone marklos, hunderte benachbarte Axone von einer Schwannzelle umhüllt→ markhaltige Bündel
Transduktion	Spezifische Rezeptorproteine für einen Geschmack (evtl. mehrere in einer Sinneszelle). **salzig**→Na^+-Einstrom durch ENaC-Kanäle **sauer**→H^+ blockieren apikale K^+-Kanäle **süß**→G-Protein, cAMP↑→K^+-Kanal-Block→ Depolarisation **bitter**→mehrere Wege: direkter K^+-Kanal-Block; cAMP↓ (Gustducin), IP_3/DAG↑ (G_q) **Umami**→Glutamat (ionotroper Kationenkanal)	Eine Sorte Rezeptorprotein pro Zelle. Ausschließlich G-Protein vermittelte Transduktion→cAMP und IP_3/DAG. Öffnen unspezifischer Kationenkanäle oder Cl^--Kanäle→Depolarisation mit Rezeptorpotenzial (Aktionspotenzial erst am Axonhügel).
Corticale Projektion	Thalamus (Nc. ventralis posteromed.), innere Zentralwindung, Insel, Operculum	Bulbus olfactorius→Riechhirn (Präpiriforme Region, dorsomed. Thalamus, Mandelkerne, Insel, orbitofront. Cortex

Geschmacks vieler pflanzlicher Giftstoffe hat die niedrigste Wahrnehmungsschwelle.

> **Merke**
>
> Der Transduktionsmechanismus für »salzig« ($\rightarrow$Na$^+$-Einstrom, ENaC-Kanal), »sauer« (Hemmung des K$^+$-Ausstroms) und »Umami« der Geschmackszellen ist **ionotrop** (direkte Kanalwirkung) und mit einer **Depolarisation** verbunden. Die Transduktion für »süß« ist **metabotrop** (G-Protein-Kaskade, ◘ Tab. 19.1) und führt ebenfalls zur Depolarisation (K$^+$-Kanal Block). Die Depolarisation führt zu Ca^{2+}-Einstrom (spannungsabhängige Ca^{2+}-Kanäle) und Transmitterfreisetzung (Glutamat?).
> Für »bitter« existieren mehrere Mechanismen: neben **ionotroper** Wirkung (Depolarisation) existieren **metabotrope** mit direkter Ca^{2+}-Freietzung aus dem ER (IP$_3$) ohne Depolarisation (dies gilt auch für manche Nicht-Zucker bei der »süß«-Empfindung, z. B. Alkohole – Glykol).

19.2.3 Zentrale Projektionen

Geschmacksafferenzen der Hirnnerven N. VII, IX, X (erstes Neuron in den Ganglien) enden alle im ipsilateralen **Nc. solitarius** (Speichelkern, zweites Neuron) und werden dort mit somatisch-sensiblen, trigeminalen und viszeralen Afferenzen verrechnet. Von dort werden sie weitergeleitet
- zu nahe gelegenen Hirnstammkernen für die **unbewusste Verschaltung** von Schutz- (Würgen, Schlucken, Husten) und Verdauungsreflexen (kephale Phase der Verdauung→Geschmack stimuliert schon die Magensäureproduktion) und
- zur **bewussten Wahrnehmung** an den Thalamus (**Nc. ventralis posteromedialis**).

Die Projektion erfolgt dann zur primären (**Operculum, Insel**) und sekundären (**orbitofrontaler Cortex**) Geschmacksrinde. Affektive Tönung ist Folge von Projektionen zum limbischen System (**Hypothalamus, Amygdala**).

> **KLINIK**
>
> **Läsion der Chorda tympani:** z. B. Operationsfolgen bei Parotis-OPs (Parotistumor), Bestrahlung, Mittelohrprozessen (z. B. Otitis media). Es resultiert eine einseitige partielle **Ageusie** (= »Geschmacklosigkeit«, v. a. für süß und salzig). Zentrale Läsionen im Inselbereich dagegen führen zu kompletter Ageusie.

19.3 Geruchssinn und trigeminaler chemischer Sinn

19.3.1 Sinnesmodalitäten, Qualitäten und Psychophysiologie des Geruchs

Einzelheiten dazu ► Kapitel 19.1 und ◘ Tabelle 19.1. **Hedonik** bezeichnet die subjektive Bewertung von Gerüchen. Für einige Düfte ist sie angeboren im Sinne der Nahrungsaufnahme→frisches Obst positiv, faules Obst negativ.

19.3.2 Transduktionsprozesse

Einzelheiten in ◘ Tabelle 19.1. Die Signaltransduktion eines Duftstoffs läuft über rezeptorvermittelte G-Protein-Aktivierung und cAMP-Erhöhung oder IP$_3$-Bildung ab.

> **KLINIK**
>
> **Schnupfen:** Riechen ist an eine intakte Verteilung der Duftstoffe bis zur Regio olfactoria gekoppelt. Bei Schnupfen resultiert eine Verlegung der conchialen Nasenwege durch Hypersekretion, die Duftstoffe erreichen das Riechepithel nicht, man riecht nichts (die Signaltransduktion selbst ist nicht gestört, es kommt nur nichts zum Transduzieren an).

19.3.3 Bahnen und zentral-nervöse Verarbeitung

Die Riechsinneszellen sind das erste Neuron der Riechbahn, ihre Axone verlaufen gebündelt in einer Myelinschicht (Einzelaxone marklos) durch die **Lamina cribrosa** (danach **N. olfactorius**) und enden in einem oder mehreren der **Glomerula** des **Bulbus olfactorius**. Dort lagern sich Fasern von Sinneszellen gleicher Rezeptorproteine zusammen, enden gemeinsam in bilateral gleich-lokalisierten Glomeruli (Duftstoff-Vorsortierung→**Olfaktotopie**) und bilden Synapsen mit **Mitralzellen** (Pyramidenzellen). Über **periglomeruläre Zellen** (Interneurone, GABA) ist eine laterale Hemmung (Kontrastverschärfung) möglich.
Die Mitralzellen (zweites Neuron) schalten im Ausgang zum einen auf hemmende **Körnerzellen**, welche die Mitralzellausgänge der Gegenseite hemmen (und diese wiederum hemmen dann auch die Ausgangsseite→**rekurrente Hemmung** über dendrodendritische Synapsen), zum anderen bilden sie als **Tractus olfactorius** den einzigen Ausgang aus dem Bulbus zum

ipsilateralen **Riechhirn** (aufsteigende Bahnen zu rostralem Telenzephalon). Kollateralen zum **Nc. olfactorius** (vordere Kommissur) hemmen den kontralateralen Bulbus.

Corticale Projektionen umfassen
- den **primären olfaktorischen Cortex** (Cortex präpiriformis),
- **Thalamus** (Nc. dorsomed.),
- **limbisches System** (Amygdala, Hippokampus→affektive Tönung) und
- den **Neocortex** (Inselregion, orbitofrontaler Cortex→bewusste Wahrnehmung).

> **Merke**
>
> Der **Tractus olfactorius** ist **keine** Einbahnstraße. Efferenzen vom primären olfaktorischen Cortex bilden erregende Synapsen mit den hemmenden periglomerulären Zellen. Hierdurch wird eine Fernhemmung im Sinne einer Verstellung der Empfindlichkeit bei Veränderungen der Körperhomöostase möglich (z. B. Hunger, Durst→erhöhte Sensibilität gegenüber Duftstoffen).

19.3.4 Assoziationsregionen für den Geruchssinn

Durch die enge Beziehung zum limbischen System resultieren starke affektive Tönungen auch von Duftstoffen, welche überhaupt nicht das Bewusstsein erlangen. Sexualduftstoffe (Pheromone→*»den kann ich nicht riechen…«*) bewirken sogar neuroendokrine Reaktionen (z. B. Synchronisation des Follikelwachstums bei der Frau durch männliche Duftstoffe).

> **KLINIK**
>
> Bei **Temporallappen-Epilepsien** finden sich während der Aura ausgeprägte **Hyperosmien** oder **Parosmien** (Riecheindruck entspricht nicht dem Riechstoff)→Ankündigung eines Anfalls möglich.

> **Fallbeispiel**
>
> Ein 43-jähriger Bauarbeiter sucht den Arzt auf, weil er seit einigen Tagen ein **seltsames Geschmacksgefühl** hat, wenn er Süßes isst. »Es schmeckt seltsam, auf der rechten Seite anders als links, irgendwie nach Pappe«, gibt er an. Er war zuvor wegen einer **Virusgrippe** krankgeschrieben, bei der auch **Fieber** und ein **schmerzendes Ohr** rechts aufgetreten seien. Die Audiometrie ergibt keine Hörstörung rechts, ebenso keine Anzeichen für eine periphere Fazialisparese. Bei der **Geschmacksprüfung** werden süße und salzige Testlösungen auf der rechten Zungenspitze nicht erkannt, Zungengrund und Wangenschleimhaut erkennen symmetrisch. Im Blutbild sind keine Entzündungszeichen mehr erkennbar (BSG, Leukozyten, CRP normal). Das Geruchsempfinden ist beidseits ungestört.
>
> Bei Verdacht auf **virusassoziierte Läsion der Chorda tympani** ohne spezifische Therapiemöglichkeiten wird der Patient aufgeklärt, dass Spontanremissionen in drei Viertel der Fälle möglich sind. In den folgenden Wochen kehrt das Geschmacksempfinden an der rechten Zungenspitze wieder zurück.

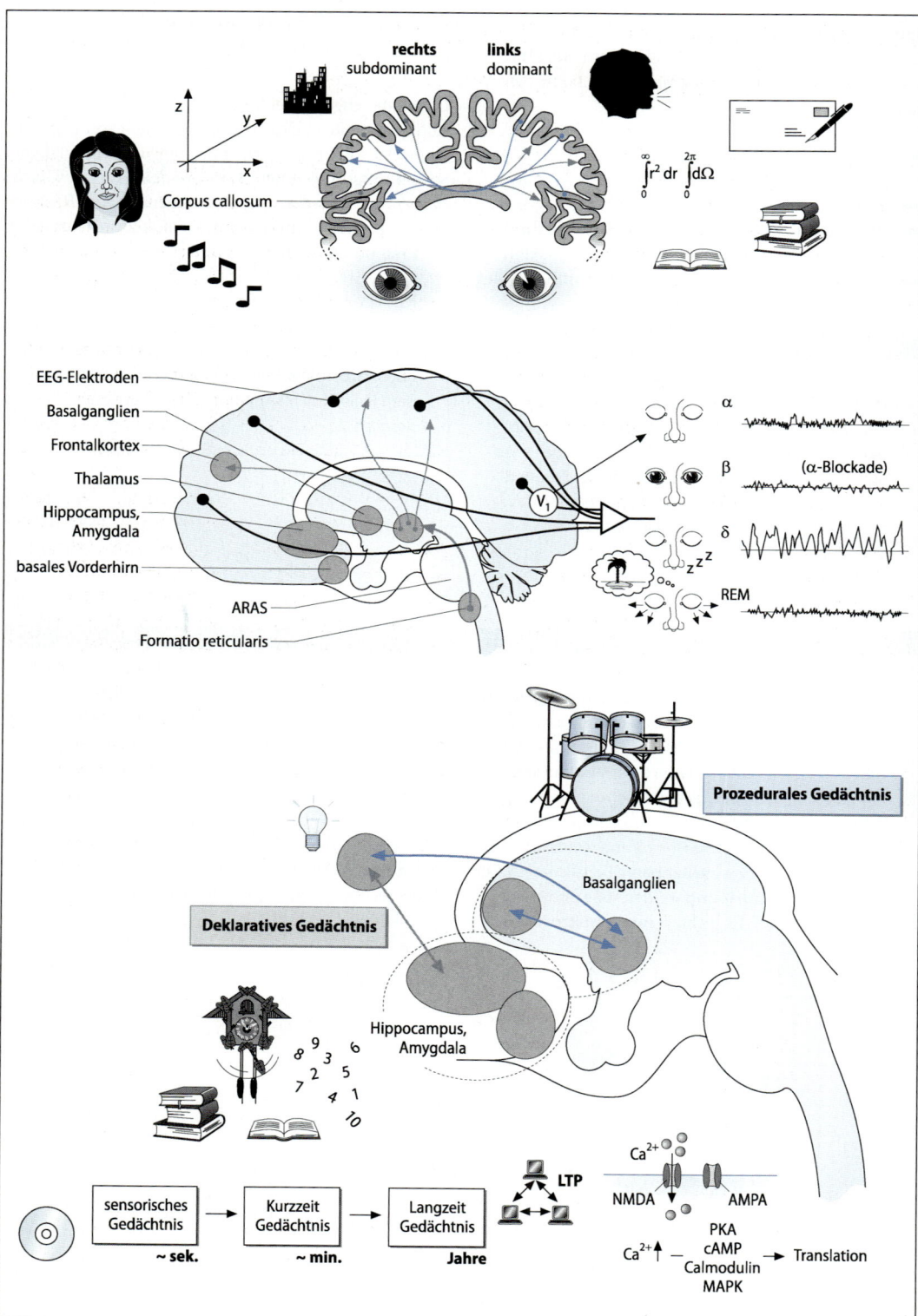

20 Integrative Leistungen des Zentralnervensystems

Mind Map

Der Neocortex: Neben den primär-motorischen und sensorischen Cortices bilden die Assoziationscortices den größten Anteil des Neocortex; sie verknüpfen und integrieren die peripheren Signale.

Gedächtnisleistungen: Der präfrontale Cortex steuert selektive Aufmerksamkeit und bewussten Handlungsantrieb. Das limbische System steuert affektive Tönung und ist wichtig für das deklarative Wissensgedächtnis (Hippokampus). Für die Konsolidierung von Gedächtnisinhalten ist Langzeitpotenzierung notwendig. Das prozedurale Fertigkeitengedächtnis benötigt die Basalganglien.

Hemisphären: Die parieto-temporo-okzipitalen Cortices zeigen eine ausgeprägte Hemisphärenasymmetrie mit einer dominanten (meist links: Vorzug für Sprachmotorik und -verständnis, logisches Denken) und einer subdominanten Hemisphäre (bevorzugt räumliche Orientierung, visuell-akustisches Erkennen, analog-gestalthaftes Gedächtnis). Beide Hemisphären kommunizieren über Kommissurenfasern, v. a. über das Corpus callosum. Durchtrennung führt zu typischen »Split brain«-Krankheitsbildern.

Das EEG: Die corticale Struktur ist im Jugendalter noch plastisch, Hemisphärenwechsel sind möglich. Die corticale Aktivität lässt sich mit dem EEG in Form von Feldpotenzialen ableiten. Beim Augenöffnen desynchronisieren die Wellen und der β-Rhythmus tritt auf.

Schlaf: Im Tiefschlaf ist die Aktivität des aufsteigenden retikulären Aktivierungssystems an den Thalamus stark reduziert und die Thalamusneurone verfallen in langsam oszillierende δ-Wellen. Im REM-Schlaf wird vermehrt geträumt. Neben einer Skelettmuskelatonie besteht ein EEG vergleichbar dem Wachzustand sowie schnelle Augenbewegungen (paradoxer Schlaf).

20.1 Allgemeine Physiologie und funktionelle Anatomie der Großhirnrinde

20.1.1 Organisation der Großhirnrinde

Schichtung

Die Großhirnrinde (1,5–4,5 mm dick, Oberfläche ~2500 cm²) besteht aus 6 Schichten (▶ Kap. 15.2, Cerebellum besitzt 3 Schichten, ▶ Kap. 15.7). Von den ca. 10^{10} ZNS-Neuronen machen die corticalen **Pyramidenzellen** (80%, exzitatorisch) und **Sternzellen** (v. a. inhibitorisch, dendritenreich) den größten Anteil aus.

Corticale Afferenzen (nach Schicht I–IV) sind weitaus seltener als Efferenzen (von Schicht V, VI). Sie bilden die weiße Substanz. ◘ Tabelle 20.1 fasst die wichtigsten Zelltypen und corticalen Verbindungen zusammen.

> **Merke**
>
> Die **Hemisphären** sind über **Komissurenfasern** (Balken), ispilaterale Assoziationsfelder über **Assoziationsfasern** und subcorticale Strukturen (z. B. Pons) über **Projektionsfasern** miteinander verbunden.

Neuronenkolumnen sind Cortexschichtareale, welche nach funktionellen Eigenschaften gruppiert sind (z. B. Hyperkolumnen für Form, Farbe und Bewegung im primär visuellen Cortex, ▶ Kap. 17.4.4). Histologisch unterscheiden sie sich kaum von ungruppierten Cortexarealen.

20.1.2 Corticale Felder

Der Cortex ist nach **Brodman** in ca. 50 Felder aufgeteilt. Neben den primären und sekundären Funktionalfeldern (motorischer Cortex ▶ Kap. 15.2, sensorischer Cortex ▶ Kap. 16.1.3), welche entweder die Willkürmotorik steuern oder **unimodal** eine Sinnesmodalität erfassen, finden »höhere« Aufgaben in den **polymodalen Assoziationsfeldern** des Neocortex statt (◘ Tab. 20.2). Sie machen den größten Anteil an der Cortexoberfläche aus, empfangen und integrieren Signale untereinander oder aus anderen Cortexarealen und sind mit Begriffen wie Sprachverständnis, abstraktem Denken, Erkennen oder Lesen verbunden (**parieto-temporo-okzipitaler Cortex**, corticale Asymmetrie beachten, s. u.).

Eine Sonderstellung kommt dem **präfrontalen Cortex** und dem **limbischen Cortex** zu, welche mit Begriffen wie »Persönlichkeit«, »Moral« (präfrontaler Cortex), »Trieb«, »Gedächtnis« (limbischer Cortex) oder Emotionen wie »Furcht« (Amygdala) verknüpft sind. ◘ Tabelle 20.2 gibt einen Überblick über die funktionellen Zuordnungen des Assoziationscortex.

> **Prüfungsfallstricke**
>
> Die Assoziationsfelder erhalten **keine** primären Sinnesinformationen.

20.1.3 Corticale Asymmetrie, Händigkeit und Sprachfunktionen

Beide Hemisphären des Neocortex zeigen eine ausgeprägte funktionelle Asymmetrie, v. a. bzgl. der Assoziationscortices (◘ Abb. 20.1). Der makroskopisch-funktionellen Hemisphärenasymmetrie liegen auch mikroskopisch-strukturelle Unterschiede zugrunde (v. a. Pyramidenzellgröße, Dendritenanzahl).

Die **linke Hemisphäre** dient grob primär der Verarbeitung von Sprache, logischen Konstrukten, kausalen Ketten und verbalem Gedächtnis.

Die **rechte Hemisphäre** dient grob der visuellräumlichen Gestaltverarbeitung, Tiefenwahrnehmung sowie nonverbalem Gedächtnis.

◘ Tab. 20.1. Wichtige corticale Zelltypen und Schichtung

Zelltyp	Schicht	Verbindungen	Transmitter
Pyramidenzellen	III, (IV), V	Einzige Ausgangszellen des Cortex! starke laterale **Input**-Vernetzung→transcorticale Assoziations-, transcallose Komissurenfasern. **Output**→Projektions- (corticospinal), Assoziationsfasern	Exzitatorisch: v. a. Glutamat
Sternzellen	II, IV	Eingangszellen des Cortex! v. a. thalamocorticaler Input Axone verlassen den Cortex nicht	Inhibitorisch: v. a. GABA. Exzitatorisch (wenig): Neuropeptide
Korbzellen	(II), IV	Corticale Netzwerkzelle	Inhibitorisch: GABA

Tab. 20.2. Funktionelle Zuordnung »höherer« Aufgaben zu den Assoziationscortices

Assoziationsfeld	Strukturen und Funktionen	Ausfälle und Erkrankungen
Präfrontaler Assoziationscortex	Präfrontaler Cortex, z. T. Gyrus cinguli. Selektive Aufmerksamkeit, **Bewusstsein**, konkrete Zielplanung von Handlungen, Sozialverhalten, Moral (?), Empathie. Konditionierung präziser Furchtreaktionen (unpräzise Reaktionen über Amygdala) **Arbeitsgedächtnis**: ventromedial und dorsolateral **Selbstkontrolle**: dorsolateraler Frontalcortex **Broca-Zentrum**: motorische Sprachproduktion	**Schizophrenie**: corticale Untererregbarkeit, Glut/NMDA-Rezeptor Dysfunktion (kein Ausfall!). **Akinetischer Mutismus**: Verlust von Planungsantrieb und Ausführung, nur reflektorische Bewegungen, Gleichgültigkeit. **Orbitofrontale Läsionen**: Sozialverhalten gestört, Sexualdeviation, Antrieb gestört. **Dorsolaterale Läsion**: räumliche Orientierung, Denkstrategie und Normverhalten gestört **Broca-Aphasie**: Sprachproduktion gestört, Sprachverständnis ungestört.
Limbischer Assoziationscortex	Teile des präfrontalen Cortex und Hippokampus und Amygdala. **affektive Tönung** von Verhalten, Trieb **Gedächtnis**inhalte (**Hippokampus**) Stereotype thalamoamygdaläre Furchtkonditionierung	**Anterograde Amnesie**: Hippokampale Störung, neue Informationen können nicht gelernt werden.
Parieto-temporo-okzipitaler Assoziationscortex	Konvergenz sensorischer Cortexareale (bds.). Seitenasymmetrie besonders ausgeprägt (**Hemisphärendominanz**): **dominante Hemisphäre**: logisch-rational-abstraktes Denken, Intellekt (objektiv), sensorisches Sprachverständnis (parietal, Wernicke-Zentrum), visuelles Sprachverständnis (temporo-okzipital, Gyrus angularis), Lesen, Schreiben, Rechnen. **nichtdominante Hemisphäre**: räumlich-konstruktives Denken, räumliche Orientierung, nonverbal, intuitiv-konkret, Emotionen (subjektiv).	**Neglect**: Läsion posterior-parietaler Cortex, Ignorieren von visuellen Gesichtsfeldreizen oder somatosensorischen Körperreizen auf der Gegenseite. **Agnosie**: Ausfall sensorischer Projektionsfelder. Unfähigkeit, Bedeutung einer Wahrnehmung zu erkennen (z. B. taktil, visuell, akustisch). **Prosopagnosie**: Nicht-Erkennen von Gesichtern. **Alexie, Agraphie**: Lese-, Schreibunfähigkeit, Läsion im Gyrus angularis. **Wernicke-Aphasie**: Störung des Sprachverständnis (und Dyslexie), Läsion posterior-perisylvische Region

Prüfungsfallstricke

Hemisphärenasymmetrie bezeichnet eine Seitenpräferenz für funktionelle Aufgaben. Alle Aufgaben können prinzipiell auch von der kontralateralen Hemisphäre übernommen werden.

Hemisphärendominanz (v.a. Sprachzentrum) und Händigkeit

Die Dominanz einer Hemisphäre wird auf die Sprachfunktion bezogen. Die **Sprachzentren** (Broca und Wernicke) sind beim **Rechtshänder** fast immer (98%) einseitig **links** angelegt (linke Hemisphäre sprachdominant). Beim **Linkshänder** ist das Sprachzentrum zu ca. 70% ebenfalls **links**, zu einem kleineren Anteil rechts oder evtl. auch bilateral angelegt. Daher ist bei den meisten Menschen das Sprachzentrum links!

Merke

Die **dominante Hemisphäre** ist bei Rechts- und Linkshändern am häufigsten **links**. Sie verarbeitet alle Sprachleistungen (Sprechen, Lesen, Schreiben). Die **subdominante Hemisphäre** für visuelles, taktiles, akustische Erkennen ist dementsprechend meistens **rechts**. Auch die subdominante Hemisphäre trägt zu Sprachleistungen bei→**Prosodopie** (Satzmelodie, Betonung), Klassifikation von Gesprochenem (Frage, Befehl, Aussage).

Wörter sehen, hören, erkennen und dann sprechen→**links**.

Objekte sehen, tasten, hören und erkennen→**rechts**.

> **KLINIK**
>
> **Sprachstörungen** (**Aphasien**, ◘ Tab. 20.1, GK Anatomie, ▶ Kap. 1.4.3):
> — Motorische Aphasie (**Broca-Aphasie**): Sprachproduktion, Artikulation, Prosodopie sind gestört, es entstehen Probleme beim Nachsprechen, das Sprachverständnis bleibt erhalten. Schriftliche Äußerung ist ebenfalls nicht möglich.
> — Sensorische Aphasie (**Wernicke-Aphasie**): Störung des Sprachverständnisses, flüssiges Sprechen jedoch sinnloser Zusammenhänge möglich, Neologismen, Paraphrasien, die Syntax ist entstellt. Gelesenes wird ebenfalls nicht verstanden.
>
> Die motorische Aphasie wird vom Patienten als quälender empfunden, da er alles versteht, aber sich nicht mehr richtig artikulieren kann. Sensorische Aphasien werden (»*vermutlich? Wer weiß das schon?*«) als nicht so quälend empfunden, der Patient versteht kaum noch etwas (dies betrifft auch das sprachliche Denken!).
>
> **Sprechstörungen:** in Abgrenzung von Sprachstörungen ist die motorische Ausführung des Sprechens betroffen (z. B. Cerebellum, Hirnstamm, Bulbärparalyse, corticobulbäre Bahnen).

Bildgebende Verfahren

Die präferenzielle Aktivierung der Hemisphären bei unterschiedlichen Aufgaben lässt sich direkt mit bildgebenden Verfahren darstellen, z. B. **Positronen-Emissions-Tomographie (PET)** oder **funktioneller Magnetresonanz-Tomographie (fMRT)**. Die Aktivierung von Cortexarealen korreliert mit der Zunahme des regionalen O_2- und Glucoseverbrauchs und der Durchblutung.

Radioaktiv markierte Atome bei PET (v.a. ^{15}O und ^{11}C, Glukose u.a.) setzen Positronen frei, welche mit Elektronen eine Annihilierungsreaktion unter entgegengesetzter Aussendung zweier Photonen eingehen. Die aktivitätsabhängige Verteilung dieser Substanzen im Gehirn wird mit einem Korrelationsdetektor gemessen (zählt nur gleichzeitige und entgegengesetzte Photonen-Counts).

Das fMRT misst den regionalen Blut-O_2-Gehalt. Desoxygeniertes Blut ist paramagnetischer als oxygeniertes. Bei regionaler neuronaler Aktivitätszunahme resultiert Perfusionszunahme mit oxygeniertem Blut und verlängertes Resonanzsignal (**BOLD**-Signal). Beispiel: Musik hören→Aktivitätszunahme rechts-parietal. Vortrag hören→Aktivitätszunahme links-parietal.

Plastizität der Hemisphären

Im frühen Kindesalter ist die Hemisphärendominanz noch umkehrbar. Bei frühen Läsionen des linken Cortex kann die Sprachfunktion vom rechten Cortex übernommen werden (»Sprachenshift«, ab der Pubertät dann nicht mehr möglich). Interessant ist, dass das **Sprachverständnis** des rechten Ohrs besser ist als des linken (dort dafür Musik). Eine Hypothese hierfür liegt in der intrauterinen Fetuslage mit Zuwendung des rechten Ohrs nach außen→bessere Projektion äußerer Laute und Sprache (?). Die Verbindung des rechten Ohrs zur linken Hemisphäre bildet sich dominant aus, obwohl die Hörbahn für jedes Ohr gekreuzte und ungekreuzte Bahnen enthält, also zu beiden Cortices projiziert (▶ Kap. 18.4).

Hemisphärenkommunikation und »Split-Brain«

Über **Corpus Callosum,** vordere und hintere Komissur kommunizieren beide Hemisphären miteinander (**Komissurenfasern**). Durchtrennung des Balkens führt zu getrennter Informationsverarbeitung und fehlender spezifischer Interaktion beider Hemisphären (»**Split brain**«).

> **KLINIK**
>
> »**Split brain**«: Unterbrechung der Fasern des **Corpus callosum** (früher praktizierte Therapieform bei schweren Epilepsien) mit charakteristischen Assoziationsausfällen (◘ Abb. 20.1). Es ist wichtig zu wissen, was die dominante und die subdominante Hemisphäre machen, um zu verstehen, was bei Ausfällen passiert!

Folgen der Durchtrennung des Corpus callosum– Beispielsituationen

Anhand von **Beispielen** wird deutlicher, welche Folgen die Durchtrennung des Corpus callosum hat. Diese Beispiele entstammen speziellen Versuchsanordnungen; in der Realität sieht ein solcher Patient mit beiden Augen (erhält also Signale aus beiden Gesichtsfeldern) und hört mit beiden Ohren. Daher sind diese Phänomene im Alltag meist kaschiert.

An den Versuchen mit den folgenden Ergebnissen nahm ein rechtshändiger »Split brain«-Patient teil (dominante Hemisphäre links→Sprachzentrum, Worterkennung; subdominant rechts→visuelles, taktiles Erkennen).

— Präsentiert man diesem Probanden einen geschriebenen Begriff (»Schlüssel«, ◘ Abb. 20.1) im linken Gesichtsfeld (GF), so kann er ihn unter Umständen nicht benennen. Der Grund dafür ist, dass das linke GF in den rechten visuellen Cortex projiziert und das linke Sprachzentrum keine visuellen Informationen aus dem rechten parieto-temporo-okzipita-

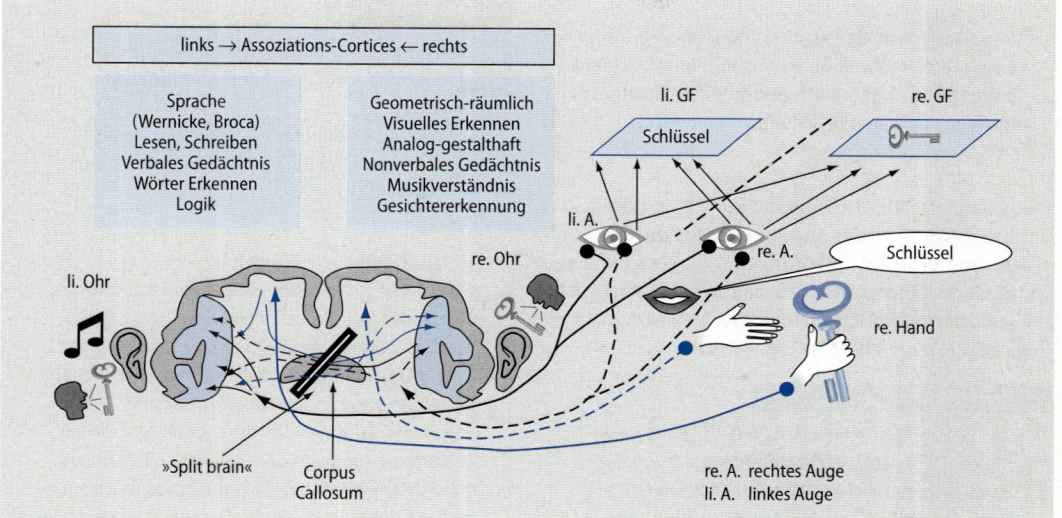

Abb. 20.1. Schwerpunkte der dominanten (in der Regel linken) und subdominanten (in der Regel rechten) Hemisphäre bzgl. integrativer Verarbeitungsmechanismen. Die Kommunikation beider Hemisphären erfolgt über Komissurenfasern (z. B. Corpus callosum). Bei Durchtrennung resultiert der »**Split brain**«-Komplex: getrennte Verarbeitung sensorischer Eingänge in beiden Hemisphären. Erklärung im Text

len Cortex erhält. Er kann ihn mitunter evtl. auch nicht aus einer Reihe von Objekten zeigen, weil die subdominante Hemisphäre v. a. bildhaft erkennt (mitunter nicht das Wort »Schlüssel«). Präsentiert man das Wort im rechten GF, kann er es benennen (linker visueller Cortex→Gyrus angularis→Wernicke-Zentrum→Broca-Zentrum) und mit der rechten Hand aus einer Reihe verdeckt dargebotener Gegenstände auswählen, nicht aber mit der linken (keine Verbindung zum rechten Cortex).
— Präsentiert man im rechten GF ein Bild eines Schlüssels, kann das Wort benannt und mit der rechten Hand ausgewählt werden (aber nicht mit der linken!). Präsentiert man das Bild im linken GF, kann es nicht benannt, aber mit der linken Hand ausgewählt werden (nicht mit der rechten).
— Flüstert man das Wort ins rechte Ohr, kann es evtl. nicht benannt und das Objekt nicht gezeigt werden (dominante Verbindung rechtes Ohr zu linkem Cortex unterbrochen→weniger Sprachverständnis vom rechten Ohr). Flüstert man ins linke Ohr, kann der Gegenstand mitunter benannt und mit der rechten Hand gezeigt werden (nicht mit der linken). Durch binaurales Hören werden derartige **Diskonnektions-Syndrome** in der Regel kaschiert. Auch hier gilt: Sprache wird über das rechte Ohr besser (aber nicht ausschließlich) gehört als über das linke (Kreuzung der Hörbahn).

Rechtshänder mit **Split-brain** (**Diskonnektions-Syndrom**) können nonverbale Tests (Puzzle, Figuren Legen) besser mit der linken als mit der rechten Hand durchführen. Bei verbalen Tests ist die rechte subdominante Hemisphäre meist nur zu rudimentärem Sprachverständnis und -produktion fähig.

20.1.4 Elektrophysiologische Analyse der Hirnrindenaktivität

Grundlagen der Ableitung
Die elektrische Aktivität von Kollektiven von Cortexneuronen kann mit dem EEG auf der Kopfhaut (extrazelluläre Elektroden!) abgeleitet werden. Die Aktivität einzelner Neurone ist dabei **nicht** auflösbar. Die regional-synchrone Aktivität vieler **postsynaptischer Entladungen** kann als extrazelluläre, oszillierende Potenzialschwankungen mit Frequenzen bis ~80 Hz und Amplituden bis ~100 μV dargestellt werden.

> **Merke**
>
> Grundlage des EEG: zeitlich und räumlich **postsynaptische Summenaktivität** corticaler Neurone. IPSPs (hemmend) oder EPSPs (erregend)
> ▼

führen zu Ionenströmen (bei IPSPs kleiner!), die im Extrazellulärraum als Spannungsänderungen (**Feldpotenziale**) abgegriffen werden können (extrazellulären Widerstand beachten).

Das komplette EEG beinhaltet ca. 20 standardisiert über den Kopf verteilt angebrachte Elektroden (unipolare und bipolare Ableitungen). Zu verschiedenen Aktivitätszuständen gehören charakteristische EEG-Wellenarten (s. u.). Die räumliche Auflösung aktiver Regionen mit EEG liegt im cm-Bereich.

> **Prüfungsfallstricke**
>
> Das EEG stellt postsynaptische Potenziale, **keine** Aktionspotenziale, dar. **Keine** APs von Pyramidenzellen, Interneuronen, Gliazellen (Astrozyten, Oligodendrozyten, Ependymzellen), **keine** APs von subcorticalen Zentren (Thalamus, Limbisches System etc.)→nein, nein, nein…

■ Abbildung 20.2 verdeutlicht das Zustandekommen der extrazellulären Potenzialfluktuationen am Beispiel einer erregenden Synapse. Per Definition entspricht beim EEG ein Ausschlag nach oben einer **negativen extrazellulären** Potenzialänderung (entspricht **positiver intrazellulärer** Potenzialänderung = EPSP in oberflächlichen Cortexschichten, in tiefen Schichten kann ein EPSP in der weit entfernten Oberflächenableitung auch positiv sein!). ■ Tabelle 20.3 gibt einen Überblick über die typischen Aktivitätszustände und ihre EEG-Korrelate.

> **Merke**
>
> Zeitlich synchrone periodische Neuronenaktivierung→wellenförmige Oszillationen, Amplituden↑.
> Neuronenaktivität↓ oder Desynchronisierung→unregelmäßige Potenzialschwankungen, Amplituden↓.

> **KLINIK**
>
> Das EEG ist ein wichtiges Mittel zur Feststellung des **Hirntodes** (= Tod des Individuums), Anästhesie-Tiefe, zerebralen Vergiftungen und Anfallsleiden.
> **Epilepsie**→generalisiert oder partiell-fokal zerebrale Synchronisations-Synergismen durch Zusammenbruch inhibitorischer Mechanismen (GABAerge Hemmung↓, Glutamat-Exzitation↑) bzw. Übergreifen von thalamocorticalen Erregungen auf den Cortex (generalisierter Krampfanfall→ »**Grand Mal**«: tonische Muskelkrampfphase, z. B. Zungenbiss, Einnässen, und Bewusstseinsverlust. Bei Erholung GABAerger Hemmung Übergang in klonische Zuckungen. Nach Wiedererlangen des Bewusstseins liegt keine Erinnerung an den Anfall vor.

> **Merke**
>
> Der epileptische Anfall ist das »Kammerflimmern des Gehirns«, (»…d. h. ganz schlimm aussehende große Zacken und auch noch so schnell…«.) → **Spike and wave complex**.

■ Tab. 20.3. Aktivitätszustände und Wellenkorrelate im EEG

Wellenform	Frequenz, Amplitude	Vorkommen, Aktivitätszustand, Besonderheiten
Alpha	8–13 Hz, mittlere Amplitude	Grundrhythmus entspannter, wacher Ruhe (v. a. Thalamusaktivität) bei geschlossenen Augen. Maximum→Okzipitalpol. Enthält visuelle (klassisch α), auditorische (κ-Rhythmus) und sensomotorische (μ) Anteile. **Synchronisierte Wellen**. Sinnesreize (z. B. Augenöffnen, Hören) und gerichtete Aufmerksamkeit desynchronisieren die Wellentätigkeit→**α-Blockade**.
Beta	13–30 Hz, kleine Amplitude	**Desynchronisiertes EEG** nach α-Blockade (»geistige Aktivität«), große Phasen- und Amplitudenunterschiede. Maximum in frontalen Ableitungen (Gyrus präcentralis).
Gamma	>30 Hz	Synchronisierte Wellen bei Lernen und Aufmerksamkeit
Theta, Delta	υ: 4–7 Hz δ: 0,1–4 Hz große Amplitude	**Synchronisierte** »Schlaf-Wellen«, kommen beim Erwachsenen im Wachzustand **nicht** vor (bei Kleinkindern schon). Theta-Wellen→Schläfrigkeit, Vigilanz↓, Einschlafen. Delta-Wellen→typisch für Tiefschlaf (non-REM)

20.2 Integrative Funktionen durch corticale und subcorticale Interaktionen

20.2.1 Zirkadiane Periodik

Rhythmusgeneratoren
Für viele physiologische Funktionen existieren zirkadiane Rhythmusgeneratoren in Form von endogenen cerebralen Oszillatoren, z. B. Wach-Schlaf-Rhythmik, zirkadianer Cortisolspiegel, Körpertemperatur. Die Membranleitfähigkeit dieser Rhythmusneurone ändert sich durch äußere und innere Reize, von denen natürliches Licht den stärksten Einfluss hat. Der Tag-Nacht-Wechsel wird v. a. durch den **Nc. suprachiasmaticus** (NSC) synchronisiert, welcher über den **Tractus retinohypothalamicus** Melanopsin-abhängige Änderungen der retinalen diffusen Lichtmenge detektiert. Dies koordiniert eine typische 24 h-Rhythmik, welche aber auch nach völliger Isolation weitgehend erhalten bleibt (+ ca. 1,5 h).

Über den NSC werden weitere Rhythmuszentren gesteuert. Über den **subparaventrikulären Hypothalamus** werden z. B. Schlaf induzierende cholinerge Regionen im Stammhirn und basalen Vorderhirn gesteuert.

Wachen und Schlafen: Schlaf ist kein passiver Zustand des Gehirns. Hirnstamm-Thalamus-Cortex-Schleifen werden hierbei zyklisch durchlaufen und ergeben je nach Schlafstadium typische EEG- sowie EMG- und EOG-Muster (◘ Tab. 20.4).

Vermehrtes Träumen in der REM-Phase. Synchronisierter **non-REM** (S1–S4) **plus** desynchronisierter **REM-Schlaf** (= **basic-rest-activity-cycle, BRAC**) werden mehrmals zyklisch nachts durchlaufen (~5-mal, ca. 1,5 h/Zyklus). Die »Slow wave sleep«(SWS)-Dauer nimmt im Laufe der Nacht ab, die REM-Dauer zu. Im Laufe des Lebens nimmt der Anteil der SWS kontinuierlich mit der Gesamtschlafdauer ab, der REM-Anteil bleibt relativ konstant.

> **Prüfungsfallstricke**
>
> Morgendliches Erwachen erfolgt meist aus REM-Phase (obwohl die Weckschwelle hoch ist!) mit Erinnerungsvermögen an Trauminhalte.

20.2.2 Bewusstsein

Aufmerksamkeitsformen
Die Reizinformation wird nach Mustererkennung im sensorischen Gedächtnis (Speicherdauer ~1 s) und Bewertung unter Einbeziehung der Assoziationscortices grundsätzlich verschiedenen Aufmerksamkeitszuständen überführt:

- **Automatisierte Aufmerksamkeit** wickelt Reaktionen auf Reizmuster automatisch ohne explizite Bewusstwerdung ab→überwiegende Form der Alltagsreaktionen (»z. B. Schnürsenkelbinden während man ein Gespräch führt. An was denkt man nicht

◘ **Tab. 20.4.** Schlafstadien nach EEG-Mustern

Stadium	Bezeichnung	Eigenschaften und Besonderheiten
S1	Einschlaf-Stadium	Dauer: einige Minuten; Theta-Wellen, kleine Amplituden, Vertex-Zacken→Einschlafmoment, α-Wellen verschwinden, langsame Augenpendelbewegungen, feine bis heftige motorische Zuckungen möglich (Faszikulationen), Weckschwelle niedrig
S2	Leichter Schlaf	Schlafbeginn nach ~15 min mit **Schlafspindeln** (Perioden synchroner Aktivität, 7–14 Hz, induziert durch hemmende Interneurone im motorischen Thalamus→»Schlafwächter«: Sedation der Motorik) und **K-Komplexen** (scharfe Wellen, Antwort auf Reizverarbeitung im Schlaf, z. B. Schritte hören und akute Absenkung der Weckschwelle)
S3	Tiefschlaf	Dauer: 20–40 min; unregelmäßiges Auftreten von δ-Wellen hoher Amplitude (S3) gefolgt von δ–Schlaf (S4, regelmäßige δ-Wellen, »slow wave«). Weckschwelle hoch, Aktivität Parasympathikus↑, RR↓, AF↓, HF, allg. **Skelettmuskeltonus**↓, kurze Zuckungen möglich GI-Motorik↑, cerebraler O_2-Bedarf↓
S4	»Slow wave sleep SWS« orthodoxer Schlaf	
REM	Paradoxer Schlaf	Dauer: 5–30 min (im Laufe der Nacht zunehmend). Traumphase! Paradoxer Schlaf mit »rapid eye movements« (EOG), distalen Muskelzuckungen (EMG) und wachähnlichem Aufmerksamkeits-EEG (β-Wellen). Weckschwelle↑, Durchblutung↑, HF↑, AF↑, RR↑, zerebraler O_2-Bedarf↑, Erektion, **maximale Skelettmuskelatonie** (→tonische Hemmung spinaler Motoneurone, pontine-ACh-Konzentrationen↑), REM-Miosis, REM-Myopie

AF: Atemfrequenz, HF: Herzfrequenz, GI: gastrointestinal.

alles beim Autofahren, während der Verkehr automatisch läuft«).
- **Kontrollierte Aufmerksamkeit** führt zur Zuwendung zu und expliziten Bewusstwerdung von neuen Reizsituationen. Die Fähigkeit zur Reizzuwendung ist limitiert, daher müssen Prioritäten gesetzt werden, welche bewusste Wahrnehmung selektiv werden lassen (z. B. nimmt man in einer Stresssituation nur kleine Ausschnitte einer Szene wahr, vergleicht man die Situation später auf einem Foto, fallen einem viel mehr Details auf). Bewusste Aufmerksamkeit wird cortical-subcortical im **limitierten Kapazitäts-Kontrollsystem** (**LCCS:** präfrontaler und parietaler Cortex, Thalamus, basales Vorderhirn, Formatio reticularis u. a.) gesteuert (Störungen ◘ Tab. 20.2). Für die verschiedenen Qualitäten der bewussten Wahrnehmung ▶ Kap. 20.1.2.

Merke
Damit Information bewusst wird, müssen die Inhalte in reziprok verbundenen Arealen des LCCS mindestens ~100 ms lang kreisen. Zu pontinen Atemzentren bestehen z. B. keine reziproken Verbindungen, sodass die Atmung in der Regel nicht bewusst wird.

Vigilanz- und Bewusstseinsregulation
Subcorticale Aktivierungssysteme (v. a. Formatio reticularis, basales Vorderhirn→**Mittelhirnretikularisformation**) bestimmen maßgeblich die Vigilanz (Wachheitszustand) durch cholinerge, glutamaterge und noradrenerge aufsteigende Bahnen über den retikulären Thalamuskern weiter zu corticalen Bereichen→**ARAS (aufsteigendes retikuläres Aktivierungssystem)**. Aktivierung der Formatio-reticularis-Neurone bewirkt Weckreaktion mit Übergang von synchronisiertem SWS-EEG zu desynchronisiertem Wach-EEG. Der Thalamus ist Vigilanzschalter, der die Hirnstammaktivität zum Cortex weiterschaltet:
- im Wachzustand sind pontine ARAS-Neurone aktiv und projizieren zum retikulären Thalamus, welcher für die Übertragung peripherer Afferenzen an den Cortex freigeschaltet wird (aufgrund der vielfältigen Afferenzen resultiert desynchronisiertes Wach-EEG).
- Im SWS-Schlaf sind diese exzitatorischen Hirnstammneurone nur noch minimal aktiv. Die Thalamusneurone, welche nun nicht mehr aktiviert werden, verfallen in einen intrinsischen, langsamen Oszillationsrhythmus, der an den Cortex weitergegeben wird (→synchronisiertes SWS-EEG). Die peripheren Afferenzen werden am Thalamus geblockt.

Merke
Im Wachzustand schalten aktivierende Hirnstamm-Neurone über das ARAS Thalamusneurone für sensorische Afferenzen frei.

KLINIK
Koma: Läsionen im Bereich der Vierhügelplatte zwischen Hirnstamm und Zwischenhirn führen zu komatösem Tiefschlaf, aus dem in der Regel kein Erwecken mehr möglich ist, da die ARAS-Afferenzen zum Thalamus unterbrochen sind und dieser in langsamen Oszillationen verbleibt (abzugrenzen ist das »**Locked-in-Syndrom**«, ▶ Kap. 14.3.3). **Dämmerzustände** resultieren bei Störungen der Transmittergleichgewichte von **Noradrenalin** (»Wach-Transmitter«), **Serotonin** (vegetative, homöostatische, emotionale Reaktionen→»*Hunger hält wach*«) und **ACh** (Schlafsteuerung im Hirnstamm).

20.2.3 Plastizität, Gedächtnis und Lernen
(GK Psychologie, ▶ Kap. 1.4.2)

Lernformen und Gedächtnis
Man unterscheidet **assoziatives** (klassische und operante Konditionierung, Prägung), **nichtassoziatives** (Habituation, Sensibilisierung) und **kognitives Lernen** (Fakten, Ereignisse). Die einfachsten und häufigsten Formen von Lernen sind **Habituation** (Abschwächen der Reflexantwort bei fortdauernder Reizung, z. B. »Gewöhnung« an nächtlichen Verkehrslärm) und **Sensibilisierung** (verstärkte Antwort bei plötzlichen Reizen). Hierdurch werden Reize ohne Neuigkeitswert ignoriert. Nichtassoziatives und assoziatives Lernen konsolidieren das **prozedurale** (= implizite, nichtdeklarative) **Fertigkeiten-Gedächtnis**, kognitives Lernen das **deklarative (Wissens-) Gedächtnis**.
◘ Tabelle 20.5 fasst die Unterschiede dieser beiden Aspekte des **Langzeitgedächtnisses** zusammen.

Merke
Prozedurales Gedächtnis: »Prozedere« (»*es tut sich was*!«), Lernen motorischer Fertigkeiten→ motorische subcorticale Systeme (Basalganglien etc.). Hippocampus ist **nicht** maßgeblich involviert.

20.2 · Integrative Funktionen durch corticale und subcorticale Interaktionen

Tab. 20.5. Deklaratives vs. prozedurales Langzeitgedächtnis

Deklaratives Gedächtnis	Prozedurales Gedächtnis
= explizites, episodisches Wissensgedächtnis	= implizites Verhaltensgedächtnis
Fakten-, Ereignisspeicherung	Assoziatives Lernen (klassische und operante Konditionierung) und nichtassoziatives Lernen (Habituation, Sensibilisierung) und motorische Fertigkeiten
Beteiligung von Bewusstsein notwendig	Beteiligung von Bewusstsein nicht notwendig
Lernzentrum: **Hippokampus, Amygdala** →Bewertung der Signalbedeutung in korrektem zeitlichen und örtlichen Kontext	Lernzentrum: **Basalganglien**, Substantia nigra (evtl. Cerebellum und Hippokampus→Konditionierung) →Speichern und Erkennen sensorischer Eindrücke, Erlernen motorischer Fertigkeiten durch Übung

---

KLINIK

Demenz: altersabhängige Degeneration/Atrophie von Cortexbereichen, u. a. hippokampale Bestandteile mit Beeinträchtigung des deklarativen Wissensgedächtnisses. In hohem Alter zu gewissem Grade physiologisch. Makroskopisch-morphologisches Korrelat im MRT ist Hirnvolumenminderung mit Verstreichung der Sulci.

Alzheimer-Krankheit: Pathologische neurodegenerative Demenzform mit etxrazellulärer Bildung von Amyloidplaques und intrazellulären Fibrillen. Kann vor dem 50. Lebensjahr auftreten. Ausbreitung von mediobasal über den gesamten Cortex. Verlust des deklarativen Gedächtnis, v. a. der Überführung ins Langzeitgedächtnis. Im Verlauf kommt es zum Verlust der Kognition mit Voll-Pflegebedürftigkeit. Es existiert (in manchen Fällen) eine genetische Disposition. **Therapie**ansätze mit ACh-Esterase-Hemmern (Verlust cholinerger Synapsen).

Gedächtniseinteilung nach Speicherdauer

Im **sensorischen** (Immediat-) **Gedächtnis** (hohe Kapazität) werden ankommende Sinnesreize bis maximal 1 s gespeichert und durch fortwährende Überschreibung oder Verblassen wieder gelöscht. Interessierende Reize müssen zur Weitergabe ans **Kurzzeitgedächtnis** (kleine Kapazität, Speicherdauer ~ min) enkodiert, d. h. verbalisiert oder nonverbal-räumlich kontextiert werden. Zugriff auf das Kurzzeitgedächtnis ist schnell (Suchen in einer kleinen Kiste), Funktionsabnahme im Alter und bei Demenzen. Das »**Arbeitsgedächtnis**« ist Teil des Kurzzeitgedächtnisses. Repetition fördert Übertragung ins Langzeitgedächtnis, der Inhalt wird mit zunehmender Übung auf Proteinebene konsolidiert und immer störungsresistenter.

Das **Langzeitgedächtnis** enthält
- das **sekundäre Gedächtnis** (hohe Speicherkapazität, Speicherdauer ~ Jahre, langsame Zugriffszeit→»*da war doch was, ja es liegt auf der Zunge…*«, Suchen in vielen Schubladen) und
- das **tertiäre Gedächtnis** (dauerhafter Speicher, sehr kleine Kapazität, z.B. »*wer bin ich?*«, geringe Störanfälligkeit).

KLINIK

Amnesie: Gedächtnisstörung. **Anterograd**→Übertragungsstörung von Kurz- in Langzeitgedächtnis, evtl. verbunden mit Störungen der Proteinkonsolidierung im Hippokampus. Kurzzeitgedächtnis selbst ungestört, dauerhaftes Lernen aber nicht mehr möglich. **Retrograd**→Daten zeitlich vor einer Hirnschädigung sind nicht mehr erinnerbar (z. B. nach Commotio cerebri [Gehirnerschütterung]).

> **Merke**
>
> Der Hippokampus ist reziprok mit dem **entorhinalen, perirhinalen** und dem **parahippokampalen** Cortex verbunden. Von hier aus erwirken Verbindungen zu den Assoziationscortices die eigentlichen Langzeitveränderungen (LTP) bei Konsolidierung von deklarativem Gedächtnis.

Lernen

Lernen und Reifen des ZNS ist ein aktivitätsbedingter Strukturbildungsprozess (im ZNS: ~10^{14} Neurone mit je bis zu ~10^4 Synapsen). Elektrische Erregung und Neuronenaktivität bedingen die transmitterinduzierte Stabilisierung neuronaler Verbindungen in Abhängigkeit von der Nutzungshäufigkeit und -intensität→ **Hebb'sche Regel** (Abb. 20.2).

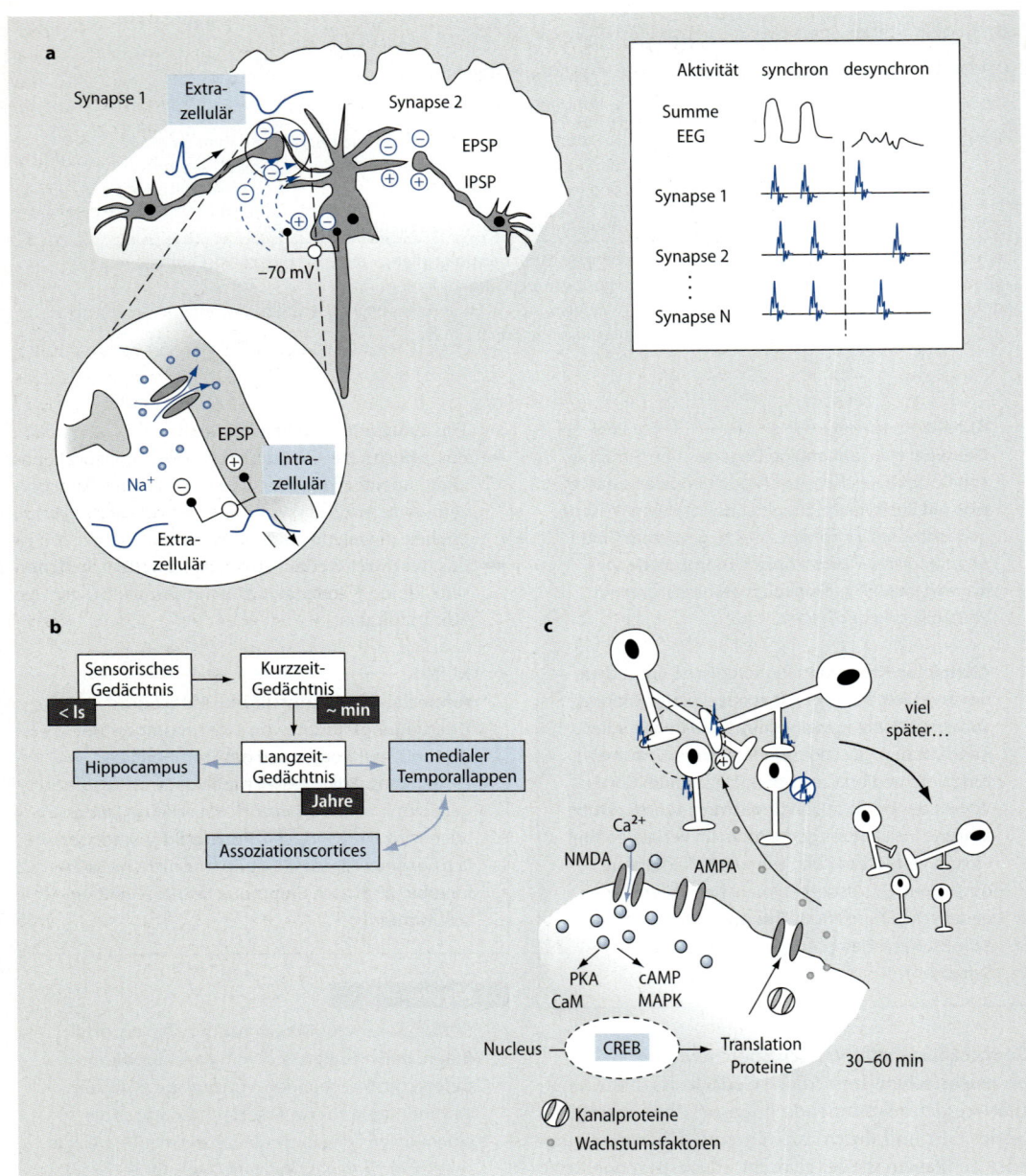

Abb. 20.2a–c. a EEG-Entstehung, **b** Gedächtnisformen und **c** aktivitätsabhängige Selektion durch LTP. Das EEG entsteht aus Summenfeldpotenzialen oberflächlicher corticaler Synapsenaktivität (Summe EPSPs und IPSPs). Synchrone Aktivität führt zu hochamplitudig-niederfrequenten, desynchrone Aktivität zu niederamplitudig-hochfrequenten Wellen. **c** Plastizität von Synapsen durch aktivitätsabhängige Langzeitpotenzierung der postsynaptischen Membran mit Konsolidierung gleichzeitig aktiver Synapsen, vermutlich durch präsynaptische Aufnahme postsynaptisch produzierter neuronaler Wachstumsfaktoren. MAPK: Mitogen-aktivierte-Kinase, CREB: cAMP-Reaktions-Element-Bindungs-Protein

Hebb'sche Synapsen bestehen aus mehreren präsynaptischen Verbindungen und einem postsynaptischen Neuron. Durch häufige Erregung des postsynaptischen Neurons werden die Verbindungen zu allen Synapsen, welche zu diesem Zeitpunkt gleichzeitig aktiv waren, verstärkt, die restlichen abgeschwächt (postsynaptisches LTP- und Ca^{2+}-abhängige Synthese neuronaler Wachstumsfaktoren, welche vermutlich präsynaptisch aufgenommen werden)→**neuronale Netze**.

Plastizität des ZNS
Die meisten Verbindungen werden im Jugendalter konsolidiert und sind dann relativ fix (ZNS-Reifung). In der Feinabstimmung werden auch Mehrfachinnervationen abgebaut, z. B. konvergieren im Embryonalstadium noch mehrere Motoneurone auf eine Muskelzelle!).

20.2.4 Triebverhalten, Motivation und Emotion

Homöostatische/Nichthomöostatische Triebe
Willkürmotorik und Verhalten sind motiviert. **Triebe** führen zur bevorzugten Auswahl von Verhaltenskomplexen.
- **Homöostatische Triebe** (z. B. Hypoglykämie→ Essen bei Hunger, Osmolalität↑→Trinken bei Durst) ergeben sich stereotyp als Gegenregulation bei Abweichungen vegetativer Sollwerte.
- **Nichthomöostatische Triebe** sind nicht streng an innere Sollwerte gebunden, z. B. Sexualität, Appetenz, Neugierde.

In gleichem Maße wie motiviertes Verhalten gefördert wird (**appetitiv**), wird das Gegenverhalten gehemmt (**aversiv**). Emotionen sind Gedächtnisinhalte und Affektionen (v. a. limbisches System) als Reaktion auf motorische, vegetative oder sensorische Ereignisse. Für die Steuerung von Triebverhalten und Emotionen sind mehrere Regionen in einem **vertikalen cortical-subcorticalen System** organisiert, z. B. Gyrus cinguli, Insula, orbitofrontaler Cortex, Amygdala (→Furchtkonditionierung), limbisches System. Für stereotype Triebreaktionen sind u. a. Basalganglien, für homöostatisch vegetative Regulation u. a. Hypothalamus und Hirnstamm verantwortlich (▶ Kap. 14.3.4).

Furchtverhalten
Furchtverhalten bei äußeren Gefahren ist mit der **Amygdala**-Region verbunden. Furchterregende sensorische Information (»*z. B. der Anblick der Prüfungsbögen*«) wird schnell und nur schemenhaft über thalamo-amygdaläre Bahnen geleitet und erzeugt unspezifische und vegetative Angstreaktionen (Tachykardie, Blutdruckanstieg, Muskeltonus↑). Über Assoziationscortices trifft langsamer die konkrete und vorverarbeitete Reizinformation in der Amygdala ein und wird an **ventromedialen Frontalcortex** (Bewegungsentscheidung) und **Gyrus cinguli** (exekutive Aufmerksamkeit) geleitet (*Kampf oder Flucht ? »Kreuzen« oder »Toilette« ?*).

Neuronale Modelle von Sucht
Suchtverhalten ist positiv motiviertes, zwanghaftes Verhalten mit Euphorie, Toleranz und Abhängigkeit von einem Antrieb oder Reiz(stoff). **Positive Verstärkung** und Euphorie werden durch **dopaminerge** Neuronensysteme (v. a. ventrales Mesencephalon) induziert, welche zum **Nc. accumbens** und ventralen **Striatum** projizieren (**mesolimbisches System**). **Negative periventrikuläre Verstärkersysteme** hemmen das mesolimbische System, v. a. über Serotonin, CCK und Substanz P und bilden so ein Gegengewicht.

Fallbeispiel

Ein 53-jähriger Bauarbeiter erscheint mit seiner Frau montags in der Neurologischen Ambulanz. Seit dem Wochenende würde er sich »**seltsam**« **ausdrücken**. Ihr sei aufgefallen, dass er zum Teil nicht auf ihre Ansprache reagiert und sie nur **verständnislos** anschaue. Auch würde er häufig zusammenhangloses Zeug erzählen, zum Teil Worte, die sie nicht versteht. Sie dachte anfangs, er sei betrunken, doch als der Zustand anhielt, sei ihr das unheimlich vorgekommen. Er sei schon seit 40 Jahren **starker Raucher**, **übergewichtig** und trinke gelegentlich. Am Tag zuvor hätte er Weinkrämpfe gehabt.

Die körperliche Untersuchung ergibt einen den Risikofaktoren entsprechenden altersgerechten Befund. Bei der neuropsychologischen Untersuchung fällt auf, dass er **flüssig**, aber **überschießend spricht**, viele **Umschreibungen**, **Wortsprünge** und undeutliche Neologismen verwendet. Die **Grammatik** ist schwer **gestört** und geht weit über das Jargonmaß hinaus. Nachsprechen von Sätzen ist entstellt möglich, jedoch voller **syntaktischer Fehler**. Der Patient kann Gegenstände nicht benennen, umschreibt einen Schlüssel als »*mit geht man ich so manchmal oder viele Blumen, weischt ?*« Auf Aufforderungen reagiert er nicht adäquat. **Schreiben** und **Lesen** ist **nicht möglich**.

Im **fMRT** zeigt sich keine Signalsteigerung im linken Temporallappen bei Verständnisprüfung. Die neuroradiologische Untersuchung zeigt einen **Verschluss** der A. temporalis posterior. Da das therapeutische Fenster für eine Lyse abgelaufen ist, wird der Patient oral antikoaguliert und eine Rehabilitationsmaßnahme beantragt. Die **Wernicke-Aphasie** bleibt in der Folge erhalten.

Sachverzeichnis

A

α-Granula 29
α-Motoneuron 227, 231, 242, 251, 273f, **275f**, 279, 281, 292
α-γ-Koaktivierung 242, **279f**
AB0-System **42**
Abbildungsfehler **315**
Abbildungsgleichung **314**, 316
Aberration
– chromatische **315**
– sphärische **315**, 319
Ableitung
– bipolare **52f**, 354
– unipolare **52f**, 326
Absorption 25, 134, **148f**
Abwehr
– spezifische 36, **39–41**
– – humoral **40f**
– – zellulär **39f**
– unspezifische **36–39**
– – humoral **36f**
– – zellulär **37f**
Abwehrsystem **34–43**
Acetylcholin **223f**, 225, 250, **254, 256**, 287
ACh (▶ Acetylcholin)
Achromasie **325**
ACTH (Adrenocorticotropes Hormon) **194**
Actin (▶ Aktin)
Adam-Stokes-Anfall **50**
Adaptation 128, 158, 260, 295, **302**, 305, **322**, 345
– photochemische **322**
Addison-Krankheit **192, 196**
Adenohypophyse 165, 189, **191**, 193f, 197, 200f, 207, 210
Adenom 168, 192, 198, **201, 202**
Adenosin **227**
Adenylatzyklase 148, 193, 227, 241
ADH (▶ Hormon, antidiuretisches)
Adiadochokinese **289**
Adipositas 53f, **132**
Adrenalin 29, 31, 35, 51, 56, 65, 79, 122, 127, 134, 169, 190, 222, 254, **256–258**, 260

Adrenozeptor 83, 254, **258**
Afferenzen, somatoviszerale **298–301**
Afterload 57f, 61, 62, 65
Agglutinin **42f**
Agglutinogen **42f**
Aggregationshemmer **31**
Agnosie **328**, 348, 351
Akklimatisation **112, 158**
Akkomodation 131, 138, 140, **313, 315–318, 319**
Akkomodationsbreite 313, **316, 317**
Aktin **54, 236, 237**
Aktionspotenzial 3, 14, **15, 17, 46**, 137, **215, 217f–219**, 221f, 224–227, 230, 232, 297, 301, 333
– Fortleitung **217–219**
Aktivierungsschleife, corticale **269**
Aktivierungssystem, aufsteigendes retikuläres (ARAS) **356**
Akustik, physiologische **334–336**
Akute-Phase-Protein 26, **27f**, 36, 38
Albumin 12, 21f, 26, **27**, 28, 132, 146, 162f, 166f, 173, 182, 184, 187, 198, 208
Aldosteron 56, 83, 148, 158, 161, 164f, 168f, 176–178, **179**, 180, 184, 186, 190f, 199, 201
Alkalose 91, 111, 112–114, **115**, 116f, 139, 161, 166f, 173, 177f, 180–183
Alkohol 13, 81, 132, 138, 141, 143, 145, **155**, 162, **165**, 211
Alkylphosphatvergiftung **255**
Allergie **41**
– Typen **41**
Alter 213
Alveolardruck **96–98**, 103f
Alveolarmakrophage **93**
Alveolarraum **92f**
Alveolarvolumen **106**
Alveolenkollaps 95, **99**
Alzheimer-Krankheit **357**
Amilorid 149, **178**
Aminosäure 6f, 12, 23, 27, 66, 115, 132f, 139, 161, 175, 182, 186, 191, 198f, 201, **222**, 286
Ammoniak 145, **183**, 185
Amnesie **351, 357**

AMPA-Rezeptorkanal **228**
Amphetamin **258f**
Amygdala 256, **273, 346f, 350f**, 357, **359**
Amylase 137, 140, **145, 150**
Analgetika 35, 150, 295, 306, **309, 310**
Analgetika-Therapie **309**
Anämie 21, 24, **26**, 107, 125, 133, 172, 213
– Grundzüge **26f**
– makrozytär-hyperchrome 21, **26**
– mikrozytär-hypochrome **26**, 133
– normozytär-normochrome **26**
Anästhesieformen **297**
Anästhesiesystem, endogenes **309**
Androgen 24, 192, 197, **200f**, 205, 206, 207f, **209f**, 211
Angiogenese 32, **36**
Angiotensin-Converting-Enzym (ACE) **83, 93**, 170
Anoxie **12, 14**
ANP (▶ Peptid, atriales natriuretisches)
Antidiurese 7, 161, **164f**, 178, 179, 183, **185**
Anti-D-Prophylaxe **43**
Antigen **21**, 35f, **37–43**
Antigen-Antikörper-Bindung **41**
Antigen-Antikörper-Komplex 37, 40f
Antigenpräsentation **35**, 37f
Antigenprozessierung **37**
Anti-koagulatorisch **30–32**
Antikörper-Determinierung **41**
Antiporter **7f**, 148
Antizipation **127**
Aorteninsuffizienz 54, **59**
Aortenklappe **57, 76**
Aortenstenose **59**, 74
Aphasie **352**
Apnoe **111f**
Apoplex 34, 50, 213, 272f, **274**
Apoptose 23, **39f**, 206
Apparat, dioptrischer **313, 314–320**
Apraxie **273**
Aquaporin 3, 6, **7, 12**, 142, 161, 164f
Arachidonsäure 29, 31, **35, 306f**

Arbeit 57, 62, 64–68, 71, 84, 86f, 102–104, 105f, 108, 121–129, 133, 155, 157f, 166, 200, 241, 243
- dynamische 84, 87, **123**, 126, 129
- statische **123**, 127, 129

Arbeitsdiagramm (pV-Diagramm) **61–63**, 85, 239
Arbeitsgedächtnis **351, 357**
Arbeitshyperthermie **122**, 126, **155**
Arbeitsleukozyten **126**
Arbeitsphysiologie **71, 121–129**
Arrhythmie 46, **48, 67**, 258
Arteriolenwiderstand 76, 169, **170**
Artikulation **291**
Assoziationscortex 269–273, 291, 301, 328, 349, **350f**, 355, 357, 359
- motorischer **272f**

Asthma bronchiale **102, 117, 255**, 258
Astigmatismus 315, **316**
Astrozyten 220, 354
Asymmetrie, corticale **350–353**
Asystolie 46, **50f**, 264
Ataxie 219, **289**
Atemapparat
- Dynamik **99–102**
- Statik **94–99**

Atemgrenzwert **102**, 127
Atemmechanik **94–102**
Atemmuskulatur 96, **99–102**
Atemreiz **110**
Atemwegswiderstand 91, 93, 96, **101**, 255
Atemzeitvolumen 63, **92**, 104, 106, 121, 123, **124, 126**, 157
Atemzentrum 104, **110, 112**, 212, 356
Atemzugvolumen 63, 91, **95**, 102, **106**
Atemzyklus **110**
Atmung 66f, 83, **91–118**, 157, 199, 207, 285, 291, 293, 356
- Druckverhältnis **91**
- physikalische Grundlagen **93f**
- Regulation **110–112**
- unter ungewöhnlichen Bedingungen **112f**

Atmungsschleife **102**
ATP 9, 11, 14, 23, 29, 52, 65, 79, 116, 121, 122–124, 136, 138, 156, 162, 168–171, 181f, 186, 199, 220, 222f, 225, **228**, 235–239, 241, 245f, 257, 259, 306f

ATP-Bereitstellung **241**
ATP-Produktion **186**
ATP-Resynthese **122**
ATPS (ambient temperature, pressure, saturated) **94**
Atropin **255**
Aufmerksamkeit
- automatisierte **355f**
- kontrollierte **356**

Auge 199, 251, 252, **283f, 314f,** **315–320**, 322, 325–327, 329f
Augeninnendruck 317, **320**, 330
Augenmotorik **282f**, 320
Autoinhibition **224**
Autoregulation 65, 71, **77**, 79, 82, 86f, 161, 170–172, 174, 321
AV-Block **49f**, 53
AV-Knoten **47, 48–50**, 53
Axon 217, 232, 244, 250, 261, 302
- postganglionäres, Informationsübertragung auf Zielorgan **255f**

Axonhügel 215, 225, 230, 345
Azidose 91, 111, 114, **115f**, 117, 121, 122f, 126, 129, 148, 161, 166, 177f, 180, 183, 186, 193, 265
Aδ-Faser 282, 296, 297, **305f**

B

β-Oxidation 122, 241
Babinski-Reflex **277**, 293
Bahnen, motorische **269**, 270
Bainbridge-Reflex **67**, 83
Baro-(Presso-)Rezeptoren-Reflex **83**
Baroreflex 261, **262**
Basalganglien 269, 270, 272f, 277, **285–288**, 292, 349, 356f, 359
- Informationsfluss **285**
- Motorikstörungen **287f**
- Transmitter **286, 287**
- Verarbeitungsprinzipien **286**
- Verschaltung **285f**

Base **113–117**, 126, 183
Base excess (BE) **117**
Bayliss-Effekt **77**, 82, 170f
Befruchtung 205, 209, **210f**
Belegzelle 10, 131, 141, **142f**, 144
Bereitschaftspotenzial **270**
Beschleunigungssensor **302**
Betablocker 48, **51**, 53, 68, 83, 292
Beugereflex 269, 277, **281f, 290**, 299

- Reflexsystem **281f**

Bewegungssinn **284**
Bewusstsein 117, 222, 265, 305, 347, 354, **355f**
Bicarbonat-Puffer 24, **113**
Bicarbonatresorption 91, 116, **182**
Bilirubin 26f, 145, **146f**
Biliverdin **26**
Biot-Atmung **112**
Biotransformation **145**
Blut **21–43**
- Atemgastransport **107–110**

Blutdruck 56, 59, 61, 64f, 67, **71**, 75f, 81, 83f, 92, 158, 165, 171–173, 187, 201, 264, 293
- arterieller **81f**
- Regulation **83f**

Blutgas 96, 116, 126
Blutgas-Antwort-Kurve **110f**
Blut-Gas-Schranke **92**
Blutgerinnung **21**
Blutgruppe **42f**
Blut-Hirn-Schranke 10, **12**, 80, 158
Blut-Kammerwasser-Schranke **320**
Blutkreislauf **71–88**
- Druck **75**
- funktionelle Abschnitte **74f**
- Gefäßschichten **74f**
- hydrostatische Einflüsse **76**
- physikalische Gesetzmäßigkeiten **72–74**
- Resorption **80f**
- Stoffaustausch **80f**
- Strömung **75f**
- Strömungswiderstand **76–78f**
- Strömungswiderstand, Regulation **79**

Blutplasma 22, **27f**, 108, 166, 174, 178
- niedermolekulare Bestandteile **27**
- Transportfunktion 27

Blutsenkungsgeschwindigkeit 21, **22f**
Blutströmung 71, **72f**, 75
Bluttransfusion **43**
Blutungszeit **29, 31, 34**, 307
Blutviskosität **72f**
Blutvolumen **22**, 45, 74, 76, **78f**, 81, 83, 86, **125**, 129, 161
Blutzelle **22**, 71, 170
B-Lymphozyten 21, 36, 38, 39–41, 93
Bogengang **283**, 284, **340**
Bohr-Effekt **25**, 105, 108, **109f**

Sachverzeichnis

363 A–D

Boyle-Mariott'sche Gesetz (▶ Gasgesetz, ideales)
Bradykinin 32, 79, **87, 140**, 179, 190, **306**
Brechkraft **313, 314**, 315–318
Brechreflex **344**
Brennwert **132**, 154
Broca-Aphasie **351, 352**
Brodman 300, **350**
Bronchialschleim **93**
Bronchien 92, 101, 255
Bronchiolen 92
Brown-Sequard-Syndrom **300**
Brunner-Drüse **148**
Brustwandableitung **52f**
BTPS (body temperature, pressure, saturated) **94**
Bulbus olfactorius 343, 345, **346**
B-Zelle (▶ B-Lymphozyten)

C

Ca^{2+} 29
Ca^{2+}-Aktionspotenzial 47, 137, **226**, 242, 245
Ca^{2+}-Antagonist **52**, 83
Ca^{2+}-Chelator 32, 34
Ca^{2+}-Freisetzung 29, 45, 51f, 156, **240f**, 244f
Ca^{2+}-Kanal 8, 47, 51, 78, 137, 199, 215, 222, 235, 240, 242, 338, 346
Ca^{2+}-Pumpe **241**
Ca^{2+}-Resorption (▶ Calciumresorption)
Ca^{2+}-Speicherung **51**, 240
Cabrera-Kreis **54f**
Caeruloplasmin **25**
Calcitonin **167f**, 180f
Calcitriol **167f**, 169, 172, 186, 191
Calcium **166–168**
Calciumresorption 167f, **177, 180f**
Calciumsensitivität **51**
Caldesmon **237**, 245
Calmodulin **237, 241**
Calor 36, 295, 306
Calponin **237**, 245
cAMP **31**, 135, 143, **148f**, 164, **190**, 193f, **199f, 227**, 235, **246, 256**, 346
Capsula-interna-Syndrom **274**
Carboanhydrasehemmer 161, **183**, 320, 330

Carrier 3, **5, 6f**, 9, 146, 175f, 182
Cerebellum 127, 229, **288f**, 350, 352, 357
– Informationsfluss **288f**
– Motorikstörungen **289**
– Verarbeitungsprinzipien **289**
– Verschaltung **288f**
C-Faser 111, 296, 297f, **305f**, 308, 345
cGMP 190, 193, 230, 246, **321f**
Charles-Gesetz **94**
Chemotaxis 35, 37f
Chiasma 313, **326**
Cholesterin **27f**, 132, **145f**, 189, **207**
Cholesterinesterase **145**
Chorea Huntington 269, **287f**
Chymotrypsinogen **145**
Clearance **161**, 170, 173f, 183f, **185f**
Clearance-Formel **186**
CO_2 107
CO_2-Abgabe **104f**, 127
CO_2-Antwort **110f**
CO_2-Austausch **113**
CO_2-Bindung **109f**
CO_2-Bindung, Wechselwirkung mit O_2 **109f**
CO_2-Bindungskurve **108f**
CO_2-Transport **107f**
Cochlea-Implantat **339**
Compliance **56**, 67, 74, 78, 81, 86, 95, **98f**, 102, 114, 239, 337
Conn-Syndrom **83**, 162, 196
COPD **93**, 102, 114, 117, 255
Cornea 313, **314**, 315f, 320
Corpus callosum 349, **352f**
– Durchtrennung **352**
Corpus geniculatum laterale (CGL) 313, 326, **327**
Cortex **270**
– S1 270
– S2 **300**
– Areas **270**
– motorische Präsentation **270–273**
– – Afferenzen **272**
– – Efferenzen **272**
– – Plastizität **271f**
– motorischer 271, 350
– – efferente Projektion **273–275**
– – Schichten **271**
– prämotorischer (Area 6) **270, 272**, 285
– primärer motorischer (Area 4) **270–272**
– sensorischer 296, 350

– somatosensorischer (S1) **301**
– suplementär-motorischer (▶ Cortex, prämotorischer)
– visueller 326, **327f**
Corti-Organ **337**
Cortisol 35f, 125, 189, 190–194, **195**, 196, 200f, 355
COX-Hemmer 158, **307**
CRH **193**, 211
Curare **223**, 228, **254**
Cushing-Krankheit 196, **201**
Cushing-Syndrom **83**, 196, 201
Cyclooxygenase-1 (COX1) **29, 31**, 307
Cyclooxygenase-2 (COX2) **306f**

D

Dalton-Gesetz **93f**
Darmflora **140, 148**
Darmnervensystem **134**
Dauerleistungsgrenze **123, 125**
dB-Skala **334**
Defäkation 134, 136, **139f**, 261–264
Defibrillation **50**
Dehnungsrezeptor 67, 93, **110f, 137f, 163**, 262
Dehydratation 88, 126, 157, **162f**, 166, 179
Demenz **357**
Dendrit 17, 215, 217, 225, 226f, 289, 297, 345
Dense-body **29**
Depolarisation 6, 15, 46–51, 78, 137, 139, 164, 166, 199, 215, **218–220**, 225, 235, 240, 257, 323f, 333, 338f, **346**
Dermatom 263, 295, **298**, 306
Desensitisierung **224**, 230
Deuteroanomalie **325**
Dezibel **334**
DHP-Rezeptorkanal **240**, 245
Diabetes insipidus 162, **164**
Diabetes mellitus 25, 114, **123, 182**, 196, **199, 299**
Diagnostik, pränatale **212**
Dialyse **172, 187**
Diarrhö 114, **148**, 305
Diastole **45**, 46f, 50f, 56f, 59–62, 64, 66, 72, 75, 81
Diathese, hämorrhagische **34**
Dickdarm 134, **139f**, 149

Dickdarmsekret 148
Differenzialsensor 232, **302**
Diffusion 3, **4f**, 6, 8, 14, 92f, **107**, 123, 148f, 168, 182f, 190, 199, 221, 236, 259, 297, 320, 337
Diffusionspotenzial **3**, 337
Digitalis-Präparat **51**
Dihydropyridin-Rezeptor-Kanal 50, **51**
Dilution **161**
Diplopie 328, **329**
Disinhibition **286f**, 288
Disinhibitionsprinzip **287**
Dissoziation, elektromechanische **51**
Diurese 10, **67**, 87, 125f, 164, 177f, 183
Diuretika 15, 22, 68, 83, **176, 178**, 185
Dolor 36, 295, 306
Dopamin 138, 171, 191, 193, 194, 197, 213, 221f, 223, 227, **228f**, 286, **287**, 308
Dromotropie **50**
Druck
– kolloidosmotischer 5, **13**, 27, 28, 71, 80, 163, 170, 173
– onkotischer (▶ Druck, kolloidosmotischer)
– osmotischer 6, **13**, 169
– transmuraler **64**, 73, 78, 96–100, 104
– transpulmonaler **91**, 97–101, 104
Druckdifferenz
– transmurale 64, 73, **96–100**, 104
– transpulmonale 91, **98**, 100f
– transthorakale **98**
Druckdiurese 85, 87, **172**
Druckpuls **75f**, 77
Drüse, endokrine **190**
Duchenne Muskeldystrophie 237, **238**, 246, 292
Dünndarm 7f, 10, **131**, 134f, 137f, **139f**, 142f, 145, 147, 149, 167f
Dünndarmsekret 135, **148**
Duodenum 131, **135, 139**, 144–148, 167
Durst
– hypovolämischer **164**
– osmotischer **164**
Dynein **9**
Dysmetrie **289**
Dyspnoe 49, **111**, 340

E

ECL-Zelle **141, 143f**
EEG 14, 300, 326, 335, **349**, **353f**, 355f, 358
Eigenreflex 232, 271, 276, **277**, 279f, 280f, 291f
Einheit, motorische 273, 275
Einthoven-Ableitung 45, **52–54**
Einthoven-Dreieck **54f**
Eisenhaushalt **25f, 134**
Eisenmangelanämie **43**
Eiterbildung **36**
Eiweißresorption **182**
Ejakulation 205, **210f**, 253
Ejektionsfraktion **59**
EKG (Elektrokardiographie) 14, **45**, 50f, **52–54**, 55, 58–63, 68, 159
– Ereignisse **53**
– Intervall **53**
– Segment **53**
– Welle **53**
– Zacke **53**
Elastance 56, **98f**
Elektrisches Phänomen 14–18
Elektrocochleographie (EcochG) **335f**
Elektrolyt **149, 175, 185**
Elektrolythaushalt **161–187**
Elektrolytstörung **15**, 129
Elektromyogramm (EMG) **276**
Embolie (▶ Lungenembolie)
EMG **276**, 280, 355
Emission, otoakustische 335, **339**
Emotion **359**
Endolymphe 333, **337f**, 340
Endometrium 205, **207–209, 211**
Endothel 13, **21, 28–31**, 65, 71, 78f, 146, 252
Endothelin 56, 79, 171, **245f**
Endozytose **8**, 25, 143, 182, 198
Endplatte, motorische **224**
Endplattenpotenzial **224**
Endurin 163, **183**, 184, **185**
Energiehaushalt **153, 154**, 193–201
– Wachstum **193–201**
Energiequelle **121, 122, 154**
Energieumsatz 65, 105, 124, **154**
– Größen **125**
Energieumwandlung **241**
Enkephalin 136, 223, **300, 308**
Enterohepatischer Kreislauf 147, **148**

Entzündung 12, 35f, 38, 143, 145, 172, 232, **295**, 297, 305, **306f**, 310
Entzündungsablauf **36**
Entzündungsreaktion 21, 22, **36**, 38, 79, 307
– lokale **36**
– systemische **36**, 38
EOG 355
EP (▶ evozierte Potentiale)
Epilepsie 227, 347, 352, **354**
Epithelien **3**, 5, 7, **9f**, 12, 108, 142, 168, 175
– renale **175**
Epitop **40f**
EPO (▶ Erythropoietin)
EPSP (▶ Potenzial, exzitatorisches postsynaptisches)
Erbrechen 24, 137, **139**, 143, 145, 150, 262, 284f, 305
– Reflexablauf **139**
Erektion 205, **210f**, 253, 355
Ergreifen eines Gegenstands **290f**
Erholung 124, 127, **129**, 172, 241, 354
Ermüdung 87, 121, 122–124, 126f, **129**, 224, 244, 291
– physische **129**
– psychische **129**
Ernährung 18, 26, 64f, 83, **131–134**, 320
– einseitige **133f**
– inadäquate **132–134**
– Mangelkrankheiten **133**
Erregungsreflex **205**, 210
Erregungsschwelle 83, **297**
Erythropoiese 22, **23f**, 26f, 29, 112, 167
Erythropoietin **23f**, 26, **125**, 169, 185f
Erythrozyten **21, 22–27**, 31, 43, 72, 92, 107f, 110, 113
– Energiestoffwechsel **23**
– Morphologie **22**
– Normwerte **23**
Erythrozytenindizes 21, **22f**, 26
Essverhalten, übergeordnete Regulation **266**
Euler-Liljestrand-Reflex 56, **78**, 86, 103, 212
Eupnoe **111**
Evaporation 153, **156f**
Exozytose **8**, 149, 197, 199, 222, 257
Expiration 98, 100, **101–104**, 110f, 138

Extrasystole **48f**
- supraventrikuläre (SVES) **48**
- ventrikuläre (VES) **49**

Extrazellulärvolumen 111, **162**
Extremitätenableitung 45, **52, 54f**

F

Fahraeus-Lindquist-Effekt **72**
Farbensehen **324f**
Farbverarbeitung, retinale **325**
Farbwahrnehmung **325**
Feld
- corticales **350**
- rezeptives **295, 298, 323f**

Fernpunkt **316f**
Ferritin 25f, 43, 133f
Fettgewebe, braunes 153, 154, **156**, 158
Fettverdauung **145**, 148
Fettzelle 162, **199f**, 258
Fetus 22, **212**
Fibrin **21, 33**
Fibrinogen 22, 28–34
Fibrinolyse 21, **28, 31, 33, 34**
Fibroblasten 21, **36–38**, 56
Fick-Prinzip **62f**
Ficksches Gesetz **4, 8**, 62f, 92, 107, 127
Fieber 17, 35f, 38, 133, 150, 153, **155, 158**, 200, 249, 347
Filtration 3, **5**, 16, **80–82**, 170, **172–174**, 179, 185f
- glomeruläre **161**, 165, 169–174, 176, 179, 186
- Mechanismus **173f**
- Primärharn 170

Filtrationsrate, glomeruläre (GFR) 161, 169–171, **173f**, 176, 179, 186
- Regulation **179**

Fleck, blinder **325**
Flimmerepithel **93**
Flimmerfusionsfrequenz **323**
Flüssigkeitsaustausch **71**, 80
Follikelphase **207f**, 210
Folsäure **27**, 133
Fraktion **4**, 28, 94, 104, 105
Frank-Starling-Mechanismus **45, 63, 66**, 80, 173
Fremdreflex **269**, 275, **277, 281f**, 299
Frequenz (▶ Herzfrequenz)

FSH **194**, 207
Füllungsdruck **55–57, 60**, 62, 74, 84
Functio laesa 36, 295, 306
Funktion erregbarer Zellen **15**
Funny channel **47**
Furchtverhalten **359**

G

γ-Motoneuron 251, **276, 279f**, 284, 292
GABA (▶ Gamma-Amino-Buttersäure)
GABA$_A$-Rezeptor **223, 227**
Galle 26, 131, 135, **145–147**
Gallenblase 10, 131, 135, 137, 142, **146f**, 150
- Entleerung **147**

Gallengangssekretion 135, **146**
Gallensäure **131**, 145, 147
Gallenstein **145f, 160**
Gallesekretion, hepatische **146**
Gamet 205, **210**
Gamma-Amino-Buttersäure **223, 227**, 231, 275, 285, 287, 308
Ganglien 163, 223, 228, 231, 250, **251**, 252–254, 346
Gap junction 7, 9, **12**, 47f, 52, 136, 220, **221**, 245
Gasaustausch 92, 97, **104–107**, 114, 125
Gasgesetz, ideales **93f**
Gastrin 131, **134f**, 137, **143**, 145
Gastritis 139, **143**, 307
Gastrointestinaltrakt 108, 115, 132, **134**, 190, 228, 250, 253, 266
- Hormone **135**
- neuronale Steuerung **134, 136**

Gauer-Henry-Reflex 67, 83, **164**, 165
Geburt 17, 22, 43, 194, **212**, 274
Gedächtnis **356–359**
Gedächtnisleistung **349**
Gedächtniszelle 21, 39–42
Gefäß, Ruhetonus **78**
Gefäßdruck 80, 304
Gefäßdruckverhalten
- druckaktiv **77**
- druckpassiv **76f**

Gegenionen-Kanal **241**
Gegenstrom **169**, 171, 185
Gegenstrom-Multiplikation **185**

Gegenstromprinzip **157**
Gehen **290**
Gehirn, Durchblutung **87**
Gehör 155, 284, 296, 314, **333, 334**, 335–337, 339
Gehörgang 155, 284, 335f, **337**, 339
Gehörknöchelkette **337**
Genital 253, **206**
- äußeres **206**

Genotyp 42, **206**
Gerinnung 21, 22, **28–34**, 37, 76, 87, 133, 209
- Aktivierungsphase **32f**
- disseminierte intravasale (DIC) 32, **34**
- endogenes System **32f**
- exogenes System **32f**
- Hemmstoffe **32–34**
- »in vitro«-Hemmstoff **32, 34**
- Koagulationsphase **32f**
- plasmatische 28–30, **31**, 32, 34
- Regelkreis **31**
- Retraktionsphase **32**

Gerinnungsfaktoren **32**
Gerinnungskaskade **31–33**
Gerinnungstest 32, **34**
Geruch 140, 143, 296, **343, 344f, 346–347**
Geruchssinn 343, 344, **346f**
- Assoziationsregionen **347**

Gesamtkörperwasser **162**
Geschlecht 205, **206**, 207
Geschlechtsfestlegung **206**
Geschlechtsmerkmal, sekundäres **206**
Geschmack 296, **343, 344–346**
Gesichtsfeld 313, 320, 324, **325**, 351, 352
Gestagen **207f**
- Wirkung **207**

GFR (▶ Filtrationsrate, glomeruläre)
GHRH (Somatoliberin) **193**, 211
Glaukom 183, **320**, 326, **330**
Gleichgewicht **290**
Gliazelle **219–221**, 354
Globulin (α$_1$-, α$_2$-, β-, γ-) **27f**
Glomerula, juxtamedulläre **169**
Glomerulonephritis 41, **172**, 174
Glomerulus 80, **169f**, 172
Glottis 91, 96–98, 101, 112, 123, 139, **340**
Glucagon 135, 138, 145, 166, 168, 189, 190f, **195, 198**

Glucocorticoid 35, 42, 143, **200f**, 307
– Wirkung **200f**
Glucose 5, 13, 27, 66, 115, 122, 132, 135, 149, 161, 163, 175, 182, 186, 195, 198–201, 241, 260, 345
Glucoseresorption 7, **178, 182**, 199
Glukosurie, renale **182**
Glutamat 7, 115f, 215, 222, **223**, 224, 227, **228**, 229–231, 285, 287, 289, 308, 321, 338f
Glutamin 91, **115f**, 186
Glutaminase **115f**
Glutaminverwertung, renale **115**
Glutathion 23, **25**, 146
Glycin **223, 227**
Glycogenolyse 121, 122, 195, 197–199, 260, 266
Glycolyse 23, 121, 122, 124, 132, 163, 186, 194f, 198f, 241
GnRH **193**, 207, 211
Goldberger-Ableitung 45, **52–54**
Goldmann-Gleichung 3, **14**
Golgi-Apparat **9**, 221
Golgi-Sehnenorgane 279, **281**, 302
– Reflexsystem **281**
Gonade 190, 191f, 205, 206
– hormonelle Steuerung **205**
G-Protein 190, 193, 223, 227f, 237, 249, 256, 313, 322, 343, 346
G-Protein-Kaskade 190, **227**, 249, 322, 346
Granulopoiese **36**
Granulozyten **34, 35f**, 37f
– basophile **35**
– eosinophile **35**
– neutrophile **35**
Grenzstrang **251**
Großhirnrinde **350–354**
– allgemeine Physiologie **350–354**
– funktionelle Anatomie **350–354**
– Schichtung **350**
Grundumsatz 124f, 132, **154**, 156–158, 195f, 198, 200, 207, 210
Guanylatzyklase 193, 228
Gullian-Barré-Syndrom 219, **232**

H

H^+-ATPase 115, 142, 178, 180, **182**, 221
H_2O-Resorption 7, **175**, 179, 185

Haarzelle 232, 333, 335, 337, **338**, 339–341
– äußere **337, 338**, 340
– Erregung **338**
– innere **337, 338**
Habituation 277, **356f**
Hagen-Poiseuille-Gesetz **72f**
Haldane-Effekt 108, **109**
Haltereflex 284, **285**
Halteumsatz **124f, 128f**
Häm **24–26**, 107, 132, 145
Hämagglutinin **42**
Hämatokrit 21, **22f**, 26, 88, 125, 162, 170, 212, 266
Hamburger Shift **108–110**, 117
Hämoglobin 21, 22f, **24f**, 26–28
– Abbau **25f**
– adultes (HbA) 23, **24f**
– Aufbau **24f**
– fetales (HbF) 22, **24**, 110, 205
– Transport **28**
Hämolyse 22f, 25, **26f**, 42f
Hämophilie (A, B) 32, **34**
Hämostase 21, **28, 29–34**
– Calcium **29**
– primäre **28, 29f**, 31
– sekundäre **31–34**
Händigkeit **350, 351**
Handmotorik **290**
Hapten **39**
Haptoglobin 22, 25f, 28
Harnkonzentrierung **161**, 172, **183**, **185**
– Mechanismus **185**
Harn-Osmolarität **185**
Harnstau 172, 174, **187**
Harnstoff 13, 27, 115f, 132, 161, 169, 172f, 181, **183, 185–187**
Harnstoffresorption **183**
Harnstoffsekretion **183,** 185
Harnweg, ableitender **186f**
Hauptzelle 10, 141, **143**, 148f, 166, 176, 180
Haut 39, 80, **86f, 157**, 167, **218**, 261, 282, **295–299, 302–306**
– Kaltrezeptor **303**
– Warmrezeptor **303**
Hautdurchblutung 84, **87**, 156, **157**
Hautsensibilität **296**, 303
Hautverbrennung **10**
HDL (high density lipoprotein) 27, 207
Head-Zone **263**, 299, 306, **308**

Helicobacter-pylori **140, 142**
Hemisphäre 288, 291, **349, 350–353**
Hemisphärendominanz **351f**
Hemmung **276**
– anterograde **231**
– autogene **281**
– kompetitive **223**
– postsynaptische 226, **230**, 276, **277**, 300
– präsynaptische **230, 277**
– retrograde **231**
Henle-Schleife 7, 10, 161, 168, **169**, 171, 175, **176**, 177–181, 183–185, 337
Heparin 22, 31, **34f**
Hepatozyten 7, 12, 142, **145–147**, 199
Hering-Breuer-Reflex 67, **110f**
Henderson-Hasselbalch-Gleichung **113**, 117
Herz 7, 17, **43–68**, 72, 74, 76, 78, 87, 93, 97, 121, **124–126**, 128, 170, 228, 252, 259f
– Calcium **51**
– Druck **55**
– elektromechanische Kopplung **51f**
– Elektrophysiologie **46–54**
– Energieumsatz **65f**
– Ernährung **64–66**
– Erregungsbildungssystem **47–50**
– Erregungsleitungssystem **47–50**
– funktionsabhängige Anpassung **66f**
– Kontraktionsformen **57**
– Lagetyp **54**
– Mechanik **54–61**
– Muskelkontraktion **54–57**
– Parasympathikus 46, 48, **50**, 65
– Reizleitung **48**
– Reizleitungssystem 45, **47, 48f**, 55
– Ruhedehnungskurve **56**, 57f, 62
– Schlagvolumen **59**
– Sympathikus 46, 48, **50**, 65
– Transplantation **48**
– Wandspannung **55–57**, 65, 66
Herzachse, elektrische 45, **54**
Herzfrequenz 46, 57, **60, 66f**, 83, 121, 124, 126f, 154, 159, 256, 264
Herzhypertrophie **56f**, 128
Herzinfarkt **12**, 31, 34, 258, 263, 309
Herzinsuffizienz 6, 22, 24, **51**, 61, 68, 81f, 93, 111, 258

Sachverzeichnis

Herzklappen **57–59**
- Funktion **57f**
Herzmuskel **244**
Herznerven 66
Herztätigkeit, Steuerung **66f**
Herzzeitvolumen 22, 24, 57, 59, **62f**, 63–67, 71, **127**, 157, 205, 256
Herzzyklus **57–62**, 75, 104
- mechanischer **59f**
- Phasen **58**
Hill-Kurve 122, 239
Hinterstrang **295, 301**
Hippokampus 227–230, 265, 347, 349, 351, 356, 357
Hirnödem 12f, 78, **112**, 114, **139**
Hirnrindenaktivität, elektrophysiologische Analyse **353f**
Hirnstamm 111, 254, 262, 265, **283–285**, 295f, 300, 304f, 335, 343, 352, 355f, 359
- motorische Funktionen **283–285**
Hirnstammaudiometrie (BERA) **335f**
Hirnstamminfarkt **265**
Hirnstammsyndrom **265, 285**
Hirntod **261, 354**
His-Bündel **47, 48f**, 52, 53
Histamin 35, 79, 131, 143, 171, 194, 223, **228**, 255, 297, 306f
HIV **42**
HLA 36, 37, 39
HLA-T-Zell-Restriktion (▶ MHC-Komplex)
Hochdrucksystem 60, **74**, 78, **81–84**
Hoffmann-Reflex **280**, 281
Höhenatmung **112**
Höhenformel **94**, 112
Höhentachykardie **112**
Homiothermie 153, **154**
Homöostase 51, 117, **163, 165**, 169, **249**, 250, 264, **265, 305**
- vegetative **265**
Hörbahn **333**, 335, **340**, 352f
- zentrale **340**
Hörkurve **334**
Hormon
- antidiuretisches (ADH) 22, 67, 158, 161, **164f, 179, 185, 194**
- Elektrolythaushalt **193**
- Energiehaushalt **193–197**
- glanduläres **190**
- hypophysäres **194**
- hypothalamisches Releasing- **193**

- Inhibiting- **193**
- periphere (Drüsen-) **195**
- renales **186**
- Synthese **190**
- Wasserhaushalt **193**
- Wirkungsmechanismus **190**
Hormondrüse 189, 190, **192**
- Atrophie **192**
- Hypertrophie **192**
Hormoneigenschaft **192**
Hormoneinteilung **189**
Hormonhierarchie **190**
Hormonregelkreis **189, 190**
Hormonrezeptor **190**, 192
Hormonspeicherung **190**
Hormonspiegel **124f**, 192
Hormonstörung **189, 196**
Hormonsystem, funktionelle Struktur **190–192**
Hormonwirkung 139, 169, 186, **189, 190**, 200
Horner-Syndrom **261**, 265
Horopter 324, **329**
H-Reflex **280**, 281
Human Chorionic Gonadotropin (HCG) 191, 205, 208, **211**, 213
Hunger 13, 28, **133f**, 141, 241, **265f**, 347, 356, 359
Hustreflex **93**, 227, **344**
Hyperaldesteronismus **196**
Hyperalgesie 263f, 306, **308**
Hypercortisolismus **196**, 201
Hyperglykämie 114, 190, 198, **199f**, 260
Hyperhydratation 22, 26, **162f**, 166
Hyperinsulinismus **196**
Hyperkaliämie 7, **15, 46**, 53, 116, 161, 164, **166**, 172, 176, 180
Hyperkapnie 87, 97, **108**, 110f, 265
Hypermagnesiämie **168**
Hypernatriämie **15**
Hyperopie **315–317**, 320
Hyperparathyreoidismus **168**, 172
Hyperpnoe 106, **111**, 126
Hypertension, portale **87**
Hyperthermie 129, **155f, 158**, 198, 207, 292
Hyperthyreose **196**
Hypertonie 54, 56, 61, 64–66, 76, 79, 81, **83**, 163, 172, 174, 184, 196, 201f, 289, 291–293
- muskuläre **291, 292**
Hypertonus **281**

Hypertrophie 54, 56f, 66, 128, 192, 292
Hyperventilation 91, **106f, 111**, 112, 114, 121, 126, 157, 173, 212
Hypervitaminose **133**
Hypervolämie **22**, 60, 66f, 74, 85, 163, 180
Hypoinsulinismus **196**
Hypokaliämie 7, **15, 46**, 53, 114, 116, 139, **166**, 168, 177, 178, 180
Hypomagnesiämie **168**
Hyponatriämie **15**, 51, 164, 172
Hypophyse **189**, 190, **191**, 192, 229
Hypopnoe **111**
Hypoproteinämie **13, 28**, 173f
Hypothalamus 36, 67, **134f**, 153, 155, 158, 164f, **189**, 190, **191**, 193f, 197, 200f, 205, 207, 210, 249, **265f**, 346, 355, 359
Hypothermie 65, **155f, 158f**
Hypothyreose **196**
Hypotonie, muskuläre **291, 292**
Hypoventilation 5, **106f, 111**, 114
Hypovolämie **22**, 28, 60, 71, 74, 85, 139, 145, 161, 163, 177, 179, 180, 181
Hypoxämie 5, 97, **112**
Hypoxie 5, 12, 22–24, 51, 56, **78**, 87, 110–112, 114, 162, 172, 182, 186, 212, 239

I

Identität, zelluläre **34–43**
Ig (▶ Immunglobulin)
Immunantwort **21**, 36, 39, 41, 42
Immunglobulin 21, **28**, 35, 40, **195**, 212, 237
- F_{ab}-Region **41**
- F_c-Region **41**
Immunität, spezifische 35, 36, 38, 39f
Immunologie **34–43**
Immunsuppression **42**, 195, 201, 219
Immunsystem **21–43**, 134, 197, 201, 295, 307
Impedanzanpassung **337**
Impfung 40, **41f**
- aktive **41**
- passive **41**
Indikatorverdünnungsmethode 63, **162**

Infektion 26, 39, **41f**, 148, 222
Innenohr 7, 10, 176, 333, 335f, **337–340**, 341
- Signaltransduktion **338f**
Innervation
- efferent somatomotorische **259**
- efferent vegetative **259**
Inotropie 47, **50f**
Inspiration 54, 62, 67, 84, 86, 91, 95–98, 100, **101f**, 104–106, 110f, 138
Inspirator **95**, 101
Insulin 27, 39, 132, 134, 166, **173f**, 175, 186, 187, 189, 190–194, **195**, 197, **198f**, 200, 241, 258, 261, 266
Insulinsekretion **199**, 260
Interferon 36, **37f**
Interleukin 23, 35, **38**, 194f
Interneuron 110, 136, 215, 222, 227, 229, **230f**, 250, 269–272, 274, **275**, **278**, 281–283, 287, 289, 300, 308f, 321, 324, 346, 354
Interneuronenzentrum **276**
Internodien 215, **218**
Interstitium 9, 11, 26f, 35, 71, 74, 80–82, 92, 95, 97, 116, 148, 161, **162f**, 170, 175, 183, 185
Intravasalraum 74, 81, **162**
Intrazellulärvolumen **162**
Ion, anorganisches **27**
Ionenkanal
- Leitfähigkeit **15**
- Offenwahrscheinlichkeit **15**, 179
Ionenleitfähigkeit **14f**, 221
- aktiv **14f**
- passiv **14f**
Ionenstärke **4**
Ischämie 46, 182, 292
Isophon **334**, 336

J

Juxtaglomerulärer Apparat (JGA) 83f, 164, **169**

K

K⁺-Resorption (▶ Kalium-Resorption)
K⁺-Sekretion (▶ Kalium-Sekretion)

Kalium **166**
Kalium-Resorption 10, **177, 179f**
Kalium-Sekretion 7, 10, 161, 164, 166, **177, 179f**, 337f
Kaltsenor **303**
Kammerflattern **50**
Kammerflimmern 46, **50**, 155, 354
Kammerwasser 313, **314, 320**, 330
Kanal 3, **5–10**
- Zustand **6**
Kanalopathie **6**
Kapillare 3, 5, 12f, 22, 71–74, 76, **80**, 92, 95, 146, 170, 211
- pulmonale **92**
Kapillarfiltration 13, 36, **80**, 84, 165
- Regulation **80**
Kapillarschlinge, glomeruläre **169**
Kapillarsystem, peritubuläres **169**
Kardiale Anpassung (Sport, Stress, Angst, Körperlage, Atmung) **66f**
Kardiomyopathie **68**
Kardiomyozyten **46, 51**
Karpaltunnelsyndrom **299**
Katarakt **314, 318**
Katecholamin 133, 137, 186, 193, 200, 222f, 224, 260
Kationenkanal 6, 17, 47, 78, 171, 223f, 232, 249f, 255, 297, 305, 345
Kauen **137f**, 242
Kernkettenfaser 278, **279**
Kernsackfaser 278, **279**
Killerzelle, natürliche 35, 38
Kirchhoff **73**
Kleinhirn 230, **269**, 270, 273, 285f, 288f, 291f
Kletterfaser **230, 289**
Klimakterium **213**
Knochenmark 22, 23f, 26, 29, **35f**, 80
Kochsalzlösung, isotonische **13**
Kohabitation **210f**
Kohlendioxid (▶ CO_2)
Kohlenmonoxidvergiftung **25**
Kolon 7, 10, **131**, 134, 137, **139f**, 143, 148f, 164
Koma 22, 155, **199**, 227, **265**, 282, **356**
Komplementfaktor 35, **37**
Komplementsystem **36f**, 42
- alternativer Initiationsweg **37**
- klassischer Initiationsweg **37**
Konditionierung 351, **356f**
Konduktion 153, **156f**
Kontraktionsaktivierung **241f**

Kontrazeption **209**
Konvektion 92, 93, 97, 153, **156–158**
Konvergenz 231, 282, **299f**, 303, 308, 323, 328, 351
Konzentration **4–6**, 22, 27, 62, 164, 175, 184
Kopplung, elektromechanische 45, 48, **51f**, 224, **235**, 236, 238, **240**, 241, **245**
Korbzelle 271, **350**
Körnerschicht 271, **288f**, 321
Koronararterie 12, **64**, 66
Koronardurchblutung **64f**, 127
- Tonusregulation **65**
Koronarreserve **64f**, 125
Koronarsinus **64**
Korotkow-Geräusch **82**
Körper, Wassergehalt **162**
Körperkern **154f**, 158
Körperschale **154f**, 158
Körpertemperatur 94, 153, **154f**, 157, 159, 209f, 355
Kotransmitter 221, **223**, 224
Kreatin **241**
Kreatinin 161, 169, **173f**, 185, **186**
Kreatinphosphat 65, 121, 122, 124, 241
Kreislauf, fetaler 43, **205**, 212
Kreislaufsystem 74, **127**
Kurzsichtigkeit 313, 315, **317**
Kurzzeitgedächtnis **357**
Kussmaulatmung **111, 199**

L

Labyrinthitis **284**
Lagesinn **284**
Lagetypisierung 45, **54**
Lähmung 220, 222, 232, 263, **269**, 271, 274, 276, 282, 292f, 300
Laktation 194, 205, 208, **212f**
Laktatkonzentration 121, **125**
Landolt-Ringe **322**, 324
Langerhans-Zelle **39**
Langzeitdepression (LTD) **230**
Langzeitgedächtnis **356f**
Langzeitpotenzierung (LTP) **230**, 349, 358
Laplace-Gesetz 45, 55, 57, 62, **73**, 78, **99**
Läsion-Chorda tympani 345, **346, 347**

Läsionssyndrom **274f**
Laufen 290
Lautstärke-Empfindung 334
LDL (low density lipoprotein) **28**, 207
Leber 9, 13, 22f, 25–27, 29, 32, 34, 36f, 80f, 83, 86f, 91, 115, 121–123, 131, 142, **145–148**, 150, 153, 156, 163, 183, 186, 190, 193, 199f, 205, 224, 241, 257, 259f
Leistung 48, 50, **122–125**, 127–129, 197
– Beurteilung **127–129**
– Erfassung **127–129**
Leistungsphysiologie **121–129**
Leitung
– antidrome **219f**, 280
– orthodrome 45, **219**, 280
Leitungsgeschwindigkeit 49, **217**, 218, 326
Leptin **79**, 134, **266**
Lernen **356–359**
– assoziatives 356
– kognitives 356
– motorisches 291
– nichtassoziatives 356
Lernformen 356
Leukodiapedese 36
Leukopenie 35
Leukozyten 21, 23, 28, 31, **34–36**, 37f, 43, 88, 126, 195, 347
Leukozytose 22, 35f, 195
LH **194**
Limbisches System (▶ System, limbisches)
Linksherzhypertrophie 53f, **56**
Linksherzinsuffizienz **68**, 81, 93, 111
Linksverschiebung 23, **25**, 27, **36**, **112**, **173**
Linse 313, **314**, 315–318, 320
Linsenbrechkraft **317**
Lipase **145**, 150
Lipidtransport **27f**
Lipolyse 121, 122, 156, 189, 197–200, 207, 258, 260
Locked-in-Syndrom **265**, 356
Lohmann-Reaktion **241**
Lokomotions-Rhythmusgenerator, spinaler **290**
Löslichkeitskoeffizient **4**
Lösung, kardioplege **46**
Lunge 5f, 17, 24f, 60, 77–80, 82f, 86, **91–102**, 104–106, 109f, 114f, **126f**, 128, 195, 205, 212, 259, 304

– Durchblutung 86
– Elastizität **98f**
– Gasaustausch **104–107**
– Oberflächenspannung 99
Lungencompliance **91, 98f**
Lungenembolie **34**, 53, **57**
Lungenfunktion, nichtrespiratorische **93**
Lungenödem 56, 80f, 86, **93**, 114, 163, 176, 225
Lungenperfusion 78, 91, **103f**
Lungen-RQ **105f**
Lungenvolumen 91, **94–99**, 100f, 104, 109, 112
– Normalwerte 95
Lutealphase **207–210**
Lymphe 80
Lymphgefäß **80**, 81, 82
Lyse 26, 34, 35, 38f, 360
Lysozym **36**, 38, 140

M

Macula densa 161, 164, **169, 176**, 178f
Magen 9f, 36, 80, 93, 115, 131, 132, **134f**, 137, **138f**, 140, **141–143**, 144, 201, 304f, 307
– distaler **139**, 141
– HCl-Produktionsregulation **143**
– proximaler **138**
– Sekretion **141–143**
– Zelltypen **143**
Magendarmfunktion, Steuerung **134–136**
Magendarmtrakt, Motorik **136–140**
Magenentleerung 131, 135, **138f**
Magenmotorik **138f**, 235
Magensäure **131**, 143, 201, 265f, 346
Magnesium **168**
Magnesiumresorption 169, 175, **177, 180, 181f**
Magnetresonanz-Tomographie, funktionelle (fMRT) **352, 360**
Major Histokompatibilitätskomplex (▶ MHC-Komplex)
Makrophage 21, 34f, **36–42**, 167, 194f, 213
Makula **284**, 338, **340**
Mangelkrankheit **133**
Mantelkantensyndrom **271**

Markdurchblutung 170, **172**
MCH **21, 23, 26**, 43
MCHC **21, 23**, 108
MCV **21, 23, 26**, 43
Mechanorezeptor 138, 212, 218, 232, 297, **302**
Medulla oblongata 83, 110f, 137f, **249**, 265, 300f
Meissner-Körperchen 295, **298, 302f**
Membran
– basolaterale 3, 7, 9, 11, 142
– luminale 7, 9–11, 142, 144, 180, 197
– semipermeable 3, 13, 172
Membran-Längskonstante **215**, 216, 218, 220
Membranpotenzial 5, **14f**, 17, 47, 137, 139, 168, 215, 230, 245
Membrantransporter 11, 23, **47**
Membran-Zeitkonstante **215**
Meniere-Krankheit **339**
Menopause 210, **213**
Menstruationszyklus **205, 207–209**
Met-Hb 25
Met-Hb-Vergiftung 25
Mg^{2+}-Resorption (▶ Magensiumresorption)
MHC-Komplex **39f**
MHC-I-Komplex **39f**
MHC-II-Komplex **39f**
MHC-Protein 37
Mikrotubuli **9**, 221
Miktionsreflex 261, **262**
Mineralocorticoid 164, **199f**
Miosis 252, **255, 261f**, 309, 317, 355
Mittelohr 335f, **337**, 346
Mobitz, AV-Block 50
Modifikation, posttranslationale 9
Modulation, spinale 308
Molekularschicht 271, **288f**
Monoamin **223**, 257
Monozyten **34, 35, 36–38**, 195, 201
Motilin 135, **138**
Motivation 359
Motoneuron 222, 227, 231, 244, 269, 270f, **273**, 274–281, 283f, 291f, 299, 355, 359
– spinales **275**
Motorik 134, 136, 222, 230, **269–293**, 297, 304
– Störungen **291–293**
Motorik-Schleife, corticale 270
Motorpotenzial 270
Mukoviszidose **6**, 7, **17**, 102, 144, **145f**

Müller-Gang **206**
Müller-Manöver **101**
Multiple Sklerose **219**, 282, 291f, 326
Multi-Unit-Typ **245**
Mund 96f, 101, 134 **140**, 167, 259, 271, 341, 344
Mundspeichel **131, 140**, 143–145, 148
Muskel, Kontraktionsform **235, 242f**
Muskelarbeit 66, 121, **122f**, 126, 155
Muskeldystrophie **237, 246**
Muskeleigenreflex **269, 277, 279f**
Muskelfaser
– langsame **244**
– rote **244**
– schnelle **244**
– weiße **244**
Muskelkater **129, 240**
Muskelphysiologie, allgemeine **236–241**
Muskelreflexafferenzen **279**
Muskelrelaxantien **224**
Muskelsensor **269**
Muskelspindel 232, 242, 269, 276, **278f**, 280f, 284, 291, 296–298, 304
Muskelspindelafferenz, Reflexsystem **278–281**
Muskelspindelreflex **239**
Muskeltonus **156**, 246, 261, 274, **281**, 284, 289, **291**, 292f, 359
Muskelzittern 153, **155f**, 158, 303
Muskulatur **235–46**
– glatte 137, 226, **235, 241, 244, 245f**, 259
– – elektromechanische Kopplung **245**
– Kontraktionsformen **242f**
– quergestreifte 137, 236, 238, **241f**
Muttermilch **213**
M-Welle **280f**
Myasthenia gravis **224**
Mydriasis 196, 252, **261, 266**
Myelin **217f**
Myelinisierung **215, 217f**, 254, 290
Myofilament 51, **236–239**
Myokard 45, **46f**, 48f, 51, 53–56, 59, 64, 66, 71, 86, 239f, 242, 245, 263
– Elektrophysiologie **46f**
Myokardinfarkt 51, 53f, **263**
Myopie 313, **315–318**
Myosin **55, 236, 237**
Myosinphosphorylierung **245f**

Myotonie **240**, 292
M-Zelle **327**

N

Na/K-ATPase 3, 7, 9, 11, 14, 47, 51, 79, 115, 124, 142, 146, 166, 175, 176f, 179, 182, 186, 195, 198, 321, 337
Na^+-Ca^{2+}-Exchanger (NCX) **51**
NaCl-Resorption (▶ Natriumchlorid-resorption)
Nahpunkt 313, **316f**
Nahrung, Aufschluss 148
Nahrungsaufnahme, Regulation **134**
Nahrungsmittel 131, **132**
Natrium **165f, 176**
Natriumchloridresorption 9, 140, 142, 146, 161, 164, 170, 175, **176, 177**, 178, **179**, 185
– Regulation **179**
Nc. tractussolitarii **264**
Nebenniere 190, 252
Nebennierenrinde 36, 164, 192, **199–202**, 211
Nebenzelle 141f, **143**
Nebulin 235, **236f**
Negativ chronotrop 47, 48, 50, 264
Neocortex 265, 269, 270f, 288, 347, **349f**
– Assoziationsfelder **350**
– Hemisphäre **349, 350–353**
– Hemisphärenkommunikation **352**
– Hemisphärenplastizität **352**
Nephron 161, **169**, 172, 184
Nephropathie, diabetische **187**, 199
Nernst-Potenzial 3, **14**, 16, 337
Nerven, peripher afferente 296
Nervenfaser, trigeminale **344**
Nervenfaserklassen **218**
Nervenläsion 292, **307f**
Nervenleitgeschwindigkeit 215, **218**, 232
Nervensystem
– autonomes (▶ Nervensystem, vegetatives)
– enterisches **249**, 250
– Funktionsweise **215–232**
– Signalverarbeitung **230f**
– vegetatives 48, **249–266**
– – Afferenz **253**
– – andrenerge Wirkung **249**

– – Bahnen **249**
– – cholinerge Wirkung **249**
– – funktionelle anatomische Organisation **250–254**
– – funktionelle Organisation **259–266**
– – hypothalamische und limbische Steuerung **265f**
– – Komponenten **249, 250–254**
– – Parasympathikus **249**, 250f, **252f, 254, 261f**
– – Rezeptoren **249**
– – Signaltransduktion **254–259**
– – supraspinale pontine Kontrolle **264f**
– – Sympathikus **249**, 250f, **252f, 254, 261f**
– – Transmitter **249**
– – Transmitterwirkung **249**
Neuralgie (▶ Nervenläsion)
Neuroglia **219, 220**
Neurographie **218–220**, 281
Neuron
– postganglionäres sympathisches **251**
– präganglionäres parasympathisches **251**, 262
– präganglionäres sympathisches 250, **251**, 262, 264
Neuronales Netz **231**, 359
Neuronentypen **275f**
Neurotransmitter (▶ Transmitter)
Neutrophile **35**, 37, 213
Niederdrucksystem 60, 67, **74**, 78, **84f**, 163
Niere **169–187**, 190
– Bau **169**
– Durchblutung **87, 170–172**
– Funktion **169**
– Hormonbildung **186**
– Hormone **171**
– Mark **170**
– Resorption **175–185**
– Resorption entlang des Tubulus **176f**
– Rinde **170**
– Sekretion **175–185**
– Sekretion entlang des Tubulus **176f**
– Stoffwechsel **186**
– Transport an renalen Epithelien **175**
Nierenbecken 169, 172, **186f**

Nierenfunktion 133, **161**, 174, **185–187**
- globale **185f**
Niereninsuffizienz 15, **24**, 26, **168, 172**, 174, **185f, 187**, 190
Nierenversagen **172**
Niesreflex **344**
NMDA-Rezeptorkanal 215, **228, 230**
NNR-Insuffizienz **196**
Non-Peptid-Transmitter **221**
Noradrenalin **254, 256, 257**
Normoventilation 106, **111**, 126
Nozizeption **295, 296, 305–309**
- spinale Organisation **308**
- supraspinale Organisation **308f**
- Transmitter **308**
Nozizeptor 136, 254, 282, 295, 296–299, 304, **305–308**
- Transduktion **305f**
Nozizeptorerregung **305–307**
Null-Zelle **35**
Nystagmus 265, **283f**, 320

O

O_2-Antwort **110f**
O_2-Aufnahme 24f, 62, **104f**, 109f, 121, 123f, 127
O_2-Bedarf 104, 123f, 127, 170, 243
O_2-Bindung 24, **25**, **109f**
- Wechselwirkung mit CO_2 **109f**
O_2-Bindungskurve 23f, **25**, 27, 107, **108f**, 112
O_2-Defizit **121, 123f**
$O2$-Partialdruck 21, **91**, 205
O_2-Schuld **121, 123f**
O_2-Transport 21, 23, **24**, 25, 107f
Ödem **13**, 28, 68, 71, 81, 125, 163, 201, 282, 306
- Entstehung **81**
Ohmsches Gesetz **14**, 58–60, 72, **73**, 74, 92, 101
Oligodendrozyten 215, 217, 219f, 354
ON-OFF-Neuron **323**
Opioid, synthetisches **309**
Opioidpeptid 308
Opsonisierung **37**
Organdurchblutung 64, **71**, 77, **86f**
Organperfusion **72**
Organspezifität α- und β-mimetischer Wirkungen **260**

Organwirkung, adrenerge **260**
Orthopnoe **111**
Orthostase 53, 67, 76, 81, **84f, 88**, 101, 104, 125, 249, 262
Osmolalität **12**, 169, 183, 249, 359
Osmolarität 3, **12f**, 16, 23, 139, 145, 161, **163**, 164f, 171, 179, 185, 254
Osmorezeptor **78, 164f**, 296, 304f
Osmose **3**, 6, **12f**, 16, 23, 163
Ösophagus 97, 131, 134, 136, **137f**, 139, **140f**
Ösophagussphinkter 131, **137f**, 139, 141
Östrogen 190, 192f, 197, 205f, **207**, 208f, **210, 211**, 212f
- Wirkung **207**
Otosklerose **337**
Ovar 206f, **208**, 210
Ovulation 205, 206, **207, 209f**, 213
Oxidase-Aktivität **28**
Oxytocin **194, 212f**

P

Pacini-Körperchen 295, 297, 301–303
Pankreas 6, 115, 135, 142, **144f**, 149, 190, **198f**, 200, 260
- endokriner 135, 190, **198f**, 200
Pankreasenzyme 143, **145**, 149, 150
Pankreassekretion 131, **144f**
- Regulation **145**
Pankreatitis **145, 150**, 183
Panum-Fusionsareal **329**
Para-Amino-Hippursäure (PAH) 161, 170, **186**
Parästhesie 25, **217**, 299, 308
Parasympathikus 250
Parathormon **167**, 169, 181f
Parkinson-Krankheit 221, 228, 259, 269, 285, **287, 291f**
Partialdruck **4f**, 21, 25, 91–96, 108, 112f
Passagezeit 92, 104, 107, **134**, 139
PDGF (plated derived growth factor) 29
Peptid 67, 134–136, 161, 163–165, 179, 182, 191, 198, 221, **223**, 250, 259
- atriales natriuretisches (ANP) 67, **163**, 171, **179**
Peptid-Transmitter **221**

Perfusion 46, 77, 86f, **91**, 107, 127, 156, 170, 172
- alveoläre **107**
Perfusionsdruck 64f, 72f, 77, 85, 103, 164, 170, 256
Perilymphe 333, **337–339**
Perimetrie **326**
Periodik, zirkadiane **355**
Permeabilität **4**, 176, 306, 307
Perseveration **273**
Perspiratio insensibilis **157**
Perspiratio sensibilis **157**
Phagozytose 35–38, 40
Phäochromozytom 76, **83**, 258
pH-Clearance **138**, 140
phon **334**
Phonation **291**
Phonokardiogramm **59**
Phosphat **168**
Phosphatresorption 167, **180, 181**
Phospholipase 135, 193, 227, 307
Photorezeptor 232, 313, 320, **321**, 323, 325f
Phototransduktion **313, 321–323**
Phototransduktionsprozess **321–323**
pH-Wert **4, 113**, 116
PIH (Prolaktin-inhibiting-Hormon) **193**
Plasma (▶ Blutplasma)
Plasmafluss, renaler (RPF) 161, **170f**, 173f, 185f
Plasmaprotein 13, 22, **27f**, 37, 117, 158, 163, 170, 173
Plasmaproteinfraktionen **27f**
Plasmavolumen 13, **22**, 158, 161–163, 165, 169, 173, 185
Plasmazelle 35, 38–41, 93
Plasmin 28, 31, 33, 34, 37
Plasmininhibitor **28**
Plastizität, synaptische **215, 228–230**
Plättchenfaktor 3 (PF3) 29
Plättchenfaktor 4 (PF4) 29f
Plazenta 22, 43, 110, 205, **208, 211f**
Plazentaschranke **211**
Pleura **93**, 96, 97, 100, 101
Pleuradruck 91, **97–99, 101f**, 103f
Pleuraspalt 91, **93**, 96–100
Plexus 134, **136**, 249, **250, 253**, 261
PMCA 7, 47, **51f, 222**, 245, 257
Pneumothorax 91, **97f**, 100
Pneumozyten (Typ I, Typ II) **92**, 95, 99
Poikilothermie **154**
Polydipsie **164, 196**

Polyneuropathie **187**, 199, 219, **263**
Positiv chronotrop 45, 47, 50
Positronen-Emissions-Tomographie (PET) **352**
Potenzial
– chemisches **5**, 12
– elektrisches **5**, 12
– elektrochemisches **5**, 8, **14**
– elektrotones 15, 215, 216
– evoziertes **326**, **335**
– exzitatorisches postsynaptisches (EPSP) 224, **225**, 259, 353
– inhibitorisches postsynaptisches (IPSP) **225**, 353
– maximales diastolisches (MDP) **47**, 49f
– postsynaptisches 215, **225f**, 354
– – elektronische Signalausbreitung **226**
– – Integration **226**
– – Leitung **226**
– visuell evoziertes **326**
Potenzialentstehung **52**
PQ-Intervall **53**
PQ-Strecke **53**
Prä-Albumin 27, 198
Prämotorpotenzial **270**
Preload 61, 63, **66**
Presbyopie 313, **317**
Pressorezeptor 81, **83f**, 163, **164**, 232, 250, 264, 296
Pressorezeptorenreflex 81, 84, 88, 164
PRH (Prolaktin-releasing-Hormon) **193**
Primärharn 169, 170, **174**
Primärreaktion **41**
Proelastase **145**
Proerythroblasten **23**
Progesteron 155, 192, 205, **207–211**
Projektion, thalamocorticale **300f**
Pro-koagulatorisch 31
Prolaktin **194**, **212f**
Proportionalsensor **232**, 279, **302**
Propriozeption 279, **296**, 299–301
Prostaglandin 35f, 79, 143, 171, 212, 297, 306f
Protein C 28, 32
– C-reaktives (CRP) 28, **36**
Proteinurie **172**
Protonensekretion 176, **182**
PTT (Partielle Thromboplastinzeit) **34**
Pubertät **206**, 352

Pufferung **113–118**, 163
– geschlossenes System **113f**
– H^+-Ion **113**
– offenes System **113f**
Pulswelle 65, 71, **75f**
Pupille 155, 249, 255, 259, **261**, 293, 309, 313, 315, **318f**, 320, 322, 326, 330
Pupillenreaktion 260f, 293, 313, **319**
Pupillenreaktionsstörungen **319**
Pupillenreflex 249, **261**, 326
Pupillen-Testung **319**
Purkinje-Faser 46, **48**, 49, **52**, 53
Purkinjeschicht **288f**
PVR (pulmonal-vaskulärer Widerstand) **103f**, 109
P-Welle 50, **53**, 60
Pylorus 138, **139**, 141
Pyramidenbahnfaser 269, **270–273**
Pyramidenzelle 230, 271–273, 346, **350**, 354
Pyrogen 36, **153**, **155**, **158**

QRS-Komplex 48, 50, 52, **53**
Querbrückenzyklus 51, 55, 78, 122, 156, 168, **235**, 236, **238f**, 240, 241, 244f, 257
Querdisparation 324, **329**
Querschnittsyndrom 211, **263f**, 292
Quick-Test **34**

R

Rachen 139, **140**, 301, 337, 341, 344
Radiation **156**
Ranvier-Schnürring **218**
Raphekern 228f, **265f**, **288f**, 300, 308f
Rauchen 96, 143, 155
Reaktion, posturale **290**
Rechtsherzhypertrophie 53f, **56**
Reentry **47**, **50**
Refarktärphase **46**
– relative **46**
Reflex
– gastrointestinaler 261, **262**
– pathologischer **277**

– sekretorischer **344**
– spinaler **276**
– vegetativer 249, **261–264**, 265
– vestibulo-okulärer (VOR) **283**
– viszeraler **344**
– viszerokutaner **263**
Reflexionskoeffizient **13**
Reflextestung, klinische **279f**
Reflux 76, 137, **138f**, 186
Refraktärphase **15**, 46, 48
Refraktärzeit 15, 48f, 223
Refraktionsanomalie **315f**
Regulation, hormonale **189–202**
Reiztransduktion **232**
Reiztransformation **232**
Reizweiterleitung **232**
Rekurrensparese **340**
Relaxin **212**
REM-Schlaf 349, **355**
Renin 83f, 125, 161, 164f, 169, 179, 196, 252, 258, 260
Renin-Angiotensin-Aldosteron-System (RAAS) 22, **83**, 164, 196
Renshaw-Zelle 227, 229, **275f**, 277
Reproduktionsphysiologie **205–213**
Resistance 99, **101f**
Resistenz, osmotische **22f**, 27
Resorption
– parazelluläre **175f**
– transzelluläre **175**, 181
– tubuläre **161**
Respiratorischer Quotient (RQ) **105**, 127
Restvolumen, endsystolisches **61**
Retikulozyten **23f**, 26
– Hüfner-Zahl **24**
Retikulum, sarkoplasmatisches 156, 235, **236**, 240
Retina 261, 313–318, **320–325**, **327**
– Aufbau **320f**
– neuronale Verarbeitungsprozesse **323f**
– Signalverarbeitung **320–325**
Reynoldzahl **72–74**, 82
Rezeptor
– adrenerger **255f**
– cholinerger **255**
– muskarinerger **225**, 249, 250
– nikotinerger **225**, 249
Rezeptordynamik 256, **259**
Rezeptorplastizität **224**
Rezeptorpotenzial 217, **232**, 296f, 301, 323f, 338f

Sachverzeichnis

Rezeptorspezifität 223, 300
Rhesus-System 43
Rhythmik, zirkadiane 153, **193f**, 265, 355
Rhythmogenese **110**
Rhythmusstörung 15, 45, 46, **48–50**, 155, 196, 225, 255, 262
Rigor mortis **239**
Rinne-Test (▶ Stimmgabeltest)
Riva-Rocci **82**
Rubor 36, 295, 306
Rückenmark
– neuronale Systeme **275–282**
– Querschnittsverletzung **292f**
– Reflexsysteme **276f**
Ruhedehnungskurve **56**, 57f, 62, 96, **98**, 100, **239**, 243
Ruhemembranpotenzial 3, 7, **14**, 16f, **46**, 48, 175, 216, 226, 228, 337
Ruhetremor **288**, **292**
Ryanodin-2-Rezeptor-Kanal **51**
Ryanodinrezeptor **240f**
R-Zacke **53f, 64**

S

Sakkade **283f**, 320
Saluretika **176**
Salzhaushalt **161, 165**
Sammelrohr 7, 10, 12, 161, 164, **169**, 172, 176, **178**, 179–185
Sarkolemm 14, 51, 129, 236, **240**
Sarkomer 128, **235, 236**, 237f, 243
Sarkomerstruktur **54**, 235
Sarkoplasma **240f**
Sauerstoff (▶ O_2)
Sauerstoffbindungskurve (▶ O_2-Bindungskurve)
Säure **113–117**, 126, 181, 183
Säure-Basen-Gleichgewicht **113–118**
– Störungen **117**
Säure-Basen-Haushalt 10, 66, **91**, **114f, 126**, 169
Säure-Basen-Status, Messung **116f**
Scala media **337–339**
Schalldruck 333, **334**, 336, 338
Schalldruckpegel 333, **334**, 336
Schallleitung 335f, **337**
Schalltrauma **339**
Schallwandlung **333**
Schielen 291, 317, **329**

Schilddrüse 167, 190, 195, **197f**, 200, **202**
Schilddrüsenhormon 24, 190, **197f**, 200
Schlaf 111, 300, 308, **349**, 354, **355**
Schlaganfall (▶ Apoplex)
Schlagvolumen 45, 51, 57, 59, 62, 66f, **71**, 75f, 83, 126
Schleifendiuretika 162, 168, **176, 180**, 338
Schlemmkanal **320**
Schluckakt **131**, 138, 141
Schlucken 97, **137f**, 337
Schmerz 218, 254, 263, 295, 297, 300f, **305–308**
– projizierter **307f**
Schmerzformen **306**
Schmerzhemmung, endogene **309**
Schmerzleitung, supraspinale afferente **308f**
Schmerzrezeptor (▶ Nozizeptor)
Schnellkraft **128, 244**
Schnupfen 344, **346**
Schock 22, 34, **81f**, 172
Schockprophylaxe **22**
Schrittmacher **47–49**, 137, 141, 244
– primärer **47**
– sekundärer **47**
– tertiärer **47**
Schrittmacherpotenzial **47**, 49
Schutzreflex 169, 232, 281, **344**
Schwangerschaft 27, 42, 43, 84, 132f, 138f, **205**, 207, **211f**, 213
– Hormonproduktion **211**
Schwann-Zelle 215, 217, 219, 220
Schweißsekretion 87, **125f**, 153, **157f**
Schwelle
– aerobe **124**
– anerobe 121, **124**, 128
Schwerhörigkeit 334, **337, 339, 341**
Schwindel **25, 284**, 305
Schwungphase **290**
Second messenger 6, 167, 190, 193, **227**, 232, 322
Segelklappe **57f**, 59f
Sehbahn 261, **313, 324f, 326–330**
– Informationsverarbeitung **326–329**
– Verlauf **325f**
– Verschaltung **326f**
Sehen **291**

– räumliches **328f**
Sehschärfe, retinale **322**
Sekretin 131, 134, **135**, 138, **143**, 145f, 191
Sekretion 134, **140–148**
– Magen **141–143**
– tubuläre **161**
Sensor
– peripherer 291, **304**
– viszeraler **304**
– zentraler **304**
Sensorik, somatoviszerale **295–310**
– afferente Struktur **298–301**
– Afferenzen **295**
– Afferenzen, spinale Verschaltung **299f**
– funktionelle Grundlagen **296–301**
– Innervation **295**
– Modalität **296**
– morphologische Grundlagen **296–301**
– organspezifische Verteilung **298**
– rezeptive Strukturen **297f**
– Rezeptortypen **295**, 297
– zentrale Strukturen **298–301**
Sensorik, viszerale **304f**
Sepsis 34, 76, **81f**
SERCA 7, 47, **50**, 51f, **241, 242f**, 252
Serotonin 29–31, 37, 79, 137, 223, **228**f, 246, 297, 306, 308, 356, 359
Serumelektrophorese **28**
Sexualentwicklung **205–213**
Sexualhormon
– Produktion **205**
– weibliches **207**
Sexualprägung, zerebrale **206**
Sichelzellanämie **23**
Signalkaskade 13, 39, **255f**
Signalkette **192**, 231
Signalleitung, saltatorische **217f**
Signaltransduktion **227**, 232, 254, 297, 338f, 343, 346
– mechanoelektrische **297**
Signalübertragung 193, **215–230**
– in Zellen **216–221**
– neuroendokrine **193–195**
– zwischen Zellen **221–230**
– in Neuronenpopulationen **231**
– Nervensystem **230f**
– neuronale **215**
Signalwandlung, cochleäre mechanomechanische **338**
Single-Unit-Typ **245**

Sinn
- chemischer **343–347**
- – Grundlagen **344**
- trigeminaler chemischer **346f**
- – Signaltransduktion **346**

Sinneszelle 111, **232**, 333, 337f, 340, 343–346
- primäre **232**
- sekundäre **232**, 337, 343, 345
- Verteilung **344**

Sinusknoten **47, 48**, 49f
Sinusrhythmus **47**, 68
Skelettmuskel 67, 71, 76, 80, 84, 86f, 124, **127f**, 158, **244**, 259f, 278f
- Durchblutung **87**

Skotom **325f**
sliding-Filament **236**
SNARE-Komplex 9, **222**
Solvent drag 3, **5**, 10, 175, 177, 180, 183
Somatomedin 191, 193, **197**
Somatostatin (SIH) 131, **134–136**, 138, **143**, 147, 191, **193**, 197, **199**, 200, 211
Somatotropin (STH) 168, 193, **194**, 197
Sorting **9**
Spastik 281f, 291, **292f**
Speichel 135, 137f, **140f**, 252
- Produktion **140f**
- Regulation **140**

Speicherkrankheit **9**, 28
Spermatogenese 208, **209**, 213
Spiroergometrie **127f**
Spirometer **94–96**, 104
Spirometrie **94**
Splanchnikusgebiet, Durchblutung **87**
Split-Brain **352**
Sportlerherz **56f**, 124, 128
Sprachbildung **340f**
Sprache **291**
Sprachfunktion **350f**, 352
Sprachverständnis 340, **341**, 350f, **352**, 353
Sprouting **293**
Stäbchen **320–323**, 325
Stammzelle, myeloische **23**, 35
Standphase **282, 290**
Stapediusreflex **337**
Stehen **290**
Stellreflex 284, **285**
Sternzelle 146, 271, 289, **350**

Steuerung, vegetative **259–261**
Stimmbänder **340**
Stimmbildung **291, 340**
Stimmgabeltest
- Rinne **335f**
- Weber **335f**

Stoffmenge **4**, 185
Stofftransport **4–12**, 81, 177
- durch Membran **5–8**
- Flüssigkeit **4f**
- Gas **4f**
- intrazellulär **8f**
- Zellverbände **9–12**

Stoffwechsel-RQ **105f**
STPD (standard temperature, pressure, dry) **94**, 105
Strahlengang **314**
Strömung
- laminare **72f**
- turbulente **72f**, 82, 93

Strömungsgeschwindigkeit 72–74, **75**, 82, 92
Strömungswiderstand, pulmonaler 86, **103**
Strong-Ion-Difference (SID) **117**
Struma 192, **198**
ST-Strecke **53**, 60
Stuhl 114, 131, 146, **148**
Substratspiegel **124f**
Sucht, neuronale Modelle **359**
Summation **215**, 226, 230f, 242, 289
Summenaktivität **353**
Surfactant 92, **99f**, 195
Surfactantmangel **99**
Sympathikus 102, 250
Sympatholytika **258**
Sympathomimetika 256, **258**
Symporter **7–9**
Synapse 7, 47, **221**, 224, 226, 230f, 354, 358
- axoaxonale **230**
- chemische 9, **221**
- chemische, second messenger **227**
- elektrische 7, 9, 12, 47, **221**

Syndrom, appallisches **265**
Synkope **50, 88**
System
- auditorisches **333–341**
- – mechanoelektrische Kopplung **333**
- dorsolaterales **284**

- limbisches **265f**, 347
- optisches **314**
- sensorisches, Funktionsprinzip **232**
- transversotubuläres (TTS) 14, 224, 235, 236, **240**
- ventromediale **284**
- vestibuläres **340**
- visuelles **313–330**
- – zentrale Repräsentation **325f**

Systole **45**, 47, 56, 57, 59, 61f, 64–66, 68, 75, 81

T

T_3 56, 171, 189, 190–200
T_4 190–200
Taschenklappe **58f**, 61
Tastsinn 296, **302f**
- Hand **303**

Tawara-Schenkel **47**, 49, 52
Temperaturkennlinie **304**
Temperaturmessung **155**
Temperaturregulation **153**, 154, **158f**, 249
Temperatursinn **303f**
Temporallappen-Epilepsie **347**
Testes 206, **208**, 209
Testverfahren, audiologische **335f**
Tetanisierbarkeit 45, **46**
Tetanus 42, 46, 241, **242f**, 292
Thalamus 272f
- motorischer **285**

T-Helferzelle 36–38, **39f**
Thermodilution **63**
Thermogenese, zitterfreie **156**
Thorax 91, **95–101**, 110, 112, 114, 251, 254
Thrombin 21, 28–34, 37
Thrombolyse **34**
Thrombomodulin 30–32
Thrombopoiese **29**
Thrombopoietin **29**
Thrombose 31, **34**, 293
Thromboseprophylaxe **34**, 293
Thrombospondin **29f**
Thromboxan A_2 (Tx A_2) 29, **31**, 79
Thromboxansynthase **29**, 31
Thrombozyten 21, 23, **28–32**, 36, 79, 307
- Aktivierung **29f**

Sachverzeichnis

Thrombozytenpfropf (▶ Thrombus, weißer)
Thrombozytopenie **29**
Thrombus
– roter **31f**
– weißer **29–31**
Thymus 35f, 39
Thyroxin **195, 197f**
Tiefensensibilität **296, 304**
Tiefenwahrnehmung **328f**, 350
Tiffeneau-Test **102**
Tight junction 3, **10–12**, 80, 176
Tinnitus **339**
Titin **55**, 235, **236, 237**, 238f
T-Lymphozyten 21, 35, 36, 38, **39f**, 167, 194f, 201, 219
Tonhöhe 334, 336, **338f**
Tonizität **13**, 27, 172
Tonotopie **333, 338f**
Totraum 91, **92, 105**, 106
Totraumvolumen **106**
Trachea 92, 95, 137
Training **121f, 128f**, 158, 291
– Organanpassungen **128f**
Trainingsbradykardie **127**
Trainingsformen **128**
Trakt, corticospinaler 269, 271, 272, **273**, 290, 292
Tränen 259, **320**
Trans-Atemapparat 91, **97f**
Trans-Atemapparat-Druckdifferenz **97f**
Transferrin 25f, 28, 43, 134
Transmitter 12, **135f**, 137, 190, 215, 219, **221, 222–224, 225**, 226–231, 249f, 253, **254f**, 259, 275–278, **286f**, 300, 308, 322, 350, 356
– Wirkmechanismen **227f**
Transmitterfreisetzung **215, 221f**, 224, 230, 255f, **322**, 338, 346
– Hemmstoffe **222**
Transmittergruppen **222f**
Transmittermodulation **259**
Transmitterwirksamkeit **224**
Transmitterwirkung
– postsynaptische **215, 223**, 225
– Steuerung **223f**
Transport
– aktiver **3, 7f**, 51, 140
– intrazellulärer **219–221**
– konvektiver (▶ Transport, passiver)
– parazellulärer 3, 9, **10–12**
– passiver **3, 4–6, 7**, 21, 71, 92, 157

– primär aktiver 3, **7**, 10, 47
– sekundär aktiver , **7, 8f**, 10, 140
– tertiär aktiver **7, 8**
– transzellulärer **9f**, 11, 177f
Transzellulärraum **162**
T-Reflex **280**
Tremor 129, 196, 288, **289, 292**
TRH (Thyreotropin-releasing-Hormon) **193**
Trieb
– homöostatischer **359**
– nichthomöostatischer **359**
Triebverhalten **359**
Trijodthyronin **195, 197f**
Trommelfell 333f, **337**
Tropomodulin **237**
Tropomyosin **237**
Troponin **237**
Trypsinogen **145**
TSH **194**, 211
TSH-Wirkung **197f**
Tuberkulose **37**
Tubulus 7, 10, 115f, 161, 164, 166, **169**, 171, 175–185, 190, **236**
– distaler 10, 161, 164, 166, **169, 175, 176, 177**, 178–183, 185, 190
– proximaler 10, 115, 161, **169, 175, 176**, 177–181, **182**, 183
Tubulussystem **169**, 183
Tumor 36, 76, 83, 148, 258, 295, 306
Tumornekrosefaktor (TNF) **37**
Tumornekrosefaktor α (TNF α) 35, 37, 158
T-Welle **53**, 58, 60
Tyrosinkinase 193, 199
T-Zelle (▶ T-Lymphozyten)

U

Überernährung **132**
Übertragung
– ligandengesteuerte **225–227**
– synaptische **221, 254**
U-Kurve **62f**, 243
Ulcus **143**
Ultrafiltrat 5, 157, 170, **172**, 173f, 337
Umbilikalvene 205, **212**
Umschaltung, zentrale **295**
Uniport **6**, 7, 182
Ureterperistaltik **186**
Urinosmolarität **185**

Urobilin **146**
U-Welle **53**

V

Valsalva-Manöver 98, **101**
Valsalva-Versuch **84**
Van't Hoof-Stavermann-Beziehung **13**
Vasodilatation 30f, 35, 52, 56, 67, 76, 78, **79**, 81f, 84, **86f**, 103, 123–125, 127, 140, 142, 145, 155, 157f, 170, 172, 210, 252f, 258f, 297, 306f
Vasokonstriktion 29–31, 56, 65, 71, 77f, **79**, 81f, 84, **86f**, 103, 127, 155, 158, 165, 171, 212, 252, 256, 258f, 261, 299
Vasopressin (▶ Hormon, antidiuretisches (ADH))
Vektorprojektion **52**
Vene 60, 73–77, **84**
Venendruck 59, 62f, 66f, **84**
Venendruckpuls **59**
Venole 74, **80, 82**
Ventilation 62, 86, 91, 104f, **106**, 107–112, 114, 117, 124, 126
– alveoläre **106, 107**
Ventilation-Perfusions-Verhältnis **107**
Ventilationsgrößen **102, 105**, 106, 127
Ventilationsstörung 91, **102**
– obstruktive **102**
Ventrikelfüllung **60**, 84
VEP (▶ auch Potenzial, visuell evoziertes) **326**
Verdauung
– Phasen **131**
– Steuerung **131**
Verdauungstrakt **131–150**
Verkürzungsgeschwindigkeit 122, **239**
Vesikel 8f, 37, 190, **221f**, 256f
– synaptische **221**
Vestibulariskern 273f, **284f**, 288f
Vestibularorgan **284**
Vibrationskörperchen 302
Visus
– phototopischer **322**
– skotopischer **322**
Viszerozeption **296**

Vitamin B_{12} 26f, 28, 133, 140, 142f
Vitaminmangel **133**
Volumen-Clearance **138**
Volumenrezeptor 67, **78**, **163**f, 165, 304
von-Willebrand-Faktor **29f**
Vorhof 57
Vorhofflattern **50**
Vorhofflimmern 48, **50**, 53, 56, 60, 68

W

Wachstum **193–197**
Wachstumshormon **193–197**
Wanderwellentheorie **338**
Wärmeabgabe 87, **153, 156–158**
Wärmeaufnahme 155, **156–158**
Wärmebildung **153, 155f**, 158
Wärmehaushalt **153–159**
Wärmestrom **156**
Warmsensor **303**
Wasser **163–165**
Wasseraufnahme **163**
Wasserdiurese 164, **185**
Wasserhaushalt **126, 161–169**, 191, 265
Wassertransport **3**, 12
Weber-Test (▶ Stimmgabeltest)
Weitsichtigkeit **313**, 316, **317**
Wenkebach, AV-Blockierung **50**
Wernicke-Aphasie **351, 352, 360**
Widerstand, totaler peripherer 57, 60, 62, 67, 73, **76**, 83, 212
Willkürmotorik, Programmierung **270**
Wilson-Ableitung **52f**
Windkesselfunktion 74, 77, **81**

Wirkung, metabotrope 215, **223, 227**, 255
Wolff-Gang **206**
Würgereflex **344**

Z

Zapfen **320–322**, 323f, **325**
Zellbeweglichkeit 13
Zelle
– antigenpräsentierende 37, 40
– dendritische **39**
– passive elektrische Eigenschaften **216f**
– Signalübertragung in Zellen **216–220**
– Signalübertragung zwischen Zellen **221–230**
Zellerregung **3–18**
Zellorganisation 13
Zentralnervensystem 9, 12, 51, 80, 113, **127f**, 136, 165, 206, 217, 219f, 223, 227–229, 231, 262f, 289, 303, **349–360**
– cortikale Interaktionen **355–359**
– integrale motorische Funktionen **290f**
– integrative Leistungen **349–360**
– Plastizität **356–359**
– subcorticale Interaktionen **355–359**
ZNS (▶ Zentralnervensystem)
Zonula occludens (▶ Tight junction)
Zweipunktschwelle 295, **298**, 299, **303**
Zyklusfrequenz **239**
Zytokin 21, 30, 36, **37**, 79, 149, 158, 255, 306

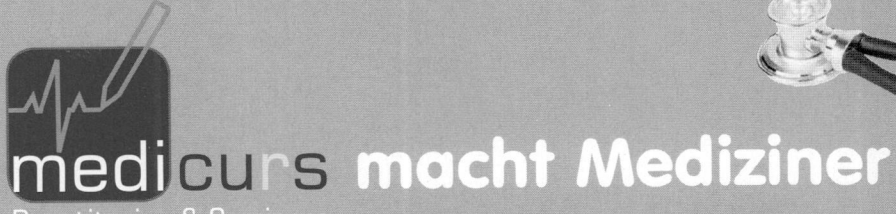

medicurs macht Mediziner
Repetitorien & Seminare

In unseren Repetitorien bereiten wir Sie professionell und effizient auf alle Staatsexamina im Medizinstudium vor.

medicurs bietet Ihnen folgende Kurse an:

- 1. Staatsexamen (ehemals Physikum)
- 2. Staatsexamen („Hammerexamen")

Bei uns werden Sie von renommierten Medizinern betreut.

Infomaterialien erhalten Sie unter:

www.medicurs.de
Telefon 0228 - 850 70 50
Fax 0228 - 850 70 51
info@medicurs.de

Gestaltung www.rechmann.net 2006

Das erste Staatsexamen –
mit Buch & Website locker ins Ziel!

Ein Buch kaufen – Code eingeben – Fragen beantworten – **Prüfung bestehen**

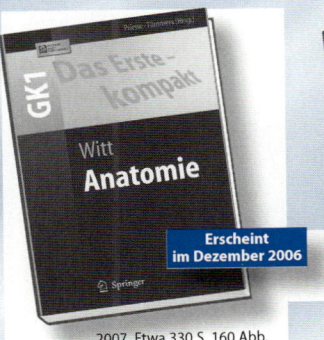

2007. Etwa 330 S. 160 Abb.
Brosch. € **16,95**; sFr 29,00
ISBN 3-540-36367-X

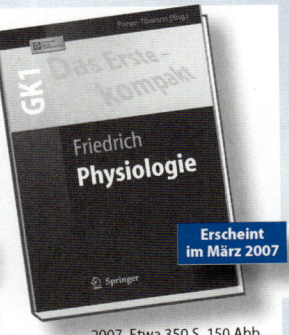

2007. Etwa 350 S. 150 Abb.
Brosch. € **16,95**; sFr 29,00
ISBN 3-540-36479-X

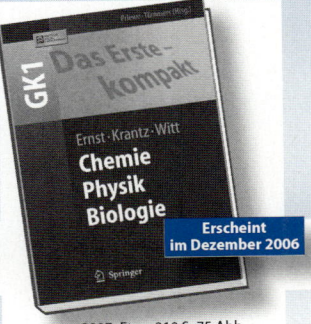

2007. Etwa 310 S. 75 Abb.
Brosch. € **16,95**; sFr 29,00
ISBN 3-540-36485-4

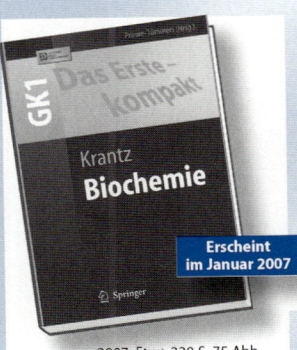

2007. Etwa 330 S. 75 Abb.
Brosch. € **16,95**; sFr 29,00
ISBN 3-540-36470-6

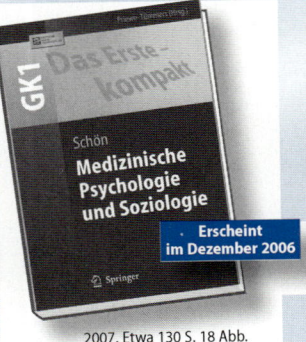

2007. Etwa 130 S. 18 Abb.
Brosch. € **14,95**; sFr 25,50
ISBN 3-540-36361-0

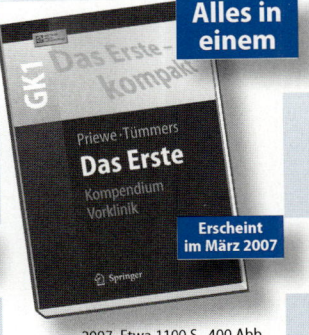

2007. Etwa 1100 S., 400 Abb.
Brosch. € **59,95**; sFr 99,00
ISBN 3-540-32877-7

- Prüfungsrelevantes kurz und knapp
- Fallbeispiele und Prüfungsfallstricke
- Mit Abbildungen, Lerntabellen und Mind Maps

• Auf der Website www.lehrbuch-medizin.de trainieren Sie ab Januar mit Original-Prüfungsfragen

Die €-Preise für Bücher sind gültig in Deutschland und enthalten 7% MwSt.
Preisänderungen und Irrtümer vorbehalten.

Demnächst in Ihrer Buchhandlung.

springer.de

Springer

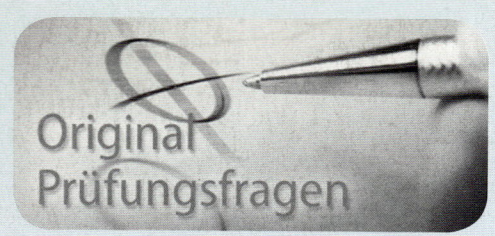

www.lehrbuch-medizin.de

Mit Buch und Website zum Erfolg

- Original-Prüfungsfragen von 2002 bis heute
- mit ausführlichen Antwortkommentaren
- personalisierter Zugang und personalisierte Erfolgsstatistiken
- gezielte Vorbereitung und organisierte Planung der nächsten Lerninhalte
- Forum zum Austausch mit Leidensgenossen
- Prüfungssimulation – kreuzen bis zum »Nichts geht mehr«
- Fragenauswahl möglich – heute nur Biochemie? Morgen dann alles zur Niere?

Alles was Sie brauchen sind PIN, PC und WWW!

Und so funktioniert es:
1. PC mit Online-Anschluss und Buch mit PIN
2. auf www.lehrbuch-medizin.de gehen – auf 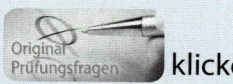 klicken und registrieren
3. siebenstellige PIN hier rechts im Buchdeckel freirubbeln
4. mit der PIN den persönlichen Zugang zu den Prüfungsfragen freischalten
5. die PIN verfällt, sobald die Neuauflage des Buches erschienen ist

Wichtige Hinweise

- Sobald die PIN freigerubbelt ist, kann das Buch nicht mehr zurückgegeben werden.
- Der Zugang zu den Original-Prüfungsfragen mit Antwortkommentaren ist nur dem Käufer eines Buches mit PIN gestattet und ausschließlich für den eigenen, privaten Gebrauch bestimmt.
- Der Zugang darf nicht weitergegeben, verkauft oder gemeinsam genutzt werden

Alle Informationen und Nutzungsbedingen finden Sie auf www.lehrbuch-medizin.de.

Bildnachweis © BFW Werbeagentur GmbH, Neustadt